Inhalt

1	Tipps und Informationen	1
2	Arbeitstechniken	103
3	Analgesie, Sedierung	155
4	Notfalluntersuchung	197
5	Herz-Kreislauf-Notfälle	209
6	Gefäßnotfälle	233
7	Respiratorische Notfälle	243
8	Neurologische Notfälle	261
9	Vergiftungen	319
10	Psychiatrische Notfälle	355
11	Traumatologie	373
12	Pädiatrische Notfälle	435
13	Gynäkologische Notfälle	503
14	Notfälle in Schwangerschaft und Geburtshilfe	523
15	Abdominale und gastrointestinale Notfälle	585
16	Urologisch-nephrologische Notfälle	603
17	„Kopf"-Notfälle	629
18	Orthopädische Notfälle	691
19	Dermatologische Notfälle	701
20	Notfallmedikamente	705
21	Adressen, Telefonnummern, Internet	755
22	Wichtige fremdsprachliche Redewendungen	789
23	Abrechnung ärztlicher Leistungen im Notarztdienst	799
	Index	819

Ulrich v. Hintzenstern
Notarzt-Leitfaden

Notarzt-Leitfaden

Herausgeber: Ulrich v. Hintzenstern, Spardorf

Unter Mitarbeit von: L. Arens, Viersen; N. Bauer, Erlangen; A. Betzenberger, Siegen; U. Cammerer, München; D. Ebert, Freiburg; K. Ellinger, Ravensburg; F. Erbguth, Nürnberg; G. Frey, Ulm; G. Geldner, Marburg; K. Geyer, Nürnberg; S. Hasenfuß, Braunschweig; U. Herrmann, München; W. Hetz, Kirchehrenbach; C.-E. Heyde, Berlin; W. Hinrichs, Nürnberg; J. v. Hintzenstern, Spardorf; K. v. Hintzenstern, Interlaken (CH); I. Horn, Erlangen; S. Horn, Erlangen; A. Keller, Illertissen; P. Koch, Cuxhaven; W. Kögler, Ingolstadt; T. Köhnlein, Hannover; K. Kötter, Aschaffenburg; T. Krafft, Weiden; R. Kretschmer, Hamburg; K. Kreuser, München; G. Langer, Herne; W. Maleck, Grenchen (CH); R. P. Maschke, Nürnberg; Hp. Moecke, Hamburg; C. Neumann, Regensburg; H.-R. Nürnberger, Dortmund; D. Olenik, Mannheim; P. Plantiko, Buchholz; J. Pohlplatz, Herne; R. Poppe, Nürnberg; T. Reinhardt, Kandel; D. Risack, Nürnberg; R. Rossi, Ansbach; K. W. Ruprecht, Homburg/Saar; M. Schipplick, Mannheim; U. Schmidt, Ried i. I. (A); P. Sefrin, Würzburg; S. Sell, Bad Wildbach; E. A. Spitzenpfeil, Nürnberg; S. P. Stieglitz, Regensburg; H. Strauss, Erlangen; O.-W. Ullrich, Regensburg; J. Vahrenholt, Forchheim; G. Waitz, Eichstätt; J. Weindler, Esslingen; T. Welte, Hannover; G. Wiesner, München; H. v. Wietersheim, Wiesenbronn; K.-J. Wild, Bad Abbach; H. Wolf, Geretsried; M. Wucherer, Nürnberg

Begründer der Reihe: Arne Schäffler, München
Ulrich Renz, Lübeck

4., überarbeitete und erweiterte Auflage

URBAN & FISCHER
München · Jena

Zuschriften und Kritik an:
Elsevier GmbH, Urban & Fischer Verlag, Lektorat Medizin,
Karlstraße 45, 80333 München
E-Mail: medizin@elsevier.com

Wichtiger Hinweis für den Benutzer

Die Erkenntnisse in der Medizin unterliegen laufendem Wandel durch Forschung und klinische Erfahrungen. Herausgeber und Autoren dieses Werkes haben große Sorgfalt darauf verwendet, dass die in diesem Werk gemachten therapeutischen Angaben (insbesondere hinsichtlich Indikation, Dosierung und unerwünschten Wirkungen) dem derzeitigen Wissensstand entsprechen. Das entbindet den Nutzer dieses Werkes aber nicht von der Verpflichtung, anhand der Beipackzettel zu verschreibender Präparate zu überprüfen, ob die dort gemachten Angaben von denen in diesem Buch abweichen und seine Verordnung in eigener Verantwortung zu treffen.

Geschützte Warennamen (Warenzeichen) werden in der Regel besonders kenntlich gemacht (®). Aus dem Fehlen eines solchen Hinweises kann jedoch nicht automatisch geschlossen werden, dass es sich um einen freien Warennamen handelt.

Bibliografische Information Der Deutschen Bibliothek

Die Deutsche Bibliothek verzeichnet diese Publikation in der Deutschen Nationalbibliografie; detaillierte bibliografische Daten sind im Internet unter http://dnb.ddb.de abrufbar.

Alle Rechte vorbehalten

1. Auflage 1996
4. Auflage 2004
© Elsevier GmbH, München

Der Urban & Fischer Verlag ist ein Imprint der Elsevier GmbH.

04   05   06   07   08   5 4 3 2 1

Für Copyright in Bezug auf das verwendete Bildmaterial siehe Abbildungsnachweis.
Der Verlag hat sich bemüht, sämtliche Rechteinhaber von Abbildungen zu ermitteln. Sollte dem Verlag gegenüber dennoch der Nachweis der Rechtsinhaberschaft geführt werden, wird das branchenübliche Honorar gezahlt.

Das Werk einschließlich aller seiner Teile ist urheberrechtlich geschützt. Jede Verwertung außerhalb der engen Grenzen des Urheberrechtsgesetzes ist ohne Zustimmung des Verlages unzulässig und strafbar. Das gilt insbesondere für Vervielfältigungen, Übersetzungen, Mikroverfilmungen und die Einspeicherung und Verarbeitung in elektronischen Systemen.

Projektmanagement: Dr. Barbara Heiden, München
Redaktion: Dr. Stefanie Staschull, München
Herstellung: Johannes Kressirer, München
Satz: abc.Mediaservice GmbH, Buchloe
Druck und Bindung: CPI, Leck
Umschlagillustration: Christian Weiß, München
Umschlaggestaltung: X-Design, Idee & Konzept, München

Printed in Germany

ISBN 3-437-22461-1

Aktuelle Informationen finden Sie im Internet unter:
www.elsevier.com, www.elsevier-deutschland.de und www.klinikleitfaden.de.

Vorwort

Der Notarzt muss bei seinen Einsätzen mit vielfältigen Problemen rechnen:

- Er kann mit Erkrankungen aus allen klinischen Bereichen konfrontiert werden.
- Das Meldebild aufgrund des Notrufes und die vorgefundene Realität können stark differieren, d.h. er sollte neben den „vitalen" Einsatzindikationen (☞ 1.2.3) ein breites medizinisches Feld abdecken.
- Präklinische Therapie muss oft nur aufgrund eines Notfallsyndroms und nicht auf der Basis einer gesicherten Diagnose durchgeführt werden.
- Neben der ärztlichen Tätigkeit muss der Notarzt das Management der Notfallsituation beherrschen, d.h. innerhalb kürzester Zeit alleinverantwortlich Entscheidungen über medizinische, soziale und organisatorische Probleme treffen, ohne sich mit erfahrenen Kollegen besprechen oder in Lehrbüchern nachlesen zu können.
- Da fundierte Forschungsergebnisse fehlen, funktioniert effektive präklinische Notfallmedizin häufig als Erfahrungswissenschaft. Mangels diagnostischer und therapeutischer Richtlinien, die von einem breiten interdisziplinären Konsens getragen werden, entstehen zusätzliche Orientierungsschwierigkeiten.

Das definierte Ziel dieses Leitfadens ist es daher, den Notarzt bei den vielfältigen Schwierigkeiten, mit denen er präklinisch konfrontiert werden kann, kompetent und effektiv zu unterstützen:

- Alle Informationen, die für die tägliche Arbeit des Notarztes von Bedeutung sein können, werden in übersichtlicher Form unter dem Aspekt einer kompromisslosen Praxisrelevanz dargestellt.
- Besonderer Wert wurde darauf gelegt, die diagnostischen und therapeutischen Algorithmen so zu formulieren und zu präsentieren, dass auch ein Notarzt mit geringer Einsatzerfahrung sicher und zuverlässig angeleitet wird. Deshalb werden auch selten auftretende Notfälle relativ ausführlich beschrieben.
- Die Angaben zu den Sofortmaßnahmen beinhalten nicht nur notwendige Handlungsanweisungen, sondern berücksichtigen auch eventuelle praktische Probleme und zeigen umsetzbare Alternativen auf.

Herausgeber, Mitarbeiter und Verlag hoffen, dass auch die 4. Auflage des Notarzt-Leitfadens aus der Reihe der Urban & Fischer Kitteltaschenbücher einen festen Platz in den Jackentaschen der Notärzte finden wird.

Alle aufmerksamen und engagierten Leser möchten wir dazu anregen, uns auch in Zukunft Korrekturen und Ergänzungsvorschläge zukommen zu lassen. Wir werden alle Kritiken und Anregungen gerne prüfen und ggf. in die 5. Auflage einarbeiten.

Spardorf, im Sommer 2004 *Ulrich v. Hintzenstern*

Danksagung

Mein Dank gilt allen, die direkt oder indirekt am Zustandekommen der Überarbeitung des Notarzt-Leitfadens beteiligt waren:

Univ.-Doz. Dr. F. Berghold, Kaprun, T. Böttcher, Berkheim-Eichenberg, Dr. M. Brockstedt, Berlin, G. Dollinger, Forchheim, Dr. N. Grießinger, Erlangen, Dr. J. Hennes, Dortmund, Dr. C.-E. Heyde, Berlin, Dr. W. Hinrichs, Erlangen, T. Keller, Nürnberg, Dr. W. Kniefeld, Datteln, Prof. Dr. P. Knuth, Wiesbaden, J. E. Koch, Dortmund, Prof. Dr. U. Kreimeier, München, Dr. U. van Laak, Kronshagen, Dr. U. Marcus, Berlin, Dr. A. Obermayer, Erlangen, Prof. Dr. E. Pfenninger, Ulm, Prof. Dr. K. Püschel, Hamburg, Dr. M. Reng, Regensburg, Dr. D. Risack, Erlangen, Prof. Dr. H. Rupprecht, Homburg/Saar, Dr. H. Strauss, Erlangen, A. Wertmiller, Sulzbach-Rosenberg sowie einige engagierte Notarzt-Leitfaden-Leser lieferten wertvolle Anregungen, unterstützten mich bei der Durchsicht von Manuskripten oder stellten umfangreiches Informationsmaterial zur Verfügung.

Freundlicherweise erhielten wir eine Abdruckgenehmigung von Prof. Dr. K. Püschel, Hamburg, für seine Schemazeichnungen zum Thema Kindesmisshandlung sowie vom Bayerischen Staatsministerium des Innern für ihr Flussdiagramm aus dem „Leitfaden Interhospitaltransfer".

Die Fa. AUDI AG, Ingolstadt, gestattete uns, Teile der Broschüre „Aspekte der Sicherheit" des AUDI Fahr- und Sicherheitstrainings als Grundlage für das Kapitel „Fahrtechnik" zu verwenden. Das Kapitel wurde von Dipl.-Ing. K.-U. Jochims, Bad Berleburg, aktualisiert und zu großen Teilen neu geschrieben.

Frau Dr. S. Staschull, München, lektorierte mit viel Geduld, großem Engagement und gewissenhafter Gründlichkeit die 4. Auflage. Das Projektmanagement lag in den Händen von Frau Dr. B. Heiden, München. Beiden danke ich für die problemlose und effektive Zusammenarbeit.

Ohne T. Böttcher, Berkheim-Eichenberg, den Lektor und Projektmanager der ersten zwei Auflagen des Notarzt-Leitfadens, wäre dieses Buchprojekt nie zustande gekommen.

Jutta, Lennart und Fredrik danke ich besonders. Sie mussten während des Buchprojekts mit einem immer unter Zeitdruck stehenden Herausgeber zusammenleben und auf viele Dinge eines gemeinsamen Familienlebens verzichten.

Spardorf, im Sommer 2004 *Ulrich v. Hintzenstern*

Autorenverzeichnis

Herausgeber

Dr. Ulrich von Hintzenstern, Spardorf

Weitere Autoren der 4. Auflage

Dr. Larissa Arens, Klinik für Chirurgie, Allgemeines Krankenhaus Viersen

Dr. Norbert Bauer, Erlangen

Dr. Achim Betzenberger, Abteilung für Anästhesie und Intensivmedizin, Kreiskrankenhaus Siegen

Dr. Ursula Cammerer, Institut für Anästhesiologie, Deutsches Herzzentrum München

Prof. Dr. Dieter Ebert, Abteilung für Psychiatrie, Klinik für Psychiatrie und Psychosomatik, Universität Freiburg

Prof. Dr. Klaus Ellinger, Klinik für Anästhesie, Intensiv-, Notfall- und Schmerztherapie, Krankenhaus St. Elisabeth, Oberschwabenklinik GmbH, Ravensburg

Prof. Dr. Dipl.-Psych. Frank Erbguth, Klinik für Neurologie, Klinikum Nürnberg

Dr. Günter Frey, Abteilung X Anästhesiologie und Intensivmedizin, Bundeswehrkrankenhaus Ulm

PD Dr. Götz Geldner, Klinik für Anästhesiologie und Intensivmedizin, Universität Marburg

Karl Geyer, Kriminalpolizeidirektion Nürnberg

Dipl.-Ing. Stefan Hasenfuß, FCS, Flight Calibration Services GmbH, Braunschweig

Dr.-Ing. Uwe Herrmann, München

Dr. Wolfgang Hetz, Kirchehrenbach

Dr. Christoph-E. Heyde, Klinik f. Unfall- und Wiederherstellungschirurgie, Freie Universität Berlin

Dr. Werner Hinrichs, Cnopf'sche Kinderklinik, Nürnberg

Dr. Jutta v. Hintzenstern, Spardorf

Dr. Krischan v. Hintzenstern, Spital Interlaken, Psychiatrischer Dienst, Unterseen (CH)

Dr. Ina Horn, Erlangen

Dr. Stephan Horn, Nephrologische Gemeinschaftspraxis/Kfh-Dialysezentrum, Erlangen

Dr. Andreas Keller, Abteilung für Anästhesie und Intensivmedizin, Illertalklinik, Illertissen

Dr. Peter Koch, Cuxhaven

Dr. Wolfgang Kögler, Standortsanitätszentrum Ingolstadt

Dr. Thomas Köhnlein, Bereich Pneumologie, Medizinische Hochschule Hannover

Dr. Katharina Kötter, Neurologische Klinik, Intensivstation, Klinikum Aschaffenburg

PD Dr. Dr. Tim Krafft, Weiden

Dr. Rolf Kretschmer, Klinik für Anästhesiologie und operative Intensivmedizin, Allgemeines Krankenhaus St. Georg, Hamburg

Autorenverzeichnis

Dipl.-Ing. (FH) Karl Kreuser, Kreuser Management Unterstützung, München

Dr.-Ing. Georg Langer, Zentrales Grubenrettungswesen/Sonderdienste, Deutsche Steinkohle AG, Herne

Dr. Wolfgang Maleck, Abteilung für Anästhesie, Spital Grenchen (CH)

Dipl.-Ing. Rolf P. Maschke, Berufsfeuerwehr Nürnberg, Feuerwache 4, Nürnberg

Dr. Heinzpeter Moecke, Klinikum Nord, LBK Hamburg

Dr. Carsten Neumann, Abteilung für Unfallchirurgie, Klinikum der Universität Regensburg

Dr. Hartwig-Richard Nürnberger, Chirurgische Klinik, Städtisches Krankenhaus Dortmund

Dr. Daniela Olenik, Institut für Anästhesiologie und Operative Intensivmedizin, Universitätsklinikum Mannheim gGmbH

Dr. Peter Plantiko, Abteilung für Anästhesie, Schmerztherapie und Intensivmedizin, Krankenhaus Buchholz

Dr. Josef Pohlplatz, Deutsche Steinkohle AG, Arbeitsmedizinisches Zentrum, Herne

Reinhard Poppe, Rettungsstelle Nürnberg

Dr. Thomas Reinhardt, Abteilung für Anästhesiologie und Intensivmedizin, Asklepios Südpfalzkliniken, Kandel

Dr. Dirk Risack, Schmerzambulanz der Klinik für Anästhesiologie und operative Intensivmedizin, Klinikum Nürnberg

Dr. Rolando Rossi, Abteilung für Anästhesie, Intensiv- und Notfallmedizin, Klinikum Ansbach

Prof. Dr. Klaus Wilhelm Ruprecht, Universitäts-Augenklinik, Homburg/Saar

Dr. Martin Schipplick, Institut für Anästhesiologie und Operative Intensivmedizin, Universitätsklinikum Mannheim gGmbH

PD Dr. Ulf Schmidt, Abteilung für Unfallchirurgie, Krankenhaus der Barmherzigen Schwestern Ried i. I. (A)

Prof. Dr. Peter Sefrin, Klinik für Anästhesiologie, Universitäts-Klinik Würzburg

Prof. Dr. Stefan Sell, Klinik f. Rheumaorthopädie, Sana-Rheumazentrum, Bad Wildbach

Dr. Ernst A. Spitzenpfeil, MDK Nürnberg

Dr. Sean Patrick Stieglitz, it.medic AG, Regensburg

Dr. Harald Strauss, Klinik für Anästhesiologie, Universitätsklinikum Erlangen

Dr. Odo-Winfried Ullrich, Klinik und Poliklinik für Neurochirurgie, Universität Regensburg

Jan Vahrenholt, Unfallchirurgische Abteilung, Städtisches Krankenhaus Forchheim/Ofr.

Dr. Gerhard Waitz, Eichstätt

PD Dr. Josef Weindler, Esslingen

Prof. Dr. Tobias Welte, Bereich Pneumologie, Medizinische Hochschule Hannover

Abbildungsnachweis

Dr. Gunther Wiesner, Institut für Anästhesiologie, Deutsches Herzzentrum München

Pfarrer Hanjo v. Wietersheim, Notfallseelsorge Bayern, Wiesenbronn

Dr. Klaus-Joachim Wild, Abteilung für Anästhesie, Rheuma- und Orthopädie-Zentrum GmbH des BRK, Bad Abbach

Dipl.-Ing. (FH) Heinrich Wolf, Staatliche Feuerwehrschule Geretsried, Geretsried

Dr. rer. nat. Michael Wucherer, Institut für Medizinische Physik, Klinikum Nürnberg, Nürnberg

Verstorbene Autoren vorangegangener Auflagen

Dr. med. Hans-Jürgen Pilster (†), Paunzhausen

PD Dr. med. Gabriele Rödig (†), Regensburg

Prof. Dr. rer. nat. Dipl.-Phys. Theodor Schmidt (†), Nürnberg

Abbildungsnachweis

[A300]   Reihe Klinik- und Praxisleitfaden, Elsevier, Urban & Fischer Verlag
[A300–106]   Henriette Rintelen, Velbert, in Verbindung mit der Reihe Klinik- und Praxisleitfaden, Elsevier, Urban & Fischer Verlag
[A300–157]   Susanne Adler, Lübeck, in Verbindung mit der Reihe Klinik- und Praxisleitfaden, Elsevier, Urban & Fischer Verlag
[A300–190]   Gerda Raichle, Ulm, in Verbindung mit der Reihe Klinik- und Praxisleitfaden, Elsevier, Urban & Fischer Verlag
[A300–215]   Sabine Weinert-Spieß, Neu Ulm, in Verbindung mit der Reihe Klinik- und Praxisleitfaden, Elsevier, Urban & Fischer Verlag

E. Weimer, Aachen: Abb. 17.6
Fa. Ambu, Karben: Abb. 3.11
Fa. Dräger Medizintechnik GmbH, Lübeck: Abb. 1.7, 1.8, 1.9
Fa. Rüsch, Kernen: Abb. 3.9, 3.14
Fa. Weinmann GmbH & Co, Hamburg: Abb. 1.10, 1.11
Prof. Dr. G. Grevers, München: Abb. 17.11c
W. Maleck, Mannheim: Abb. 3.5
Deutsche Interdisziplinäre Vereinigung für Intensiv- und Notfallmedizin: Abb. 1.12

Bedienungsanleitung

Der Klinikleitfaden ist ein Kitteltaschenbuch. Das Motto lautet: Kurz, präzise und praxisnah. Medizinisches Wissen wird komprimiert dargestellt. Im Zentrum stehen die Probleme des klinischen Alltags. Auf theoretische Grundlagen wie Pathophysiologie oder allgemeine Pharmakologie wird daher weitgehend verzichtet.

- Vorangestellt: Tipps für die tägliche Arbeit und Arbeitstechniken.
- Im Zentrum: Fachwissen nach Leitsymptomen bzw. Organsystemen geordnet – wie es dem klinischen Alltag entspricht.
- Zum Schluss: Praktische Zusatzinformationen.

Wie in einem medizinischen Lexikon werden gebräuchliche Abkürzungen verwendet, die im Abkürzungsverzeichnis erklärt werden.
Um Wiederholungen zu vermeiden, wurden viele Querverweise eingefügt. Sie sind mit einer Hand ☞ gekennzeichnet.

> **!** Ausrufezeichen: Wichtige Zusatzinformationen sowie Tipps
>
> **⚡** Blitz: Notfälle und Notfallmaßnahmen
>
> **💣** Bombe: Warnhinweise

💻 Internetadressen: Alle Websites wurden vor Redaktionsschluss im Mai 2004 geprüft. Das Internet unterliegt einem stetigen Wandel – sollte eine Adresse nicht mehr aktuell sein, empfiehlt sich der Versuch über eine übergeordnete Adresse (Anhänge nach dem „/" weglassen) oder eine Suchmaschine. Der Verlag übernimmt für Aktualität und Inhalt der angegebenen Websites keine Gewähr.

Aktuelle und wichtige Informationen finden Sie auch immer unter www.klinikleitfaden.de.
Die angegebenen Arbeitsanweisungen ersetzen weder Anleitung noch Supervision durch erfahrene KollegInnen. Insbesondere sollten Arzneimitteldosierungen und andere Therapierichtlinien überprüft werden – klinische Erfahrung kann durch keine noch so sorgfältig verfasste Publikation ersetzt werden.

- Um der speziellen Situation „draußen" gerecht zu werden, wurde ein symptomorientierter Aufbau gewählt. Die kardinalen Leitsymptome sind in Kapitel 4 zusammengestellt, von wo in entsprechende Tabellen zur weiteren Differenzialdiagnostik verwiesen wird.
- Die Kernkapitel des Buches führen über differenzialdiagnostische Algorithmen zur Verdachtsdiagnose. Von hier wird auf die Abschnitte verwiesen, in denen die Primärtherapie einzelner Krankheitsbilder dargestellt ist.
- In den Randkapiteln am Anfang und Ende des Buches sind Zusatzinformationen zusammengestellt, die die Einsatzvor- und -nachbereitung unterstützen.

Der Abbildungsnachweis befindet sich auf Seite IX

Abkürzungsverzeichnis

Symbole

®	Handelsname
↑	hoch, erhöht
↓	tief, erniedrigt
→	daraus folgt
☞	siehe (Verweis)

A

A (a).	Arterie(n)
abs.	absolut
AC	acromio-clavicular
ACLS	Advanced Cardiac Life Support
AD	Außendurchmesser
AHA	American Heart Association
AIDS	Acquired Immune Deficiency Syndrome
allg.	allgemein
Amp.	Ampulle
ant.	anterior
ANV	Akutes Nierenversagen
a.p.	anterior-posterior
APSAC	Anistreplase
ARDS	Adult Respiratory Distress Syndrome
art.	arteriell
ASB	Arbeiter-Samariterbund
ASS	Azetylsalizylsäure
AT III	Antithrombin III
ATLS	Advanced Trauma Life Support
AVK	Arterielle Verschlusskrankheit
AZ	Allgemeinzustand

B

BÄK	Bundesärztekammer
bakt.	bakteriell
BB	Blutbild
bds.	beidseits, bilateral
BE	Base Excess
BF	Berufsfeuerwehr
bes.	besonders
BGA	Blutgasanalyse
BOS	Behörden und Organisationen mit besonderen Aufgaben
BRK	Bayerisches Rotes Kreuz
BWK	Brustwirbelkörper
BWS	Brustwirbelsäule
BZ	Blutzucker
bzw.	beziehungsweise

C

C1–C8	Zervikalsegment 1–8
ca.	circa
Ca^{2+}	Kalzium
Ca	Karzinom
CCT	Kraniales Computertomogramm
Ch.	Charrière
chron.	chronisch
Cl^-	Chlorid
CPR	Kardiopulmonale Reanimation
COLD	Chronic Obstructive Lung Disease
CO_2	Kohlendioxid
CT	Computertomogramm
CVI	chronisch venöse Insuffizienz

D

d	dies (Tag)
DD	Differenzialdiagnose
Def.	Definition
desc.	descendens
d.h.	das heißt
Diab. mell.	Diabetes mellitus
Diagn.	Diagnostik
dist.	distal
DL	Drehleiter (Feuerwehr)
D,M,S	Durchblutung, Motorik, Sensibilität
Drg.	Dragee/-s
DRK	Deutsches Rotes Kreuz

Abkürzungsverzeichnis

E

e.b.	endobronchial
E. coli	Escherichia coli
E'lyte	Elektrolyte
EK	Erythrozytenkonzentrat
EKG	Elektrokardiogramm
EL	Einsatzleitung
ERC	European Resuscitation Council
Erkr.	Erkrankung
Erw.	Erwachsener
e.t.	endotracheal
evtl.	eventuell
EZ	Ernährungszustand

F

FF	Freiwillige Feuerwehr
FFP	Fresh Frozen Plasma
FSME	Frühjahr-Sommer-Meningoenzephalitis

G

G	Gauge
Gew.	Gewicht
ggf.	gegebenenfalls
GIT	Gastrointestinaltrakt
Gy	Gray

H

h	hora (Stunde)
HA	Humanalbumin
HÄS	Hydroxyäthylstärke
Hb	Hämoglobin
HIV	Human Immunodeficiency Virus
Hkt.	Hämatokrit
HNO	Hals, Nasen, Ohren
HT	Herzton
HWI	Harnwegsinfektion
HWK	Halswirbelkörper
HWS	Halswirbelsäule
HWZ	Halbwertszeit
Hz	Hertz
HZV	Herzzeitvolumen

I

i.a.	intraarteriell
IAV	Intermittent Assisted Ventilation
i.c.	intrakutan
ICD	Implantierbare Kardioverter-/Defibrillator-Einheit, International Code of Diseases
ICR	Interkostalraum
ICU	Intensive Care Unit
ID	Innendurchmesser
i.d.R.	in der Regel
IE	Internationale Einheit
ILCOR	International Liaison Committee on Resuscitation
i.m.	intramuskulär
Ind.	Indikation
Inf.	Infektion
inf.	inferior
insbes.	insbesondere
Insuff.	Insuffizienz
Intox.	Intoxikation
i.o.	intraossär
ISG	Iliosakralgelenk
ITH	Intensivtransporthubschrauber
ITN	Intubationsnarkose
ITW	Intensivtransportwagen
i.v.	intravenös

J

J.	Jahre
jährl.	jährlich
JUH	Johanniter Unfallhilfe

K

K^+	Kalium
KD	Kirschnerdraht
KFZ	Kraftfahrzeug
KG	Körpergewicht
/kg KG	pro Kilogramm Körpergewicht
KH	Kohlenhydrate
KHK	Koronare Herzkrankheit
KM	Knochenmark, Kontrastmittel
KOF	Körperoberfläche

Abkürzungsverzeichnis

kons.	konservativ	NEF	Notarzteinsatzfahrzeug
Konz.	Konzentration	neg.	negativ
KI	Kontraindikation	neurol.	neurologisch
KO	Komplikation	NN	Normalnull
KTW	Krankentransportwagen	NNH	Nasennebenhöhlen
		NW	Nebenwirkung

L

L1–L5	Lumbalsegment 1–5
LA	Lokalanästhesie, Lokalanästhetika
lat.	lateral
LF	Löschfahrzeug
li	links
LJ.	Lebensjahr
LNA	Leitender Notarzt
LWK	Lendenwirbelkörper
LWS	Lendenwirbelsäule

M

M	Männer
M., Mm.	Musculus, Musculi
max.	maximal
MCL	Medioklavikularlinie
med.	medial
Mg^{2+}	Magnesium
MHD	Malteser-Hilfsdienst
min.	minimal
Min.	Minute
mind.	mindestens
Mio.	Millionen
MKG	Mund-, Kiefer-, Gesichtschirurgie
ml	Milliliter
Mon.	Monat/e
MOV	Multiorganversagen
MRT	Magnetresonanztomographie
ms	Millisekunden

N

n	nano
N., Nn.	Nervus, Nervi
NA	Notarzt
Na^+	Natrium
NaCl	Natriumchlorid
NAW	Notarztwagen

O

o.B.	ohne Besonderheit
oberfl.	oberflächlich
OEL	Örtlicher Einsatzleiter
OP, op.	Operation, operativ
ORGL	Organisatorischer Einsatzleiter
Orthop.	Orthopädie, orthopädisch
OSG	oberes Sprunggelenk

P

p.a.	posterior-anterior
pAVK	periphere arterielle Verschlusskrankheit
Pat.	Patient/en
PEEP	Positive Endexpiratory Pressure
PDA	Periduralanästhesie
PHS	Periarthropathia humeroscapularis
phys.	physikalisch
physiol.	physiologisch
p.i.	post infectionem
p.m.	post mortem
p.o.	per os
pos.	positiv
postop.	postoperativ
präop.	präoperativ
PRIND	Prolonged Reversible Ischemic Neurological Deficit
Proc.	Prozedere
PSR	Patellarsehnenreflex

Q

QF	Querfinger

R

RA	Rettungsassistent

Abkürzungsverzeichnis

RD	Rettungsdienst
re	rechts
respir.	respiratorisch
rezid.	rezidivierend
RG	Rasselgeräusch
RH	Rettungshelfer
Rh	Rhesus
RLSt	Rettungsleitstelle
Rö	Röntgen
RR	Blutdruck nach Riva-Rocci
RS	Rettungssanitäter
RTH	Rettungshubschrauber
RTW	Rettungswagen
RW	Rüstwagen (Feuerwehr)

S

s	Sekunde/n
s.	siehe
S1–S5	Sakralsegment 1–5
SAB	Subarachnoidalblutung
SAR	Search and Rescue
s.a.	siehe auch
s.c.	subkutan
SEG	Schnell-Einsatz-Gruppe
serol.	serologisch
SHF	Schenkelhalsfraktur
SHT	Schädel-Hirn-Trauma
SM	(Herz-)Schrittmacher
s.o.	siehe oben
sog.	so genannte/r
Sono	Sonographie
SPA	Spinalanästhesie
SSW	Schwangerschaftswoche
StGB	Strafgesetzbuch
s.l.	sublingual
s.u.	siehe unten
sup.	superior
supp.	Suppositorium/-en
Sy.	Syndrom
syn.	Synonym/-a
Szinti	Szintigraphie

T

tägl.	täglich
Tbc	Tuberkulose
Tbl.	Tablette/-n
Ther., ther.	Therapie, therapeutisch
THW	Technisches Hilfswerk
TEL	Technischer Einsatzleiter
TEP	Totalendoprothese
TIA	Transiente ischämische Attacke
TLF	Tanklöschfahrzeug
Tr.	Tropfen
TSR	Trizepssehnenreflex

U

u.a.	und andere
U/l	Units/Liter
usw.	und so weiter
u.U.	unter Umständen
UV	Unfallversicherungsträger

V

V.a.	Verdacht auf
v.a.	vor allem
VES	ventrikuläre Extrasystole
vgl.	vergleiche
VK	Vitalkapazität
VKB	vorderes Kreuzband
VKOF	verbrannte Körperoberfläche
Vit.	Vitamin
VSD	Ventrikel-Septum-Defekt

W

weibl.	weiblich/e/er
WF	Werksfeuerwehr
Wo.	Woche/n
WS	Wirbelsäule
WW	Wechselwirkung von Arzneimittel(n)

Z

z.B.	zum Beispiel
ZMK	Zahn, Mund, Kiefer
Z.n.	Zustand nach
ZNS	Zentrales Nervensystem
z.T.	zum Teil
z.Zt.	zurzeit
ZVD	Zentraler Venendruck
ZVK	Zentraler Venenkatheter

Tipps und Informationen für den Rettungsdienst

Inhalt

ULRICH V. HINTZENSTERN _ MARTIN SCHIPPLICK _ HARALD STRAUSS _
ROLF P. MASCHKE _ THOMAS REINHARDT _ JAN VAHRENHOLT _ REINHARD POPPE _
KARL GEYER _ MATTHIAS FISCHER _ HEINZPETER MOECKE _ HEINRICH WOLF _
ANDREAS KELLER _ WOLFGANG KÖGLER _ HANJO V. WIETERSHEIM _
SEAN PATRICK STIEGLITZ _ KARL KREUSER _ PETER PLANTIKO

3	**1.1**	**Zwölf Gebote für den Notarzt**	30	1.6.2	GPS-Navigation im Notarztdienst
4	**1.2**	**Grundbegriffe der präklinischen Notfallmedizin**	31	1.6.3	Bodengebundene Rettungsmittel
4	1.2.1	Rettungskette	34	1.6.4	Rettungsmittel der Luftrettung
6	1.2.2	„Stay and play" vs. „load and go" vs. „treat in street"	36	**1.7**	**Notarztausrüstung**
			36	1.7.1	Notarztkoffer
7	1.2.3	Einsatzindikationen	39	1.7.2	Einsatzkiste „Großunfall"
8	1.2.4	Notkompetenz	39	1.7.3	Sauerstoffapplikatoren
9	1.2.5	Effektivitätskontrolle	40	1.7.4	Pulsoxymeter
9	**1.3**	**Rettungsdienst**	40	1.7.5	Blutdruckmessgerät
11	1.3.1	Organisation	41	1.7.6	EKG
12	1.3.2	Personal	42	1.7.7	Laborchemische Schnelltests
14	1.3.3	Funk/Kommunikation	43	1.7.8	Blutgasanalysegerät
21	**1.4**	**Juristische Aspekte**	43	1.7.9	Beatmungsgerät
21	1.4.1	Aufklärungs- und Behandlungspflicht	48	1.7.10	Absaugpumpe
			48	1.7.11	Kapnometer
21	1.4.2	Schweigepflicht und -recht	49	1.7.12	Spritzenpumpe („Perfusor®", „Injektomat®")
22	1.4.3	Betäubungsmittel im Rettungsdienst			
			49	1.7.13	Defibrillator
23	1.4.4	Medizinproduktegesetz	50	1.7.14	Herzschrittmacher
24	**1.5**	**Ethische Überlegungen im Rettungsdienst**	50	1.7.15	Thermometer
			50	1.7.16	Persönliche Ausstattung des Notarztes („Taschendiagnostik")
25	**1.6**	**Rettungsmittel**			
25	1.6.1	Fahrtechnik			

1 Tipps und Informationen für den Rettungsdienst

Inhalt

52	**1.8**	**Risiken und Sicherungsmaßnahmen der Einsatzstelle**
52	1.8.1	Gefahren der Einsatzstelle erkennen
53	1.8.2	Einsatzstelle sichern
54	1.8.3	Eigensicherung
57	1.8.4	Einsätze in problematischen Umfeldern
59	1.8.5	Verhalten bei Terroranschlägen
63	**1.9**	**Großschadensfall**
63	1.9.1	Besonderheiten
64	1.9.2	Frühphase
65	1.9.3	Konsolidierungsphase
68	1.9.4	Patientenversorgung
71	1.9.5	Materialbevorratung für Großschadensfälle
73	1.9.6	Schnell-Einsatz-Gruppen
74	**1.10**	**Score-Systeme in der Notfallmedizin**
77	**1.11**	**Zusammenarbeit mit anderen Organisationen**
77	1.11.1	Grundsätze und Probleme
79	1.11.2	Polizei
80	1.11.3	Feuerwehr
81	1.11.4	Technisches Hilfswerk (THW)
82	1.11.5	Bundeswehr
83	1.11.6	Katastrophenschutz
84	1.11.7	Notfallseelsorge und Krisenintervention
85	**1.12**	**Psychologisches Verhalten am Notfallort**
88	**1.13**	**Stressbearbeitung nach belastenden Ereignissen**
90	**1.14**	**Hygienemaßnahmen**
91	**1.15**	**Leichenschau/Todesbescheinigung**
94	**1.16**	**Telemedizin**
95	**1.17**	**Dokumentation**
99	**1.18**	**Qualitätsmanagement im Rettungsdienst**

Ulrich v. Hintzenstern

1.1 Zwölf Gebote für den Notarzt

1. **Setze Dich mit Notfallsituationen, vor denen Du Angst hast (Geburt, venöse Zugänge und Intubation bei Kleinkindern, Thoraxdrainage etc.) vorher intensiv auseinander.**
   - Fachlektüre.
   - Mit Kollegen besprechen.
   - Hospitation.
   - „Trockentraining", z. B. Trainingspuppe Dräger MaxPLUS® oder Laerdal Megacode Baby®.
2. **Betrachte den Notfallpatienten als kranken Menschen, nicht als kranken „Gegenstand".**
   - Z. B. persönliche Vorstellung als Notarzt Dr. ...
   - Zuwendung entspannt viele Situationen und ist die einfachste und kostengünstigste Form der Sedierung und Analgesie.
   - Sich auf „gleiche Höhe" mit dem Patienten begeben → beim sitzenden oder liegenden Patienten in die Hocke gehen → auf gleicher Augenhöhe Blickkontakt herstellen.
3. **Behandle (Erst-)Helfer, Angehörige und vor Ort befindliche Kollegen wie Du selbst behandelt werden möchtest.**
   - „Zauberworte": „bitte", „danke".
   - Keine „Oberlehrerattitüden", stattdessen sachliches und emotionsfreies Auftreten.
   - Nervosität und Fehler in Notfallsituationen sind menschlich und nicht vorsätzlich.
4. **Verschaffe Dir zunächst einen Überblick über die Gesamtsituation, bevor Du eine Entscheidung für das Wesentliche und Machbare triffst.**
   - „Weniger" ist oft „mehr".
5. **Bewahre immer Ruhe.**
   - Durch übereiltes und hektisches Agieren kann dem Patienten mehr Schaden zugefügt werden als durch überlegtes Abwarten.
6. **Beherzige den Grundsatz, dass Erfolg nur durch ein Miteinander zu erzielen ist.**
   - Medizinische und technische Rettung sind ohne Kommunikation, Koordination und Kooperation nicht möglich.
   - TEAM = **T**ogether **E**veryone **A**chieves **M**ore.
7. **Wende nach Möglichkeit nur Maßnahmen und Methoden an, die Du kennst und mit denen Du Erfahrung hast.**
   - Keine Erstlingswerke oder „Experimente" im Notarztdienst.
8. **Bedenke, dass ein Notarzt kein Hexer oder Wunderheiler sein kann.**
   - Primäres Ziel ist die Stabilisierung des Patientenzustands, nicht eine Kausaltherapie, die außerklinisch selten möglich ist.
   - Dennoch sollen die präklinischen Möglichkeiten der Diagnostik und Therapie möglichst umfassend genutzt werden.
9. **Dokumentiere Deine Befunde und Maßnahmen exakt und übersichtlich.**
   - DIVI-Protokoll.
   - Leserliche Schrift, evtl. Arztstempel.
   - Dokumentation auch „negativer" Ereignisse (z. B. Aspiration, Zahnschädigung bei der Intubation).

1 Tipps und Informationen für den Rettungsdienst

10. **Fahre Kliniken nur nach Voranmeldung an.**
    - Baldmöglichst der RLSt die bevorzugte Klinik nennen, die angefahren werden soll. Dabei erste Informationen mitteilen (z. B. „stumpfer Bauch, intubiert und beatmet").
    - Bereits vor der Abfahrt vom Notfallort sollte über die RLSt geklärt sein, ob die Klinik aufnahmebereit und der Patient angemeldet ist.
11. **Führe nach jedem Einsatz mit Deinen Mitarbeitern eine konstruktive Manöverkritik durch.**
    - „Man lernt nur aus Fehlern".
    - „Was kann man beim nächsten Mal besser machen?".
    - „Was hat gut geklappt?".
    - Nach psychisch belastenden Einsätzen ein „Debriefing" durchführen (☞ 1.13).
12. **Versuche ständig zu steigern:**
    - Fachwissen.
    - Sozialkompetenz (Verhalten als Kollege, Führungskraft und gegenüber Betroffenen in Ausbildung, Einsatz und Nachbereitung).
    - Methodenkompetenz: Setzt sich aus Wissens- und Verhaltenskomponenten zusammen und hilft dem Notarzt (= Führungskraft!), mit Mitarbeitern, Kollegen oder in Stäben/Einsatzleitungen gezielt umsetzbare Maßnahmen zu erarbeiten.

Thomas Reinhardt

1.2 Grundbegriffe der präklinischen Notfallmedizin

1.2.1 Rettungskette

Nur durch eine **lückenlose Versorgung** des Notfallpatienten vom Notfallort bis zur Notaufnahme können optimale Behandlungsergebnisse erreicht werden. Das Konzept der Rettungskette (☞ Abb. 1.1) veranschaulicht, dass für eine qualitativ hochwertige präklinische Notfallmedizin das Zusammenwirken der Kettenglieder unumgänglich ist.

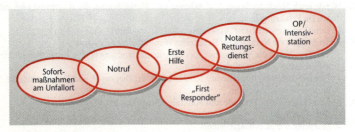

Abb. 1.1 Rettungskette [A300]

Grundbegriffe der präklinischen Notfallmedizin

Sofortmaßnahmen am Unfallort (Laienhilfe)
- Die Einführung der Breitenausbildung in Sofortmaßnahmen am Unfallort und Erster Hilfe machen eine schnelle Intervention am Notfallort durch Laienhelfer möglich.
- Seit einigen Jahren ist die Durchführung der kardiopulmonalen Reanimation Lehrinhalt der Erste-Hilfe-Ausbildung.
- Gute Langzeitergebnisse hängen entscheidend von frühzeitigen Wiederbelebungsmaßnahmen durch Laienhelfer ab.
- Meist sind am Unfallort schnell zahlreiche Passanten zur Stelle, die aber oft nur gaffen statt helfend einzugreifen und so die Arbeit der Rettungskräfte behindern.
- Trotz der für den Führerscheinerwerb obligatorischen Ausbildung in Sofortmaßnahmen am Unfallort bzw. der Breitenausbildung in Erster Hilfe geht das Laienhelfer-Wissen und -Engagement meist nicht über die Durchführung der stabilen Seitenlage hinaus.

Notruf
- Zur besseren Koordinierung der Rettungsdiensteinsätze ist in Deutschland ein Netz von Rettungsleitstellen eingerichtet worden (☞ 1.3.1).
- Die Einführung einer bundeseinheitlichen Notrufnummer des Rettungsdienstes (vergleichbar der 110 der Polizei) steht noch immer aus. Nur in einigen Regionen hat sich die Notrufnummer 19 222 als einheitliche Notrufnummer des Rettungsdienstes durchgesetzt. Häufig existieren integrierte Leitstellen mit der Rufnummer 112 (Berufsfeuerwehr).
- Die Leitstellen entscheiden anhand eines Indikationskataloges über die Notwendigkeit eines Notarzteinsatzes (☞ 1.2.3).

„First Responder"
Systeme zur Verkürzung des therapiefreien Intervalls zwischen Eingang des Notrufs und dem Eintreffen regulärer Kräfte des RD vor Ort. Entweder hauptamtliche (z.B. Berufsfeuerwehr mit adäquater RD-Qualifikation) oder freiwillige Kräfte (z.B. freiwillige Feuerwehr mit unterschiedlicher medizinischer Qualifikation).

Notarzt-/Rettungsdienst

Bodengebundener Notarztdienst
Der bodengebundene Notarztdienst wird als Stations- oder als Rendezvous-System betrieben:
- **Stations-System:** NA und RA sind an einem Krankenhaus stationiert. Sie rücken von hier zusammen mit dem NAW (☞ 1.6.3) zum Einsatz aus. Vorteil: Eingespieltes Team aus bekannten Mitarbeitern.
- **Rendez-vous-System:** Notarzt rückt vom Krankenhaus mit dem NEF (☞ 1.6.3) zum Einsatzort aus. Parallel dazu rückt ein RTW (☞ 1.6.3) von der Rettungswache aus. Vorteil: Mehr Flexibilität und größerer Schnelligkeit des NEF, v. a. in ländlichen Einsatzbereichen.

Rettungshubschrauber
Rettungshubschrauber (☞ 1.6.4) stehen für den Notarzteinsatz in einem größeren Einsatzradius bereit (50–70 km). NA und RA sind gemeinsam am Standort des RTH stationiert. Nach Versorgung des Patienten und Herstellung der Transportfähigkeit erfolgt der Transport entweder mit

dem RTH oder einem immer zusätzlich alarmierten bodengebundenen Rettungsmittel (☞ 1.6.3).
Vorteil: Hohe Einsatzschnelligkeit bei größerem Einsatzradius, schneller und schonender Transport auch in entfernt gelegene Spezialkliniken (z. B. bei Verbrennungen, SHT, Polytrauma).

Notaufnahme

Die interdisziplinäre, zentrale Notaufnahme einer Klinik bietet zahlreiche Vorteile:
- Aufnahmeärzte, diagnostische und therapeutische Ressourcen sind rund um die Uhr schnell verfügbar.
- Informationen über die Aufnahme- und Versorgungsfähigkeit einer Klinik sind zentral verfügbar.
- Der organisatorische Ablauf der Patientenversorgung wird optimiert (kein Kompetenzgerangel, keine zeitraubenden Rückfragen).
- Versorgung v. a. von polytraumatisierten Notfallpatienten durch ein Trauma-Team (Anästhesist, Unfallchirurg) und Möglichkeit des schnellen Hinzuziehens weiterer Fachdisziplinen (z. B. Radiologe, Neurochirurg, Pädiater, Kinderchirurg).

Fehlt eine zentrale Notaufnahme, kommt es bei der Suche nach einer adäquaten Versorgungsmöglichkeit häufig zu Verzögerungen und unnötigen Transportwegen („Notfalltourismus").

! Notfallpatienten müssen in der zentralen Notaufnahme über die RLSt angemeldet werden. Wichtig sind detaillierte Informationen über Verletzungen und Zustand des Patienten. Falls die nächstgelegenen (ca. 3) geeigneten Kliniken eine Aufnahme ablehnen, ist eine „Zwangsbelegung" bei der räumlich nächstgelegenen Klinik durchzuführen!

OP/Intensivstation

- Fortführung der präklinisch begonnenen Therapie zur Sicherung optimaler Behandlungsergebnisse.
- Kapazitätsengpässe führen durch die Suche nach einem Intensivbett zur Unterbrechung der kontinuierlichen Therapie nach abgeschlossener Erstversorgung. Daher immer Aufnahmefähigkeit der Klinik durch RLSt abklären lassen.

1.2.2 „Stay and play" vs. „load and go" vs. „treat in street"

Deutschsprachiger Raum

„Notarzt-System" („**stay and play**"):
- Versorgung von Notfallpatienten durch ein Rettungs-Team aus 2 RA und NA.
- Die Aufgabe vor Ort ist das schnelle Erkennen und die Soforttherapie vitaler Störungen.
- Nach Herstellung der Transportfähigkeit folgt der Transport in die Klinik durch Rettungsfahrzeuge mit notfallmedizinischer Ausstattung unter NA-Begleitung (kontinuierliche ärztliche Überwachung).

Grundbegriffe der präklinischen Notfallmedizin

Anglo-amerikanischer Raum

„Emergency Medical Service" (**„load and go", „scoop and run"**):
- Versorgung von Notfallpatienten durch 2 Paramedics (Ausbildungsstand vergleichbar dem von RA).
- Am Einsatzort wird nur eine Minimaltherapie durchgeführt; vorrangige Aufgabe ist der möglichst schnelle Transport in die nächstgelegene Klinik.
- Die Ambulance-Fahrzeuge sind in ihrer notfallmedizinischen Ausstattung der geringen Versorgungsmaxime entsprechend eher spärlich ausgerüstet.

„Treat in street": Bei kritisch Kranken (z. B. intraabdominelle Blutung).
- Therapie vor Ort qualifiziert beginnen, aber nicht in extenso ausdehnen.
- Therapie während der Fahrt komplettieren.

1.2.3 Einsatzindikationen

Die RLSt entscheidet nach Eintreffen eines Notrufs anhand eines Indikationskataloges über die einzusetzenden Rettungsmittel (☞ 1.6.3, 1.6.4).
Die Indikation für den Einsatz des Notarztes ergibt sich aus dem Zustand des Patienten (☞ Tab. 1.1) und der Art der Notfallsituation (☞ Tab. 1.2).

Tab. 1.1 Patientenzustandsbezogene Indikation

Funktionen	Zustand	Beispiel
Bewusstsein	Keine Reaktion auf Ansprache/Schütteln	SHT, Vergiftung, Koma, intrazerebrale Blutung
Atmung	Ausgeprägte oder zunehmende Atemnot, Atemstillstand	Asthmaanfall, Lungenödem, Aspiration
Kreislauf	Ausgeprägte oder zunehmende Kreislaufinsuffizienz, Kreislaufstillstand	Herzinfarkt, Herzrhythmusstörung, hypertone Krise, Schock
Sonstige Schädigungen mit Wirkungen auf die Vitalfunktionen	Schwere Verletzung, schwere Blutung, starke akute Schmerzen	Thorax-/Bauchtrauma, SHT, größere Amputation, Verbrennung, Fraktur mit deutlicher Fehlstellung, Pfählungsverletzung

Tab. 1.2 Notfallbezogene Indikation

Schwerer Verkehrsunfall mit Hinweis auf Personenschäden

Brände und/oder Rauchgasentwicklung mit Hinweis auf Personenbeteiligung

Explosionsunfälle, thermische oder chemische Unfälle mit Personenbeteiligung

Wasserunfälle, Ertrinkungsunfälle, Eiseinbruch

Maschinenunfall mit Einklemmung

Verschüttung

Drohender Suizid

Sturz aus großer Höhe (~ 3 m)

Schuss-, Stich- und Hiebverletzungen im Kopf-, Hals- oder Rumpfbereich

Geiselnahme und sonstige Verbrechen mit unmittelbarer Gefahr für Menschenleben

Unmittelbar einsetzende oder stattgefundene Geburt

1.2.4 Notkompetenz

Steht zur Versorgung eines Notfallpatienten ein NA nicht oder nur verzögert zur Verfügung, können entsprechend ausgebildete RA (☞ 1.3.2) bestimmte ärztliche Maßnahmen im Rahmen der Notkompetenz durchführen.

Voraussetzungen:
- Die Maßnahme ist erforderlich für den Erhalt des Lebens des Patienten.
- Die Maßnahme wird vom RA sicher beherrscht (z. B. durch eine 30-stündige Fortbildung zu Indikationen, Wirkungen, Gefahren und Kontraindikationen und praktische Erfahrung).
- Es gibt keine risikoärmere Alternative.

Von RA im Rahmen der Notkompetenz durchführbare Maßnahmen:
- Legen eines peripher-venösen Zugangs und Verabreichen einer Vollelektrolytlösung.
- Intubation ohne Verwendung von Muskelrelaxanzien.
- Orale Verabreichung von Nitrokörpern bei Angina-pectoris-Anfall oder akutem Myokardinfarkt.
- Verabreichung von Dexamethason-Spray bei Reizgasinhalation (umstrittene Indikation!).
- Verabreichung von Fenoterol-Spray bei Asthma bronchiale (fragliche Wirkung!).
- Endobronchiale oder intravenöse Gabe von Adrenalin bei Herz-Kreislauf-Stillstand oder anaphylaktischem Schock Grad III und IV.
- Intravenöse Verabreichung von Glukose 40 % bei hypoglykämischem Schock.
- Verabreichung von Diazepam-Rectiolen bei kindlichem Krampfanfall.
- Frühdefibrillation mit Halbautomaten.

Im Rahmen einer 30-stündigen Fortbildung werden die Durchführung dieser Maßnahmen sowie Kenntnisse zu Indikationen, Wirkungen, Gefahren und Kontraindikationen vermittelt.

Die Anwendung dieser Maßnahmen durch Rettungsassistenten im Rahmen der Notkompetenz setzt die erfolgreiche Teilnahme an der Abschlussprüfung sowie die fortlaufende Übung und die regelmäßige ärztliche Kontrolle des Kenntnisstandes zwingend voraus.

Die Dokumentation des Einsatzablaufes (Patientenzustand und durchgeführte Maßnahmen der Notkompetenz im zeitlichen Verlauf) auf den bundeseinheitlichen DIVI-Rettungsdienstprotokollen (☞ 1.17) ist zur medizinischen wie rechtlichen Absicherung der Rettungsassistenten unerlässlich.

Einen Durchschlag des Einsatzprotokolls erhält der für den Rettungsdienstbereich verantwortliche Arzt zur Auswertung des Einsatzablaufes und ggf. zur Fallanalyse gemeinsam mit dem RA.

1.2.5 Effektivitätskontrolle

- Art und Umfang der präklinischen Versorgung beeinflussen entscheidend das Outcome der Notfallpatienten.
- Eine bundeseinheitliche Dokumentation mit dem DIVI-Notarztprotokoll (☞ 1.17) ist eine wichtige Voraussetzung für Untersuchungen zur Effektivitätskontrolle und Qualitätssicherung in der präklinischen Notfallmedizin (aktuelle Version: 4.0).
- Die Beurteilung dieser Effektivität kann in drei Stufen erfolgen:
  - **Primäre Effektivität:** Erreichte Verbesserung bzw. vermiedene Verschlechterung des Zustandes von Notfallpatienten während der präklinischen Versorgung vom Notfallort bis zur Übergabe in der Klinik.
  - **Sekundäre Effektivität:** Durch die präklinische Versorgung begünstigter bzw. verkürzter stationärer Verlauf bis zur Krankenhausentlassung (z. B. kürzere Intensivpflegebedürftigkeit).
  - **Tertiäre Effektivität:** Aufgrund der präklinischen Versorgung erreichter Zuwachs am gesamten Behandlungsergebnis, Grad der Wiederherstellung des Ausgangszustandes.
- Bisher ist nur ein Nachweis der primären Effektivität (MEES, ☞ 1.10) möglich.

Ulrich v. Hinthenstern, Harald Strauss, Thomas Reinhardt und Reinhard Poppe

1.3 Rettungsdienst

Leistungsträger

Der RD in Deutschland wird zu ca. 55 % vom Deutschen Roten Kreuz durchgeführt. Danach folgen die Berufsfeuerwehren mit ca. 20 %. Die restlichen ca. 25 % werden von den Hilfsorganisationen ASB, JUH, MHD und privaten Betreibern erbracht.

Aufgaben des Rettungsdienstes

Notfallrettung

Erhalt des Lebens von Notfallpatienten, soweit an Ort und Stelle möglich, Herstellung der Transportfähigkeit und Transport unter fachlicher Betreuung in eine für die weitere Versorgung geeignete Klinik. Der RD stellt in der Rettungskette (☞ 1.2.1) die professionelle Schnittstelle zwischen Laienhilfe und klinischer Versorgung dar.

Krankentransport

Hilfeleistung für Kranke, Verletzte oder Hilfsbedürftige, die keine Notfallpatienten sind und Transport unter fachgerechter Betreuung.

Rettungsdienstgesetze

In Deutschland liegt die Regelungskompetenz für den RD gemäß Grundgesetz bei den Bundesländern. Nach derzeitiger Rechtsauffassung der Länder ist der RD noch als Einheit, bestehend aus der Notfallrettung und dem Krankentransport, ein Teil der Daseinsvorsorge (☞ Abb. 1.2).

Nach den jeweiligen Rettungsdienst- oder Feuerwehrgesetzen sind die Landkreise und kreisfreien Städte Träger des RD. Diese Tätigkeit wird z. B. in Bayern, Saarland und Sachsen von Rettungszweckverbänden oder Zweckverbänden für Rettungsdienst- und Feuerwehralarmierung ausgeführt. Die gebildeten RD-Bereiche umfassen entweder einen oder mehrere kommunale Körperschaften.

Hauptinhalte der Landesrettungsdienstgesetze: Allgemeine Bestimmungen und Begriffe, Definitionen des RD, der Notfallrettung und des Krankentransportes, Hilfsfristen (Zeitraum zwischen Eingang der Meldung in der Leitstelle und dem Beginn notfallmedizinischer Maßnahmen am Pat.), Aufgaben, Pflichten, Träger und Organisation, Strukturen der RD-Bereiche, RLSt und Rettungswachen, Luft-, Wasser-, und Bergrettung, Finanzierung, Genehmigungsverfahren für die Durchführenden, Anforderungen an die Leistungsträger, Qualifikation des Personals, Mitwirkung und Zusammenarbeit mit Dritten, Notarztdienst.

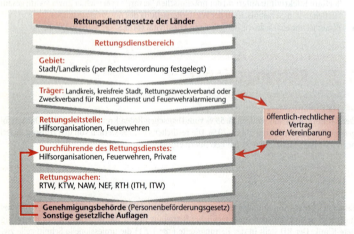

Abb. 1.2 Rechtliche Zuständigkeiten im Rettungsdienst [A300–190]

Reinhard Poppe

1.3.1 Organisation

Rettungsleitstelle (RLSt)

Ständig einsatzbereites Kommunikations- und Organisationszentrum für einen Rettungsdienstbereich, zuständig für den medizinischen Rettungsdienst oder als „integrierte Leitstelle" (ILS) auch für Feuerwehr und Katastrophenschutz.
Die RLSt verfügt über alle rettungsdienstlich relevanten Informationen, z. B.:
- Krankenbettennachweis, Krankenhausverzeichnisse.
- Dienstpläne der regionalen Notärzte, Bereitschaftsärzte, Fachärzte, Apotheken.
- Regionale und überregionale Zentralen (z. B. Vergiftung, Verbrennung, Strahlenschutz).
- Gefahrgut-Informationen.
- Lagerorte für Blutprodukte, Antidota, Medikamente, Rettungsmaterial.
- Funk- und Telefonverzeichnisse.
- Einsatz- und Alarmpläne.

Aufgaben

- Entgegennahme von Notrufen, Hilfe- und Transportersuchen, Festlegung der Prioritäten unter Beachtung der Notarztindikationen.
- Einsatz, Leitung und Koordinierung aller Rettungsmittel des Land-, Luft-, Wasser- und Bergrettungsdienstes im jeweiligen Bereich. Fachliches Weisungsrecht gegenüber dem RD-Personal. Davon unberührt bleibt das Weisungsrecht eines NA, LNA oder am Einsatz beteiligten Arztes in medizinischen Fragen.
- Rücksprache und Patienten-Anmeldung bei den Kliniken zur Abklärung der Aufnahmebereitschaft.
- Enge Zusammenarbeit mit dem ärztlichen Bereitschaftsdienst, den Krankenhäusern, der Feuerwehr, der Polizei, den Katastrophenschutzbehörden und -organisationen.
- Ggf. Vermittlung des Vertragsärztlichen Bereitschaftsdienstes (unterschiedliche Landesregelungen).
- Bei einem Massenanfall von Verletzten/Erkrankten ist die RLSt zentrale Koordinations- und Kommunikationsstelle.
- Überwachung des Funkverkehrs (betriebsführende Stelle). Zur Dokumentation werden alle ein- und ausgehenden Telefon- und Funkgespräche auf Tonträger aufgezeichnet. Die zeitliche Aufbewahrungspflicht ist sehr unterschiedlich geregelt. Einsatzbearbeitung und Dokumentation mittels spezieller EDV-Programme.

Rettungswache

Die Rettungswachen gehören organisatorisch zu den durchführenden Institutionen. Sie sind funktionelle Einheiten des RD.

Aufgaben

- Einsatz- und abrufbereiter Vorhalt der mobilen Rettungsmittel (RTW, NAW, KTW, NEF, evtl. auch RTH), die im Einsatzfall der RLSt unterstellt sind sowie des erforderlichen Personals.

- Instandhaltung und Wartung der Rettungsmittel: Überprüfen der Fahrzeugausrüstung (MPBetreibV), Auffüllen verbrauchten Materials, Reinigen und Desinfizieren.
- Die Alarmierung des Rettungsdienstpersonals erfolgt von der RLSt aus über Telefon („Draht"), Meldeempfänger, Lautsprecheranlage oder Funk.

Sanitäts-Einsatzleitung (SanEl)

Personelle Besetzung: Leitender Notarzt (☞ 1.3.2) und organisatorischer Leiter (☞ 1.3.2).

Aufgaben

- Leitung und Koordination des Einsatzes der zur Verfügung stehenden RD-Mitarbeiter bei einem Massenanfall von Verletzten mit dem Ziel einer bestmöglichen medizinischen Versorgung aller Verletzten.
- Abstimmung der Maßnahmen mit dem für die Leitung des Gesamtschadensereignisses zuständigen örtlichen Einsatzleiters.
- Beratung des örtlichen Einsatzleiters in Fragen des RD-Einsatzes.

Unterstützungsgruppe Sanitäts-Einsatzleitung (UG-SanEl)

Personelle Besetzung: 4 Personen in Zweifachbesetzung.

Aufgaben

Unterstützung der SanEl, insbesondere bei der Wahrnehmung folgender Aufgaben:
- Sichtung, Einrichtung von Erstversorgungsbereichen vor Ort.
- Verletztenerfassung.
- Verletztenabtransport einschließlich Einweisung und Koordination der Transportmittel vor Ort.
- Kommunikation.

Thomas Reinhardt und Ulrich v. Hintzenstern

1.3.2 Personal

Ärztliches Personal

Notarzt

Arzt, der im Rettungsdienst tätig ist und für seinen Einsatz über eine besondere Qualifikation verfügen muss:
- Fachkundenachweis „Rettungsdienst" (länderspezifische Fortbildung, in wenigen Landesärztekammern eine Zusatzbezeichnung).
- Mindestvoraussetzungen je nach Landesärztekammer, z. B.:
  - 12–18 Mon. klinische Tätigkeit, davon mind. 3 Mon. ganztägig auf einer Intensivstation, in der Anästhesiologie im operativen Bereich oder in einer Notaufnahme.
  - Kenntnisse und Erfahrungen: Lagerung von Notfallpatienten, manuelle und maschinelle Beatmung, > 25 endotracheale Intubationen, > 50 peripher- und zentralvenöse Zugänge, Technik und Durchführung der wichtigsten Notfallpunktionen (davon > 2 Thoraxdrainagen), Reanimation (1 zertifizierter Reanimationsstandard am Phantom).

Leitender Notarzt

Arzt, der im RD tätig ist und über eine besondere Qualifikation für seine Aufgaben verfügen muss:
- Fachkundenachweis „Rettungsdienst" (medizinische Kompetenz). Umfassende Kenntnisse in der Notfallmedizin und regelmäßige Tätigkeit im RD.
- Spezielle Fortbildung (40 h).
- Detailkenntnisse der regionalen Infrastruktur des Rettungs- und Gesundheitswesens.
- In manchen Bundesländern Gebietsanerkennung eines Gebietes mit Tätigkeit in der Intensivmedizin.
- Bestallung durch die für den Rettungs- bzw. Notarztdienst zuständige Behörde.

Übernahme besonderer ärztlicher Aufgaben am Notfallort bei einer großen Anzahl Verletzter bzw. akut Erkrankter, v. a. Leitung, Koordinierung und Überwachung sämtlicher medizinischer Maßnahmen am Unfallort (☞ 1.9.3).

Ärztlicher Leiter Notarztstandort

Arzt mit entsprechender Qualifikation, der im RD tätig und mit der Sach- und Fachaufsicht für einen Notarztstandort beauftragt ist.

Ärztlicher Leiter Rettungsdienst

Arzt mit entsprechender Qualifikation, der im RD tätig ist und auf regionaler bzw. überregionaler Ebene die medizinische Leitung und Kontrolle über den RD wahrnimmt sowie die Verantwortung für Effektivität und Effizienz der präklinischen notfallmedizinischen Patientenversorgung und -betreuung übernimmt.

Nichtärztliches Personal

Rettungshelfer

Mitarbeiter mit minimaler rettungsdienstlicher Ausbildung (z. B. Zivildienstleistende und ehrenamtliche Mitarbeiter):
- Theoretische Ausbildung an einer Rettungsdienstschule (160 h).
- Klinischer Ausbildungsabschnitt, möglichst im Bereich Anästhesie/OP (80 h).
- Ausbildung auf einer Lehrrettungswache (80 h).

Rettungssanitäter

Mitarbeiter mit fortgeschrittener rettungsdienstlicher Ausbildung.
Ausbildung gemäß bundesweiter Richtlinie (520-h-Ausbildung): Theoretischer Unterricht an einer Rettungsdienstschule (160 h), Krankenhauspraktikum im Bereich Anästhesie/OP (160 h), praxisorientierte Ausbildung an einer Lehrrettungswache (160 h), Abschlusslehrgang mit mündlicher und schriftlicher Prüfung (40 h).

Rettungsassistent

Mitarbeiter mit umfassender rettungsdienstlicher Ausbildung:
- Seit 1989 „Gesetz über den Beruf der Rettungsassistenten/innen": Bundesweite Festlegung einheitlicher Ausbildungsrichtlinien für die zweijährige Ausbildung in Theorie und Praxis mit spezieller Prüfung:
  - 1. Ausbildungsjahr: Theoretischer Unterricht (780 h) an einer Rettungsdienstschule (Anatomie, Physiologie, allgemeine und spezielle Notfallmedizin, Rettungsdienst-Organisation und rechtliche Aspekte der präklinischen Notfallmedizin). Praktikum (420 h) im Krankenhaus (allgemeine Pflegestation, Notaufnahme, Anästhesie/Operationsbereich, Intensivstation).
  - 2. Ausbildungsjahr: Praxisorientierte Ausbildung (1 600 h) an einer Lehrrettungswache.
- Jährliche Fortbildung von mindestens 30 h.
- Spezielle Fortbildungskurse: Rettungsleitstellen-Disponent, Lehrrettungsassistent, staatlich geprüfter Desinfektor, Leiter Rettungsdienst, Trainer für präklinische Reanimation, Notkompetenz: Frühdefibrillation (unter ärztlicher Aufsicht und Prüfung), EKG-Diagnostik, ATLS, ACLS.

Lehrrettungsassistent

RA mit entsprechender Zusatzausbildung, die zur Ausbildung von RA in einer RD-Schule oder Lehrrettungswache berechtigt.

Wachleiter RD

Leitung des RD an einer Rettungswache.

Leiter Rettungsdienst

Leitung des RD einer Organisation an einem RD-Standort.

Organisatorischer Einsatzleiter Rettungsdienst (OrgL)

Aufgaben ☞ 1.9.3.

Harald Strauss und Ulrich v. Hintzenstern

1.3.3 Funk/Kommunikation

Technische Grundlagen

Behörden und Organisationen mit Sicherheitsaufgaben (z. B. Polizei, Feuerwehr, Katastrophenschutz, Hilfsorganisationen) kommunizieren per Funk in einem speziellen Frequenzbereich, dem sog. **BOS**-Bereich.
- Reserviert sind spezielle Frequenzen im UKW-Bereich im 2-m- (Einsatzstellenfunk, z. B. Handsprechfunkgeräte) und 4-m-Band (Leitstellenfunk, z. B. Fahrzeugfunkgeräte. In Ausnahmefällen auch Handsprechfunkgeräte, z. B. Bergwacht und Luftrettung). Dieser Bereich ist zwischen 74 und 87 MHz in verschiedene Kanäle in einem Abstand von 20 kHz aufgeteilt (am Funkgerät Kanalnummer, nicht Frequenz eingeben).
- Senden (i.d.R.) im „Unterband", Empfangen im korrespondierenden Oberband (im Abstand von 9,8 MHz).

- Regulärer Betrieb als „Gegensprechen", d. h. beide Stationen können gleichzeitig senden und empfangen.
- Umsetzung des im Unterband vom Relais empfangenen Signals auf den im Oberband arbeitenden Sender durch Relaisstationen (☞ Abb. 1.3).
- Weitere Teilnehmer, deren Kanalnummern der des ersten Teilnehmers entsprechen, können den Funkverkehr mithören.
- Bei einigen Funknetzen ist die Relaisstation nicht ständig aktiv, sondern muss erst durch Senden eines Tonsignals (Tonruf I oder II) eingeschaltet werden (entsprechende Tonruftaste drücken).

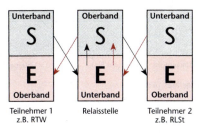

Abb. 1.3 Funkstrecke mit Gegensprechen [A300]

Störungsursachen

- UKW-Wellen breiten sich wie Lichtwellen geradlinig aus → Funkkontakt ist nur bei (theoretischem) „Sichtkontakt" zur Relaisstelle möglich. Durch Reflektionen werden jedoch auch andere Gebiete erfasst.
- Berge, Täler und Gebäude können einen **„Funkschatten"** mit schlechtem oder fehlendem Kontakt verursachen → Standortwechsel des Fahrzeugs (oft um nur wenige Meter) hilfreich.
- Durch **Überreichweiten** entfernterer Sender auf dem gleichen Kanal oder durch Überlagerungen benachbarter Kanäle sind Störungen möglich.
- Nicht entstörte Maschinen (z. B. Elektromotoren, Mofa- und Rasenmähermotoren, defekte KFZ-Lichtmaschinen) können Störungen verursachen → ggf. Abschalten veranlassen.

Durchführen des Funkverkehrs

Funkgeräte sind im Design zwar unterschiedlich, die Bedienelemente auf der Frontplatte (bzw. dem Hörer) jedoch identisch (☞ Abb. 1.4).
Gesprochen wird (d. h. der Sender ist aktiviert), wenn die Sprechtaste im Funkhörer gedrückt ist. Nach Beendigung der Durchsage die Taste sofort wieder loslassen. Falls die Taste weiterhin gedrückt bleibt, ist die Relaisstelle aktiviert und der Sprechfunkverkehr behindert. **Cave:** Hörer immer sorgfältig ablegen, damit nicht versehentlich die Sprechtaste aktiviert wird.

1 Tipps und Informationen für den Rettungsdienst

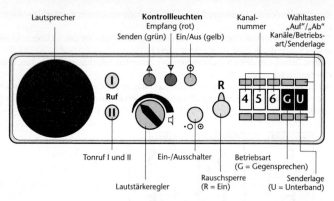

Abb. 1.4 Bedienelemente eines Funkgerätes [A300]

Tab. 1.3 Funkrufnamen für BOS

Organisation	Abkürzung	4-m-Band	2-m-Band
Arbeiter Samariter Bund	ASB	Sama	Samuel
Deutsches Rotes Kreuz	DRK	Rotkreuz	Äskulap
Bayerisches Rotes Kreuz	BRK	Rotkreuz	Äskulap
Johanniter Unfallhilfe	JUH	Akkon	Jonas
Malteser Hilfsdienst	MHD	Johannes	Malta
Bergwacht	–	Bergwacht	Bergwacht
Wasserwacht	–	Wasserwacht	Wasserwacht
Deutsche Lebensrettungsgesellschaft	DLRG	Pelikan	Pelikan
Technisches Hilfswerk	THW	Heros	Hermine
Feuerwehr	FW	Florian	Florentine
Katastrophenschutz	KatS	Kater	Katharina
Polizei	POL	Regional unterschiedlich	
Private RD-Unternehmer	–	Regional unterschiedlich	

- Rufname: Jede Funkstelle besitzt einen eindeutigen und unverwechselbaren Namen, der die Zuordnung nach Zugehörigkeit und Fahrzeugtyp erlaubt. Teils sind auch Zuordnungen in Gebrauch, die keinen Rückschluss auf die Fahrzeugart erlauben. Beispiele:
- „Sama Erlangen 41/71/2": Sama (Organisation) Erlangen (Landkreis) 41 (Wachen-Nr.) 71 (Fahrzeugart) 2 (fortlaufende Fahrzeug-Nr.).
- „Rotkreuz Bayern 5262": Rotkreuz (Organisation) Bayern (Bundesland) 5 (Regierungsbezirk) 2 (RD-Bereich) 62 (fortlaufende Fahrzeug-Nr.).
- Anruf: (Rufname der Gegenstelle) „von" (eigener Rufname), Nachricht (nur bei sicheren Sprechfunkverbindungen, sonst Antwort der Gegenstelle abwarten), „kommen" (Aufforderung zur Antwort).

Beispiel

„Leitstelle Nürnberg von Sama Erlangen 41 71 2 – Einsatzstelle an – kommen".
- **Anrufantwort:** „Hier" [eigener Rufname], „verstanden" bzw. „kommen".
- **Abschluss** einer Nachricht/Meldung jeweils mit „kommen", Empfangsbestätigung jeweils mit „verstanden".
- **Abschluss des Gesprächs** mit „Ende" und Bestätigung der aufnehmenden Funkstelle mit „verstanden – Ende".
- **Meldungen:** Abmeldung (nach Alarmierung beim Verlassen des Standortes), Eintreffmeldung (am Einsatzort), Lagemeldung (Unterrichtung der RLSt über Art und Umfang des Ereignisses sowie über getroffene Maßnahmen), ggf. Nachforderung (weiterer Kräfte), Schlussmeldung (Ende der Tätigkeit an der Einsatzstelle), Bereitmeldung (erneute Einsatzbereitschaft), Zurückmeldung (Wiedereintreffen am Standort).
- Eine reibungslose Kommunikation setzt „Funkdisziplin" voraus, sonst häufige Rückfragen (v. a. bei größeren Schadenslagen evtl. Zusammenbruch der Funknetze):
- Unnötige Funksprüche unterlassen.
- Kurze, klare Funksprüche, nur mit den absolut erforderlichen Informationen.
- Keine überflüssigen Floskeln („Bitte", „Danke") und Flüche.
- Deutlich und nicht hastig sprechen; „zwo" statt „zwei"; kein Dialekt.
- Möglichst keine Abkürzungen verwenden.
- Schwierige Worte ggf. buchstabieren (Buchstabiertafel s. u.).
- Personenbezogene Daten und Diagnosen nur durchgeben, wenn unbedingt erforderlich (Funkkanäle können leicht von Unbeteiligten mit Scannern abgehört werden).
- Funkspruch erst dann absetzen, wenn das laufende Gespräch beendet ist.
- Bei lebenswichtigen Meldungen Ankündigung mit „Notfall" oder „Blitz" → Unterbrechung des weniger dringlichen Gespräches.
- Von der RLSt angekündigte „Funkstille" (z. B. zur Auslösung von Funkmeldeempfängern) einhalten, da Relaisaktivierung durch Senderaktivität zum Ausfall der Funkmeldeempfänger-Alarmierung führt.
- Immer auf dem zugewiesenen Kanal bleiben. Wechseln auf Kanäle anderer Benutzer (Feuerwehr, Polizei) nur nach Anordnung durch die RLSt (z. B. bei Katastrophenfällen) oder wenn zwingend erforderlich (z. B. Rückfrage bei Polizei wegen Straßensperrung).

Tipps und Informationen für den Rettungsdienst

! Kanal 444
Bundeseinheitlicher Not- und Anrufkanal der Polizei: Befindet man sich mit einem BOS-Funkgerät in einem Bereich, in dem man keine BOS-Kanalnummern kennt, kann man in Notfällen über diesen Kanal im gesamten Bundesgebiet mit der nächsten Polizeieinsatzzentrale Kontakt aufnehmen und dort z. B. die Kanalnummer der nächsten RLSt erfragen.

Spezielle Funksysteme

Funkmeldesystem (FMS)

(☞ Abb. 1.5)
- **Ziel:** Freihalten des Funkverkehrskreises von der Vielzahl an Routinemeldungen vom Einsatzfahrzeug zur Leitstelle (z. B. „Fahrzeug XYZ Notfallstelle an").
- **Funktion:** Durch Tastendruck auf dem Zusatzgerät bzw. Bedienhörer wird eine im Leitstellenbereich vorher festgelegte Kodierung (z. B.: 1 = „einsatzbereit über Funk", 2 = „auf Wache einsatzbereit", 3 = „rückt aus") zusammen mit der Fahrzeugkennung an die RLSt durch ein kurzes Signal (50 ms) übertragen. Ein derartiges Signal wird auch bei belegtem Kanal weitergeleitet bzw. erkannt. **Ausbaustufe:** Zusätzlich durch Buchstaben kodierte Anweisungen oder Meldungen von der RLSt an die Einsatzfahrzeuge (z. B.: L = Notarzt ist alarmiert, c = Krankenhaus ist verständigt).

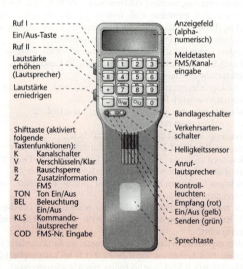

Abb. 1.5 Bedienhörer mit FMS-Funktion [A300–190]

2-m-4-m-Überleitung

- **Problematik:** Funkkontakt zur RLSt, wenn Einsatzort weit vom Einsatzfahrzeug (4-m-Gerät) entfernt ist → Rückkehr zum Fahrzeug (Zeitverlust!) oder Übermittlung der Meldung über das 2-m-Handsprechfunkgerät an eine „Ordonanz" im Fahrzeug, die über das 4-m-Band Meldungen an die RLSt weiterleitet (Personalbedarf, Hörfehler und Missverständnisse möglich).
- **Lösung** (finanziell aufwendig): Verbindung zwischen dem 4-m-Fahrzeuggerät und einem im Fahrzeug verbleibenden 2-m-Handsprechfunkgerät (Anschluss an 2-m- oder Zweibereichsantenne) mit einem 2. Handsprechfunkgerät über einen im Fahrzeug eingebauten 2-m/4-m-Funkumsetzer.

Funk-Draht-Aufschaltung

Überleitung des Funkverkehrs durch entsprechende technische Maßnahmen in das Telefonnetz der Telekom (z. B. Rückfragen in Vergiftungszentralen, Gespräch mit Klinikarzt). Nur Wechselsprechen möglich (es kann immer nur ein Teilnehmer sprechen, der andere muss warten).
Bei ausgedehnten und länger dauernden Schadenslagen ggf. durch entsprechende Kräfte der Hilfsorganisationen (Fernmeldetrupp) oder der Telekom Anschlüsse an das vorhandene Netz neu schalten lassen und über diese „Standleitungen" den Informationsaustausch zwischen den Führungsstrukturen abwickeln → geringere Störanfälligkeit, Abhörsicherheit und erhebliche Entlastung des Funkverkehrskreises.

Telefon-Systeme

Verschiedene Funktelefonnetze (D1, D2, E) sowie der Internetzugang mittels WAP und UMTS-Technologie werden im RD erprobt.
- **Vorteil:** Direkte Anrufe im Gegensprechverkehr (z. B. bei einer Vergiftungszentrale) möglich.
- **Nachteil:** Funknetze häufig überlastet (bei Stau auf der Autobahn viele Anrufe: „Ich komme später nach Hause"), keine Banddokumentation des Gesprächs.
- Nutzbringender Einsatz bei Führungsgruppen (z. B. Sanitätseinsatzleitung) zur Übermittlung von Daten (Datex-J) oder Dokumenten (Telefax).

Gleichwellenfunk

An sich konventionelles UKW-Funk-Verfahren, bei dem aber mehrere (kleinere) Füllsender phasensynchron senden → verbesserte Netzabdeckung ohne gegenseitige Interferenzen (bereits etabliert).

Bündelfunk

System mit regional eng festgelegtem Funktionsbereich, bei dem sich der Teilnehmer „einbuchen" muss (vgl. Handy). Derzeit Einsatz im Erprobungsbereich und bei besonderen Lagen (z. B. Unfälle in Tunnels). Vorteil: Weniger Störungen.

Digitalfunk

Datenübertragung in digitaler Form mit dem Vorteil hoher Datendichte und hoher Störsicherheit, auch für Nicht-Sprache (Dateien) geeignet. In Erprobung (sehr teure Umstellung).

Tab. 1.4 Buchstabiertafel

	Inland	International (bei Fernmeldeverkehr mit Militär und Luftrettung)
A	Anton	Alfa
Ä	Ärger	–
B	Berta	Bravo
C	Cäsar	Charlie
Ch	Charlotte	–
D	Dora	Delta
E	Emil	Echo
F	Friedrich	Foxtrott
G	Gustav	Golf
H	Heinrich	Hotel
I	Ida	India
J	Julius	Juliett
K	Kaufmann	Kilo
L	Ludwig	Lima
M	Martha	Mike
N	Nordpol	November
O	Otto	Oscar
Ö	Ökonom	–
P	Paula	Papa
Q	Quelle	Quebec
R	Richard	Romeo
S	Samuel	Sierra
Sch	Schule	–
T	Theodor	Tango
U	Ulrich	Uniform
Ü	Übermut	–
V	Viktor	Victor
W	Wilhelm	Whisky
X	Xanthippe	X-ray
Y	Ypsilon	Yankee
Z	Zacharias	Zulu

Ulrich v. Hintzenstern

1.4 Juristische Aspekte

1.4.1 Aufklärungs- und Behandlungspflicht

Aufklärung

- Der NA ist zur (minimalen) Aufklärung des Patienten in groben Zügen verpflichtet:
  - **Verlaufsaufklärung:** Art, Umfang, Durchführung, Schmerzhaftigkeit und Folgen des geplanten präklinischen Eingriffs.
  - **Risikoaufklärung:** Typische oder nicht unwahrscheinliche Komplikationen des geplanten präklinischen Eingriffs.
- Je dringlicher der Eingriff, desto geringer der Umfang der Aufklärungspflicht.
- Einwilligung des Patienten: **Ausdrücklich, schlüssig** (stillschweigend) oder **mutmaßlich** (bei Bewusstlosigkeit).
- Aufklärung bei Verweigerung von therapeutischen Maßnahmen durch den Patienten:
  - Folgen und Gefahren bei Nichtdurchführung des geplanten Eingriffs.
  - Je dringlicher der Eingriff, desto umfassender ist der behandlungsunwillige Patient aufzuklären.
  - Ablehnung bei willensfähigen Patienten sorgfältig dokumentieren und vom Patienten und Zeugen (RD-Personal, keine unbeteiligten Dritten wg. Datenschutz und Schweigepflicht) gegenzeichnen lassen. Patient ist nicht zur Unterschrift verpflichtet → Zeugen bestätigen lassen!
  - Bei Verweigerung eines vital indizierten Eingriffs, wenn eine freie Willensbetätigung erkennbar nicht vorliegt → nächste Angehörige oder Hausarzt informieren (kein Verstoß gegen die Schweigepflicht; ggf. Strafbarkeit wegen unterlassener Hilfeleistung § 323 c StGB).

Verhalten gegenüber behandlungsunwilligen Patienten

- Ablehnung einer erforderlichen Behandlung nur bei Patienten mit freier Willensentscheidung akzeptieren.
- **Rettungspflicht** besteht immer bei Suizidversuchen, Schock, Alkohol- oder Drogeneinwirkung, psychischen Notfällen, Bewusstlosen, eingeschränkt auch bei Kindern (☞ 12.1.2).
- „Zwangseinweisung" (☞ 10.2).
- Bei Widerstand des Patienten gegen Behandlung oder Transport bei gleichzeitiger Eigengefährdung Polizei verständigen (Gewaltmonopol). Bei akuter Gefährdung des Patienten und noch nicht eingetroffener Polizei maßvolle Nötigungsmittel einsetzen und nur im äußersten Notfall Gewaltanwendung zum Schutz des Patienten sowie zum Eigenschutz.

1.4.2 Schweigepflicht und -recht

Schweigepflicht

Die Schweigepflicht ist verankert in § 203 des Strafgesetzbuches, außerdem auch in der „Berufsordnung für Ärzte", den RD-Gesetzen und Dienstanweisungen für den RD. Alle Rettungsdienstmitarbeiter sind schweigepflichtig (auch nach dem Tod des Patienten), d. h. keine Weitergabe von personenbezogenen Daten.

Nicht unter die Schweigepflicht fallen Angaben über die äußeren Umstände (Anlass, Ort und Zeit des Einsatzes) bei Unfällen im öffentlichen Bereich (z. B. Verkehrs- oder Arbeitsunfall).

- **Bei Auskunftswünschen** der Polizei keine Diagnosen nennen. Klassifizierung der Verletzung in „leicht/schwer/lebensbedrohlich" ist ausreichend für die Polizeiarbeit. Wachen Patienten ggf. fragen, ob er mit solch einer allgemeinen Aussage einverstanden sei und durch Polizei selbst befragen lassen!
- **Bei Einwilligungsunfähigkeit** (z. B. Bewusstlosigkeit, Trunkenheit, Kleinkinder) können personenbezogene Daten offenbart werden, wenn dies dem mutmaßlichen Willen (z. B. Weitergabe von Daten eines Unfall- oder Verbrechensopfers an die Polizei zur Wahrung seiner Rechte, Angabe des Transportzieles an Familienangehörige) entspricht.
- Keine Weitergabe von Informationen an die Presse (an die Polizei verweisen).

Die Schweigepflicht kann bzw. muss unter besonderen Umständen gebrochen werden:
- Der NA ist von der Schweigepflicht entbunden, wenn die Weitergabe personenbezogener Daten mit dem Behandlungsauftrag im Zusammenhang steht (z. B. an die Rettungsleitstelle, DIVI-Protokoll, Abrechnung mit der KV).
- Bei geplanten schweren Verbrechen wie z. B. Mord, Totschlag, Landesverrat, gemeingefährlichen Straftaten (z. B. Attentat, Bombenanschlag) oder der Gefahr der Verbreitung von Seuchen, die evtl. noch abgewendet werden können, **muss** Anzeige erstattet werden (§ 138 StGB).
- Die Schweigepflicht sollte gebrochen werden (§ 34 StGB), wenn die Wiederholung einer Tat gegen „Leben und Leib" droht, z. B. bei schwerer Kindsmisshandlung (☞ 12.5.9), oder sexuellem Missbrauch von Minderjährigen, da sonst ggf. Strafbarkeit wegen unterlassener Hilfeleistung (§ 323 c StGB). Kindeswohl geht immer vor Schweigepflicht! Jugendamt oder Polizei verständigen. Auf jeden Fall Hinweis an aufnehmende Klinik bei Übergabe des Kindes (ggf. Entscheidung dort; Hinweis dokumentieren!).

Schweigerecht

Über das, was man in seiner Eigenschaft als Arzt erfahren hat, darf man aufgrund des Zeugnisverweigerungsrechtes schweigen. **Ausnahme:** Entbindung von der Verpflichtung zur Verschwiegenheit durch den Patienten (§ 53 StPO) oder durch Gerichtsbeschluss.
Cave: Haftpflichtversicherungsverträge sehen meist einen „Zwang" zur Zeugnisverweigerung vor: Bei Abgabe haftungsrechtlich relevanter Erklärungen evtl. Verlust des Haftpflichtversicherungsschutzes.

1.4.3 Betäubungsmittel im Rettungsdienst

RD-relevante Analgetika, die der Betäubungsmittel-Verschreibungsverordnung (BtMVV) unterstehen: Fentanyl®, Morphin®, Pethidin (Dolantin®), Piritramid (Dipidolor®), Remifentanil (Ultiva®) Sufentanil (Sufenta®).

Juristische Aspekte

Personenunabhängige Ausstattung der RD-Fahrzeuge mit Betäubungsmitteln („Stationsbedarf"):

- Beauftragung eines Arztes durch den Träger des RD zur Verschreibung der benötigten BtM und Durchführung der monatlichen Bestandsprüfung.
- Verschreibung mittels BtM-Anforderungsschein (bei der Bundesopiumstelle erhältlich ☞ 21.9.4).
- Verschreibungsmenge: Durchschnittlicher Zweiwochenbedarf, mindestens jedoch die kleinste Verpackungseinheit; die Vorratshaltung sollte den Monatsbedarf nicht überschreiten.
- Nach Verabreichen eines BtM ist der NA zur Aufzeichnung des Verbleibs und Bestandes im BtM-Buch verpflichtet (bei der Bundesanzeiger-Verlagsgesellschaft erhältlich ☞ 21.9.4).
- Mindestens halbjährlich werden die BtM-Vorräte des RD durch die beliefernde Apotheke hinsichtlich einwandfreier Beschaffenheit (Verfall) und ordnungsgemäßer Aufbewahrung überprüft.

Personengebundene Ausrüstung eines NA mit Betäubungsmitteln („Praxisbedarf")

Verschreibung des Bedarfs an BtM für den privaten NA-Koffer.
- Verschreibung mittels BtM-Rezept (bei der Bundesopiumstelle erhältlich ☞ 21.9.4).
- Verschreibungsmenge wie bei personenunabhängiger Ausstattung (s. o.).
- Der NA ist zur Aufzeichnung des Verbleibs und Bestandes, d. h. zur Führung von Karteikarten nach amtlichem Formblatt (bei der Bundesanzeiger-Verlagsgesellschaft erhältlich ☞ 21.9.4) verpflichtet.

Internetadressen
www.bfarm.de

1.4.4 Medizinproduktegesetz

Das Medizinproduktegesetz (MPG) ist zum 01.01.1995 in Kraft getreten und hat die Medizingeräteverordnung (MedGV) abgelöst. Zusätzliche Regelungen sind in einer Medizinprodukte-Betreiberverordnung (MPBetreibV) in einer derzeit gültigen Fassung vom August 2002 bzw. seit 01.01.2002 im Zweiten Gesetz zur Änderung des MPG (2. MPGÄndG) festgelegt. Im Gegensatz zur früheren MedGV werden Zuwiderhandlungen im MPG und in der MPBetreibV mit erheblichen Straftatbeständen und Ordnungswidrigkeiten belegt, die insbesondere den Anwender betreffen.

Diese Werke regeln das Inverkehrbringen, Betreiben und Anwenden medizinisch-technischer Geräte.
- Qualifizierte Einweisung der Anwender mit Dokumentation durch den Betreiber (Träger des RD).
- Regelmäßige Kontrolle auf ordnungsgemäßen Zustand und Funktionssicherheit.
- Schadhafte oder mangelhafte Geräte dürfen nicht betrieben werden → Meldung bei Gerätestörungen.
- Zwischenfälle, die zu einem Personenschaden geführt haben (Vorkommnis), geführt haben könnten (Beinahe-Vorkommnis) oder führen können (potenzielle Vorkommnisse), sind nach § 3 MPBetreibV in Verbindung mit der Medizinprodukte-Sicherheitsplanverordnung

(MPSV) unverzüglich dem Bundesinstitut für Arzneimittel und Medizinprodukte (BfArM) in Berlin zu melden (entsprechende Formblätter finden sich im Internet unter www.bfarm.de bzw. www.dimdi.de). Empfehlenswert ist die parallele Information der zuständigen örtlichen Behörde (z.B. Gewerbeaufsichtsamt). Diese veranlasst meist eine Untersuchung und sicherheitstechnische Beurteilung des Zwischenfalls nach § 28 MPG durch einen Sachverständigen.

Ulrich v. Hintzenstern

1.5 Ethische Überlegungen im Rettungsdienst

Problematik

Die Situation am Notfallort stellt eine Ausnahmesituation dar: Unter ungewohnten und evtl. ungeeigneten Umgebungsbedingungen müssen unter Zeitdruck Entscheidungen getroffen werden, die für das Leben und das Outcome des Patienten entscheidend sein können. Erschwerend wirken sich Stressmomente (z.B. Reanimation auf Marktplatz mit großer Menschenmenge, aufgeregte Angehörige) und sehr eingeschränkte diagnostische Möglichkeiten aus.

Da sich der NA im Einsatz nicht mit Kollegen besprechen kann, muss er alleinverantwortlich Entscheidungen fällen, die menschliche Grenzbereiche berühren (z.B. Verzicht bzw. Abbruch der Reanimation → sicherer Tod des Patienten).

„Ethische Algorithmen" (z.B. allgemeingültige Kriterien zum Abbruch einer Reanimation) für jede Notfallsituation fehlen → der NA ist bei jedem Einsatz erneut vor Entscheidungskonflikte gestellt.

Typische ethische Konfliktsituationen im Rettungsdienst

- Reanimation (präklinisch „erfolgreiche" Reanimationen → häufig hypoxische Dauerschäden).
- Anfall mehrerer Verletzter (Versorgungspriorität).
- Krisen bei inkurablen Krankheiten, z.B. Hirntumor (☞ 8.3.4) oder irreversible neuromuskuläre Erkrankungen (☞ 8.3.5).
- Berücksichtigung des Patientenwillens (z.B. multimorbider Patient im Finalstadium: Recht auf einen würdevollen Tod zuhause vs. Krankenhauseinweisung).

Lösungsansätze

! Ethische Entscheidungen im Rettungsdienst sind **immer situationsgebunden**, d.h. es kann keine allgemeingültigen Richtlinien geben.

Jede Entscheidung muss unter folgenden Prämissen getroffen werden:
- Derjenige, der sie trifft, muss sie für richtig halten und alleine vertreten können, da ihm niemand die Verantwortung dafür abnehmen kann.
- Die Entscheidungsfindung sollte nicht unbewusst („aus dem Bauch heraus" → Entscheidungsprozess wird auf ein intuitives „Ja" oder „Nein" reduziert), sondern so transparent ablaufen („warum breche ich jetzt bei diesem Patienten die Reanimation ab?"), dass man sich

selbst über die eigene Motivation im Klaren ist und seine Entscheidung auch noch später vertreten kann.
- Auf den Beginn einer Reanimation wird meist nur verzichtet werden können, wenn sichere Todeszeichen vorliegen (☞ 1.15) oder wenn der NA den Patienten und seine Krankengeschichte genau kennt (z. B. Tumorpatient mit infauster Prognose, aus der Klinik oder von früheren Einsätzen bekannt).
- Werden während der Reanimation Informationen bekannt, die eine weitgehend sichere infauste Prognose erwarten lassen (Arztbrief, Unfallmechanismus), so kann ein „vorzeitiger" Abbruch der Reanimation erwogen bzw. verantwortet werden.
- Ggf. (extreme Ausnahme!) kann ein kurzer Reanimationsversuch auch bei infauster Prognose gerechtfertigt sein, wenn dadurch z. B. den Angehörigen eine bessere Verarbeitung des unerwarteten Verlustes (z. B. Reanimation eines „toten" Säuglings → „es wurde alles versucht") ermöglicht wird.

! Ethische Probleme und die daraus resultierenden Emotionen sollten nicht verdrängt, sondern nach Möglichkeit in offenen Gesprächen mit anderen Kollegen und Rettungsdienstmitarbeitern vertieft werden → Stärkung der eigenen Konfliktlösungs- und Verantwortungsfähigkeit.

Ulrich v. Hintzenstern, Harald Strauss und Jan Vahrenholt

1.6 Rettungsmittel

Ulrich v. Hintzenstern

1.6.1 Fahrtechnik

Sonderrechte

Wenn höchste Eile zur Rettung von Menschenleben oder Abwendung schwerer gesundheitlicher Schäden geboten ist, sind Fahrzeuge des RD von den Vorschriften der Straßenverkehrsordnung befreit.
- Voraussetzung zur Inanspruchnahme der Sonderrechte ist ein entsprechendes Meldebild.
- Wegerecht kann von anderen Verkehrsteilnehmern nur bei Verwendung von Blaulicht **und** Einsatzhorn gefordert werden.

! Die Belastungen und Beanspruchungen bei Einsatzfahrten mit Inanspruchnahme von Sonder- und Wegerechten sind extrem. Insbesondere von ungeübten Fahrern kann dabei neben einer hohen Selbstgefährdung auch eine erhebliche Gefährdung der Allgemeinheit ausgehen.

- Die Fahrt zum Einsatzort ist immer nur Mittel zum Zweck: Die eigentliche Aufgabe wartet am Ende der Fahrt!

Grundsätze beim Führen von Einsatzfahrzeugen
- Bei sämtlichen Fahrten sind die **Grundsätze der Verkehrssicherheit** zu beachten.
- Die Sicherheit der Insassen und der anderen Verkehrsteilnehmer haben immer Vorrang vor der Schnelligkeit des Einsatzes, unabhängig von der Dringlichkeit des Einsatzes:
- Geschwindigkeit an Ampeln, Kreuzungen oder Einmündungen verringern oder ggf. anhalten.

- Nicht an unübersichtlichen Streckenabschnitten überholen.
- Nur links überholen und dabei rechtzeitig den Fahrbahnwechsel durch Blinken anzeigen.
- Überholen möglichst nur im Bereich des Mittelstreifens und nicht auf der kompletten Gegenfahrbahn fahren.
- In Stausituationen nicht „Slalom" fahren, sondern eine „Gassenbildung" im Bereich des Mittelstreifens veranlassen (ggf. durch Außenlautsprecher).
- Immer nur in der vorgeschriebenen Fahrtrichtung fahren, außer evtl. in Ausnahmesituationen auf kurzer übersichtlicher Strecke.
- Sobald die Unfallstelle zu erkennen ist, Geschwindigkeit verringern. Nicht plötzlich bremsen (Gefahr von Auffahrunfällen).
- Bei Unfällen: Überprüfen, ob ein Personenschaden vorliegt. Sofort Polizei über die RLSt verständigen lassen. Fahrt fortsetzen, wenn kein Personenschaden vorliegt bzw. wenn kein anderes Rettungsmittel gleich schnell am Einsatzort sein kann.
- Abblendlicht bei Einsatzfahrt am Tage: Durchaus sinnvoll, um früher gesehen und im Zweifelsfall nicht übersehen zu werden.

Hohe physische und psychische Belastung bei Einsatzfahrten erfordert eine besondere Beherrschung des Fahrzeuges. Eine der wichtigsten Voraussetzungen zur Vermeidung und ggf. zur Bewältigung von kritischen Situationen ist:

Die richtige Sitzposition

Hier kann man sich an professionellen Motorsportlern wie z. B. Tourenwagenfahrern orientieren. Sie sitzen (wie man bei Fernsehübertragungen dank moderner Inboard-Kameras immer wieder sehen kann) dicht am Lenkrad. Sie müssen das Fahrzeug beherrschen und die hohen Belastungen aushalten. Ihre Erfahrung hat zu einer sicheren und bequemen Einstellung geführt, die man folgendermaßen für das Einsatzfahrzeug übernehmen kann:

Sitzhöheneinstellung

So tief wie möglich (mehr Krafteinfluss auf die Pedale, geringeres „Hochhebeln" des Körpers bei Pedalbetätigung), so hoch wie nötig (Überblick über Fahrzeug und Fahrbahn).

Sitzlängseinstellung

Bei vollem Druck auf das Kupplungspedal (oder auf das Bodenblech neben der Bremse beim Automatikfahrzeug) sollte das Bein noch leicht angewinkelt sein – nur ein angewinkeltes Bein kann Kraft ausüben (Bremse) – ein gestrecktes Bein kann auch schon bei relativ harmlosen Kollisionen zu schweren Hüft- und Beckenverletzungen führen (ungedämpfte Weiterleitung der Kollisionskräfte).

Sitzlehneneinstellung

Körper über den linken Fuß am Radlauf in den Sitz drücken (Abstützen gegen Fliehkräfte in der Kurve) und die Sitzlehne dann so einstellen, dass man mit beiden Händen jeden Punkt des Lenkrades umfassen kann, ohne dass die Arme gestreckt sind. Tipp: Die 11 Uhr (rechte Hand) und 1 Uhr (linke Hand) Position am Lenkrad sind in etwa die entferntesten Punkte des Lenkrades.

Lenkradverstellung

Bei modernen Fahrzeugen kann meist auch die Lenksäule längs und in der Höhe verstellt werden. Hiermit kann man den Abstand zum Lenkrad zusätzlich verändern (z. B. für den Fall, dass die o. a. Einstellung eine zu aufrechte Position der Sitzlehne ergeben hat, aber: Je schräger die Sitzlehne, desto mehr gleitet der Körper beim starken Bremsen die Lehne hinauf und vergrößert den Abstand zum Lenkrad).

Kopfstütze

Die Oberkante sollte nicht tiefer liegen als in Augenbrauenhöhe.

Sicherheitsgurt

Die Gurthöheneinstellung sollte so justiert werden, dass das Gurtband bei Blick nach vorn mit beiden Händen am Lenkrad über das Schlüsselbein verläuft.

! Diese Einstellungen sollte man schon bei Dienstantritt in aller Ruhe vornehmen, um im Einsatzfalle schnell und sicher starten zu können.

Anlegen des Gurtes: Der Gurt schützt am wirkungsvollsten, wenn das Gurtband möglichst dicht am Körper anliegt – so sollte man z. B. das Beckengurtband soweit möglich unter Kleidung wie Pullover oder Jacke tragen (Kleidung kurz hochschieben, anschließend wieder über das Gurtband legen). Es sollten sich keinerlei harten Gegenstände zwischen Körper und Gurtband befinden (Gürtelschnalle, Kugelschreiber, Instrumente, Pieper etc.), die durch den hohen Druck im Kollisionsfalle das Verletzungsrisiko unnötig erhöhen.

Fahrphysik

Die Gesetze der Fahrphysik gelten auch bei Fahrten unter Sonderrechten. Alle Kräfte, die das Fahrzeug bewegen (Beschleunigen und Bremsen in Rollrichtung des Rades als so genannte Längskräfte und Kurvenkräfte zur Kompensation der Fliehkräfte als so genannte Querkräfte) werden über die Reifen übertragen. Die Kraftübertragungsfläche eines einzelnen Reifens ist nur ungefähr so groß wie eine Handfläche.

Neben dem Fahrbahnzustand bestimmt insbesondere die Radlast die übertragbaren Kräfte, d. h. den Punkt bis zu dem der Reifen die geforderten Kräfte übertragen kann ohne zu rutschen. Diese Radlast ändert sich im Fahrbetrieb immer wieder durch den so genannten Lastwechsel. Beim Beschleunigen wird die Hinterachse mehr, beim Gaswegnehmen die Vorderachse mehr belastet. Jeder dieser Lastwechsel verändert auch das Eigenlenkverhalten des Fahrzeuges. Um zu abrupte Lastwechsel zu vermeiden, sollte man eher in niedriger als in hoher Drehzahl fahren (das schont nebenbei auch die mitfahrenden Kollegen oder beim Transport den Patienten). Ruhig vom Gas gehen und sukzessives Beschleunigen vermeidet überraschende Fahrzeugreaktionen.

Kommt das Fahrzeug dennoch einmal ins Rutschen, so kann es entweder über die Vorderräder Richtung Kurvenaußenrand schieben (Fahrzustand Untersteuern) oder sich über die Hinterräder rutschend eindrehen (Fahrzustand Übersteuern).

Untersteuern

Ursache für das Untersteuern sind eine für den Kurvenradius zu hohe Fahrgeschwindigkeit und ein zu hoher Lenkeinschlag (resultierend aus dem instinktiven Versuch das Fahrzeug durch mehr Lenken in die Kurve zu bewegen). Auch kann zu heftiges Gasgeben in der Kurve zum Untersteuern führen.

- Vermeiden kann man dieses durch rechtzeitiges Anpassen der Geschwindigkeit. In Kurven sollte man nicht zu plötzlich und zu massiv Gas geben.
- Erkennen kann man das Untersteuern dadurch, dass sich das Fahrzeug entgegen des Lenkwunsches mehr und mehr vom Innenrand der Kurve entfernt (wichtig: Bei Kurvenfahrten Blickführung immer in die Kurve Richtung Innenrand und Kurvenausgang) und die Lenkung etwas „schwammiger" wird.
- Als Gegenreaktion geht man sofort vom Gas und verbessert damit die Traktion an der Vorderachse (Lastwechsel nach vorne) und reduziert über die Motorbremskraft das Tempo. Um die folgende Stabilisierung schneller zu erreichen, sollte man den Lenkeinschlag gefühlvoll etwas reduzieren (eindeutig gegen den Instinkt, aber wirkungsvoll) bis die Vorderachse aufhört zu rutschen.

! Ist die Fahrbahn extrem glatt und genügt alleine die Motorbremskraft (bei Fahrzeugen mit Antrieb über die Vorderräder) dazu, die Vorderachse noch mehr rutschen zu lassen, kann es sinnvoll sein, die Kupplung zu treten und die Räder damit von störenden Längskräften zu befreien.

Übersteuern

Ein Wegrutschen der Hinterachse kann als Folge eines plötzlichen Gaswegnehmens (Lastwechselreaktion) in der Kurve oder durch zu heftigen Leistungseinsatz bei Fahrzeugen mit Antrieb an der Hinterachse auftreten. Häufig führen auch plötzliche Ausweichmanöver durch mehrere aufeinander folgende Lenkbewegungen zu einem Übersteuern (Aufschaukeln).

- Daher sollte man zu plötzliches Gaswegnehmen oder Gasgeben in der Kurve ebenso vermeiden wie abrupte Lenkmanöver. Niedrige Drehzahlen stellen hier stets ein geringeres Risiko dar als hohe.
- Erkennen kann man dies dadurch, dass die Blickrichtung mehr und mehr Richtung Kurveninnenrand wandert oder sich von der beabsichtigten Fahrtrichtung wegbewegt. Generell gilt: Je weiter man nach vorne schaut, desto deutlicher erkennt man Abweichungen. Wichtig ist auch, sich über den linken Fuß gut abzustützen, um den Körper aufrecht zu halten. Ein sich bewegender Oberkörper verfälscht die Blickführung. Das Sehen ist hier zur Erkennung wesentlich zuverlässiger als das Fühlen, da der Fahrer dicht am Drehpunkt sitzt und damit die Drehbewegung wenig und oft erst zu spät spürt.
- Als Gegenmaßnahme sollte man sofort auskuppeln (Motorbremskräfte fallen weg, die Hinterachse wird etwas mehr belastet und erhält mehr Seitenführungspotenzial) und zum Stabilisieren schnell und konsequent gegenlenken. „Lieber schnell gegenlenken und schnell fertig sein als langsam beginnen und dann realisieren müssen, dass es nicht genügt!" Sobald sich das Auto wieder zu fangen beginnt, muss ebenso schnell wieder in die ursprüngliche Fahrtrichtung zurückgelenkt werden, da zu langes Gegenlenken zum gefürchteten Gegenschlag (Überschwingen des Hecks zur anderen Seite) führen kann. Daher: „Lieber zweimal kurz als einmal zu lange gegengelenkt!".

- Bei Automatikgetrieben fallen die Motorbremskraft und damit der Lastwechsel meist geringer aus als bei Handschaltern. Allerdings können moderne Versionen auch in Fahrstufe „D" deutliche Motorbremskräfte entwickeln. Die fehlende Möglichkeit des Auskuppelns muss hier ggf. durch noch schnelleres und beherztes Gegenlenken kompensiert werden. Von einem Wechsel auf Neutral („N") bei bereits übersteuerndem Fahrzeug ist jedoch abzuraten, da dies Zeit kostet, bis das Getriebe reagiert und die dafür benötigte Hand beim Gegenlenken am Lenkrad fehlt.

Fahrdynamikregelung

In modernen Fahrzeugen sorgen „Elektronische Stabilisierungsprogramme (ESP)" für mehr Sicherheit. Diese Systeme greifen dann ein, wenn einer der o.g. instabilen Fahrzustände auftritt und unterstützen den Fahrer beim Stabilisieren des Fahrzeuges. Sie haben aber keinerlei Einfluss auf das grundsätzliche Fahrverhalten des Autos und ermöglichen somit keinesfalls eine schnellere Fahrweise, da sie immer erst dann eingreifen, wenn die Rutschgrenze des Fahrwerkes schon überschritten wurde (das Fahrzeug also bereits instabil ist). Sie erkennen dies in der Regel meist früher als der Mensch und können nötigenfalls durch gezielte Bremseingriffe an einzelnen Rädern schneller wieder einen stabilen Fahrzustand herbeiführen.

ESP stabilisiert das Auto stets in die Richtung, in die die Vorderräder zeigen. Daher ist es unerlässlich, dass der Fahrer stets deutlich in Richtung seiner beabsichtigten Fahrtrichtung lenkt (Blickführung).

Bremsen mit ABS

Grundsätzlich gilt: In Notsituationen kann man mit ABS nie zu viel sondern nur zu wenig bremsen. Um das ABS an allen Rädern wirkungsvoll arbeiten zu lassen, sollte man stets so stark bremsen, wie es nur geht. Um die optimale Bremswirkung in kürzestmöglicher Zeit zu erreichen, soll man den so genannten Bremsschlag ausführen, d.h. den rechten Fuß vom Gas nehmen und brutal auf die Bremse schlagen. Bei handgeschalteten Fahrzeugen sollte zugleich die Kupplung getreten werden, da sonst ein Teil der Bremskraft an den Motor „verschenkt" würde und zudem dieser beim Stillstand dann abgestorben wäre, was ein ggf. notwendiges sofortiges „Durchstarten" erschweren würde.

Die Vorteile von ABS liegen in der Erhaltung der Lenkfähigkeit (man kann voll bremsen und zugleich lenken, z.B. ausweichen) und der Bremsstabilität (selbst bei ungleichen Haftungsverhältnissen unter linken und rechten Rädern bleibt das Fahrzeug stabil).

Ausweichen

Die erste Lenkbewegung – aus der Geradeausfahrt weg vom Hindernis – erfolgt stets progressiv, d.h. die Lenkgeschwindigkeit wird sukzessive gesteigert. Je glatter der Untergrund, desto progressiver muss gelenkt werden. Die erste Lenkbewegung sollte nicht mehr als eine halbe Lenkradumdrehung betragen, die Rücklenkbewegung sollte schnell und konsequent ohne Pause erfolgen. Anschließend die Lenkung sofort gerade stellen, um ein Aufpendeln des Fahrzeugs durch die schnell aufeinander folgenden Lenkmanöver zu vermeiden. Den Blick immer weit voraus auf die angestrebte Richtung und nicht auf das Hindernis richten.

! Beladene Fahrzeuge oder Autos mit hohem Schwerpunkt neigen deutlich mehr zum Aufschaukeln.

Glatte Fahrbahn

Verhaltensregeln bei Nässe, Schnee und Eis: Alle Fahrmanöver immer gleichmäßig durchführen:
- Vorsichtig anfahren und mit niedriger Drehzahl fahren.
- Überholmanöver und ruckartiges Lenken nach Möglichkeit vermeiden.
- In Kurven möglichst weder bremsen noch beschleunigen. Lastwechsel vermeiden.
- Andere Autofahrer nicht zu plötzlichen Bremsmanövern zwingen → beim Queren von/Einfädeln in vorfahrtsberechtigte Straßen genügend große Lücke abwarten.
- Verlängerten Anhalteweg gegenüber trockener Fahrbahn beachten.

Jan Vahrenholt

1.6.2 GPS-Navigation im Notarztdienst

An einigen Standorten gibt es im Rendezvous-koordinierten Notarztdienst keinen Fahrer → der Notarzt muss teilweise mehrere Aufgaben parallel erfüllen: Das NEF fahren, Sonderrechte benutzen, funken und navigieren. Ist der Notarzt unter diesen Umständen auch noch ortsfremd, kann das Auffinden eines unbekannten Zieles mit nicht unerheblichen Schwierigkeiten verbunden sein → Stress und Einsatzverzögerungen.

Eine praxiserprobte Methode der zuverlässigen sowie schnellen Navigation für den NA-Dienst besteht im Einsatz von Satellitenortungssystemen („GPS"). Aus Kostengründen werden fest eingebaute GPS-Geräte meist nicht bei der NEF-Neubeschaffung mitbestellt. Eine Alternative besteht in der privaten Anschaffung und Nutzung eines portablen GPS-Systems, das dann auch an verschiedenen NA-Standorten sowie im eigenen Privat-PKW genutzt werden kann. So ist eine hausnummergenaue Positionsbestimmung möglich.

GPS-Systeme

Hardware-Lösung PC-Notebook

Einfachste und preiswerteste Möglichkeit ist die Anschaffung eines GPS-Empfängers („GPS-Maus") für den PC als USB oder serielle Version in Kombination mit einem multimediafähigen Notebook ab 166 MHz. Zusätzlich erforderlich sind eine Autohalterung für das Notebook sowie eine PKW-Stromversorgung für den PC (12V-Ladeadapter oder Originalnetzteil über 12V-220V-Wandler).

Hardware-Lösung Palmtop/Handheld

Alternativ kann ein Palmtop/Handheld-PC als Basisgerät genutzt werden. Die hierfür passenden GPS-Empfänger sind meist etwas teurer als die Notebook-Lösung und nicht immer universell verwendbar. Beim Kauf nach der Kompatibilität mit dem vorhandenen Handheld PC fragen. Auch hier werden eine Autohalterung für den Rechner sowie eine PKW-Stromversorgung benötigt.

GPS-Kompaktempfänger

Die aus dem Outdoor-, Segel- und Flugnavigationsbereich bekannten kleinen tragbaren GPS-Empfänger ermöglichen meist nur eine geographische Positionsbestimmung ohne zugehörige Ortsbestimmung (kein grafisches Kartenmaterial). Die wenigen erweiterten Modelle mit

Grafikdisplay haben eine unzureichende Straßen- und Ortsauflösung und sind bezüglich ihrer Software schwerpunktmäßig auf Flugnavigation ausgelegt. Zudem sind die besser ausgestatteten Geräte meist ein Vielfaches teurer als eine PC-Lösung inklusive Notebook.

Software

Sinnvoll ist eine eingehende Begutachtung des Softwarepakets vor dem Kauf, da es hier gravierende Preis- und Qualitätsunterschiede gibt. Folgende Kriterien sollten bei einer leistungsfähigen Navigationssoftware für den Einsatz im Rettungsdienst erfüllt sein:
- Bundesweite Straßenabdeckung > 98 % (meist bereits 100 %).
- Bundesweite Ortsabdeckung 100 %.
- Einfache grafische Oberfläche → kurze Rechenzeiten.
- Einfache Bedienbarkeit.
- Zielführung immer in Fahrtrichtung (nicht nur genordet!).
- Zielführung nicht nur auf Karte, sondern auch symbolisch.
- Automatische Anpassung der Größe des Kartenausschnittes nach errechneter Geschwindigkeit.
- Nachnavigation beim Verlassen der Strecke in weniger als 10 s (d.h. beim Verlassen der geplanten Route errechnet das Programm binnen weniger Sekunden eine Alternativroute vom aktuellen Standpunkt aus).
- Aktualisierung des Standortes wenigstens alle 2 s oder kürzer.
- Die meist zusätzlich vorhandene akustische Zielführung sollte abschaltbar sein (im Einsatz sonst Reizüberflutung).

Harald Strauss und Ulrich v. Hintzenstern

1.6.3 Bodengebundene Rettungsmittel

Krankentransportwagen (KTW)

Konzept: (Verlegungs-)Transport von Nicht-Notfallpatienten, d.h. Patienten, bei denen eine Störung der Vitalfunktionen nicht vorliegt und auch nicht zu erwarten ist.
Ausstattung (DIN 75 080 Teil 1 und 3): Infusionslösungen (3×500 ml) samt Zubehör, 1 manueller Beatmungsbeutel, Sauerstoffanlage (2×400 l) mit Inhalationsmöglichkeit, Absaugeinrichtung, Vakuummatratze, Set zur Notgeburt, Replantatbeutel. Gelegentlich weitergehende Ausstattung als „Hilfs-RTW" bei manchen Hilfsorganisationen.
Technik: Meist auf größeren PKW-Fahrgestellen oder kleinen Lieferfahrzeugen aufgebaut. Geeignet zum Transport von 2 liegenden oder 1 liegenden und einem sitzenden Patienten.
Besatzung: 2 Mann, i.d.R. mindestens 1 RS und 1 RH; bundeslandspezifische Regelungen.
Sonderform: 4-Tragen-KTW (Typ C nach DIN 75 080) des Katastrophenschutzes. Einsatz bei der Betreuung von Veranstaltungen, im Rahmen der SEGs, bei Großunfällen und Katastrophen. Transportkapazität 4 liegende Patienten; außerordentlich beengte Raumverhältnisse, medizinische Ausstattung wie KTW (mengenmäßig erweitert).

Rettungswagen (RTW)

Konzept: Versorgung und Transport von Patienten, bei denen gestörte Vitalfunktionen wiederhergestellt und aufrechterhalten werden müssen.

Ausstattung (DIN 75 080 Teil 1 und 2): Zur Versorgung nahezu aller Notfälle ausreichend. EKG/Defibrillator-Einheit, Notfall-Beatmungsgerät, Intubationsbesteck, Spritzenpumpe, Pulsoxymeter, Infusionsbestecke, Infusionslösungen und Medikamente, Sauerstoffanlage 2 × 2 200 Liter, transportable und stationäre Absaugeinheiten, Vakuummatratze, Luftkammer- und sonstige Schienen, Notfallkoffer (Atmung, Kreislauf, Kinder, Vergiftungen, chirurgisches Besteck, Entbindung), Infusionswärmebox, Replantatbeutel. Zusätzliche Ausrüstung durch Hilfsorganisationen häufig üblich.
Technik: Meist größere Kastenwagen mit Stehhöhe für Personal und von drei Seiten zugängliche Trage; geeignet zum Transport von 1 liegenden und 1 sitzenden Patienten. Nur in Ausnahmefällen Transport von 2 liegenden Patienten (extreme Raumnot!).
Besatzung: 2 Mann, meist 2 RA, ausnahmsweise 1 RA und 1 RS.

Notarztwagen (NAW)

Konzept: Ärztliche Primärversorgung von Patienten mit vital gefährdenden Störungen und Transport unter ärztlicher Begleitung.
Ausstattung (DIN 75 080 Teil 1): Mit einem Arzt besetzter RTW. Im Kompaktsystem meistens mit standortspezifischer Zusatzbeladung (z.B. 12-Kanal-EKG, Brandverletztenset, MAST-Hose, Narkosekreisteil, Schaufeltrage) ausgestattet. Optimale Ausnutzung der Ausrüstung nur durch einen entsprechend ausgebildeten Arzt (Notarzt) möglich.
Die zukünftige europäische Norm für Rettungsdienstfahrzeuge EN 1789 wird die bisherige DIN-Norm 75 080 Teil 1 bis 3 ablösen. Vorgesehen sind dann:

- **Krankenkraftwagen** für einen (Typ A1) oder mehrere (Typ A2) Patienten, die vorhersehbar keine Notfallpatienten sind oder werden, mit Ausstattung zur qualifizierten Ersten Hilfe und Krankenpflege. Ausstattung deutlich unter dem bisherigen KTW!
- **Notfallkrankenwagen** (Typ B) für den Transport, die Erstversorgung und Überwachung eines Patienten. Vergleichbar einem bisher aufgerüsteten KTW oder einem abgerüsteten RTW.
- **Rettungswagen** (Typ C) für den Transport, die erweiterte Behandlung und Überwachung von Notfallpatienten. Vergleichbar dem bisherigen RTW/NAW.

Notarzteinsatzfahrzeug (NEF)

Konzept: Schneller Antransport des NA (und eines RA) mit Ausrüstung zum Notfallort im Rendezvous-System (☞ 1.2.1).
Ausstattung (DIN 75 079): Ausrüstung zur Erstversorgung bis zum Eintreffen des RTW. Notfallkoffer, EKG/Defi-Einheit, Pulsoxymeter, Absaugpumpe, transportable Sauerstoffanlage (400 Liter); häufig erweiterte Zusatzausstattung nach ortsspezifischen Notwendigkeiten.
Technik: PKW-Fahrzeuge üblicher Bauart, häufig Kombifahrzeuge oder Vans. Keine Trage oder Transportmöglichkeit für Patienten.
Besatzung: 1 NA und 1 RA als Fahrer; selten in ländlichen Gebieten NA als Selbstfahrer (erhebliche psychische Belastung).

Intensivtransportwagen (ITW)

Konzept: Verlegungstransport – auch über längere Strecken – von Notfall- und Intensivpatienten von einem Krankenhaus zu einem anderen unter den Therapie- und Monitoringbedingungen einer modernen Intensivstation.
Ausstattung: Intensivrespirator zur differenzierten Beatmung, Vielkanal-Monitoring zur invasiven Überwachung, Medikamentensortiment aus dem Bereich Intensivmedizin, Blutgas-Vielkanalanalyzer, große Vorräte an medizinischen Gasen (teilweise Druckluftkompressor) und 230 V Wechselstrom; zusätzlich Basisausstattung analog RTW/NAW als Back-up.
Technik: Größere Kastenwagen mit Stehhöhe und von 3 Seiten zugängliche Liege. Zumeist Luftfederung und Klimaanlage. Einzelexemplare auf Bus-Fahrgestell.
Besatzung: 2 Mann, i.d.R. RA mit Zusatzausbildung Intensivtransport, teilweise auch Fachpflegekräfte Intensivmedizin; 1 Arzt mit intensivmedizinischer Ausbildung.

Fahrzeuge der SEG

(☞ 1.9.6)
Konzept: Fahrzeuge zur Zuführung von Personal und Material bei Großschadensereignissen. Ausrückzeiten konzeptbedingt wenige Min. bis ½ Stunde.
Ausstattung: Medizinisches Material zur Erstversorgung einer größeren Anzahl von Verletzten („von Wenigem viel"), logistische Unterstützung durch Zelte, Container, Notstromversorgung, Funk etc. Ausschließlich regionale Konzepte, keine Normung.
Technik: Einsatzfahrzeuge verschiedenster Bauart, meist klassifizierbar in Fahrzeuge für Personal-, Material- und Patiententransport.
Besatzung: SEG-spezifische Regelungen.

Infektions-Krankentransportwagen (I-KTW)

Konzept: Transport von (potenziell) Infektionskranken („Seuchenwagen") oder radioaktiv kontaminierten Patienten.
Ausstattung: Sehr einfache Innenausstattung und medizinisch-technische Ausrüstung; z.T. eigener Betreuerraum; gasdichte Trennung von Fahrerkabine und Krankenraum, luftdichter Verschluss der Außentüren, kontrollierte Zu- und Abluft (Fenster und Dachluken verschlossen); Schutzanzüge für die Betreuer.
Technik: Fahrzeuge verschiedenster Bauart.
Besatzung: Standortspezifische Regelungen.

Harald Strauss und Ulrich v. Hintzenstern

1.6.4 Rettungsmittel der Luftrettung

Tab. 1.5 Einsatzgrenzen für zivile Rettungshubschrauber

	Tag (Primär- und Sekundäreinsätze)	Nacht (nur Sekundärtransporte)
Flugsicht (horizontal)	> 0,8 km	> 3 km
Wolken	Keine Wolkenberührung	Keine Wolkenberührung
Mindestflughöhe	–	Ca. 150 m über Land Ca. 100 m über See
Wind	< 45 Knoten	< 45 Knoten

Rettungshubschrauber (RTH)

Konzept: Schneller Transport des NA und des RA samt Ausrüstung zum Notfallort, v. a. bei abgelegenen oder schwer zugänglichen Schadensstellen sowie zum schonenden Transport des Patienten. Prinzipiell wird bei jedem Einsatz eines RTH gleichzeitig ein bodengebundenes Rettungsmittel alarmiert (meist RTW).
Ausstattung (DIN 13 230 Teil 1 und 2): Medizinische Ausstattung im Prinzip wie RTW. Viele standortspezifische Variationen.
Technik: Hubschrauberbaumuster in (1- oder) 2-Turbinentechnik (z. B. Bell UH 1D, Bell 212, BO 105, BK 117, EC 135, EC 145). Seilwinde teilweise fest eingebaut, in einigen Fällen nachrüstbar in Minutenfrist (Rettung aus Gebirge, Wasser etc.). Fluggeschwindigkeiten um 200 km/h; Innenraum außerordentlich beengt. Transportmöglichkeit für 1, bei einigen Baumustern unter sehr beengten Verhältnissen auch 2 liegende Patienten. Einsatzbereit von 07:00 h bis Sonnenuntergang. I.d.R. keine Primäreinsätze nach Sonnenuntergang oder bei schlechten Wetter- und Sichtbedingungen.
Besatzung: 1 Pilot, u.U. 1 Bordmechaniker bzw. Copilot, 1 RA, 1 NA.

Intensivtransporthubschrauber (ITH)

Konzept: Dringliche Verlegung intensivmedizinisch versorgter Patienten zur Behandlung in Spezialkliniken.
Ausstattung (DIN 3): Intensivmedizinisches Equipment zur lückenlosen Weiterführung der Intensivbehandlung. Respirator zur differenzierten Beatmung, mehrere Spritzenpumpen, Infusionspumpen etc. Bei Dual-use auch Ausrüstung zur Erstversorgung.
Technik: Hubschrauberbaumuster in (1- oder) 2-Turbinentechnik (Bell 212, Agusta A109, Bell 222, Bell 412HP, EC 145, MD 900 etc.) Transportmöglichkeit für 1 Intensivpatienten. Einsatzbereit rund um die Uhr für Flüge von Landeplatz zu Landeplatz an Kliniken. I.d.R. keine Außenlandungen.
Besatzung: 2 Piloten, 1 RA, 1 NA mit intensivmedizinischer Erfahrung, fallweise weiteres Personal (z. B. Pädiater, Intensiv-Kinderkrankenschwester).

Großraumhubschrauber Sikorsky CH-53

Konzept: Mittlerer Transporthubschrauber (Ladekapazität > 5 Tonnen) der Bundeswehr für Einsätze bei Massenanfall von Verletzten (Transport von zusätzlichem Fachpersonal oder von Verbrauchsmaterial und Spezialgerät an die Notfallstelle, v. a. bei blockierten Verkehrswegen oder in schwer zugänglichem Gelände) bzw. zur Verlegung einer größeren Anzahl von Patienten (max. 12 Liegendverletzte, davon 6 Beatmete).
Besatzung: 2 Piloten, 1 Bordmechaniker, ärztliches und nichtärztliches Personal der Bundeswehr.

Search and Rescue (SAR)

Konzept: Die ICAO (International Civil Aviation Organization) fordert einen flächendeckenden Such- und Rettungsdienst nach abgestürzten und vermissten Luftfahrzeugen. Wird in Deutschland von Hubschraubern und Flugzeugen der Bundeswehr sichergestellt (SAR-Kommandos). Ein Teil dieser Rettungshubschrauber ist bei Rettungszentren (RZ) in den regulären Luftrettungsdienst eingebunden und wird wie die anderen RTH über die zuständige RLSt alarmiert. Die übrigen Rettungsmittel können über die SAR-Leitstellen (☞ 21.2) im Rahmen der dringlichen Nothilfe (☞ 1.11.5) angefordert werden.
Technik: Hubschrauber Bell UH 1 D, Sikorsky SeaKing MK 41.

Tab. 1.6 Vorlaufzeiten und Besatzung von militärischen Rettungshubschraubern

Baumuster	Vorlaufzeiten		Besatzung	Ausstattung
	07:30 Uhr bis Sonnenuntergang	Sonnenuntergang bis 07:30 Uhr		
Bell UH 1D (RZ)	Max. 5 Min. (meist kürzer!)	Kein Einsatz	1 Pilot, 1 Bordmechaniker, 1 RA, 1 NA	Entspricht RTH, fakultativ Rettungswinde
Bell UH 1D (SAR)	Max. 15 Min.	Max. 60 Min.	1 Pilot, 1 Bordmechaniker, 1 Luftrettungsmeister	Entspricht eingeschränkt RTW, Rettungswinde
SeaKing MK 41 (SAR)	Max. 15 Min.	Max. 60 Min.	2 Piloten, 1 SAR-Operations-Offizier, 1 Bordmechaniker	Entspricht eingeschränkt RTW, Rettungswinde

Ulrich v. Hintzenstern, Peter Plantiko, Andreas Keller, Harald Strauss und Jan Vahrenholt

1.7 Notarztausrüstung

Andreas Keller, Ulrich v. Hintzenstern und Peter Plantiko

1.7.1 Notarztkoffer

In jedem NEF, RTW und NAW muss ein „Notfall-Arztkoffer" (DIN 13232) und „Notfall-Arztkoffer für Säuglinge und Kleinkinder" (DIN 13233) mitgeführt werden, die es dem NA ermöglichen, direkt am Einsatzort Gefährdungen der Vitalfunktionen zu diagnostizieren und Maßnahmen zu deren Erhaltung einzuleiten.

„Notfall-Arztkoffer"

Die Mindestausstattung nach DIN stellt einen Kompromiss aus den Ansprüchen des Notarztdienstes und der kassenärztlichen Notfallbehandlung dar und genügt nicht den Ansprüchen einer professionellen Notfallmedizin. Daher wird der Inhalt i.d.R. nach einem der etablierten Systeme (z.B. Ulmer System) oder standortspezifisch ergänzt. Der Inhalt kann auch in 2 Koffern („Atmung" und „Kreislauf") untergebracht sein.

Notarztkoffer „Atmung" (blau)

- **Absaugung und Beatmung:** Tragbare Sekretabsaugpumpe (Sog mind. 0,3 bar), Einmalabsaugkatheter (in 3 Größen), Beatmungsbeutel, PEEP-Ventil, Beatmungsmasken für Erwachsene (2 Größen), Guedel-Tuben für Erwachsene (3 Größen), Wendl-Tuben (2 Größen), 1 Pneumothorax-Besteck. Zusätzlich empfehlenswert: Sauerstoffflasche mit mindestens 160 l, Sauerstoffreservoir für Beatmungsbeutel, Oxy-Demand-Ventil.
- **Notintubation:** Laryngoskopgriff, 3 Spatel (klein, mittel und groß), Magill-Zange, je 1 Trachealtubus mit 3,5, 4 und 4,5 (jeweils ohne Cuff), 5, 6, 7, 7,5, 8 und 2 mit 8,5 mm ID (jeweils mit Cuff), je 1 flexibler Einführungsmandrin in den Größen 1, 2 und 3. Gleitmittel, 10 ml Einmalspritze, 2 gerade Peanklemmen, Heftpflaster. Zusätzlich empfehlenswert: Larynxmasken Größe 3, 4 und 5.
- **Medikamente:** In der DIN sind nur Arzneimittelgruppen genannt. Die Auswahl der einzelnen Präparate ist dem Anwender überlassen, so z.B.: 1 Fenoterol-Spray (z.B. Berotec® 200 Dosier-Aerosol), 1 Amp. Theophyllin (z.B. Euphylong® 200 i.v.), 2 Amp. Etomidat (z.B. Etomidat-Lipuro® 20 mg), 4 Amp. Ketamin (z.B. Ketanest® S 20 ml, 5 mg/ml), 2 Amp. Succinylcholin (z.B. Lysthenon® 2 %), 2 Amp. Vecuronium (Norcuron® 10 mg), je 2 Amp. Prednisolon (z.B. Solu-Decortin® H 250 mg), 5 Amp. Midazolam (z.B. Dormicum® V 5 mg), je 1 Amp. Thiopental (z.B. Trapanal® 0,5 g), 1 Glukokortikoid-Spray (z.B. Junik®- oder Ventolair®-Dosieraerosol).

Notarztkoffer „Kreislauf" (rot)

- **Diagnostik:** Blutdruckmessgerät mit je einer Blutdruckmanschette für Erwachsene und für Kinder, Stethoskop, Diagnostikleuchte, Reflexhammer, BZ-Teststreifen.
- **Infusions-Therapie:** Hautdesinfektionsmittel, 6 Venenverweilkanülen in verschiedenen Größen, 2 Punktionssysteme für zentrale Venenpunktion (V. jugularis und V. subclavia),

500 ml Volumenersatzmittel (im Kunststoffbeutel), 500 ml Infusionslösung (im Kunststoffbeutel), 100 ml Pufferlösung, 4 Infusionsbestecke, Staubinde. Zusätzlich empfehlenswert: Druckinfusionsmanschette, Vinyl-Einmalhandschuhe.

- **Ge- und Verbrauchsmaterial:** Je 1 chirurgische und anatomische Pinzette, gerade Arterienklemme, spitz/stumpfe chirurgische Schere, 3 Einmal-Skalpelle in verschiedenen Formen, 12 Kompressen 10 × 10 cm, 2 elastische Fixierbinden 4 m × 8 cm, 4 Verbandpäckchen, 3 Verbandtücher, 2 Dreiecktücher; Wundschnellverband, Heftpflaster, metallisierte Polyesterfolie (Oberfläche Aluminium, Rückseite farbig, Größe 220 × 140 cm), Händedesinfektionslösung, 2 Paar sterile Handschuhe, Einmalspritzen (5 à 2 ml, 5 à 5 ml, 2 à 10 ml, 2 à 20 ml), je 10 Einmalkanülen Größe 1 und 12. Zusätzlich empfehlenswert: Kleiderschere, überbreite elastische Binden.
- **Medikamente:** In der DIN sind nur Arzneimittelgruppen genannt. Die Auswahl der einzelnen Präparate ist dem Anwender überlassen, so z.B.: 3 Nifedipin-Kapseln (z.B. Adalat® 10 mg), 1 Amp. Cafedrin/Theodrenalin (Akrinor®), 6 Amp. Atropin® 0,5 mg, 2 Amp. Butylscopolamin (z.B. Buscopan®), 2 Amp. Dopamin 250 mg, 2 Amp. Dobutamin (z.B. Dobutrex® 250 mg), 1 Amp. Urapidil (z.B. Ebrantil® 50 mg), 2 Amp. Dimetinden (z.B. Fenistil®), 5 Amp. Glukose 40 %, 2 Amp. Heparin 5 000 I.E., 1 Amp. Verapamil (z.B. Isoptin®), 1 Amp. Kaliumchlorid 7,45 %, 2 Amp. Furosemid (z.B. Lasix® 20 mg), 2 Amp. Morphin 10 mg, 1 Nitroglycerin-Spray (z.B. Nitrolingual®), 5 × 10 ml Amp. NaCl 0,9 %, 1 Amp. Metoclopramid (z.B. Paspertin® 10 mg), 5 Amp. Adrenalin (Suprarenin®), 2 Amp. Amiodaron (z.B. Cordarex® 150 mg), 5 Amp. Glukose 5 %, 2 Amp. Lidocain (z.B. Xylocain® 2 %), 500 ml Ringer-Lösung, 500 ml HÄS, 100 ml Natriumbicarbonat 8,4 %.

„Notfall-Arztkoffer für Säuglinge und Kleinkinder"

- **Absaugung und Beatmung:** Handabsaugpumpe, 3 Baby-Schleimabsauger, 6 Einmal-Absaugkatheter (je 2 Stück 1,3, 2,0 und 2,8 mm), Kinder-Beatmungsbeutel, Rendell-Baker-Beatmungsmasken (Größen 0, 1, 2), 4 Guedel-Tuben (Größen 00, 0, 1, 2). Sauerstoffreservoir für Beatmungsbeutel.
- **Intubation:** Laryngoskopgriff, Spatel für Kleinkinder (2 Größen), Magill-Zange für Kleinkinder, jeweils 1 Trachealtubus ohne Cuff mit 2, 2,5, 3, 3,5, 4 und 4,5 mm ID, 1 flexibler Einführungsmandrin (Größe 1), Gleitmittel.
- **Diagnostik:** Blutdruckmessgerät mit 2 Blutdruckmanschetten für Kinder in verschiedenen Breiten, Kinderstethoskop, Diagnostikleuchte, Fieberthermometer.
- **Infusions-Therapie:** 6 Flügelkanülen (3 Größen), 4 Venenverweilkanülen (2 Größen), 2 Infusionsbestecke, 500 ml Volumenersatzflüssigkeit, 250 ml Glukose 10 %, Hautdesinfektionsmittel, Staubinde, zusätzlich empfehlenswert: 2 Intraossärnadeln.
- **Ge- und Verbrauchsmaterial:** Je 1 chirurgische und anatomische Pinzette, 1 Klemme, spitz/stumpfe chirurgische Schere, 2 Einmal-Skalpelle in verschiedenen Formen, 2 elastische Fixierbinden 4 m × 6 cm, 2 Nabel-Einmalklemmen, 1 Verbandpäckchen, 1 Verbandtuch, Wundschnellverband, Heftpflaster, Pflasterstrips (verschiedene Größen), 12 Kompressen 10 × 10 cm, metallisierte Polyesterfolie (Oberfläche Aluminium, Rückseite farbig, Größe 220 × 140 cm), 2 Silberwindeln, Händedesinfektionslösung, 2 Paar sterile Handschuhe; Einmalspritzen (5 à 2 ml, 3 à 5 ml, 1 à 10 ml), 10 Einmalkanülen (verschiedene Größen).
- **Medikamente:** In der DIN sind nur Arzneimittelgruppen genannt. Die Auswahl der einzelnen Präparate ist dem Anwender überlassen, so z.B.: Je 2 Paracetamol-Supp. (z.B. ben-u-ron®)

à 125, 250, 500 mg, je 2 Diazepam-Rectiolen (z.B. Stesolid® 5, 10 mg), je 2 Prednison-Supp. (Rectodelt® 30, 100 mg), 1 Fenoterol-Spray (z.B. Berotec® 200 Dosier-Aerosol), 1 Amp. Theophyllin (z.B. Euphylong® 200 i.v.), 2 Amp. Ketamin (z.B. Ketanest® S 5 ml, 5 mg/ml, 2 Amp. Succinylcholin (z.B. Lysthenon® 2 %), 2 Amp. Vecuronium (Norcuron® 10 mg), je 2 Amp. Prednisolon (z.B. Solu-Decortin® H 50 mg), 2 Amp. Diazepam (z.B. Valium® 10 mg), je 1 Amp. Thiopental (z.B. Trapanal® 0,5 g), 1 Glukokortikoid-Spray (z.B. Junik®- oder Ventolair®-Dosieraerosol)., 2 Amp. Atropin® 0,5 mg, 2 Amp. Dimetinden (z.B. Fenistil®), 1 Amp. Glukose 40 %, 1 Amp. Furosemid (z.B. Lasix® 20 mg), 1 Amp. Morphin® 10 mg, 3 × 10 ml Amp. NaCl 0,9 %, 2 Amp. Adrenalin (Suprarenin®), 1 Amp. Lidocain (z.B. Xylocain® 2 %), 500 ml Ringer-Lösung, 50 ml Humanalbumin 5 %, 100 ml Natriumbicarbonat 8,4 %.

Notarztkoffer „Chirurgische Zusatzausrüstung"

Keine DIN-Norm, mögliche Ausstattung:
- **Allgemein:** 3 Einmalskalpelle (verschiedene Formen), spitz/stumpfe chirurgische Schere, Wundspreizer mit Gelenk, 2 Einmallochtücher, 2 Wundhaken 2-zinkig scharf, sterile Einmalhandschuhe, 2 Amputatbeutel.
- **Koniotomie:** Nasenspekulum, Koniotomiebesteck (z.B. Mini-Trach II®).
- **Thoraxdrainage:** Abdecktuch, Nahtmaterial und Nadelhalter, Klemme, Thoraxdrainagen verschiedener Größen.
- **Verbrennungen:** Burn Pac®.
- **Blutungen:** Anatomische und chirurgische Pinzette, je 1 Klemme nach Overhold, Pean gerade und Halsted, Schere, 12 Kompressen 10 × 10 cm, 2 elastische Fixierbinden 4 m × 8 cm, 2 Verbandpäckchen.

Toxkoffer

Keine DIN-Norm, mögliche Ausstattung:
- **Medikamente:** 2 Amp. Biperiden (Akineton®), 2 Amp. Cafedrin/Theodrenalin (Akrinor®), 2 Amp. Flumazenil (Anexate® 1,0), 2 Amp. Physostigmin (Anticholium®), 2 Amp. Apomorphin®, 5 Amp. Atropin® 100 mg, 1 Glukokortikoid-Spray (z.B. Junik®- oder Ventolair®-Dosieraerosol), 50 g Kohlepulver, 2 Amp. 4-DMAP, 250 ml Augenspüllösung (z.B. Isogutt®), 2 Amp. Naloxon (z.B. Narcanti®), 100 g Natriumsulfat, 10 Amp. Natriumthiosulfat® 10 %, Paraffinum liquidum 250 ml, Polyäthylenglycol 400 200 ml, Dimeticon-Susp. (z.B. Sab-Simplex®), 2 Amp. Tolonium (Toluidinblau®), 2 Amp. Obidoxim (Toxogonin®).
- Asservatenbehältnisse. Gerätschaften zur Magenspülung: Trichter, Gießbecher, Verbindungsschlauch, Eimer, dicke Magensonden (weicher Gummi, 12 mm und 18 mm), Schlauchklemme, Einmalhandschuhe, Blasenspritze, Gummiunterlage, Gummischürze.

Infusionswärmebehälter

Vorwärmung von Infusionen z.B. mittels 12-Volt-Wärmflaschen in entsprechendem Transportbehälter (Koffer, Rucksack, Brust- oder Gürteltasche), der ggf. noch eine Wärmeisolierdecke enthalten kann (z.B. Barkey® rescuetherm). Vorteil: Vorgewärmte Infusionen sind nicht nur im RTW, sondern direkt vor Ort am Patienten verfügbar (Prognoseverschlechterung durch Hypothermie bei Traumapatienten).

Andreas Keller und Ulrich v. Hintzenstern
1.7.2 Einsatzkiste „Großunfall"

(☞ 1.9.5)
Keine DIN-Norm, Bevorratung an definierten Depotstellen. Materialauslegung: 1 Behältnis für die Versorgung von 5–10 Verletzten.
Ausstattungsvorschlag: 5 Metallinefolien (80 × 120 cm), je 5 Verbandtücher (60 × 80 cm und 80 × 120 cm), 2 Rollen Pflaster 2,5 cm, 10 Rettungsdecken, 2 Venen-Stauschläuche, Kleiderschere, 10 Einmal-Handschuhe, Filzschreiber, 10 Einsatzprotokolle, 10 × 500 ml HÄS®, 5 × 500 ml Ringer-Lösung, 15 Infusionssets (je 1 Venenverweilkanüle 18 G = grün und 16 G = grau, 1 Infusionssystem, 2 Kanülenpflaster, 1 ES-Kompresse), 2 Spritzensets I (je 5 Amp. Midazolam, z. B. Dormicum® 5 mg, 5 Kanülen, 5 × 5-ml-Spritzen, 5 Alkoholtupfer), 2 Spritzensets II (je 5 Amp. Ketamin, z. B. Ketanest® S 5 ml, 5 mg/ml, 5 Kanülen, 5 × 5 ml-Spritzen, 5 Alkoholtupfer).

Harald Strauss und Ulrich v. Hintzenstern
1.7.3 Sauerstoffapplikatoren

- Transport des Sauerstoffs in Gasflaschen: Blau mit weißer Schulter oder weiße Flaschenschulter mit dem Großbuchstaben „N" (für Neu, New, Nouveau) nach der neuen Farbkennzeichnung (DIN EN 1089–3) mit Volumina von 0,5/1/2,5/5 und 10 l.
- Inhalt = Volumen × Druck (bar). Cave: Da Respiratoren bei einem Flaschendruck < 20 bar nicht mehr zuverlässig arbeiten, verringert sich das Nutzvolumen. Beispiel: 5-l-Flasche mit 200 bar → nutzbarer Inhalt = 5 × (200–20) = 900 l. Flow von 6 l/Min. → O_2-Vorrat für 150 Min.
- Auswahl des Sauerstoffapplikators abhängig vom erforderlichen F_iO_2.
- **Nasensonde und O_2-Brille:** Gute Toleranz durch den Patienten; ungenaue Dosierbarkeit.
- **Nasopharynxkatheter:** Wendl-Tubus mit integrierter O_2-Zuführung; bei Patienten mit eingeschränktem Bewusstsein.
- **Maske:** Höherer F_iO_2, schlechte Toleranz durch den Patienten (Engegefühl, Sprechen und Husten behindert). Mindestflow 5 l/Min. (sonst CO_2-Rückatmung), mit Beutel und speziellem Nicht-Rückatemventil (z. B. Oxy-Demand®) → CPAP (z. B. bei Lungenödem, ☞ 7.5).
- Einmal begonnene O_2-Gabe nicht unterbrechen.

Tab. 1.7 Möglichkeiten der O_2-Applikation bei Spontanatmung

O_2-Applikator	Flow (l/Min.)	F_iO_2
Nasensonde	4/6/(8)	0,3/0,4/0,5
O_2-Brille	3/6/8	0,3/0,4/0,5
Nasopharynxkatheter	4/5/6	0,3/0,4/0,5
Maske ohne Beutel	5/6,5/7,5	0,4/0,5/0,6
Maske mit Beutel	6/8/10	0,5/0,6/0,8
Maske mit Beutel und Nicht-Rückatemventil	14	0,9

Ulrich v. Hintzenstern und Harald Strauss

1.7.4 Pulsoxymeter

Indikationen

Erkennen respiratorischer Störungen (hypoxische Hypoxämie) und Erfolgskontrolle der O_2-Zufuhr bzw. Beatmung.

!
- Messfehler, z. B. durch Bewegungsartefakte, unzureichende Perfusion bei Zentralisation oder Hypothermie, Nagellack. Evtl. Messsonde statt am Finger am Ohrläppchen anbringen.
- Überschätzen der Messwerte (falsch positive Ergebnisse) bei Dyshämoglobinämien: CO-Exposition (z. B. Raucher, Suizidversuch mit Autoabgasen, Rauchgasinhalation) oder Met-Hb (Nitritvergiftung).
- Im Bereich hoher Sauerstoffsättigungen (98–100 %) kann wegen des nichtlinearen Verlaufs der pO_2- und SpO_2-Relation nicht direkt auf den entsprechenden pO_2-Wert (100 oder 500 mm Hg?) geschlossen werden.
- Das Pulsoxymeter zeigt den prozentualen Anteil des O_2-gesättigten Hb am Gesamt-Hb an → **keine Aussage über den absoluten O_2-Gehalt des Blutes möglich** (Hb-abhängig).

Ulrich v. Hintzenstern und Harald Strauss

1.7.5 Blutdruckmessgerät

Messung nach Riva-Rocci
- Palpatorische Methode: Manschettendruck zum Zeitpunkt eines gerade distal der Manschette erstmals tastbaren Pulses → systolischer RR.
- Auskultatorische Methode: 1. hörbarer Ton → systolischer RR, völliges Verschwinden der Töne → diastolischer RR.

Oszillometrische Messung

Systolischer, mittlerer und diastolischer RR. Vorteil: Einstellbare Zeitintervalle und Alarmgrenzen, unabhängig von Umgebungsgeräuschen.

> !
> - Die Manschettenbreite sollte ca. 40 % des Extremitätenumfangs entsprechen. Zu große Manschette → falsch niedriger Wert. Zu kleine Manschette → falsch hoher Wert.
> - Schlechte Schallleitung durch Kleidung bzw. Behinderung der Zirkulation durch nach oben geschobene Kleidungsteile → Extremität entkleiden.
> - Fehlmessungen bei automatischen Geräten z. B. bei ausgeprägten Arrhythmien, starkem Muskelzittern oder Fahrzeugschwingungen.

Ulrich v. Hintzenstern und Harald Strauss

1.7.6 EKG

Indikationen

Routinemäßiges Monitoring aller Notfallpat., v. a. bei Manipulationen am Patienten (z. B. Injektion, Intubation), zur Rhythmusdiagnostik, Diagnosesicherung (Arrhythmien, Myokardinfarkt), Therapiekontrolle bei Defibrillation, Kardioversion und Schrittmachertherapie, ZVK-Lagekontrolle.

Geräte und Leistungsumfang

- Häufig als EKG/Defi-Kombination oder in Multifunktionsmonitoren.
- Eingebaute Drucker zur Dokumentation der EKG-Ableitungen; elektronische Speicher (RAM) oder Magnetbandspeicher zur retrospektiven Analyse des Notfallgeschehens (Einsatzbesprechung, Dokumentation).
- Z. T. mit „Diagnose"-Algorithmus zur Interpretation der Ableitungen.
- Z. T. Datenübertragung per Funk in ein Krankenhaus zur Interpretation durch einen erfahrenen Kardiologen möglich.
- 1-, 3- oder 6-Kanalgeräte.
- Die EKG-Ableitung über aufgesetzte Defi-Paddles ist nur zur ersten orientierenden Untersuchung (Kammerflimmern?) geeignet, sehr hohe Artefaktrate.
- 3-Pol-Kabel: Ableitung von I, II und III. Monitoring von Herzfrequenz und -rhythmus; keine Infarktdiagnostik möglich.
- 5-Pol-Kabel: Ableitung von I, II, III, aVR, aVL, aVF. Bei Platzierung der weißen Elektrode nacheinander auf Position V1 bis V6 ist die Auswertung von 12 vollständigen Ableitungen (6 Extremitäten- und 6 Brustwandableitungen) mit jedem EKG-Monitor möglich → Infarktdiagnostik (präklinische Lyse?). Zum Routine-Monitoring auf Position V_5 kleben („poor man's V_5").
- 10-Pol-Kabel: Ableitung von I, II, III, aVR, aVL, aVF, V1 bis V6 ohne Elektrodenwechsel.

Platzierung der Elektroden

- Positionen für Defi-Elektroden (☞ 1.7.13) freilassen.
- Ableitung über Defi-Paddles: Platzierung wie zur Defibrillation (☞ 1.7.13).

- 3-Pol-Kabel: Rot rechte Schulter, gelb (Erde) linke Schulter, grün Verlängerung der Herzachse auf Höhe des Bauchnabels (linke Flanke auf der hinteren Axillarlinie).
- 5-Pol-Kabel: Rot rechter Arm/Schulter, gelb linker Arm/Schulter, grün linkes Bein/Leiste, schwarz rechtes Bein/Leiste, weiß 6 Positionen von V1 bis V6 (Abb. 1.6).
- 10-Pol-Kabel: 4 Extremitätenableitungen (wie 5-Pol-Kabel), 6 Brustwandableitungen (Abb. 1.6).

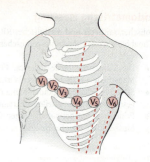

Abb. 1.6 EKG-Brustwandableitungen [A300–190]

- Wichtig ist die korrekte Anlage der EKG-Elektroden. Mit den häufig anzutreffenden „Phantasie-Ableitungen" ist nur ein Rhythmus-Monitoring möglich und nahezu jede pathologische Veränderung (ST-Strecke) zu simulieren bzw. zu unterdrücken.
- Unregelmäßige kleingezackte Artefakte weisen auf muskuläre Ursachen hin wie z. B. Kältezittern, falsche Lagerung, Angst, M. Parkinson.
- Falsche Polung: Werden die Elektroden des re. und li. Armes vertauscht, resultieren negative Kammerkomplexe in Abl. I und aVF.
- Durch Elektrodenablösung wird evtl. Kammerflimmern vorgetäuscht.

Ulrich v. Hintzenstern und Harald Strauss

1.7.7 Laborchemische Schnelltests

- Blut zur Untersuchung aus dem Ansatz der Punktionsnadel oder mittels Lanzette aus Fingerbeere, Ohrläppchen, Ferse bei Kindern gewinnen (meist 1 Tropfen ausreichend).
- Zahlreiche Fehlerquellen durch Fehlbedienung und durch Abpressen von Kapillarblut.
- Regelmäßige Funktionskontrollen mit Kontrolllösungen erforderlich.

Blutzucker

- **Indikation:** Sämtliche Bewusstseinsstörungen, Therapiekontrolle.
- **Durchführung:** Genaue Auswertung durch Reflexionsphotometer (z. B. Reflotron®, Messergebnis unabhängig von den Lichtverhältnissen und der Farbwahrnehmung des Untersuchers). Einfachere, aber ungenauere Methode: Blutstropfen auf Teststreifen (z. B. Glucostix®) aufbringen. Nach definiertem Zeitintervall (meist 1 Min., s. Gebrauchsanleitung) Blut abwischen und Farbton des Teststreifens mit der Farbskala der Verpackung vergleichen. Normalwert 60–120 mg/dl.

Hämoglobin

- **Indikation:** V.a. größeren Blutverlust.
- **Durchführung** (z. B. HemoCue®): Messküvette mit Blut füllen und in das Gerät einschieben und Messwert ablesen. Normalwert 12–16 g/dl.

> **!** Die präklinische Hb-Bestimmung hat nur eine sehr eingeschränkte Relevanz. Bei akuter Blutung nimmt das Blutvolumen, nicht der Hb-Wert ab. Außerdem ergeben sich für die präklinische Versorgung keine therapeutischen Konsequenzen, da keine Blutkonserven verfügbar sind.

Troponin T

- **Indikation:** V.a. Myokardinfarkt.
- **Durchführung:** 150 µl heparinisiertes oder EDTA-Blut in das Testfeld des TROPT®-Stick pipettieren, Ergebnis nach 5 bis max. 20 Min. ablesen: Ein Kontrollstrich zeigt die korrekte Funktion an, ein zusätzlicher Strich bedeutet ein positives Messergebnis. **Cave:** Eine Ausschlussdiagnostik ist mit diesem Test nicht möglich.

Drogenscreening

- **Indikation:** V.a. Intoxikation. Testkarten verfügbar für Amphetamine, Metamphetamine, Barbiturate, Benzodiazepine, Cannabinoide, Kokain, Methadone, Opioide, PCP's.
- **Durchführung:** Vier Tropfen Urin auf das Testfeld (z. B. microLine®) geben. Nach 5–10 Min. kann das Ergebnis abgelesen werden: Ergebnis negativ bei zwei Strichen im Testfeld, ein Strich bedeutet den positiven Nachweis der Droge oder ihrer Metaboliten.

Ulrich v. Hintzenstern und Harald Strauss

1.7.8 Blutgasanalysegerät

- **Indikation:** Kontrolle des Säure-Basen-Status bei Reanimation ($NaHCO_3$-Gabe) bzw. beatmeter Patienten bei längeren Transportwegen.
- **Durchführung:** Bei manchen Geräten ist vor jeder Messung eine Kalibration notwendig. Mit Blut (art. oder arterialisiertes Kapillarblut) gefüllte Kapillare in das Messgerät einstecken und Anzeige des Messergebnisses abwarten. **Cave:** Manche Geräte sind bei Temperaturen > 30 °C nicht mehr funktionsfähig.

Ulrich v. Hintzenstern

1.7.9 Beatmungsgerät

Standardbeatmungsmuster

Kontrollierte Beatmung (IPPV, intermittent positive pressure ventilation)

Beatmungsform beim Patienten ohne Spontanatmung. Sämtliche Beatmungsparameter werden vom Beatmungsgerät vorgegeben. Der intrapulmonale Druck in den Atemwegen fällt auf min. 0 cm H_2O, wird jedoch nie negativ wie bei Spontanatmung.

Formen der kontrollierten Beatmung:
- **Volumenkontrollierte Beatmung:** Ein vorgegebenes Tidalvolumen wird dem Patienten während der eingestellten Inspirationszeit verabreicht. **Cave:** Abhängig von Tidalvolumen, Inspirationszeit, Resistance und Compliance können (extrem) hohe Beatmungsdrücke entstehen → Gefahr der Lungenschädigung.
- **Druckkontrollierte Beatmung:** Der vorgegebene Druck wird mittels eines exponentiell dezelerierenden Flowmusters, das aus der Anpassung an die Resistance und Compliance entsteht, rasch erreicht und bis zum Ende der Inspirationszeit/Flowzeit konstant gehalten. Festlegung der maximalen Atemwegsdrücke → „lungenprotektive" Beatmung. Nachteil: Das applizierte Volumen kann nicht durch Einstellung am Beatmungsgerät definiert werden → Atemminutenvolumen sorgfältig überwachen bzw. Alarmgrenzen patientenadaptiert einstellen.

! BIPAP® stellt bei einem Patienten ohne Spontanatmungsaktivität eine druckkontrollierte Beatmung dar.

PEEP-Beatmung (positive endexpiratory pressure)
Kontrollierte Beatmung, bei der der intrapulmonale Druck max. auf einen voreingestellten Mindestdruck abfällt (z. B. 5 cm H_2O).

Mischform aus maschineller Beatmung und Spontanatmung (SIMV, synchronized intermittent mandatory ventilation)
Der Patient kann in vorgegebenen, regelmäßigen Pausenzeiten spontan atmen, während in der Zwischenzeit mandatorische Beatmungshübe eine Mindestventilation sichern.

Spontanatmung mit positivem Atemwegsdruck (CPAP, continuous positive airway pressure)
Spontanatmung, bei der der intrapulmonale Druck nicht unter einen voreingestellten Mindestdruck abfällt. Mit speziellen Geräten oder behelfsmäßig mit Maske und PEEP-Ventil.

Einstellungen am Beatmungsgerät
- F_iO_2 wählbar zwischen 1,0 oder 0,6 (z. T. 0,45; 0,5).
- Einstellung der Beatmungsparameter geräteabhängig: AMV und Frequenz (V_T = AMV : f) oder Atemzugvolumen (V_T) und Frequenz (AMV = $V_T \times f$).
- Fakultativ: Variable inspiratorische Druckbegrenzung ($p_{max.}$ auf ca. 30 mbar zur Vermeidung von Lungenschäden einstellen), I : E-Verhältnis, Triggersignal, PEEP; exspiratorisches Minutenvolumen.

Kurzbedienungsanleitungen

Oxylog® 1000 (Dräger)
Charakteristik
Notfallbeatmungsgerät. ☞ Abb. 1.7.

Ventilationsformen
Volumenkontrollierte Beatmung.

Gerätebedienung

- Beatmungsfrequenz und Minutenvolumen mittels der Drehknöpfe **Freq.** und **MV** einstellen.
- Sauerstoffkonzentration einstellen: **Air Mix** (F_IO_2 0,6) oder **No Air Mix** (F_IO_2 1,0).
- Druckbegrenzung mittels Drehknopf P_{max} vorgeben.
- Sauerstoffflaschenventil öffnen und Hauptschalter auf **I** stellen.

Oxylog® 2000 (Dräger)

Charakteristik

Notfallbeatmungsgerät. ☞ Abb. 1.8.

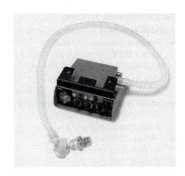

Abb. 1.7 Beatmungsgerät Oxylog 1000®

Ventilationsformen

Volumenkontrollierte Beatmung, SIMV (volumenkontrolliert und drucklimitiert), CPAP.

Gerätebedienung volumenkontrollierte Beatmung

- Schalter für Beatmungsformen auf **IPPV** stellen.
- Beatmungsfrequenz und Tidalvolumen mittels der Drehknöpfe **Freq.** und V_T einstellen.
- Drehknopf $T_I : T_E$ auf das gewünschte I : E-Verhältnis einstellen.
- Druckbegrenzung mittels Drehknopf P_{max} vorgeben.
- Trigger einstellen → **SIPPV** mit Taste **Info** wählen und mit Taste **Reset** bestätigen.

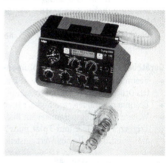

Abb. 1.8 Beatmungsgerät Oxylog 2000®

- Mit Drehknopf **PEEP** den gewünschten PEEP-Wert einstellen.
- Sauerstoffkonzentration einstellen: **Air Mix** ($F_IO_2 = 0,61$) oder **No Air Mix** ($F_IO_2 = 1,0$).
- Sauerstoffflaschenventil öffnen und Hauptschalter auf **I** stellen.

Oxylog® 3000 (Dräger)

Charakteristik

Notfall- und Intensivtransportbeatmungsgerät. ☞ Abb. 1.9.

Ventilationsformen

Volumenkontrollierte und assistierte volumenkontrollierte Beatmung, SIMV/ASB, CPAP/ASB, BIPAP/ASB, Apnoeventilation, NIV, Anwendung mit Inhalationsmaske.

Gerätebedienung volumenkontrollierte Beatmung

- Beatmungsmodus wählen: Taste **IPPV** für ca. 3 s gedrückt halten oder kurz drücken und mittels Drücken des Drehknopfs bestätigen.
- Beatmungsparameter anhand der Drehknöpfe einstellen: V_T, **Freq.**, **Pmax** und O_2.
- Weitere Beatmungsparameter im Bildschirm einstellen: Taste **Einstell.** drücken, Parameter **PEEP**, **I:E** und **Tplat** mittels Drehen des Drehknopfs auswählen, durch Drücken aktivieren, durch Drehen Wert einstellen und durch Drücken bestätigen. **Trigger** muss auf **AUS** gestellt sein.

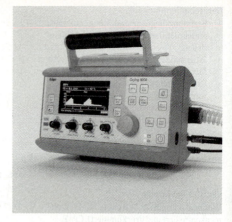

Abb. 1.9 Beatmungsgerät Oxylog 3000®

Gerätebedienung assistierte volumenkontrollierte Beatmung

- Beatmungsmodus wählen: Taste **IPPV** für ca. 3 s gedrückt halten oder kurz drücken und mittels Drücken des Drehknopfs bestätigen.
- Beatmungsparameter anhand der Drehknöpfe einstellen: V_T, **Freq.**, **Pmax** und O_2.
- Weitere Beatmungsparameter im Bildschirm einstellen: Taste **Einstell.** drücken, Parameter **Trigger**, **PEEP**, **I:E** und **Tplat** mittels Drehen des Drehknopfs auswählen, durch Drücken aktivieren, durch Drehen Wert einstellen und durch Drücken bestätigen.

Gerätebedienung SIMV/ASB

- Beatmungsmodus wählen: Taste **SIMV/ASB** für ca. 3 s gedrückt halten oder kurz drücken und mittels Drücken des Drehknopfs bestätigen.
- Beatmungsparameter anhand der Drehknöpfe einstellen: V_T, **Freq.**, **Pmax** und O_2.
- Weitere Beatmungsparameter im Bildschirm einstellen: Taste **Einstell.** drücken, Parameter **Tinsp**, **Tplat**, **PEEP** und **Δ ASB** mittels Drehen des Drehknopfs auswählen, durch Drücken aktivieren, durch Drehen Wert einstellen und durch Drücken bestätigen. Taste **Einstell.** nochmals drücken und Parameter **Trigger** und **Rampe** einstellen.

Gerätebedienung CPAP/ASB

- Beatmungsmodus wählen: Taste **CPAP/ASB** für ca. 3 s gedrückt halten oder kurz drücken und mittels Drücken des Drehknopfs bestätigen.
- Beatmungsparameter anhand der Drehknöpfe einstellen: **Pmax** und O_2.
- Weitere Beatmungsparameter im Bildschirm einstellen: Taste **Einstell.** drücken, Parameter **Trigger**, **PEEP**, **Δ ASB** und **Rampe** mittels Drehen des Drehknopfs auswählen, durch Drücken aktivieren, durch Drehen Wert einstellen und durch Drücken bestätigen. Ggf bei Maskenbeatmung Taste **Einstell.** nochmals drücken und Parameter **NIV (EIN)** einstellen.

Gerätebedienung BIPAP/ASB

- Beatmungsmodus wählen: Taste **BIPAP/ASB** für ca. 3 s gedrückt halten oder kurz drücken und mittels Drücken des Drehknopfs bestätigen.
- Beatmungsparameter anhand der Drehknöpfe einstellen: **Freq., Pmax** und **O₂**.
- Weitere Beatmungsparameter im Bildschirm einstellen: Taste **Einstell.** drücken, Parameter **Tinsp, Pinsp, PEEP** und **Δ ASB** mittels Drehen des Drehknopfs auswählen, durch Drücken aktivieren, durch Drehen Wert einstellen und durch Drücken bestätigen. Taste **Einstell.** nochmals drücken und Parameter **NIV** (ggf. **EIN** bei Maskenbeatmung), **Trigger** und **Rampe** einstellen.

Medumat® Standard (Weinmann)

Charakteristik
Notfallbeatmungsgerät. ☞ Abb. 1.10.

Ventilationsformen
Volumenkontrollierte Beatmung.

Gerätebedienung
- Sauerstoffkonzentration einstellen: **Air Mix** ($F_1O_2 = 0{,}61$) oder **No Air Mix** ($F_1O_2 = 1{,}0$).
- Frequenz mittels Drehknopf **Freq.** (min⁻¹) einstellen.
- Minutenvolumen mittels Drehknopf **MV** (l/min) wählen.
- Drucklimit mittels Drehknopf p_{max} (mbar) vorgeben.
- Sauerstoffflaschenventil öffnen und Ein-/Ausschalter **O/I** drücken.

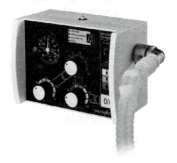

Abb. 1.10 Beatmungsgerät Medumat® Standard

Medumat® Standard a (Weinmann)

Charakteristik
Notfallbeatmungsgerät. ☞ Abb. 1.11.

Ventilationsformen
Volumenkontrollierte Beatmung, assistierte Beatmung.

Gerätebedienung volumenkontrollierte Beatmung
- Sauerstoffkonzentration einstellen: **Air Mix** (F_1O_2 0,61) oder **No Air Mix** (F_1O_2 1,0).
- Frequenz mittels Drehknopf **Freq.** (min⁻¹) einstellen.
- Minutenvolumen mittels Drehknopf **MV** (l/min) wählen.
- Drucklimit mittels Drehknopf p_{max} (mbar) vorgeben.
- Sauerstoffflaschenventil öffnen und Ein-/Ausschalter **O/I** drücken.

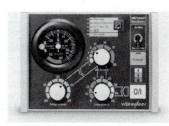

Abb. 1.11 Beatmungsgerät Medumat® Standard a

Gerätebedienung assistierte Beatmung
- Mandatorische Beatmungshübe anhand der Parameter der volumenkontrollierten Beatmung (s. o.) einstellen.
- Mit Taste **Assist** den assistierten Beatmungsmodus einschalten.

> !
> - Bei maschineller Beatmung immer sorgfältige Überwachung (Pulsoxymeter, ggf. Kapnographie).
> - Für die Beatmung von Kleinkindern und Säuglingen sind die Transportbeatmungsgeräte ungeeignet → manuelle Beatmung mittels Kuhn-System oder Beatmungsbeutel.
> - Ab einem Flaschendruck von ca. 20 bar ist keine korrekte Respiratorfunktion gewährleistet → Flasche wechseln.

Harald Strauss und Ulrich v. Hintzenstern
1.7.10 Absaugpumpe

- **Indikation:** Verlegung von Nasen-, Mund- und Rachenraum, Aspiration. Vakuummatratze entlüften.
- RTW: Stationäre (elektrische) Absaugpumpe oder akkubetriebene Absaugpumpe, die über das Bordnetz des Fahrzeugs aufgeladen wird und auch mobil betrieben werden kann (bester Kompromiss zwischen Leistung und Handling).
- Sonstige transportable Modelle: Hand- oder fußbetriebene Produkte (mäßige Saugkraft). Bessere Leistung bieten gasbetriebene Absaugpumpen, die nach dem Injektorprinzip mit Druckgas (O_2) arbeiten und meist in Notfallkoffern eingebaut sind. **Cave:** Hoher Gasverbrauch (bis 20 l/Min.).

Harald Strauss und Ulrich v. Hintzenstern
1.7.11 Kapnometer

- **Indikation:**
  - Unterscheidung von trachealer und ösophagealer Tubuslage (alle Modelle).
  - Kontinuierliche Überwachung der Beatmung bezüglich Tubuslage, Diskonnektion oder Stenose (nur elektronische Kapnometer).
  - Steuerung des Atemminutenvolumens zur Erzielung einer Normo- bzw. Hyperventilation (nur quantitative Kapnometer).
- Kapnographie: Digitale CO_2-Anzeige und Kurvendarstellung → Plausibilitätskontrolle und Interpretationshilfe.

> !
> - Effektiver und sicherer Einsatz nur bei Spontankreislauf. Unter Reanimationsbedingungen (☞ 3.4) u. U. z. B. kein CO_2-Nachweis trotz korrekter Tubuslage.
> - Semiquantitative Kapnometrie erlaubt keine differenzierten Aussagen („Unschärfe" der CO_2-Werte in bestimmten Bereichen → nur grobe Orientierung).
> - Kapnometrie ohne BGA-Abgleich fehlerbehaftet. Einstellung des AMV nach endexspiratorischer CO_2-Konzentration trotzdem sinnvoller, als nach Schätzung des KG.
> - Für den RD besonders geeignet: Kapnographie als Teil eines Multifunktionsmonitors.

Tab. 1.8 Kapnometer

CO$_2$-Anzeige	Aussage	Gerätebeispiel
Elementar qualitativ	CO$_2$ vorhanden: Ja/nein	MiniCAP® III
Semiquantitativ	Abschätzung der CO$_2$-Konzentration innerhalb bestimmter Skalen (Anzahl geräteabhängig)	EASY CAP® (3-stufige Skala) Statcap® (8-stufige Skala)
Quantitativ	Digitale CO$_2$-Anzeige	Normocap®, Capnogard®; Capnocount® mini, Modul Capno-Vol; Multifunktionsmonitore

Harald Strauss und Ulrich v. Hintzenstern

1.7.12 Spritzenpumpe („Perfusor®", „Injektomat®")

- **Indikation:** Kontinuierliche Zufuhr hochwirksamer Pharmaka mit kurzer Halbwertszeit (z. B. Katecholamine, Vasodilatoren, Bronchodilatoren, Antiarrhythmika, Anästhetika).
- Netzunabhängig durch Akkubetrieb.
- Zubehör (Spritzen, Leitungen) häufig herstellerspezifisch und nicht mit anderen Fabrikaten kompatibel → Mehrarbeit und Mehrkosten beim Wechsel des Rettungsmittels (RTW – RTH, RTW – Klinik).
- Neuere Produkte haben z. T. 2–6 voneinander unabhängige Kanäle und akzeptieren mehrere Spritzentypen.

Harald Strauss und Ulrich v. Hintzenstern

1.7.13 Defibrillator

(☞ 3.4.11)
- **Indikation:**
  - Kammerflimmern oder -flattern, therapierefraktäre Asystolie → unsynchronisierte Defibrillation.
  - Vorhofflimmern oder -flattern, symptomatische Tachykardien → synchronisierte Defibrillation (Kardioversion).
- **Geräte:**
  - Halbautomatische Defibrillatoren: Rhythmusdiagnose (Kammerflimmern: Ja/nein) und Aktivierung des Ladevorgangs auf eine vorgegebene Energie durch das Gerät, Impulsabgabe durch Drücken der Entladetaste durch den Anwender; Speichermedien zur Dokumentation und späteren Analyse von EKG und z. T. von Betriebsdaten oder Umgebungsgeräuschen bzw. Stimmen.
  - Manuelle Defibrillatoren: Energiewahl, Laden und Entladen durch den Anwender.

! Unterschiedliche Energiestufen bei monophasischen und biphasischen Kurvenformen (☞ 3.4.11).

Harald Strauss und Ulrich v. Hintzenstern

1.7.14 Herzschrittmacher

(☞ 3.4.12)

Indikation: Adam-Stokes-Anfall, hämodynamisch wirksame SA- oder AV-Blockierungen oder Bradykardien, die pharmakologisch nicht beeinflussbar sind.

- Elektrodenpositionierung bei transkutaner Stimulation: Vordere negative Elektrode (FRONT): Präkordial links parasternal (Wilson-Ableitung V4), hintere positive Elektrode (BACK): Zwischen Wirbelsäule und unterem linken Schulterblattrand; beide Elektroden sollten sich möglichst gegenüber liegen (☞ Abb. 3.13).
- Arbeitsmodi: Starrfrequent (FIX-Modus, V00) oder inhibiert (DEMAND- oder INHIBIT-Modus, VVI).
- Einstellungen: Frequenz und Impulsstärke (Spannung, Stromstärke, Impulsbreite) sowie die Sensing-Schwelle (nur bei VVI).
- Kontrolle der korrekten Funktion durch Frequenzzählung (manuell oder Pulsoxymeter), da die elektrische Aktivität im EKG von der mechanischen Systole differieren kann!

Harald Strauss und Ulrich v. Hintzenstern

1.7.15 Thermometer

- Für den RD besonders geeignet sind elektronische Thermometer (Bruchgefahr und eingeschränkter Messbereich bei Quecksilber-Fieberthermometern).
- Einige Multifunktionsmonitore haben eine Temperaturmessung über verschiedene Sonden (rektal/ösophageal/dermal/vesikal/epitympanal) integriert.

Jan Vahrenholt

1.7.16 Persönliche Ausstattung des Notarztes („Taschendiagnostik")

Neben der DIN-Ausstattung der Rettungs- und Notarztfahrzeuge sollte sich der Notarzt je nach Struktur des jeweiligen Einsatzgebietes eine persönliche, direkt am Mann zu tragende Notfallausrüstung zulegen.

Während der im Großstadtbereich tätige Notarzt im NEF nicht selten zusammen mit einem Fahrer oder gar komplett besetzt auf einem NAW arbeitet und aufgrund der Rettungsmitteldichte in Großstädten meist zeitgleich oder nur gering zeitversetzt mit dem Rettungswagen am Notfallort eintrifft, kehren sich die Verhältnisse in strukturarmen ländlichen Regionen nahezu um. Hier können Situationen entstehen, in denen sich der selbst fahrende NA aus dem NEF heraus längere Zeit alleine versorgen oder nur mit Unterstützung eines meist spärlich ausgestatteten KTW auskommen muss. Während der „Großstadtnotarzt" neben Schreibzeug, Pupillenleuchte und Stethoskop kaum etwas mit sich führen muss, kann bei einem „Überlandnotarzt" ein nicht unerheblicher Teil der primären Notfalldiagnostik primär aus der Jackentasche heraus erforderlich werden.

Persönliche Schutzkleidung
(☞ 1.8.3)

Basisausrüstung
- Kugelschreiber, Ölstift (Edding/OHP-Stift) zum Kennzeichnen von Infusionen und aufgezogenen Medikamenten.
- Staubinde (mit Namen versehen).
- Robuste Pupillenleuchte (z. B. MagLite®). **Cave:** Die neuen LED-Lampen („Photonenstrahler") sind für die Pupillendiagnostik aufgrund ihrer für das Auge schädlichen Farbtemperatur und Helligkeit nicht geeignet.
- Einmalhandschuhe (nach jedem Einsatz die Jackentasche entsprechend auffüllen).

Stethoskop
Bei der Auswahl des Stethoskop ist zu bedenken:
- Arbeiten in extremen Einsatzsituation → Verschmutzungs- und Beschädigungsgefahr.
- Arbeiten in unübersichtlicher fremder Umgebung sowie Arbeiten in Stresssituationen in verschiedenen Rettungsmitteln (z. B. mehrere RTW abgedeckt durch ein NEF) → hohe Verlustgefahr.

Fazit: Für den Einsatzalltag des NA empfiehlt sich ein einfaches, stabiles Stethoskop.

Rettungswerkzeug
- Kräftige Verbandsschere, idealerweise eine Metall und Leder schneidende Rettungsschere, die direkt in einem Gürtelhalter griffbereit getragen wird. Professionelle Rettungsscheren (z. B. SafetyBoy®) sind aufgrund ihrer Größe und ihres Gewichtes und nicht zuletzt wegen ihres hohen Anschaffungspreises für das „Am-Mann-tragen" weniger zu empfehlen.
- Griffbereites Gurtmesser (SOS-Gurtschneider) zur Rettung eines noch angegurtet im Fahrzeug sitzenden Patienten (z. B. bei einem PKW-Brand) mit Gürtelhalter.

Medikamente
- An vielen RD-Standorten ist es nicht üblich, BtMG-pflichtige Analgetika (☞ 1.4.3) im RTW oder NEF vorzuhalten. In diesem Fall muss der NA ein eigenes, am Körper zu tragendes, BtM-Ampullarium mit sich führen. Der NA sollte sich auf möglichst wenige Analgetika (z. B. Fentanyl und Morphin) beschränken, mit denen er ausreichend Erfahrung hat. Sie sollten mengenmäßig für mindestens eine NA-Schicht ausreichen.
- Häufig ist die Medikamentenzusammenstellung eines NA-Standortes geprägt vom jeweiligen Träger des Rettungsmittels sowie von den Vorgaben des angeschlossenen Akutkrankenhauses → falls der NA ihm „vertraute Präparate" vermisst und sich keine Möglichkeit bietet, die gewünschten Medikamente mit in die Bestandsliste aufzunehmen, sollte ein zweites Ampullarium mit den „persönlichen Favoriten" mitgeführt werden.

Elektronische Blutdruckmessgeräte

Einfache oszillometrische Handgelenkblutdruckmessgeräte sind eine sinnvolle Unterstützung bei der Basisdiagnostik und Überwachung von Notfallpatienten.
Vorteile: Unkomplizierte und schnelle Einhandbedienbarkeit, Möglichkeit es direkt am Handgelenk anzulegen (meist auch bei einem eingeklemmten Patienten noch erreichbar), Start im „Einfingerhandbetrieb" mit nachfolgender automatischer Messung (→ RD-Personal während der Messung für andere Tätigkeiten verfügbar), häufig Speicherung der aktuellen Blutdruckwerte mit Uhrzeit (→ dokumentierte Überwachung), schlauchlos → für Transport-Artefakte weniger anfällig als die ebenfalls oszillometrisch messenden NIBP-Module der RD-Monitore, geringe Größe → Mitführen in der Notarztjacke problemlos möglich.
Die Grenzen der Genauigkeit sind bei Abwägung mit den Vorteilen unter dem Aspekt der präklinischen Fragestellungen (Hypertonie, Normaldruck, Hypotonie bzw. Veränderungen des Druckes im Verlauf) zu vernachlässigen (☞ 1.7.5).

Pulsoxymeter

Eine deutliche qualitative Verbesserung in der Primärdiagnostik und Überwachung von Notfallpatienten, insbesondere bei vorübergehender Alleinversorgung, ist die Anwendung eines nichtinvasiven Handpulsoxymeters (☞ 1.7.4). An manchen Notarztstandorten gehört ein Pulsoxymeter nicht zur Standardausrüstung des NEF.
Vorteile: Schnelle und einfache Anwendung, aufgrund der geringen Größe problemlos in der Jacke oder am Gürtel zu verstauen.
Nachteil: Relativ hohe Kosten. Bei der Anschaffung sollte auf die Kompatibilität mit den gängigen Klinik- und Rettungsdienstgeräten geachtet werden. Referenz ist hier meist der Nellcor-Anschluss.

Hand-EKG-Geräte

Kleinst-EKG-Geräte für die Jackentasche sind z.Zt. noch sehr teuer. Sie gestatten die Ableitung eines Einkanal-Notfall-Kardiogramms (ggf. durch entsprechende Dockingstations und Adapter auch mit einem Patientenkabel erweiterbar) → Mehrkanal-EKG-Diagnostik sowie dauerhaftes Monitoring möglich. Erweiterungsoptionen zur Dokumentation etc. sind z.Zt. ebenfalls noch sehr kostenintensiv.

Rolf P. Maschke, Ulrich v. Hintzenstern, Harald Strauss, Peter Plantiko und Karl Geyer

1.8 Risiken und Sicherungsmaßnahmen der Einsatzstelle

Rolf P. Maschke

1.8.1 Gefahren der Einsatzstelle erkennen

- Bereits bei der Anfahrt zur Einsatzstelle das Alarmstichwort (Baugrubeneinsturz, Wohnungsbrand, Eisunfall) hinsichtlich potenzieller Gefahren auswerten.

Risiken und Sicherungsmaßnahmen der Einsatzstelle

- Zunächst Überblick verschaffen und die eigene Gefahrenlage beurteilen. Ein bewährtes Schema zur Gefahreneinschätzung ist die „4A1C4E"-Merkregel. Durch die 9 „Bausteine der Gefahrenanalyse" können alle denkbaren Gefahren einer Einsatzstelle erfasst werden:
  - **A1** Ausbreitung der Gefahr. **A2** Atemgifte. **A3** Angstreaktion. **A4** Atomare Gefahren.
  - **C** Chemische Gefahren.
  - **E1** Explosion, Stichflamme, Brand. **E2** Elektrizität. **E3** Einsturz, Absturz. **E4** Erkrankung, Verletzung.

Beispiele für drohende Gefahren:
- **Ausbreitung:** Auswertung eines Brandes, Nachfließen eines Gefahrgutmediums nach Leckage, Folgeunfälle auf einer Schnellstraße.
- **Atemgifte:** Austretendes Gas aus einer defekten Leitung, Rauchgase bei Bränden, CO_2 in Gärkellern und Silos.
- **Angstreaktion:** Angstzustände bei Patienten, Angehörigen oder Passanten (z. B. Fenstersprung bei Brandgefahr). Überstürztes, unorganisiertes Handeln der Hilfeleistenden.
- **Atomare Gefahren:** Unfälle und Defekte an kerntechnischen Anlagen.
- **Chemische Stoffe:** In Industrieanlagen, bei Transportunfällen.
- **Explosion, Stichflamme, Brand:** Durch entzündbare oder explosible Gase, Dämpfe, Nebel, Schwebstoffe, Defibrillation in explosiblem Gas-/Luftgemisch, Treibstoffdämpfe.
- **Elektrizität:** Durch vorhandene (Person unter U-Bahn, Kabeldefekt), durch nicht vorhandene (Beleuchtungsausfall, Ausfall der Aufzugstromversorgung).
- **Einsturz/Absturz:** Baunfälle, nach Explosion geschwächte Bauteile, Nachrutschen von Erdmassen, Umkippen labiler Lasten.
- **Erkrankung und lebensbedrohliche Zustände:** Infektionsgefahr, Schädigung durch Einsatzmaßnahmen (Funkenflug bei Trennschleiferarbeiten, Herumfliegen abgetrennter Metallteile).

Rolf P. Maschke und Karl Geyer

1.8.2 Einsatzstelle sichern

- Bei Ankunft Einsatzfahrzeug möglichst weit rechts abstellen.
- Warnblinkanlage einschalten. Blaulicht nur bei sehr unübersichtlich gelegener Unfallstelle laufen lassen, hoher Batteriestromverbrauch.
- „Letztes Auto": Zur Absicherung Blaulicht, Warnblinkanlage und Abblendlicht einschalten (Motor laufen lassen!).
- Warndreieck mind. 50 m vor Einsatz-/Unfallstelle aufstellen lassen, mind. 100 m bei schnell fließendem Verkehr (auf Autobahnen 200 m) sowie vor unübersichtlichen Kurven oder Kuppen (Abstand zwischen den Leitpfosten beträgt 50 m).

Bei speziellen Gefährdungen entsprechende Maßnahmen ergreifen bzw. veranlassen:
- Bei Gefährdung durch fließenden Verkehr Sperrung oder Umleitung veranlassen.
- Bei Freisetzung von gesundheitsgefährdenden Stoffen, Brand, Absturz, Einsturz oder Elektrizität unverzüglich technische Hilfe (Feuerwehr, ggf. Stadtwerke, Stromversorgungsunternehmen, THW) nachfordern.
- Bei Anhaltspunkten für ein hohes Gefährdungspotenzial Einsatzstelle nicht vor Sicherung und Freigabe durch technische Hilfe betreten (z. B. Hochspannungsleitungen).

- Bis zum Eintreffen technischer Hilfe, Gefährdungszone räumen und absperren lassen.
- Bei der Einschätzung des Gefahrenbereichs bei Bränden, giftigen oder radioaktiven Stoffen Ausbreitung durch Wind, Wasser oder Nachfließen bei Leckage bedenken.
- Bei Brand oder Explosionsgefahr Zündquellen fernhalten. Elektrische Geräte (auch Defi) und Fahrzeugzündanlagen ausschalten, Notabschaltung von stromführenden Leitungen veranlassen, absolutes Rauchverbot.
- Einsturzgefährdete Gebäude und Baugruben sowie durch herabstürzende Teile gefährdete Bereiche abschätzen und räumen lassen.
- ! Eigensicherung niemals vernachlässigen! Sicherheit vor Schnelligkeit!

Harald Strauss, Ulrich v. Hintzenstern und Peter Plantiko

1.8.3 Eigensicherung

Eigensicherung durch permanente sorgfältige Beobachtung und Beurteilung der speziellen Schadenslage sowie der daraus drohenden Gefahren (☞ 1.8.1), Tragen einer angemessenen persönlichen Schutzausrüstung, gesundheits- und sicherheitsbewusstes Verhalten sowie ausreichenden Impfschutz (Tetanus, Hepatitis B, Poliomyelitis).

Schutzausrüstung

Da das Umfeld eines Einsatzes und eines evtl. direkt daran anschließenden Folgeeinsatzes nie vorhersehbar sind (z. B. Regen, Eisglätte, splitterndes Glas, spritzende Flüssigkeiten, spitze Metallteile, offenes Feuer, Dunkelheit, bissige Hunde) immer Schutzausrüstung tragen (Schutzkleidung, Schuhwerk) bzw. mitführen (Kopfschutz, Handschuhe, Atemschutz).

- **Schutzkleidung:** Overalls oder die Kombination aus Einsatzjacke und (Latz-)Hose mit guter Signalwirkung (fluoreszierend hellrot oder orange) mit zusätzlich aufgenähten Reflexstreifen nach DIN EN 471 (früher: DIN 30177). Material: Nur chemisch-thermisch-mechanisch stabile Gewebe (nach DIN EN 533) empfehlenswert, z. B. aus Schurwolle (flammhemmend) oder Polyaramid-Fasern (z. B. NOMEX III®); eine Kombination mit atmungsaktiven Geweben (mikroporös) nach DIN EN 343 verbessert Wetterschutz und Tragekomfort. Rückenschild („Notarzt") sowie Namensschild („Dr. Mustermann") erlauben Hilfskräften (Polizei, Feuerwehr etc.) sowie dem Patienten eine eindeutige Kennzeichnung und Identifizierung des Notarztes. **Cave:** Absolut ungeeignet und gefährlich sind als Einsatzbekleidung OP-Kleidung, Freizeitbekleidung oder ein Arztkittel.
- **Schuhe:** Durchtrittsichere, chemikalienbeständige, grobstollige Sohlen. Zehenschutz durch Stahlkappe. Einschluss des Sprunggelenks verhindert Distorsionen. Neben Unfallschutzschuhen aus der Industrie eignen sich insbesondere Feuerwehreinsatzstiefel (nach DIN EN 345, S 3; früher DIN EN 4843, S 9) oder gleichartige Anfertigungen speziell für den RD (nach DIN EN 4843, S 1). **Cave:** Turnschuhe, Sandalen und „Klinik-Clogs" sind absolut ungeeignet.
- **Kopfschutz:** Feuerwehrhelm nach DIN EN 443 (früher DIN 14940) mit aufklappbarem Gesichtsvisier, Nackenleder (z. B. bei Verkehrsunfall, Baustelle, Brände), nachleuchtender Farbe und umlaufendem Reflexband.
- **Handschuhe:** Generell ungepuderte allergenarme Naturlatexhandschuhe (**cave:** Latexsensibilisierte Patienten!) oder naturlatexfreie Schutzhandschuhe aus Vinyl oder Nitril nach DIN EN 455 verwenden (Infektionsschutz, kein Schutz vor mechanischen Verletzungen). Bei Ein-

sätzen mit Verletzungsgefahr (z. B. technische Rettung) über den Latexhandschuhen zusätzlich Schutzhandschuhe mit langen Lederstulpen nach DIN EN 659 (früher DIN 4841) tragen.
- **Atemschutz:** Für RD-Mitarbeiter nur in extrem seltenen Fällen erforderlich (Aufenthalt i. d. R. nur im sicheren Bereich; Rettung der Patienten aus Gefahrenbereich z. B. durch Feuerwehr). Ohne entsprechende Ausbildung (z. B. bei einer Feuerwehr) ist der Einsatz eines umluftunabhängigen Atemschutzgerätes (Pressluftatmer) nicht zulässig, risikobehaftet und gefährlich. Als Fluchtmaske **in offenem Gelände** kann allenfalls eine Atemschutzmaske mit einem „Universal-Filter" (Klasse ABEK2-CO-P3) vorgehalten werden.

Verhaltensregeln am Einsatzort
- Brennende oder einsturzgefährdete Gebäude und ungesicherte Baugruben keinesfalls betreten.
- Bei Atemgiften Sicherheitsabstand wahren (auf Windrichtung achten).
- Spannungsführende Teile erst nach sicherer Freischaltung und Erdung berühren, bei Hochspannung (Fahrdraht) Abstand halten.
- Bei Rettungsmaßnahmen mit schwerem Gerät Abstand wahren oder zumindest Schutzkleidung tragen:
  - Funkenflug bei Trennschleifereinsatz → Helm mit Visier oder Schutzbrille, Handschuhe.
  - Mechanische Spannungen können sich plötzlich entladen (Herumfliegen von Metallteilen bei Einsatz von Rettungsspreizern oder -scheren bzw. von Holzteilen beim Durchtrennen umgestürzter Masten oder Bäume) → Sicherheitsabstand, Helm.
- Verunfallte Gefahrguttransporte erst von Feuerwehr oder THW untersuchen lassen, Kontamination mit freigesetzten Stoffen vermeiden.

Sicherheitsmaßregeln im Umgang mit gebrauchten Kanülen und Skalpellen

! Sofort nach Gebrauch in sichere Behälter entsorgen, niemals Kappe wiederaufsetzen, Instrumente mit Klingen und Spitzen nach Blutkontakt selbst entsorgen, scharfe oder spitze Gegenstände nicht übergeben.

Im Fall einer Selbstverletzung kurze Inspektion: Verletzungstiefe, Blutgefäße betroffen?
- Bei blutender Wunde:
  - Extremität nach unten halten, bluten lassen.
  - Notfalls Wunde möglichst rasch mit Seife unter fließendem Wasser reinigen, danach in jedem Fall großzügig mit einem viruswirksamen Hautdesinfektionsmittel desinfizieren.
  - Verletzung dokumentieren (D-Arzt-Bericht).
  - Patienten nach bekannter Hepatitis- oder HIV-Infektion befragen. Falls unbekannt, nach evtl. Risiken für eine Hepatitis- oder HIV-Infektion erkundigen. Ggf. um Zustimmung zur serologischen Untersuchung bitten.
  - Versuch, Patienten serologisch untersuchen zu lassen (Hepatitis und HIV: Zustimmung des Patienten erforderlich).
  - Eigene serologische Untersuchung und Kontrolle nach 6 und 12 Wochen, ggf. auch noch später (bei positivem Ergebnis Mitteilung an die BG → Anerkennung als Berufskrankheit).
  - Ggf. Simultanimpfung gegen Hepatitis B, bei **gesicherter** oder sehr wahrscheinlicher (umgehende Abklärung!) HIV-Infektiosität Prophylaxe mit Kombinationstherapie (z. B. AZT, Lami-

vudin, Nelfinavir) erwägen. Die Behandlung sollte innerhalb von 2 h nach der Verletzung beginnen. Risiko einer HIV-Infektion liegt bei 0,3 %. Es wird größer, wenn keine Handschuhe getragen wurden (Abstreifeffekt!), wenn das Stichobjekt äußerlich mit Blut kontaminiert war, der Stich sehr tief geht oder sich die verletzende Hohlnadel zuvor in einem Gefäß des Patienten befand. Kontakt mit einer Institution mit Erfahrung in HIV/AIDS-Therapie aufnehmen. Empfehlungen und Verhaltensregeln („Empfehlungen zur Postexpositionsprophylaxe nach beruflicher HIV-Exposition") können auch über die Internet-Website (unter „Infektionskrankheiten") des Robert-Koch-Instituts (☞ 21.9.4) abgerufen werden.

- Bei nicht spontan blutender Wunde kurz auf die Umgebung der Wunde drücken: Wenn Blut austritt (Blutgefäß penetriert) vorgehen wie bei spontan blutender Wunde (s. o.). Andernfalls Hautdesinfektion.
- Bei einer Kontamination von Schleimhaut oder entzündlich veränderten Hautarealen schnellstmöglich Reinigung mit alkoholgetränkten Tupfern. Falls nicht zur Hand, gründlich mit viel Wasser spülen.
- Bei einer Kontamination der Mundschleimhaut Mundhöhle und Rachen mit 80 %igen unvergälltem Äthanol, zur Not mit möglichst hochprozentiger Alkohollösung oder Wasser gründlich spülen.

💣 Keine längeren mechanischen Manipulationen an der Verletzung, Wunde nicht ausschneiden. Kontrolle des eigenen Infektionsstatus (HIV, HBV, HCV) sofort, nach 6 Wochen, 3 und 6 Monaten.

Rückenschonendes Arbeiten

RD-Mitarbeiter sind besonders exponiert für Wirbelsäulenprobleme (z. B. Heben von Patienten).
- Vor dem Anheben **immer** in die Knie gehen.
- Den Rücken möglichst gerade halten.
- Immer mit beiden Armen gleichzeitig anheben.
- Nicht ruckartig anheben.
- Rumpfrotation unter Last vermeiden.
- Evtl. Hebegurte verwenden.

Gesetzliche Unfallversicherung

- Angestellte Ärzte (Rettungsdienste bzw. LNA-Einsätze werden **ausschließlich** als Dienstaufgabe erbracht) sind über den Arbeitgeber im Rahmen ihres Beschäftigungsverhältnisses in der gesetzlichen Unfallversicherung versichert.
- Ärzte, die außerhalb eines Beschäftigungsverhältnisses im Rettungsdienst tätig werden und ihre Leistungen selbst liquidieren, üben eine selbstständige Tätigkeit im Gesundheitswesen aus → Abschluss einer freiwilligen Versicherung bei der BGW (☞ 21.9.4) erforderlich.

Rolf P. Maschke und Ulrich v. Hintzenstern

1.8.4 Einsätze in problematischen Umfeldern

RD-Mitarbeiter können an der Einsatzstelle evtl. eine unklare Situation vorfinden, Opfer krimineller Handlungen werden oder mit aggressiven Patienten oder gewaltbereiten Personen konfrontiert werden.

Allgemeine Einsatzvorbereitung

- Mit erfahrenen RD-Mitarbeitern reden bzw. den Lokalteil der Tageszeitung lesen: Wo sind **Gewalt- und Unfallschwerpunkte** des Einsatzgebietes (Bahnhofsbereich, Randgruppenviertel, Asylantenheime, „Problemkneipen", Drogenhandelsplätze).
- Erfahrungsaustausch mit Kollegen über erlebte Gefahrensituationen und ihre Bewältigung.
- Vorbeugende Beratung durch die örtliche Polizeidienststelle über das Verhalten in Gewaltsituationen.
- Möglichkeiten zum Absetzen eines **Notrufes bei Eigenbedrohung:** Funk (☞ 1.3.3), öffentliche Notrufmelder, Telefone an der Einsatzstelle, Sondersignal, Hupsignale, lautes Rufen nach RTW-Besatzung.
- Ggf. mit der RLSt ein harmlos oder medizinisch klingendes Kodewort vereinbaren, damit auch im Beisein des Patienten mitgeteilt werden kann, dass eine akute Bedrohung durch den Patienten oder andere Personen vorliegt (Stichwort „Polizei" → mögliche Aggressionen).
- Ggf. mit der RLSt abklären, wie verfahren wird, wenn sich ein RD-Team 30 Min. nach Eintreffen an der Einsatzstelle nicht mehr gemeldet hat? Fährt jemand zum Nachsehen?

Aktuelle Einsatzvorbereitung

Gedanklich auf Gewaltsituationen einstellen bei:
- Fußballspiel mit gewaltbekannten „Fans" (Hooligans), Volksfest.
- Demonstrationen.
- Einsatzstichwort, z. B. „Geiselnahme", „Überfall", „Drogennotfall", „Kindesmisshandlung", „angetrunkene Person", „Schussverletzung".
- Stadt-/polizeibekannter Alarmadresse.

Grundsätzliches Sicherheitsverhalten

- Fahrzeug nach Möglichkeit so abstellen, dass eine rasche Abfahrt ohne aufwendige Auspark- und Wendemanöver gewährleistet ist.
- Schutzkleidung anlegen (Helm, Handschuhe).
- Fahrzeug beim Verlassen immer abschließen (eigener Schlüssel für jedes Besatzungsmitglied, Zentralverriegelung).
- Prüfen, ob Name und Adresse vor Ort mit der Meldung übereinstimmen. Wenn nicht, vor Betreten des Gebäudes Leitstelle informieren. Korrekturmeldungen z. B. über Stockwerksnummern durchgeben.
- Bei Dunkelheit Taschenlampe/Handscheinwerfer seitlich vom Körper weg halten; beim Betreten zwielichtiger Plätze uneinsehbare Stellen ausleuchten (z. B. kurzer Blick hinter Müllcontainer).
- Bedrohlich wirkende Personen höflich aber bestimmt ansprechen und wie zufällig mit Handscheinwerfer blenden.

- Bei unklaren Notfallsituationen:
  - Ggf. Polizei nachalarmieren, evtl. auf Eintreffen warten.
  - Mit den RD-Mitarbeitern unverfängliches Stichwort für einen sofortigen Abzug ausmachen.
  - Umgebung einprägen, mögliche Fluchtwege?
  - Bei (angeblich) bekanntem Aufenthaltsort des Patienten nach Möglichkeit immer dorthin führen oder begleiten lassen.
  - Nicht hastig oder zögerlich, sondern mit ruhigen Schritten bewegen (keine Angst oder Unsicherheit anmerken lassen). In Distanz zu anderen RD-Mitarbeitern gehen (kein einheitliches Ziel für mögliche Angreifer bieten). Im Stand Beine nicht parallel, sondern versetzt stellen und vorderes Bein belasten (schnellere Rückzugsmöglichkeit bei Überraschungsangriff).
  - Immer 2 bis 3 Schritte Mindestabstand von Umstehenden bzw. Rücken zur Wand halten (Schutz vor unvermittelten Angriffen).
  - Niemals unmittelbar vor eine verschlossene Wohnungstüre, sondern immer neben den Türpfosten stellen, der zum Treppenhaus führt (Möglichkeit zum sofortigen unversperrten Rückzug Richtung Treppenhaus, Aufenthalt außerhalb des Schussbereichs).
  - Wird die Tür geöffnet, Abstand von 2 bis 3 Schritten halten und den Notfallkoffer mit angewinkeltem Arm auf Brusthöhe tragen (Schutzschild gegen Messerstiche oder Schläge).
- Gerät man in einen Hinterhalt, ggf. trotz alleiniger Anwesenheit bluffen, z.B. durch Zuruf an nicht anwesende RA Richtung Straße: „Thomas, Karl, hier gibt es Ärger, schickt die beiden Polizisten her".
- Ein Feuerlöscher, der abgeblasen wird, ist ein relativ harmloses, aber effektives Selbstverteidigungsmittel.

Verhalten bei Bedrohung durch Hunde

- Auf Türbeschriftung „Vorsicht Hund" achten; Hunde an die Leine nehmen oder in Zimmer sperren lassen.
- Bei überraschender Konfrontation sofort stehen bleiben. Scharfes „Zurück"-Kommando. Hund ansehen, aber nicht in die Augen sehen, möglichst nicht bewegen, nicht weglaufen (→ Jagdtrieb), evtl. ganz ruhig weitergehen.
- Bei Angriff: Körper mit Notarztkoffer schützen, andernfalls einrollen, Kopf zur Brust ziehen, um Kehle nicht zu zeigen, wenig Körperteile exponieren. „Tot spielen". Notfalls kräftiger Schlag auf die Hundenase, Finger in die Augen des Hundes drücken oder Unterkiefer mit einer Hand festhalten und mit der anderen Hand Halsband greifen (Handschuhe!). Evtl. Maul zubinden.

Verhalten gegenüber aggressiven Patienten

☞ auch 10.3.2.
- „Unkooperativer" Patient (☞ 1.4.1).
- Bei „Zwangseinweisung" (☞ 10.2) Polizei hinzuziehen.
- Ständig mit dem Patienten reden („talk down"), Vertrauensbasis schaffen, ihn davon überzeugen, dass nur das „Beste" für ihn getan wird.
- Bei Angst vor polizeilicher „Verfolgung" Hinweis auf die ärztliche Schweigepflicht.
- Niemals körperliche Gewalt gegen Patienten anwenden („Gewaltmonopol" der Polizei); ggf. Verzicht auf diagnostische und therapeutische Maßnahmen bzw. Abbruch des Transportes.

- Bei Gewaltanwendung durch Patienten:
- Prinzipiell jegliche physische Konfrontation vermeiden.
- Im RTW Patienten zum Aussteigen auffordern, notfalls eigener Rückzug.
- Vorsicht vor „Bewaffnung" des Patienten mit medizinischem Material und Gerät.

Verhalten bei gewalttätigen Ausschreitungen oder kriminellen Handlungen

- Bereits bei der Anfahrt über Funk Art der Notlage bzw. des dazugehörigen Umfeldes soweit möglich erkunden.
- Nicht mit NAW in „Krisengebiet" einfahren. Fluchtmöglichkeiten? An vorsätzlichen Hinterhalt und Versperrung des Rückzugweges denken.
- An der Einsatzstelle vorrangig Kontakt zum Einsatzleiter der Polizei suchen, um eine kompetente Lageeinschätzung zu erhalten.
- Ist die Polizei nicht vor Ort, genaue Lagebeschreibung an die RLSt absetzen, um der Polizei die Möglichkeit zur Entsendung ausreichender Kräfte zu geben.
- Keine eigene Gewaltbereitschaft zeigen. Bestimmtes und souveränes, aber kein provozierendes Auftreten und Handeln. Deeskalation als Mittel der Wahl. Weisungen der Polizei folgen.
- Bei Angriffen sofortiger Rückzug bzw. Deckung suchen.
- Muss ein Einsatzfahrzeug inmitten einer aufgebrachten Menschenmenge fluchtartig verlassen werden, ggf. Funkgerät unbrauchbar machen (z. B. Durchschneiden der Stromzuführung und des Mikrofonkabels, Kanal verstellen) → Missbrauch des Funkgeräts (Abhören und Stören des Funkverkehrs) durch Dritte erschwert.
- In Situationen mit feindseliger oder aggressiver Stimmung versuchen, aus der aufgebrachten Menschenmenge den „Rädelsführer" ausfindig zu machen und mit diesem ins Gespräch zu kommen („talk down"; Erläuterung und Begründung der eigenen Maßnahmen).
- Ggf. den Patienten vor Verladung in den RTW von der Polizei nach Waffen durchsuchen und fesseln lassen.
- Schutzmaßnahmen:
- Evtl. getragenes Namensschild entfernen (Klettband) oder mittels Heftpflaster abkleben → Vermeiden späterer persönlicher Repressalien.
- Persönliche Schutzausrüstung (☞ 1.8.3), ABC-Schutzmaske/Atemschutzmaske (Reizgas, CS) verwenden.
- Türen des NEF bzw. RTW während der Fahrt durch Menschenmengen und am Einsatzort verschlossen halten.
- Feuerlöscher und Löschdecke (Wolldecke) einsatzbereit halten.

Rolf P. Maschke

1.8.5 Verhalten bei Terroranschlägen

Aufgrund der weltpolitischen Entwicklungen im Terrorismus besteht zeit- und lageabhängig ggf. eine **abstrakte Gefahrenlage**, die es für Einsatzkräfte erforderlich macht, sich mit der Thematik „Terroranschläge" im Vorfeld zu beschäftigen. Erst bei direkter Androhung oder tatsächlichem Stattfinden eines Terroranschlages besteht eine **konkrete Gefahrenlage**.

Gefahren bei Terroranschlägen

Anschläge können theoretisch verübt werden durch Missbrauch von:
- Nuklearen und radiologischen Mitteln.
- Biowaffen.
- Chemischen Waffen.
- Sprengmitteln.

Hiervon ausgehende Gefahren drohen durch:
- Nukleare Wirkungen (wie Druckwelle, radioaktive Strahlung, Wärmestrahlung, nukleare elektromagnetische Impulse etc.).
- Gefährliche radioaktive Stoffe (Kontamination, Inkorporation).
- Gefährliche biologische Agenzien.
- Gefährliche chemische Stoffe.
- Sowie aus deren Kombinationen.

Diese können z. B. freigesetzt werden:
- In flüssiger Form (z. B. größere Flüssigkeitsmengen, Tropfen).
- Gasförmig (z. B. Dämpfe, Gase).
- In fester Form (z. B. Stäube, Pulver, bei Sprengmitteln auch mit Druckwirkung und Sekundärschädigung durch Zerknall des Sprengmittelträgers).
- Durch Strahlung.

Anschläge drohen auch durch Sabotage, d. h. vorsätzlich herbeigeführte Havarien durch Manipulation oder Zerstörung von Sicherheits- und Betriebseinrichtungen mit der Folge von Störfällen, welche Menschen, Tiere, Umwelt und Sachwerte gefährden.

Ziele solcher Anschläge können z. B. sein:
- Von Terroristen gezielt ausgewählte Einzelpersonen.
- Organisationen/Interessengruppen/Wirtschaftsunternehmen/Behörden.
- Zufällig betroffene Personenkreise (z. B. bei Massenveranstaltungen wie Open-Air-Konzerten, Massenverkehrsmitteln wie U-Bahnen).

> **!** Terrorismusbekämpfung ist Aufgabe des Bundes, der Länder und der Polizei. Der Notarzt muss an der Einsatzstelle Kontakt zur Polizeieinsatzleitung aufnehmen zwecks Lagebesprechung und Lageeinschätzung. So ist es z. B. bei bestimmten terroristischen Organisationen üblich, wenige Minuten nach der Explosion einer Autobombe eine 2. Bombe zu zünden, die die angerückten Einsatzkräfte treffen soll.

Rettungsmittel

Die **Disposition der Rettungsmittel** richtet sich nach:
- Art des Anschlags.
- Anzahl der zu vermutenden Opfer.
- Notwendigkeit des Eigenschutzes für eingesetzte Rettungskräfte.
- Dauer des Einsatzes.
- Vorhandensein eines sicheren Bereitstellungsraumes, an dem Rettungskräfte voraussichtlich nicht selbst Opfer des Anschlags oder von Folgeanschlägen werden können (Beachtung der Windrichtung mit der Ausbreitung von Schadstoffen, Aufstellung außerhalb des Trümmer-

schattens potenziell einsturzgefährdeter Gebäude, Schaffung einer vom Sprengkommando der Polizei durchsuchten und für Rettungskräfte freigegebenen sprengmittelfreie Zone etc.).

Einsatzkräfte

Je nach Lage müssen an der Einsatzstelle verschiedene Kräfte unter Führung einer örtlichen Einsatzleitung zusammenwirken, so z. B.:
- Polizei.
- Feuerwehr mit Einsatzmitteln des Strahlenschutzes bzw. mit Gefahrgutausrüstung.
- Rettungsdienst.
- Kampfmittelräumdienst.
- THW zum Beseitigen von Trümmern.
- Spezialkräfte des Katastrophenschutzes oder der Bundeswehr (Spüren, Messen, Dekontaminieren).
- Werkschutzkräfte.
- (Landes-)Umweltämter.
- Forschungsinstitute.

Taktische Vorbereitung

- Beobachtung weltweiter Entwicklungstendenzen, z. B. durch die Medien.
- Lokale organisatorische Vorbereitung, insbesondere durch:
- Auswerten potenzieller Gefahren, z. B. Gefahrenanalyse im Vorfeld von Großveranstaltungen.
- Analyse, wie weltweit andere Organisationen auf aktuelle Attentate reagiert haben (z. B. ausländische Fachzeitschriften).
- Vorkehrungen für die Bewältigung eines Massenanfalls von Verletzten.
- Kontakte zu den lokalen Gesundheitsbehörden, Laboratorien mit Analysetechnik, gemeinsame Übungen mit anderen Organisationen (z. B. Katastrophenschutzübung mit entsprechendem Szenario und Dekontamination von Personen).
- Vorhalten von Adresslisten mit Fachkräften und im Alarmfall zu verständigenden Personen/Behörden.
- Im internen Sprechfunkverkehr keinen Klartext sprechen, um Dritte nicht zu beunruhigen und den Datenschutz der Betroffenen zu gewährleisten. Mit der Rettungsleitstelle Codewörter vereinbaren, um die Gefahr von ABC-Waffen oder durch Sprengmittel in der Funkrückmeldung vertraulich übermitteln zu können.

Spezielles Vorgehen

Risiken und Sicherungsmaßnahmen der Einsatzstelle (☞ 1.8).
Großschadensfall (☞ 1.9).
Zusammenarbeit mit anderen Organisationen (☞ 1.11).
Vergiftungen, speziell chemische Kampfstoffe (☞ 9.6.5).

Biogefahren mit terroristischem Hintergrund

Ein Anschlag auf eine Person mit biologischen Mitteln ist eine Straftat und liegt damit grundsätzlich im Zuständigkeitsbereich der Polizei, bezüglich potenzieller Seuchengefahren auch der Gesundheitsbehörden.

Die Vielzahl potenziell verwendbarer biologischer Waffen kann aufgrund des Erregerspektrums nicht umfassend dargestellt werden. Letztlich bestimmt der Täter, **wer** betroffen ist, und **was, wann, wo und in welcher Form und Wirkungszeitdauer** freigesetzt wird. Aktuell gab es Vorfälle, bei denen z. B. weißes Pulver auf dem Postwege verschickt wurde, wobei in Begleitschreiben die Behauptung aufgestellt wurde, das Pulver wäre mit Anthrax (Milzbranderreger) verseucht.

Checkliste zum grundsätzlichen Vorgehen bei Verdacht auf Biogefährdung mit terroristischem Hintergrund

Hinweis: Je nach Lage können zusätzliche bzw. alternative Maßnahmen erforderlich werden!

- Polizei verständigen.
- Lage erkunden.
- Eigenschutz nicht vernachlässigen (Kontaminations-/Ansteckungsgefahr?).
- Absperrgrenze festlegen.
- Noch nicht betroffene Bereiche ggf. von Personen räumen.
- Betroffene Personen ggf. in Quarantänebereich verbringen.
- Sofern vor Ort überhaupt möglich, erfolgt nun eine Identifizierung des Mediums, das unter Verdacht der Biogefährdung steht.
- Ggf. Probenahme (i. d. R. Probenahme durch Feuerwehr unter Benutzung von Einsatzgerät, das auch bei Chemieunfällen zum Einsatz kommt).
- Verbringen der Probe zu einem geeigneten Laboratorium zwecks Analyse. Transport durch Polizei (auf der Strasse oder mittels Polizeihubschrauber), oder durch geeignetes Feuerwehrfahrzeug (zwecks Eigenschutz Fahrerkabine vom Laderaum getrennt, Probe im umschlossenen Behälter; ggf. behelfsmäßiges Anfertigen von Transportpapieren und Kennzeichnung des Transportguts mit Gefahrenhinweisschild „BIOHAZARD" gemäß „Gefahrgutverordnung Straße" für den Fall, dass das Einsatzfahrzeug in einen Verkehrsunfall verwickelt wird).
- Sicherstellung des Mediums gemäß Weisung der Polizei.
- Ggf. Desinfektion/Dekontamination durch Fachpersonal. Größere Mengen an Desinfektionsmitteln können ggf. über Krankenhäuser, Feuerwehren (Berufsfeuerwehren und freiwillige Stützpunktfeuerwehren mit Atemschutzpflegezentren), Katastrophenschutzeinheiten in kurzer Zeit beschafft werden.
- Patientenbehandlung gemäß Gefährdungsbild; Einweisung ggf. in Fachkliniken (Infektionsstation, Tropenmedizinisches Institut).
- Feststellen der Adressen aller mutmaßlich Betroffenen, um mit dem späteren Analyseergebnis Behandlungen einleiten zu können.
- Festlegen, an welche zuständige Stelle das Ergebnis der Laboranalyse gemeldet werden soll und was diese zuständige Stelle nach Auswerten der Information weiter veranlassen soll.
- In Rücksprache mit Polizei ggf. Verständigungen (je nach Lage) veranlassen, z. B.:
  - Gesundheitsbehörden (Seuchenalarmplanung!).
  - Besondere Führungskräfte.
  - Ordnungsamt/Landratsamt (ggf. Einrichtung eines Bürgertelefons, Koordination der Pressearbeit).
  - Lagezentrum des zuständigen Innenministeriums.
  - Betreuungsdienste/Notfallseelsorger.

Martin Schipplick
1.9 Großschadensfall

1.9.1 Besonderheiten

Tab. 1.9 Ausmaß von Schadenslagen

	Notfall	Großschadensfall	Katastrophe
Gefährdung/ Schädigung	Einzelner Personen und/oder Sachgüter	Zahlreicher Menschen und Sachgüter	Zahlreicher Menschen und Sachgüter, wesentlicher Lebensgrundlagen u. Versorgungsstrukturen größerer Bevölkerungskreise
Begrenzung (örtlich/zeitlich)	Lokal/kurzfristig	Regional/kurz- bis mittelfristig	Regional oder überregional/i. d. R. mittel- bis langfristig
Bewältigung durch	Örtlich verfügbare, sofort einsetzbare, einzelne RD-Teams bzw. Rettungsmittel	Zusätzliche Ausschöpfung aller regional verfügbaren RD-Kräfte und Reserven	Zusätzlich überregionale Organisationen, Behörden u. Stellen unter Leitung einer KatS-Behörde

- Die **Übergänge** zwischen den Kategorien „Notfall", „Großschadensfall" und „Katastrophe" sind fließend und werden wesentlich durch die örtliche Infrastruktur, das soziale und wirtschaftliche Gefüge der betroffenen Bevölkerung sowie Vorkehrungen für den Ereignisfall bestimmt.
- Im **Einsatzfall unterhalb der Katastrophenschwelle** werden die alarmierten Behörden und Organisationen mit Sicherheitsaufgaben (BOS) zunächst selbstständig nebeneinander tätig. In manchen Bundesländern (z. B. Bayern) kann auch in diesem Fall ein örtlicher Einsatzleiter mit Weisungsbefugnissen gegenüber allen Kräften eingesetzt werden, wenn dadurch das geordnete Zusammenwirken am Einsatzort wesentlich erleichtert wird.
- Ein **Großschadensfall** liegt vor, wenn die Anzahl der Verletzten oder Erkrankten oder die Schwere der gesundheitlichen Schädigung die Kapazität des regulären RD übersteigt.
- Am Schadensort wird in der Regel unter der Führung des Einsatzleiters der Feuerwehr (FW-EL) eine **Technische Einsatzleitung** (TEL) gebildet, die sich aus fachlich kompetenten Fachgruppenleitern zusammensetzt.
- Der Leitende Notarzt (LNA) fungiert hier als Fachgruppenleiter „Medizinische Versorgung". Ihm zur Seite steht der Organisatorische Leiter Rettungsdienst (OrgL), zuständig für die rettungsdienstlich taktisch-organisatorischen Aspekte der Schadenslage.

Einsatztaktische Grundsätze:
- Menschenrettung und Schutz von Menschen haben absoluten Vorrang.
- Einsatzschwerpunkte bilden und Kräfte nicht überfordern, Zersplitterung von Kräften vermeiden.
- Einsatz angemessener Mittel.
- Rechtzeitig Kräfte und Material nachfordern, Anpassung an veränderte Situationen.
- Klare und eindeutige Handlungsanweisungen geben.
- Abgewogene Eigeninitiative ermöglichen.

! Ziel medizinischer und organisatorischer Überlegungen beim Massenanfall von Verletzten ist die schnellstmögliche Wiederherstellung und Aufrechterhaltung der individualmedizinisch orientierten Notfallversorgung.

> Wichtige Informationen zum Thema Katastrophenfall enthält das Buch „Katastrophenmedizin. Leitfaden für die ärztliche Versorgung im Katastrophenfall" das beim Bundesverwaltungsamt (Zentralstelle für Zivilschutz) angefordert werden kann (☞ 21.9.4).

1.9.2 Frühphase

Grundregeln zur Aufstellung von Einsatzfahrzeugen des Rettungsdienstes
- Erstes Fahrzeug zur Absicherung der Einsatzstelle (falls nicht schon geschehen).
- Fahrzeuge außerhalb des Gefahrenbereiches abstellen.
- Rückzugsmöglichkeit offen halten, Fahrzeuge nach späterer Abfahrtsrichtung ausrichten.
- Zugang zur Einsatzstelle für Einsatzfahrzeuge der FW und des RD offen halten.
- Durchführung der RD-Maßnahmen nicht behindern (z.B. Einsatz von Drehleitern).

Lageerkundung und Lagemeldung

! Auf den ersten Blick erkennen, dass das Team überfordert, d.h. personell und materiell nicht ausreichend in der Lage ist, um die Vielzahl der Verletzten zu versorgen → nicht durch Therapie Einzelner die Hilfe für alle verzögern!

- Rückmeldung an die Rettungsleitstelle über den Großunfall und LNA sowie Organisatorischen Leiter anfordern.
- Erste orientierende Lageerkundung unter besonderer Beachtung des Eigenschutzes: Ungefähre Anzahl der Verletzten, Schwere der Verletzungen, technische Hilfe erforderlich?
- Falls eine technische Einsatzleitung schon vor Ort ist, Kontakt aufnehmen und sich über die Lage informieren lassen.
- Gezielte Lagemeldung über Anzahl und Schweregrad der Verletzten, über benötigte Rettungsmittel, technische oder organisatorische Hilfen (Feuerwehr, Polizei). Ziel: Frühestmöglich personelle und materielle Verstärkung an der Einsatzstelle.

Großschadensfall 1

1.9

Erste Maßnahmen

Unter der Zwangssituation, mit wenigen Einsatzkräften eine große Zahl von Patienten versorgen zu müssen, gelten folgende **Einsatzgrundsätze:**

- Der ersteintreffende NA übernimmt die Funktion des LNA, bis dieser eintrifft.
- Hilfeleistung beschränken auf die Durchführung einfacher, lebensrettender Sofortmaßnahmen.
- Keine verfrühten Abtransporte der ersten oder am lautesten schreienden Verletzten in umliegende Krankenhäuser. Unaufschiebbare Transporte von Patienten mit höchster Versorgungs- und Transportpriorität ohne Arztbegleitung veranlassen. Ziel: Transport- und Aufnahmekapazität für Schwerstverletzte freihalten.
- Einsatzschwerpunkte bilden, übersichtliche Verletztensammelstelle einrichten und für nachrückende Einsatzkräfte kennzeichnen. Dabei achten auf Sicherheit vor potenziell schädigenden Umwelteinflüssen, Löschmitteln, Hitze und inhalativen Noxen, Erreichbarkeit für Einsatzfahrzeuge.
- Nachrückende Einsatzkräfte bestimmten Einsatzschwerpunkten/Patienten zuteilen.
- Unverletzte Personen in die Patientenversorgung einbeziehen. Mögliche Einsatzbereiche: Wegweisen zur Einsatzstelle für nachrückende Kräfte, psychische Betreuung von Patienten (v. a. Kinder und Leichtverletzte), Tragehilfe oder Infusionshalter, Botendienste, Räumarbeiten.

💣 Typische Fehler in der Frühphase

- Chaotische Rückmeldungen, mangelnde Funkdisziplin.
- Anfahrt der KTW vor den RTW.
- Ungeordnete Aufstellung der Rettungsfahrzeuge mit gegenseitiger Behinderung.
- Behandlungs- und Transportplätze werden blockiert.
- Im weiteren Verlauf unübersichtliche Teamtrennung.
- Vorzeitiger Patientenabtransport.

1.9.3 Konsolidierungsphase

Aufgaben des Leitenden Notarztes

> Leitung, Koordination und Überwachung sämtlicher medizinischer Maßnahmen an der Einsatzstelle.

Lagebeurteilung

Während der Anfahrt zur Großschadensstelle hält der LNA Kontakt zur RLSt → erste Informationen über die Schadenslage sowie über Personal- und Materialsituation. Nach Ankunft an der Einsatzstelle erster Informationsaustausch mit den Rettungsdienstkräften vor Ort, mit der TEL und dem OrgL.

Beurteilung der Schadenslage

- Anzahl und Art der Verletzten/Erkrankten.
- Schadensentwicklung (statisches Ereignis oder dynamischer Verlauf zu erwarten).
- Zusatzgefährdung der Patienten, Helfer oder weiterer Bevölkerungskreise.

Beurteilung des Einsatzortes (nur solange kein OrgL vor Ort!)
- An- und Abfahrtswege (Kapazität und Qualität).
- Verkehrslage (ggf. Verkehrsleitung oder -sperrung mit der Polizei absprechen).
- Hubschrauberlandemöglichkeit (Bebauung, Bewuchs).
- Geeignete Sammelstellen (Witterungsschutz, Beleuchtung, Zugänglichkeit).
- Potenzielle Risiken (Einsturzgefahr, Feuer, Chemikalien, Rauchgase, Löschwasserabfluss).
- Bei unklarem Gefährdungspotenzial bei industriellen Großschadensfällen Kontaktaufnahme mit Informationssystemen (z. B. Gefahrgutdatenbanken) oder Informationssystemen der chemischen Industrie (TUIS, ☞ 21.12).

Beurteilung der eigenen Lage
- Zahl, Qualifikation und Belastbarkeit der eigenen Einsatzkräfte.
- Ausstattung mit Geräten, Materialien, Fahrzeugen.
- Versorgungslage (Versorgung mit Verbandsmitteln, Wasser, Strom, Licht).
- Fernmeldelage (genügend Funkgeräte vorhanden, ggf. Funk-Telefon-Aufschaltung veranlassen. **Cave:** Mobilfunkverkehr relativ schnell überlastet).
- Falls neben der TEL auch ein Stab eingerichtet wird, hier zusätzlichen LNA (oder ÄLR) hinentsenden.

Zusammenfassende Beurteilung der Schadenslage (durch SanEl, d.h. zusammen mit OrgL)
- Was ist geschehen?
- Ist die Einrichtung von Verletztensammel- und -versorgungsplätzen erforderlich? Ggf. Einrichtung durch OrgL veranlassen.
- Wie ist die Schadensentwicklung in Bezug auf Verlauf und Zusatzgefährdung von Patienten, Helfern und Bevölkerung → ggf. Evakuierung empfehlen, Sammelstellen verlegen, Schutzausrüstung nachfordern.
- Ist die Versorgungskapazität in qualitativer und quantitativer Hinsicht ausreichend → ggf. zusätzliche oder spezialisierte Rettungskräfte nachfordern.

Tab. 1.10 Organisatorische Erstmaßnahmen bei Großschadensfällen

Unfall	Erstmaßnahmen
Massenunfall	Unfallstelle absichern, An- und Abfahrtswege, Halteplätze und Bereitstellungsraum festlegen, Verletztensammelplatz ausweisen, evt. Abschnittsbildung zur Patienten-Sichtung und -Versorgung
Großbrand/ Chemieunfall/ radioaktiver Unfall	Zusätzlich Gefahr von Explosion und Inhalation toxischer Stoffe abklären lassen, Stoffklassifikation abfragen, Konzentrationsmessungen zur Beurteilung der Schadensentwicklung veranlassen, Witterungseinflüsse auf die Schadenslage berücksichtigen, Evakuierung abschätzen und ggf. einleiten, Information des RD-Personals über Gefährdung und Eigenschutz, Vorabinformation von Krankenhaus-Spezialabteilungen
Hochspannungsunfälle	Elektrizitätswerk/Energieversorgungsunternehmen informieren und Abschaltung der Stromzufuhr veranlassen (☞ 11.12)

Tab. 1.10　Fortsetzung

Unfall	Erstmaßnahmen
Bundesbahnunfälle	W.o., zusätzlich: Ein Zug hat 2 Seiten d. h. mit mind. 2 Verletztenschwerpunkten rechnen, an Rettungszug und Notfallmanager der Bundesbahn denken
Außergewöhnliche Naturereignisse	Evtl. spezielle Rettungsmittel erforderlich, erhebliche Verzögerung in der Versorgung und Transport einplanen bei gestörter Infrastruktur
Drohende Panik	Bei passivem Angstreaktionsmuster Patient rasch aus dem Gefahrenbereich entfernen; bei Hyperaktivität Informationsbedürfnis stillen, unter Aufsicht in gefahrlosen Arbeitsprozess integrieren; bei manifester Panik Fluchtbewegung ungehindert abfließen lassen und gezielt weiterleiten

- Ist die Transportkapazität vor Ort ausreichend → ggf. Transportkräfte nachfordern.
- Sind die Behandlungsmöglichkeiten der regionalen Krankenhäuser ausreichend → ggf. überregionale Kliniken in die Versorgung einbeziehen. Aufnahme- und Versorgungskapazität der Kliniken durch RLSt abklären lassen.
- Vor Eintreffen des LNA getroffene Entscheidungen überprüfen und ggf. korrigieren. **Cave:** Die Revision einer einmal getroffenen Entscheidung kann in dieser Lage selbst zum Chaos führen!

Aufgaben des Organisatorischen Einsatzleiters Rettungsdienst (OrgL)

- Erkundung und Beurteilung der Lage aus logistisch-organisatorischer Sicht.
- Kontaktaufnahme mit der Einsatzleitung von Feuerwehr und Polizei und Abstimmen der beabsichtigten Maßnahmen.
- Verstärkungen heranführen und einweisen, Einsatz der Rettungsmittel lenken.
- Verletztensammelstelle, Verbandsplätze und Hubschrauberlandeplätze festlegen, kennzeichnen und einrichten.
- Krankenwagenbereitstellungsraum anlegen.
- Kommunikation vor Ort, mit der RLSt und zu anderen Rettungseinheiten sicherstellen.
- Erstinformation regionaler und angrenzender überregionaler Krankenhäuser.
- Steuerung des Abtransportes der Verletzten.

Kriterien für die Einrichtung von Verletztenablagen/-sammelstellen

- Sichere Entfernung vom Gefahrenbereich und möglichst geringe Entfernung vom Schadensraum.
- Schutz vor schädigenden Witterungseinflüssen.
- Zu- und Abfahrtswege zum Schadensort und zum Sammelplatz offen halten.
- Eindeutige Kennzeichnung der Verletztensammelstelle und seiner Funktionsbereiche.
- Sichere Kommunikationsverbindungen zwischen Patientensammelstelle, RD-Personal im Schadensgebiet, Einsatzleitung und RLSt.

> Nicht jede größere Schadenslage macht den Aufbau eines vom Schadensraum abgesetzten Behandlungsraumes nötig, v. a. dann, wenn es sich um ein statisches Schadensereignis handelt, keine weitere Gefährdung zu erwarten ist, der Schadensraum übersichtlich und zugänglich ist und keine technische Hilfeleistung oder Brandbekämpfung nötig ist.

Aufgaben der Sanitäts-Einsatzleitung (SanEl) ☞ 1.3.1; Aufgaben der Unterstützungsgruppe Sanitäts-Einsatzleitung (UG-SanEl) ☞ 1.3.1.

1.9.4 Patientenversorgung

Sichtung
Problem: Missverhältnis zwischen medizinischem Bedarf und momentanem Behandlungs- und Transportmöglichkeiten.
Ziel: Das Bestmögliche für möglichst viele Erkrankte/Verletzte tun, d. h. nach bestem ärztlichem Wissen unter Zeitdruck pragmatisch Vordringliches von Aufschiebbarem trennen. Dazu individuelle Schädigungsmuster in ein einfaches und schnell handhabbares Bewertungssystem einordnen.

Sichtungs-System bei Großschadensfällen
Basiskriterien zur ersten Sichtungsentscheidung (1–2 Min./Pat.):
- Bewusstseinslage und ausreichende Schutzreflexe (ansprechen, berühren, gezielte Schmerzreize setzen, ☞ 4.1.2.).
- Anamnestische Angaben und spontan geklagte Beschwerden.
- Atem-, Herz- und Kreislauffunktion: Atem- und Pulskontrolle, Zyanose?
- Sichtbare oder palpable Verletzungen: Schädel, HWS, Thorax, Abdomen, Becken, Extremitäten, WS, große Gefäßverletzungen (☞ 11.1).

> - Bei größeren Schadensereignissen Aufgaben abschnittsweise an andere NA delegieren.
> - In der Frühphase eines Großschadenfalles bei beschränkter ärztlicher Kapazität die weiteren ärztlichen Maßnahmen auf das notwendigste Maß beschränken → klare Handlungsanweisungen an das Rettungsdienstpersonal bezüglich der durchzuführenden Behandlung und Überwachung.
> - Beurteilung auf jeder Versorgungsstufe wiederholen.

Therapeutische Behandlungsprinzipien bei Großschadensereignissen
Kernpunkt der notfallmedizinischen Maßnahmen ist die Überprüfung, die Wiederherstellung und die Aufrechterhaltung der Vitalfunktionen → Versorgungsmaßnahmen auf einer niedrigen Stufe nach individuellem Bedarf durchführen, soweit sie dem unmittelbaren Lebenserhalt und der Abwendung lebensbeeinträchtigender Gesundheitsschäden dienen.

Phase 1 (Basismaßnahmen)
- Atemwege freimachen, ggf. Esmarch-Handgriff (☞ 3.4.1).
- Bei Bewusstlosigkeit und ausreichender Spontanatmung: Stabile Seitenlagerung (☞ 2.5).
- Bei Schock nicht kardialer Genese: Volumenmangelschock-Lagerung (☞ 2.5).
- Bei Thoraxtrauma: Leichte Oberkörperhochlagerung oder Lagerung auf die verletzte Seite.
- Bei bedrohlichen äußeren Blutungen: Druckverband (☞ 2.6).

Tab. 1.11 Sichtung bei Großschadensfällen

Stufe	Farbkodierung	Patienten	Therapie/Transport	Beispiele
T1	Rot	Akut vital bedroht	Behandlungs- und Transport-Priorität	Respiratorische Insuffizienz, Schock, Polytrauma, SHT, Verbrennung mit akuter Vitalbedrohung, Abdominaltrauma
T2	Gelb	Schwer verletzt/erkrankt	Dringende Behandlung, Maßnahmen sind evtl. delegierbar: Schienung, Lagerung, Infusion, Analgesie	Frakturen und Gelenkverletzungen mit größeren Blutverlusten, Amputationsverletzungen, ausgedehnte Weichteilwunden, Verbrennungen
T3	Grün	Leicht verletzt	Minimalbehandlung: Pat. gesondert sammeln, Pat. gehen sonst evtl. ins nächste Krankenhaus → Betreuung, als Sammeltransport verzögerter Abtransport in entferntere Krankenhäuser	Leichte Weichteilverletzungen, unkomplizierte periphere Frakturen, Prellungen, Distorsionen
T4	Blau/schwarz	Ohne Überlebenschance	Betreuende (abwartende) Behandlung, keine Reanimation; Tote nach Sichtung gesondert kennzeichnen und abdecken	

! Bei Herzkreislaufstillstand traumatischer Genese wegen des hohen personellen Aufwandes und der extrem schlechten Prognose auf die Basismaßnahmen der CPR verzichten!

Phase 2 (erweiterte Maßnahmen)

- Spätestens an der Verletztensammelstelle, u.U. auch schon vor dem Beginn technischer Rettungsmaßnahmen, jedem behandlungsbedürftigen Patienten 1, bei Schockgefährdung 2–4 großvolumige i.v. Zugänge legen.

- Bei schwerem Trauma, Schock- oder Hypoxiegefahr mit suffizienter Spontanatmung: O_2-Gabe über Nasensonde oder Gesichtsmaske (☞ 1.7.3). Unterstützung durch Lagerungsmaßnahmen.
- Indikation zur Intubation (☞ 3.4.4):
  - Höchste Dringlichkeit: Schwere respiratorische Insuffizienz z. B. bei instabilem Thorax oder Bewusstlosigkeit und schwerer Verletzung der oberen Atemwege im Gesichtsschädel- und Halsbereich.
  - Hohe nachgeordnete Dringlichkeit: Patienten mit schwerem Polytrauma, Thoraxtrauma oder Schockgeschehen, bewusstlose Patienten mit aufgehobenen Schutzreflexen oder nach ausgedehnter Rauch- und Reizgasinhalation bzw. thermischem Inhalationstrauma, schweres Schädel-Hirn-Trauma.
  - Narkoseeinleitung (☞ 3.3) zur adäquaten Analgesie bei verzögerter technischer Rettung.

Phase 3 (Stabilisierung der Vitalfunktionen und Herstellung der Transportfähigkeit)

Standardtherapieansätze

Flüssigkeitstherapie, Blutstillung (Druckverband ☞ 2.6), Beatmung (☞ 3.4.8), Analgesie und Sedierung (☞ 3.1, 3.2) entsprechend den Grundsätzen der individualmedizinischen Versorgung.

Spezielle Therapiemaßnahmen

- Schädel-Hirn-Trauma (☞ 11.2): Zur Beurteilung, Verlaufskontrolle und Dokumentation Glasgow-Coma-Scale anwenden (☞ 8.1.3.).
- Thoraxtrauma (☞ 11.3): Sofortige Entlastungspunktion bei Spannungspneumothorax (☞ 2.9.1), vor Transportbeginn Bülau-Drainage anlegen (☞ 7.7), bei stumpfem Thoraxtrauma nach Ausschluss vitaler Bedrohung maximale Zurückhaltung mit der Beatmungsindikation.
- Abdominaltrauma (☞ 11.4): Nach kurzer Erstversorgung hohe Transportpriorität auch ohne Arztbegleitung in das nächstgelegene Krankenhaus.
- Polytrauma (☞ 11.8): Nach Stabilisierung Frühtransport im RTW oder RTH mit Arztbegleitung in ein leistungsfähiges Traumazentrum.
- Frakturen (☞ 11.7.1): Reposition bei groben Fehlstellungen der Extremitäten mit Sensibilitäts- und Durchblutungsstörungen, Rettung und Lagerung mit Schaufeltrage, Vakuummatratze, Luftkammerschienen.
- Verbrennungen, Verbrühungen (☞ 11.10), Inhalationstraumen (☞ 9.7.1): Kaltwassertherapie mit normal temperiertem Wasser, Infusionstherapie mit Ringerlösung, Wärmeerhalt (Alufolie). Bei Inhalationstrauma Dexamethason-Spray (z. B. Auxiloson®), Sauerstoff-Inhalation (☞ 1.7.3), Intubation (☞ 3.4.4).
- Vergiftung (☞ 9): Selbstschutz ist oberstes Gebot. Symptomatische Maßnahmen zur Stabilisierung der Vitalfunktion. Dekontaminierung durch Säuberung der Haut, Augenspülung, kontaminierte Kleidung entfernen. Bei V.a. Inhalation toxischer Substanzen Dexamethason-Spray (z. B. Auxiloson®), Indikation inzwischen umstritten!

Phase 4 (Transport)

- Patienten nach Prioritäten geordnet in klinische oder ambulante Behandlung weiterleiten.
- Oberste Priorität haben dabei die Patienten der Dringlichkeitsstufe 1, soweit für sie in der Phase 3 Transportstabilität erreicht werden konnte oder sie vor Ort nicht weiter zu stabilisieren sind.

- Auswahlkriterien für ein geeignetes Zielkrankenhaus (durch RLSt abklären lassen):
  - Diagnostische Möglichkeiten (z. B. Sonographie, Computertomographie).
  - Kapazität zur Akutbehandlung (aktuelle verfügbare personelle und materielle Ausstattung in Notaufnahme und OP).
  - Verfügbarkeit von Intensivbetten.
  - Entfernung vom Schadensort.

Dokumentation
- Sichtung und Registrierung → **Anhängekarten** mit Farbkodierung (Ampelfarben rot, gelb und grün) und Durchnummerierung; einfach auszufüllen mit Kreuzen und Strichen (vorgefertigte Rubriken und Bilder).
- Übersichtsdokumentation → **LNA-Übersichtsprotokoll:** Sichtungsergebnisse, Verletztensammelstelle, freie Krankenhausplätze, Bereitstellungsraum.
- Individualdokumentation → **Einsatzprotokoll** (☞ 1.17), z. B. NA-Protokoll für Gruppe 1 und 2, RD-Protokoll für Gruppe 3 in einer Anhänge-Dokumentationstasche.

1.9.5 Materialbevorratung für Großschadensfälle

! Verbindliche landes- oder bundeseinheitliche gesetzliche Regelungen zur Bevorratung für Schadensereignisse unterhalb der Katastrophenschwelle existieren nicht.
Siehe aber unterschiedlich weite Regelungen in den Rettungsdienstgesetzen der Länder.

Allgemeine Anforderungen an die Materialbevorratung
- Präklinische Versorgung von bis zu 50 Patienten (40 % leicht-, 30 % mittelschwer- und 30 % schwerverletzt) bei einer zeitlich verlängerten präklinischen Versorgungsphase.
- Berücksichtigung der Behandlungsschwerpunkte bei Großschadensereignissen: Verletzungen, Verbrennungen, Intoxikationen und Schutz vor extremen Witterungseinflüssen (eindeutige Beschriftung und farbliche Kennzeichnung nötig).
- Verfügbarkeit am Schadensort innerhalb von 30 Min. nach Anforderung.
- Kompatibilität mit den im Rettungsdienstbereich (besser landesweit) üblichen Materialien.
- Angemessener und realisierbarer Kostenrahmen.

Patienten-Set oder Rucksack-System
- Medizinisches Basismaterial zur Erstversorgung von 1–2 Patienten.
- Evtl. Unterteilung in einander ergänzende Basis-Sets, z. B. Trauma-Sets, Verbrennungs-Sets, Intoxikations-Sets.
- Lagerung als Basis-Set dezentral bei jedem RD- oder SEG-Mitarbeiter oder zentral in Kisten auf RTW, bei den Rettungswachen, der Feuerwehr oder der Rettungsleitstelle.
- Problemloses Heranführen durch RD- oder SEG-Personal auch an unübersichtliche Einsatzstellen.
- Ausrüstungsbeispiel: 2 Ringer-Lösung 500 ml, 4 Infusionsbestecke, 8 Venenverweilkanülen verschiedener Größen, Verschlussstopfen, 10 Alkoholtupfer, Pflaster, 2 Staubänder, diverse Verbandspäckchen, Mullkompressen, Mullbinden, Schere, Einmal-Handschuh, 2 Rettungsdecken.

Boxen-System

- Als Nachschubbox für das Patienten-Set-System oder Zusammenstellung des medizinischen Materials zur Primärversorgung von 15–20 Patienten u.U. unterteilt nach Versorgungsschwerpunkten Trauma, Verbrennung und Intoxikation sowie Verbandsmaterial, Schienungs- und Lagerungsmaterial, Dokumentationsmaterialien.
- Ermöglicht die materielle medizinische Ausrüstung von Patientensichtungs- und Versorgungsplätzen.
- Lagerung bei den Rettungswachen, der Feuerwehr oder der Rettungsleitstelle.
- Transport durch nachrückende RTW/SEG-Fahrzeuge oder durch spezielle „Gerätewagen-Rettungsdienst".

Absetz-Container-System

- Als Sammelcontainer für Patienten-Sets/Boxen oder als Lagerungs- und Transportsystem für das komplette sanitätstechnische und medizinische Material zur Versorgung von ca. 50 Patienten möglichst in kleinen Versorgungseinheiten.
- Nur für finanzstarke Rettungsdienstbereiche oder als überregionales Materialvorhaltekonzept geeignet.
- Lagerung bei der Feuerwehr, Transport mit LKW.

Beispiel für die medizinische Ausrüstung

Notfallkoffer „Atmung", Sauerstoff-Inhalations- und Beatmungseinheiten, Reserve-O_2-Flaschen, Notfallkoffer „Kindernotfall", Akku-Absaugpumpen, Notfallkoffer „Chirurgisches Besteck", Schwerverbranntensets mit diversen Aluderm-Bett- und -Verbandtüchern, Rettungsdecken (Silber/Gold), Notfallkoffer „Vergiftung", Infusionslösungen: HÄS, Ringer, Glukose 5 %, NaCl 0,9 %, EKG-Defibrillations-Einheiten inkl. externer Schrittmacher-Einheit; zusätzliche Ampullarien mit Diazepam, Ketamin, Tramadol, Dexamethason-Spray, Augenspüllösungen, Kohle-Pulvis.

Beispiel für die sanitätstechnische Ausstattung

Klapptragen mit Infusionshaltern, Bergetücher, Wolldecken, Rettungsdecken, Behandlungsliegen, Entsorgungsmaterialien wie Müllsäcke, Kontamed®-Boxen, Schaufeltragen, Dokumentationsmaterial, Vakuummatratzen mit Handpumpen, HWS-Immobilisationskragen, Großzelt mit Zeltheizung, Notstromgenerator, Halogenstrahler und Handscheinwerfer.

Zusätzliche Patienten-Transportmittel

- Vom Rettungsdienst ausrangierte KTW und RTW.
- Linien- oder Reisebusse der nächstgelegenen Stadtwerke.
- In einigen RD-Bezirken: 4-Tragen-KTW, Großraumkrankenwagen, Rettungsbusse und/oder Rettungszug der Bundesbahn.

Medikamentöse Ausstattung

Zur Behandlung von:
- Traumapatienten: Volumenersatzmittel, Analgetika, Sedativa, Narkotika, Hautdesinfektionsmittel.

- Verbrennungen, Inhalationstrauma: wie für Traumapatienten, zusätzlich inhalative Kortisonpräparate, Oberflächenanästhetika.
- Intoxikationen: Medizinische Kohle. Vorhaltung größerer Mengen spezieller Antidota müssen regionale Risikokonstellationen und Gefahrenschwerpunkte berücksichtigt werden → Absprache mit Verantwortlichen der Industrie und den jeweiligen (Werks-)Feuerwehren.
- Für alle Bereiche gilt neben den oben genannten Anforderungen:
  - Bevorratung von Arzneimitteln auf wenige Arzneigruppen beschränken (kleines Sortiment in großer Menge).
  - Zeit- und sachgerechte Umwälzung auf den regulären Rettungsdienst frühzeitig vor Ablauf der Verfallsdaten.
  - Möglichst enge Kooperation mit Krankenhausapotheke anstreben, um deren Logistik zur Bevorratung von Arzneimitteln nutzen zu können.
- Zusätzliche Einsatzbereitschaft von Material und Logistik des Katastrophenschutzes und der Bundeswehr für die Bewältigung eines Großschadensereignisses im Vorfeld abklären.

1.9.6 Schnell-Einsatz-Gruppen

! Eine bundesweit einheitliche, gesetzliche Regelung über die Funktion, den Aufbau und die Ausstattung der SEG existiert nicht. Die max. Zeitspanne von der Alarmierung bis zum Eintreffen am Schadensort sollte aber 30 Min. nicht überschreiten.

Ausstattung

Personal: Meist Gruppenstärken von 7–15 Personen und 2–3 SEG pro Rettungsdienstbereich; Zusammensetzung: 1 Leiter SEG, (1 NA,) 1–2 RA, 2–4 RS, 4–7 Rettungs-, Sanitätshelfer oder andere geeignete Betreuungskräfte.
Material: Transportfahrzeug mit Sondersignalanlage, Funkmeldempfänger und Schutzausrüstung für jedes Mitglied, 1 Funkgerät BOS 4-m- und 2-m-Band, Infusions-, Verbandsmaterial, Notfallkoffer, Sauerstoffflaschen, Schienungs- und Immobilisationsmaterial, Decken und Tragen zur Versorgung von 20 Patienten (kompatibel mit den im regulären Rettungsdienst verwendeten Materialien), Dokumentationsmaterial.

Aufgabenbereiche

- Behandlung: Unterstützung des regulären RD-Personals bei notwendigen medizinischen und sanitätsdienstlichen Maßnahmen.
- Transport: Heranführen von zusätzlich benötigtem Material und Personal zum Schadensort, Verletzten-/Patiententransport zum Verbandsplatz und/oder zum Bereitstellungsraum für RTW und RTH. Transportbegleitung in Krankenhäuser.
- Betreuung: Einrichten von Verletztensammelstellen und Notunterkünften, Betreuung unverletzter und leicht verletzter Personen sowie der Angehörigen von Opfern. Mithilfe bei Evakuierungs- und Suchmaßnahmen.

Einsatzkriterien

Anforderung durch den LNA und/oder OrgL.
- Patientenzahl oder Transportkapazität übersteigt die Möglichkeiten des regulären Rettungsdienstes.
- Ausreichende reguläre Rettungsmittel können nicht in weniger als 30 Min. am Schadensort zur Verfügung stehen.
- Besetzung der Rettungswachen mit SEG-Personal zur Aufrechterhaltung des regulären Rettungsdienstes neben der Bewältigung eines Großschadensfalls.

Ulrich v. Hintzenstern

1.10 Score-Systeme in der Notfallmedizin

Definition

Instrumente zur Patientenklassifizierung (z.B. nach Verletzungsschwere, Gefährdung der Vitalfunktionen oder Rettungsaufwand) → objektive und rasche Patientenbeurteilung:
- Identifikation besonders gefährdeter Patienten, Triageinstrument bei Großschadensfällen (☞ 1.9.4).
- Unterstützung bei der Entscheidungsfindung.
- Effektivitätskontrolle der notärztlichen Maßnahmen (Qualitätskontrolle ☞ 1.2.5).
- Voraussetzung bei wissenschaftlichen Untersuchungen zum Vergleich von Patientenkollektiven.

!
- Scores sind statistische Größen, aber **nie** zur individuellen Prognosestellung geeignet.
- Bisher ist keine Überlegenheit Score-gestützter Entscheidungen gegenüber auf Erfahrung und Intuition basierenden Maßnahmen nachgewiesen.

Glasgow Coma Scale (GCS)

Einteilung einer Bewusstseinsstörung (☞ 8.1.3).
- Punktsumme < 8 → Indikation zur Intubation.
- Bewertung problematisch bei intubierten und/oder relaxierten Patienten (entwickelt wurde die GCS zur Klassifizierung von SHT-Patienten).

APGAR Schema

Einteilung der Vitalität Neugeborener (☞ 14.2.4).

NACA-Score (National Advisory Committee for Aeronautics)

Einteilung des Schweregrades einer Verletzung/Erkrankung.
- I: Geringfügige Verletzungen und Erkrankungen, die keiner akuten ärztlichen Therapie bedürfen.
- II: Weitere Abklärung bzw. Therapie, aber kein stationärer Krankenhausaufenthalt erforderlich.
- III: Stationäre Abklärung bzw. Therapie erforderlich, jedoch akut keine Vitalgefährdung zu erwarten.

- IV: Keine unmittelbare Lebensgefahr, aber kurzfristige Entwicklung einer Vitalgefährdung nicht auszuschließen.
- V: Akute Vitalgefährdung. Transport in Reanimationsbereitschaft.
- VI: Z.n. Wiederherstellung der Vitalfunktionen oder erfolgreicher Reanimation.
- VII: Verletzungen und Erkrankungen mit Todesfolge am Einsatzort oder auf dem Transport.

Injury Severity Score (ISS)

Traumaklassifikation nach anatomisch-morphologischen Variablen. Anwendung im Prinzip erst **nach klinischer Diagnostik** korrekt.
Untersuchung von 5 Körperregionen: Kopf oder Hals, Gesicht, Thorax, Abdomen oder Beckeninhalt, Extremitäten oder Beckengürtel.
Beurteilung (Punktwert von 0–6) der Verletzungen in den einzelnen Körperregionen nach Schweregraden: 0: keine, 1: leichte, 2: mäßige, 3: ernste, 4: schwere, 5: lebensbedrohliche, 6: tödliche Verletzung(en).
Durchführung: Auswahl der 3 am schwersten verletzten Körperregionen → Einstufung der jeweiligen Körperregion mit dem maximal möglichen Punktwert (z.B. 3, 4, 5) → Quadrierung der jeweiligen Punktzahl (9, 16, 25) → Summierung dieser 3 Quadrate (9 + 16 + 25 = 50).

Revised Trauma Score (RTS)

Traumaklassifikation nach physiologischen Variablen (☞ Tab. 1.12).
- Umständliche Berechnung am Notfallort (Taschenrechner erforderlich).
- In den USA häufig von nicht-ärztlichem Rettungspersonal („paramedics") als Kriterium zur Triage oder zur Zuweisung in ein spezielles Trauma-Zentrum verwandt.

Tab. 1.12 Revised Trauma Score (RTS)

Parameter	Glagow Coma Scale	Syst. Blutdruck [mm Hg]	Atemfrequenz [/Min.]	RTS-Punktwert
Koeffizient	0,9368 (K_{GCS})	0,7326 (K_{RR})	0,2908 (K_{AF})	–
	13–15	> 89	10–29	4
	9–12	76–89	> 29	3
	6–8	50–75	6–9	2
	4–5	1–49	1–5	1
	3	0	0	0

Durchführung: Punktzuweisung für jede Variable (P_{GCS}, P_{RR}, P_{AF}) → Multiplikation jedes Punktwertes mit dem dazugehörigen Koeffizienten ($P_{GCS} \times K_{GCS}$, $P_{RR} \times K_{RR}$, $P_{AF} \times K_{AF}$) → Summierung der 3 Produkte (($P_{GCS} \times K_{GCS}$) + ($P_{RR} \times K_{RR}$) + ($P_{AF} \times K_{AF}$)).

Tipps und Informationen für den Rettungsdienst

Tab. 1.13 MEES-Protokoll

MEES-Protokoll			MEES₁	MEES₂
Bewusstsein (Glasgow Coma Scale)	4: 3: 2: 1*:	15 14–12 11–8 ≤ 7	☐	☐
Atemfrequenz	4: 3: 2: 1*:	12–18 8–11, 19–24 5–7, 25–30 ≤ 4, ≥ 31	☐	☐
SpO₂	4: 3: 2: 1*:	100–96 95–91 90–86 ≤ 85	☐	☐
Herzfrequenz	4: 3: 2: 1*:	60–100 50–59, 101–130 40–49, 131–160 ≤ 39, ≥ 161	☐	☐
EKG-Rhythmus	4: 3: 2: 1*:	Sinusrhythmus, Schrittmacher (intakt) AV-Block II° (Mobitz + Wenckebach), SVES, VESmono Absolute Arrhythmie, AV-Block III°, VESpoly QRS-Tachykardie (schmal/breit) VT, VF, EMD, Asystolie	☐	☐
Blutdruck		Systolisch / Diastolisch	☐	☐
	4: 3: 2: 1*:	120–140 100–119, 141–159 / 95–109 80–99, 160–229 / ≤ 39, 110–119 ≤ 79, ≥ 230 / ≥ 120		
Schmerz	4: 3: 2: 1*:	Kein Schmerz Leichter Schmerz Starker Schmerz Entfällt	☐	☐
		MEES-Wert	☐	☐
		ΔMEES	☐	☐

Mainzer Emergency Evaluation Score (MEES)

Beurteilung der primären Effektivität der präklinischen Versorgung anhand von 7 Parametern der Vitalfunktionen und deren Abweichung vom Normalzustand (☞ Tab. 1.13).

- Bei bewusstlosen Patienten (GCS ≤ 7): Parameter „Schmerz" = 4 (schmerzfrei).
- Bei ausgekühlten und agitierten Patienten Artefakte bei der Pulsoxymetrie möglich.

- Bei differenten Punktwerten für systolischen und diastolischen Blutdruck geht der jeweils niedrigere Wert in die Addition ein.
- Quantifizierung des Parameters „Schmerz" von den individuellen Angaben des Patienten und der subjektiven Bewertung durch den NA abhängig.

Klassifikation der Abweichungen vom physiologischen Zustand anhand von Punkten: 4: physiologischer, 3: gering abweichender, 2: erheblich abweichender, 1*: lebensbedrohlicher Zustand.

Durchführung: Bestimmung der Punktsumme beim Eintreffen an der Notfallstelle ($MEES_1$) und bei der Übergabe in der Notaufnahme ($MEES_2$) → Subtraktion der Punktsumme der Erstuntersuchung von der der Übergabe ($MEES_2 - MEES_1 = \Delta MEES$):
- $\Delta MEES \geq 2$: Zustand gebessert.
- $\Delta MEES \pm 1$: Zustand unverändert.
- $\Delta MEES \leq 2$: Zustand verschlechtert.

✐ Geht in die Punktsumme ein Parameter mit dem Wert „1*" ein, so handelt es sich um einen lebensbedrohlichen Zustand, unabhängig von der Gesamtsumme des MEES.

Hinweis: Veränderungen des MEES sind in der Diskussion (z. B. Verzicht auf diastolische Blutdruckwerte sowie auf den Parameter „Atemfrequenz").

Ulrich v. Hintzenstern, Rolf P. Maschke, Karl Geyer, Karl Kreuser, Wolfgang Kögler, Heinrich Wolf und Hanjo v. Wietersheim

1.11 Zusammenarbeit mit anderen Organisationen

Ulrich v. Hintzenstern, Rolf P. Maschke und Karl Geyer

1.11.1 Grundsätze und Probleme

Bei vielen Einsätzen ist die Rettung des Patienten nicht allein durch NA und RD-Personal möglich. Ein optimaler Einsatzablauf, d. h. eine effektive medizinische und technische Rettung sowie psychologische Betreuung erfordert eine enge Zusammenarbeit ggf. mit Polizei, Feuerwehr, Technischem Hilfswerk (THW), Bundeswehr, Katastrophenschutzbehörden und Notfallseelsorger. Diese Organisationen sind Partner, nicht Konkurrenten bei der Rettung. Das Einsatzziel kann nur gemeinsam erreicht werden durch permanente Kommunikation, Koordination und Kooperation.

Kommunikation

Direkt nach dem Eintreffen an der Notfallstelle sollte der NA kurz Kontakt aufnehmen mit dem jeweiligen Einsatzleiter z. B. von Polizei und Feuerwehr. Dabei muss angesprochen werden:
- **Wieviele Personen** sind verletzt, erkrankt, oder bedroht?
- **Wo** befinden sich diese Personen?
- **Welche Gefahren** drohen an der Einsatzstelle (☞ 1.8.1)?
- Müssen **zusätzliche Kräfte** nachalarmiert werden?

Die gemeinsame Lagebeurteilung und gegenseitige Informationsweitergabe muss während des gesamten Einsatzes gewährleistet sein.

Koordination

Ein gemeinsamer Erfolg kann nur durch eine gemeinsame Strategie erreicht werden, d.h. bei Koordinierung der Einzeltaktiken. Unkoordinierte Maßnahmen können dem Patienten und den Helfern evtl. sogar schaden. Deshalb ist vor jeder Einzelaktion mit den jeweiligen Einsatzleitern abzuklären: **Wer macht was, wann, warum, wie lange, mit wessen Unterstützung?**

Kooperation

Eine effektive Zusammenarbeit ist nur möglich, wenn jede am Notfallort eingesetzte Organisation ihre Aufgabe nicht als Selbstzweck, sondern als Teil einer Gesamtaufgabe begreift, die nur gemeinsam mit vereinten Kräften bewältigt werden kann. Dabei muss die alleinige Fachkompetenz jeder Organisation für ihren Aufgabenbereich akzeptiert werden, das Vorgehen im Einzelnen jedoch genau abgesprochen werden.

Nahtstellenprobleme im Zusammenwirken der beteiligten Organisationen

Probleme und Lösungsansätze:

- Unklarheit über die Aufgaben und Kompetenzen des jeweils anderen Bereichs → Informationsbesuch bei den anderen Organisationen, gemeinsame Übungen, Planbesprechungen, Seminare, Einsatznachbereitung zur Erhöhung der Effizienz.
- Mangelnde Erkennbarkeit der Verantwortlichen vor Ort → Anschaffung von Sonderkleidung, z.B. reflektierende Rückenschilder („Einsatzleiter", „Notarzt"), Kennzeichnung der Einsatzleitfahrzeuge, z.B. Dachaufsätze an Führungsfahrzeugen („Einsatzleitung", „Pressestelle"). Z.B. in Bayern landeseinheitliche Warnwesten für LNA und OrgL mit farblicher Gestaltung und entsprechender Aufschrift.
- Keine gemeinsame Einsatzleitung (außer im Katastrophenfall) → Einsatz von Verbindungskräften zum jeweiligen Führungsstab fördert Verständnis für Maßnahmen der jeweils anderen Organisation/Einrichtung, erleichtert die Abstimmung/Koordination von Maßnahmen. Wagenburgprinzip für kurze Wege; Standleitungen schalten (Telefon, Telefax). In manchen Bundesländern (z.B. Bayern) kann aufgrund der Neukonzeption der Führung bei Katastrophen auch zur Bewältigung von Schadensereignissen unterhalb der Katastrophenschwelle ein örtlicher Einsatzleiter bestellt und eingesetzt werden, der allen eingesetzten Kräften, d.h. auch der SanEl, Weisungen erteilen darf.
- Unterschiedlicher Informationsstand kann sich nachteilig auswirken, z.B. auf Pressearbeit → gemeinsame Öffentlichkeitsarbeit, d.h. „eine Sprache sprechen" fördert glaubwürdige Information.

Karl Geyer

1.11.2 Polizei

Aufgabenbereiche

- Abwehr von Gefahren für Leib und Leben anderer.
- Unterstützung anderer Organisationen (z.B. Feuerwehr, Rettungsdienst, THW) zur Ermöglichung bzw. Gewährleistung deren Einsätze z.B. durch Freimachen/-halten der Anmarsch- und Rettungswege, Fernhalten von Schaulustigen, Betreuung der Presse- und Medienvertreter.
- Schutz von Sachwerten.
- Erforschung und Verfolgung von Straftaten und Ordnungswidrigkeiten (Verfolgungspflicht bei Straftaten).
- Sicherung von Beweismitteln und Spuren zur Ermittlung von Täter bzw. Verursacher.

Organisationsformen

- **Bundespolizei:** Bundesgrenzschutz (BGS), Bundeskriminalamt (BKA).
- **Länderpolizei:** Schutzpolizei (Streifendienst, Unfallaufnahme) und Kriminalpolizei. Grenzpolizei (nur in Bayern), Bereitschaftspolizei (Verstärkung/Unterstützung der Schutzpolizei bei besonderen Lagen), Landeskriminalamt (LKA).

Ausstattung

- Funkstreifenwagen, z.B. in Bayern: Unfallaufnahmegerät, Beleuchtungsgerät, Absperrgerät und Markierungskegel, reflektierende Sicherheitswesten, Brechstange und Dreikantschlüssel zum Öffnen von Absperrpfosten, Notfall-Beatmungsmaske (Laerdal), Atemschutzmasken, Rettungsseil, Einmaldecken für Verletzte, Handdesinfektionsmittel und Schutzhandschuhe, AIDS-Ausrüstung.
- Über die jeweilige Einsatzzentrale der Polizeidirektion abrufbar: Flutlichtanlagen zur weiträumigen Ausleuchtung von Unfallstellen und Tatorten, Lautsprecherwagen, Tauchergruppen, Strahlenspürtrupps (Gefahrgutgruppe), Polizeihubschrauber. Schweres technisches Gerät bei der Bereitschaftspolizei.
- **!** Die jeweilige Einsatzzentrale verfügt häufig auch über eine online-Verbindung zum Verkehrsfunk (z.B. „Bayern 3") und zu den Medien, um in Sekundenschnelle entsprechende Informationen bzw. Warnungen bekannt zu geben.

Zusammenarbeit zwischen Rettungsdienst und Polizei

Die Polizei erwartet als Arbeitsgrundlage von der Sanitätseinsatzleitung (NA/OrgL, z.T. im Zusammenwirken mit der Feuerwehr) folgende Informationen/Hinweise:
Ausmaß der Schadens-/Gefahrenlage, Radius des Absperrbereichs, vorzusehende Anmarsch-/Not-/Rettungswege, Notwendigkeit einer Warnung/Evakuierung der Bevölkerung. Einrichtung von Verletztenablagen, Verbandsplätzen, Unverletzten-/Vermisstensammelstellen, Krankenwagenhalt- und Hubschrauberlandeplätzen (RD und Polizei), Verletztenerfassung (= Registrierung), Organisation des Verletztentransportes.

Rolf P. Maschke

1.11.3 Feuerwehr

Aufgabenbereiche
- Abwehrender (Brandbekämpfung) und vorbeugender Brandschutz (Gefahrenvorbeugung).
- Technische Hilfeleistung für Menschen, Tiere, Umwelt und Sachwerte (Priorität in dieser Reihenfolge).
- Teilweise Mitwirkung im Krankentransport-, Rettungs-, Notarzt-, Wasserrettungs- und Luftrettungswesen.

Organisationsformen
- **Berufsfeuerwehr:** Beamte, meist in Städten > 100 000 Einwohner.
- **Freiwillige Feuerwehr mit ständig besetzter Wache:** Hauptamtliche unterstützen Ehrenamtliche, wenn hohe Einsatzhäufigkeit in stark beanspruchten Städten freiwillige Helfer überlastet.
- **Freiwillige Feuerwehr:** Meist Ehrenamtliche, häufigste flächendeckende Organisationsform.
- **Pflichtfeuerwehr:** Verpflichtete Feuerwehrmänner, wenn eine freiwillige Einrichtung nicht zustande kommt.
- **Werkfeuerwehr:** Gesetzlich geforderte Einrichtung in Betrieben mit besonderer Gefährdung.
- **Betriebsfeuerwehr, Hausfeuerwehr:** Selbsthilfeeinrichtung besonderer gewerblicher Betriebe.

Ausstattung
Hinweis: Abklären, ob die FW des Einzugsgebietes neben den typischen Löschfahrzeugen auch für den RD-Einsatz nützliches Sondergerät vorhält, z. B.: Gerät zur Rettung aus Höhen und Tiefen, zur Einsatzstellenausleuchtung, Kranwagen, Gefahrgutausrüstung, Strahlenschutzausrüstung, Messgeräte aller Art, Taucher- bzw. Wasserrettungsgerät, Zelte.

Zusammenarbeit zwischen Rettungsdienst und Feuerwehr
- Wurden vor dem Eintreffen der Feuerwehr durch den NA besondere Gefahren (☞ „4A1C4E-Regel", 1.8.1) festgestellt?
- Benötigt der NA technische Hilfe von der FW zur Patientenbehandlung?
- Kann der RD einen Verbindungsmann („OrgL") zur Feuerwehreinsatzleitung abstellen?
- Feuerwehrsprache in Grundzügen erlernen! Was bedeutet es, wenn der Feuerwehr-Einsatzleiter „1 Trupp unter PA mit 1 C über DL" einsteigen lässt?

Karl Kreuser

1.11.4 Technisches Hilfswerk (THW)

Aufgabenbereiche

- Technische Hilfe für Kräfte anderer Organisationen durch Sichern (z. B. Abstützen eines Gebäudes nach einer Explosion), Beseitigen oder Überwinden von Hindernissen (z. B. Brückenbau, Freimachen von Fahrbahnen, Seilbahnen zum Verletztentransport, Auf- und Abseilen von RD-Personal).
- Mitwirkung im Katastrophenschutz und bei großen Schadensereignissen (Menschenrettung, Tierrettung, Beseitigung von Umweltgefahren, Ölwehr, Transport von Hilfskräften, Betroffenen, Sachgütern).
- Autobahndienst (Technische Hilfe auf Verkehrswegen).
- Humanitäre Hilfe im Ausland.

Organisationsformen

Ortsverband (i. d. R. einmal pro Kreis/Stadt), Geschäftsführerbereich, Landesverband, Bundesleitung.

Ausstattung

- Immer: Rettungs- und Bergungsgerät, Pressluftatmer, Gerät zur Rettung aus Höhen und Tiefen (bis 60 m) sowie zur Absturzsicherung, Beleuchtungsgerät.
- Es ist jeweils örtlich abzuklären, ob zusätzliche, auch für den Rettungsdienst nützliche Ausstattung vorhanden ist, wie z. B. Rüstsatz „Technische Hilfe auf Verkehrswegen", Kranwagen, Radlader, Verpflegungseinrichtungen, Zelte, Sonderausstattungen Gas, Wasser, Elektro, Ölwehr, Wasserrettungsgeräte, Boote.

Zusammenarbeit zwischen Rettungsdienst und THW

- Einzelabsprache im Einsatz: THW-Einsatz zur direkten Menschenrettung oder zur technischen Unterstützung des RD im Hintergrund (Zelte, Verpflegung, Transport von Einsatzpersonal und Betroffenen, z. B. über Gewässer, Trümmer, Höhen und Tiefen).
- THW kann an Stellen arbeiten, die für den RD unerreichbar sind (z. B. Trümmer, große Höhen und Tiefen, Wassergefahr, Absturzgefahr, Atemgifte).
- Unterstützung durch Nachbarortsverbände mit Personal und schwerem technischen Geräten nach Absprache unproblematisch (auch kurzfristig während des Einsatzes).

Wolfgang Kögler

1.11.5 Bundeswehr

Jeder Kommandeur oder Dienststellenleiter kann in folgenden Fällen Hilfsmaßnahmen durch Einheiten der Bundeswehr anordnen:
- **Naturkatastrophen:** Waldbrände, Überschwemmungen, Erdbeben.
- **Besonders schwere Unglücksfälle:** Explosionen, Massenerkrankungen, Nuklearunfälle, Flugzeug- oder Schiffskatastrophen.
- **Dringende Nothilfe:** Hilfeleistung der Bundeswehr, wenn geeignete zivile Hilfskräfte und Material nicht, nicht ausreichend oder nicht rechtzeitig zur Verfügung stehen.

Die **Anforderung** von Truppenteilen erfolgt im Rahmen der dringenden Nothilfe auf Ersuchen von Behörden oder privaten Organisationen nach Art. 35 Abs. 1 GG. Grundsätzlich Anträge auf sanitätsdienstliche Hilfe an die jeweils zuständige RLSt richten.
Hinweis: Die Bundeswehr hat schnelle Kontakte zu NATO-Partnern (z.B. Anfordern eines US-Helikopters).

Kranken- und Materialtransport (Primär-, Sekundär-, Such- und Rettungseinsätze)
- Hubschrauber (☞ 1.6.3): Anforderung über die zivilen RLSt oder über die SAR-Leitstellen (☞ 21.2).
- **Großraumrettungshubschrauber CH 53:** In Rheine und Laupheim sind rund um die Uhr Großraumrettungshubschrauber (GRH) stationiert. Vorlaufzeit bis Einsatzbeginn: 30–60 Min. Bestückung je GRH: 4 Anästhesisten, 3 Rettungsassistenten/Pfleger, 4 Verbrennungspakete (für je 8 Brandverletzte). Kapazität: 6 Intensivpflichtige Patienten (inkl. Monitoring, Beatmung etc.) + 6 Liegend-Verletzte Patienten ohne Monitoring.
- Krankenkraftwagen, z. T. geländegängig, bis 4 Liegend-Verletzte (in jeder Kaserne).
- Omnibus bis 12 und Transportflugzeug (Transall) bis 46 Liegend-Verletzte.

Standard-Krankenkraftwagen, Omnibusse u. Flugzeuge haben in der Regel reine Transportfunktion, Hubschrauber entsprechen RTH-Niveau.

Einsatz von Ärzten

In den Bundeswehrkrankenhäusern Koblenz, Hamburg, Ulm und Berlin bestehen spezielle ärztliche Einsatzgruppen (Anforderung über die RLSt bei den SAR-Leitstellen; ☞ 21.2). In Abhängigkeit vom Personalbedarf für Auslandseinsätze können diese nicht immer und an jedem Bundeswehrkrankenhaus gewährleistet werden. Grundsätzlich sind sie rund um die Uhr alarmierbar, Vorlaufzeit bis Einsatzbeginn beträgt ca. 12 bis 24 h. Zur Verfügung stehen je Standort:
- 1 chirurgische Gruppe (je 1 Chirurg, 1 Assistent, 1 Instrumenteur, 1 OP-Gehilfe).
- 1 Schock/Reanimationsgruppe (1 Anästhesist, 1 Narkosegehilfe, 1 Rettungsassistent).
- 1 Internistengruppe (1 Internist, 1 Laborant, 1 Krankenpfleger).

Einsatz einer Sanitätseinheit

Die Anforderung dieser Einheiten erfolgt bei größeren Katastrophen (z.B. Hochwasser) über das zuständige Verteidigungsbezirkskommando direkt beim Bundesministerium der Verteidigung.

Sie verfügen über oben genannte ärztliche Einsatzgruppen und können unabhängig von Wasser- und Energieversorgung tätig werden. Entsprechende Aufbereitungs-, Erzeugungs- und Führungsmittel sowie Transportkomponenten sind vorhanden. Zusätzlich bei Bedarf Veterinär- und Hygienetrupp.
- Einsatzbereitschaft innerhalb 12–24 h (zuzüglich Verlegungszeit an Einsatzort).
- Die Einheiten sind in ganz Deutschland verteilt. Die Verlegung erfolgt primär im Lufttransport, bei Bedarf an Großgerät i. d. R. per LKW oder Eisenbahn.

Heinrich Wolf

1.11.6 Katastrophenschutz

Die Feststellung über Vorliegen bzw. Ende einer Katastrophe erfolgt durch die Katastrophenschutzbehörde (Landrat/Oberbürgermeister bzw. ein Bevollmächtigter).
Der Katastrophenschutz ist keine für sich bestehende Organisation oder feste Einrichtung, sondern eine organisatorische Aufgabe der Behörden von Bund und Ländern.
Zur Mitwirkung bei der Katastrophenhilfe sind per Gesetz verpflichtet: Polizei, Behörden und Dienststellen der Länder, Gemeinden, Landkreise und Bezirke, Anstalten und Stiftungen des öffentlichen Rechts, Feuerwehren, Freiwillige Hilfsorganisationen (z. B. DRK/BRK, MHD, JUH, ASB, DLRG), Verbände der freien Wohlfahrtspflege, Katastrophenhilfe des Bundes (z. B. Bundeswehr, THW).

Aufgabenbereiche (der Katastrophenschutzbehörden)

Katastrophenvorbeugung, Anlegen von Katastrophenschutzplänen, Durchführen von Katastrophenschutzübungen, Bilden von Katastropheneinsatzleitungen. Tätigkeitsschwerpunkte sind Brandschutz, Bergung, Sanitätswesen, Betreuung, ABC-Schutz.

Organisationsformen

Träger der einzelnen Aufgabenbereiche sind in erster Linie bereits existierende, geeignete Organisationen (z. B. Übertragung von Brandschutz an die Feuerwehren, Sanitätswesen an die Hilfsorganisationen).

Tab. 1.14 Führungsebenen des Katastrophenschutzes

Führungsebene	Weisungsbefugnis
Obere: Katastrophenschutzbehörde	Gegenüber allen im Katastrophenschutz Mitwirkenden
Mittlere: Örtliche Einsatzleiter (ÖEL)	Gegenüber allen vor Ort tätigen Kräften
Untere: Einheitenführer	Innerhalb ihrer Einheiten (Zugführer > Gruppenführer > Truppführer > Helfer)

Ausstattung

Je nach Aufgabenbereich von Organisation zu Organisation unterschiedlich.

Zusammenarbeit zwischen Katastrophenschutz und Sanitätseinsatzleitung (LNA/OrgL)

- Der Sanitätseinsatzleitung unterstehen alle eingesetzten Ärzte, Personal des RD, Einheiten und Helfer des Sanitätsdienstes der freiwilligen Hilfsorganisationen solange diese am Schadensort tätig sind.
- Enge Zusammenarbeit zwischen Örtlicher Einsatzleitung und Sanitätseinsatzleitung. Bei Katastrophen, deren Schwerpunkt der Massenanfall von Verletzten ist, kann die Katastropheneinsatzleitung die Sanitätseinsatzleitung zur Örtlichen Einsatzleitung bestimmen.

Hanjo v. Wietersheim

1.11.7 Notfallseelsorge und Krisenintervention

Stammen die Helfer aus dem nichtkirchlichen Bereich, spricht man von „Krisenintervention im Rettungsdienst".

Aufgabenbereiche

- Stabilisierung der Geschädigten, ihrer Angehörigen und sonstiger Betroffenen durch Gespräche und intensive persönliche Begleitung, Hilfe bei der seelischen Bewältigung der Notlage.
- Unterstützung bei der langfristigen Betreuung durch die Vermittlung anderer sozialer Angebote.
- Gespräche mit Einsatzkräften der Hilfsorganisationen nach psychisch besonders belastenden Einsätzen.
- Zugehörigkeit zu einer besonderen Konfession oder nichtchristlicher Religion (z. B. Moslems) spielt in der Praxis **keine** Rolle.

Organisationsformen

- Notfallseelsorge ist einsatztaktisch auf Landkreis- und Landesebene organisiert.
- Bundesweite Zusammenarbeit in der AGS (Arbeitsgemeinschaft Seelsorge in Feuerwehr und Rettungsdienst, ☞ 21.9.3).
- Für Krisenintervention im Rettungsdienst gibt es keine übergeordnete Organisation. Die meisten Systeme arbeiten auf Landkreisebene. Erste Ansätze für Organisation und Ausbildung werden derzeit innerhalb einiger Organisationen erarbeitet, zum Teil gibt es erste Landesgesetze.

Ausstattung

- Einsatzbekleidung (Erkennungsfarbe: Gelb, Aufschrift: NOTFALLSEELSORGE, Erkennungsfarbe für Krisenintervention: Uneinheitlich, Aufschrift KRISENINTERVENTION o. Ä.). Kleines Seelsorge-Material (Bibel, Gesangbuch, Gebetbuch, Materialien für die Spende von Sakramenten).
- Bei zusätzlichen Qualifikationen auch Helm und Schutzbekleidung, evtl. San-Material.

Zusammenarbeit zwischen Rettungsdienst und Notfallseelsorge
- Wie viele Seelsorger bzw. Mitarbeiter der Krisenintervention werden benötigt?
- In welchem Bereich können die Seelsorger bzw. Mitarbeiter der Krisenintervention ungefährdet arbeiten?

Ulrich v. Hintzenstern

1.12 Psychologisches Verhalten am Notfallort

> **Ziele einer psychologischen Ersten Hilfe**
> Vertrauen schaffen, Beruhigung des Patienten, Situation entspannen, Sicherheit vermitteln.

- Dem Patienten nicht als medizinischer Roboter, sondern als Mensch mit Gefühlen gegenübertreten.
- Immer so verhalten, wie man selbst behandelt werden wollte.
- Es gibt kein allgemeingültiges Verhaltensschema → auf jeden Patienten individuell eingehen.

Verhalten gegenüber dem Patienten

Vertrauen schaffen
- Sich vorstellen: „Guten Tag, ich bin Dr. XY, wie kann ich Ihnen helfen"?
- Den Patienten als einen Menschen behandeln, den man ernst nimmt.
- Patienten nicht aus der Distanz anreden, Blickkontakt und Nähe suchen.
- Patienten mit „Sie" bzw. Nachnamen anreden (auch zu älteren Patienten nicht „Oma" oder „Opa").
- Kurze Sätze, einfache Sprache (kein „Fachchinesisch"!), ruhiger Sprachfluss.
- Eigene Körperbewegungen und Gesichtsausdruck kontrollieren: Hektik und Anspannung verunsichern den Patienten. Ruhig, souverän und kompetent handeln.
- Patienten nach seinen Beschwerden und Schmerzen fragen.
- Dem Patienten im Gespräch Verständnis für seine Situation und Beschwerden ausdrücken, Mut machen und Mitgefühl zeigen.

Beruhigen
- Dafür sorgen, dass der Patient nicht von Schaulustigen „begafft" werden kann.
- Dem Patienten keine Vorwürfe machen („warum mussten Sie auch so schnell fahren", „warum haben Sie uns nicht früher gerufen").
- Insbes. bei älteren Patienten vorsichtigen Körperkontakt suchen: Z. B. Hand oder Schulter halten, frierenden Patienten zusätzliche Decke überlegen, bei unbequemer Kopflage weiteres Kissen unterschieben, Schweiß von der Stirn abtrocknen, Puls fühlen.
- Gespräch mit alltäglicher Thematik zur Ablenkung versuchen.
- Auf Fragen des Patienten der Situation entsprechend möglichst ehrlich antworten, d. h. weder banalisieren noch dramatisieren.
- Patienten kurz erklären, warum er in ein Krankenhaus transportiert wird („Bein muss geröntgt werden"), in welches Krankenhaus er gebracht wird und wie lange die Fahrzeit etwa dauern wird.

- Offene, entstellende Verletzungen, die sich im Blickfeld des Patienten befinden, baldmöglichst abdecken; Blutflecken abwischen.
- Patient nie alleine lassen.
- Kinder (☞ auch 12.1.2):
  - Ausreichend analgesieren und sedieren; ggf. Narkose.
  - Möglichst immer ein Elternteil beim Kind belassen.
  - Kind in den Arm nehmen und wiegen (am besten durch die Mutter).
  - Mit Worten beruhigen.

Weitere Patientenführung

- Fragen, ob Angehörige verständigt werden sollen.
- Fragen, ob noch etwas aus dem Unfallfahrzeug geholt werden soll.
- Angehörige beruhigen (lassen), Transportziel mitteilen.
- An Geduld appellieren: Diagnostik und Therapie erst in der Klinik und danach erst Prognose.
- Affektausbrüche (Schreien, Weinen) des Patienten akzeptieren.
- Medizinische Maßnahmen vorher kurz erklären; schmerzhafte Prozeduren ankündigen.
- Auch „unsympathische" Patienten (Betrunkene, Drogenabhängige, Straftäter) korrekt behandeln.
- Nicht in der Nähe des Patienten **über** ihn sprechen (Fehlinterpretationen → Verunsicherung).
- Keine Konflikte mit Mitarbeitern vor dem Patienten austragen.
- Sich auch um unverletzte Unfallbeteiligte (insbesondere Unfallverursacher) kümmern.
- Bei Übergabe nicht: „Das ist eine Unterschenkelfraktur.", sondern: „Das ist Herr Müller, bei ihm besteht der V.a. eine Unterschenkelfraktur."
- Vom Patienten verabschieden („Ich wünsche Ihnen noch alles Gute.").

Verhalten gegenüber Rettungsdienstmitarbeitern

- Notärzte und Rettungsdienstmitarbeiter können Fehler machen.
- RD-Mitarbeiter versuchen ihr Bestes zu geben, können aber trotzdem nicht hexen:
  - Auch im dringendsten Notfall kann kein Mensch gleichzeitig eine Infusion richten, EKG anlegen, Tubus und Laryngoskop bereitstellen und Medikamente aufziehen.
  - Auch „banale" Tätigkeiten (z. B. Tubusfixierung) erfordern ein Mindestmaß an Zeitaufwand → sorgfältiges Arbeiten erhöht die Sicherheit.
  - Den Mitarbeitern anfangs einen ganz kurzen Gesamtüberblick („Gliederung") über die geplanten Maßnahmen geben und diese dann in einzelne Schritte unterteilen und nach Priorität ordnen („zuerst das Laryngoskop und einen Tubus Größe 9.0, jetzt . . .").
- Die eigene Ungeduld über langsame Mitarbeiter auch bei „vitaler Indikation" beherrschen. Andernfalls Hektik und Nervosität → Unsicherheit → Fehler.
- Keine Auseinandersetzungen am Einsatzort. Bei Differenzen angeordnete Maßnahmen kurz und sachlich begründen („wir machen das, weil . . .") und dann nochmals einfordern. Diskussion des Konfliktstoffs nach dem Einsatz anbieten („wir besprechen das dann nachher in Ruhe, o.k.?").
- Ggf. Vorschläge oder Einwände der Mitarbeiter berücksichtigen.
- Teamgedanken („wir sind eine Mannschaft und können unser Ziel nur gemeinsam erreichen") stärken und gemeinsam über Verbesserungsmöglichkeiten nachdenken.
- Mitarbeiter motiviert man nur durch positive Verstärkungen und sachliche Kritik.

Psychologisches Verhalten am Notfallort

Verhalten gegenüber Kollegen
- Hausärzte und zufällig am Unfallort anwesende Kollegen, die den Patienten vor Eintreffen des NA betreut haben, besitzen z. T. sehr wenig Erfahrung in der präklinischen Versorgung von Schwerverletzten oder Patienten mit akuter Bedrohung der Vitalfunktionen → ein „professioneller Standard" kann nicht vorausgesetzt werden.
- Ruhiges, kompetentes und zielgerichtetes Verhalten statt selbstherrlichem Gebärden („weg da, hier bin jetzt ich") → Anerkennung bzw. Führungsanspruch nicht durch forsches Auftreten, sondern durch fachliche Leistung erwerben.
- Kollegen nicht in untätige Zuschauerrolle abdrängen, sondern mit einbeziehen („Könnten Sie sich um den Beifahrer kümmern?").
- Leistung des „Vorgängers" anerkennen („Danke, dass Sie schon mit der Reanimation begonnen haben.").
- Bei inadäquater Versorgung durch den „Vorgänger":
  - Eine unzureichende Ersttherapie kann auch nicht durch aggressives Verhalten („so ein Schwachsinn") verbessert werden.
  - Keine Belehrungen („Wissen Sie denn nicht, dass …").
  - Ggf. klärendes Gespräch am Einsatzende (unter 4 Augen oder später telefonisch).

Verhalten gegenüber Mitarbeitern anderer Organisationen
- Im Mittelpunkt der medizinischen und technischen Rettung steht der Patient. Dessen Zustand kann nur der NA kompetent beurteilen → Koordination aller Maßnahmen und des Ablaufs der technischen Rettung durch NA (☞ 11.1).
- Immer möglichst umgehend Kontakt mit den Einsatzleitern der anderen Organisationen aufnehmen. Kommunikation während des gesamten Einsatzes aufrechterhalten.
- Mitarbeiter anderer Organisationen nicht als „Hiwis" des RD, sondern als kompetente und für ihren Bereich eigenverantwortliche Fachleute behandeln.
- Bei Unstimmigkeiten die eigene Position nicht „mit Gewalt durchdrücken", sondern die persönliche Auffassung kurz und sachlich begründen.
- Bei tiefer greifenden Meinungsverschiedenheiten Angebot, sich nach dem Einsatz nochmals zusammenzusetzen und die Probleme „in Ruhe" zu diskutieren bzw. mögliche Missverständnisse zu klären.
- „Kleines Dankeschön" am Einsatzende („Die Zusammenarbeit hat prima geklappt.") → „Klimaoptimierung" und Motivationssteigerung bei den Mitarbeitern der anderen Organisationen.

Verhalten gegenüber Ersthelfern
- Ersthelfer können Fehler machen, aber sie haben geholfen.
- Für Tätigkeit danken.
- Wenn möglich, Ersthelfer nicht abdrängen, sondern in weiteren Ablauf mit einbinden (z. B. weiter mit dem Patienten sprechen oder Infusion halten lassen).
- Bei größeren Unglücken oder bei (mehreren) Todesfällen: Zu stressbearbeitenden Maßnahmen (☞ 21.9.3) einladen (lassen) bzw. dafür die Adresse des Ersthelfers erbitten.

Verhalten gegenüber Schaulustigen

> Schaulustige auf Distanz halten.

- Schaulustigen die Möglichkeit geben, ihr Verhalten aus eigener „Einsicht" zu ändern: Nicht gereizt und unwirsch: „Sie stören, hauen Sie ab, Gaffer können wir hier nicht brauchen", sondern höflich, aber bestimmt: „Bitte treten Sie zurück. Dem Patienten sind Ihre Blicke unangenehm, außerdem beeinträchtigen Sie unsere Arbeit. Bitte räumen Sie die Unfallstelle und gehen/fahren Sie weiter.".
- Besonders störende Zuschauer mit einer „Aufgabe" betreuen und direkt ansprechen:
  - „Bitte überprüfen Sie, ob die Unfallstelle richtig abgesichert ist".
  - „Bitte helfen Sie uns und sorgen Sie dafür, dass sich alle Passanten hinter die Ampel zurückziehen".
- Ggf. Zurückweisung der Schaulustigen durch Polizei.

! „Gaffer", die den Einsatzablauf nachhaltig behindern, können in manchen Bundesländern (z. B. Bayern) mit einer Geldbuße bis zu 5 000 € belegt werden.

Hanjo v. Wietersheim und Ulrich v. Hintzenstern

1.13 Stressbearbeitung nach belastenden Ereignissen

Es gibt Einsätze und Situationen, die erfahrungsgemäß besonders stark belasten, so z. B.:
- Eigenunfall.
- Tod oder Selbsttötung eines Kollegen oder Mitarbeiters.
- Gewalt gegen Einsatzkräfte.
- Einsatz mit Schusswaffengebrauch.
- Größere Anzahl von Verletzten oder Toten.
- Persönliche Bekanntschaft mit dem Opfer.
- Beteiligung von Kindern.
- Besonderes Medieninteresse.
- Langandauernde und schwierige Einsätze.

Die Reaktion auf solche Situationen ist Stress, der individuell sehr unterschiedlich empfunden und verarbeitet wird. Die Stressbelastung kann sich äußern in:
- Übelkeit.
- Herzrasen.
- Erschöpfungszuständen.
- Schlafstörungen und Alpträumen.
- Verminderter Konzentrationsfähigkeit.
- Gedanklichen Rückblenden.
- Schuldgefühlen.
- Unfähigkeit, Freude und Anteilnahme zu empfinden.

Stressbearbeitung nach belastenden Ereignissen

- Übertriebener Lustigkeit.
- Extremer Schweigsamkeit.
- Verändertem Ess-, Trink- und Rauchverhalten.
- Rückzug aus sozialen Beziehungen.
- Unausgeglichenheit.

Normalerweise verschwinden die Stressreaktionen umgehend oder nach einigen Tagen, wenn ausreichende Gelegenheit besteht, den Stress abzubauen. Falls die Stressreaktionen länger als 2 Wochen anhalten, sollte professionelle Hilfe in Anspruch genommen werden (s. u.).

Tipps für die Tage nach einem belastenden Ereignis

- Sport und Fitnesstraining.
- Versuchen, ein normales Leben weiter zu führen, Zeit einteilen, sich nicht „hängen lassen".
- Sich klarmachen, dass man normal ist und normale Reaktionen hat, d. h. sich nicht selbst „verrückt machen". Akzeptieren, dass man sich nach einem belastenden Ereignis schlecht fühlt. Intensive Gedankenarbeit, Alpträume und sich aufzwingende Erinnerungen sind normal. Sie lassen sich nicht willentlich verdrängen. Sie werden mit der Zeit weniger werden und verschwinden.
- Mit anderen Menschen reden. Erzählen ist eine wirksame Heilmethode zur Stressreduktion!
- Zeit mit anderen Menschen verbringen. Gemeinsame Unternehmungen bringen einen auf neue Gedanken.
- Nicht versuchen, die Gefühle mit Alkohol oder anderen Drogen zu mildern. Sie kommen wieder!
- Sich um andere Betroffene kümmern und mit ihnen über die Erlebnisse und Gefühle reden.
- Wenn man nachts nicht schlafen kann, ggf. die Gedanken und Erlebnisse in einem Tagebuch niederschreiben.
- Dinge tun, die einem gefallen.
- Daran denken, dass auch die Menschen in der Umgebung Stress haben.
- Keine großen Entscheidungen treffen. Den täglichen kleinen und z. T. banalen Entscheidungen aber nicht ausweichen. So behält man die Kontrolle über sein Leben. Wenn man z. B. gefragt wird, was man essen will, sollte man antworten, auch wenn es einem eigentlich egal ist.
- Regelmäßig und ausgewogen essen, auch wenn man keinen Hunger hat.
- Sonstige Stresssituationen vermeiden und Ruhe suchen.

Für Freunde und Familienmitglieder

- Für den Betroffenen Zeit mitbringen und ihm zuhören.
- Ggf. auf den Betroffenen zugehen.
- Bei täglichen Arbeiten helfen, wie z. B. sauber machen, kochen, auf die Kinder aufpassen.
- Ärger oder Stimmungsschwankungen nicht persönlich nehmen.
- Den Betroffenen nicht damit „trösten", dass es noch schlimmer hätte sein können. Ihm stattdessen Mitgefühl ausdrücken und sich bemühen, ihn zu verstehen und ihm zu helfen.

Weitere Informationen beim Verein für Stressbearbeitung nach belastenden Ereignissen (SBE e. V., ☞ 21.9.3).

Ulrich v. Hintzenstern

1.14 Hygienemaßnahmen

Hygienemaßnahmen im RD dienen dem Schutz des Patienten und des ihn versorgenden RD-Teams. Für den hygienischen Zustand des Rettungsmittels ist immer die jeweilige „Transportorganisation" (Durchführende) verantwortlich.
Problematik: Die Versorgung von Notfallpatienten findet an den unterschiedlichsten Orten (z. B. Acker, Fahrzeugwrack, Vorratskeller) unter z. T. widrigen Bedingungen (Regen, Kälte, Dunkelheit) statt. Daraus resultieren auch zwangsläufig Unterschiede zwischen präklinischen und klinischen Hygienestandards.

! Der Erhalt von Vitalfunktionen hat immer Priorität vor der Vermeidung von Infektionsgefahren.

Kontaminationsschutz
(☞ 1.8.3)
- Routinemäßig Einmalhandschuhe verwenden (immer einige Handschuhe „am Mann" mitführen).
- Haut- und insbesondere Schleimhautkontakt mit Blut, Speichel, Sekreten, Urin und Stuhl des Patienten unbedingt vermeiden.
- Bei versehentlicher Kontamination sofortige Desinfektion: Grobe Verunreinigungen mit Zellstoff, der mit Desinfektionsmittel getränkt ist, entfernen und danach die betroffene Hautfläche großzügig mit Desinfektionsmittel einreiben.

Hautdesinfektion
- „Sprühen – wischen (mit Tupfer oder Kompresse) – sprühen".
- Mindesteinwirkzeit des Hautdesinfektionsmittels: Venenpunktion: 15–30 s, chirurgische Maßnahmen (z. B. Thoraxdrainage): 1 Min.
- Händedesinfektion durchführen vor dem Anziehen steriler Handschuhe, nach Kontakt mit potenziellen Infektionsquellen, häufig „mal zwischendurch".

Umgang mit Sterilgut
- Sterilgut (Spritzen, Kanülen, Katheter, Drainagen, chirurgisches Besteck, Entbindungsset) nicht durch das Verpackungspapier drücken, sondern Umhüllung immer an den dafür vorgesehenen Stellen auseinander ziehen und Inhalt steril anreichen.
- „OP-Gebiete" immer möglichst weiträumig abdecken, so dass auch die verwendeten Materialien bequem und sicher abgelegt werden können.
- Besonders geeignet zur sterilen Abdeckung sind durchsichtige Lochtücher mit Klebestreifen: Können nicht verrutschen und beeinträchtigen nicht die anatomische Orientierung.

Abfallentsorgung

- Kanülen nie in die Schutzhülle zurückstecken (Verletzungsgefahr), sondern immer umgehend in einem dafür vorgesehenen durchstichsicheren Behälter entsorgen.
- Keine gebrauchten Kanülen und Skalpelle am Unfallort oder in Patientennähe (z. B. auf der Trage) liegen lassen.
- Während des Einsatzes Abfall nicht „wild in der Gegend" verteilen, sondern möglichst an einer Stelle „häufeln".
- Möglichst keinen Abfall am Notfallort zurücklassen bzw. sachgerechte Entsorgung sicherstellen.

Ulrich v. Hintzenstern

1.15 Leichenschau/Todesbescheinigung

Grundlagen

Keine bundeseinheitliche Regelungen → Landesgesetze und -verordnungen:
- Die Leichenschau ist die letzte ärztliche Untersuchung eines (toten) Menschen; dies erfordert zumindest die gleiche Sorgfalt wie die Erstuntersuchung eines Kranken.
- Nicht in allen Bundesländern ist der NA zur Leichenschau verpflichtet, teils abhängig vom Status des NA (Klinikarzt bzw. niedergelassener Arzt).
- Teils nur vorläufige Todesbescheinigung durch NA (s. u.).
- Abbruch von Reanimationsmaßnahmen bzw. festgestellte sichere Todeszeichen müssen dokumentiert werden.
- Verstöße gegen die Leichenschauvorschriften (z. B. leichtfertige Ausstellung einer unzutreffenden Todesbescheinigung) können durch Ordnungsgeld oder sogar Strafverfolgung des Arztes geahndet werden!

Aufgaben der Leichenschau:
- Sichere Todesfeststellung.
- Aufdecken von nicht natürlichen Todesarten (insbesondere von Tötungsdelikten, Unfällen, Suiziden, z. B. bei Vergiftungen besonders schwierig!).
- Vermeiden der Ausbreitung von Infektionskrankheiten.
- Feststellung von Berufskrankheiten.
- Datenerhebung für die offizielle Todesursachenstatistik.
- Wahrung der Interessen des Toten gegenüber Versicherungen (z. B. keine Leistung der Unfallversicherung bei natürlichem Tod) und Privatpersonen (z. B. Erben).

Problematik

- In den meisten Fällen kennt der NA weder den Patient noch seine Vorgeschichte → falls möglich Hausarzt befragen bzw. diesen die Leichenschau durchführen lassen.
- Im Prinzip kann eine Todesursache niemals durch eine äußere Leichenschau definitiv geklärt werden.
- Der Kreislaufstillstand liegt meist erst so kurz zurück, dass noch keine sicheren Todeszeichen vorliegen → ggf. spätere Rückkehr an den Einsatzort.

- Die Angabe „nicht natürliche" oder „ungeklärte" Todesursache kann v. a. bei älteren Verstorbenen Kontroversen mit Angehörigen, Polizei und Amtsärzten bewirken (Desinteresse an „Komplikationen" und Mehrarbeit).

Durchführung
- Die sorgfältige Durchführung der Leichenschau erfordert erheblichen Zeitaufwand.
- Keine Leichenschau „in der Öffentlichkeit" (→ Patient in RTW verbringen).
- Angehörigen verdeutlichen, dass die Leichenschau keine Schikane oder Störung der Totenruhe, sondern eine sinnvolle und generell vorgeschriebene Untersuchung ist.
- Für ausreichende Beleuchtung sorgen, um mögliche Hinweise auf einen nicht natürlichen Tod nicht zu übersehen → ggf. Überführung in eine Leichenhalle.
- Nur vollständig entkleidete Leichen untersuchen. Bei Leichenstarre ggf. Kleidung aufschneiden → Angehörige hinzuziehen und mithelfen lassen.
- Haut und Körperöffnungen der Leiche von allen Seiten gründlich inspizieren.
- Hinweise auf Tod durch Ersticken (Strangfurchen am Hals, Würgemale; feine petechiale Blutungen in den Lid-, Binde- oder Mundschleimhäuten, im Gesicht oder hinter den Ohren), für die Einwirkung spitzer oder scharfer Gewalt (Pflaster und Verbände entfernen), für ein SHT (Schädel betasten → abgrenzbare Beule?) oder für eine Vergiftung (Nadelstichverletzung als Hinweis auf i.v. Drogenkonsum, alkoholischer Geruch aus Mund/Nase bei Druck auf den Brustkorb, Ätzgifte → Lippenveränderung, Warnfarbe von Pflanzenschutzmitteln, Tablettenreste im Mund, Erbrochenes)?
- Tiefe rektale Körperkerntemperaturmessung (evtl. wichtig zur Bestimmung des Todeszeitpunktes → geeignetes Thermometer beschaffen!).
- Orientierende Untersuchung des Leichenfundortes (z. B. im Hinblick auf Tabletten, Gifte, Spuren, Tatwerkzeuge).
- Befunde schriftlich mit Zeitpunkt der Beobachtung dokumentieren.

Todesfeststellung

„Sichere" Todeszeichen
- Totenflecken (Livores):
  - Rötlich-zyanotische Flecken (bei hellroter Färbung V.a. CO-Vergiftung; ☞ 9.7.2).
  - Erstes Auftreten an abhängigen Körperpartien, z. B. am Nacken, ca. 30 Min. p.m.
  - Konfluenzbeginn: 2–6 h p.m., vollständige Ausprägung mit Konfluenz: Nach ca. 6–12 h.
  - Innerhalb der ersten 12 h verschwinden die Livores durch leichten Druck, nach 1–2 Tagen sind sie nicht mehr wegdrückbar.
- Totenstarre:
  - Beginn: Ca. 1–4 h p.m., v. a. im Kopfbereich (Lider, Unterkiefer).
  - Vollständige Ausprägung nach 6–12 h.
  - Lösung (temperaturabhängig) ca. 2–3 Tagen p.m. (bei 20 °C).
- Fäulnis.
- Verletzungen, die nicht mit dem Leben vereinbar sind (z. B. Dekapitation).

Leichenschau/Todesbescheinigung

„Unsichere" Todeszeichen
Leichenblässe und -kälte, Atemstillstand, Asystolie, Korneatrübung, weiche Bulbi, weite reaktionslose Pupillen, evtl. entrundet, Reflexlosigkeit.

Besondere Situationen
- Bei Verzicht auf Reanimationsmaßnahmen bei einer Leiche ohne sichere Todeszeichen → EKG-Null-Linien-Dokumentation über mind. 10 Min. Bei Schrittmacherpatienten entspricht eine fehlende Depolarisation dem Null-Linien-EKG.
- Ein Hirntod ist vom NA nicht diagnostizierbar (EEG bzw. Beobachtung über 12 h erforderlich).
- Todesfeststellung unter Reanimation (☞ 3.5).
- Bei Leichenfunden, bei denen der V.a. eine Gewalttat vorliegt, sofort Polizei verständigen. Der NA ist dafür verantwortlich, dass der Tatort unverändert bleibt und keine Spuren verwischt werden. Also bis zum Eintreffen der Polizei am Tatort bleiben.

Todesbescheinigung
Ergebnisse der Leichenschau dokumentieren (entsprechende Formulare evtl. im Krankenhaus oder Arztpraxis besorgen und bei sich führen).
In manchen Bundesländern nur „vorläufige Bescheinigung des Todes" als reine Todesfeststellung. Leichenschau dann durch Hausarzt, kassenärztlichen Notfalldienst, gerichtsärztlichen Dienst o.Ä. nach unverzüglicher Verständigung durch den NA.

- **Identifikation des Toten:** Eintrag entsprechend kommentieren: „persönlich bekannt", „aufgrund von Ausweispapieren/ Angaben Dritter" bzw. „unbekannt".
- **Sterbeort:** Bei nicht beobachtetem Todeseintritt: „Aufgefunden ..."
- **Zeitpunkt des Todes:** Bei nicht beobachtetem Todeseintritt „unsicher, tot aufgefunden am ... um ... Uhr.", „zuletzt lebend gesehen um ... Uhr" bzw. „ungeklärt".
- **Todesart:**
  - „Natürlicher Tod" (durch Krankheit, Fehlbildung oder Lebensschwäche); in einigen Bundesländern auch „keine Anhaltspunkte für nicht natürliches Geschehen".
  - „Nicht natürlicher Tod" (z.B. durch Unfall, Suizid, Mord, Gewalteinwirkung, Komplikation medizinischer Behandlung, Intoxikation, Sturz, Ertrinken, aber auch bei einer letztlich „inneren" Todesursache, die sich aber über eine Kausalkette mit einem nicht natürlichen Ursprungsereignis verbinden lässt, z.B. Lungenembolie nach Gipsruhigstellung, Pneumonie bei verletzungsbedingtem Krankenlager); in einigen Bundesländern auch „Anhaltspunkte für nicht natürliches Geschehen".
  - „Nicht aufgeklärt, ob natürlicher oder nicht natürlicher Tod" (z.B. unbekannte Leiche ohne äußere Verletzungszeichen).
  - In Leichenschauscheinen, in denen der Terminus „ungeklärte Todesart" nicht vorkommt, entsprechenden handschriftlichen Eintrag vornehmen.
  - Bei Verdacht eines nicht natürlichen Todes oder unbekannter Leiche keine Veränderungen an der Leiche (z.B. keine Entfernung von Kathetern und Tuben nach Reanimation) oder der Auffindungssituation vornehmen (Ausnahme: Aussicht auf Erfolg von Rettungsmaßnahmen). Umgehend Polizei verständigen.
- Verweigert die Polizei nach der Todesfeststellung aus ermittlungstaktischen Gründen die Leichenschau, empfiehlt sich folgender Vermerk in der Todesbescheinigung: „Zum Spurenerhalt

nur Todesfeststellung, ärztliche Leichenschau durch einsatzführenden Polizisten (Name, Dienstgrad und Dienststelle) verweigert.".

- **V.a. Erkrankung an einer übertragbaren Krankheit:** Besteht der V.a. einen Seuchenfall, Leiche speziell kennzeichnen, in eine Transportfolie oder ein mit Desinfektionsmittel getränktes Tuch einhüllen, in eine Leichenhalle überführen lassen und den zuständigen Amtsarzt umgehend verständigen. Ansonsten „unbekannt" eintragen.
- **Todesursache:** Bei jedem unklaren Todesereignis oder unerwarteten Tod aus natürlicher Ursache als Todesursache „Ohne Sektion nicht feststellbar" bzw. „ungeklärt" eintragen.

Nach vollständigem Ausfüllen den Leichenschauschein so verschließen, dass die vertraulichen Angaben (u. a. Todesursache) für Unbefugte nicht einsehbar sind.
Die Todesbescheinigung erhält bei:
- Natürlichem Tod: Ein Angehöriger zur Weitergabe an den Bestatter.
- Nicht natürlichem oder nicht aufgeklärten Tod: Die Polizei.

- In der Todesbescheinigung nur das beurkunden, was man selbst gesehen hat und sicher weiß. Falschangaben haben strafrechtliche Konsequenzen.
- Angaben von Angehörigen können unzutreffend sein.
- Die äußeren Umstände des Todesfalls können täuschen oder manipuliert sein.
- Nie von Polizisten zur Bescheinigung eines natürlichen Todes überreden lassen.

Sean Patrick Stieglitz
1.16 Telemedizin

Telemedizin: Gemeinsame Patientenbehandlung durch 2 räumlich getrennte Ärzte unter Zuhilfenahme von Informations- und Kommunikationstechnologien.
Telematik: Früherer Begriff **Datenfernübertragung (DFÜ).** Verbindung zwischen Telekommunikationstechnologie und Informatik. In der Notfallmedizin Zugriffsmöglichkeit auf aktuelle Patienteninformationen durch mobile Datenkommunikation.
Elektronischer Arztausweis: Ersatz des herkömmlichen Arztausweises durch eine Chipkarte. Vorteil: Dient als Sichtausweis und beinhaltet sog. elektronische Schlüssel, die den Arzt als solchen in Computernetzen ausweisen und den Zugriff auf für ihn bestimmte medizinische patientenbezogene Dokumente ermöglichen. Zusätzlich Möglichkeit, eigene Dokumente mit einer digitalen Signatur zu versehen und entsprechend zu verschlüsseln um sicherzustellen, dass Sender und Empfänger einer elektronischen Nachricht eindeutig identifizierbar sind und dass diese Nachricht auf dem Übermittlungsweg nicht verändert wurde.
Elektronischer Patientenausweis: Anders als beim elektronischen Arztausweis ist die Funktionalität für den Rettungsdienst noch nicht eindeutig definiert. Problem: Auf den Karten finden sich derzeit unterschiedlichste Informationen in nicht standardisiertem Format.

Einsatzmöglichkeiten
Verschiedene Telematikprojekte befinden sich im Rettungsdienst in der Erprobung. Bereits absehbar ist, dass viele Dinge durch eine funktionierende EDV und Telematik vereinfacht werden können.

- **Elektronische Dokumentation und Abrechnung:** Seit einigen Jahren existieren elektronische Dokumentationssysteme, die den administrativen Teil der Notarzttätigkeit erheblich erleichtern und lesbarer machen. Meist sog. Handheld-Computer, d.h. kleinere Notebooks mit Touchscreenfunktion zur vereinfachten Eingabe, mit DIVI-Protokoll (☞ 1.17) in elektronischer Form und Kartenleser zur Aufnahme der Patientendaten von der Versichertenkarte. Das DIVI-Protokoll kann dann z.B. in der Notaufnahme ausgedruckt werden. Auf der Dokumentation des DIVI-Protokolls bauen dann häufig Abrechnungsmodule auf, die die Suche nach den entsprechenden Ziffern deutlich erleichtern und bestenfalls die fertige Rechnung erstellen, so z.B. NAWdat (☞ 21.9.2).
- **Zugriff auf medizinische Datenbanken:** Mit Hilfe der Telematik kann vom Notfallort aus bei Bedarf auf verschiedene Datenbanken mit medizinischem Inhalt zugegriffen werden, so z.B. bei Vergiftungen oder Unfällen mit chemischen Gefahrgütern. Auch Behandlungsrichtlinien für den Notarztdienst sind auf diese Weise abfragbar.
- **Mobile Notfalldatenkommunikation:** Schnelle Kommunikation mit möglichst hohem Informationsgehalt ist im Notfall entscheidend. Der bisherige Funkverkehr zwischen NAW, Rettungsleitstelle und aufnehmendem Krankenhaus ist durch die vielen Stationen, die er durchläuft, zwangsweise fehlerbehaftet. Hier können neuartige Kommunikationssysteme auf EDV-Basis Abhilfe schaffen, so z.B. relevanter Zeitgewinn für die aufnehmende Klinik durch die Nutzung mobiler Notepad-Computer mit Datenfunk.

Der Notarzt wird auch in Zukunft vor Ort weiter auf sich allein gestellt und wie bisher auf seine „5 Sinne" angewiesen sein, d.h. Telematiktechnologien werden immer ein Hilfsmittel bleiben und notärztliches Denken und Handeln nie ersetzen können. Die Möglichkeiten der modernen Datenkommunikation werden den Notarzt aber mit mehr Informationen versorgen und damit eine höhere Sicherheit bei seinen Entscheidungen ermöglichen, wenn die entsprechenden Kommunikationsprodukte in naher Zukunft ausgereift und entsprechend erprobt und die rechtlichen Rahmenbedingungen eindeutig geklärt sind. Gleichzeitig werden die entsprechenden informativen Grundlagen für die effektive Weiterbehandlung des Patienten in der aufnehmenden Klinik geschaffen.

Weitere Informationen z.B. beim ICT (International Centre of Telemedicine der Universität Regensburg) oder der it.medic AG (☞ 21).

Heinzpeter Moecke

1.17 Dokumentation

Aufgaben und Ziele der Dokumentation

- Jeder NA ist verpflichtet (ärztliche Berufsordnung, z.T. einige Landesrettungsdienst-Gesetze), über jeden von ihm behandelten Patienten sachgerechte Aufzeichnungen zu erstellen.
- Primäre Aufgabe der Dokumentation: Übermittlung von eindeutigen und aussagefähigen Informationen über das Notfallgeschehen, die Anamnese, den Erstbefund und die durchgeführten notfallmedizinischen Maßnahmen an die Mitarbeiter der aufnehmenden Klinik (Sicherung wichtiger Befunde für die weitere Diagnostik und Behandlung des Patienten).

- Eine standardisierte Dokumentation des RD-Einsatzes ist Voraussetzung für die Datenerfassung und -analyse für das Qualitätsmanagement im RD.
- Durch eine sorgfältige und umfassende Dokumentation schützt der NA sich und die RD-Mitarbeiter vor ungerechtfertigten Vorwürfen im Rahmen von juristischen Auseinandersetzungen.

Einsatzprotokolle

Die Empfehlung der Deutschen Interdisziplinären Vereinigung für Intensiv- und Notfallmedizin (DIVI) sieht zur Dokumentation drei Vordrucke vor: Notarzteinsatz- und Rettungsdienstprotokoll sowie als gemeinsame Empfehlung mit dem Bayerischen Staatsministerium des Inneren das Intensivtransportprotokoll.

Notarzteinsatzprotokoll

Dokumentation notärztlicher Befunde und Maßnahmen.
Das DIVI-Notarzteinsatzprotokoll (aktuelle Version: 4.2, ☞ Abb. 1.12) wird mit 1 oder 2 Durchschlägen ausgeliefert. Das Original verbleibt nach der Patientenübergabe im aufnehmenden Krankenhaus. Der 1. Durchschlag wird am Standort des arztbesetzten Rettungsmittels archiviert. Der 2. Durchschlag kann entweder für die persönliche Archivierung des den Einsatz durchführenden Notarztes oder – nach Anonymisierung der personenbezogenen Daten – einer zentralen Datenerfassungsstelle zugeführt werden.
Für die Datenerfassung des DIVI-Notarzteinsatzprotokolls stehen mehrere Software-Versionen zur Verfügung, die z. T. kostenlos abgegeben werden (☞ 21.9.2).

Rettungsdienstprotokoll (Version 1.0)

Dokumentation rettungsdienstlicher Befunde und Maßnahmen. Zusätzlich ist ein Vordruck „Verordnung eines Krankentransports" beigeheftet.
Auf der Rückseite befinden sich Abschnitte zur Dokumentation einer Transportverweigerung durch den Patienten, des Materialverbrauchs und von Zwischenfällen (Komplikationen seitens des Patienten, technische und organisatorische Probleme, jeweils mit Bewertung der Relevanz).

Intensivtransportprotokoll (Version 1.0)

Das Intensivtransportprotokoll ist eine Weiterentwicklung des DIVI-Norarzteinsatzprotokolls, das die besonderen Dokumentationsanforderungen bei der Verlegung von kritisch Kranken berücksichtigt.

NOTARZTEINSATZPROTOKOLL Empfehlung der DIVI 2003 — Version 4.2

AOK	LKK	BKK	IKK	VdAK	AEV	Knappschaft	UV

Name, Vorname des Versicherten

geb. am

Kassen-Nr. — Versicherungs-Nr. — Status

Vertragsarzt-Nr. — VK gültig bis — Datum

Geschlecht ○ m ○ w — Geburtsjahr — -monat — ○ unbekannt

Standort — Rettungsmittel — Einsatznummer

Typ: ○ NEF ○ NAW ○ RTH ○ ITH ○ ITW ○ RTW ○ KTW

1. Rettungstechnische Daten

Einsatzdatum:

Einsatzort:

Transportziel:

Rettungs-Ass.:

Notarzt:

Alarm: — Ankunft: — Abfahrt: — Übergabe: — Einsatzbereit: — Ende: — km (gesamt):

○ Fehlfahrt (Einsatzabbruch/kein Patient)

2. Notfallgeschehen / Anamnese / Erstbefund (Beschwerdebeginn, Unfallzeitpunkt, Vormedikation, Vorbehandlung)

CPR: Kollaps beobachtet: ○ ja ○ nein Zeitpunkt:

3. Erstbefund Zeitpunkt

3.1. Neurologie — unauffällig ○

Glasgow-Coma-Scale

Augen öffnen
- spontan 4
- auf Aufforderung 3
- auf Schmerzreiz 2
- kein Augenöffnen 1

beste verbale Reaktion
- konversationsfähig
  - orientiert 5
  - desorientiert 4
- inadäquate Äußerung (Wortsalat) 3
- unverständliche Laute 2
- keine 1

beste motor. Reaktion
- folgt Aufforderung 6
- gezielte Abwehr 5
- ungezielte Abwehr 4
- Beugesynergismen 3
- Strecksynergismen 2
- keine Abwehr 1

re li — Arm — Bein

Summe

Bewusstseinslage
- narkotisiert/sediert ○
- orientiert ○
- getrübt ○
- bewusstlos ○

Extremitätenbewegung (re li)
- normal 3
- leicht vermindert 2
- stark vermindert 1

Arm — Bein

Pupillenweite (re li)
- eng ○ ○
- mittel ○ ○
- weit ○ ○
- entrundet ○ ○
- nicht beurteilbar ○ ○

keine Lichtreaktion ○ ○

Meningismus ○

3.2. Messwerte ○ keine

RR / — HF — Temp. — regelmäßig ○ ja ○ nein

BZ — Atemfrequenz — SpO_2 — et CO_2 — ○ mit / ○ ohne O_2

Schmerz: 0 — 5 — 10

3.3. EKG ○ nicht untersucht

- ○ Sinusrhythmus
- ○ absolute Arrhythmie
- ○ AV-Block II° Typ Wenckebach
- ○ AV-Block II° Typ Mobitz
- ○ AV-Block III°
- ○ ______
- ○ schmale QRS-Tachykardie
- ○ breite QRS-Tachykardie
- ○ Kammerflattern/-flimmern
- ○ elektromechanische Dissoziation
- ○ Asystolie
- ○ Schrittmacherrhythmus

Extrasystolen ○ SVES ○ VES ○ monomorph ○ polymorph

3.4. Atmung ○ nicht untersucht

- ○ unauffällig
- ○ Dyspnoe
- ○ Zyanose
- ○ Spastik
- ○ Rasselgeräusche
- ○ Stridor
- ○ Atemwegverlegung
- ○ Schnappatmung
- ○ Apnoe
- ○ Beatmung/Tubus
- ○ ______

3.5. Psych. Zustand

○ unauffällig ○ aggressiv ○ depressiv ○ wahnhaft ○ verwirrt ○ verlangsamt ○ euphorisch ○ nicht beurteilbar

4. Erstdiagnose

4.1. Erkrankung ○ keine

ZNS/Neurologie
- ○ TIA/Insult/intrakranielle Blutung
- ○ Krampfanfall
- ○ ______

Herz-Kreislauf
- ○ Angina Pectoris
- ○ Herzinfarkt
- ○ Rhythmusstörung
- ○ Lungenembolie
- ○ Herzinsuffizienz
- ○ Lungenödem
- ○ hypertensiver Notfall
- ○ Orthostase
- ○ ______

Atmung
- ○ Asthma
- ○ Aspiration
- ○ Pneumonie/Bronchitis
- ○ Hyperventilations-Tetanie
- ○ ______

Abdomen
- ○ akutes Abdomen
- ○ gastrointestinale Blutung
- ○ Kolik
- ○ ______

Psychiatrie
- ○ Psychose/Depression/Manie
- ○ Erregungszustand
- ○ Intoxikation Alkohol/Drogen/Medikamente
- ○ Entzug Alkohol/Drogen/Medikamente
- ○ Suizidversuch
- ○ soziale Krise
- ○ ______

Stoffwechsel
- ○ Hypoglykämie
- ○ ______

Pädiatrie
- ○ Fieberkrampf
- ○ Pseudokrupp
- ○ SIDS
- ○ ______

Gynäkologie / Geburtshilfe
- ○ Geburt
- ○ vaginale Blutung
- ○ ______

Sonstiges
- ○ anaphylakt. Reaktion
- ○ Unterkühlung
- ○ Ertrinken
- ○ sonstige Intoxikation
- ○ Exsikkose
- ○ ______

4.2. Verletzungen ○ keine — Unfallzeitpunkt

	keine	leicht	mittel	schwer
Schädel-Hirn	○	○	○	○
Gesicht	○	○	○	○
HWS	○	○	○	○
Thorax	○	○	○	○
Abdomen	○	○	○	○
Wirbelsäule BWS/LWS	○	○	○	○
Becken	○	○	○	○
Obere Extremitäten	○	○	○	○
Untere Extremitäten	○	○	○	○
Weichteile	○	○	○	○

○ Verbrennung/Verbrühung
____ Grades ____ %
____ Grades ____ %
○ Inhalationstrauma
○ Elektrounfall
○ andere

Unfallmechanismus
- Trauma: stumpf ○ penetrierend ○
- Sturz > 3 m Höhe ○
- Verkehr: als Fußgänger angefahren ○
- PKW/LKW-Insasse ○
- Zweiradfahrer ○
- Polytrauma ○
- sonst. ○

Erstdiagnose

ICD 1 — ICD 2 — ICD 3

01 / 04

Abb. 1.12 DIVI-Notarzteinsatzprotokoll

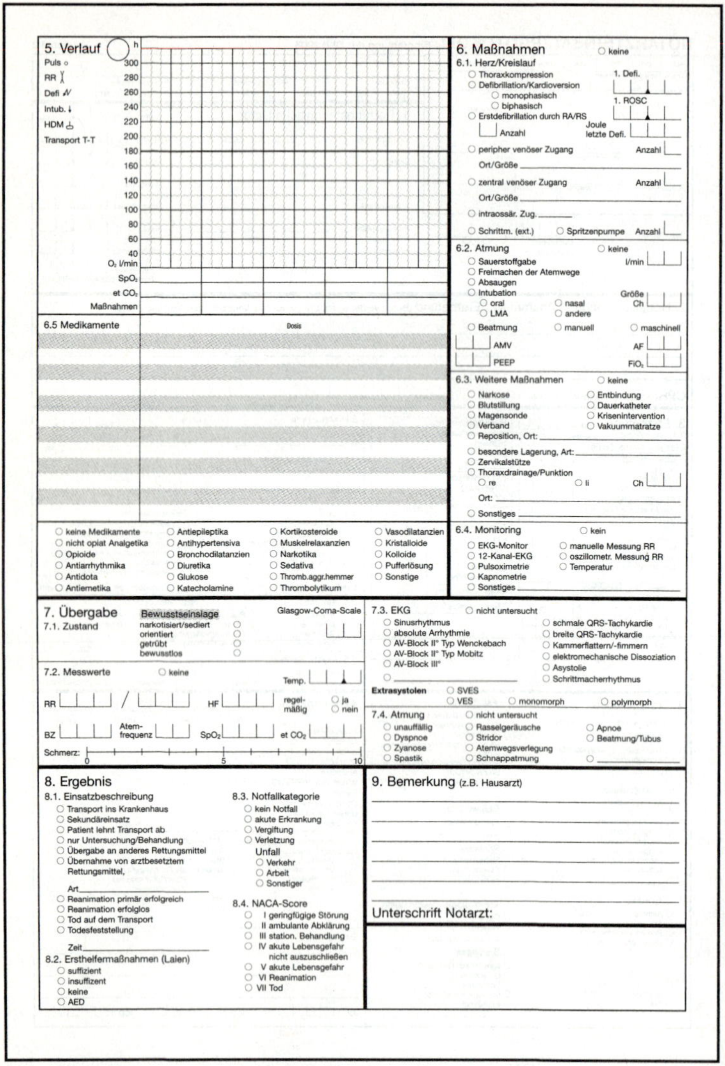

1 Tipps und Informationen für den Rettungsdienst

1.17

Abb. 1.12 DIVI-Notarzteinsatzprotokoll

Ulrich v. Hintzenstern und Matthias Fischer

1.18 Qualitätsmanagement im Rettungsdienst

Im gesamten Bereich der medizinischen Versorgung – so auch im Rettungsdienst – ist die Einrichtung eines Qualitätsmanagements (QM) zur Steigerung der medizinischen Effektivität und der wirtschaftlichen Effizienz geboten und zwingend erforderlich.

Das Qualitätsmanagement im Rettungsdienst unterscheidet die drei Ebenen Strukturqualität, Prozessqualität und Ergebnisqualität.

1. Strukturqualität

- Rettungsdienstbereiche: Die räumliche Ordnung und Größe der Rettungsdienstbereiche, die in Deutschland meist durch die kommunale Struktur vorgegeben ist, bestimmt entscheidend die Grundproblematik des lokalen Rettungsdienstes, entspricht aber nicht immer den rettungsdienstlichen Erfordernissen.
- Standorte der Rettungsmittel: Innerhalb der Rettungsdienstbereiche gilt es die richtigen Standorte der Rettungsmittel oder alternative Einsatztaktiken (z. B. mobile Einheiten, Prädiktion von Notfallereignissen) festzulegen, um bei gegebener Hilfsfrist das Sicherstellungsniveau zu optimieren und die gesetzlichen Vorgaben der Landesrettungsdienstgesetze zu erfüllen.
- Personelle Vorgaben: Bestallung eines Ärztlichen Leiter Rettungsdienst; Organisation einer Gruppe Leitender Notärzte für den Großschadensfall Rettungsdienst; Qualifikation des Notarztes und des eingesetzten Personals in der Leitstelle und den Rettungs- und Krankentransportfahrzeugen.
- Aus- und Weiterbildung: Art, Inhalt und Vorgaben der Aus- und Weiterbildung für das eingesetzte Personal.
- Ausstattung: Technische Ausrüstung sowie medizinische Ausstattung (Medikamente, Medizintechnik) der Rettungsdienstfahrzeuge, bauliche Voraussetzungen in den Rettungsmittelstandorten und der Rettungsleitstelle.
- Kommunikation: Zugang zur Leitstelle über eine einheitliche, evtl. europaweit einheitlichen Notrufnummer (112) für alle nichtpolizeilich Hilfesuchen (→ integrierte Leitstelle), Optimierung der Kommunikationsstruktur (z. B. Anruferortung, GPS-Ortung der Einsatzfahrzeuge, Computer-unterstützte Disposition, digitale bidirektionale Funkkommunikation, Vernetzung der Informationsstrukturen Leitstelle – Rettungsmittel – Zielklinik).
- Organisatorische Rahmenbedingungen: Festlegungen zur Aufgabenverteilung im Rettungsdienst (Krankentransport, Notfallrettung, bodengebundene Rettung, Luftrettung, Primärrettung, Intensivtransport), Konzeption der Schnittstelle zur Zielklinik (z. B. zentrale interdisziplinäre Notaufnahme, ggf. auch mit Beschäftigung des Personals der arztbesetzten Rettungsmittel).

Prozessqualität

- Strukturen und Prozesse im Rettungsdienst müssen eindeutig definiert und zweifelsfrei festgelegt sein, d. h. sie sollten sich an Normierungsstandards (z. B. Norm ISO 9001; 2000) orientieren. Das betrifft z. B. Abläufe im Verwaltungsbereich, Standardprozeduren auf den Rettungswachen (Geräteüberprüfungen, Einhaltung des MPG sowie der MPBetreibV, Hygienestandards), Dispositionsprozesse auf der Leitstelle (z. B. Verwendung definierter Abfragealgorithmen und Nutzung eine Notarzteinsatzkatalogs), die präklinische Patientenversorgung sowie die Patientenübergabe an der Schnittstelle zur Zielklinik.

- Präklinische Patientenversorgung: Hier gilt es für die Rettungsassistenten und -sanitäter aber auch für die Notärzte nachvollziehbare Algorithmen und Richtlinien der präklinischen Versorgung vorab festzulegen, die sich an den Richtlinien der medizinischen Fachgesellschaften orientieren sollten (Evidenz-basierte Notfallmedizin). Zur Dokumentation sollten im Konsens verabschiedete Protokolle zum Einsatz kommen, z. B. DIVI-Rettungsdienstprotokoll, DIVI-Notarzteinsatzprotokoll, DIVI-Intensivtransportprotokoll (☞ 1.17), die zudem elektronisch erfasst und lokal ggf. überregional ausgewertet werden (Benchmarking).
- Prozessabläufe: Im Rahmen des Qualitätsmanagements im Rettungsdienst sollten die zuvor definierten Prozesse regelmäßig reevaluiert werden. Insbesondere gilt es, die Einhaltung der Hilfsfrist und des Sicherheitsniveaus kurzfristig zu erfassen. Zur Prozessanalyse ist ein Datenrücklauf der klinischen und einsatztaktischen Befundkonstellation vom Einsatzort an die Leitstelle notwendig, um die Sinnhaftigkeit der Dispositionsentscheidung zu evaluieren. Ein Datenrücklauf aus der Zielklinik an den Notarzt/Ärztlichen Leiter Rettungsdienst ist unabdingbar notwendig, um die Prozessabläufe der präklinischen Versorgung zu evaluieren.

Ergebnisqualität

- Standardisierte Auswertungen präklinisch häufiger und medizinisch relevanter Tracer-Diagnosen, z. B. akutes Koronarsyndrom, akuter Schlaganfall, schweres SHT/Polytrauma, schwere Atemnot, plötzlicher Herztod mit präklinischer Reanimationsbehandlung, welche vom European Resuscitation Council (ERC) als „First Hour Quintett" bezeichnet werden.
- Zur standardisierten Auswertung sollten unter anderem die Häufigkeit des Auftretens der Erkrankung, die Zeit bis zur definitiven Behandlung (Defibrillation bei Kammerflimmern, Thrombolyse bei Herzinfarkt, Entlastung des epiduralen Hämatoms etc.), die Befundänderung bis zur Krankenhausaufnahme und das endgültige Behandlungsergebnis gehören.
- Die Ergebnisqualität lässt sich nur bewerten, wenn überregionale Auswertungen und Vergleiche im Sinne eines Benchmarking möglich sind. Insofern sollten Initiativen zur zentralen Auswertung rettungsdienstlicher Daten und der Aufbau rettungsdienstlicher Datenbanken unterstützt werden (z. B. Notarzteinsatzerfassung in Baden-Württemberg, das Reanimationsregister der Deutschen Gesellschaft für Anästhesiologie und Intensivmedizin, das Projekt „Referenzdatenbank Rettungsdienst" der Bundesanstalt für Straßenwesen).
- Bestimmung von Parametern zur Effizienzberechnung (Division der Kosten durch die erzielten Leistungen, z. B. Kosten pro Patient, der mit Kreislauf nach präklinischer Reanimation zur Aufnahme in ein Krankenhaus kommt).

Probleme des Qualitätsmanagements im Rettungsdienst
- Fehlende finanzielle Mittel.
- Lokale organisatorische Restriktionen.
- Fehlende Einigkeit über grundlegende Elemente des Qualitätsmanagements.
- Mangelnde Motivation der Mitarbeiter bezüglich des Engagements in Fragen des Qualitätsmanagements.
- Wissenschaftliche Outcome-Studien (z. B. zum Reanimationserfolg, SHT/Polytraumaversorgung) sind anspruchsvoll und zum Teil problematisch, da zumeist der Informationsrücklauf aus dem Krankenhaus unvollständig ist und der Rettungsdienst im Vergleich zur folgenden Krankenversorgung nur einen relativ kurzen Teil der Patientenversorgung übernimmt → die Anteile der rettungsdienstlichen Versorgung am Therapieergebnis sind somit oft schwierig zu beurteilen.

Empfehlungen
- Wie in den meisten Dienstleitungsbereichen ist das Qualitätsmanagement zunächst stark personengebunden → die Verbreitung sowie das „Vorleben" des QM-Gedankens durch Vorgesetzte ist essenziell!
- Die Bestallung eines möglichst hauptamtlichen „Ärztlicher Leiter Rettungsdienst" hat sich als höchst effizient erwiesen, ein medizinisches Qualitätsmanagement umzusetzen. Zu seinen Aufgaben gehört unter anderem die Definition von Zielen, sowie die Planung, Festlegung, Durchführung und Überprüfung von entsprechenden Maßnahmen zur Erreichung der Ziele.
- Qualitätsmanagement muss sowohl standortbezogen (intern/lokal) als auch standortübergreifend (extern/überregional) betrieben werden.
- Die Finanzierung des medizinischen Qualitätsmanagements ist Aufgabe der Kostenträger, da es unmittelbar den Patienten zu Gute kommt.

Zusammenfassung
- Qualitätsmanagement im Rettungsdienst ist keine „Liebhaberei einer interessierten Minderheit", sondern schließt die gesamte Organisation des Rettungsdienstes, das ärztliche und nicht-ärztliche Personal, besondere Bereiche (Leitstelle, Intensivtransport) sowie sämtliche spezifischen Funktionen (Organisatorischer Leiter RD, Lehrrettungsassistent, Leitender Notarzt, Ärztlicher Leiter Notarztstandort, Ärztlicher Leiter RD) mit ein.
- Qualitätsmanagement muss permanent, ernsthaft und konsequent betrieben werden.
- Qualitätsmanagement bedeutet auch Transparenz von Leistungen und Kosten. Nur durch den Nachweis entsprechender Erfolge bezüglich klinischer Wirksamkeit und gleichzeitiger wirtschaftlicher Effizienz können eine Begrenzung oder gar Abschaffung des Notarztdienstes verhindert werden.

Arbeitstechniken

2

Inhalt

Ulrich v. Hintzenstern _ Harald Strauss _ Götz Geldner _
Carsten Neumann _ Rolf P. Maschke _ Hartwig-Richard Nürnberger _
Rolf Kretschmer _ Andreas Keller _ Achim Betzenberger _ Peter Koch _
Jan Vahrenholt _ Stefan Hasenfuss _ Josef Pohlplatz _ Georg Langer

104	**2.1**	**Hilfsmittel zur Rettung**	
104	2.1.1	Helmabnehmen bei verletzten Zweiradfahrern	
105	2.1.2	HWS-Stützkragen	
105	2.1.3	Rettungskorsett/-weste	
105	2.1.4	Rautek-Griff	
106	2.1.5	Rettungstuch	
107	2.1.6	Schaufeltrage	
107	2.1.7	Vakuummatratze	
107	2.1.8	Pneumatische Schienen	
108	2.1.9	Vakuumschienen	
108	**2.2**	**Besondere Rettungssituationen**	
109	2.2.1	Luftrettung	
114	2.2.2	Seerettung	
115	2.2.3	Bergrettung	
117	2.2.4	Höhlenrettung	
118	2.2.5	Höhenrettung	
119	**2.3**	**Spezielle Unfallrettung**	
119	2.3.1	KFZ-Unfälle	
123	2.3.2	Bahnunfall	
124	2.3.3	Luftfahrzeugunfälle	
125	2.3.4	Brandunfall	
126	2.3.5	Maschinenunfall	
127	2.3.6	Chemieunfall	
128	2.3.7	Silo- und Tankunfall	
129	2.3.8	Bergbauunfall	
129	2.3.9	Verschüttung	
130	2.3.10	Eiseinbruch	
131	2.3.11	Erhängen, Strangulation, Erwürgen	
132	**2.4**	**Notamputation**	
133	**2.5**	**Prinzipien der Lagerung**	
134	**2.6**	**Wundversorgung**	
136	**2.7**	**Venöse Zugangswege**	
136	2.7.1	Periphervenöse Zugangswege	
138	2.7.2	Zentralvenöse Zugangswege	
143	2.7.3	Venenzugänge bei Schwerstbrandverletzten	
143	**2.8**	**Arterielle Punktion**	
144	**2.9**	**Drainagen**	
144	2.9.1	Thoraxdrainagen	
148	2.9.2	Ösophaguskompressionssonden	
149	2.9.3	Magensonde	
150	2.9.4	Harnblasenkatheter	
153	**2.10**	**Sekundärtransport**	

Intubation ☞ 3.4.4

Andreas Keller und Ulrich v. Hintzenstern

2.1 Hilfsmittel zur Rettung

2.1.1 Helmabnehmen bei verletzten Zweiradfahrern

Indikation
Bewusstlosigkeit, Beeinträchtigung von Vitalfunktionen, V.a. HWS-Verletzung, Erbrechen (Aspirationsgefahr).

Durchführung
(☞ Abb. 2.1)
2 Helfer notwendig (1. Helfer kniet hinter dem Kopf des Patienten, 2. Helfer kniet neben dem Patienten):
- Visier des Helmes öffnen, evtl. Brille abnehmen.
- Erster Helfer fixiert Kopf des Patienten: Helmunterrand **und** Unterkiefer fassen und Längszug ausüben.
- Zweiter Helfer öffnet Helmverschluss und übernimmt die Fixierung des Kopfes: Mit den Langfingern Hinterkopf und Nacken stützen, Daumen auf den Unterkiefer auflegen und Längszug ausüben.
- Erster Helfer entfernt vorsichtig den Helm; erst im Nackenbereich bewegen, dann mit Kippbewegung über die Nase ziehen.
- Erster Helfer übernimmt nach Helmabnahme den Kopf unter Längszug.
- Zweiter Helfer legt Halskrawatte (z. B. Stifneck®) zur Stabilisierung an.

! Es gibt sehr verschiedene, teils komplizierte Verschlussmechanismen → ggf. Kinnriemen durchschneiden.

- Beim Helmentfernen Nase schonen.
- Längszug während des gesamten Vorgangs kontinuierlich aufrechterhalten.

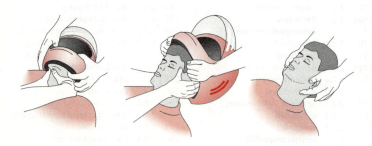

Abb. 2.1 Helmabnehmen [A300–190]

Hilfsmittel zur Rettung

2.1.2 HWS-Stützkragen

Definition
Speziell vorgeformte Stützelemente zur Stabilisierung der HWS (z. B. Stifneck®).

Indikation
V.a. HWS-Verletzung (z. B. „Schleudertrauma", im Prinzip auch bei jedem schwer verletzten Patienten).
- Sich dem Patienten in dessen Blickrichtung nähern → Vermeiden von Kopf- oder Körperdrehungen.
- Größe der Halskrawatte nach Abstand zwischen Unterkieferwinkel und Schulter auswählen.
- Halskrawatte öffnen, nach Herstellerangaben vom Kinn her unter Kopflängszug (2. Helfer) anlegen.
- Halskrawatte schließen.

- Keine Normen, verschiedene Modelle → Herstellerangaben beachten!
- Schaumstoffkragen ineffektiv („Halswärmer").
- Gute Fixierung des Kopfes und der HWS nur bei richtiger Auswahl der Stützkragengröße möglich. Stützkragen in verschiedenen Größen bzw. verstellbare Stützkragen („einer für – fast – alle") erhältlich.
- Falls erforderliche Intubation erschwert, ggf. Halskrawatte öffnen.

2.1.3 Rettungskorsett/-weste

Spezielle Gerätschaften zur Immobilisation der BWS und LWS (z. B. KED-System®).

Indikation
V.a. BWS- oder LWS-Fraktur bei Patienten, bei denen primär keine Schaufeltrage oder Vakuummatratze eingesetzt werden kann (z. B. eingeklemmter Autofahrer).

Durchführung
Anlegen nach Herstellerangabe, meist beidseits lateral Verschlussmechanismen.

 Bei Verwendung eines Rettungskorsetts immer **vorher** einen HWS-Stützkragen anlegen.

2.1.4 Rautek-Griff

Indikation
Rettung von liegenden oder sitzenden Patienten aus einer Gefahrenzone (☞ Abb. 2.2).
Bei liegendem Patienten:
- Von hinten mit gespreizten Beinen an den Kopf des Patienten treten.
- Nacken umfassen und Patienten in sitzende Stellung aufrichten, dabei Schultern abstützen.

- Von dorsal mit den Armen durch beide Achseln des Patienten greifen und einen (nicht verletzten) Unterarm mit dem Affengriff umfassen.
- Mit Schwung Patienten auf die eigenen Oberschenkel ziehen und mit Rückwärtsschritten aus der Gefahrenzone bewegen.

Bei sitzendem Patienten (z. B. Rettung aus KFZ; ☞ 2.3.1):
- Überprüfen, ob Extremitäten eingeklemmt sind, notfalls Beine aus den Autopedalen lösen.
- Beide Hüften umfassen und Patienten so drehen, dass sein Rücken zum Helfer zeigt.
- Weiteres Vorgehen wie nach Aufsetzen eines liegenden Patienten (s. o.).

! **Der Rautek-Griff ist eine Ultima-ratio-Maßnahme**, wenn nur ein Helfer in einer gefährlichen Situation (z. B. Brand, Explosionsgefahr) zur Verfügung steht. Gefahr iatrogener Schäden (z. B. Leberruptur, Querschnittlähmung bei HWS-Fraktur).

- Beim Aufrichten des Patienten Schultern abstützen, sonst Gefahr des Vornüberfallens.
- V. a. WS-Verletzung → vorher entsprechend stabilisieren (☞ 2.1.2, 2.1.3).
- V. a. Thoraxverletzungen → besonders schonend vorgehen und Thoraxkompression vermeiden.
- V. a. Beinverletzungen → Beine durch 2 Helfer vorsichtig anheben und halten lassen.
- Beim Retten aus KFZ auf Glasscherben achten → Eigenschutz (☞ 1.8.3).

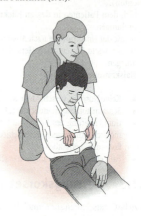

Abb. 2.2 Rautek-Griff [A300–190]

2.1.5 Rettungstuch

Reißfestes Tragetuch mit Handgriffen zum Transport eines Patienten unter schwierigen räumlichen Verhältnissen (z. B. enges Treppenhaus).

Anwendung
- Rettungstuch der Länge nach zur Hälfte zusammenrollen.
- Patienten vorsichtig seitlich drehen, gerolltes Rettungstuch unterschieben.
- Patienten um 180° zurückdrehen.
- Rettungstuch entrollen.
- Patienten wieder in Rückenlage bringen.

!
- Ggf. Patienten vorher HWS-Stützkragen anlegen.
- Beim Drehen des Patienten auf freie Atmung achten.
- Zum Transport 3–4 Helfer notwendig.

2.1.6 Schaufeltrage

Hilfsmittel zur schonenden Rettung von liegenden Patienten.

Indikation

Wirbelsäulen- oder Beckentrauma, multiple Frakturen.
- Schaufeltrage öffnen und der Größe des Patienten anpassen.
- Beide Körperseiten des liegenden Patienten jeweils nacheinander minimal anheben und entsprechende Tragenhälfte bis zum Rand unterschieben.
- Schaufeltrage mit der Kopfseite (breites Teil) beginnend schließen.
- Patienten auf Schaufeltrage mit Gurten fixieren.
- Patienten auf Vakuummatratze (☞ 2.1.7) umlagern, Schaufeltrage unter dem Patienten öffnen und entfernen.

- Keine Körperteile des Patienten beim Schließen der Schaufeltrage einquetschen.
- Kopf- und Fußteil der Schaufeltrage nicht verwechseln → Verletzungsgefahr.

2.1.7 Vakuummatratze

Unterlage zur schonenden (Um-)Lagerung des Patienten und zur Stabilisierung verletzter Körperteile („Ganzkörperschiene").

Indikation

Polytrauma, proximale Extremitätenfrakturen, Becken- und Wirbelsäulenverletzungen, SHT (Kopffixierung in der Mittellinie).
- Luftventil öffnen, Vakuummatratze glatt streichen.
- Patienten auf Matratze ablegen.
- Vakuummatratze an den Körper anformen, v. a. an zu stabilisierende Körperteile.
- Vakuummatratze absaugen unter weiterem Anformen an den Körper des Patienten.

- Ober- und Unterseite der Vakuummatratze beachten (sonst Umlagerung mit der Vakuummatratze unmöglich).
- Scharfe Gegenstände (z. B. Spritzenkanülen, Messer und Glasscherben) können Vakuummatratze beschädigen.
- Absaugventil nach Absaugen fest schließen.

2.1.8 Pneumatische Schienen

Vorrichtung zur Stabilisierung peripherer Extremitätenfrakturen und Luxationen.
- Verletzte Extremität reponieren (☞ 11.7.2, 11.7.4).
- Ggf. Wunden mit sterilen Kompressen abdecken.
- Geöffnete pneumatische Schiene überziehen.
- Schiene schließen (meist Reiß- oder Klettverschluss) und Luftkammern vorsichtig mit dem Mund aufblasen.
- Periphere Pulse kontrollieren.

- Nur verwendbar bei peripheren Frakturen.
- Schiene muss das proximal und das distal der Fraktur gelegene Gelenk umfassen.
- Spitze Gegenstände vorher entfernen.
- Auf Aufblasdruck achten (Patient äußert Schmerzen).
- Auf Blutungen in der pneumatischen Schiene achten (durchsichtige pneumatische Schienen verwenden).

! Pneumatische Schienen sind Röntgenstrahlen-negativ, d. h. sie können bis zur definitiven chirurgischen Versorgung belassen werden.

2.1.9 Vakuumschienen

Schienen zur Ruhigstellung von Frakturen und Luxationen der Extremitäten.
- Verletzte Extremität reponieren (☞ 11.7.2, 11.7.4).
- Ggf. Wunden mit sterilen Kompressen abdecken.
- Belüftete, weiche Schiene unter die Extremität schieben.
- Vakuumschiene an die Extremität anformen und mit Klettbändern fixieren.
- Vakuumschiene absaugen unter weiterem Anformen an die verletzte Extremität.
- Ggf. Klettbänder nachregulieren.

!
- Im Gegensatz zur pneumatischen Schiene praktisch keine Gefahr der Beeinträchtigung der Blutzirkulation.
- Die Vakuumschiene ist Röntgenstrahlen-negativ, d. h. sie kann bis zur definitiven chirurgischen Versorgung belassen werden.
- Falls keine Vakuummatratze zur Verfügung steht, kann eine Vakuumschiene auch zur behelfsmäßigen Ruhigstellung einer Schulterfraktur oder -luxation verwendet werden.
- Schiene muss das proximal und das distal der Fraktur gelegene Gelenk umfassen.
- Scharfe Gegenstände vorher entfernen.
- Absaugventil nach Absaugen fest schließen.

Ulrich v. Hintzenstern, Harald Strauss, Achim Betzenberger, Peter Koch und Jan Vahrenholt

2.2 Besondere Rettungssituationen

! Oberste Priorität bei der professionellen Rettung und Versorgung der Patienten hat die Sicherheit der Helfer. Eine noch so qualifizierte medizinische Versorgung ist nur zweitrangig, wenn durch eine besonders exponierte Position des Patienten die Gesundheit und das Leben von Notarzt und Rettungsassistenten gefährdet werden.

Harald Strauss, Ulrich v. Hintzenstern und Achim Betzenberger

2.2.1 Luftrettung

Einsatzmöglichkeiten

Primär- (☞ 1.2.1) und Sekundäreinsatz, Patientenrettung (mit Seilwinde im Gebirge oder aus dem Wasser), Patientensuche (v. a. bei großflächigen und unübersichtlichen Unfallsituationen, Orten von Lawinenopfern), Beurteilung der Schadenslage (z. B. An- und Abfahrtswege, Gefahrenmomente), Transport zusätzlicher Rettungskräfte und -mittel (z. B. Taucher, Rettungshundestaffeln), technische Hilfe (z. B. Ausleuchtung einer Unfallstelle, Luftmarkierungspunkt für Bodenfahrzeuge oder weitere Hubschrauber).

Indikationen

Primäreinsatz

- Schnellstmöglicher Transport von NA, RA und medizinischer Ausrüstung an den Notfallort, um den Patienten für den Weitertransport in die Klinik zu versorgen.
- Transport eines Patienten, für den der bodengebundene Transport eine zusätzliche Gefährdung bedeutet:
  - Weil bodengebundene Rettungsmittel nicht vorhanden sind oder zu langsam wären.
  - Weil der Patient in eine entfernte Spezialklinik gebracht werden soll.

Die Entscheidung über die Notwendigkeit eines Hubschraubertransportes trifft allein der Notarzt. Er entscheidet auch, ob zuerst eine Stabilisierung im nächstgelegenen Krankenhaus durchgeführt wird, dem ein Postprimärtransport oder später ein Sekundärtransport folgt.

Sekundäreinsatz

Verlegung von Patienten aus Krankenhäusern niedriger Versorgungsstufe in Krankenhäuser der Schwerpunkt- oder Maximalversorgung (☞ 2.10).
Bedingung: Der Lufttransport bringt gegenüber dem Bodentransport entscheidende Vorteile:
- **Zeitlich:** Entfernung für bodengebundenen Transport zu zeitraubend.
- ! Bei Nachtflügen beträgt die Transportvorbereitung bis zu 1 h. Damit zerrinnt ein Zeitvorteil schnell.
- **Medizinisch:** Vorteil gegenüber einem NAW:
  - Geringere Beschleunigungskräfte in der Vertikal- und Längsachse.
  - Geringere Schwingungsamplitude.

Für die einheitliche Steuerung aller arztbegleiteten Sekundärtransporte zu Land und in der Luft wurde in Bayern der „Leitfaden Interhospitaltransfer" eingeführt, der für die anfordernden Krankenhäuser und für die Leitstellen, die die Intensivtransportmittel koordinieren, verbindlich ist (☞ Abb. 2.3).
Die Organisation des Rettungsdienstes ist Ländersache. In einigen Bundesländern haben sich **Leitstellen** etabliert, die sowohl bei der Entscheidung für oder gegen ein Rettungsmittel Hilfestellung leisten, und auch luftgestützte Sekundärtransporte organisieren (☞ 21.9.1).

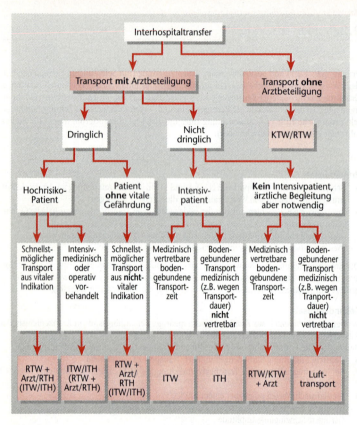

Abb. 2.3 Flussdiagramm in Anlehnung an den „Leitfaden Interhospitaltransfer" des Bayerischen Staatsministeriums des Inneren [A300–190]

Dual Use

Die Unterscheidung zwischen Rettungshubschrauber (RTH) und Intensivtransporthubschrauber (ITH) wurde eingeführt, weil der RTH für Primäreinsätze schnell und wendig sein musste (z. B. Bo 105), während der ITH ausgelegt war für den (Sekundär-)Transport von schwerkranken Patienten samt medizinischer Ausrüstung und medizinischem Personal (z. B. Bell 412). Aufgrund der allgemeinen Verknappung im Medizinsystem entsteht ein Bedarf nach doppelter Nutzung von ITH und RTH. In Ansätzen wird ein solches Konzept („Dual Use") schon von einigen RLST praktiziert.

Kontraindikationen

- **Fliegerisch:** Flug außerhalb der Einsatzgrenzen (☞ Tab. 1.5), z. B. bei schlechter Sicht oder bei Vereisung und/oder gefrierendem Niederschlag an der Maschine. Der Pilot **kann** bei schlechten Sichtverhältnissen davon abweichen, wenn er im Rahmen einer Güterabwägung einen Flug für zwingend erforderlich hält.

! Der Druck zur Durchführung solcher Einsätze geht dabei häufig unbeabsichtigt vom Arzt aus, der die medizinische Dringlichkeit betont, aber die Risiken von Flügen außerhalb der Einsatzgrenzen nicht abschätzen kann.

- **Medizinisch:** Mit zunehmender Flughöhe sinkt der Umgebungsdruck. Der pO_2 sinkt und im Körper befindliche Gase dehnen sich aus. Die einzige absolute Kontraindikation für einen Lufttransport ist der unbehandelte Pneumothorax. Bei schnellem Steigflug kommt es wegen des nachlassenden Außenluftdrucks zu einer Zunahme der Luftmenge im Pleuraspalt bis zum Spannungspneu.

! Vor dem Lufttransport auch geringen Mantelpneumothorax mit Drainage entlasten. Drainage in jedem Fall (unabhängig ob Spontanatmung oder kontrollierte Beatmung) mit einem Heimlich-Ventil versehen (Drainage nicht abklemmen!).

Landeplatz

- **Größe:** Tags 25 × 25 m, nachts 35 × 50 m.
- **Beschaffenheit:** Ebener und fester Boden (mit PKW befahrbar), kein Staub, Sand, lose Blätter etc., möglichst kein Bewuchs über 30 cm Höhe, keine hohen Hindernisse in der Nähe (Bäume, Kamine, Leuchten, Masten, Kräne), keine Freileitungen in Landeplatznähe. Optimal sind Sportplätze (oft sogar mit Flutlichtanlage).
- Landeplatz durch Hilfskräfte (Polizei, Feuerwehr) absperren lassen.
- Landeplatz nach Möglichkeit neben der Fahrbahn wählen. Bei Landung auf der Fahrbahn Straße durch Polizei oder Feuerwehr vollständig sperren lassen.
- Nachts deutlich kennzeichnen (Blaulicht) und ausleuchten (Fahrzeuge in weitem Kreis aufstellen, Abblendlicht nach innen) bzw. durch Flutlicht (Feuerwehr, THW).

! Landenden Hubschrauber nicht mit Scheinwerfer oder Handlampe direkt anstrahlen (Blendung des Piloten).

Einweisung

- Der Pilot sucht sich seinen Landeplatz selbst, Vorschläge „vom Boden" werden aber gerne entgegengenommen. Durch Einweisung des RTH darf die Patientenversorgung nicht leiden.
- In der Nähe des Landeplatzes mit einem farbigen Kleidungsstück winken, in „Yes"-Position (beide Arme erhoben) aufstellen, Kleidungsstück zur Anzeige der Windrichtung hochhalten, mit dem Rücken in Windrichtung an den Rand des Landeplatzes stellen.

Sicherheitsregeln

! In allen fliegerischen Belangen ist ausschließlich der Pilot weisungsbefugt!

Allgemein

- Auf Zeichen des Piloten warten.
- Annähern nur von schräg vorn (☞ Abb. 2.4) im Blickfeld des Piloten.
- Vom Heckrotor fernhalten (Lebensgefahr), da er durch die Rotation nicht sichtbar ist.
- Bei laufendem Hauptrotor gebückt mit Blickkontakt zum Piloten und langsam auf den Hubschrauber zugehen.
- Gegenstände im Rotorenbereich nicht über Kopf oder auf der Schulter tragen.
- In unebenem Gelände RTH immer talwärts verlassen bzw. besteigen.
- Mützen und lose Gegenstände festhalten (Rotorabwind).
- Patienten vor Rotorabwind und aufgewirbelten Kleinteilen schützen (Patienten so lange wie möglich im RTW lassen, ggf. mit Decke abdecken).
- Keine Fahrzeuge in den Rotordrehbereich fahren (auch nicht bei Rotorstillstand).
- Vor dem Transfer muss der Patient auf der Trage angeschnallt sein.
- Be- und Entladen prinzipiell mit mindestens 3 Helfern.
- Briefing für RTH-Arzt vor Abflug:
- Pilot informiert über Wetter, Flugzeiten, evtl. Verzögerungen (z. B. Tanken).
- Arzt informiert über Diagnose, Zustand des Patienten, mögliche Probleme während des Flugs, evtl. Beschränkungen in der Flughöhe, Steig- und Sinkrate.
- Vor Anlassen der Turbine „start-up OK" (5er-Regel):
- Patient versorgt und gesichert?
- Geräte gesichert?
- Crew angeschnallt (falls möglich mit 4-Punkt-Gurt, nicht mit Beckengurt)?
- Gefahrenbereich frei von Menschen und hohen Gegenständen (z. B. RTW)?
- Türen geschlossen?

Bei Nachtflügen

- Nur Hubschrauber mit 2 Turbinen benutzen, die für Instrumentenflug ausgerüstet sind.
- 1 Kopilot muss mitfliegen.
- Der Pilot muss sich in dem betreffenden Fluggebiet auskennen. Er muss den Landeplatz des aufnehmenden Krankenhauses zuvor bei Tag angeflogen sein.

Medizinische Besonderheiten

- Sehr eingeschränkte Therapie- und Überwachungsmöglichkeiten durch hohen Lärmpegel und außerordentlich begrenztes Raumangebot im RTH (bei kleinen Hubschrauberbaumustern ist der erste Patient nur bis zum Nabel, der zweite nur bis zum Thorax zugänglich).

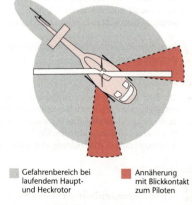

Gefahrenbereich bei laufendem Haupt- und Heckrotor

Annäherung mit Blickkontakt zum Piloten

Abb. 2.4 RTH-Gefahrenzone [A300]

Besondere Rettungssituationen

2.2

! Besser mehr Zeit in die medizinische Vorbereitung investieren, als während des Fluges in Schwierigkeiten kommen!

- Vor dem Abflug den Patienten vollständig versorgen und bestmöglichst stabilisieren → ausreichende Zahl von i.v. Zugängen mit gut zugänglichen 3-Wegehähnen, großzügige Indikation zu O₂-Gabe, Intubation und Beatmung bei Bewusstseinsgetrübten. Frühzeitige Anlage von Thoraxdrainagen bei Thoraxtrauma (Spannungspneu durch sinkenden Luftdruck in Flughöhe), unnötige Punktionsversuche der V. subclavia vermeiden (Pneumothoraxgefahr), sorgfältige Lagerung in Luftkammer- oder Vakuumschienen bzw. Vakuummatratze, vollständiger Aufbau aller Monitorsysteme, stabile Monitoranzeigen.
  - Während des Flugs ständige Überprüfung von EKG, RR, SpO₂ und Inspektion des Patienten (Atemexkursionen, Zyanose?).
  - Auch wenn die Flughöhe selten über 500 m ist (Gebirge!), kann sich ein abnehmender Sauerstoffpartialdruck bei grenzwertig kompensierten Patienten negativ auswirken (☞ Tab. 2.1).

Tab. 2.1 Blutgasveränderung beim Steigflug

Flughöhe	Atmosphärischer pO₂	Arterieller pO₂
NN	159 mm Hg	98 mm Hg
600 m ü. NN	148 mm Hg	86 mm Hg
1 200 m ü. NN	137 mm Hg	73 mm Hg

- Das Volumen im Magen-Darm-Trakt nimmt während des Steigflugs zu. Durch Dehnung des Magens erhöht sich die Regurgitations- und Refluxgefahr. Beim Vorliegen eines Ileus wird durch das erhöhte Darmvolumen die Zwerchfellfunktion behindert:
  - Bei bewusstseinsgetrübten Patienten eine Magensonde und bei Ileuspatienten zusätzlich ein Darmrohr legen. Während des Fluges nicht abklemmen.
  - In den ersten 7 Tagen nach einer Magen- oder Darmoperation sollte kein Lufttransport erfolgen, da durch die Luftausdehnung die Gefahr einer Nahtperforation besteht.
- Der Geräuschpegel im Hubschrauber ist deutlich höher als im NAW (95 dBA gegenüber 80 dBA) → wachen Patienten und sich selbst Gehörschutz aufsetzen.
- Bei katarrhalischen Infekten abschwellende Nasentropfen applizieren.
- Die Bewegungskrankheit (Kinetose) kann den Gesamtzustand des Patienten erheblich verschlechtern.
  - Bei Erbrechen: Atemwege des Patienten freihalten.
  - Dem Patienten ggf. prophylaktisch oder bei ersten Symptomen ein Antiemetikum, z.B. Dimenhydrinat (z.B. Vomex A®) geben.
  - Weitere Prophylaxe: Gute Frischluftversorgung, keine plötzlichen Bewegungen mit dem Kopf, Versuch, durch Beschäftigung Ablenkung zu finden, Blick auf die Landschaft außerhalb des RTH fixieren.

! Tritt eine Kinetose beim Flugbegleiter auf, kann er vollständig handlungsunfähig werden. Die Patientenversorgung kann darunter ernsthaft leiden → bei Neigung zur Kinetose sollte auch der Arzt ggf. eine Prophylaxe betreiben, z.B. mit Reisekaugummis oder Scopolaminpflaster oder ggf. auf die fliegerische Tätigkeit verzichten.

Einflüsse auf medizinisches Gerät
- Vibrationen:
  - Vor Flugantritt Tubus optimal mit Pflaster und/oder Mullbinde fixieren.
  - Katheter und Drainagen gegen Dislokation sichern (Steckverbindungen lösen sich leichter unter Vibrationen als Schraubverbindungen).
- Höhenwirkung:
  - Glas-Infusionsflaschen: Bei Steigflug (Höhe) Überdruck → schnellere Infusion, bei Sinkflug (Landung) Unterdruck → langsamere Infusion. Wenn möglich vor Abflug auf Kunststoff-Infusionsflaschen umsteigen (Infusionsgeschwindigkeit höhenunabhängig).
  - Luftkammerschienen dehnen sich bei Steigflug aus und können zu Kompressionen führen → betreffende Extremität regelmäßig kontrollieren.
  - Vakuummatratzen im Gegensatz dazu während des Steigflugs ggf. nachsaugen.
  - Tubuscuff bei Sinkflug ggf. nachblocken.

Peter Koch

2.2.2 Seerettung

Einsatzmöglichkeiten
Abbergen von erkrankten oder verletzten Personen von Handels- oder Sportschiffen, Retten von verunglückten Personen aus dem Wasser, Suche nach Vermissten im Wasser und auf havarierten Schiffen.

Anfahrt
- Während der häufig langen Anfahrtszeit per Funk vom Kapitän nähere Einzelheiten über die Notfallsituation erfragen.
- Bei Gefahrgutunfällen (☞ 21.11) Informationen beim MRCC Bremen (Maritime Rescue Coordination Center) der DGzRS (Deutsche Gesellschaft zur Rettung Schiffbrüchiger; ☞ 21.9.1) einholen. Evtl. Entstehung neuer toxischer Substanzen durch Reaktion mit Salzwasser einkalkulieren.
- Bei speziellen Fragestellungen evtl. über „Mediko"-Gespräch mit dem Stadtkrankenhaus Cuxhaven Auskünfte einholen.
- Medizinische Versorgungsgüter und technisches Gerät ggf. durch die DGzRS vor Ort bringen lassen.

Technische Rettung
Ausschließlich durch ausgebildete Fachkräfte. **Voraussetzung:** Kenntnisse der internationalen Seenotsignale, des Funkverkehrs, der navigatorischen Besonderheiten, der bes. Techniken horizontaler Rettung.

Sicherheitsregeln
- Übersteigen auf Schiffe nur auf Weisung des Bordpersonals. Schwierig oder unmöglich bei Sturm.
- Bewegung an Bord nur unter Begleitung von Besatzungsmitgliedern (verwirrende Gangführung auf großen Schiffen).
- Suche nach Vermissten auf verlassenen Schiffen nur zu zweit durchführen. Rückweg sichern. Funkverbindung sicherstellen.

Typische medizinische Probleme bei Seenotfällen
- Verletzungen, z. B. Sturz aus großen Höhen, Einklemmungen, stumpfe Traumen, Verbrennungen (☞ 11.10), toxische Traumen nach Beschädigung von gefahrgutbeladenen Containern (oft unbekannter Inhalt), Unterkühlung (☞ 11.14), Beinahe-Ertrinken (☞ 11.15), Erschöpfung.
- Die prähospitale Behandlungsphase kann sehr lang sein, z. B. beim Fortsetzen der Suchaktion nach weiteren vermissten Verunglückten über mehrere Stunden → evtl. Abbergung durch Hubschrauber einleiten.

Ulrich v. Hintzenstern und Harald Strauss
2.2.3 Bergrettung

Besonderheiten
- Häufig Gefährdung des Rettungspersonals durch die alpine Umwelt (Sonne, große absolute Höhe, schwieriges Gelände, Stein- u. Eisschlag, Lawinen, Blitzschlag), wetterbedingte Behinderungen (Wettersturz, Kälte, Nebel, Sturm, Schneesturm) oder durch Einbruch der Dunkelheit.
- Personal und Material (z. B. im „Notarzt-Rucksack") müssen ggf. über weite Strecken in unzugängliches Gelände befördert werden → Beschränkung auf das absolut Notwendige.
- Abhängig vom Notfallort bzw. der Schwere der Verletzung oder Erkrankung fachkundige Hilfe (Bergwacht, Bergrettung) und ggf. fliegerische Unterstützung erforderlich (**cave:** „Notfalltourismus per RTH"!).
- Ggf. technische Sofortrettung des Patienten aus Gefahrenbereich und danach erst medizinische und/oder psychologische Versorgung an einem gesicherten Platz.
- Prinzipiell sollten aus Sicherheitsgründen nur speziell ausgebildete Ärzte (z. B. Bergwachtarzt) eingesetzt werden. Einem NA ohne entsprechende Bergerfahrung und -ausrüstung müssten die Patienten erst an einen sicheren Ort (Hütte, Seilbahnstation, Landeplatz) zugeführt werden.
- In Klettergebieten sind besonders schwierige, gefährliche und zeitaufwändige Auf- und Abseilaktionen im Fels erforderlich (Stahlseilgerät, Anseilgurte, Bergseile, Bergwachttrage, Bergesack); ggf. technische Rettung mittels Rettungswinde im RTH oder Außenlastennetz.

Typische medizinische Probleme bei Notfalleinsätzen im Gebirge
- Polytraumata (☞ 11.8), Unterkühlung (☞ 11.4), Lungen- und Hirnödem (Höhenkrankheit; s. u.), kardiale Notfälle (ältere Skilangläufer und Wanderer (☞ 5).

- Bei Bergkletterern Sturz ins Seil mit Hänge-, Anprall-, Strangulations- oder Fangstoßtrauma (WS-Verletzungen). Freies Hängen im Seil bewirkt rasches (innerhalb weniger Min.!) Blutversacken in der unteren Körperhälfte → Patienten nach der Rettung nicht sofort flach lagern, sondern erst in Kauerstellung bringen. Risiko der akuten tödlichen Rechtsherzüberlastung bei sofortigem Hinlegen des Patienten unmittelbar nach Rettung.
- Nach Lawinenverschüttung besteht das Hauptrisiko in einer Asphyxie (die Quote der Lebendgeborgenen fällt nach 15 Min. Verschüttungsdauer stark ab). Die Auskühlung (ca. 3 °C/h) ist durch den isolierenden Schnee nur ein sekundäres Problem.

Höhenkrankheit

Tritt meist nur in Höhen > 3 000 m auf, v. a. bei schnellem Aufstieg (> 300 m/d) oder kardiopulmonalen Vorerkrankungen. Latenzzeit i. d. R. 24–72 h.

- Symptomatik: Kopfschmerz, Übelkeit, Leistungsverlust, Ruhepulsanstieg > 20 %. Später Dyspnoe, Ödeme, Schwindel. Oberhalb von ca. 4 000 m ist innerhalb von Stunden oder Tagen Übergang in die schweren Formen Höhenlungenödem (HAPE) oder Höhenhirnödem (HACE) möglich. Das Höhenlungenödem kann bereits ab 2 500 m Seehöhe auftreten; größte Inzidenz zwischen 3 000 und 4 500 m. Quantitative (Benommenheit) und qualitative Bewusstseinsstörungen.
- Soforttherapie bei leichter Höhenkrankheit: Rast oder Abstieg, bis sich die Symptome verflüchtigen. Keine Medikamente außer Ibuprofen gegen den Höhenkopfschmerz.
- Beim Höhenlungenödem (HAPE): Sofortiger Abtransport in tiefere Lagen und O_2-Atmung und/oder Überdrucksack. Evtl. zusätzlich Nifedipin ret. (z. B. Adalat retard®) 20 mg alle 6 h. Keine anderen Medikamente!
- Beim Höhenhirnödem (HACE): Sofortiger Abtransport in tiefere Lagen und O_2-Atmung und/oder Überdrucksack. Dexamethason (z. B. Fortecortin®): Initial 8 mg, dann alle 6 h 4 mg p.o., bei Bewusstlosigkeit i.v. Keine anderen Medikamente!
- Bei unklarer Situation sog. Tripeltherapie: Nifedipin ret. (z. B. Adalat retard®) 20 mg plus Dexamethason (z. B. Fortecortin®) 8 mg plus O_2/Überdrucksack. Keine anderen Medikamente!

Im Winter kann die Kombination aus langem Anmarschweg und Kälte besondere Maßnahmen erforderlich machen:
- Infusionslösungen und Ampullen durch Wärmepaks und Isolation vor Einfrieren schützen.
- Plastikteile (Infusionsschläuche, Tuben) können spröde werden → vor Verwendung anwärmen (Wärmepak, Taschenofen, Körperwärme).
- Kältebedingte Leistungsabnahme von Batterien und Akkus bedenken → Defi-Akkus kältegeschützt transportieren.
- Beatmungsventile können einfrieren → kontinuierliche Kontrolle.
- Hände warmhalten (Handschuhe nur ausziehen, wenn unbedingt notwendig).
- Brillen möglichst abnehmen (Sichtbehinderung durch Beschlagen).

Harald Strauss und Ulrich v. Hintzenstern

2.2.4 Höhlenrettung

Besonderheiten
- Ungewohnte Umgebungs- bzw. Arbeitsbedingungen (absolute Dunkelheit, hohe Luftfeuchtigkeit, niedrige Temperatur, teilweise extreme Enge).
- Einstiegsmöglichkeiten in die Höhlensysteme sind häufig abseits befestigter Wege und können sogar den Antransport mit dem Hubschrauber erforderlich machen.
- Personal und Material müssen evtl. weite, unwegsame Strecken (bis zu mehrere Stunden) transportiert werden. Teilweise sind Techniken wie in der Bergrettung erforderlich.
- Die mechanische Belastung der medizinischen Ausrüstung erfordert eine sorgfältige (wasserdichte) Verpackung in sog. „Schleifsäcke" und einen personenaufwändigen Transport bis zur Schadensstelle → Beschränkung auf das absolut Notwendige zwingend erforderlich.
- Von öffentlich zugänglichen „Schauhöhlen" abgesehen ist für die Rettung unbedingt fachkundige Hilfe (Höhlenrettung, Grubenrettung, Bergwacht, Feuerwehr, THW) erforderlich, wobei teilweise Sonderausrüstung benötigt wird (Bergesack, „Höhlentrage", Ab- und Aufseileinrichtung etc.).

Voraussetzungen für den Höhleneinsatz
- Einsatz vor Ort: Gute Kondition. Einem NA ohne entsprechende Höhlenerfahrung sollten die Patienten am Höhleneingang zugeführt werden.
- Persönliche Schutzausrüstung: Schutzhelm, 2 voneinander unabhängige lichtstarke Lampen (keine Reflexleuchten). Beim Einstieg in nicht frei zugängliche Höhlen: Overall (sog. „Schlaz"), Kletterschuhwerk und entsprechende Abseilausrüstung (Sitzgurt, Seil etc.).

Typische medizinische Probleme bei Höhlennotfällen
- Traumata durch Sturz und Einklemmung, Myokardinfarkt durch große Belastung.
- Psychiatrische Probleme (z. B. psychische Dekompensation bei Dunkelheit, Angst, Klaustrophobie).
- Verbrennungen durch entzündetes Azetylen aus der Karbid-Lampe. Verätzungen durch zersetztes Karbid oder Akku-Lauge/Säure.
- Bei durch Wassereinbruch eingeschlossenen Höhlenforschern („Siphon") oft tagelange Wartezeiten → Unterkühlung; Dehydratation und Erschöpfung (Hypoglykämie).
- Direkt am Notfallort meist Beschränkung auf Minimalversorgung erforderlich (bis zur Transportfähigkeit unter Höhlenbedingungen). Weitere Versorgung dann außerhalb der Höhle.

! Vor Aufnahme einer Notarzttätigkeit in Gebieten mit unterirdischen Gefahrenquellen (Höhlen, Bergwerke etc.) Informationen über die nächst verfügbaren spezialisierten Rettungskräfte einholen (Höhlenrettung ☞ 21.9.1).

Jan Vahrenholt

2.2.5 Höhenrettung

Besonderheiten

- Insbesondere bei bautechnisch hoch gelegenen Einsatzorten, die nur unter erschwerten Bedingungen erreicht werden können, kann eine technische Rettung mithilfe einer Höhenrettungsgruppe notwendig werden.
- Spezialeinheiten bei verschiedenen Berufsfeuerwehren, die sich technisch und körperlich sowie bezüglich ihrer Ausrüstung auf die Rettung von Patienten aus bautechnisch oder naturtechnisch hoch oder tief gelegenen Einsatzorten spezialisiert haben. Besonderer Bedarf in den Nicht-Gebirgsregionen, in denen es keine klassische Bergwacht oder Bergrettung gibt.
- Klassische Einsatzsituationen: Rettung und medizinische Erstversorgung von verletzten Personen aus Baukränen, Hochhäusern, Gerüsten, Baustellen Hoch-Tief, U-Bahn Rettungsschächten, Brunnen, Schornsteinen, Fensterputzgondeln und Mobilfunkmasten.
- Die Höhenretter besitzen eine Ausbildung als Feuerwehrmann, Höhenretter und meist auch eine als Rettungssanitäter. Generell sind die Höhenretter alle für die Rettung an und mit einer Helikopter-Winch (Rettungswinde) geschult.
- Die Ausrüstung, Mann-Stärke, Verfügbarkeit sowie technischen Möglichkeiten im Einzelnen sind bei den verschiedenen Höhenrettungsgruppen, die sich häufig noch im Aufbau befinden, z. T. sehr unterschiedlich.

Alarmierung

- Der Notarzt sollte über die Möglichkeit einer Höhenrettung generell informiert sein und wissen, wo die nächste Höhenrettungsgruppe der Feuerwehr in seinem Rettungsdienstbereich stationiert ist: Standort und Ausrüstung/Möglichkeiten, 24-h-Verfügbarkeit, Vorlauf- und Alarmierungszeit, Verfügbarkeit eines entsprechenden Luftrettungsmittels?
- Die Höhenrettung wird über die Rettungsleitstelle mit dem Stichwort „Höhenrettung notwendig" alarmiert. Wichtig ist hierbei eine möglichst frühzeitige Alarmierung, da aufgrund des großen Aktionsradius der Rettungsgruppen sowie der meist zusätzlich notwendigen Hubschrauberalarmierung ein zeitlich längerer Vorlauf notwendig ist als bei den Rettungsfristen in der primären Notfallrettung.

Ulrich v. Hintzenstern, Harald Strauss, Jan Vahrenholt, Rolf P. Maschke, Stefan Hasenfuß, Georg Langer und Josef Pohlplatz

2.3 Spezielle Unfallrettung

Jan Vahrenholt und Ulrich v. Hintzenstern

2.3.1 KFZ-Unfälle

Verhalten an der Unfallstelle

- Der Eigenschutz ist immer vorrangig vor allen medizinischen Rettungsaktivitäten.
- Prinzipiell auf ausreichende Schutzkleidung im NA-Dienst achten (leuchtendrote Jacke/Weste mit Reflexstreifen), sonst die in allen NEF/RTW vorhandenen Warnwesten überziehen!
- Bei zu erwartender technischer Rettung durch die Feuerwehr mit hydraulischem Rettungsgerät, Helm mit Sichtschutz und Nackenleder rechtzeitig aufsetzen!

Absicherung der Unfallstelle

Bei Eintreffen an der Unfallstelle vor technischen Rettungskräften (Feuerwehr/THW) und Polizei **muss** die Unfallstelle durch den Rettungsdienst abgesichert werden:

- Auf Schnellstraßen (Autobahn/mehrspurige Bundesstraße) erstes Fahrzeug mit Blaulicht, Abblendlicht und Warnblinkanlage mit laufendem Motor (Batterieschonung) etwa 25 m zwischen Unfallstelle und nachfolgendem Verkehr in Fahrtrichtung abstellen.
- Sicherungsfahrzeuge nie schräg abstellen.
- Im Sicherungsfahrzeug darf sich kein Helfer aufhalten (akute Lebensgefahr!).
- Im Sicherungsfahrzeug keine Patientenbehandlung (akute Lebensgefahr!).
- Wenigstens eine Fahrspur sollte als „Abstandhalter" neben der Unfallstelle zum fließenden Verkehr hin als Arbeitsbereich zum Schutz der Helfer und Patienten freigehalten werden.
- Auf Autobahnen darf i. d. R. nur die Polizei eine Vollsperrung veranlassen. Auf allen anderen Straßen darf eine erforderliche Komplettsperrung auch ohne Polizei durch den Rettungsdienst erfolgen.
- Frühzeitig sollten die notwendigen verkehrstechnischen Maßnahmen mit der Polizei bei deren Eintreffen abgesprochen werden.
- Unfallstellensicherung baldmöglichst an Feuerwehr, THW oder Polizei delegieren.
- Alle anderen Rettungsfahrzeuge mit einem Sicherheitsabstand von wenigstens 15 m hinter der Unfallstelle in Fahrtrichtung möglichst rechts am Fahrbandrand mit laufendem Blaulicht und Warnblinkanlage bei laufendem Motor abstellen (Batterieschonung), ausreichenden Rangierabstand im Heckladebereich der RTW einhalten.
- Verkehrsunfallstellen durch Rettungsfahrzeuge nie unnötig „verbreitern"!

Der 1. Überblick

- Anzahl der beteiligten KFZ?
- Wenn möglich durch Zeugen kurze Erläuterung des Unfallgeschehens geben lassen → häufig Rückschluss auf zu erwartende Verletzungsmuster möglich.
- Unfallfahrzeug sowie Innenraum kurz von allen Seiten sichten bzw. inspizieren, um einen Gesamtüberblick zu bekommen und keinen Verletzten zu übersehen.

- Auf Eigen- und Patientengefährdung durch instabile Unfallfahrzeuge achten: Fahrzeug am Hang, Fahrzeug in Seiten- oder Dachlage?
- Bei mehreren beteiligten Unfall-PKW kurze Notizen machen: Welcher Patient/Unfallbeteiligte in welchem Fahrzeug? → Überblick bei bereits ausgestiegenen oder geretteten Personen!
- Eingeklemmte Personen? Sichttriage: Patient unmittelbar vital gefährdet?
- Zusätzliche Gefahrenmomente erkennen: Fahrzeugbrand (Rauch!), ausgelaufenes Benzin/Diesel/Öl, Gefahrguttransporte (☞ 21.11.2) etc.
- Bei Benzinaustritt bzw. -geruch Warnung an alle beteiligten Einsatzkräfte.
- Frühzeitige großzügige Nachalarmierung von technischen Rettungskräften (Feuerwehr und THW) sowie von medizinischen Rettungskräften und Transportkapazitäten. Faustregel: Pro schwerverletzter Patient sind notwendig 1 NA + 1 RTW mit 2 RA/RS.
- Bei Großunfällen/Busunfällen/Massenkarambolagen frühzeitige Alarmierung von OrgEL, LNA (oder entsprechenden Führungspositionen) und SEG.
- Frühzeitige Überlegung und Alarmierung einer Luftrettung (RTH/ITH) bei sofort erkennbarem Polytrauma/Schädelhirntrauma/Wirbelsäulentrauma und langem Transportweg.
- Bei Schaulustigen unmissverständlich alleinige Handlungsherrschaft demonstrieren: „Ich bin der NA, gehen Sie bitte zur Seite" oder „Sie können mir Helfen indem Sie …". Umgehend unprofessionelle und überhastete Rettungsmanöver durch Laien unterbinden.
- Gegenüber Laienhelfern/zufällig anwesendem Fachpersonal (Ärzte, Pflegepersonal, Rettungssanitäter etc.) klar die Führungskompetenz klären, ohne den Helfer zu demotivieren: „Sie sind Rettungssanitäter?", „Das ist hervorragend, was können Sie mir zu dem Patienten sagen?",„Ich übernehme jetzt die Weiterbehandlung, Sie können mir helfen, indem Sie …".
- Nie voreilig vor einer vollständigen Sichtung einer unklaren Unfallsituation Fremdhilfe z. B. durch zufällig anwesende Ärzte ablehnen; erst nach vollständiger Lagebeurteilung zusätzliche Helfervalenzen freigeben.

Zugang zum Patienten verschaffen

Wenn des Unfallfahrzeug instabil ist (Seitenlage, Dachlage, Hanglage) hat die Helfersicherheit oberste Priorität: Keine Behandlung ohne Sicherung des Unfallfahrzeuges durch die Feuerwehr gegen Umkippen oder Abstürzen!

Patientenrettung

Bei Normallage des KFZ: Sicherheitsgurt lösen bzw. durchtrennen (z.B. mit Kleiderschere oder SISYPHUS-Rettungsstab).
Bei Seiten- oder Dachlage des KFZ:
- Patienten im Hüftbereich mit einer Schulter abstützen (☞ Abb. 2.5).
- Mit einer Hand den Kopf des Patienten umfassen.
- Sicherheitsgurt durchtrennen (lassen) oder Gurtschloss öffnen (lassen); ggf. Patient zur Gurtentlastung kurz anheben.
- Den Kopf des Patienten zu sich ziehen und Patient langsam abrollen lassen.

Bei Einklemmung

- Rettung immer zügig, aber schonend nach medizinischen Gesichtspunkten durchführen.
- Die Leitung der Rettung hat der Notarzt, die Leitung der technischen Durchführung hat der Feuerwehreinsatzleiter → die PKW-Rettung ist Teamarbeit!
- Soweit noch keine Feuerwehr vor Ort, ausreichend Feuerlöscher griffbereit an die Unfallstelle positionieren.

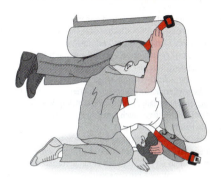

Abb. 2.5 Fremdrettung [A300–190]

- Ausnahmesituation brennender PKW ohne suffiziente Löschmöglichkeit: Crash-Rettung, d.h. sofortige gewaltsame Befreiung des Patienten ohne Rücksicht auf Verletzungen und Patientenzustand!
- Explosionsgefahr ist bei PKW-Unfällen unrealistisch; Benzingeruch als Gefahrenmoment erkennen und Konsequenzen ziehen (s.o.).
- Wenn nicht ausgelöster Airbag in Patienten- und Helferreichweite → sofort durch Feuerwehr sichern lassen („Oktopuss-Sicherung", gibt es auch für Beifahrer-Airbag).
- PKW-Zündung aus, Schlüssel stecken lassen!
- Batterie durch Feuerwehr abklemmen lassen.
- Keine ruckartigen mechanischen oder thermischen Manipulationen in der Nähe von nicht ausgelösten Airbag-Einrichtungen.
- Patienten soweit wie möglich ohne „technisch-invasive" Maßnahmen befreien: Sitz maximal nach hinten ziehen, Rückenlehne etwas nach hinten stellen, lose Gegenstände entfernen etc.
- Kurze orientierende kraniokaudale Untersuchung zum Erfassen aller Verletzungen.
- Erstes Minimalmonitoring: RR und SpO_2.
- Erste Minimalversorgung: Wärme, möglichst großlumiger i.v. Zugang, O_2.
- Vor allen technischen Rettungsmaßnahmen Patienten sicher abschirmen mit Feuerwehrhelm und Decke gegen Funken- und Scherbenflug.
- Planung und klare Besprechung des geplanten Vorgehens mit Feuerwehreinsatzleiter und den Rettungsassistenten.
- Wenn notwendig, großzügigen Arbeitszugang zum Patienten durch Entfernung von Frontscheibe, Tür, Sitz etc. schaffen.
- Vor allen aggressiven Rettungsmaßnahmen (Aufspreizen, Dach oder Scheiben entfernen etc.) Patienten immer informieren, beruhigen und ggf. auch sedieren.
- Patienten während der Rettung nie alleine lassen, wenn möglich Körperkontakt halten.
- Wenn notwendig, frühzeitig großzügige ausgewogene Analgesie/Analgosedierung (z.B. mit S-Ketamin), ohne den Patienten beatmungspflichtig werden zu lassen.
- Frühzeitige Demobilisation der HWS (Zervikalstütze).

- Situation „Patient wach und ansprechbar": Kein Verdacht auf Wirbelsäulentrauma → eine Entfernung des PKW-Daches ist nicht zwingend notwendig.
- Situation „Patient wach und ansprechbar": V.a. Wirbelsäulentrauma oder bewusstloser Patient → zusätzlich zur Zervikalstütze Rettungskorsett anlegen (KED®), achsgerechte Rettung in Längsrichtung der Wirbelsäule nach kranial, d. h. vollständige Dachentfernung planen.
- Rettung schrittweise in enger Absprache mit Feuerwehreinsatzleiter durchführen, keine Eigendynamik der Feuerwehr tolerieren.
- Bei absehbar länger dauernder Rettung Wärmekegel durch großzügiges Positionieren von Flutlichtstrahlern (auch tagsüber) errichten lassen.
- Medizinische Probleme:
  - Durch die Schutzwirkung von Airbag und Sicherheitsgurt treten äußere Verletzungsmerkmale im Kopf- und Brustbereich seltener auf → Gefahr, aufgrund der äußeren „Unversehrtheit" nicht an das Vorliegen okkulter Verletzungen (z. B. Milz-, Leber-, Aortenruptur, Herz-, Lungenkontusion) zu denken.
  - Neben der Versorgung des Patienten kurzen Blick auf das beschädigte Fahrzeug (Deformation von Karosserie und Innenraum) werfen → Eindruck von der Gewalteinwirkung, der die Insassen ausgesetzt waren.
  - Dem Aufnahmearzt in der Zielklinik Informationen über den Fahrzeugzustand bzw. die Unfallintensität geben (ggf. Polaroidfoto).
  - Beim Aufblasen des Airbags entstehen ein lauter Knall, Verbrennungsgase (ungiftig) und Rauch- und Staubteilchen (evtl. Reizung von Augen, Atemwegen oder Haut).
  - Nicht zwischen Patient und unausgelöstem Airbag arbeiten.

„Bergungstod"
Unerwarteter Tod nach erfolgreicher technischer Rettung durch unzureichende Sicherung der Vitalfunktionen **vor** technischer Rettung.

Notarzt und technische Hilfeleistung

- Der Notarzt sollte mit den technischen Rettungsmöglichkeiten seiner örtlichen Feuerwehr vertraut sein.
- Ebenso sollte der Arzt über Grundkenntnisse der Technischen HilfeLeistung (Feuerwehrbezeichnung für technische Rettungsmöglichkeiten) sowie der eingesetzten Geräte verfügen, um bei technisch schwierigen Rettungen ein Konzept mit dem Einsatzleiter der Feuerwehr zusammen entwickeln zu können.
- Das Wirkungsprinzip, der Einsatz sowie die Verfügbarkeit folgender THL-Geräte sollte zumindest grundlegend bekannt sein: Federkörner, Glassäge (Glasmaster®), hydraulischer Rettungsspreizer, hydraulische Rettungsschere, hydraulische Rettungszylinder (verschiedene Längen), Niederdruck- und Hochdruckhebekissen, Seilzugsysteme, Abstützsysteme, Zweihandtrennschleifer mit Steintrennscheibe (einzige Möglichkeit die ICE-Karosserie bei Eisenbahnunfällen zu knacken!) und LKW-Rettungsbühne.
- Hilfreich sind hier immer gemeinsame Übungen und Ausbildungen. Nur wenn das Verständnis der Arbeit des Anderen vorhanden ist, kann eine optimale Patientenrettung funktionieren.
- Eine Nachbesprechung eines Einsatzes mit der Feuerwehr wie auch berechtigtes Lob nach einem erfolgreich abgeschlossenen Einsatz sind eine wichtige Voraussetzung für das Gelingen des nächsten Einsatzes.

Ulrich v. Hintzenstern und Harald Strauss
2.3.2 Bahnunfall

Besonderheiten
- Notfallort ist evtl. weitab von Straßen und Siedlungen; Neubaustrecken führen häufig durch Tunnels oder über Brücken.
- Gefährdung von RD-Personal durch Bahnverkehr auf Nebengleisen, Fahrleitungen und Hochspannungsanlagen.

Maßnahmen am Notfallort
- Kontakt zum Fahrdienstleiter des Unfallbereichsbahnhofs bzw. der Unfallmeldestelle herstellen.
- Ggf. Nothalt eines vorbeifahrenden Zuges durch kreisende Armbewegungen (bei Dämmerung oder nachts mit Handlampe) veranlassen → Zugführer muss anhalten.
- Erkundung der Unfallstelle nach Möglichkeit mithilfe eines Bahnlotsen.
- Definitive Auskunft einholen (dabei Namen des Auskunftgebenden notieren): Ist die Oberleitung abgeschaltet und geerdet, ist die Bahnstrecke für andere Züge ganz oder nur teilweise gesperrt?
- Bei schwieriger Anfahrt Diesellok mit Rangierpersonal und Gepäckwagen oder gedeckten Wagen anfordern (auch zum Abtransport von Patienten).
- Ggf. Hilfszug („Einheitshilfsgerätewagen") mit schwerem Rettungsgerät anfordern.
- Bei Unfällen in Tunnelanlagen Rettungszug mit umfangreichem Feuerwehr- und RD-Personal und -material anfordern.

Sicherheitsregeln
- Eigenschutz immer vorrangig vor allen medizinischen Aktivitäten (☞ 1.8.3).
- Nach Möglichkeit immer Wege außerhalb des Gleisbereichs benutzen.
- Immer mindestens 3 m Sicherheitsabstand von jeder Gleismitte halten (Druck- und Sogwellen sowie Lärmentwicklung vorbeifahrender Züge!).
- Immer erhöhte Aufmerksamkeit beim Queren von Gleisen.
- Mit Zugverkehr auf dem Nachbargleis rechnen.
- Bis zur definitiven Einstellung des Zugverkehrs auf der Strecke keine Rettungsaktionen ohne den Schutz von Sicherheitsposten der Bahn durchführen.
- Bis zur zweifelsfreien Klärung, dass alle Leitungen der elektrotechnischen Bahnstromanlage abgeschaltet und bahngeerdet sind, keine Rettungsarbeiten beginnen und mindestens 10 m Abstand von herabhängenden Leitungen halten. **Cave:** Durch Kontakt der Waggons mit dem Fahrdraht können auch diese unter Spannung stehen!
- Evakuierung des Waggons oder Zuges durch Zugbegleitpersonal (Streckenkenntnis) vornehmen lassen.
- Immer den Anweisungen des Bahnpersonals und der Sicherheitsposten Folge leisten.

Stefan Hasenfuß
2.3.3 Luftfahrzeugunfälle

Besonderheiten
- Bei Unfällen außerhalb von Flughäfen ist der Notfallort häufig weit von Siedlungen oder Verkehrswegen entfernt und liegt in unwegsamem Gelände.
- Bei Unfällen auf Verkehrsflughäfen Gefährdung des RD-Personals durch Rollverkehr von Flugzeugen, Abgasstrahl von laufenden Triebwerken und starken Fahrzeugverkehr im Bereich des Vorfeldes.
- Brand- bzw. Explosionsgefahr durch auslaufenden Kraftstoff.

Maßnahmen am Unfallort
- Bei Unfällen auf Verkehrsflughäfen bereits vor und während der Anfahrt Kontakt zur Luftaufsicht herstellen und Treffpunkt mit Lotsenfahrzeug (Follow me) vereinbaren. Ein Befahren der Betriebsflächen ohne Lotsen ist nicht möglich.
- Kleine Flugzeuge verfügen über keinerlei passive Sicherheit. Verletzte sind in den meisten Fällen eingeklemmt und nur durch Einsatz von Rettungsgerät zu befreien. Daher schon während der Anfahrt entsprechende Kräfte anfordern.
- Scheiben an Flugzeugen bestehen aus äußerst widerstandsfähigem Kunststoff oder Mehrschichtlaminaten und sind mit einfachen Mitteln kaum zu zerstören. Zugang daher durch Türen oder mittels Einsatz von Rettungsschere oder Spreizer.
- Vorsicht im Umgang mit Zündquellen (z. B. Trennschleifer, Defibrillator) wegen Brandgefahr. Löschmittel bereithalten.
- Wracks nur betreten, wenn unumgänglich. In jedem Fall erst nach entsprechender Absicherung. Dabei Vorsicht vor scharfkantig gerissenen Aluminiumteilen.
- Körperflüssigkeiten von Verletzten und Getöteten verteilen sich oft weiträumig an der Unfallstelle. Daher Eigensicherung gegen Infektionen (Handschuhe).
- Häufige Verletzungsschemata: Polytraumatisierung, schwerste Schädelhirntraumata, innere Verletzungen durch hohe Beschleunigung in Achsrichtung des Torso (Aorten- oder Herzbeutelruptur), stumpfe Abdominal- oder Thoraxtraumen durch Steuerorgane im Cockpitbereich. Bei Verkehrsflugzeugen mit Brand oder Rauchentwicklung im Innenraum: Intoxikationen durch toxische Rauchgase.
- Bei eindeutigen Todeszeichen Position der Leiche und Umfeld möglichst unberührt lassen.
- Schwere Flugunfälle werden durch die Bundesstelle für Flugunfalluntersuchung untersucht. Daher vor dem Verlassen der Unfallstelle Namen und Erreichbarkeit zwecks eventueller Zeugenaussagen bei der Einsatzleitung hinterlassen.

Rolf P. Maschke
2.3.4 Brandunfall

Besonderheiten
- Großschadensfall (☞ 1.9).
- Gefahr für Patient und RD durch Hitze, Rauchgase und evtl. Einsturzgefahr.
- Aufenthaltsort der Patienten evtl. nicht zugänglich.

Erste Maßnahmen an Brandstellen vor Eintreffen der Feuerwehr
- Eigenschutz immer vorrangig vor allen medizinischen Aktivitäten (☞ 1.8.3).
- Bei Brandgeruch, offenem Feuer, sichtbarem Rauch oder entsprechenden Hilferufen sofort die Feuerwehr alarmieren (meist Tel. „112").
- Andere Hausbewohner warnen. Gebäude verlassen, falls dies sicher möglich ist. Sammeln an festgelegter Sammelstelle, Anwesenheit aller Hausbewohner feststellen.
- Ggf. unmittelbar gefährdete Personen retten, Gehunfähige herausführen.
- Gebäude nur in zwingenden Fällen betreten. Jemandem mitteilen, dass man sich im Gebäude befindet. Nie Aufzug benutzen. Rauchgase (auch unsichtbar) beachten (Filtermasken wirkungslos!).
- Eigene Einsatzfahrzeuge fernhalten von gefährdeten Bereichen (Trümmer, Verschüttung, Gase, Stäube und Dämpfe).
- Ggf. mit geeigneten Maßnahmen erste Brandbekämpfung einleiten, z. B.:
 - Friteusenbrand: Deckel oder nasses Tuch darüber legen. Kein Wasser („Fettexplosion").
 - Brennende Personen am Weglaufen hindern. Beim Annähern die Decke an den Enden (Hände eingehüllt) in Augenhöhe als Gesichtsschutz halten. Person in Decke hüllen, hinlegen und ggf. umherwälzen.
 - Feuerlöscher einsetzen: Nicht gegen den Wind löschen. Nicht in die Flammen, sondern in den Brandherd spritzen, ggf. mehrere Feuerlöscher gleichzeitig einsetzen. Nach Möglichkeit Löschmittel nicht restlos ausspritzen, sondern Löschmittelreserve für ein Wiederaufflammen bereithalten.
- KFZ-Brand: Bei einem Motorbrand im PKW dauert es erfahrungsgemäß mindestens 3–10 Min., bis der Brand in die Kabine eindringt. Brennende KFZ können praktisch nicht explodieren!

Verhalten im geschlossenen Raum
- Bei dunklen Treppenhäusern Notbeleuchtung bzw. ggf. Handlampe einschalten, falls vorhanden.
- Fenster und Türen schließen (Ausbreitung von Feuer und Rauch wird behindert).
- Vor dem Öffnen einer Tür mit der Hand Türblatt oben, in der Mitte und unten befühlen. Falls die Tür bereits heiß ist, muss mit Flammen oder Rauchgasen dahinter gerechnet werden.
- Tür nur aus der Deckung öffnen. Türblatt, das sich in die eigene Richtung hin öffnen lässt, als Deckung und Schutzschild benutzen. Während des Öffnens Gesicht abwenden und mit Arm bedecken. 15 s warten, bevor man durch die Türe geht, da Stichflammenbildung möglich, wenn sauerstoffreiche Frischluft in den Brandraum tritt.
- Ist der Flur mit Rauch gefüllt, ist die Luft am Boden manchmal noch atembar → zum Ausgang kriechen.

- Zimmerschlüssel mitnehmen. Falls der Treppenraum unbegehbar ist und die Zimmertür hinter einem ins Schloss fällt, muss man wieder ins Zimmer zurückflüchten können.
- Ist der Treppenraum nicht begehbar, erkunden, ob das Gebäude über einen 2. baulichen Rettungsweg verfügt.
- Notfalls im Zimmer „verschanzen": Nasses Taschentuch vor das Gesicht, in nasse Decke einhüllen, Badewanne füllen, nasse Handtücher in Türspalt (verhindert Eindringen von Rauch). Dann Feuerwehr alarmieren und über Telefon durchgeben, dass man eingeschlossen ist. Genauen Aufenthaltsort angeben. Am Fenster um Hilfe rufen. Zieht Rauch aus den unteren Geschossen an der Fassade nach oben, Fenster geschlossen halten. Nie aus dem Fenster springen. Nie in Panik der ausfahrenden Drehleiterspitze der Feuerwehr entgegen springen. Sprung ins Sprungtuch oder Sprungpolster nur auf Weisung der Feuerwehr.

Maßnahmen an der Einsatzstelle nach Eintreffen der Feuerwehr

- Sofort Kontakt zur Feuerwehr-Einsatzleitung aufnehmen. Gemeinsam festlegen: Aufstellungsort RTW, Verletztensammelstelle, evtl. weiter benötigte Kräfte, Gefahrenbeurteilung.
- Einsatzfahrzeuge der Feuerwehr und deren große Bewegungsradien (LKW, Drehleiter) nicht behindern.
- Von gefährlichem Feuerwehrgerät fernhalten.
- Verlegte Schläuche möglichst nur über Schlauchbrücken überfahren.
- Registrierung und Befragung auch schwerverletzter Patienten durch Polizei und Feuerwehr möglichst zulassen (Rückschlüsse auf noch drohende Gefahren oder vermisste Personen).
- Zur Eigensicherung der Feuerwehrkräfte immer ein RD-Ersatzfahrzeug am Brandort vorhalten.
- Geregelte An- und Abfahrt für RTWs organisieren.
- Einsatzstelle nicht verlassen, ohne sich beim OrgEL oder Feuerwehr-Einsatzleiter abzumelden.

! Sich nicht davor scheuen, die Feuerwehr auch bei „kleineren" Anlässen rechtzeitig nachzualarmieren.

Harald Strauss und Ulrich v. Hintzenstern

2.3.5 Maschinenunfall

Besonderheiten

- Verletzungen durch bewegliche Teile von Maschinen (z. B. Bohrmaschine, Kreissäge, Drehbank, Fräsmaschine), trennende Messer (z. B. Blechscheren, Schneidemaschinen, Pressen, Stanzen).
- Häufig schwere Quetschungen, tiefreichende Weichteildefekte oder Amputationsverletzungen.

Rettung eines eingeklemmten Patienten

- Technische Unterstützung praktisch immer erforderlich: Rechtzeitige (auch prophylaktische) Alarmierung von Betreiber und Feuerwehr.
- Rettung nur durch fachkundiges Personal, meist durch vorsichtige Demontage der Maschine.
- Keine „Notamputationen" am Notfallort, sondern sorgfältige Betreuung des Patienten (Infusion, Sauerstoff, Monitoring), suffiziente Analgesie bis zur Narkose. Sicherung aller Amputate

Spezielle Unfallrettung

2.3

(auch kleiner Gewebsstücke!) im doppelwandigen Kühlbeutel (☞ 11.7.6). Falls Amputation unumgänglich (Feuerwehr kann Maschine nicht demontieren), Nachforderung eines erfahrenen Chirurgen samt OP-Team. Nur als **ultima ratio Notamputation** durch NA (☞ 2.4).
- Bei Amputationsverletzungen und stabilisierten Vitalfunktionen primär Einweisung in eine handchirurgische oder plastische Spezialabteilung zur Replantation (Hubschraubertransport) anstreben.

Sicherheitsregeln

- Eigenschutz immer vorrangig vor allen medizinischen Aktivitäten (☞ 1.8.3).
- Vor Manipulationen an Maschinenteilen oder eingeklemmten Patienten sicherstellen, dass die Maschine spannungsfrei geschaltet und gegen Wiedereinschalten gesichert ist.
- Vorsicht bei scharfen, beweglichen oder heißen Maschinenteilen.
- Stempel, bewegliche Messer u.ä. Maschinenteile ggf. unterbauen oder blockieren (v.a. Hydraulikzylinder können sich durch Ölverlust aus beschädigten Leitungen auch nach Abschalten der Maschine noch bewegen).

Harald Strauss und Ulrich v. Hintzenstern

2.3.6 Chemieunfall

Besonderheiten

- Gefährdung des RD-Personals durch unerkannte Ausbreitung, unbemerkten Kontakt mit der Chemikalie oder deren unbekannte Zusammensetzung.
- Möglicherweise drohende Umweltschäden auch bei nur geringer Gefährdung von Menschen (z.B. Öl) → bei Verdacht auf Umweltgefährdung technische Hilfe informieren.
- Häufig fehlt eine korrekte Kennzeichnung bei geringen Mengen toxischer Stoffe.
- Unkontrollierte Reaktionen zwischen freigesetzten Chemikalien oder bei Feuereinwirkung mit Entstehung unbekannter Produkte möglich.

Informationen über gefährliche Stoffe

- Erstinformation durch Gefahrnummer, Stoffnummer und Gefahrenschilder (☞ 21.11).
- Information über die beteiligten Chemikalien durch den Benutzer der Substanzen (z.B. Gefahrgutblätter in Betrieben), bei Transportunfällen über den Fahrzeugfahrer (Unterlagen im Führerhaus und Gefahrgutschild mit Aufschrift).
- Evtl. weitere Informationen beim Hersteller einholen (TUIS-System, ☞ 21.12).
- Auch Giftnotrufzentralen und die RLSt verfügen über Gefahrgutinformationen.

Maßnahmen am Unfallort

- Den Patienten von technischen Rettungskräften außerhalb der Gefahrenzone bringen lassen und an sicherem Platz versorgen (z.B. Windrichtung beachten).
- Patienten frühestmöglich von anhaftenden Schadstoffen dekontaminieren (Entkleiden, Abduschen, z.B. Feuerwehrschlauch mit Sprühstrahl), auf jeden Fall aber noch außerhalb des NAW (z.B. Tränenreizstoffe „verseuchen" das Fahrzeug bis zur Unverwendbarkeit).
- Schadstoffreste in dicht schließenden Gefäßen (z.B. durch Feuerwehr) asservieren.

Sicherheitsregeln

- Eigenschutz immer vorrangig vor allen medizinischen Aktivitäten (☞ 1.8.3).
- Bei Betriebsunfällen möglichst umgehend mit dem betrieblichen Sicherheitsdienst (z. B. Sicherheitsingenieur) und der Werksfeuerwehr Kontakt aufnehmen.
- Technische Rettung bei Austritt von Chemikalien nur unter strikter Berücksichtigung des Eigenschutzes und suffizienter persönlicher Schutzausrüstung.
- Bei unklarer Lage (Art und Wirkung des Giftes, Gefahr weiteren Austritts) ist eine Rettung nur durch Fachpersonal (i. d. R. Feuerwehr oder Betreiber) unter umluftunabhängigem Atemschutz (Pressluftatmer) und Körpervollschutz (Chemikalienschutzanzug) zulässig.

Harald Strauss und Ulrich v. Hintzenstern

2.3.7 Silo- und Tankunfall

Großraumlagerbehälter für mittel- bis feinkörnige Massenschüttgüter (z. B. Sägespäne, Mineralien, Flüssigkeiten), meist zylindrische Form mit konisch zulaufendem unterem Ende.

Besonderheiten

- Durch lagerungsbedingte Veränderung können Gase wie Kohlenmonoxid, Kohlendioxid, Schwefelwasserstoff, Methan (☞ 9.7) entstehen.
- Entstehende Stäube sind evtl. toxisch oder explosiv.
- Feste Lagergüter können sich „pseudo-flüssig" verhalten → „Ertrinken im Lagergut wie in einem Sumpf".
- Gefährdung durch eingebaute Fördergeräte (Schraubenförderer, Häcksler, Förderbänder, Rührwerke) möglich → abschalten und gegen Wiedereinschalten sichern lassen.
- Weitere Probleme: Enge Zugangswege (Luken, Deckel), große Höhen (Auf- bzw. Abseilen im Silo, Leitern und Gerüste im Außenbereich, ggf. Drehleitereinsatz).

Maßnahmen am Unfallort

- Sicherstellen der Belüftung (Öffnen von Luken bei landwirtschaftlichen Silos, Be- und Entlüftungsgeräte der Feuerwehr).
- Brandbekämpfung prophylaktisch sicherstellen, Explosionsgefahren beachten.
- Wenn unmittelbare Rettung nicht möglich, Verletzten sichern (Gefahr des weiteren Einsinkens → Anseilen, Inhalation von Schadstoffen → Atemmaske mit O_2-Zuleitung aufsetzen).
- Freiräumen (bei eingedrungenen Gütern, z. B. Sand, Späne) und Freihalten der Atemwege.

Sicherheitsregeln

- Eigenschutz immer vorrangig vor allen medizinischen Aktivitäten (☞ 1.8.3).
- Grundregel: Qualifizierter Eigenschutz vor Rettungsversuchen, d. h. keine heroischen Eigenaktionen, da Lebensgefahr.
- Rettungsmaßnahmen nur durch entsprechend ausgebildete Kräfte, d. h. technische Unterstützung praktisch immer erforderlich; daher rechtzeitige (auch prophylaktische) Alarmierung von Feuerwehr (☞ 1.11.3), THW (☞ 1.11.4), Betreiber.

- Zugang für den NA nur nach entsprechender Abstimmung mit der Einsatzleitung der Feuerwehr.
- Vor Betreten Anseilen mit Fangleine und Brustgurt, umluftunabhängiger Atemschutz (Pressluftatmer), bei landwirtschaftlichen Silos auch so genannte „Schutzhaube" mit Luftzuleitungsschlauch; Masken mit „Gasfiltern" sind untauglich und lebensgefährlich; Schutzbekleidung, ggf. Chemikalienschutzanzug.

Georg Langer und Josef Pohlplatz

2.3.8 Bergbauunfall

Besonderheiten
- Für größere Schadensfälle existiert ein bergbehördlich festgelegter „Notfallplan". Hilfe durch Hauptrettungsstelle, Zentralgrubenwehr. Hubschrauberlandeplatz meist vorhanden.
- Gefahr durch Grubenklima (Wärmestau, Hitzekollaps, Hitzschlag, ☞ 8.2.1), austretende Gase und Stäube (erstickend, toxisch, explosibel).
- Risiko mechanischer Verletzungen durch Steinfall, Verschüttung und automatisierte Arbeitsabläufe (Bandstraßen, Einschienenhängebahn). Quetschungen durch schweres Ausbaumaterial.
- Häufig unzureichende Beleuchtung am Unfallort. Lange Transportwege!

Maßnahmen am Unfallort
- Ausgebildete freiwillige Grubenwehren stehen in jedem Bergwerk zur Verfügung.
- Bei Werksleitung, Arbeitsschutz oder Grubenwehr über Schadenslage und Anzahl der Verletzten informieren.
- Zugang für NA nur nach Rücksprache und unter Aufsicht (Arbeitsschutz/Grubenwehr).

Sicherheitsregeln
- Untertage sich niemals von der Gruppe entfernen.
- Anweisungen des Grubenpersonals strikt befolgen.
- Immer Schutzausrüstung verwenden (Overall, Helm, Stiefel).
- Grundsätzlich nur schlagwettergeschützte elektrische Geräte einsetzen. Wegen Explosionsgefahr ggf. Gasmessung vor Einsatz elektrischer Geräte wie Laryngoskop und Defibrillator.

Harald Strauss und Ulrich v. Hintzenstern

2.3.9 Verschüttung

Teilweise oder vollständige Bedeckung eines Patienten durch in Bewegung gekommene Massen (Erde, Sand, Schnee, Schüttgüter etc.).
Sonderform: Lawinenunglück (☞ 2.2.3).

Arbeitstechniken

Besonderheiten
- Bedrohung der Helfer durch nachrutschende Massen, praktisch immer Unterstützung durch Feuerwehr oder THW mit schwerem Gerät (Schaufellader, Bagger, Kran) erforderlich.
- Schadenslage meist sehr unübersichtlich, oft auch weiträumig.
- Vordringen zum Unfallort oft erheblich erschwert → medizinisches Rettungspersonal und -material ggf. durch technische Rettungskräfte mit Allradfahrzeug ins Schadensgebiet bringen lassen.

Maßnahmen am Unfallort
- Hauptprobleme: Atemwegsverlegung, schwere Quetschungen, evtl. Unterkühlung.
- Bei Behinderung der Atmung durch Kompression des Thorax von außen Versuch, den komprimierten Thorax freizumachen (Freiräumen) oder eine weitere Verschüttung zu verhindern (Barrierenbildung).
- Bei freiliegendem Gesicht Mund- und Rachenraum auf Fremdmaterial inspizieren, ggf. mit Magill-Zange oder Absaugpumpe ausräumen.
- Trachealinspektion mittels Laryngoskop, Versuch des Freimachens, Intubation und wiederholte Absaugung.
- Nach Befreiung des restlichen Körpers Gefahr des plötzlichen Blutdruckabfalls durch Wegfall der Gewebskompression und azidosebedingte Vasodilatation (Crush-Syndrom → Rhabdomyolyse) → großzügige Volumengabe **vor** Aufhebung der äußeren Kompression.

Sicherheitsregeln
- Annäherung an den Unfallort nur nach entsprechender Absicherung und Freigabe durch die technischen Rettungskräfte.
- Bei Einsatz schweren Räumgerätes den Gefahrenbereich der Maschinen strikt meiden.

 Begleitverletzungen nicht übersehen (z. B. Bauchtrauma, Wirbelsäulenverletzung, SHT).

Harald Strauss und Ulrich v. Hintzenstern

2.3.10 Eiseinbruch

Besonderheiten
- Patient meist nicht direkt zugänglich, evtl. erst längere Suchaktion bei unter die Eisdecke geratenem Patienten.
- Unfallstelle mit Fahrzeugen oft nur schlecht erreichbar.
- Kombinierte Bedrohung des Patienten durch Ertrinken (☞ 11.15) und Unterkühlung (☞ 11.14).
- Bei unterkühlten Patienten kann eine Reanimation auch noch nach ungewöhnlich langer Latenzzeit erfolgreich sein.

Maßnahmen am Unfallort

- Annäherung an die Einbruchstelle nur unter Ausnutzung lastverteilender Maßnahmen (Leitern, Tischplatten, Türblätter etc.) und mit angelegter Sicherheitsleine.
- Meist Unterstützung durch technische Rettungskräfte (z. B. Feuerwehr, DLRG, Wasserwacht) mit Eisschlitten, Rettungsboot, Tauchausrüstung oder Kälteschutzkleidung erforderlich.
- Bei unter die Eisdecke geratenen Patienten evtl. bei fließenden Gewässern unter Berücksichtigung der Strömung Löcher in das Eis schlagen oder sägen, um den Vorbeitreibenden zu fassen.
- Frühzeitig RTH alarmieren: Meist schnellere Sichtung unter Eis geratener Personen aus der Luft, ggf. Möglichkeit einer technischen Rettung mittels Seilwinde, schneller Transport des Patienten.

Sicherheitsregeln

- Auch scheinbar festes Eis niemals ungesichert betreten.
- Auf keinen Fall versuchen, unter das Eis geratene Patienten durch „Nachtauchen" zu retten.

Harald Strauss und Ulrich v. Hintzenstern

2.3.11 Erhängen, Strangulation, Erwürgen

Besonderheiten

Verletzungsmuster bei Strangulation, Drosselung oder „atypischem" Erhängen

- Einengung der zu- und abführenden Blutgefäße mit venöser Stauung (Zyanose, petechiale Blutungen in Haut und Konjunktiven, zerebrale Einblutungen).
- Bei höheren Kräften zerebrale Ischämie durch Verschluss der Karotiden bei unzureichendem Blutfluss über die Aa. vertebrales.
- Bei Einwirkung hoher Druck- und Zugkräfte stumpfe Gefäßverletzung mit Dissektion der Arterienintima und funktioneller Ischämie möglich.
- Bereits bei geringen Traumen Atemwegsverlegung durch Kehlkopffraktur und Schwellung der Halsweichteile möglich.

Verletzungsmuster bei „klassischem = typischem" Erhängen

- Beim Sturz aus größerer Höhe in das Seil (sog. „long drop") kommt es bei Sitz des Knotens hinter dem Ohr zur Fraktur des Dens axis mit Eindringen in die Medulla oblongata und Zerstörung vitaler Regionen („Genickbruch").
- Evtl. zusätzlich Ein- oder Abrisse der großen Halsgefäße und der Trachea.

Maßnahmen am Unfallort

- Wenn sichere Todeszeichen bestehen, an der vorgefundenen Situation nichts verändern und Polizei verständigen. **Cave:** Der NA ist für die Sicherung der Beweislage verantwortlich. Notfallstelle erst verlassen, wenn Polizei vor Ort ist. Ausnahme: Erneuter Einsatz.
- Sonst Erhängten schnellstmöglich abnehmen, dabei sorgfältig gegen einen Sturz absichern (mehrere Personen nötig).
- Frühestmöglich einen HWS-Stützkragen anlegen, um Läsionen im Halsmarkbereich zu vermeiden.

- Bei V.a. Rückenmarkschädigung (☞ 11.6) und zur Reduzierung der Schwellung Kortison-Gabe (z. B. Solu-DecortinH® 30 mg/kg KG i.v.) erwägen.
- Wache Patienten nach einer kriminellen Handlung einfühlsam psychisch betreuen ("Droge Arzt") → medikamentöse Sedierung (erschwerte Vernehmung des Patienten) häufig überflüssig.

!
- Grundregel: "Typisches Erhängen ist atypisch, atypisches Erhängen ist typisch" → Genickbruch daher eher selten.
- Häufig schwierige Intubation (Kehlkopftrauma, zunehmende Schwellung, Trachealabriss) → ggf. Koniotomie (☞ 3.4.7).

Forensische Aspekte:
- Bei jedem Erhängen/Strangulation/Würgen an das Vorliegen einer kriminellen Straftat denken, beim geringsten Verdacht Kriminalpolizei einschalten (mutmaßliches Interesse des Patienten an der Strafverfolgung ist das höhere Rechtsgut gegenüber der Schweigepflicht ☞ 1.4.2).
- Häufig wird auch versucht, eine Straftat durch nachträgliches Aufhängen als Suizid zu verdecken.
- Strangulationswerkzeug so durchtrennen, dass später eine eindeutige Rekonstruktion möglich ist → Knoten nicht lösen, sondern Seil an einem geraden Stück durchtrennen und Enden kennzeichnen.
- Befunde sorgfältig dokumentieren (Stauung, Petechien, Unterblutungen, Würgemale: Einfach? doppelt?, Hautvertrocknungen). Falls möglich Foto (z. B. durch Polizei) veranlassen.
- Strengste Schweigepflicht gegenüber allen Außenstehenden (Presse etc.).

Carsten Neumann und Ulrich v. Hintzenstern

2.4 Notamputation

Indikation
Die Abtrennung von intakten Gliedmaßen darf präklinisch nur vorgenommen werden, wenn ohne die Amputation das Leben des Patienten akut gefährdet wäre. **Beispiel:** Durch Feuer bedrohter Patient mit eingeklemmtem Bein in brennendem Gebäude.
Bei subtotal amputierten Gliedmaßen und fehlender Replantationsindikation (zertrümmerte Extremität, Alter des Patienten, Polytrauma) großzügigere Indikation, wenn dadurch das Anlegen eines suffizienten Druckverbandes erleichtert wird.

Material
Blutdruckmanschette, Skalpell, Säge, Gefäßklemmen oder Ligaturmaterial, Verbandmaterial.

Durchführung
- I.v. Zugang mit Infusion.
- Nach Möglichkeit Kurznarkose mit Intubation (☞ 3.4.4) oder zumindest Mononarkose mit Ketamin (Ketanest®).
- Blutsperre anlegen (Blutdruckmanschette am Oberarm bzw. Oberschenkel der zu amputierenden Extremität, Druck 250–300 mm Hg).

- So distal wie möglich zirkuläre Amputation (Guillotine-Amputation):
  - Glatter Schnitt mit Skalpell durch Haut und Muskulatur bis auf den Knochen.
  - Knochen durchsägen, dabei Weichteile schonen, ggf. auch Abtrennung im Gelenk möglich.
  - Ausschließlich größere, spritzende arterielle Gefäße abklemmen oder ligieren.
- Druckverband.
- Extremität hochlagern.
- Ggf. Blutsperre lösen, evtl. zusätzliche manuelle Kompression.

> **!**
> - Jede Notamputation ist ein verstümmelnder Eingriff, der nur als **ultima ratio** durchgeführt werden darf, wenn es andernfalls keine Überlebenschance für den Patienten gibt.
> - Der Blutverlust ist umso größer, je weiter proximal die Amputationshöhe liegt.

Das Amputat nach seiner Befreiung verpacken (☞ 11.7.6) und mit in die Zielklinik nehmen (evtl. Replantation oder Verwendung zur Stumpfdeckung).

Ulrich v. Hintzenstern

2.5 Prinzipien der Lagerung

Stabile Seitenlagerung

Indikation
Bewusstseinsgetrübter oder bewusstloser Patient, der nicht intubiert ist.

Durchführung
- Seitlich an den Patienten herantreten, das Becken anheben und den gleichseitigen Arm des Patienten gestreckt unter das Gesäß schieben.
- Bein der gleichen Seite im Knie und Hüftgelenk abwinkeln und die Ferse dabei möglichst nahe an das Gesäß des Patienten stellen.
- Patienten an Schulter und Hüfte der Gegenseite fassen und mit leichtem Schwung zu sich herüberziehen.
- Kopf im Nacken überstrecken, Hand des vorne liegenden Armes zur Fixierung unter das Kinn schieben, anderen Arm im Ellenbogengelenk abwinkeln.

Besonderheiten
- Bei V.a. HWS-Verletzung vorherige Stabilisierung z. B. mit Stifneck®.
- Kopf in Seitenlage strecken, sonst Verlegung der Atemwege möglich.
- Thoraxtrauma: Lagerung auf die verletzte Seite.
- Kombination mit Kopftieflage möglich.

Volumenmangelschocklagerung

Indikation
Alle Schockformen außer kardiogener Schock.

Durchführung
Beine ca. 30° anheben und geeignete Gegenstände unterlegen bzw. Trage in Kopftieflage bringen (Winkel abhängig von Schockzustand und Dyspnoe des Patienten).

Besonderheit
Kombination mit stabiler Seitenlage möglich.

Oberkörperhochlagerung
Indikation
Internistische Notfälle, z.B. hypertone Krise, kardiogener Schock, Dyspnoe (z.B. bei Asthma, Thoraxtrauma); SHT bei Kreislaufstabilität (ansonsten Flachlagerung bis RR ausreichend, um den Perfusionsdruck hochzuhalten).

Durchführung
Decken oder sonstige geeignete Gegenstände unter den Rücken schieben bzw. „Kopfteil" der Trage anheben; Neigung nach Patientenwunsch.

Besonderheiten
- Lungenödem: Sitzende Position (ca. 80–90°) mit möglichst herabhängenden Beinen.
- SHT: 30°-Oberkörperhochlagerung; Achse Kopf-Hals-Thorax-Abdomen nicht abknicken.

Carsten Neumann und Ulrich v. Hintzenstern

2.6 Wundversorgung

Grundsätze
Material
- Wundauflagen (20 × 40 cm), Wundauflagen (10 × 20 cm), Mullbinden, elastische Binden in Breiten von 6–20 cm, Pflaster.
- Die Wahl der Bindenbreite richtet sich nach der Lokalisation der Wunde: Kopf: 6–8 cm, Extremitäten: Durchmesser der Extremität im Wundbereich.
- Bindenende mit Pflaster fixieren, nicht knoten.

Blutende Wunden

- Verletzte Körperstelle nach Möglichkeit über Herzniveau lagern.
- Sterile Wundabdeckung, Kompressionsverband mit elastischer Binde anlegen.
- Bei schwerer Blutung Druckverband anlegen:
  - Zunächst normalen Wundverband anlegen.
  - Druckpolster (Verbandpäckchen, gefaltetes kleines Tuch, Kompressen o. Ä.) über der Blutungsquelle auf den Wundverband legen.
  - Druckpolster mit Binde kräftig anwickeln, dabei von distal nach proximal wickeln, um venöse Stauung bzw. Schmerzen zu vermeiden.
- Wenn Blutung noch nicht steht, Druckverband **nicht** entfernen, sondern zusätzliche Lage mit Druckpolster und Binde darüber wickeln.
- Möglichst die gesamte Extremität distal des Druckverbandes mit elastischen Binden straff wickeln (sonst venöse Stauung).

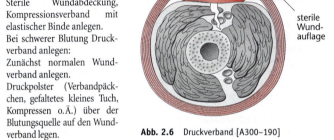

Abb. 2.6 Druckverband [A300–190]

Schürfungen bzw. nicht blutende Wunden

Einfache Streifenverbände. Fixation der Wundauflage mit Pflaster.

Offene Thoraxverletzungen

Luftdurchlässiger Verband nach Intubation.

Offene Brüche

(☞ 11.7.1)
Fraktur reponieren, vorher ggf. eingeschlagene oder aufgespießte Hautteile vom Knochen lösen, dann Verband anlegen und Retention, z. B. durch eine Luftkammerschiene.

> - Blutungen sind meist venös. Lagerung und (Druck-)Verband reichen zur Blutstillung auch bei schwereren Blutungen meist aus.
> - Bei Verbänden kommt es nicht auf Schönheit, sondern nur auf Effizienz an. So sind z. B. bei Kopfverbänden teilweise auch „untypische" Bindengänge erforderlich, um eine ausreichende Kompression auf die Wunde bringen zu können.

Eine genaue Beschreibung der Wunde bei Übergabe des Patienten in der Klinik erspart unnötiges Ein- und Auspacken der Wunde mit erhöhtem Kontaminationsrisiko (ggf. Polaroidfoto oder durchsichtige OP-Folie).

Götz Geldner und Ulrich v. Hintzenstern

2.7 Venöse Zugangswege

!
- Venenpunktion ist „Gefühlssache" → mit den im NEF/NAW befindlichen Venenverweilkanülen und ZVK-Sets eingehend vertraut machen.
- **Vor jeder** Injektion Ampulle des aufgezogenen Medikamentes zeigen lassen (Gefahr der Verwechslung, Hörfehler).
- Bei fraktionierter Injektion zur einwandfreien Identifikation Spritze unmittelbar nach dem Aufziehen des Medikamentes ggf. mit wasserfestem Stift beschriften (Medikamentennamen bzw. eindeutige Abkürzung, evtl. Verdünnung) bzw. mit entsprechendem Ampullenaufkleber versehen lassen oder notfalls Ampulle möglichst mit transparentem Pflaster an der Spritze fixieren (nicht die Skalierung verdecken!).

Die Durchflussrate ist abhängig von
- Anzahl der venösen Zugänge („viel hilft viel") → bei Patienten mit Volumenmangel mehrere Zugänge legen.
- Lumenweite (Flussrate proportional der 4. Potenz des Radius).
- Querschnitt des Infusionssystems: Weitlumige Infusionssysteme sind erst sinnvoll ab einer Venenverweilkanülengröße von 14 G. Darüber deutliche Flussratenabnahme!
- Das Zwischenschalten eines 3-Wege-Hahns vermindert die Durchflussrate bei Venenverweilkanülen bis 14 G nicht. Bei weitlumigen Infusionssystemen (14 und 13 G) jedoch Large-Bore-3-Wege-Hähne verwenden.
- Infusionsdruck: Wesentliche Steigerung der Infusionsmenge pro Zeiteinheit bei Verwendung einer Infusionsdruckmanschette. Ggf. Blutdruckmanschette um die Plastikinfusionsflasche wickeln (→ Entlüftung schließen).

! Im KTW ist die Raumhöhe wesentlich niedriger als im RTW → zur effektiven Volumenzufuhr immer Druckmanschette verwenden.

2.7.1 Periphervenöse Zugangswege

Tab. 2.2 Größen und Farbkodierungen von Venenverweilkanülen

Gauge	24 G	22 G	20 G	18 G	17 G	16 G	14 G	13 G
Farbe	Gelb	Blau	Rosa	Grün	Weiß	Grau	Braun/orange	Rot

- Nur Venenverweilkanülen aus Plastik verwenden. Stahlkanülen (z. B. Butterfly®) auch bei Kindern vermeiden (Gefahr der Gefäßruptur bei Transport, Umlagerung; schlechte Fixierungsmöglichkeit).
- Auswahl einer geeigneten Punktionsstelle nach folgender Reihenfolge: Handrücken, Unterarm, Ellenbeuge, Hals. Infusion möglichst an der Extremität anlegen, die dem NA-Sitzplatz zugewandt und unversehrt ist.

- Extremität stauen, vorzugsweise mit der RR-Manschette direkt nach RR-Messung am Arm. Staudruck zwischen RRsyst und RRdiast wählen. Punktionsstelle desinfizieren (☞ 1.14).
- Idealerweise Y-Gabelung von 2 Handrückenvenen aufsuchen und Venen durch leichtes Beklopfen oder retrogrades Ausstreichen optimal füllen. Auch im Notfall Zeit lassen und ohne Hektik vorgehen!
- Ca. 0,5 cm distal der Gabelung bzw. einige Millimeter seitlich der Vene Haut flach in einem Winkel von ca. 30° durchstechen bei gleichzeitiger Fixierung der Haut nach distal.
- Auf die Vene zu stechen, bei Rückstrom von Blut Venenverweilkanüle einschließlich Mandrin noch wenige Millimeter vorschieben, anschließend Stahlmandrin festhalten und nur Verweilkanüle weiter vorschieben.
- Stauung lösen, Vene proximal des Venenverweilkanülenendes mit einem Finger abdrücken und Stahlmandrin entfernen, ggf. Blutabnahme.
- Infusion anschließen und mit überkreuzter Pflasterschleife oder Schlitzpflaster fixieren, auf einwandfreien Fluss achten, eventuell anspülen mit 10–20 ml NaCl 0,9 %. Dies sollte ohne Schwellung und Entfärbung der distalen Extremität möglich sein (sonst paravasale bzw. intraarterielle Lage).
- Nach erfolgreicher Punktion Kanüle sorgfältig mit weiteren Pflasterstreifen sichern. Bei schlechter Haftung (z. B. bei kaltschweißigen oder blutverschmierten Notfallpatienten) mit Binde fixieren, dabei aber Zuspritzkanal zugänglich lassen.
- Zusätzlich eine Schlinge des Infusionsschlauches (Fangschlaufe) durch einen weiteren Pflasterstreifen fixieren → versehentlicher Zug an der Infusionsflasche wird nicht direkt auf die Venenverweilkanüle übertragen.
- Bei Punktion in der Ellenbeuge Abknickgefahr → Armschiene anlegen.

!
- Versehentliche arterielle Punktion bei Schockpatienten nur durch Farbänderung der Extremität unter Infusion erkennbar; Kanüle in situ belassen und mit Pflaster deutlich beschriften; keine Medikamentengabe über diesen Zugang, Klinik über eventuelle Fehllage informieren, noch als arterieller Zugang nutzbar.
- Bei Bewusstseinstrübung zurückgeflossenes Blut im Stahlmandrin für BZ-Kontrolle verwenden.
- Verweilkanülen mit entsprechendem Sicherheitssystem verhindern Nadelstichverletzungen (z. B. Vygonyle Safe®).

Tipps zur peripheren Venenpunktion

! Sofort nach dem Basischeck (☞ 4.1.2) i.v. Zugang legen. **Cave:** Verschlechterung der Venenverhältnisse durch zunehmende Zentralisation bei Volumenverlusten.
- Immer möglichst von peripher nach zentral mit Punktionsversuchen beginnen, um kaliberstarke Venen zu schonen und Extravasation der Infusion an missglückten Punktionsstellen zu vermeiden.
- Möglichst keine Punktion an paretischen, verletzten, fehlgebildeten, schlecht zugänglichen, vorgeschädigten (z. B. Dialyseshuntarm, Arm bei Z.n. Axilladissektion) oder schmerzenden Extremitäten durchführen.
- Auch beim polytraumatisierten Patienten für den ersten i.v. Zugang Kanüle mit submaximalem Kaliber verwenden („lieber eine 18er sicher intravasal als drei 14er para").

- Bei missglückter Punktion Stauung belassen, Kanüle nicht entfernen (sonst Hämatom → weitere Punktion erschwert), andere Vene aufsuchen und erneut punktieren.
- „Schlechte Venen":
  - Arm reiben und leicht beklopfen. Großzügig warmes Desinfektionsspray (wirkt dilatierend).
  - Arm senken und Patient vor Anlegen der Stauung mehrmals Hand zur Faust schließen lassen („pumpen").
  - Nitro-Spray auf die Haut sprühen → Kaliberzunahme von dünnen, oberflächlichen Venen (und Hautreizung → Patient vorher auf Schmerzen hinweisen).
  - Bei Kälte Hände des Patienten und des Punktierenden vorher aufwärmen.
  - Falls an einer Extremität nur ein kleiner Zugang platziert werden konnte → Stauung belassen und über den kleinen Zugang ca. 150 ml Infusionslösung vorsichtig unter Druck infundieren → größere Venen werden besser sichtbar → großlumigerer Zugang legbar (sehr heller Rückfluss).
- Nie eine teilweise oder vollständig zurückgezogene Punktionskanüle wieder in den Katheter schieben (dieser kann durchbohrt oder abgeschert werden).
- Eine arterielle Punktion ist nahezu ausgeschlossen, wenn die Infusion bei einer Höhendifferenz zwischen Kanüle und Infusionsflasche ≤ 1 m gut läuft.

2.7.2 Zentralvenöse Zugangswege

!
- ZVK nur anlegen, wenn periphere Venen nicht punktiert werden können (z. B. Schock, Hypothermie, Adipositas) **und** ein venöser Zugang unbedingt erforderlich ist. Bei massiven Volumenverlusten kurze weitlumige Schnellinfusionskatheterbestecke verwenden.
- Die Durchflussrate hängt von der Katheterlänge ab → bei ZVK im Vergleich zu peripheren Verweilkanülen wesentlich geringere Durchflussraten → ZVK als alleiniger Zugang zur Volumensubstitution ungeeignet. Ausnahme: Schnellinfusionskatheterbestecke (z. B. Emergency-Infusion-Device®) oder Shaeldon-Katheter.
- Insbes. bei starkem Volumenmangel kann die Anlage einer großlumigen Venenverweilkanüle z. B. in die V. femoralis (kollabiert meist auch nicht im Schockzustand), V. jugularis interna oder externa sinnvoll sein.

Punktionssysteme

Katheter durch Kanüle (z. B. Cavafix®)
Über eine Venenverweilkanüle wird ein in einer Hülle befindlicher Katheter steril in die Vene vorgeschoben.
Vorteil: „Geschlossenes" System, d. h. relativ geringe Infektionsgefahr.
Nachteil: Dicke Punktionskanüle (größer als das Katheterlumen) → erhöhtes Punktionsrisiko; Katheter dünner und länger als bei Systemen mit Seldingertechnik → Durchflussrate geringer → daher im NA-Einsatz eher ungeeignet.

Katheter über Führungsdraht (Seldingertechnik)
Über eine Punktionskanüle wird ein flexibler Führungsdraht (Mandrin) in die Vene vorgeschoben, der ggf. nach Hautdilatation mit einem Dilatator bzw. Inzision als Leitschiene für den ZVK dient.

Vorteil: Dünne Kanüle auch bei großlumigem Katheter (z. B. Pulmonaliskatheterschleuse) → minimale Traumatisierung.
Nachteil: „Offenes" System, d. h. erhöhte Kontaminationsgefahr für Führungsdraht und Katheter (z. T. auch schon geschlossene Systeme erhältlich).

Punktionstechnik

Material

Einmalpunktionsset, 10-ml-Spritze mit steriler Kochsalzlösung, Desinfektionsmittel, steriles Lochtuch (möglichst mit Klebefolie auf der Unterseite), ggf. Lidocain (z. B. Xylocain®) zur Lokalanästhesie, Infusionssystem, 3-Wege-Hahn, Einmalhandschuhe, ggf. Nahtmaterial.

Durchführung

Desinfektion und steriles Abdecken, ggf. Lokalanästhesie; evtl. Probepunktion mit dünner Kanüle (z. B. 21 G/0,8-grün). Punktionskanüle unter ständiger Aspiration einführen, ZVK ca. 16–18 cm einbringen (falls Herzrhythmusstörungen auftreten, Katheter zentimeterweise zurückziehen!); Überprüfung der intravenösen Lage: Kein Austritt pulsierenden Blutes, Blutaspiration möglich? Fixierung mit („Stegpflaster") oder Naht, Einstichstelle mit Pflasterverband bzw. mit steriler Kompresse und z. B. Mefix® abdecken.

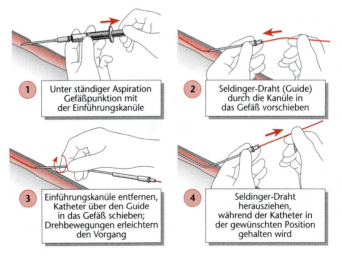

Abb. 2.7 Seldingertechnik [A300–190]

- Bei Seldingertechnik (☞ Abb. 2.7) Patienten immer an EKG anschließen (zu tief eingeführter Führungsdraht kann Rhythmusstörungen hervorrufen → Draht zurückziehen).
- Nach arterieller Fehlpunktion mind. 1 Min. auf die Arterie drücken. Bei Punktion der A. carotis (femoralis) abdrücken und gleichzeitig ca. 0,5 cm lateral (medial) stechen, da dort die V. jugularis int. (femoralis) liegt.
- Bei Punktion einer zentralen Vene mit einer Venenverweilkanüle Dreiwegehahn nicht direkt an der Kanüle wegen Luftemboliegefahr anbringen → entlüftetes Zwischenstück verwenden.

! Rechtshänder sollten am Hals (zuerst) rechtsseitig punktieren, Seitenwechsel vermeiden.

Femoralispunktion

Lagerung
Patient in möglichst flacher Rückenlage; leichte Abduktion im Hüftgelenk und Außenrotation.

Punktionsort
1 cm medial der A. femoralis (**IVAN** – von **I**nnen: **V**ene, **A**rterie, **N**erv) und ca. 3 cm unterhalb des Leistenbandes.

Durchführung
Femoralarterie mit Zeige- und Mittelfinger der nicht punktierenden Hand sicher palpieren und fixieren; im Winkel von ca. 45° zur Hautoberfläche nach kranial auf die Mitte des Leistenbandes in Richtung des Gefäßverlaufs hin punktieren.

Jugularis-externa-Punktion

Lagerung
Patient in möglichst flacher Rückenlage, Kopf tief lagern und zur Gegenseite drehen (**cave:** kontraindiziert bei V.a. HWS-Trauma).

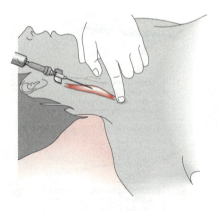

Abb. 2.8 Jugularis-externa-Punktion [A300–190]

Punktionsort
In Höhe des mittleren Drittels des M. sternocleidomastoideus an der Kreuzung Vene/Muskel auf dem Muskelbauch.

Durchführung

- Vene am Oberrand der Klavikula zur Stauung abdrücken lassen, flach einstechen.
- Kanüle ggf. unter „Zug" fixieren.

Jugularis-interna-Punktion

Lagerung

Patient in möglichst flacher Rückenlage, Kopftieflage (ca. 15° → bessere Venenfüllung und Vermeiden von Luftembolien), falls möglich (KI: SHT), Kopf zur Gegenseite gedreht.

Punktionsort

- Wegen des geraden Gefäßverlaufes und der tiefer stehenden Lungenspitze primär die rechte V. jugularis int. punktieren.
- **Kranialer Zugang:** Punktionsort liegt 2–3 Querfinger kaudal des Kieferwinkels, d. h. etwas unterhalb der sichtbaren Kreuzungsstelle der V. jugularis ext. mit dem M. sternocleidomastoideus und ca. 0,5–1 cm lateral der tastbaren A. carotis. Unter Palpation der A. carotis (posteromedial der V. jugularis) Kanüle am medialen Muskelrand im Winkel von ca. 45° zur Haut auf den medialen Rand des klavikulären Muskelansatzes bzw. 30° nach lateral in Richtung ipsilaterale Mamille vorschieben. In ca. 3–4 cm Tiefe Punktion der Vene.

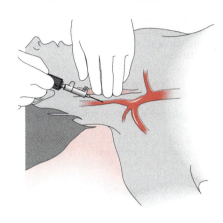

Abb. 2.9 Jugularis-interna-Punktion [A300–190]

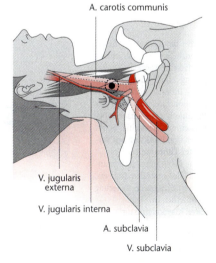

Abb. 2.10 Verlauf der Gefäße am Hals [A300–190]

- **Medialer Zugang:** Punktionsort ist der obere Winkel des durch die beiden Anteile des M. sternocleidomastoideus begrenzten Halsdreiecks. Unter Palpation der A. carotis Kanüle im Winkel von ca. 45° zur Haut leicht lateral zur Arterie vorschieben. In ca. 1–2 cm Tiefe Punktion der Vene.

Anonyma-(Brachiocephalica-)punktion

! Vene bindegewebig fixiert → auch im Schock immer offen, nur im Ausnahmefall empfohlen.

Lagerung
Wie bei Jugularis-interna-Punktion (s. o.).

Punktionsort
2 cm lateral des M. sternocleidomastoideus und 2 cm kranial der Klavikula.

Durchführung
Kanüle direkt unterhalb der Muskelfaszie Richtung Incisura jugularis sterni vorschieben; Stichrichtung von re ca. 40°, von li ca. 60° zur Sagittal- und ca. 20° zur Frontalebene; die Vene wird re nach 3 cm, li nach 4–5 cm erreicht.

Subklaviapunktion

! Vene bindegewebig fixiert → auch im Schock immer offen; keine spezielle Kopflagerung erforderlich (z. B. bei HWS-Trauma); höchste Komplikationsrate, v. a. Gefahr des Pneumothorax → nach Möglichkeit nie beidseitig punktieren und **Punktion auf verletzter Thoraxseite.**
Beim Polytrauma „Goldstandard" des zentralen Zugangs, da keine spezielle Lagerung erforderlich ist.
Cave: Klavikulafraktur!

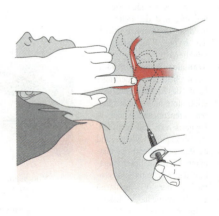

Abb. 2.11 Subklaviapunktion [A300–190]

Lagerung
Patient in möglichst flacher Rückenlage, Arm des Patienten adduzieren und außenrotieren (übersichtlichere anatomische Verhältnisse).

Punktionsort
Unmittelbar infraklavikulär in der MCL.

Durchführung
- Ggf. 2 ml Lidocain (z. B. Xylocain®) als „Depot" unmittelbar an das Periost der Klavikula setzen, das umgebende Gewebe infiltrieren.
- Zunächst Haut annähernd senkrecht durchstechen, dann Kanüle an die Dorsalfläche der Klavikula heranführen.
- Punktionskanüle horizontal **unter** der Klavikula und in ständigem Kontakt zu ihr in Richtung auf die obere Begrenzung des kontralateralen Sternoklavikulargelenkes vorschieben. Punktion der Vene in ca. 4–7 cm Tiefe.

⚠ Bei beidseitiger Punktion der V. subclavia bzw. der V. anonyma genauestens auf Anzeichen eines Pneumothorax (☞ 7.7) achten und bei geringsten V.a. Pneumothorax eine Thoraxdrainage legen (☞ 2.9.1).

2.7.3 Venenzugänge bei Schwerstbrandverletzten

Brandverletzungen ☞ 11.10.
- Prinzipiell möglichst großlumige Zugänge primär an unverletzten Stellen legen.
- Ggf. periphere Venen im verbrannten Areal punktieren und sehr vorsichtig gut mit Mullbinden fixieren, ggf. annähen.
- Bei der Kühlung des Patienten mit Wasser auf die Zugänge und ihre Fixierung achten.
- Bei hochgradig und großflächig verbrannten Patienten ist die V. subclavia Zugangsweg der Wahl (keine besondere Lagerung erforderlich).

Götz Geldner und Ulrich v. Hintzenstern

2.8 Arterielle Punktion

Indikation
Nur bei Patienten mit labilen Kreislaufverhältnissen und längerer Anfahrt; bei Patienten, bei denen eine Verschlechterung der Kreislaufsituation droht oder beim Intensivtransport.

Voraussetzung
Geräte zur arteriellen Druckmessung sowie Möglichkeit zur kontinuierlichen Anspülung der Arterie (Druckwandler und Druckmanschette) bzw. ein Blutgasanalysegerät (☞ 1.7.8) auf dem NAW.

Punktion der A. radialis
Punktion nach Möglichkeit an der nicht dominanten Hand. Beim bewusstseinsklaren Patienten Kollateralkreislauf überprüfen („Allen-Test", der jedoch keine prognostische valide Aussage erlaubt): A. radialis und A. ulnaris abdrücken, Patient mehrmals Faust schließen lassen → Finger erblassen → A. ulnaris freigeben: Finger werden innerhalb von 5 s wieder rosig → ausreichende Blutversorgung durch A. ulnaris. Bei bewusstseinsgetrübten Patienten Pulsoxymeter am Zeige-

finger der Hand anbringen, A. radialis abdrücken, auf Fingerdurchblutung achten, Wert sollte gleich dem vor dem Abdrücken sein.

Durchführung

- Hand außenrotieren, überstrecken (z. B. durch Unterlegen einer Desinfektionssprayflasche), Desinfektion, ggf. Lokalanästhesie.
- Unter Palpation der A. radialis in flachem Winkel (ca. 30°) unmittelbar proximal des Lig. carpale mit 20-G-Kanüle (evtl. mit aufgesetzter 2-ml-Spritze) die Haut durchstechen und auf die Arterie zustechen (evtl. auch Seldingertechnik).
- Bei Austritt von Blut im Ansatz Kanüle noch flacher (ca. 20°-Winkel) wenige Millimeter vorschieben und Plastikverweilkanüle unter drehenden Bewegungen in die Arterie einbringen, Stahlkanüle entfernen, Arterie proximal abdrücken, kurze Verlängerung mit Dreiweghahn anschließen und dann aus Arterie aspirieren und anspülen.
- Druckwandler mit Spülung mit Druckbeutel (ggf. RR-Manschette) anschließen, Katheter mit Pflasterzügel fixieren und z. B. mit Mefix® verkleben, mit „Arterie" rot beschriften, um arterielle Fehlinjektionen zu vermeiden.
- Punktion mit Seldinger-Arterienset (s. o.) technisch einfacher (auch geschlossene Systeme erhältlich).

Punktion der A. femoralis

- Bein leicht außenrotiert und abduziert lagern, Punktionsstelle gründlich desinfizieren.
- A. femoralis unterhalb des Lig. inguinale palpieren.
- Mit 18-G-Verweilkanüle (grün) und aufgesetzter 5-ml-Spritze (oder entsprechendem Arterienset nach Seldingertechnik) im Winkel von 45° punktieren.
- Kanüle vorschieben, bis Blutaspiration möglich und rhythmisches Pulsieren auftritt.
- Druckwandler mit Spülung mit Druckbeutel (ggf. RR-Manschette) anschließen, Katheter mit Pflasterzügel fixieren und z. B. mit Mefix® verkleben, mit „Arterie" rot beschriften, um arterielle Fehlinjektionen zu vermeiden.

Ulrich v. Hintzenstern, Carsten Neumann, Götz Geldner und Hartwig-Richard Nürnberger

2.9 Drainagen

Ulrich v. Hintzenstern und Carsten Neumann

2.9.1 Thoraxdrainagen

Indikation

Respiratorische oder kardiozirkulatorische Verschlechterung bei V.a. Hämatopneumothorax, Spannungspneumothorax, (ggf. prophylaktisch) bei beatmetem Patienten mit Thoraxtrauma (insbesondere bei RTH-Transport).

> **!** • Eine bereits am Unfallort sachkundig gelegte Thoraxdrainage kann bei richtiger Indikation (drohender oder manifester Hämatopneumothorax) lebensrettend sein. Häufig weisen präklinisch gelegte Thoraxdrainagen jedoch bei klinischer Kontrolle Fehllagen auf oder können

sogar lebensbedrohliche Komplikationen verursachen. Daher ist die präklinische Anlage einer Thoraxdrainage immer **kritisch am Einzelfall** auszurichten und insbesondere auch vom klinischen Zustand des Patienten, der Transportdauer vom Unfallort zum Krankenhaus sowie der ausreichenden Kenntnis des NA in der Technik des Drainagelegens abhängig zu machen.

- Bei V.a. Spannungspneumothorax mit progredientem Schock (einsetzende Bradykardie) ist die Punktion mit einer großlumigen Venenverweilkanüle (☞ 7.7) die schnellste Entlastungsmöglichkeit.
- Bei V.a. isolierten Pneumothorax reicht im Notfall die Druckentlastung durch ein Pleura-Cath®-System in Monaldi-Position aus. Nur bei Aspiration von Blut aus dem Katheter (V.a. Hämatothorax) ist eine zusätzliche Thoraxdrainage in Bülau-Position erforderlich.

🩸 Interkostalgefäße und -nerven verlaufen am Rippenunterrand → Punktion immer am Rippenoberrand.

Monaldi-Drainage

Indikation
Entlastung eines reinen Pneumothorax.

Punktionsort
2. oder 3. ICR in der MCL.

Material
Desinfektionsspray, sterile Handschuhe, Kompressen, Pflaster, Pleura-Cath®-System oder Skalpell, Präparierschere bzw. Klemme, Thoraxdrainage (24 Ch).

❗ Der NA sollte die Methode anwenden, die er am besten beherrscht. Am schnellsten und einfachsten gelingt die Drainage eines Pneumothorax mit dem Pleuro-Cath®-System. Am sichersten ist die Methode mit stumpfer digitaler Präparation und Austastung. Trokare sollten, wenn überhaupt, nur bei entsprechender Erfahrung und bei der Anlage von Drainagen in Monaldi-Position verwendet werden.

- **Identifikation des Punktionsortes:** Da das sternale Ende der 1. Rippe vom Schlüsselbein verdeckt wird, ist diese Rippe meist nicht tastbar. Die 2. Rippe lässt sich jedoch genau identifizieren:
  - Oberkante (Incisura jugularis) des Manubrium sterni tasten.
  - Mit dem Finger nach kaudal gleiten, bis man auf eine durch die Haut gut tastbare Querleiste trifft (Angulus sterni, Verbindung zwischen Manubrium und Corpus sterni).
  - Direkt lateral an diesem Querwulst setzt die 2. Rippe (obere Begrenzung des 2. ICR) an.
- **Pleura-Cath®-System:** Dicke Kanüle nach Desinfektion und ggf. Lokalanästhesie im 2. oder 3. ICR mindestens 3–4 Querfinger lateral des Sternumrandes am oberen Rand der Rippe in Stichrichtung 30° nach kranial in tiefer Exspiration (ggf. Tubus kurz diskonnektieren) so weit einstechen, bis ein Widerstandsverlust auftritt. Dann weißen Schlauch ca. 5 cm vorschieben, Ansatz und Heimlich-Ventil konnektieren.
- **Drainage:** Prinzipielles Vorgehen wie bei Bülau-Drainage (s. u.).

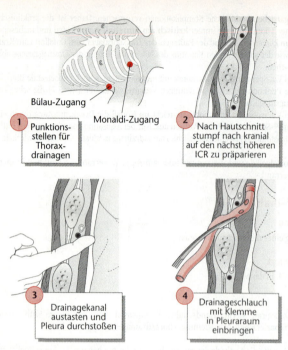

Abb. 2.12 Thoraxdrainage [A300-190]

Bülau-Drainage

Indikation
Entlastung eines Hämatopneumothorax, d. h. v. a. beim Thoraxtrauma.

Punktionsort
4. oder 5. ICR in der vorderen oder mittleren Axillarlinie (immer **supramamillär**).

Material
Desinfektionsspray, Kompressen, sterile Handschuhe, Lochtuch, Skalpell, Präparierschere bzw. Klemme oder Kornzange, Thoraxdrainagen (28–32 Ch), Pflaster.

Durchführung

- Arm abspreizen, Punktionsort festlegen. Haut desinfizieren und mit Kompresse abreiben. Sterile Handschuhe anziehen, Lochtuch platzieren. Beim wachen Patienten Lokalanästhesie z. B. mit 5–10 ml Lidocain (z. B. Xylocain®) an Rippenperiost der Punktionsstelle und der Haut 1 ICR tiefer.
- Im 5. oder 6. ICR 2–3 cm lange Hautinzision parallel der Rippen mit Skalpell.
- Mit **geschlossener** Präparierschere oder Klemme Weichteile und Thoraxwandmuskulatur auf den Oberrand der 4. bzw. 5. Rippe zu tunnelieren, Schere/Klemme innen aufspreizen und **geöffnet** herausziehen (Schere nicht in der Wunde schließen → Verletzungsgefahr).
- Mit Finger Wundkanal austasten und stumpf aufdehnen. Mit Schere/Klemme erneut eingehen und vorsichtig durch die Interkostalmuskulatur am Oberrand der Rippe gehen, Schere/Klemme spreizen und herausziehen.
- Mit Finger eingehen, Pleura tasten und durchstoßen. Bei beatmeten Patienten vorher Tubus dekonnektieren → Lunge verliert an Volumen → Verletzungsgefahr ↓.
- Mit Zeigefinger Pleurahöhle austasten: Ggf. Pleuraadhäsionen lösen. In den Pleuraraum spießende Rippen? Ortsfremde Organe (Zwerchfellruptur)?
- Drainage mit Finger in den Pleuraraum dirigieren oder alternativ mit Klemme einführen: Thoraxdrainage direkt an der Spitze mit einer stumpfen Klemme fassen. Mit der rechten Hand Klemme mit gefasster Drainage vorsichtig entlang des vorpräparierten Weges in die Pleurahöhle einführen. Mit der linken Hand die rechte gegen zu tiefes und abruptes Eindringen in die Thoraxhöhle absichern.
- Drainage nach kranial und dorsal vorschieben bis die letzte seitliche Drainagenöffnung ca. 3 cm tief im Pleuraraum verschwunden ist. **Cave:** Gefahr der Verletzung von Abdominalorganen bei medialer oder kaudaler Richtung!
- Tubus wieder konnektieren.
- Wunde steril abdecken, Drainage mit mehreren Pflasterstreifen fest fixieren. **Cave:** Knicken → evtl. Mullbinde an Austrittsstelle unterlegen.
- Wenn verfügbar, Sog anschließen, sonst Öffnung der Thoraxdrainage nacheinander mit 2 großen Kompressen umwickeln und mit Pflaster fixieren.

! Bei korrekter Lage: Entweichen von Luft, atemsynchrones Beschlagen der Schlauchinnenwand bzw. bei Hämatothorax Austritt von Blut.

Komplikationen

- Bei Verwendung eines Heimlich-Ventils: Unbemerkte Verlegung mit Blut → erneuter Spannungspneu.
- Zu dünne Drainagen können abknicken bzw. bei Hämatothorax verstopfen.
- Bei Fehlplatzierung (Drainageöffnung außerhalb der Pleurahöhle) → Persistenz der respiratorischen bzw. kardiozirkulatorischen Probleme.

- Drainage nie submammillär einlegen (mögliche Verletzung von Oberbauchorganen bei Zwerchfellruptur).
- Präklinisch keine Drainagen in Bülau-Position über Punktionstrokar platzieren (Gefahr der iatrogenen Organverletzung).
- Keinen geschlossenen Beutel (z. B. Urinbeutel) zum Auffangen von Blut anschließen → Verhinderung einer Thoraxentlastung.

Götz Geldner und Ulrich v. Hintzenstern

2.9.2 Ösophaguskompressionssonden

Indikation
Bei Patienten mit **schwerster** Ösophagusvarizenblutung und längerem Anfahrtsweg.

Sondentypen
(☞ Abb. 2.13)
Sengstaken-Blakemore-Sonde (3 Lumina: Ösophagusballon, Magenballon, Magendrainage), Minnesota-Vier-Lumen-Sonde (Sengstaken-Sonde mit zusätzlicher Ösophagusdrainage), Linton-Nachlas-Sonde (2 Lumina: Ballon am Magen/Ösophagusübergang, Magendrainage).

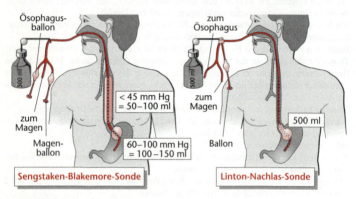

Abb. 2.13 Ösophaguskompressionssonden [A300–190]

Sengstaken-Blakemore-Sonde
- Magenballon mit 100 ml Luft aufblasen und Druck mittels Manometer messen (z.B. RR-Messgerät mit dazwischen geschaltetem Dreiwegehahn). Luft aus beiden Ballons absaugen und Druckkontrollöffnungen mit Plastikpfropfen verschließen, um Deflation der Ballons zu sichern.
- EKG anlegen, Sonde dick mit Gleitmittel (z.B. Xylocain®-Gel) bestreichen und wie eine Magensonde (☞ 2.9.3) oral einbringen bis zur 50 cm Markierung (3 Querstreifen) (Sondenspitze im Magen).
- Lagekontrolle: Epigastrium während Luftinsufflation auskultieren.
- Magenballon unter Manometerkontrolle mit 100 ml Luft aufblasen:
  – Wenn der Ballondruck mehr als ca. 15 mm Hg höher ist als bei gleichem insufflierten Volumen vorher, befindet sich der Magenballon im Ösophagus (Rupturgefahr! Weiter vorschieben).
  – Wenn Ballon im Magen, Verschluss der Druckkontroll- und Lufteinlassöffnung.
- Sonde vorsichtig zurückziehen, bis man federnden Widerstand spürt.

Drainagen

2.9

- Ösophagusballon mit 50 ml Luft füllen und verschließen.
- Sonde an der Nase fixieren, Zug mit einer 500-ml-Infusionsflasche.

Linton-Nachlas-Sonde
- Platzierung im Magen wie Sengstaken-Sonde. Magen absaugen.
- Ballon mit 100 ml Luft aufblasen, zurückziehen bis leichter Widerstand spürbar: Nachblocken mit 400 ml Luft.
- Sonde an der Nase fixieren, Zug mit einer 500-ml-Infusionsflasche.

! Evtl. Vagusreiz möglich → immer vorher i.v. Zugang legen und 0,5 mg Atropin bereithalten.

Götz Geldner und Ulrich v. Hintzenstern
2.9.3 Magensonde

Indikation
Vor einer Narkoseeinleitung bei bewusstseinsklaren Patienten Magenspülung (☞ 9.3.1). Dekompression des Magens nach Intubation zur Verbesserung der Ventilation nach Maskenbeatmung bei Kindern (☞ 12.2.3) bzw. bei bewusstlosen Patienten.

Kontraindikationen
Verletzung des oberen Magendarmtraktes (z. B. Verätzungen), V.a. SHT mit Kiefer- und Mittelgesichtsfrakturen. Bewusstlose, nicht intubierte Patienten.

Durchführung
- Sonde mit Xylocain®-Gel dick bestreichen, EKG anlegen.
- **Bewusstseinsklare Patienten:** Rachenraum mit Xylocain®-Spray besprühen, Zahnprothesen entfernen. Patient sollte möglichst aufrecht sitzen, den Kopf leicht nach vorn geneigt; Sonde durch Mund oder Nase einführen (Sonden mit einem Umfang <16 Ch nasal platzieren), Patienten während des Schiebens schlucken lassen. Bei 2- oder 3-Punktmarkierung (55 bzw. 65 cm) Kontrolle der Sondenlage durch Einblasen von Luft und Auskultation über dem Epigastrium. Mit Pflaster fixieren und absaugen.
- **Intubierte Patienten:** Magensonde mit Führungsdraht verwenden, Kopf anheben bzw. mit Laryngoskop und Magill-Zange einführen.

Bei Luftnot, Hustenreiz oder plötzlicher Tubusleckage bei beatmeten Patienten → Fehllage: Sonde sofort aus der Trachea zurückziehen.

! Evtl. Vagusreiz möglich → immer vorher i.v. Zugang legen und 0,5 mg Atropin bereithalten.

Hartwig-Richard Nürnberger und Ulrich v. Hintzenstern

2.9.4 Harnblasenkatheter

Indikation
Nur therapeutisch, nie diagnostisch!
- Akuter Harnverhalt mit starken Schmerzen und hochstehendem Blasenfundus.
- Evtl. bei langen Transportzeiten nach hochdosierter i.v. Diuretikagabe bei Lungenödem, Intoxikationen oder Crush-Syndrom.

Transurethralkatheter

Kontraindikation
Verletzungen der Harnröhre (erkennbar an Blutung), Verletzungsmuster (z. B. Beckenfraktur).

Material
Katheter (14, 16 oder 18 Ch.) und steriles Katheterset, Urinbeutel, sterile Handschuhe, Unterlage und Lochtuch, Desinfektionsmittel (z. B. Betaisodona®).

Durchführung
- Strenge Asepsis.
- Keine Gewaltanwendung. Bei Widerstand Katheter zurückziehen und drehen, danach erneut vorsichtig vorschieben (nach 2 Versuchen abbrechen und Urethrozystographie abwarten).
- Bei Misslingen kleineren Katheter verwenden oder Indikation zur suprapubischen perkutanen Zystostomie überprüfen.

Bei Männern
- Rückenlage, evtl. Kissen unter das Becken schieben; mit sterilen Handschuhen ein (bei Bedarf vorher) eingeschnittenes Lochtuch um den Penis platzieren.
- Penis mit der linken Hand (Rechtshänder), die dadurch unsteril wird, fassen.
- Mit der linken Hand Vorhaut zurückstreifen und Harnröhrenöffnung spreizen.
- Mit der rechten Hand Harnröhrenöffnung und Glans penis mit 3–4 Tupfern und Desinfektionslösung desinfizieren (von der Harnröhrenmündung nach proximal).
- Großzügige Verwendung von Gleitmittel: Mit rechter Hand 10–15 ml steriles Gleitmittel mit Oberflächenanästhetikum (z. B. Instillagel®) langsam injizieren. Um Gleitmittelrückfluss zu verhindern, Harnröhre mit linker Hand leicht komprimieren. 1 Min. Einwirkzeit.
- Spitze des Katheters mit sterilem Gleitmittel versehen.
- Den angereichten Katheter mit steriler Pinzette (rechte Hand) ca. 5 cm vor der Spitze fassen und das Katheterende zwischen den 4. und 5. Finger klemmen oder unter leichtem Zug von einer Hilfsperson halten lassen.
- Urinauffangbeutel mit dem Katheter vor dem Einführen verbinden (geschlossenes System).
- Penis mit der linken Hand nach oben strecken und Blasenkatheter mit Pinzette ca. 15 cm in die Harnröhre vorschieben. Wird Widerstand spürbar, Penis unter Strecken absenken und Katheter weiter vorschieben.

- Fließt Urin, Katheter ca. 5 cm weiter einführen. Ballon mit 5 oder 10 ml Aqua dest. blocken (möglichst kein NaCl, Ventil-Verkrustung). Vorsichtig zurückziehen, bis federnder Widerstand spürbar wird. **Cave:** Vorhaut reponieren wegen Gefahr der Paraphimose.
- Katheter bzw. Urinbeutelschlauch erst mit Pflasterstreifen am Oberschenkel fixieren, wenn Patient auf der RTW-Trage gelagert ist.

Bei Frauen
- Rückenlage, Fersen zusammenstellen, Knie nach außen.
- Lochtuch so platzieren, dass die Harnröhrenöffnung sichtbar ist.
- Zuerst Vulva von ventral nach dorsal desinfizieren. Dann mit linker Hand (Rechtshänder) mit sterilem Handschuh Labien spreizen und kleine Schamlippen dreimal desinfizieren. Zuletzt Harnröhrenöffnung desinfizieren. Der letzte Tupfer wird in den Vaginaleingang eingelegt. Desinfektionstupfer mit der Pinzette halten, nur einmal verwenden.
- Mit neuer Pinzette Katheter in die Harnröhre einführen. Blockballon mit 5 oder 10 ml Aqua dest. füllen. Vorsichtig zurückziehen, bis man einen federnden Widerstand verspürt.
- Tupfer aus dem Vaginaleingang entfernen.
- Katheter bzw. Urinbeutelschlauch erst mit Pflasterstreifen am Oberschenkel fixieren, wenn Patient auf der RTW-Trage gelagert ist.

Suprapubische perkutane Zystostomie

Indikation
Strenge Indikationsstellung nach misslungenem transurethralem Katherisierungsversuch (nicht passierbares Harnröhrenhindernis, via falsa) oder bei Harnröhrenverletzungen.

Kontraindikationen
- Nicht gefüllte Blase (am Notfallort keine Blasenfüllung versuchen).
- Bekannter Blasentumor, Gerinnungsstörungen, Infektionen im Punktionsbereich.
- Relativ: Abdominelle Voroperationen (Verwachsungsgefahr), stark übergewichtige Patienten mit abdominaler Fettschürze.

Material
Zystostomieset (z. B. Cystofix®), 5 ml 1 %iges Lokalanästhetikum, z. B. Lidocain (Xylocain® 1 %), Skalpell, steriles Lochtuch und sterile Handschuhe, Einmalrasierer.

Durchführung
- Lagerung des Patienten in Rückenlage mit leicht abgesenktem Oberkörper und Erhöhung des Beckens (Kissen). Bauch- und Schambehaarung rasieren. Haut desinfizieren (z. B. mit Braunoderm®). Sterile Handschuhe anziehen, mit sterilem Lochtuch abdecken.
- Hautinfiltration mit Lidocain (Xylocain®) ca. 2 Querfinger oberhalb der Symphyse in der Medianlinie (**cave:** Lateral verläuft die A. epigastrica inferior).
- Tiefe Lokalanästhesie bzw. Probepunktion mit der langen 1er-Kanüle: senkrechte Stichrichtung, Aspiration von Urin zeigt die korrekte intravesikale Lage an.
- Urinauffangbeutel mit dem Katheter verbinden (geschlossenes System).
- Quere Stichinzision der Haut mit Einmalskalpell 2 Querfinger oberhalb der Symphyse.

- Katheter in die Hohlnadel einschieben, so dass er den Nadelanschliff nicht überragt.
- Mit der Cystofix®-Hohlnadel in einem Winkel von 80° nach kaudal durch die Stichinzision die Blase punktieren.
- Widerstandsverlust und Urinabgang zeigen die intravesikale Lage an. Katheter durch die Hohlnadel bis zur grünen Markierung vorschieben.
- Lagekontrolle: Rückfluss von Urin bei vorsichtiger Kompression über der Symphyse.
- Split-Kanüle zurückziehen, spalten und entfernen, dabei Katheter nicht versehentlich mit herausziehen.
- Katheter mit Pflasterstreifen oder besser mit Naht fixieren, steriler Verband.

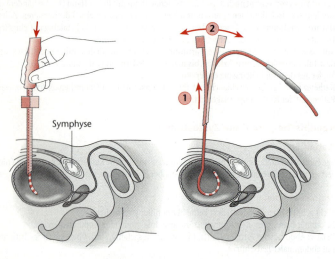

Abb. 2.14 Suprapubischer Blasenkatheter. 1) Zurückziehen der geschlossenen Split-Kanüle 2) Aufbrechen und Entfernen der Split-Kanüle [A300–190]

Komplikationen

- Blutungen: Meist nur unkomplizierte Makrohämaturie für einige Stunden (oft Blasenhinterwandverletzung!).
- Darmverletzung mit Peritonitis bei nicht ausreichend gefüllter Harnblase oder nach kranial gerichteter Stichrichtung.
- Blasenhals-/Prostataverletzungen bei zu weit nach kaudal gerichteter Stichrichtung.

Rolf Kretschmer

2.10 Sekundärtransport

Interhospitaltransfer
Transport eines schwerstkranken Patienten (z. B. WS-Verletzung, ARDS) von einem Krankenhaus der niedrigeren Versorgungsstufe in ein Spezialkrankenhaus (z. B. Traumazentrum) bzw. Rückverlegung nach Spezialtherapie in das „Heimatkrankenhaus".

Ziel
Kontinuierliche Aufrechterhaltung des intensivmedizinischen Niveaus auch während des Transportes.

Voraussetzung
Ausrüstungsniveau des Transportmittels (☞ 1.6.3, 1.6.4) entsprechend der Intensivstation (z. B. Respirator mit der Möglichkeit differenzierter Beatmungsformen), ausreichende Anzahl von Spritzenpumpen, Multifunktionsmonitoring; ausreichendes Platzangebot zur Versorgung des Patienten während des Transportes; intensivmedizinisch erfahrenes Personal.

Durchführung
Verlegung mit Luftfahrzeug ☞ 2.2.1.
Die Verantwortung für den sicheren und erfolgreichen Transport des kritisch Kranken trägt nur der NA → ausführliches Übergabegespräch mit dem verantwortlichen Klinikarzt zur Beurteilung der Transportfähigkeit.
- Welche Verletzung/Erkrankung hat der Patient?
- Ist die Diagnostik vollständig (Ausschluss von vital gefährdenden Begleitverletzungen)?
- Rö-Thorax: Wurde noch eine Abschlussaufnahme kurz vor Transportbeginn gefertigt, v. a. nach Thoraxtrauma oder ZVK-Anlage? **Cave:** „Pneu-Tourismus".
- Aktueller K^+- und Hb-Wert?
- Liegen Blutgasanalysen, v. a. auch direkt zum Abtransport vor? Bedingungen, unter denen die Blutgasanalyse entnommen wurde, dokumentiert (Respirator-Einstellungen)?
- Wurden bedrohliche Störungen behoben und eine ausreichende Therapie eingeleitet?
- Ist die erhaltene Eigenatmung suffizient bzw. ist die Beatmung korrekt durchgeführt und effektiv?
- Kann der Patient mit dem Transport-Respirator suffizient beatmet werden? Bei grenzwertiger pulmonaler Situation Probebeatmung über 10–15 Min. mit anschließender BGA durchführen.
- Katheter und Drainagen: Anzahl ausreichend, Lage kontrolliert, Fixierung ausreichend?
- Krankenunterlagen: Sind die Unterlagen komplett (Kopien)?
  - NA-Protokoll des Primäreinsatzes.
  - Kurvenblätter (Laborwerte, Therapiemaßnahmen, Beatmungsprotokolle, Verlauf).
  - Ggf. OP-Berichte.
  - Rö-Aufnahmen, Sonographie-Befunde, EKG, mikrobiologische Befunde (z. B. MRSA?).
  - Verlegungsbrief.
- Ist der Patient in der Zielklinik angemeldet?

- Vor Verlassen der Intensivstation beatmete Patienten ausreichend analgosedieren, wache Patienten über den Transport (Grund, Ziel, Besonderheiten) aufklären.
- Bei wachen Patienten Blick- und Sprachkontakt während des Transportes. Im RTH Lärmschutz (Schallschutz aufsetzen).
- Adäquate Dokumentation anhand des DIVI-Intensivtransportprotokolls (☞ 1.17).
- In der Zielklinik persönliche Übergabe an den verantwortlichen Klinikarzt an der Trage des Patienten.

!
- Vor Transportbeginn müssen folgende Fragen geklärt sein: Transport wohin, welche Station, welcher Ansprechpartner?
- Grundsätzlich gilt, dass moribunde Patienten nicht mehr in ein Spezialzentrum gehören. In Zweifelsfällen vor Transportbeginn die Zielklinik kontaktieren und Situation schildern (kooperatives Vorgehen).
- Nicht in jeder erstversorgenden Klinik kann eine (Hals-)Wirbelsäulenverletzung sicher ausgeschlossen werden → vor dem Umlagern ggf. Halsschiene bzw. Vakuummatratze.

Analgesie, Sedierung, Narkose, Reanimation

ULRICH V. HINTZENSTERN _ DANIELA OLENIK _ KLAUS ELLINGER _ DIRK RISACK _
WOLFGANG MALECK _ KATHARINA KÖTTER

156	**3.1**	**Analgesie**
156	3.1.1	Analgetika der 1. Wahl im RD
158	3.1.2	Analgetika der 2. Wahl im RD
159	3.1.3	Für den RD ungeeignete Analgetika
160	3.1.4	Krisen bei chronischen Schmerzpatienten
164	**3.2**	**Sedierung**
165	3.2.1	Sedativa im Rettungsdienst
165	**3.3**	**Präklinische Narkose**
166	3.3.1	Medikamente zur Narkoseeinleitung
167	3.3.2	Narkosevorbereitung
168	3.3.3	Ablauf
170	**3.4**	**Reanimationstechniken**
170	3.4.1	Freimachen und Freihalten der Atemwege
171	3.4.2	Freihalten der Atemwege mit Hilfsmitteln
172	3.4.3	Gesichtsmasken-Beutel-Beatmung
173	3.4.4	Endotracheale Intubation
179	3.4.5	Larynxmaske
180	3.4.6	Kombitubus®
181	3.4.7	Koniotomie
183	3.4.8	Maschinelle Beatmung
184	3.4.9	Präkordialer Faustschlag
184	3.4.10	Thoraxkompression („Herzdruckmassage")
186	3.4.11	Defibrillation und elektrische Kardioversion
188	3.4.12	Schrittmacherstimulation
189	3.4.13	Medikamentenapplikation
191	**3.5**	**Praxis der Reanimation**
192	3.5.1	ABC-Regel
193	3.5.2	Therapiealgorithmen für Rhythmusstörungen mit Kreislaufstillstand

Daniela Olenik, Klaus Ellinger und Dirk Risack

3.1 Analgesie

Indikation

Alle akuten Schmerzzustände.

- Das Argument „die Diagnostik nicht verschleiern zu wollen", rechtfertigt nicht den Verzicht auf indizierte Analgesie mit potenten Analgetika. Wichtig ist aber eine sorgfältige Dokumentation des vor der Analgesie erhobenen Befundes.
- Durch eine suffiziente Analgesie kann die den Schmerz begleitende Sympathikusstimulation mit ihren ungünstigen Auswirkungen (Puls ↑, RR ↑, kardialer O_2-Verbrauch ↑, Mikrozirkulation ↓) abgeschwächt und damit Folgeschäden verhindert werden.
- Eine frühzeitige, präklinische Analgesie kann ein klinisches „wind-up" der Schmerzen aufhalten und u. U. die Ausbildung eines chronifizierten Schmerzbildes verhindern helfen.

!
- Die Basis jeder präklinischen Schmerztherapie ist ein ruhiges, konzentriertes, problemorientiertes und sachliches Auftreten des NA.
- Menschliche Zuwendung ist die einfachste Form der Analgesie.
- Kausale Behandlungsstrategien zur Schmerzreduktion sind z. B. Immobilisation (ggf. Reposition) von Frakturen, möglichst schmerzfreie Lagerung, schonender Transport, O_2-Gabe und Vorlastsenkung (bei Myokardinfarkt).

Applikation

- Analgetika immer i.v. verabreichen, da die Resorption von s.c. oder i.m. applizierten Medikamenten verzögert und nicht vorhersagbar ist. Ausnahme: Wenn kein venöser Zugang vorhanden ist, kann S-Ketamin (Ketanest® S) auch i.m. gegeben werden (hohe Resorptionsquote). Bei Kleinkindern ggf. intraossäre Applikation (☞ 12.1.5).
- Alle Medikamente immer in kleinen Dosen fraktioniert zuführen. Da bei Notfallpatienten der Verteilungsraum meist deutlich vermindert ist (Volumenmangel, herabgesetztes HZV), müssen alle Dosierungen reduziert werden. Dies gilt insbesondere für ältere Patienten.

- Vorangegangene i.m. Injektionen sind eine relative Kontraindikation für eine Lysetherapie. → Bei V. a. akuten Myokardinfarkt, Hirninfarkt, Embolie oder Thrombose keine i.m. Injektion.
- Beeinträchtigung der Labordiagnostik (z. B. CK) durch vorausgegangene i.m. Injektion.

Daniela Olenik und Klaus Ellinger

3.1.1 Analgetika der 1. Wahl im RD

Besonderheiten beim Einsatz von Opioiden

- Beschränkung auf 1–2 Substanzen, mit denen man vertraut ist.
- Nur reine µ-Agonisten mit starker Wirkung verwenden.
- Bei Verwendung von gemischten Agonisten/Antagonisten (z. B. Pentazocin, Buprenorphin) kann eine spätere Gabe von reinen Agonisten (z. B. aufgrund unzureichender analgetischer

Analgesie

3.1

Wirkung des gemischten Agonisten/Antagonisten) nur noch teilweise oder verzögert wirksam sein. Bei Drogenabhängigen sowie bei chronischen Schmerzpatienten unter Opioid-Langzeittherapie wird u. U. ein Entzug ausgelöst.

- Aufgrund der potenziell atemdepressiven Wirkung der Opioide kann ein Abfall der Sauerstoffsättigung auftreten → prophylaktische O_2-Gabe (☞ 1.7.3) zur Erhöhung der inspiratorischen O_2-Konzentration. Bei Opioidgabe auch immer mit beatmungspflichtiger Ateminsuffizienz rechnen.
- Alle Opioide können Übelkeit und Erbrechen verursachen → langsam und verdünnt injizieren, ggf. ein Antiemetikum dazu geben, z. B. Metoclopramid (z. B. Paspertin®) 5–10 mg langsam i. v.
- Antidot: Naloxon (z. B. Narcanti®) als Antagonist der Opioide (☞ 20.2).

Tab. 3.1 Analgetika der 1. Wahl im RD (Dosierung für Erwachsene)

Indikation	Medikament	Dosierung
Myokardinfarkt	Morphin	• 5 mg i. v. • Ggf. zusätzlich 2-mg-Boli
Trauma	Fentanyl	• 0,1 mg i. v.; • Ggf. zusätzlich 0,05–0,1-mg-Boli
	S-Ketamin (z. B. Ketanest® S) allein oder zusätzlich z. B. bei eingeklemmtem Pat., instabilem Kreislauf, extrem starken Schmerzen	• 0,125 mg/kg KG i. v. (analgetisch); ggf. wiederholen • Ggf. 0,5–1 mg/kg KG i. m. (analgetisch)
Stärkste, kolikartige Schmerzen	Metamizol (z. B. Novalgin®) Glyzerolnitrat bei Schmerzen der glatten Muskulatur (z. B. Gallenwege, distaler Ureter)	1 g (ggf. 2,5 g) als Kurzinfusion; ggf. wiederholen

---

Grundvoraussetzungen für den Einsatz von Opioidanalgetika sind
- Sicherer i. v. Zugang mit laufender Infusion.
- O_2-Gabe.
- Beatmungsmöglichkeit.
- Permanente Überwachung der Vitalfunktionen (☞ 4.1.2).

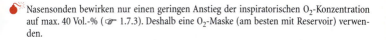
Nasensonden bewirken nur einen geringen Anstieg der inspiratorischen O_2-Konzentration auf max. 40 Vol.-% (☞ 1.7.3). Deshalb eine O_2-Maske (am besten mit Reservoir) verwenden.

Medikamente

Morphin
Reiner μ-Agonist mit analgetischer, sedierender und antitussiver Wirkung. Dadurch gut geeignet bei Infarktschmerz und kardial bedingtem Lungenödem. Zusätzlicher Vorteil: Vorlastsenkung.

Fentanyl
Reiner μ-Agonist, 100-mal stärker wirksam als Morphin. Analgetikum für alle starken Schmerzzustände und Narkose. Gut steuerbar. Selten Thoraxrigidität.

S-Ketamin (z. B. Ketanest® S)
Bereits in niedriger Dosierung ausgeprägte Analgesie, in höherer Dosierung aber Hypnose und Anästhesie. Geeignet für die Analgesie und Sedierung des nicht bewusstlosen Traumapatienten bei technischer Rettung und Lagerung (Einsatz bei SHT ☞ 3.3.3).

Metamizol (z. B. Novalgin®)
Spasmolytisch, deshalb bei Kolikschmerz geeignet. Alleine gegeben bei starken Schmerzen oft nicht ausreichend, gut mit Opioiden kombinierbar. Häufig gravierende Blutdruckabfälle → nur als Kurzinfusion geben! Kann akute allergische Reaktionen auslösen.

Daniela Olenik und Klaus Ellinger

3.1.2 Analgetika der 2. Wahl im RD

Medikamente

Piritramid (z. B. Dipidolor®)
Reiner μ-Agonist, im RD unüblich. Stärker sedierend als Morphin. 15 mg entsprechen 10 mg Morphin. Dosierung: 3-mg-Boli repititiv i.v.

Sufentanil (z. B. Sufenta®)
Opioidagonist mit hoher hypno-sedativer Wirkung, nur im Fall der gleichzeitigen Intubation im RD indiziert.

Tramadol (z. B. Tramal®)
Schwacher Opioidagonist, Inhibition der monoaminergen Wiederaufnahme. 5- bis 10-mal schwächer wirksam als Morphin, langsamer Wirkungseintritt, häufig Übelkeit und Erbrechen. Nur als Kurzinfusion wegen Gefahr des Erbrechens.

Alfentanil (z. B. Rapifen®)
Opioidagonist. Bisher keine ausreichende Erfahrung im RD. Thoraxrigidität!

Azetylsalizylsäure (z. B. Aspisol®)

Antiphlogistisch, antipyretisch, aber keine ausreichende Analgesie. Als Analgetikum im RD nur im typischen Migräneanfall i.v. indiziert, jedoch nicht bei Trauma (Thrombozytenaggregationshemmung).

Tab. 3.2 Analgetika der 2. Wahl im RD

Substanz	Handelsname z. B.	i.v. Dosierung
Nicht-Opioid-Analgetika (bei leichten Schmerzen)		
Acetylsalicylsäure	Aspisol®	0,5–1 g
Schwach wirksame Opioide (bei mittelstarken Schmerzen)		
Tramadol	Tramal®	50–100 mg
Stark wirksame Opioide (bei starken Schmerzen)		
Piritramid	Dipidolor®	0,1–0,2 mg/kg KG
Sufentanil	Sufenta®	0,005–0,01 mg

Daniela Olenik und Klaus Ellinger

3.1.3 Für den RD ungeeignete Analgetika

- **Pentazocin (Fortral®):** Gemischter Agonist/Antagonist, d.h. partieller Opioidagonist; NW: Dysphorie, RR ↑, HF ↑, pulmonale Hypertonie, daher im RD, insbesondere beim Herzinfarkt kontraindiziert. Kann bei Drogenabhängigen oder Tumorpatienten Entzug auslösen.
- **Pethidin (Dolantin®):** μ-Agonist, 10 mal schwächer wirksam als Morphin. Bei äquipotenter Dosierung mehr kardiozirkulatorische Nebenwirkungen (Tachykardie). Insbesondere bei Kindern Erregungszustände und Krämpfe möglich. Vorsicht bei Epileptikern. Schwierige Antagonisierbarkeit mit Naloxon. Pethidin spielt im RD keine Rolle!
- **Nalbuphin (Nubain®):** Partieller schachwirksamer Opioidagonist, Höchstdosis: 20 mg; NW vergleichbar mit Pentazocin, kann bei Drogenabhängigen oder Tumorpatienten Entzug auslösen.
- **Meptazinol (Meptid®):** Kontraindiziert bei Myokardinfarkt, kann allergische Reaktionen auslösen.
- **Nefopam (Ajan®):** Kein Opioid, verstärkt wahrscheinlich körpereigene deszendierende Schmerzhemmbahnen. Kontraindiziert bei epileptiformen Erkrankungen; NW: RR ↑, HF ↑, Verwirrtheitszustände. Für RD ungeeignet.
- **Buprenorphin (Temgesic®):** Stark wirksamer Opioidagonist/-antagonist, d.h. partieller Opioidagonist; 1 Amp. ~ 0,3 mg Buprenorphin ~ ca. 10 mg Morphin. Im RD nur bedingt geeignet wegen möglicher Interferenzen mit reinen Opioidagonisten (z. B. Drogenabhängige, Tumorpatienten oder spätere Narkose). NW: Übelkeit, Erbrechen, Sedierung, Atemdepression. Schwer mit Naloxon antagonisierbar.
- **Remifentanil (Ultiva®):** Extrem kurzwirksamer Opioidagonist, analgetische Potenz vergleichbar mit Fentanyl. Wegen seiner kurzen Wirkdauer nur mit Spritzenpumpe sinnvoll einsetzbar. Einzig sinnvolle Indikation im RD: Reposition frakturierter oder luxierter Extremitäten. **Cave:** Ausgeprägte Thoraxrigidität bei Bolusgabe → Boli sehr langsam spritzen!

Dirk Risack

3.1.4 Krisen bei chronischen Schmerzpatienten

Tumorschmerzpatienten

Symptomatik

- Zunahme bekannter Schmerzen bzw. unzureichende Schmerztherapie bei bekanntem Tumorleiden.
- Auftreten von Komplikationen, z.B. pathologische Fraktur, Nervenkompression/-läsion (**cave:** Beginnende Querschnittlähmung!), Ileus, Hirndruck (☞ 8.3.4), organisches Psychosyndrom (z.B. durch ZNS-Metastasen, Hyperkalzämie, Medikamente wie Opioide, Antikonvulsiva, Antidepressiva, Neuroleptika, Benzodiazepine).
- Nebenwirkungen der Schmerztherapie, z.B. Übelkeit, Emesis, Sedierung, Schwindel, Obstipation bzw. unzureichende Begleittherapie (Laxanzien), Opioidüberdosierung (Sedierung, schwer erweckbar, Atemfrequenz < 8/Min.).

Kurzanamnese

- Medikamentöse Vortherapie (☞ Tab. 3.3.), Schmerzpflaster, invasive Verfahren (Katheter, Pumpe), Therapieausweis?
- Begleitmedikamente (Kortikosteroide, Antiemetika, Laxanzien)?
- Krankheitsstadium (palliative/präfinale Situation?).
- Schlucken und Magen-Darm-Passage möglich?

Sofortdiagnostik

- Schmerzlokalisation, Schmerzstärke.
- Neurologischer Basischeck (Meningismus, Paresen, Sensibilität, Stuhl- u. Harnverhalt?).
- Inspektion: Schmerzpflaster (welche, wie viele, wo, Stärke?), Port, Katheter, Pumpe?
- Zeichen für Niereninsuffizienz (Urin ↓, Exsikkose) oder Leberinsuffizienz (Ikterus, Aszites)?

Sofortmaßnahmen

- Unbedingt der Situation angepasstes Vorgehen. Dabei v.a. den Patienten und seine Angehörigen beruhigen sowie Wünsche des Patienten unter Berücksichtigung seines häuslichen Umfelds respektieren.
- Rasche Beseitigung der Schmerzen i.d.R. mit fraktionierter intravenöser Gabe von Opioidagonisten (z.B. Morphin, ☞ 3.1) möglich, bis der Patient eine Schmerzlinderung von 50–70% angibt.
- Ggf. Nichtopioide (z.B. Metamizol ☞ 3.1).
- Ggf. Patient an Hausarzt, Onkologen oder Schmerzambulanz oder Palliativstation verweisen.
- **!** Keine partiellen Opioidantagonisten (z.B. Nalbuphin, wie Nubain®) einsetzen (☞ 3.1) → Entzugsgefahr!

Analgesie

Tab. 3.3 Äquianalgetische Dosen gebräuchlicher Opioide

Präparat	Wirkdauer [h]	Dosis [mg]									
Morphin oral (MST®)	8–12	30	60	90	120	150	180	210	300	600	900
Morphin s.c./i.v.	4–6	10	20	30	40	50	60	70	100	200	300
Morphin epidural	12–24	2,5	5	7,5	10	12,5	15	17,5	25	50	75
Morphin intrathekal	12–24	0,25	0,5	0,75	1,0	1,25	1,5	1,75	2,5	5	7,5
Oxycodon (Oxygesic®)	8–12	15	30	45	60	75	90	105	150		
Hydromorphon (Palladon®)	8–12	4	8	12	16	20	24	28	40	80	120
Fentanyl in µg/h (Durogesic® TTS)	48–72		25		50		75		125	250	375
Buprenorphin TTS in µg/h (Transtec®)	72	–	35	52,5	70	87,5	105	122,5	175	–	–
L-Methadon (L-Polamidon®)	6–24	5 (20 gtt)	10 (40 gtt)	15 (60 gtt)	20 (80 gtt)	25 (100 gtt)	30 (120 gtt)	35 (140 gtt)	50	100	150

Transport

- Klinikeinweisung nur, wenn unumgänglich!
- Bei drohendem Querschnitt → Transport in eine Klinik für Strahlentherapie mit Diagnostikmöglichkeiten (CT, NMR) zur Notfallbestrahlung (☞ 8.2.9).

Pharmakologische Tipps

- Tagesdosis orales Retardmorphin : 3 = parenterale Tagesdosis Morphin.
- Transdermale Systeme: Fentanyl (Durogesic®) oder Buprenorphin (Transtec®): Wirkungsdauer 48–72 h, sehr langsamer Wirkungsanstieg bzw. -abfluten. Wirkungsmaximum nach ca. 12 h. Pflaster immer inspizieren. Durogesic® darf nicht zerschnitten werden, Transtec® dagegen schon.
- Bedarfsmedikation bei Buprenorphin (Transtec®) ohne weiteres auch mit Opioidagonisten (z. B. Fentanyl, Morphin) möglich.

Patienten mit chronischen Schmerzen

Symptomatik

Zunahme bekannter Schmerzen, unzureichende Schmerztherapie, neu hinzugetretene Beschwerden.

Analgesie, Sedierung, Narkose, Reanimation

Kurzanamnese

- Schwierig, da Krankheitsbild meist umfangreich und komplex:
  - Langjährige Patientenkarriere.
  - In der Regel vielschichtiges Krankheitsbild mit umfangreichen Vortherapien.
  - Häufig erhebliche psychosomatische Beteiligung.
- Art und Dauer des Schmerzsyndroms und der Schmerzexazerbation.
- Medikamentenanamnese (Therapiepass?), Opioide als Dauertherapie?, Einnahmeverhalten.
- Ggf. mitbehandelnde Kollegen kontaktieren. Chronische Schmerzpatienten haben häufig zahlreiche schriftliche Befunde zuhause.
- Voroperationen, Begleiterkrankungen.
- Suizidalität (☞ 10.3.1)?

Sofortdiagnostik

- Neurologischer Basischeck (Meningismus, Paresen, Sensibilität, Stuhl- u. Harnverhalt?).
- Untersuchung des Achsenskeletts, Funktionsprüfung.
- Zeichen einer primären Schmerzursache?
- Zeichen einer Medikamentenintoxikation (z. B. Opioide, Antidepressiva, Antikonvulsiva, Benzodiazepine)?
- Psychischer Befund.
- Fremdanamnese.

Sofortmaßnahmen

- Beruhigung des Patienten.
- Erkennen potenzieller **primärer** Schmerzen auf dem Boden eines chronischen Schmerzsyndroms (z. B. Spondylodiszitis, Sinusvenenthrombose, Hirndruck, pathologische Fraktur) wichtig, aber meist sehr schwierig.

Maßnahmen bei speziellen Schmerzsyndromen

Akuter Nervenschmerz (radikulärer Schmerz, neuropathischer Schmerz bei Tumorinfiltration z. B. des Plexus brachialis)

- Elektrisierende, einschießende oder brennende Schmerzcharakteristik.
- Rasche Beseitigung der Schmerzen mit fraktionierter intravenösen Gabe von Opioidagonisten (z. B. Morphin, ☞ 3.1, abhängig von Vortherapie), bis der Patient eine Schmerzlinderung von 50–70 % angibt (z. B. $1/5$–$1/3$ der Äquivalenztagesdosis fraktioniert i.v.).
- Ggf. Nichtopioide (z. B. Metamizol ☞ 3.1).
- Ggf. Lidocain (Xylocain® 2 %; 2 mg/kg KG) langsam in Kurzinfusion über 15 Min. i.v. (Monitoring!).
- S-Ketamin: 0,125 mg/kg KG (ggf. wiederholen).

Chronische Rückenschmerz, chronische Schmerzen nach Wirbelsäulen- und Bandscheiben-OP

- Dumpfer Rückenschmerz, ggf. voroperiert (Bandscheiben-OP, Fusionierung); häufig Opioide als Vormedikation.
- **!** Plötzliche Verschlechterung (sichere Paresen, Stuhl-/Harnverhalt) → Klinikeinweisung.

- Wochen nach Bandscheiben-OP starke Schmerzzunahme → NMR zum Ausschluss Spondylodiszitis; Bettruhe.
- Opioide, z. B. Morphin fraktioniert i.v.

Migräne, Kopfschmerz vom Spannungstyp, Trigeminusneuralgie
(☞ 8.2.6)
- Ausschluss primärer Kopf-/Gesichtsschmerzen (z. B. SAB). Verdächtig ist eine akut neu aufgetretene Kopfschmerzsymptomatik bei chronischen Kopfschmerzen (eindeutig geänderte Lokalisation, Intensität, andere Begleitsymptome, z. B. massives Erbrechen).
- Opioide in der Behandlung von Kopfschmerzen nicht sinnvoll.

Ganzkörperschmerzen, multilokuläres Schmerzsyndrom, Fibromyalgiesyndrom, somatoforme Schmerzstörung
- Zahlreiche Schmerzpunkte, Schmerzen bestehen seit langem, werden als unerträglich angegeben, häufig Diskrepanz zu äußerem Eindruck des NA, „nichts helfe", es liegt keine primäre Krankheitsursache (z. B. Tumorleiden, Osteoporose, rheumatoide Arthritis) zugrunde. Eigen- und Fremdanamnese, Arztbriefe (liegen häufig vor!) geben Hinweise.
- Kein eindeutiger neurologischer Befund, ggf. diffuse Sensibilitätsstörungen.
- Fragliche Wirkung von Opioiden (Anamnese, ggf. nur kurzer Effekt), Versuch kann bei starken Schmerzen ggf. durchgeführt werden, hilft in Einzelfällen (z. B. fraktionierte Gabe von Morphin, abhängig von Vortherapie ☞ 3.1).
- Wenn Schmerzen lange Zeit in der vorliegenden Form bestehen (genau nachfragen, Fremdanamnese!) → an Spezialisten (Schmerzzentrum, Schmerzpsychologen, etc.) verweisen, keine weitere Therapie durch NA sinnvoll.
- Bei psychischer Dekompensation → Gabe von Benzodiazepinen (z. B. 5–10 mg Valium® i.v.) zur Krisenintervention möglich. Weitere Betreuung durch Psychiater erforderlich (**cave:** Suizidalität ☞ 10.3.1).
- Weitere Versorgung durch schmerztherapeutisch tätige Kollegen, Psychologen, Psychiater.

Transport
- Klinikeinweisung in der Regel nicht indiziert.
- Bei V.a. primär aufgetretenen symptomatischen Schmerz → Transport in Klinik entsprechend dem jeweiligen Krankheitsbild (z. B. SAB, pathologische Fraktur).

Patienten mit Schmerzpumpen und/oder Port

Systeme
- **Externe Schmerzpumpen:** Subkutane oder intravenöse Medikamentenpumpen (venöser Zugang, Port): Kontinuierliche und/oder bolusweise Medikamentenabgabe (Pumpenausweis bzw. Beschriftung).
- **Venöser Port:** Zur Chemotherapie, parenteralen Heimernährung und parenteralen Schmerztherapie. Katheterspitze liegt meist in der V. cava sup. Portmembran von außen ertastbar. Steriles Arbeiten erforderlich, Punktion nur mit Spezialnadel (mit Huber-Schliff) erlaubt.
- **Epiduraler oder intrathekaler Katheter mit oder ohne Port:** Zur langfristigen epiduralen oder intrathekalen Schmerzbehandlung mit Opioiden über externe Pumpe (direkt oder via Port); Katheter sind subkutan getunnelt.

- **Implantierte intrathekale Systeme:** Mit implantierter Infusionspumpe (mechanisch, elektronisch, programmierbar); niedrige Flussraten, müssen alle 7–20 Tage nachgefüllt werden; sehr teuer. Befüllung meist mit Opioiden oder Baclofen (Lioresal®).
- **Implantierte elektrische Stimulationssonden (SCS):** Peridural implantierte Sonden, die mit einem ebenfalls implantierten Stimulationsgerät verbunden sind und entsprechend der Programmierung Impulse (zumeist ca. 100 Hz) abgeben.

Kurzanamnese

- Pumpenausweis; Befüllungsnachweis.
- Tumorschmerz – chronischer Schmerz?
- Probleme mit der Pumpe?
- Probleme mit dem Katheter?

Sofortdiagnostik

- Schmerzen?
- Opioidbedingte Nebenwirkungen (Sedierung, Atemfrequenz ↓)?
- Lokalbefund am Einstich, Infektionszeichen, Fieber, Meningismus, Kopfschmerzen, neurologische Ausfälle?
- Pumpenfunktion (bei implantierten Pumpen im RD nicht prüfbar)?

Sofortmaßnahmen

- Für Pumpen/Port-Unerfahrene gilt: „Finger weg", d.h. keinerlei Manipulationen!
- Bei Dislokation/Diskonnektion → steriles Abdecken der Katheterendigungen, betreuenden Arzt/Pflegekraft benachrichtigen.
- Bei Schmerzen → intravenöses titrierendes Vorgehen mit Opioiden.
- Rasche Beseitigung der Schmerzen mit fraktionierter intravenösen Gabe von Opioidagonisten (z. B. Morphin, ☞ 3.1) bis der Patient eine Schmerzlinderung von 50–70 % angibt.
- Ggf. Nichtopioide (z. B. Metamizol ☞ 3.1).

Daniela Olenik und Klaus Ellinger

3.2 Sedierung

Indikation

Unruhe-, Erregungs- und Angstzustände, Narkoseeinleitung.
- Bei vielen plötzlichen Erkrankungen und Unfällen kann eine Sedierung erforderlich werden.
- Ziel: Erregung und Angst dämpfen, überschießende Sympathikusstimulation verringern.

!
- Neben einer medikamentösen Intervention spielen persönliche Ansprache und entsprechendes Auftreten eine entscheidende Rolle.
- Vor Sedierung eines Patienten immer auch an andere, kausal therapierbare Ursachen denken (z. B. Hypoxie, Schmerzen, Hypovolämie).

3.2.1 Sedativa im Rettungsdienst

Benzodiazepine
- Sedierende, anxiolytische und antikonvulsive Wirkung → zur präklinischen Sedierung gut geeignet. Wegen des fehlenden antipsychotischen Effektes in Einzelfällen bei psychiatrischen Notfallsituationen nicht ausreichend wirksam.
- Nebenwirkungen wie Atemdepression und Blutdruckabfall lassen sich durch vorsichtige Titration meist vermeiden.
- Antidot: Flumazenil (z. B. Anexate®).
- **Midazolam** (z. B. Dormicum®) unterscheidet sich von **Diazepam** (z. B. Valium®) durch die doppelte Wirkstärke, kürzere HWZ und fehlende intrinsisch aktive Metabolite → gute Steuerbarkeit.
- Dosierung: Titrierende Gabe von 1,25–2,5 mg Midazolam (z. B. Dormicum®) bzw. 2,5–5 mg Diazepam (z. B. Valium®).

Neuroleptika
- Neuroleptika sollten den Situationen vorbehalten bleiben, in denen ein antipsychotischer Effekt erforderlich ist. Dazu eignen sich nur hochpotente Neuroleptika.
- **Haloperidol** (z. B. Haldol®) ist stark antipsychotisch wirksam und kann außer bei akuten Psychosen auch bei alkoholisch bedingten Erregungszuständen eingesetzt werden. Bei Kombination mit Benzodiazepinen kommt es leicht zur Atemdepression.
- Niederpotente Neuroleptika wie **Chlorprothixen** (Truxal®), **Levomepromazin** (Neurocil®) und **Promethazin** (Atosil®) wirken sedierend, aber schlecht antipsychotisch. Sie führen bei i.v. Gabe im Vergleich zu den hochpotenten Neuroleptika zu einem drastischen Blutdruckabfall (α-Blockade), der nur schwer zu beherrschen ist. Für den RD sind diese Substanzen deshalb primär nicht geeignet.

Chloralhydrat
Im RD nur als Rektiole zur Sedierung von Säuglingen und Kleinkindern eingesetzt (☞ 20.1). Häufig NW i. S. von Herzrhythmusstörungen → besser Diazepam-Rectiolen verwenden.

Daniela Olenik, Klaus Ellinger und Ulrich v. Hintzenstern

3.3 Präklinische Narkose

Indikation
- Zu jeder Intubation (einzige Ausnahme: Reanimation).
- Schmerzzustände, die sehr hohe Opioiddosen erfordern.
- Thoraxtrauma (☞ 11.3) → Sicherung der Atemwege und Beatmung notwendig, falls eine klinisch relevante Atemdepression auftritt.
- Polytrauma (☞ 11.8).
- Schwierige oder zeitaufwändige Rettung (z. B. bei Einklemmung).
- Evtl. Repositionen.

- Ausgeprägtes Inhalationstrauma.
- Großflächige Verbrennungen.
- Jedes schwere SHT, d.h. GCS ≤ 8 (☞ 11.2).
- Therapieresistenter Status asthmaticus (☞ 7.2) oder epilepticus (☞ 8.2.4).
- Schwere Atem- oder Kreislaufinsuffizienz (Schock ☞ 5.9).
- Aspirationsschutz (z.B. bei schwerem Gesichtsschädeltrauma mit Blutung in den Nasen-Rachen-Raum).
- Kardioversion.

Risiken
- Jede Narkose ist eine iatrogen verursachte Bewusstlosigkeit mit ihren typischen Gefahren: Verminderter Muskeltonus, verminderte Schutzreflexe, verminderter Atemantrieb, verminderte kardiozirkulatorische Kompensationsmöglichkeiten.
- Erbrechen mit nachfolgender Aspiration.
- Kreislaufdekompensation bei Demaskierung einer bestehenden Hypovolämie durch Wegfall des traumabedingt erhöhten Sympathikotonus.
- Hypoxie (suffiziente Beatmung zwingend notwendig).
- Hyperkapnie (auf adäquate Ventilation achten, Kapnographie als Monitoring einsetzen).

3.3.1 Medikamente zur Narkoseeinleitung

Hypnotika
- Im RD zur Narkoseeinleitung nur kurzwirksame Hypnotika verwenden, also **kein** Diazepam (z.B. Valium®) oder Flunitrazepam (Rohypnol®).
- Thiopental (z.B. Trapanal®), Methohexital (z.B. Brevimytal®) und Propofol (Disoprivan®) wirken negativ inotrop und peripher vasodilatierend → Kreislaufzusammenbruch bei Schock → vorsichtige Dosierung bei präklinischer Narkose. Thiobarbiturate beim Asthmatiker vermeiden (Histaminliberation). Stattdessen: S-Ketamin.
- Etomidat (z.B. Hypnomidate®): Hohe Kreislaufstabilität und fehlende Histaminliberation (Hypnotikum der 1. Wahl).
- S-Ketamin (z.B. Ketanest® S): Als einziges Hypnotikum auch analgetische Wirkung. Bei manifestem Schock sowie Status asthmaticus aufgrund seiner sympathomimetischen Wirkung Mittel der 1. Wahl.

Analgetika
Für eine präklinische Narkose nach Möglichkeit nur starkwirksame Analgetika wie Fentanyl® (kurze HWZ → gute Steuerbarkeit), Morphin oder S-Ketamin (z.B. Ketanest® S) verwenden. Tramadol (z.B. Tramal®) ist wegen geringer Potenz und hoher emetischer Wirkung nicht geeignet.

Muskelrelaxanzien

! Nach Möglichkeit bei Notfallintubation Relaxans vermeiden (Ausnahme: Umfangreiche Intubationserfahrung).

Indikation

Durch Muskeltonus erschwerte Intubationsbedingungen (Relaxans als „Weichmacher"), Husten- und Würgereflexe bei beatmeten Patienten (insbesondere SHT) trotz ausreichender Analgosedierung.

- Zur Intubation das kurzwirksame Succinylcholin (z. B. Lysthenon®) mit sehr schnellem Wirkungseintritt verwenden. Depolarisierendes Muskelrelaxans → evtl. starke Muskelfaszikulationen (evtl. Anstieg von intrakraniellem und intragastralem Druck). Deshalb ggf. vor Narkoseeinleitung präkurarisieren (s. u.).
- **Nach Intubation** nicht-depolarisierende Muskelrelaxanzien verwenden:
  - Vecuronium (z. B. Norcuron®): Keine Histaminliberation; Trockensubstanz, die erst aufgelöst werden muss.
  - Rocuronium (z. B. Esmeron®): Gleiches Wirkprofil wie Vecuronium, dosisabhängige Herzfrequenzsteigerung; sollte möglichst gekühlt aufbewahrt werden.
  - Mivacurium (z. B. Mivacron®): Relativ lange Anschlagzeit bei nur kurzer Wirkdauer, dosisabhängige Histaminliberation. Lichtgeschützte Aufbewahrung erforderlich.
- Aufgrund von Pharmakokinetik oder Nebenwirkungen für die Präklinik nicht geeignet:
  - Atracurium (z. B. Tracrium®): Häufige Histaminliberation und Hypotonie; dosisabhängiger Wirkungseintritt nach 1–2 Min. Gekühlte und lichtgeschützte Aufbewahrung erforderlich.
  - Cisatracurium (z. B. Nimbex®): Stereoisomer von Atracurium, keine Histaminliberation, keine kardiovaskulären Nebenwirkungen, aber längere Anschlagszeit. Gekühlte und lichtgeschützte Aufbewahrung erforderlich.
  - Pancuronium: Tachykardie, Wirkdauer 35–55 Min., bei Repetition bis zu 120 Min. Gekühlte Aufbewahrung erforderlich.
  - Alcuronium (z. B. Alloferin®): Ausgeprägte ganglienblockierende Wirkung (vaskuläre Effekte), Tachykardie. Gekühlte und lichtgeschützte Aufbewahrung erforderlich.

> !
> - Muskelrelaxation kann die Intubationsbedingungen v. a. bei vorher wachen Patienten wesentlich optimieren (Patient „wehrt" sich nicht, weite Stimmritze) → geringeres Risiko von Traumata im Mund-/Rachenbereich bzw. von Hypoxie aufgrund verzögerter Intubation.
> - Muskelrelaxanzien sind **keine** Garantie für eine problemlose Intubation, verursachen aber **immer** einen Atemstillstand → perfekte Beherrschung der Maskenbeatmung (☞ 3.4.3) und Intubation erforderlich! → Notfalls Koniotomie erforderlich!
> - Niemals Gabe einer Volldosis von nichtdepolarisierenden Muskelrelaxanzien **vor** Intubation und (kapnographischer) Kontrolle der Tubuslage (☞ 3.4.4)

3.3.2 Narkosevorbereitung

Präklinisch jede Narkose als Intubationsnarkose durchführen, da Notfallpatienten immer als nicht nüchtern zu betrachten sind (Aspirationsgefahr bei Maskennarkose).
Obligatorische Kontrolle vor dem Einleiten einer Narkose:
- „Materialcheck".
  - Atembeutel (Ambu®-Beutel) mit Reservoir, Maske, Sauerstoff, Guedeltubus.
  - Leistungsfähige Absaugpumpe mit großlumigem Katheter.
  - Laryngoskop mit Spatel (Lichtcheck), Tubus mit leichtgängigem Führungsstab (mit Gleitmittel einsprühen), Blockerspritze, Stethoskop zur Lagekontrolle, Fixationsmaterial (Mullbinde, Pflaster).

- Medikamente: Vollständig, eindeutig beschriftet (Klebeetiketten, Faserschreiber), Konzentrationen bekannt?
- SpO_2, EKG, RR?
- Kapnographie vorbereitet?
♦ Lagerung:
- Kopf für Intubation gut gelagert (flaches Kissen; ☞ 3.4.4)?
- Oberkörper erhöht gelagert (Aspirationsgefahr ↓)?
♦ Personal:
- Ausreichend räumlicher Zugang zum Patienten möglich?
- Aufgabenverteilung (1. RA: Medikamenteninjektion, 2. RA: Intubationsassistenz) geklärt?

3.3.3 Ablauf

(☞ Abb. 3.1)
Grundsätzlich sollten die Medikamente bevorzugt eingesetzt werden, mit denen der NA die meiste Erfahrung hat. Medikamente situationsbezogen auswählen:
♦ Labile Kreislaufverhältnisse kardialer Genese: Etomidat (z. B. Hypnomidate®) und Fentanyl oder Morphin.
♦ Nichtkardialer Schock (auch bei gleichzeitig vorliegendem SHT): S-Ketamin (z. B. Ketanest® S).
♦ SHT:
- Mit stabilen Kreislaufverhältnissen: Etomidat (z. B. Hypnomidate®) bzw. Thiopental (z. B. Trapanal®) und Fentanyl oder S-Ketamin (z. B. Ketanest® S) allein.
- Mit labilen Kreislaufverhältnissen: Etomidat (z. B. Hypnomidate®) und Fentanyl oder S-Ketamin (z. B. Ketanest® S).

! Beim SHT kann S-Ketamin (z. B. Ketanest® S) bei kontrollierter Beatmung (pCO_2 ca. 35 mm Hg) gegeben werden.

♦ Bei älteren Patienten immer Dosisreduktion bzw. „vorsichtige Titration" der Narkosemedikamente.
♦ Im Notfall kann auf die sonst übliche Präkurarisierung mit einem nichtdepolarisierenden Muskelrelaxans (z. B. Vecuronium 0,015 mg/kg KG) vor Succinylcholin-Gabe verzichtet werden. Wegen der Gefahr der intrazerebralen (und intraokularen) Drucksteigerung durch die Succinylcholin-bedingten Muskelfazikulationen sollte, wenn möglich, bei V.a. SHT oder perforierender Augenverletzung eine Präkurarisierung durchgeführt werden.
♦ Präoxygenierung:
- Spontanatmenden Patienten bereits während der Vorbereitungszeit mehrere Min. mit möglichst tiefer Inspiration über eine dicht aufgesetzte Maske 100 % O_2 aus dem Beatmungsbeutel atmen lassen (10 Liter Flow, Reservoirbeutel).
- Primär apnoischen Patienten vor Narkoseeinleitung mit Maske (10 Liter Flow, Reservoirbeutel) beatmen. **Cave:** Mageninsufflation!
♦ Nach Applikation des Analgetikums dessen Wirkungseintritt mindestens 1 Min. abwarten und dann das Hypnotikum spritzen.
♦ Sobald der Patient eingeschlafen ist, von einem Helfer kräftigen Krikoiddruck ausführen lassen, um bei einer Regurgitation eine Aspiration zu erschweren. **Cave:** HWS-Trauma.

- Intubation, Lagekontrolle und Fixieren des Tubus (☞ 3.4.4). Unmittelbar danach RR-Kontrolle, um eine evtl. Hypotension nicht zu übersehen.
- Patienten obligatorisch von Hand oder mittels Gerät beatmen, da nach einer Narkoseeinleitung keine suffiziente Eigenatmung mehr möglich ist (Atemdepression).
- Weitere Narkoseführung (Nachinjektionen von Hypnotika und Analgetika) individuell nach klinischem Bild.
- Zur Entlastung des Magens und zur Aspirationsprophylaxe nach der Intubation eine Magensonde legen.
- Transport nur nach Voranmeldung in der Klinik (Anästhesieteam zur Übernahme des Patienten).

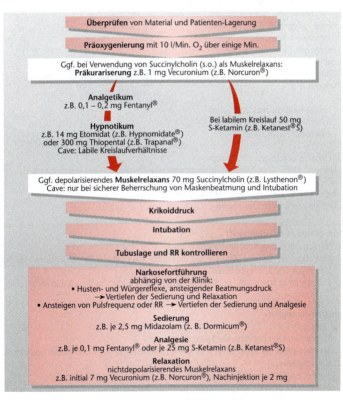

Abb. 3.1   Narkoseablauf für erwachsene Patienten (ca. 70 kg KG) [A300–190]

Ulrich v. Hintzenstern, Wolfgang Malek und Katharina Kötter

3.4 Reanimationstechniken

Ulrich v. Hintzenstern

3.4.1 Freimachen und Freihalten der Atemwege

Indikation

Bewusstloser Patient mit teilweiser oder vollständiger Verlegung der Atemwege aufgrund der mit dem Unterkiefer zurückgesunkenen Zunge.

- Beengende Kleidung am Hals öffnen.
- Chin-lift-head-tilt-Handgriff anwenden (s. u.).

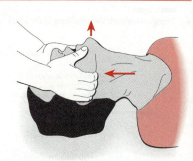

Abb. 3.2 Esmarch-Handgriff [A300–190]

> Chin-lift-head-tilt-Handgriff ist bei V. a. HWS-Trauma kontraindiziert → Esmarch-Handgriff anwenden!

- Bei V. a. Verunreinigung der Mundhöhle (z. B. mit Blut, Schleim, Erbrochenem oder Fremdkörpern) mit Esmarch-Handgriff (s. u.) Mund des Patienten öffnen und inspizieren.
- Fremdkörper entfernen (z. B. Zahnprothesen).
- Ggf. absaugen (Blut, Erbrochenes).

Chin-lift-head-tilt-Handgriff

- Seitlich neben dem Kopf des Patienten knien.
- Eine Hand auf die Stirn-Haar-Grenze, die andere unterhalb des Kinns (Daumen zwischen Unterlippe und Kinn) platzieren.
- Unterkiefer anheben, Kopf nackenwärts möglichst weit überstrecken, Mund leicht öffnen.

Esmarch-Handgriff

(☞ Abb. 3.2)

- Hinter dem Kopf des Patienten knien.
- Hände seitlich am Kopf anlegen: Zeige- und Mittelfinger am Kieferwinkel, Daumen am Kinn platzieren.
- Kopf überstrecken und gleichzeitig den Unterkiefer nach vorn und oben ziehen.
- Mund durch zusätzlichen Daumendruck auf das Kinn öffnen.

Ulrich v. Hintzenstern

3.4.2 Freihalten der Atemwege mit Hilfsmitteln

Guedel-Tubus (Oropharyngealtubus)

Der Guedel-Tubus wird nur von bewusstlosen oder stark bewusstseinsgetrübten Patienten mit erloschenen Schutzreflexen toleriert.

Merksatz: „Ein Patient, der einen Guedel-Tubus toleriert, gehört intubiert!" Auch als Beißschutz zu verwenden. **Cave:** Kein Aspirationsschutz.

Komplikationen

Reflektorisches Würgen, Erbrechen, Laryngospasmus sowie iatrogene Atemwegsverlegung (falsche Tubusgröße).

Technik

- Abschätzen der Tubusgröße (Erwachsene: Größe 3, 4 oder 5): Länge entspricht dem Abstand zwischen Mundwinkel und Ohrläppchen des Patienten.
- Einführen:
- Mund durch Daumendruck auf Kinn oder untere Schneidezähne öffnen.
- Guedel-Tubus mit pharyngealer Öffnung nach kranial (entgegen der Zungenwölbung) in den Mund einführen.
- Tubus an der Zunge entlang vorschieben, dabei um 180° drehen und weiter vorschieben, bis die Abschlussplatte an der Lippenaußenseite anliegt.

Wendl-Tubus (Nasopharyngealtubus)

Wendl-Tuben werden auch von Patienten mit erhaltenen Schutzreflexen toleriert. Im Vergleich zum Guedel-Tubus geringere Reizung der Rachenhinterwand. **Cave:** Kein Aspirationsschutz.

Komplikationen

Verletzung der Nasenschleimhaut → Blutung → Aspiration; bei falscher Tubuslänge: Reflektorisches Würgen, Erbrechen, Laryngospasmus sowie iatrogene Atemwegsverlegung.

Technik

- Abschätzen der Tubusgröße (Erwachsene: Größe 26–34 Ch., d. h. ID 6,0–8,0 mm). Länge entspricht dem Abstand zwischen Nasenspitze und Ohrläppchen des Patienten.
- Einführen:
- Tubus mit Silikonspray einsprühen oder einem Gleitmittel einschmieren.
- Nasenspitze nach kranial drücken.
- Tubus vorsichtig in den unteren Nasengang einführen.
- Tubus so weit vorschieben, bis ein maximal lautes Atemgeräusch hörbar ist; ggf. durch Zurückziehen korrigieren.
- Ist beim Vorschieben ein Widerstand zu spüren, dünneren Tubus verwenden bzw. in das andere Nasenloch einführen.

Ulrich v. Hintzenstern

3.4.3 Gesichtsmasken-Beutel-Beatmung

Indikation

Beatmung während der Latenzphase zur endotrachealen Intubation und als Alternative bei „can't intubate".

Technik

(☞ Abb. 3.3)

- Auswahl der richtigen Masken-Größe: Maske muss mit ihrem Randwulst Nasenwurzel, beide Mundwinkel und den Unterkiefer zwischen Kinnspitze und Unterlippe umschließen.
- Maske möglichst fest auf den Ansatz des Beatmungsbeutels aufstecken (Masken- und Beutelachse rechtwinklig zueinander).
- Nach Möglichkeit Beutel an eine O_2-Quelle (☞ 1.7.3) anschließen (10 l/Min.). Dann mit einem Reservoir kombinieren.

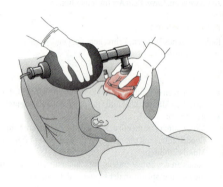

Abb. 3.3 Beatmung mit Maske und Beatmungsbeutel [A300–190]

- Lagerung durch Einklemmen des Kopfes zwischen den Knien fixieren.
- Vom Kopfende aus Kopf mittels Esmarch-Handgriff (☞ 3.4.1) überstrecken und in dieser Stellung mit den Fingern 3–5 der linken Hand (Mittelfinger hält die Kinnspitze, kleiner Finger den Kieferwinkel) fixieren → Luftwege maximal weit und offen.
- Mit der rechten Hand Maske zuerst an der Nasenwurzel aufsetzen und dann nach unten auf das Gesicht klappen (bei korrekter Größenwahl sind Nase und Mund vollständig umschlossen).
- Mit den Endgliedern von Daumen und Zeigefinger der linken Hand Maske halten (C-Griff). Mit den Fingern 3 bis 5 den Unterkiefer quasi der Maske entgegenhalten.
- Mit der rechten Hand den Beatmungsbeutel rhythmisch komprimieren (je ca. 500–800 ml, Inspirationszeit ca. 2 s, Exspirationszeit ca. 2–4 s, Frequenz ca. 10–12/Min.).

! Aspirationsgefahr, insbesondere bei Beatmungsdrücken > 20 cm H_2O (Ösophagusverschlussdruck) aufgrund von Mageninsufflation.

- Bei hohem Beatmungsdruck Kopf besser überstrecken. Wenn kein Erfolg, Guedel- oder besser Wendl-Tubus (☞ 3.4.2) einsetzen.

- Bei hör- oder fühlbarem Leck Finger auf der Maske umsetzen oder Maske neu positionieren; ggf. andere Maskengröße verwenden.
- Bei Bartträgern, adipösen und zahnlosen Patienten notfalls beidhändig Maske abdichten (rechte Hand spiegelbildlich zur linken einsetzen), dann Beatmung durch weiteren Helfer.
- Maske nicht zu stark auf das Gesicht des Patienten pressen (linke Hand ermüdet und verkrampft).
- Bei Verletzungen im Gesichtsbereich oder kraniofazialen Fehlbildungen kann eine Maskenbeatmung u.U. unmöglich sein → Intubation (☞ 3.4.4).
- Verminderte Regurgitationsgefahr durch kräftigen Druck auf den Ringknorpel durch einen zusätzlichen Helfer (Krikoiddruck → Verschluss des Ösophagus). **Cave:** HWS-Trauma.

Ulrich v. Hintzenstern, Wolfgang Malek und Katharina Kötter

3.4.4 Endotracheale Intubation

Indikation

Kontrollierte Beatmung, Aspirationsprophylaxe und zur Bronchialtoilette bei Z.n. Aspiration.

> Jeden Notfallpatienten als nicht nüchtern, d.h. als aspirationsgefährdet betrachten → bei Indikation zur Beatmung immer die endotracheale Intubation („Goldstandard") anstreben!

Material

Laryngoskop mit Macintosh-Spateln der Größen 3 (normal) und 4 (Übergröße), Endotrachealtuben (Typ Magill), Führungsstab, Absaugvorrichtung mit konnektiertem Absaugkatheter, Blockerspritze, Fixiermaterial, Beatmungsmaske und -beutel, Reservoir, O₂-Anschluss.

Tab. 3.4 Tubusgrößen für Erwachsene

			„Notfall-tubus"		
Innendurchmesser (mm)	6,5	7,0	**7,5**	8,0	8,5
Umfang (Ch.)	28	30	**32**	34	36

💣 Bei manchen Tuben ist der Konnektor werksseitig nicht vollständig aufgeschoben. Vor Verwendung Konnektor erst bis zum Anschlag aufschieben.

Intubationspositionen

Beatmungspflichtige Patienten liegen in außerklinischen Notfallsituationen häufig auf dem Fußboden. In dieser Situation kann der Intubierende folgende Positionen einnehmen:
a) Bauchlage hinter dem Kopf des Patienten, Ellenbogen aufgestützt.
b) Linksseitenlage im 90-Grad-Winkel zur rechten Körperseite des Patienten, linker Ellenbogen aufgestützt.
c) Sitzend hinter dem Patienten, ein Bein unter dem Kopf des Patienten.

d) Kniend hinter dem Patienten (alternativ beide Knie am Boden bzw. ein Bein angestellt).
e) Inverse Intubation oder „Eispickelmethode": Der Intubierende steht oder kniet über dem Thorax des Patienten, mit dem Gesicht zum Kopf des Patienten gewandt, beugt sich nach vorne, öffnet mit der **linken** Hand den Mund des Patienten, führt mit der **rechten** Hand das Laryngoskop und mit **links** den Tubus ein.

Wertung für die Praxis

a–c) Ermöglichen zwar eine gute Sicht, haben aber hohen Platzbedarf und sind auf kontaminiertem Boden (z. B. Blut) unbequem, evtl. sogar gefährlich für den Intubierenden.
d) Auch unter beengten Platzverhältnissen anwendbar; ermöglicht ebenfalls eine gute Sicht. Arbeitsbedingungen der Situation am OP-Tisch ähnlich.
e) Unverzichtbar bei sehr engen Platzverhältnissen am Kopf des Patienten, wenn Umstände (Einklemmung) oder Art der Erkrankung (z. B. schwere Wirbelverletzung) eine schnelle Umlagerung des dringlich intubationspflichtigen Patienten ausschließen. In dieser Position kann auch bei Intubationsschwierigkeiten mehr Kraft eingesetzt werden (Vorsicht bei HWS-Trauma!). Das Verfahren sollte jedoch ausgiebig am Simulator geübt werden, da wegen der vertauschten Rolle der Hände gewöhnungsbedürftig.

Technik

- Check:
- Patient: EKG und Pulsoxymeter angeschlossen, i.v. Zugang vorhanden?
- Instrumentarium: Suffiziente Lichtquelle des Laryngoskopes, Absaugung funktionsfähig, Tubuscuff (Blockmanschette) geprüft (mit 10 ml Luft füllen, auf Dichtigkeit überprüfen und Cuff wieder vollständig entlüften), Ersatztuben in kleineren Größen bereitgelegt, ggf. Tubus mit Führungsstab (Spitze ca. 1 cm innerhalb vor Tubusende) versehen?

! Die Notfallintubation erfolgt in der Regel orotracheal!

- Kopf durch Unterlegen eines Polsters ca. 8 cm erhöht lagern.
- Atemwege frei (z. B. Zahnprothese)? Ggf. freimachen.
- O_2-Gabe mit Flow von mind. 8 l/Min.: Patient mit Gesichtsmaske und Beutel (mit Reservoir!) für ca. 3 Min. beatmen bzw. Maske direkt auf Mund und Nase aufsetzen (wenn von Pat. toleriert) und Pat. mehrmals zu tiefem Einatmen auffordern.
- Bei Patienten mit erhaltenem Bewusstsein Analgosedierung, ggf. Relaxierung (☞ 3.1, 3.2).
- Kopf leicht reklinieren (cave: HWS-Trauma), Laryngoskopgriff mit der linken Hand fassen.
- Regurgitationsgefahr vermindern durch kräftigen Druck auf den Ringknorpel durch einen Helfer (Krikoiddruck → Verschluss des Ösophagus). **Cave:** HWS-Trauma.
- Mit der rechten Hand mittels **Kreuzgriff** den Mund öffnen: Kuppe des gestreckten Daumens auf die unteren Schneidezähne und Kuppe des gebeugten Zeigefingers auf die oberen Schneidezähne aufsetzen, Finger gegeneinander spreizen. Falls nicht erfolgreich, Esmarch-Handgriff anwenden (☞ 3.4.1).
- Spatel in den rechten Mundwinkel einführen, Zunge nach links drängen und langsam unter Sicht auf die Spatelspitze über die Zunge in die Tiefe gleiten bis Epiglottis sichtbar.
- Spatelspitze in die epiglottische Falte einführen und Zungengrund durch Zug nach ventral und oben, d. h. in Griffrichtung, vorsichtig anheben → „Aufrichten" der Epiglottis und Einblick in den Kehlkopf.

Reanimationstechniken

- Mit der rechten Hand Tubus (ID: Männer 7,5–8,0, Frauen 7,0–7,5) unter Sicht zwischen den Stimmbändern durchschieben, bis das proximale Ende der Blockungsmanschette 1–2 cm hinter der Glottis liegt.
- Cuff mit 5–10 ml Luft blocken.
- Tubus in einem Mundwinkel direkt oberhalb der Zahnreihe gut festhalten und Tubuslage kontrollieren (s. u.).
- Intubation bei V. a. HWS-Trauma ☞ 11.6.
- Nach Bestätigung der korrekten Lage Tubus sorgfältig fixieren:
- Beißschutz einbringen (z. B. Guedel-Tubus, Beißkeil oder möglichst mit Pflaster umwickelte Mullbinde in Originalverpackung).

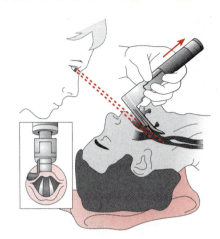

Abb. 3.4 Intubation [A300–190]

- Fixierung mit 2 Pflasterstreifen (25–30 cm lang, 1,25 cm breit): Vom Kiefergelenk der dem Tubus gegenüberliegenden Seite aus den 1. Pflasterstreifen straff an der Unterlippe entlang um Tubus und Mundkeil herum zum anderen Kiefergelenk führen. 2. Pflasterstreifen vom Jochbein der dem Tubus gegenüberliegenden Seite aus straff an der Oberlippe entlang um Tubus und Mundkeil herum zum anderen Jochbein führen.
- Bei feuchter Haut oder Bart ungenügende Pflasterhaftung → Tubus und Beißschutz mit max. 6 cm breiter Mullbinde mit einem Knoten gesichert fest verbinden, Binde um den Nacken- bzw. Hinterkopfbereich führen und seitlich verknoten.
- Ggf. kommerzielle Fixierungssysteme.
- Tubuslage erneut prüfen (s. u.).
- Ggf. endobronchial absaugen (☞ 1.7.10).

Mögliche Komplikationen

- Verletzung von Zähnen und Weichteilen → keine Gewalt während der Intubation anwenden (nicht „hebeln"). Iatrogene Verletzungen dokumentieren!
- Hypoxie → Intubation verzögerungsfrei durchführen (max. 30 s), bei langwieriger Intubation mit Maske zwischenbeatmen (☞ 3.4.3).
- Tubusfehllage → nur bei eindeutig dargestellter Stimmritze Tubus vorschieben, sofort nach Intubation Lagekontrolle (s. u.).
- Vagale oder hypertone Kreislaufreaktionen → bei erhaltenem Bewusstsein ausreichende Analgosedierung, engmaschige Kreislaufkontrolle während und nach der Intubation durch Helfer.

- Erbrechen, Aspiration, Laryngo- oder Bronchospasmus → zügiges Arbeiten, ausreichende Analgosedierung, ggf. Relaxierung, Sauger in Bereitschaft halten.
- Tubusobstruktion (Abknickung, Sekret) → Absaugen, ggf. Beißschutz einlegen und Tubusverlauf kontrollieren.
- Einseitige Intubation eines Hauptbronchus → Tubus entblocken und zurückziehen auf 22–24 (Mann) bzw. 20–22 cm (Frau) ab Zahnreihe unmittelbar nach Intubation. **Cave:** Unerfahrene neigen häufig zur zu tiefen Intubation (meist rechter Hauptbronchus).

Kontrolle der Tubuslage

Die korrekte Lage des Tubus (Tubusspitze im mittleren Drittel der 12–15 cm langen Trachea) muss nach der Intubation und jeder Umlagerung überprüft werden.

Tab. 3.5 Tubusfehllagen

Tubusspitze	Konsequenz	Komplikationen
„Zu tief": Endobronchial (meist rechter Hauptbronchus)	Einlungenbeatmung („einseitige" Intubation)	Hypoxie bei endobronchialer Cufflage. Aspiration in die nicht beatmete Lunge, erhöhter Beatmungsdruck → Pneu
„Zu hoch": Laryngeal (Tubusspitze ragt gerade in die Trachea; Cuff befindet sich vor bzw. genau zwischen der Stimmritze)	Cuff dichtet nicht oder nur mit erhöhtem Volumen/Druck ab	Hypoxie, Aspiration, Verletzung von Larynxstrukturen, Tubusdislokation in den Ösophagus
Extratracheal: Im Ösophagus oder Pharynx	Lungen nicht beatmet	Hyp- bzw. Anoxie, Mageninsufflation → Zwerchfellhochstand, Regurgitation und Aspiration, Herzstillstand

!
- Gute Sicht auf den Larynx **vor** Intubation beweist nichts.
- Auch bei korrekter Tubuslage ist eine spätere Dislokation jederzeit möglich.
- Bei unsicherer Tubuslage den Tubus sofort wieder entfernen („in doubt take it out").

- Direkte Laryngoskopie **unmittelbar nach** Intubation:
- Ist der Tubus zwischen den Stimmbändern sichtbar, ist eine ösophageale Fehllage ausgeschlossen.
- Methode ist sehr einfach durchzuführen, nach Tubusfixierung allerdings aufwändig.
- Auskultation bei kräftigen Beatmungshüben mit dem Beatmungsbeutel:
- Möglichst bereits beim 1. Beatmungshub Epigastrium auskultieren.
- Wenn „Blubbern" → ösophageale Tubusfehllage.

- Wenn kein „Blubbern" beide Lungen möglichst hoch in der MAL auskultieren. Falls seitendifferent, Tubustiefe überprüfen (Zentimeter-Markierung), evtl. zurückziehen. Wenn bei 20 cm (Erwachsene) weiterhin seitendifferent, Differenzialdiagnosen erwägen (z. B. Pneu).
! Fehlerbehaftetes Verfahren, besonders in lauter Umgebung, nach vorheriger Mageninsufflation durch Maskenbeatmung, bei Adipositas oder Emphysem. Nur zusammen mit anderen Verfahren anwenden!

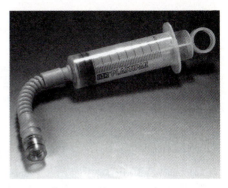

Abb. 3.5 Ösophagus-Detektor

- Inspektion:
- Bei korrekter Intubation und Beatmung hebt und senkt sich der obere Thorax (infraklavikuläres Dreieck) seitengleich.
! Fehlerbehaftetes Verfahren, nur zusammen mit anderen Verfahren anwenden.
- Ösophagus-Detektor (60–100-ml-Blasenspritze, ☞ Abb. 3.5), über eine Tubusverlängerung luftdicht mit dem Tubus verbunden) oder Ambu TubeChek:
- Freie Aspiration von Luft (30–40 ml bei Erwachsenen, 5–10 ml bei Kindern) schließt eine ösophageale Fehllage aus (Ausnahme: Insuffizienter Ösophagussphinkter).
- Die Stempelreibung lässt sich durch Besprühen mit Silikon auf ein Minimum reduzieren.
- Anwendung bei Kindern < 2 Jahren derzeit nicht empfohlen.
- Bei ösophagealer Fehllage ggf. bei forciertem Sog Luftaspiration möglich (Totraum von Tubus und Tubusverlängerung), Stempel wird jedoch beim Loslassen zurückgezogen.
- Falsch ösophageale Resultate (schwierige oder unmögliche Aspiration trotz trachealer Tubuslage) in seltenen Fällen möglich, z. B. bei Abknickung oder Verlegung des Tubus durch Sekret, Tumor mit Trachealkompression, Cuffhernie, schwerer Bronchospastik, extremer Adipositas.
- Kapnometrie (möglichst vor der ersten Beatmung anschließen):
- Ein Wert > 5 mm Hg ($\triangleq$ 0,5 %) CO_2 für mehr als 6 Beatmungen beweist tracheale Tubuslage, < 5 mm Hg ($\triangleq$ 0,5 %) CO_2 bei Patient mit Eigenpuls beweist ösophageale Tubusfehllage.
- Ein Wert < 5 mm Hg ($\triangleq$ 0,5 %) CO_2 während Reanimation bedeutet ösophageale Fehlintubation oder unzureichende Thoraxkompression **oder** massive Lungenembolie.
- Wasserdampfkondensation (atemsynchroner Feuchtigkeitsniederschlag im Tubus):
- Falls fehlend → ösophageale Tubusfehllage.
- Vorhandene Kondensation beweist nicht die tracheale Tubuslage.
- Pulsoxymetrie (☞ 1.7.4):
- Verschlechtert sich die Sättigung nach Intubation oder während Beatmung, immer an eine Tubusfehllage (zu tief oder ösophageal) denken.
- Die Sättigung reagiert verzögert (frühestens nach einer Kreislaufzeit) und ein Abfall der Sättigung nach Intubation kann auch andere Ursachen haben (z. B. schlechte periphere Durchblutung, Messsonde disloziert, Entwicklung eines Spannungspneus).

Schwierige Intubation
(☞ Abb. 3.6)

! Bei Intubationsschwierigkeiten nach max. 30 s Maskenzwischenbeatmung statt langwieriger frustraner Intubationsmanöver (Hypoxiegefahr).

Bei Intubationsschwierigkeiten zuerst Intubationstechnik überprüfen:
◆ Kopf erhöht gelagert? Kopf gebeugt oder zu stark überstreckt?
◆ Mund maximal geöffnet?
◆ Richtige Spatelgröße?
◆ Zunge von rechts aufgeladen?

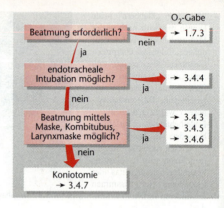

Abb. 3.6 Vorgehen bei schwieriger Intubation [A300-190]

Techniken bei schwieriger Intubation
◆ Wenn Glottis nicht oder nur teilweise einsehbar, von Helfer durch Krikoiddruck Kehlkopf nach dorsal rechts oben drücken lassen (englischer Merkspruch: „Burp"-Manöver: **B**ackward-**u**pward-**r**ight-**p**ressure). **D**rücke nach **r**echts, **o**ben und **h**inten" (deutscher Merkspruch: „Droh").
◆ Lagerung ändern:
– Kopf schrittweise nach ventral beugen oder nach dorsal extendieren.
– Abstand zwischen Hinterkopf und Unterlage vergrößern oder verkleinern (ggf. zusätzliche Unterpolsterung der Schultern: „Hängende Lagerung").
◆ Mandrin mit Silikon einsprühen, in Tubus einführen und mit gewünschter Krümmung versehen.
◆ Ggf. Mandrin ca. 1–2 cm über die Tubusspitze hinausschauen lassen, Kehldeckel unterfahren und nach ventral anheben bzw. „blind" oder unter Sicht als Guide vorsichtig zwischen den Stimmbändern einige cm in die Trachea einführen, festhalten und den Tubus darüber in die Trachea schieben. Besser: Atraumatischen Einführungsmandrin aus Gummi (z.B. Oxford Director®) verwenden.
◆ Ggf. kleineren Tubus verwenden.
◆ Falls verfügbar, ggf. Spezialspatel wie z.B. McCoy oder auch Macintosh in anderer Größe (2er für Frauen, 4er für Männer) verwenden.

! Bei Problemen nicht versuchen, die Intubation um jeden Preis zu erzwingen, sondern **rechtzeitig** alternative Möglichkeiten zur Sicherstellung der Atemwege erwägen und durchführen (s.u.).

3 Reanimationstechniken

Ulrich v. Hintzenstern

3.4.5 Larynxmaske

Indikation
Alternative Sicherstellung der Atemwege bei unmöglicher endotrachealer Intubation.

Material
Weitlumiger Tubus mit einer Maske mit aufblasbarem zirkulärem Wulst.

Tab. 3.6 Auswahl der Lanynxmaskengröße nach Körpergewicht

Gewicht [kg]	< 6,5	6,5–20	20–30	25–50	50–90	> 90
Maskengröße [Nr.]	1	2	2,5	3	4	5

Technik
- Cuff mit Spritze vollständig entlüften („Insider-Tipp": Mit ca. ⅓ des max. Füllvolumens füllen); Rückseite des Cuffs befeuchten oder mit einem Gleitmittel versehen.
- Den Kopf des Patienten mit der linken Hand leicht anheben und im Hals überstrecken.
- Tubus mit der rechten Hand möglichst nahe am Cuff wie einen Stift anfassen (Zeigefinger auf Tubusvorderseite) und die Rückseite des Cuffs flach auf den harten Gaumen drücken.
- Larynxmaske unter ständiger Führung des Zeigefingers am harten Gaumen entlang tief in die Mundhöhle einführen; dabei die Maske nach Überwindung des Winkels an der Rachenhinterwand solange weiter schieben, bis ein leicht federnder Widerstand zu spüren ist (Spitze des Cuffs liegt im Ösophaguseingang).
- Den Tubus so drehen, dass die schwarze Markierungslinie auf die Oberlippe zeigt.
- Den Cuff blocken, ohne dabei den Tubus festzuhalten, da sich das Luftkissen selbst entsprechend den anatomischen Gegebenheiten positioniert. Max. Füllvolumina (ml) für Maskengröße 2–5: (10 × Maskengröße)–10 (☞ Tab. 3.7).
- Lagekontrolle (☞ 3.4.4). Zusätzlich seitlich vom Kehlkopf auf Dichtigkeit abhören.
- Fixierung (☞ 3.4.4).
- Falls keine Beatmung möglich, ggf. andere Maskengröße verwenden.

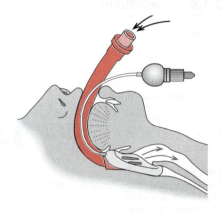

Abb. 3.7 Larynxmaske mit Luftkissenring [A300-157]

Tab. 3.7 Maximale Cuff-Füllvolumina für Larynxmasken						
Maskengröße [Nr.]	1	2	2,5	3	4	5
Max. Cuff-Füllvolumen [ml]	5	10	15	20	30	40

- Gefahr eines Laryngospasmus → Larynxmaske nur bei tiefer Narkose oder bei Reanimation (Reflexe erloschen) einbringen.
- Beatmungsdrucke > 20 cm H_2O z. B. bei maschineller Beatmung können zur Mageninsufflation bzw. vermehrter Undichtigkeit der Larynxmaske führen → ggf. Narkosevertiefung bzw. Relaxierung.
- **Cave:** Kein sicherer Aspirationsschutz.

Ulrich v. Hintzenstern

3.4.6 Kombitubus®

Indikation
Sicherstellung der Atemwege bei unmöglicher endotrachealer Intubation. Intubation mit Kombitubus® nur möglich bei aufgehobenen oder ausgeschalteten Rachenreflexen, d. h. in Narkose oder bei Reanimation.

Kontraindikation
Patienten jünger als 16 J. oder kleiner als 150 cm.

Material
Ösophagotrachealer Doppellumentubus (☞ Abb. 3.8) mit einem distal offenen Lumen (weißer Konnektor) mit Cuff (weißer Pilotballon) und einem distal verschlossenen Lumen mit seitlichen Perforationen (blauer Konnektor) mit Cuff (blauer Pilotballon). 2 Größen: 37 Ch (für Frauen) und 41 Ch (für Männer).

Vorteile
- Problemlose Platzierung ohne Laryngoskop.
- Auch von der Seite des Patienten einführbar → bei schwierigen oder engen Raumverhältnissen (z. B. im RTH) keine Lageveränderungen des Patienten erforderlich.

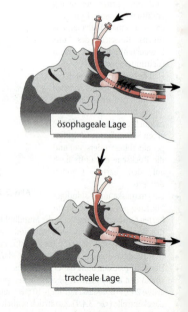

Abb. 3.8 Kombitubus [A300–190]

Technik

- Beide Cuffs vollständig mit dazugehöriger Spritze entlüften.
- Kopf des Patienten in neutraler Position belassen und nicht wie bei der endotrachealen Intubation erhöht lagern.
- Tubus blind oral vorschieben, bis sich die Markierung auf Höhe der Zahnreihe befindet.
- Proximalen Cuff (pharyngealer Ballon) mit 100 ml Luft füllen (blauer Pilotballon).
- Distalen Cuff (ösophagealer bzw. trachealer Ballon) mit 15 ml Luft füllen (weißer Pilotballon).
- Probeweise über blauen Konnektor beatmen und dabei auskultieren:
  - Atemgeräusche über der Lunge und fehlende Geräusche über dem Epigastrium → ösophageale Tubuslage (häufigster Fall); Tubuslagekontrolle, z.B. durch Kapnographie (☞ 1.7.11). Beatmung über den blauen Konnektor.
  - Keine Atemgeräusche über der Lunge, aber Geräusche über dem Epigastrium → tracheale Tubuslage (seltener Fall). Weiterbeatmung über den weißen Konnektor; ggf. Kontrolle mittels Kapnographie (☞ 1.7.11).
- Fixierung ☞ 3.4.4.

! Die Einführung des Kombitubus® ohne Laryngoskop („blind") lässt sich seitlich leichter als hinter dem Patienten Kopf durchführen.

Bei ösophagealer Lage des Kombitubus®

- Kein sicherer Aspirationsschutz, z.B. bei Pharynxblutungen.
- Atemwege z.B. bei Ödembildung infolge von Inhalationstrauma nicht gesichert.
- Keine endotracheale Absaugmöglichkeit.
- Keine endobronchiale Medikamentenapplikation möglich.
- Die Unterscheidung zwischen ösophagealer und trachealer Lage durch Auskultation kann erschwert sein (Geräuschkulisse).

Ulrich v. Hintzenstern

3.4.7 Koniotomie

Indikation

Endotracheale Intubation misslungen und Gesichtsmaskenbeatmung unmöglich; ggf. frustraner Anwendungsversuch von Kombitubus oder Larynxmaske.

Technik

- Sterile Handschuhe anziehen, die vordere Halsregion desinfizieren und steril abdecken (falls genügend Zeit dafür zur Verfügung steht).
- Kopf des Patienten überstrecken.
- Mit der linken Hand den Kehlkopf von kranial am Schildknorpel fixieren.
- Mit der rechten Hand das Lig. conicum (cricothyreoideum) in der Mittellinie zwischen Schildknorpel („Adamsapfel") und Ringknorpel aufsuchen.
- Ggf. Lokalanästhesie mit 2–4 ml Lidocain (z.B. Xylocain®).

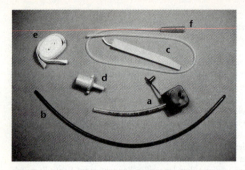

Abb. 3.9 Koniotomie-Set. a) MINI-Trach-Kanüle b) Einführhilfe c) Spezialskalpell d) 15-mm-Konnektor e) Halteband f) 10-Ch-Absaugkatheter

- Ca. 1 cm breite Hautquerinzision über dem Lig. conicum.
- Lig. conicum durch die Inzision erneut palpieren; ggf. sichere Identifikation der Trachea durch Punktion mit 1er-Kanüle mit aufgesetzter Spritze und Aspiration von Luft.
- Ca. 1 cm breite Querinzision des Lig. conicum und Spreizen der Inzision, z.B. mit Klemme oder Nasenspekulum.
- Einbringen eines Kindertubus (z.B. ID 6,0 bei Frauen, 7,0 bei Männern), möglichst über einen Führungsstab.
- Tubus blocken.
- Tubuslage kontrollieren, Tubus sicher fixieren, Patient absaugen.
- Bei zu großem Luftverlust durch den Larynx Pharynx austamponieren.

Komplikationen

Verletzung von Hautgefäßen (Blutung), Schildknorpel und Stimmbändern (Inzision zu kranial), Ringknorpel und Schilddrüse (Inzision zu kaudal), Tracheahinterwand und Ösophagus (Inzision zu tief), N. laryngeus sup. und großen Halsgefäßen (Inzision zu lateral), pharyngeale Tubusfehllage.

- Ggf. spezielles Notfallkoniotomiebesteck mit Dilatator nach Seldinger-Technik (z.B. Mini-Trach® II, Melker-Set®), mit dolchförmigem Dilatator (z.B. Nu-Trake®) oder Kanülen mit Trokar (z.B. TracheoQuick®, Quicktrach®) verwenden.
- **Cave:** Bei Anwendung von Notfallkoniotomiebestecken Aspirationsgefahr (keine Cuffabdichtung der Trachea).

Ulrich v. Hintzenstern

3.4.8 Maschinelle Beatmung

Durchführung

- Beatmungsform: I.d.R. kontrollierte Beatmung, d.h. Vorgabe von Frequenz und Volumen (☞ auch 1.7.9).
- Standardeinstellung der Beatmungsparameter:
- – Atemzugvolumen: 10 ml/kg KG bei Normoventilation; zur Hyperventilation 13 ml/kg KG.
- – Atemminutenvolumen 100 ml/kg KG.
- – Atemfrequenz: 10/Min.
- – Sauerstoffgehalt: F_iO_2 1,0 (= 100 % bzw. „no air mix").
- – PEEP: 4 mbar ($\triangleq$ 3 cm H_2O).
- – Atemzeitverhältnis (Inspiration : Exspiration): 1 : 2.
- – Beatmungsspitzendruck möglichst < 30 mbar.

!
- Ggf. Optimierung der Beatmungsparameter bei Monitoring mit Kapnometer (Atemfrequenz, Atemvolumen) und Pulsoxymeter (F_iO_2, I : E-Verhältnis, PEEP).
- Bei exzessiven Beatmungsdrücken probeweise Erhöhung der Atemfrequenz und Verminderung des Atemzugvolumens.

Monitoring der Beatmung

- Inspektion (Thoraxexkursionen, Hautfarbe) und Auskultation (s.o.). Als alleinige Überwachung nicht ausreichend.
- Kapnometrie: Spezifische und kontinuierliche Überwachung der Beatmung (☞ 1.7.11); CO_2-Zielwert zur Einstellung der Beatmungsparameter: 36–40 mm Hg, bei Hyperventilation ca. 33–35 mm Hg.
- Pulsoxymetrie: SpO_2-Zielwert: > 95 % (☞ 1.7.4).
- **Beatmungsdruck** (möglichst < 30 mbar): **Abfall** bei Diskonnektion, Leckage oder Ausfall der Gasversorgung; **Anstieg** bei Abknicken von Tubus oder Beatmungsschlauch, Verlegung des Tubus, Spannungspneu, unzureichend sediertem oder relaxiertem Patienten (Husten, Pressen, Würgen).
- Endexspiratorisches Volumen (Diskonnektion, Leckage).
- Blutgasanalyse (CO_2-Zielwert s.o., ☞ auch 1.7.8).

Bei Monitoren bzw. Beatmungsgeräten mit Alarmsystemen sämtliche Alarmgrenzen individuell bzw. patientengerecht einstellen. Alarme nie abschalten, da gefährliche Einschränkung der Überwachungsmöglichkeiten!

Ulrich v. Hintzenstern

3.4.9 Präkordialer Faustschlag

Indikation
Beobachteter Eintritt des Kreislaufstillstandes, d. h. Kammerflimmern, pulslose Kammertachykardie und Asystolie (nicht erfolgversprechend, aber weitgehend ungefährlich und schnell durchzuführen).

Kontraindikation
Elektromechanische Entkoppelung.

Technik
Mit der geballten Faust aus ca. 30 cm Höhe kräftig auf die Mitte des Brustbeines schlagen.

- Voraussetzung für die Wirksamkeit ist eine intakte elektromechanische Koppelung.
- Erfolg der Maßnahme nach einem Zeitraum > 30 s sehr unwahrscheinlich!

Komplikationen
Selten. Verletzungen von Brustbein, Rippen, Herz und Lungen.

Ulrich v. Hintzenstern

3.4.10 Thoraxkompression („Herzdruckmassage")

Prinzip
Aufrechterhaltung einer eingeschränkten Blutzirkulation durch mechanische Maßnahmen. Entscheidend für die Prognose des Patienten ist der frühzeitige Beginn der Thoraxkompression.

Indikation
Pulslosigkeit an zentralen Arterien (A. carotis, A. femoralis).

Komplikationen
Verletzungen von Brustbein, Rippen, Herz, Lungen, Leber und Milz sowie Aspiration bei nicht intubierten Patienten.

Technik
(☞ Abb. 3.10)
- Den Patienten flach auf einer harten Unterlage lagern.
- Druckpunkt in der unteren Sternumhälfte aufsuchen:
- Position auf der rechten Patienten-Seite: Mit dem Zeigefinger (rechte Hand) bzw. Mittelfinger (linke Hand) am unteren Rippenbogen entlangfahren bis zu der Stelle, wo sich Rippen und Brustbein vereinigen. Diesen Punkt mit dem Zeige- bzw. Mittelfinger markieren.
- Den Mittel- bzw. Zeigefinger daneben (kranial) legen.

Reanimationstechniken

- Direkt darüber (kranial) den Ballen der zweiten Hand aufsetzen (→ Druckpunkt liegt in der Mitte der unteren Brustbeinhälfte).
- Die Handfläche der ersten Hand parallel auf den Rücken der unteren Hand auflegen und die Finger ineinander verschränken.
- So über den Patienten beugen, dass sich die eigenen Schultern senkrecht über dem Sternum des Patienten befinden.
- Mit gestreckten Armen das Brustbein 4–5 cm tief eindrücken und dann wieder vollständig entlasten. Auflagepunkt immer beibehalten.
- Kompressionfrequenz: 100/Min.
- Gleichmäßige und gleichlange Druck- und Entlastungsphase anstreben; eine kurze Druck- und längere Entlastungsphase ist zwar weniger anstrengend, aber relativ ineffektiv.

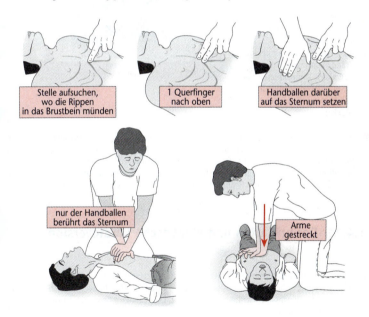

Abb. 3.10 Thoraxkompression [A300–190]

Aktive Kompression-Dekompression (ACD)

Prinzip

Verbesserung der myokardialen und zerebralen Durchblutung durch aktive Dekompression des Brustkorbes nach jeder Kompression. Die Thoraxkompression mittels Thorax-Saugglocke ist aber deutlich anstrengender als die konventionelle Methode.

Material
Thorax-Saugglocke, z.B. Ambu-Cardio-Pump®.

Technik
- Druckpunkt, Drucktiefe, Druckfrequenz und Arbeitshaltung sind identisch mit der konventionellen Thoraxkompression (s.o.); alternative Arbeitshaltung: Breitbeinig über dem Patienten stehend.
- Saugglocke statt der Hände auf die untere Sternumhälfte des Patienten setzen.
- Den Handgriff mit beiden Händen umfassen.
- Brustkorb komprimieren und aktiv dekomprimieren (s. Markierungen auf der Saugglocke).

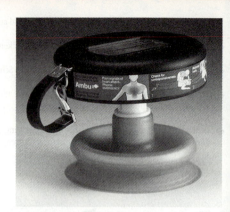

Abb. 3.11 ACD-Saugglocke

- Ggf. erschwerte Fixierung der Saugglocke auf dem Sternum bei großzügiger Verwendung von Elektrodengel zur Defibrillation, Trichterbrust oder übergroßen Mammae, behaarter Brust.
- Für die Anwendung der ACD-Saugglocke gibt es noch keine allgemeingültige Empfehlung.
- Bisher konnten auch keine Vorteile hinsichtlich der Entlassungsrate aus dem Krankenhaus oder dem neurologischen Reanimationsergebnis gefunden werden.

Ulrich v. Hintzenstern

3.4.11 Defibrillation und elektrische Kardioversion

Indikation
- Defibrillation: Kammerflimmern oder pulslose Kammertachykardie.
- Kardioversion: Tachykarde hämodynamisch instabile Rhythmusstörungen (RRsyst. < 80 mm Hg, Bewusstseinstrübung, Herzinfarkt, Lungenödem) bzw. nach frustraner medikamentöser Therapie.

Vorbereitung
EKG (ggf. über Defi-Elektroden), nur bei Kardioversion: I.v. Zugang; Oberkörper des Patienten frei machen, ggf. Nitropflaster entfernen; Anzeichen für Schrittmacherimplantation (Narbe, tastbares Aggregat)? Bei nicht bewusstlosen Patienten Kurznarkose z.B. mit 0,1–0,2 mg/kg KG Etomidat (z.B. Hypnomidate®) und 0,05 mg Fentanyl i.v.

Technik

(☞ auch 1.7.13, Abb. 3.12)

- Elektroden mit Gel bestreichen, bzw. Klebeelektroden aufbringen.
- Energievorwahl einstellen (Geräte mit monophasischem Impuls: Bei Defibrillation mit 200 J, bei Kardioversion mit 50 J beginnen. Bei Geräten mit biphasischem Impuls wird ca. die Hälfte dieser Energiewerte eingestellt.).
- Bei Kardioversion Ableitung mit max. R-Amplitude wählen und Synchronisationstaste drücken (R-Zacken-Triggerung).
- Ladetaste drücken (und bei manchen Gerätetypen gedrückt halten), bis Signalton ertönt.
- Elektroden über Herzbasis und Herzspitze fest anpressen (☞ Abb. 3.11). **Cave:** Nicht durch das Sternum defibrillieren!

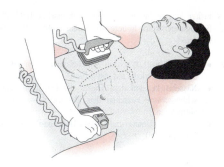

Abb. 3.12 Defibrillation.

! Es ist für den Defibrillationsvorgang nur bei monophasischen Impulsen unerheblich, welche der beiden Elektroden an der Herzspitze bzw. auf dem Sternum liegt. Ein Vertauschen der Elektroden bewirkt nur, dass die EKG-Ableitung über die Defi-Elektroden „auf dem Kopf steht". Bei Geräten mit biphasischen Impulsen die Beschriftungen „Apex" und „Sternum" auf den Elektroden beachten!

- Alle Umstehenden laut und deutlich warnen: „Vorsicht Defibrillation, Abstand halten". **Cave:** Auch Beatmungsbeutel loslassen, manuelle Beatmung unterbrechen. Bei maschineller Beatmung Patienten vom Gerät diskonnektieren, da Defibrillation in der Exspiration effektiver (transthorakaler Widerstand ↓).
- Berührung mit Patient und Trage vermeiden.
- Auslöseknopf betätigen (bei maschineller Beatmung in der Exspirationsphase defibrillieren).
- Erfolg am Monitor kontrollieren und ggf. Vitalfunktionen überprüfen.
- Bei Erfolglosigkeit max. 2 Mal sofortige Wiederholung der Defibrillation (Geräte mit monophasischem Impuls: 200–200–360 J). Stichwort „3er-Serie". Ab der 2. Serie nur noch mit 360 J defibrillieren. Bei Geräten mit biphasischem Impuls wird ca. die Hälfte dieser Energiewerte eingestellt.

Sonderfälle

- Bei Defibrillation von Patienten mit implantiertem Herzschrittmacher oder Cardioverter/Defibrillator-System: Abstand der Elektroden zum Schrittmacheraggregat mindestens 10 cm (☞ Abb. 3.12 a).
- Bei erfolgloser Defibrillation von Patienten mit implantiertem Cardioverter/Defibrillator-System Elektrodenlokalisation variieren (z.B. anterior-lateral oder anterior-posterior) oder höhere Energiestufe wählen.

! Bisher konnte bei Anwendung biphasischer Defibrillationsimpulse unter präklinischen Bedingungen keine höhere Überlebensquote als für monophasische Impulse nachgewiesen werden.

- Die Betriebsart „synchron" wird bei den meisten Defibrillatoren nach erfolgter Impulsabgabe automatisch wieder auf „asynchron" umgeschaltet.
- Nässebrücken auf dem Thorax des Patienten (Schweiß, Elektrodengel) erzeugen Kurzschlussströme zwischen den Elektroden → linke Thoraxhälfte vor der Defibrillation abtrocknen.
- Bei nassem Untergrund (Regen, Hallenbad) möglichst spezielle Erdungsmatte verwenden (Eigenschutz!).

Ulrich v. Hintzenstern

3.4.12 Schrittmacherstimulation

(☞ auch 1.7.14)

Indikation
Bradykarde hämodynamisch instabile Rhythmusstörungen (RRsyst < 80 mm Hg, Bewusstseinstrübung, Herzinfarkt, Lungenödem) bzw. nach frustraner medikamentöser Therapie, Ausfall eines implantierten Schrittmachers (☞ 5.5), Asystolie (☞ 3.5.2).

Vorbereitung
I.v. Zugang, EKG; Defibrillator bereithalten; Patienten ggf. kurz aufklären über die Methode und eventuelle Missempfindungen; ggf. Sedierung.

Technik

Transkutaner Schrittmacher
(☞ Abb. 3.13)
- Haut von Elektrodengel reinigen, störende Brustbehaarung mit Schere kürzen (kleine Hautverletzungen können unter Stimulation schmerzverstärkend wirken → möglichst keinen Rasierer verwenden).
- Elektroden aufkleben: Negative Elektrode präkordial, positive Elektrode unter dem linken Schulterblatt neben der Wirbelsäule, Schrittmacherkabel anschließen.
- DEMAND-Modus wählen.
- Schrittmacherfrequenz auf 60–70/Min. einstellen.
- Stimulation mit 40 mA beginnen.
- Stromstärke steigern, bis regelmäßige Kammerkomplexe im EKG auftreten.
- Zur Pulskontrolle Femoralispuls tasten (bei Karotispuls u.U. Verwechslung mit stimulationssynchronen Muskelkontraktionen) bzw. Frequenzanzeige des Pulsoximeters beachten.

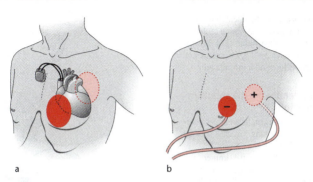

Abb. 3.13 a) Elektrodenposition bei Defibrillation eines Schrittmacherpatienten b) Elektroden bei transkutaner Schrittmacherstimulation [A300–190]

- Ggf. Skelettmuskelkontraktionen durch Verschieben der vorderen Elektrode reduzieren (evtl. Defi-Paddle als vordere Elektrode verwenden).
- ! Manche Geräte schalten nach Alarmauslösung (z. B. durch lockeres EKG-Kabel) auf FIX-Modusbetrieb um → Manuell zurückschalten auf DEMAND-Modus.

Ösophagealer Schrittmacher

- Ösophagusschrittmachersonde ca. 30–35 cm tief (vordere Zahnreihe) vorschieben.
- Stimulation mit < 20 mA beginnen und ggf. langsam steigern (Effektivitätskontrolle über Monitor und Femoralispuls).

Transvenöser Schrittmacher

- Einführungsschleuse in die V. jug. int. oder V. subclavia legen.
- Schrittmachersonde (10–15 mA; bei Asystolie maximale Stimulation) vorschieben, bis ein Erfolg im EKG sichtbar und der Femoralispuls tastbar ist.

! Die Effektivität jeder Schrittmacherstimulation nicht nur am Signal des EKG-Monitors überprüfen, sondern auch durch Tasten der (schrittmachersynchronen) Pulsfrequenz, RR-Messung oder durch Messung der peripheren Pulswelle mittels Pulsoxymetrie.

Ulrich v. Hintzenstern

3.4.13 Medikamentenapplikation

Periphervenöse Medikamentenapplikation

- Primär als Zugangsweg eine Venenverweilkanüle möglichst herznah (z. B. V. jugularis ext. oder V. basilica, ☞ 2.7.1) legen.
- Bei Punktion an den Extremitäten Stauungsmanschette möglichst umgehend wegen deutlich verzögerter Venenfüllung anlegen. Manschette max. auf 40(–60) mm Hg aufpumpen, sonst „Abbindung" unter CPR.

- Nach jeder Medikamenteninjektion die punktierte Extremität anheben und Flüssigkeitsbolus (z. B. Ringer-Lösung oder NaCl 0,9 %) von 20 ml nachinjizieren oder infundieren.

Zentralvenöse Medikamentenapplikation

- ZVK nur anlegen, falls ein periphervenöser Zugang nicht gelingt (☞ 2.7.2).
- Die ZVK-Anlage ist immer mit einem erhöhten Komplikationsrisiko (**cave:** Evtl. spätere Thrombolyse!) und einer Unterbrechung der kardiopulmonalen Reanimationsmaßnahmen verbunden.
- Unter Reanimationsbedingungen ist eine arterielle Katheterfehllage aufgrund geringerer Pulsation und ggf. verschlechterter Oxygenierung evtl. schwierig zu erkennen.

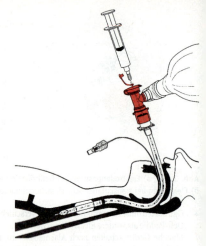

Abb. 3.14 AID®-Adapter

Endobronchiale Medikamentenapplikation

- Geeignete Medikamente: Adrenalin (z. B. Suprarenin®), Atropin und Lidocain (z. B. Xylocain®).
- 3 fache i. v. Dosis mit 10 ml NaCl 0,9 % verdünnen.
- Thoraxkompression unterbrechen und Medikament möglichst tief endobronchial injizieren z. B. mittels AID®-Adapter (Normkonnektor, der zwischen jeden Beatmungsbeutel und Tubusansatz passt und über den auch simultan beatmet werden kann, ☞ Abb. 3.14) und speziellem Instillationskatheter. Ggf. ZVK (mit Mandrin einbringen) oder notfalls Magensonde (16 Ch, orange) mit entsprechend abgeschnittenem Katheteransatz zur Konnektion einer Luer-Lock-Spritze verwenden. Einfachste, aber sehr effektive Methode: Medikament vorsichtig in den Konus eines Absaugkatheters oder einer Magensonde spritzen. Im Gegensatz zur Methode mit abgeschnittenem Konus muss keine Luft nachinjiziert werden, da der Schlauch von allein leer läuft.
- Bei Verwendung einer Magensonde mit abgeschnittenem Konus nach Instillation mehrmals kräftig mit Luft „nachspülen" (Stichwort: „3 auf 10 auf 20", d. h. 20-ml-Spritze ca. zur Hälfte mit Luft befüllt verwenden).
- Medikament mit mehreren kräftigen Beatmungshüben endobronchial verteilen und Thoraxkompression fortführen.

Endobronchiale Adrenalinapplikation nur als ultima ratio wiederholen (nachteilige Effekte der Adrenalinresorption bei erfolgreicher Reanimation).

Ulrich v. Hintzenstern

3.5 Praxis der Reanimation

Prinzipien

- Indikation zur Reanimation: Atemstillstand und Pulslosigkeit.
- Reanimation unverzüglich aufnehmen, keine Zeit mit Zugängen vertrödeln (ggf. endobronchiale Medikamentengabe möglich, ☞ 3.4.13).
- Eine erfolgreiche Reanimation wird unwahrscheinlich, je länger der Kreislaufstillstand andauert (Hypoxietoleranz des Gehirns: 3–5 Min.).
- „There is no ethical justification for the practice of a ‚slow, inefficient or ineffective' resuscitation. Patients should either have no resuscitation instituted or full ALS according to advanced cardiac life support guidelines" (ILCOR).

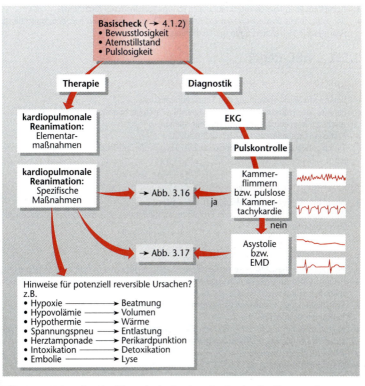

Abb. 3.15 Universeller Algorithmus der kardiopulmonalen Reanimation [A300–190]

> **Reanimationszyklus**
> „Ein-Helfer-Methode" und „Zwei-Helfer-Methode": 15 Thoraxkompressionen gefolgt von 2 Beatmungen.

Beendigung der Reanimationsmaßnahmen

- Bei erfolgloser Reanimation über 45 Min. ist mit keinem Erfolg mehr zu rechnen. **Cave:** Bei Hypothermie oder Schlafmittelintoxikation ist die Wiederbelebungszeit verlängert (☞ 11.14).
- Beenden einer Reanimation nach mind. 45 Min. Asystolie (maximale Amplitudenverstärkung am EKG einstellen). Dokumentation: „Nach einer Reanimationsbehandlung von ... Min. Dauer keine Herztätigkeit im EKG feststellbar" (mehrere Ableitungen dokumentieren).
- Patient mit Herzschrittmacher: Fehlende Depolarisation entspricht dem Null-Linien-EKG. Bei Unsicherheit kontrollieren.
- Bei bekannten infausten Vorerkrankungen (z. B. fortgeschrittenes Karzinom).
- Bei suffizientem Wiedereinsetzen des Kreislaufs: Thoraxkompression beenden, kontrollierte Beatmung jedoch weiterführen (ggf. Sedierung; ☞ 3.2).

3.5.1 ABC-Regel

Grundsätzlicher Ablauf der Reanimation
- Beginn mit Maskenbeatmung und Thoraxkompression.
- Parallel dazu frühestmögliche EKG-Diagnostik (Asystolie, Kammerflimmern, elektromechanische Entkoppelung?) und ggf. Frühdefibrillation.
- Erst dann Intubation und weitere Maßnahmen.
- ! Durch Intubation oder Venenpunktion EKG-Diagnostik und Frühdefibrillation nicht verzögern!

Atemwege (bei Bewusstlosigkeit)
- Mund öffnen (ggf. Esmarch-Handgriff, ☞ 3.4.1).
- Ausräumen der Mundhöhle (z. B. Fremdkörper, Zahnprothesen) mit Kompressen, Magill-Zange bzw. Sauger.

Beatmung (bei Atemstillstand)
- Beatmung über Gesichtsmaske mit Beutel (☞ 3.4.3), möglichst mit O_2-Zuleitung und Reservoir.
- Anfangs 2 Beatmungen, danach im festen Wechsel (15 : 2) mit Thoraxkompressionen (Reanimationszyklus s. o.).
- Schnellstmöglich Intubation vorbereiten und durchführen (☞ 3.4.4), ggf. Kombitubus®, Larynxmaske oder Koniotomie.
- Nach Intubation kein fester Wechsel von Thoraxkompression und Beatmung. Stattdessen asynchrone Durchführung der Thoraxkompression (f = 100/Min.) und Beatmung (f = 10/Min.).
- Endobronchiale Absaugung.
- Maschinelle Beatmung ☞ 3.4.8.

Circulation (bei Pulslosigkeit)

- Evtl. präkordialer Faustschlag (☞ 3.4.9).
- Thoraxkompression mit einer Druckfrequenz von 100/Min. (☞ 3.4.10), bei intubierten Patienten unabhängig von der Beatmung ansonsten mit entsprechenden zyklischen Unterbrechungen (s.o.).
- EKG über Monitorelektroden oder Defibrillatorelektroden ableiten.
- Ggf. Defibrillation oder Kardioversion (☞ 3.4.11) oder Schrittmacher (☞ 3.4.12).

🩸 Glukosehaltige Infusionslösungen sind bei der Reanimation kontraindiziert → neuronaler Schaden ↑. Ausnahme: Nachgewiesene Hypoglykämie.

3.5.2 Therapiealgorithmen für Rhythmusstörungen mit Kreislaufstillstand

Problemstellung

Schnelle, unregelmäßige Kammeraktionen ohne mechanische Herzaktion und damit ohne effektive Herzauswurfleistung.

Kammerflimmern oder pulslose Kammertachykardie

(☞ Abb. 3.16)

EKG-Befund

- Hochfrequente „Flimmerwellen" in unregelmäßigem Rhythmus.
- Hochfrequente Kammerkomplexe bei nicht tastbarem Puls (z. B. „Kammerflattern").

🩸 Feinschlägiges Kammerflimmern ($< 0{,}2$ mV) evtl. mit Asystolie (s. u.) verwechselbar → „Kontrolle" jeder Asystolie durch Umschalten des EKG-Monitors auf eine andere Ableitung bzw. Wechsel der Defi-Elektrodenposition um 90°.

Therapie

- Bei beobachtetem Kreislaufstillstand präkordialen Faustschlag (☞ 3.4.9) ohne Zeitverzögerung durchführen und bei Erfolglosigkeit unmittelbar danach defibrillieren.
- Bei Erfolglosigkeit der Defibrillationen Patatient ggf. intubieren und i.v. Zugang legen, jedoch nicht länger als 15 s nach der letzten Defibrillation mit dem Einsatz von Thoraxkompression und Beatmung warten; Maßnahmen ggf. erst im nächsten Durchgang durchführen.
- Bei frustranen Defibrillationsversuchen evtl. die Elektrodenposition verändern.
- Bei persistierendem Kammerflimmern evtl. 300 mg Amiodaron (z. B. Cordarex®) bzw. alternative Antiarrhythmika erwägen, z. B. 1 mg/kg KG Ajmalin (z. B. Gilurytmal®); bei Torsades de Pointes (☞ 5.4.1) evtl. 1–2 g Magnesium; als ultima ratio evtl. beta-Blocker, z. B. 0,1–0,2 mg/kg KG Metoprolol (z. B. Beloc®).
- Die Reanimation mindestens solange fortführen wie das Kammerflimmern andauert („Wer flimmert, ist nicht tot!").

Analgesie, Sedierung, Narkose, Reanimation

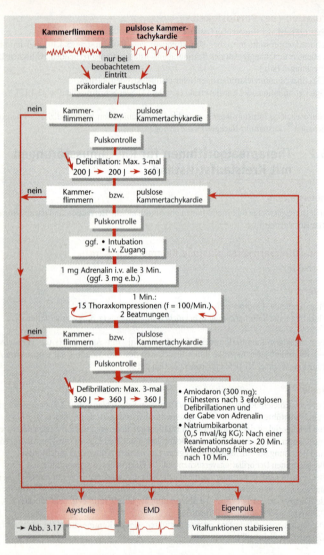

Abb. 3.16 Reanimation bei Kammerflimmern bzw. pulsloser Kammertachykardie (nach BÄK, AHA, ERC u. ILCOR) [A300–190]

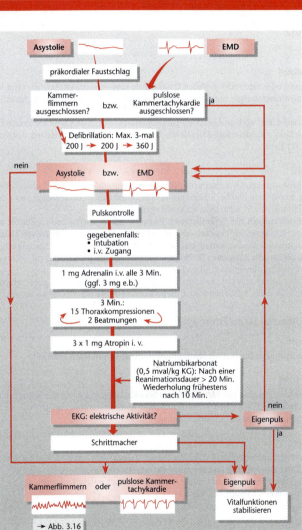

Abb. 3.17 Reanimation bei Asystolie (nach BÄK, AHA, ERC u. ILCOR) [A300–190]

Asystolie
(☞ Abb. 3.17)

EKG-Befund
„Null-Linie" oder vereinzelte P-Wellen (pankardiale bzw. ventrikuläre Asystolie) mit lediglich Grundlinienschwankungen mit geringem und lang gestrecktem wellenförmigen Charakter.

💣 Bei „Null-Linie" auch an Artefaktmöglichkeit denken: Minimale Amplitudenverstärkung am Bildschirm eingestellt, lose Klebeelektroden, eingetrocknetes Elektrodengel, diskonnektiertes EKG-Kabel.

Therapie
- Bei beobachtetem Asystolieeintritt präkordialen Faustschlag (☞ 3.4.9) ohne Zeitverzögerung durchführen und bei Erfolglosigkeit unmittelbar danach defibrillieren, wenn ein Kammerflimmern nicht sicher ausgeschlossen werden kann.
- Bei Erfolglosigkeit der Defibrillationen Patienten ggf. intubieren und i.v. Zugang anlegen, jedoch nicht länger als 15 s nach der letzten Defibrillation mit dem Einsatz von Thoraxkompression und Beatmung warten; Maßnahmen ggf. erst im nächsten Durchgang durchführen.
- Treten elektrische Aktivitäten (P-Wellen oder vereinzelte QRS-Komplexe) auf → transkutane Schrittmacherstimulation erwägen (☞ 3.4.12).
- Besteht eine Asystolie trotz Reanimation länger als 15 Min., so ist die Prognose schlecht. Ausnahme: Spezielle Situationen wie z. B. Hypothermie (☞ 11.14) oder Intoxikationen (☞ 9).

Elektromechanische Entkoppelung

Synonyme
Elektromechanische Dissoziation (EMD), pulslose elektrische Aktivität (PEA).

EKG-Befund
Sämtliche Möglichkeiten von EKG-Aktivitäten bei nicht tastbarem Puls außer Kammerflimmern oder -tachykardie (s. o.). Meist breite deformierte Kammerkomplexe bei noch regelmäßigem elektrischem Rhythmus ohne Auswurfleistung.

Therapie
- Patient ggf. intubieren und i.v. Zugang anlegen, jedoch nicht länger als 15 s mit dem Einsatz von Thoraxkompression und Beatmung warten.
- Suche nach einer möglichen Ursache für die elektromechanische Entkoppelung.
- Spezifische Maßnahmen ☞ Abb. 3.14.

Notfalluntersuchung und Leitsymptome

4

Inhalt

ULRICH V. HINTZENSTERN

- 198 **4.1 Notfalluntersuchung**
- 198 4.1.1 Beurteilung der Notfallsituation
- 199 4.1.2 Basischeck
- 200 4.1.3 Anamnese
- 200 4.1.4 Befunderhebung
- 201 **4.2 Leitsymptome**
- 201 4.2.1 Atmung
- 201 4.2.2 Herz/Kreislauf
- 202 4.2.3 Bewusstsein/Psyche
- 203 4.2.4 Atraumatische Schmerzen
- 204 4.2.5 Neurologische Störung
- 204 4.2.6 Blutung
- 205 4.2.7 Trauma
- 206 4.2.8 Schwangerschaft
- 206 4.2.9 Geburt
- 207 4.2.10 Kindliche Notfälle nach der Geburt

4.1 Notfalluntersuchung

4.1.1 Beurteilung der Notfallsituation

Allgemeines Vorgehen bei traumatologischen Notfällen ☞ 11.1. Beim Eintreffen am Notfallort zuerst Überblick über die allgemeine Notfallsituation gewinnen:

- Gefahren der Einsatzstelle (☞ 1.8.1).
- Anzahl der Patienten (befindet sich z. B. noch ein zweiter Patient in der Wohnung?) bzw. Unfallbeteiligten, (wie viele Insassen waren im KFZ?).
- Unfallmechanismus, wer kann Angaben zum Krankheits- oder Unfallverlauf machen?
- Rettungsgerät, -personal, Transportkapazität ausreichend?
- Aufgrund der Verletzungsschwere des oder der Patienten bzw. der Anzahl der Verletzten ein zweiter NA bzw. ein LNA (☞ 1.9.2) erforderlich?
- Soziales Umfeld.
- Wer hat die RLSt verständigt?
- Hinweise auf besondere Begleitumstände, z. B. ungewöhnliche Auffindungssituation des Patienten (kriminelle Handlung?), zerstörte Einrichtungsgegenstände (gewalttätige Auseinandersetzung?), Spritzen, leere Tablettenschachteln, Schnapsflaschen (Intoxikation?), unnatürliches Verhalten der Eltern (Kindesmissbrauch?), Gerüche (ausströmendes Gas?).

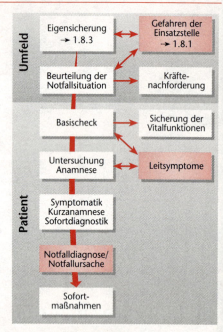

Abb. 4.1 Notfalluntersuchung [A300–190]

Aufgrund dieser Informationen muss entschieden werden:
- Wenn eigene Personal- u. Transportkapazität nicht ausreichen → ggf. RD-Personal u. -Fahrzeuge, zweiten NA bzw. LNA nachfordern.
- Akute Bedrohung für NA, RD-Kräfte oder Patient durch Gefahren der Einsatzstelle bzw. aufwendige technische Rettung → ggf. technische Hilfe und/oder Polizei nachfordern.

4.1.2 Basischeck

Ziel

In kürzester Zeit:
- Abklären, ob der Patient vital bedroht ist.
- Grundlegende Funktionsstörungen beurteilen.
- Potenzielle Störungsmuster abschätzen.

Durchführung

Nach Sicherung von Helfer bzw. Opfer:
- **Bewusstseinslage:** Patienten ansprechen: „Wie geht es Ihnen" bzw. „Was ist passiert?" und ggf. Patienten (vorsichtig) an den Schultern schütteln → Antwort oder motorische Reaktion?

! Bei Schwerhörigkeit und bei Extremitätenparese kann eine Bewusstseinsstörung vorgetäuscht werden.

- **Atmung:**
  - Atemwege freimachen (☞ 3.4.1) und freihalten (☞ 3.4.2): Thoraxbewegungen sichtbar, Atemgeräusche am Mund des Patienten hörbar, Atemstrom an der Wange spürbar?
  - Bei Atemstillstand oder -insuffizienz (z. B. Schnappatmung!) Patienten umgehend beatmen (☞ 3.4.3, 3.4.4, 3.4.8).
- **Kreislauf (Zirkulation):**
  - Karotispuls tasten (Bradykardie, Tachykardie, Arrhythmie?), ggf. nacheinander an beiden Seiten.
  - Bei Pulslosigkeit sofort mit Thoraxkompression beginnen (☞ 3.4.10).

! Missdeutung des eigenen Pulses als Puls des pulslosen Patienten möglich. Ggf. mit der anderen Hand den eigenen Karotispuls zum Vergleich tasten.

- **Schockzeichen:**
  - Kapilläre Füllungszeit verlängert? Fingernagelprobe: Druck auf das Nagelbett, wenn die Wiederauffüllung nach dem Loslassen erst nach mehr als 2 s erfolgt → Zentralisation.
  - Lippenzyanose, Blässe, kaltfeuchte, graue Haut.
  - Gestaute Halsvenen, brodelnde Lunge, Orthopnoe?
- **Hinweis für Trauma oder Blutung:**
  - Auffindungssituation: Kann der Patient z. B. gestürzt sein?
  - Ist aufgrund des Unfallmechanismus eine innere Blutung möglich (z. B. bei stumpfem Abdomen- oder Thoraxtrauma, perforierenden Verletzungen)?
  - Blutflecken an der Kleidung, Blutspuren auf dem Boden?
- Neurologischer Basischeck bei Koma und Bewusstlosigkeit ☞ 8.1.8.
- Temperatur: Heiße Stirn bzw. Auskühlung aufgrund niedriger Umgebungstemperatur bzw. unzureichender Kleidung.
- Dehydratation (Haut in Falten abhebbar bzw. trockene Zunge).

4.1.3 Anamnese

Bei schlechtem AZ und dringlichem Handlungsbedarf (z. B. Kreislaufstillstand) Verzicht auf Anamneseerhebung und sofortige Therapie einleiten. Evtl. parallel zur Durchführung der Sofortmaßnahmen die wichtigsten Informationen erheben (zeitlicher Ablauf des Notfallgeschehens). Bei Unfällen möglichst immer auch den Unfallhergang und -mechanismus eruieren zur Abschätzung von nicht direkt erkennbaren Unfallfolgen.

Anamneseerhebung nur so ausführlich wie unbedingt notwendig zur Ermittlung und Erhärtung einer Verdachtsdiagnose bzw. zum Ausschluss von Begleiterkrankungen/-verletzungen.

Aktuelle Anamnese bzw. Leitsymptome (bei Bewusstlosen oder Kindern Fremdanamnese):
- Momentane Beschwerden: wo, wie stark, seit wann?
- Ereignisse im Zusammenhang mit dem Beschwerdebeginn (z. B. Schwindel, Schwäche, Sturz, Anstrengung, Aufregung, Medikamenten- oder Drogeneinnahme).
- Evtl. Beschwerdeänderung (wann, wodurch?).
- Schmerzen (Lokalisation, Quantität, Qualität)?
- In letzter Zeit bzw. in regelmäßiger ärztlicher Behandlung (Arztbriefe?)?
- Medikamente: Verschreibung, regelmäßige Einnahme?
- Vorerkrankungen, Operationen, frühere Verletzungen (Arztbriefe?)?
- Allergien.
- Psychische Probleme.
- Drogen- oder Medikamentenmissbrauch.
- Letzte Mahlzeit (z. B. bei V.a. Hypoglykämie).
- Letzte Periode, gynäkologische Beschwerden.
- Entsprechenden Ausweis zeigen lassen (SM-, Allergie-, Mutterpass, Marcumar-, Diabetiker-, Dialyse-, Epilepsieausweis).
- Soll ein Angehöriger/Bekannter verständigt werden?

- Immer gezielt auf wesentliche Problemkreise hin fragen, v. a. bei der Fremdanamnese nicht ablenken lassen.
- Keine vorgefasste Diagnose suggerieren.

4.1.4 Befunderhebung

Allgemeines Vorgehen bei traumatologischen Notfällen ☞ 11.1.
- SpO$_2$, RR, EKG, BZ-Stix.
- Auskultation von Herz und Lunge.
- Palpation des Abdomens.
- Orientierung zu Ort, Zeit, Person.
- Orientierende Prüfung von Motorik (Hände drücken, Füße auf und ab bewegen) und Sensibilität (Gesicht, Arme, Rumpf, Beine).
- Hinweis für Krämpfe (Zungenbiss, Urinabgang)?
- Hautinspektion: Farbe (Zyanose, Rötung, Ikterus, Blässe, Marmorierung), Erythem, Schwellung, Blasenbildung, Leberhautzeichen, Hämatome (Alter?), Einstichstellen, Uhrglasnägel, Trommelschlägelfinger.

4.2 Leitsymptome

4.2.1 Atmung

DD der Dyspnoe, bronchopulmonale Ursachen ☞ Tab. 7.1.

Tab. 4.1 Leitsymptome: Atmung

Leitsymptom	Zusatzbefunde	Verdachtsdiagnose	☞
Ateminsuffizienz, Dyspnoe	Mit inspiratorischem Stridor (Kind)	Krupp-Anfall, Fremdkörperaspiration	12.5.3
	Stenokardie, evtl. Übelkeit	Myokardinfarkt	5.2
		Angina pectoris	5.1
	Abdominalschmerz, Abwehrspannung	Akutes Abdomen	15.2
	Herzinsuff.	Asthma cardiale	5.3
Atemnot	Mit Stridor (Kind)		12.5.3
	Mit Giemen (Kind)	Asthma bronchiale	12.5.4
Störung des Atemmusters	Cheyne-Stokes-Atmung	Zentrale Atemstörung	8.1.2
	Biot-Atmung		8.1.2
	Maschinenatmung		8.1.2
	Kussmaulatmung	Diabetisches Koma	8.2.1
Husten		Infekt, Ca, Pleuritis	7.1.3

4.2.2 Herz/Kreislauf

Tab. 4.2 Leitsymptome: Herz/Kreislauf

Leitsymptom	Zusatzbefunde	Verdachtsdiagnose	☞
Bradykardie		Organische Herzerkrankung, Medikamentenwirkung, Schrittmacherfehlfunktion	5.4.2
Hypertonie			5.7
	In der Schwangerschaft	Gestose	14.1.3
Hypotonie	In der Schwangerschaft	Kava-Kompressions-Syndrom	14.1.2

4 Notfalluntersuchung und Leitsymptome

Tab. 4.2 Fortsetzung

Leitsymptom	Zusatzbefunde	Verdachtsdiagnose	☞
Schock			Tab. 5.1
	In der Schwangerschaft	Kava-Kompressions-Syndrom	14.1.2
	Kind		12.3
Tachykardie		Organische Herzerkrankung, Thyreotoxikose, Intoxikationen	5.4.1
	In der Schwangerschaft	Kava-Kompressions-Syndrom	14.1.2

4.2.3 Bewusstsein/Psyche

Tab. 4.3 Leitsymptome: Bewusstsein/Psyche

Leitsymptom	Zusatzbefunde	Verdachtsdiagnose	☞
Bewusstseinstrübung	Alkoholabusus	Delir	10.3.4
	(Hemi-)Parese	Apoplektischer Insult	8.2.3
	Schwindelattacken	Bradykardie/Schrittmacherfehlfunktion	5.4.2
	Krampfleiden, Zungenbiss	Z.n. Krampfanfall	8.2.4
	Kopfschmerzen, Nackensteifigkeit, Arrhythmien	SAB	8.2.5
	Diabetes mell.	Diabet. Koma	8.2.1
	Fieber, evtl. Nackensteifigkeit	Infekt (Meningitis/Enzephalitis)	8.2.5
	Z.n. Schädeltrauma, Prellmarken	SHT	11.2
	Ingestion unbekannter oder giftiger Substanzen, auffälliger Foetor	Intoxikation	Tab. 9.1, Tab. 9.2
Erregungszustand	Evtl. Wahnideen, Wahrnehmungsstörung	Psychose, Intoxikation	10.3.2, 9.5
	Foetor alcoholicus	Alkoholintoxikation	9.5.1

4.2.4 Atraumatische Schmerzen

Tab. 4.4 Differenzialdiagnose atraumatischer Schmerzen im Abdomen

DD nach Schmerzlokalisation	☞ Tab. 15.1
DD nach Schmerzqualität	☞ Tab. 15.2
DD des akuten Abdomens	☞ Tab. 15.3
DD gynäkologisch bedingter Schmerzen	☞ Tab. 13.2

Tab. 4.5 Leitsymptome: Atraumatischen Schmerzen

Leitsymptom	Zusatzbefunde	Verdachtsdiagnose	☞
Auge	Pupillenveränderung		17.1.2
	Sehstörung		17.1.3
	Augenschmerz		17.1.4
	Rotes Auge	Glaukomanfall	17.1.4
Extremitäten	Haut blass, kühl	Embolie	6.1
	Schwellung, Ödem, Z.n. OP, Immobilisierung, Varikosis	Thrombose	6.2
	Nacken-Armschmerz, sensible und motorische Ausfälle	HWS-Läsion	Tab. 18.1
	Beinschmerz, sensible und motorische Ausfälle	LWS-Läsion	Tab. 18.2
Hoden	Z.n. Sport, Kind	Hodentorsion	Tab. 16.1
	Fieber	Epididymitis	Tab. 16.1
Kopf			Tab. 8.6
	Sehstörungen		Tab. 17.2
	Schwindel		Tab. 8.7
Thorax			Tab. 7.2
Wirbelsäule	„Kreuzschmerzen", evtl. sensible und motorische Ausfälle	LWS-Läsion	Tab. 18.2
Zahn			17.3.3

4 Notfalluntersuchung und Leitsymptome

4.2.5 Neurologische Störung

Tab. 4.6 Leitsymptome: Neurologische Störung

Leitsymptom	Zusatzbefunde	Verdachtsdiagnose	☞
Bewegungsstörung	Hyperkinesie		8.2.10
	Akinesie		8.3.1
Bewusstseinsstörung	Erwachsener		8.2.1
	Kind		12.5.6
Krampfanfall	Erwachsener		8.2.4
	Neugeborenes		14.4.7
	Kind		12.5.5
Lähmung	Meist akute Hemiparese	Zerebral	8.2.3
	Atraumatische Querschnittslähmung	Spinale Kompression, Infekt, Ischämie	8.2.9
	Generalisierte periphere Lähmung	Infekt, Intoxikation, neurologische Erkrankung	Tab. 8.8
Schwindel	Evtl. Übelkeit, Erbrechen		Tab. 8.7
Visusverlust	Mit Augenschmerzen		17.1.4
	Schmerzlos		17.1.3

4.2.6 Blutung

Tab. 4.7 Leitsymptome: Blutung

Leitsymptom	Zusatzbefunde	Verdachtsdiagnose	☞
Anale Blutung			Tab. 15.4
Aus dem Mund			17.2.2
Aus der Nase			17.2.1
Aus dem Ohr			17.2.3
Bluterbrechen			Tab. 15.4
Z.n. zahnärztlichem Eingriff			17.3.4
Posttraumatische Blutung			4.2.7
Tracheostomablutung			17.2.7

Leitsymptome

Tab. 4.7 Fortsetzung

Leitsymptom	Zusatzbefunde	Verdachtsdiagnose	☞
Vaginale Blutung			Tab. 13.1
	In der Schwangerschaft		Tab. 14.2
Hämaturie	Penetrierende Verletzung	Blasenperforation (Fremdkörper)	16.6.2
	Abdominaltrauma	Nierentrauma	16.6.1
	Z.n. Trauma/OP	Blasentamponade	16.3.2
	Bekanntes Steinleiden	Steinabgang	16.2

4.2.7 Trauma

Tab. 4.8 Differenzialdiagnosen Trauma

		☞
Aorten- und Aortenaneurysmaruptur		6.5
Augenverätzung/-verbrennung		17.1.5
Augenverletzungen		17.1.6
Bauchtrauma		11.4
Beckenverletzung		11.5
Direkte Gefäßverletzung		6.3
Ertrinken		11.15
Extremitätenverletzung		11.7
HNO-Verletzungen		17.2.4
Kältetrauma		11.14
Kindesmisshandlung		12.5.9
Mund-/Kiefer-Verletzungen		17.3.1
Polytrauma	Erwachsene	11.8
	Kinder	12.5.1
Schädelhirntrauma	Erwachsene	11.2
	Kinder	12.5.2
Schussverletzung		11.9
Strahlenunfall		11.13
Stromunfall		11.12
Stumpfe Gefäßschäden		6.4
Tauchunfall		11.16
Thoraxtrauma		11.3

4 Notfalluntersuchung und Leitsymptome

Tab. 4.8 Fortsetzung

	☞
Trauma in der Schwangerschaft	14.1.1
Urogenitale Verletzungen	16.6
Verätzung	11.11
Verbrennung/Verbrühung	11.10
Wirbelsäulenverletzung	11.6
Zahntrauma	17.3.2

4.2.8 Schwangerschaft

DD der vaginalen Blutung in der Schwangerschaft ☞ Tab. 14.1.1.

Tab. 4.9 Leitsymptome in der Schwangerschaft

Leitsymptom	Verdachtsdiagnose	☞
Akutes Abdomen		14.1.8
Hypertonie	Gestose	14.1.3
Hypotonie	Kava-Kompressions-Syndrom	14.1.2
Koma	Coma in graviditate	14.1.7
Nabelschnurvorfall		14.1.5
Trauma		14.1.1

4.2.9 Geburt

Tab. 4.10 Differenzialdiagnosen: Komplikationen bei der Geburt

	☞
Beckenendlage	14.3.7
Frühgeburt, Mangelgeburt	14.3.4
Geburtsstillstand	14.3.2
Mehrlinge	14.3.5
Nabelschnurumschlingung	14.3.1
Postpartale mütterliche Komplikationen	Tab. 14.12
Querlage	14.3.8
Regelwidrige Kopflagen	14.3.6
Spontangeburt	14.2.2
Wehensturm, Uterusruptur	14.3.3

4.2.10 Kindliche Notfälle nach der Geburt

Tab. 4.11 Differenzialdiagnosen: Kindliche Notfälle nach der Geburt

	☞
Atemstörung	14.4.2
Blässe	14.4.5
Fehlbildungen	Tab. 14.10
Geburtsverletzungen	Tab. 14.11
Hämatome	14.4.6
Herz-Kreislaufstörungen	14.4.3
Krämpfe	14.4.7
Zyanose	14.4.4

4.2.10 Kindliche Notfälle nach der Geburt

Herz-Kreislauf-Notfälle 5

ULRICH V. HINTZENSTERN _ INA HORN _ PETER PLANTIKO

210	**5.1**	**Angina pectoris**	
211	**5.2**	**Myokardinfarkt**	
213	**5.3**	**Akute Linksherzinsuffizienz**	
215	**5.4**	**Herzrhythmusstörungen**	
215	5.4.1	Tachykarde Rhythmusstörungen	
218	5.4.2	Bradykarde Rhythmusstörungen	
220	**5.5**	**Notfälle bei Patienten mit Herzschrittmacher**	

222	**5.6**	**Notfälle bei Patienten mit implantierten Cardioverter-/Defibrillator-Systemen**
224	**5.7**	**Hypertensiver Notfall**
226	**5.8**	**Zirkulatorische Synkope**
227	**5.9**	**Schocktherapie**
230	**5.10**	**Lyse**

5 Herz-Kreislauf-Notfälle

Ina Horn und Peter Plantiko

5.1 Angina pectoris

Symptomatik

- Retrosternale oder/und linksthorakale Schmerzen:
  - Vages Ziehen bis starker Druck oder Stechen.
  - Evtl. mit Ausstrahlung in den linken, sehr selten in den rechten Arm, Oberbauch, HWS, Schulter, Unterkiefer.
  - Engegefühl in der Brust.
- Vernichtungsgefühl.
- Dyspnoe.
- Schweißausbruch, Blässe.
- Übelkeit.
- Dauer der Symptomatik: 0,5–30 Min.

Kurzanamnese

- Auslösemechanismen: Körperliche Belastung, Nahrungsaufnahme, Aufregung oder Kälteexposition.
- Z.n. ähnlichen Schmerzereignissen. Häufigkeit, Intensität und Dauer der Schmerzattacken.
- Z.n. Myokardinfarkt, Herzbypass-OP, Ballondilatation?
- Bekannte Herzvitien, Rhythmusstörungen?
- Gleichzeitige Einnahme von vasodilatatorisch wirkenden Medikamenten (z. B. Nitropräparate) und Sildenafil (Viagra®).
- Risikofaktoren: Hypertonie, Diabetes mell., Nikotinabusus, Hyperlipidämie, Adipositas.

Sofortdiagnostik

- Basischeck (☞ 4.1.2).
- Puls (↑ oder ↓), SpO_2, RR (evtl. ↑), EKG (evtl. Rhythmusstörungen).
- Troponin T- oder I-Schnelltest (☞ 1.7.7).

Sofortmaßnahmen

- Beruhigender Zuspruch.
- Oberkörperhochlagerung.
- 2 Hub (0,8 mg) Nitroglycerinspray (z. B. Nitrolingual®Pumpspray) s.l. oder 1 Nitroglycerinkapsel (z. B. perlinganit® 0,8) zerbeißen lassen bei $RR_{systol.}$ ≥ 100 mm Hg und Puls > 50/Min.
- O_2-Gabe (☞ 1.7.3).
- Ggf. vorsichtige Sedierung z. B. mit 1-mg-Boli Midazolam (z. B. Dormicum®).
- Bei hypertensivem Notfall ☞ 5.7.
- Bei schwerer Angina pectoris und $RR_{systol.}$ ≥ 100 mm Hg und Puls > 50 und < 100/Min. Perfusor mit 50 mg Nitroglycerin (z. B. Nitro Pohl® infus.) auf 50 ml NaCl 0,9 %: 2–6 ml/h.
- Analgesie mit 5 mg Morphin i.v., ggf. Nachinjektion von 2-mg-Boli.
- 500 mg Azetylsalizylsäure (z. B. Aspisol®) i.v.
- 5 000 I. E. Heparin i.v.
- Bei Übelkeit 10–20 mg Metoclopramid (z. B. Paspertin®) i.v.

- β-Blocker, z. B. Metoprolol (Beloc®) max. 3 × 5 mg i.v. nach Herzfrequenz (KI: f < 60/Min., RR_{syst} < 90 mm Hg, massive Linksherzinsuffizienz, COPD).

Transport
Bei bekannter stabiler Angina pectoris ambulante kardiologische Abklärung ausreichend, ansonsten immer Transport in die nächste internistische Fachabteilung.

Prinzipien der Weiterbehandlung
Infarktausschluss (EKG mit 12 Ableitungen, Enzymdiagnostik), antianginöse Therapie.

Differenzialdiagnose
(☞ Tab. 7.2)

! Komplikationen
Akutes Infarktrisiko von ca. 25 % bei instabiler Angina.

- Keine i.m. Injektionen, um Infarktenzymbestimmung (CK) nicht zu verfälschen. KI für Lysetherapie.
- Keine Heparin-Gabe, wenn gleichzeitig das Risiko einer intrazerebralen Blutung besteht.
- Wenn nach Nitroglyceringabe nicht innerhalb weniger Min. Besserung eintritt, besteht dringender V.a. Myokardinfarkt.

Ina Horn und Peter Plantiko

5.2 Myokardinfarkt

Symptomatik
- Retrosternale oder/und linksthorakale Schmerzen:
  - Vernichtendes, > 30 Min. anhaltendes Druck- und Engegefühl.
  - Evtl. Schmerzausstrahlung in den linken oder beide Arme, Schultern, Unterkiefer, Oberbauch, Rücken.
  - Beschwerdepersistenz trotz Bettruhe und Nitroglyceringabe.
- Todesangst, Dyspnoe, Kaltschweißigkeit.
- Übelkeit, Erbrechen (evtl. einziges Symptom).
- Unerklärliche Synkope, Dyspnoe oder Lungenödem.

Bei alten Patienten oder Diabetikern häufig auch atypische Symptome:
- Geringer Schmerz bzw. isolierte Bauchschmerzen.
- Akute Verwirrtheit bzw. Verschlechterung des Allgemeinzustands oder diabetisches Koma.

Kurzanamnese
- Z.n. Stenokardien, Myokardinfarkt, aortokoronare Bypass-OP, PTCA.
- Gleichzeitige Einnahme von vasodilatatorisch wirkenden Medikamenten (z. B. Nitropräparate) und Sildenafil (Viagra®).
- Risikofaktoren: Hypertonie, Nikotinabusus, Diabetes mell., Hyperlipidämie, Adipositas, Stress.

Sofortdiagnostik

- Basischeck (☞ 4.1.2).
- Puls (↑ oder ↓), SpO$_2$ (evtl. ↓), RR (↑ oder ↓).
- EKG:
- Gerät mit 3 Ableitungen: Ggf. Rhythmusstörungen, jedoch kein Infarktausschluss möglich.
- Gerät mit 12 Ableitungen: Initial beträchtliche T-Überhöhung („Erstickungs-T"), danach ST-Hebungen (☞ 5.10).
- Schocksymptomatik?
- Auskultation: Vitientypische Geräusche, Lungenstauung?
- Inspektion:
- Blässe oder Zyanose.
- Gestaute Halsvenen.
- Troponin T-Schnelltest (☞ 1.7.7).

Sofortmaßnahmen

- Beruhigender Zuspruch.
- Oberkörperhochlagerung.
- 2 Hub (0,8 mg) Nitroglycerinspray (z. B. Nitrolingual®Pumpspray) s.l. oder 1 Nitroglycerinkapsel (z. B. perlinganit® 0,8) zerbeißen lassen bei RR$_{systol.}$ ≥ 100 mm Hg und Puls > 50/Min.
- O$_2$-Gabe (☞ 1.7.3).
- I.v. Zugang mit Infusion (z. B. Ringer-Lösung).
- Analgesie mit 5 mg Morphin i.v., ggf. Nachinjektion von 2-mg-Boli.
- Ggf. Sedierung mit 1,25–2,5-mg-Boli Midazolam (z. B. Dormicum®) i.v.
- Bei hypertensivem Notfall ☞ 5.7.
- Perfusor: 50 mg Nitroglycerin (z. B. Nitro Pohl® infus.) mit NaCl 0,9 % auf 50 ml: 2–6 ml/h, wenn RR$_{systol.}$ ≥ 100 mm Hg und Puls > 50/Min.
- 500 mg Azetylsalizylsäure (z. B. Aspisol®) i.v.
- 5 000–10 000 IE Heparin i.v.
- Bei Übelkeit 10–20 mg Metoclopramid (z. B. Paspertin®) i.v.
- β-Blocker, z. B. Metoprolol (Beloc®) max. 3 × 5 mg i.v. nach Herzfrequenz (KI: f < 60/Min., RR$_{syst}$ < 90 mm Hg, massive Linksherzinsuffizienz, COPD).
- Ggf. Lyse (☞ 5.10).
- Bei Zeichen der Linksherzinsuffizienz (☞ 5.3) 20–40 mg Furosemid (z. B. Lasix®) i.v.
- Bei schwerwiegenden symptomatischen ventrikulären Tachykardien 5 mg/kg KG Amiodaron (z. B. Cordarex®) über mindestens 3 Min. Danach Dauerinfusion 10–20 mg/kg KG/24 h. Bei Unwirksamkeit Wiederholung des Bolus (5 mg/kg KG) nach 15 Min. Bei Erfolglosigkeit 25–50 mg Ajmalin (z. B. Gilurytmal®) i.v.
- Bei Kammertachykardie medikamentöser Therapieversuch (s.o.), bei Erfolglosigkeit oder Kreislaufinstabilität synchronisierte Kardioversion, bei Kammerflimmern Defibrillation (☞ 3.4.11).
- Bei Bradykardie: 0,5–1 mg Atropin i.v., bei Wirkungslosigkeit 0,1–0,5 mg Orciprenalin (z. B. Alupent®) i.v., ggf. externe SM-Stimulation (☞ 3.4.12).
- Ggf. Schocktherapie (☞ 5.9).
- Ggf. Reanimation (☞ 3.5).

Transport

Möglichst frühzeitige Organisation des Transportes in ein geeignetes Zentrum mit einer echten 24-h-Bereitschaft zur Durchführung einer Akut-PTCA, falls die zeitliche Verzögerung durch den Transport < 90 Min. ist.
Ansonsten umgehender Transport in die nächste internistische Fachabteilung.

Prinzipien der Weiterbehandlung

Intensivmedizinische Überwachung, EKG mit 12 Ableitungen, Enzymdiagnostik, ggf. PTCA (in entsprechenden Zentren), Lysetherapie, Notfallherzkatheteruntersuchung, Vollheparinisierung. Die Akut-PTCA ist die einzige Option zur Reperfusion bei Lyseversagen, kardiogenem Schock, Infarktalter > 12 h und Infarkt nach Bypass-OP.

Differenzialdiagnose

- ☞ Tab. 7.2.
- Funktionelle Herzbeschwerden: Meist mit an den Extremitäten aufsteigenden Parästhesien, Schwere- oder Lähmungsgefühlen, Zeichen des Hyperventilationssyndroms (☞ 7.6), bekannten psychischen Problemen bzw. Alterationen.

!
- Nur bei ca. 50 % der Patienten finden sich stenokardische Beschwerden in der Vorgeschichte.
- Komplikationen: Kardiogener Schock, Lungenödem, Rhythmusstörungen (Kammerflimmern, Asystolie).
- Eine Subarachnoidalblutung (☞ 8.2.5) oder eine Perimyokarditis kann EKG-Veränderungen wie beim Myokardinfarkt bewirken!
- Einteilung von akuten myokardialen Syndromen: Instabile Angina pectoris, manifester Herzinfarkt (ST-Hebungsinfarkt: „ST-segment elevation myocardial infarction" = STEMI) sowie: „Non-ST-segment elevation myocardial infarction" (NSTEMI). Dieser „kleine Infarkt" ist definiert durch das Auftreten der typischen Beschwerden einer instabilen Angina (Stenokardien, im Gegensatz zum „großen Infarkt" aber keine ST-Hebungen im EKG) mit gleichzeitigem Anstieg der Kardiomarker Troponin I oder T.

💣
- Keine i.m. Injektionen, um Infarktenzymbestimmung (CK) nicht zu verfälschen. KI für Lysetherapie.
- Keine Heparin-Gabe, wenn gleichzeitig das Risiko einer intrazerebralen Blutung besteht!

Ina Horn und Peter Plantiko

5.3 Akute Linksherzinsuffizienz

Symptomatik

- Dyspnoe, Tachypnoe, Orthopnoe.
- Unruhe, Kaltschweißigkeit.
- Schwächegefühl.
- Verwirrtheit (v. a. ältere Patienten).

Kurzanamnese

- KHK, Hypertonie, Klappenvitien, Nierenerkrankung.
- Z.n. Myokardinfarkt, Myokarditis, hypertensive Krise, Rhythmusstörungen.
- Nykturie, Reizhusten.
- Medikamente wie z. B. Digitalis, Antihypertensiva, Antianginosa, Diuretika, Immuntherapie bei Ca.

Sofortdiagnostik

- Basischeck (☞ 4.1.2).
- Puls (↑), SpO_2 (evtl. ↓), RR (↓), EKG (evtl. Rhythmusstörungen).
- Schockzeichen?
- Inspektion:
- Zyanose, Blässe.
- Halsvenenstauung.
- Schaumig, rötliches Sputum.
- Auskultation:
- Lunge: Feuchte RG, ggf. nur Giemen und verlängertes Exspirium.
- Herz: Galopprhythmus (3. und 4. Herzton), vitientypische Geräusche?

Sofortmaßnahmen

- Oberkörperhoch- und Beintieflagerung.
- O_2-Gabe (☞ 1.7.3).
- 2 Hub (0,8 mg) Nitroglycerinspray (z. B. Nitrolingual®Pumpspray) s.l. oder 1 Nitroglycerinkapsel (z. B. perlinganit® 0,8) zerbeißen lassen bei $RR_{systol.}$ ≥ 100 mm Hg und Puls > 50/Min.
- I.v. Zugang mit Infusion (z. B. Ringer-Lösung) mit minimaler Infusionsgeschwindigkeit.
- Ggf. Intubation und Beatmung.
- 20–80 mg Furosemid (z. B. Lasix®) i.v.
- Ggf. Sedierung/Analgesie bzw. Hustendämpfung mit 2-mg-Boli Morphin i.v.
- Ggf. Sedierung mit 1,25 mg Midazolam (z. B. Dormicum®) i.v.
- Bei hypertensivem Notfall ☞ 5.7.
- Ggf. Perfusor: 50 mg Nitroglycerin (z. B. Nitro Pohl® infus.) mit NaCl 0,9 % auf 50 ml: 0,5–6 ml/h), wenn $RR_{systol.}$ ≥ 100 mm Hg und Puls > 50 und < 100/Min.
- Bei ausgeprägter Bronchospastik: $β_2$-Sympatikomimetika-Aerosol, z. B. 2 Hübe Fenoterol (z. B. Berotec®) oder 200 mg Theophyllin (z. B. Bronchoparat®) langsam i.v. **Cave:** Tachykardie.
- Schocktherapie ☞ 5.9.
- Rhythmusstörungen ☞ 5.4.

Transport

Immer Transport in die nächste internistische Fachabteilung.

Prinzipien der Weiterbehandlung

Weiterbehandlung je nach Ursache, Flüssigkeitsbilanzierung.

Differenzialdiagnose

Asthma bronchiale (☞ 7.2), Lungenödem aus nichtkardialer Ursache (☞ 7.5).

5.4 Herzrhythmusstörungen

Ina Horn, Peter Plantiko und Ulrich v. Hintzenstern

> **Rhythmusstörungen präklinisch nur therapieren**
> - Bei relevanten hämodynamischen Auswirkungen (Schwindel, Benommenheit, Synkope, Bewusstlosigkeit, Stenokardie, Lungenödem, Schock).
> - Unter permanenter EKG-Kontrolle.

5.4.1 Tachykarde Rhythmusstörungen

Symptomatik
- Herzrasen, Angst-, Beklemmungsgefühl.
- Angina pectoris.
- Dyspnoe.
- Schwindel, präkollaptische Zustände, Synkope, Krämpfe.
- Kardiogener Schock.
- Evtl. Harndrang.

Kurzanamnese
- Bekannte KHK, Herzvitien, Rhythmusstörungen.
- Schilddrüsenüberfunktion.
- Physische oder psychische Belastung.
- Alkohol, Nikotinabusus.
- Medikamenteneinnahme, Drogen, Fieber.

Sofortdiagnostik
- Basischeck (☞ 4.1.2).
- Puls (zentral und peripher messen: Pulsdefizit?). Puls unregelmäßig, Pulsdefizit → ventrikuläre Extrasystolie.
- SpO_2 (↓), RR (↓).
- EKG:
- Ventrikuläre Extrasystolie (intermittierend schenkelblockartig deformierte QRS-Komplexe).

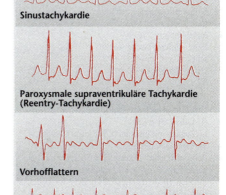

Abb. 5.1 Tachykarde Rhythmusstörungen [A300–190]

Nur minimale Flüssigkeitsmengen infundieren.

- Sinustachykardie.
- Vorhoftachykardie, -flattern und -flimmern.
- Tachykardie mit schmalen Kammerkomplexen (< 0,12 s, d.h. QRS bei 25 mm/s EKG-Registriergeschwindigkeit < 3 mm und bei 50 mm/s < 6 mm).
- Tachykardie mit breiten, schenkelblockartigen Kammerkomplexen (> 0,12 s).
- Torsade de pointes (Sonderform der Kammertachykardie): um die Nullinie spindelförmig undulierende QRS-Komplexe.
- Kammerflimmern, -flattern (☞ 3.5.2).
- Auskultation:
- Herz: Vitientypische Geräusche?
- Lunge: Stauung?

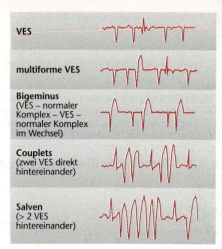

Abb. 5.2   Ventrikuläre Extrasystolen [A300–190]

Sofortmaßnahmen

- Lagerung je nach Kreislaufsituation (☞ 2.5).
- O_2-Gabe (☞ 1.7.3).
- I.v. Zugang mit Infusion (z. B. Ringer-Lösung).
- Therapie ☞ Abb. 5.3.
- Bei ventrikulärer Extrasystolie Therapie nur bei Salven und gleichzeitigem V.a. akuten Myokardinfarkt: 5 mg/kg KG Amiodaron (z. B. Cordarex®) über mindestens 3 Min. Danach Dauerinfusion 10–20 mg/kg KG/24 h. Bei Unwirksamkeit Wiederholung des Bolus (5 mg/kg KG) nach 15 Min.
- Vagusreiz durch Valsalva-Pressdruckversuch oder Karotissinusmassage.

! Antiarrhythmika immer sehr langsam injizieren!

Prinzipien der Weiterbehandlung

Langzeit-EKG, Diagnostik und Therapie einer Grundkrankheit, ggf. Antikoagulation, Kardioversion, antitachykarde Pharmakotherapie, antitachykarder SM (ICD), Katheterablation.
- Keine präklinische Therapie ist gewöhnlich erforderlich bei:
- Tachykardie mit engem QRS-Komplex: Gut tolerierte Sinustachykardie mit normalem oder hohem RR (evtl. β-Blocker). Andauernde Schmerzen oder frühes Herzversagen als Ursache der Sinustachykardie ausschließen!

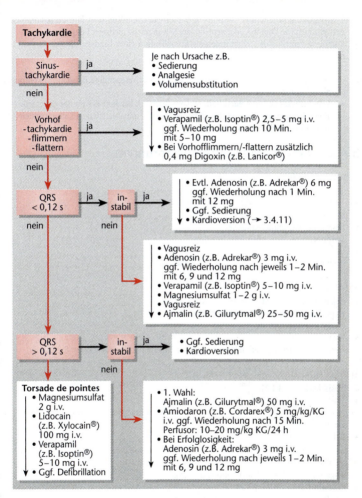

Abb. 5.3   Therapie tachykarder Rhythmusstörungen [A300–190]

- Tachykardie mit breitem QRS-Komplex: Vereinzelte frühe VES oder längere u. komplexere Arrhythmien wie Couplets oder ventrikuläre Salven relativ niedriger Frequenz.
- Komplexe ventrikuläre Arrhythmien als Komplikation einer Bradykardie mit Atropin und nicht mit Antiarrhythmika behandeln.

- Bei Tachykardien mit breiten Kammerkomplexen ist Verapamil (z. B. Isoptin®) kontraindiziert (RR ↓, kardiogener Schock).
- Jede Tachykardie mit breiten Kammerkomplexen gilt bis zum Beweis des Gegenteils (z. B. Demaskierung einer supraventrikulären Tachykardie mit aberrierender Leitung mittels Adenosin) als ventrikuläre Tachykardie.

5.4.2 Bradykarde Rhythmusstörungen

Herzfrequenz < 50/Min.

Symptomatik
- Schwindel, Synkope.
- Bewusstseinstrübung, Krämpfe.
- Dyspnoe.
- Übelkeit.
- Angina pectoris, Herzinsuffizienz, kardiogener Schock.

Kurzanamnese
- Bekannte KHK, Z. n. Myokardinfarkt, Myokarditis.
- Hyperkaliämie (z. B. bei Niereninsuffizienz).
- Medikamente (Digitalis, β-Blocker).
- Hypothyreose.
- Gestörte Kreislaufregulation (Hirnstamminfarkt, erhöhter Hirndruck, ☞ 8.2.2).

Sofortdiagnostik
- Basischeck (☞ 4.1.2).
- Puls (↓), SpO$_2$ (↓), RR (↓), EKG.
  - Radialispuls arrhythmisch und evtl. durch Pulsdefizit bradykard → ventrikuläre Extrasystolie (☞ 5.4.1).
- Schockzeichen?

Sofortmaßnahmen
- Lagerung je nach Kreislaufsituation (☞ 2.5).
- O$_2$-Gabe (☞ 1.7.3).
- I.v. Zugang mit Infusion (z. B. Ringer-Lösung).
- 0,5–1 mg Atropin i.v., ggf. wiederholen (Höchstdosis: 3 mg).
- Bei Wirkungslosigkeit: 0,5 mg Orciprenalin (z. B. Alupent®) langsam i.v.
- Bei Wirkungslosigkeit: Externe Stimulation (☞ 3.4.12).
- Ggf. Reanimation (☞ 3.5).

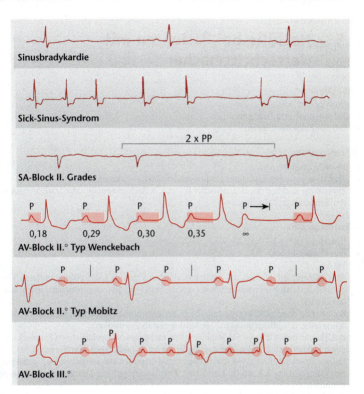

Abb. 5.4 Bradykarde Rhythmusstörungen [A300–190]

Prinzipien der Weiterbehandlung

Langzeit-EKG, Diagnostik und Therapie einer Grundkrankheit, antibradykarde Therapie, ggf. permanenter SM.

Differenzialdiagnose

Zirkulatorische Synkope (☞ 5.8), epileptischer Anfall (☞ 8.2.4).

Bei AV-Block II. Grades Typ II (Mobitz II°) und AV-Block III. Grades kann Atropin eine paradoxe Verstärkung der AV-Blockierung mit Abfall der Kammerfrequenz verursachen.

Ulrich v. Hintzenstern

5.5 Notfälle bei Patienten mit Herzschrittmacher

Symptomatik
- Synkope (☞ 5.8).
- Ruhedyspnoe, evtl. Tachypnoe.
- Unruhe, Kaltschweißigkeit.

Kurzanamnese
- Herzschrittmacherpass.
- Thorax- oder Abdominaltrauma (Elektrodendefekt oder -dislokation).
- Einwirkung starker elektromagnetischer Felder, z. B. Hochspannungs- oder Starkstromanlagen, Sendeanlagen? Mobiltelefon?

Sofortdiagnostik
- Basischeck (☞ 4.1.2).
- Puls (↑ oder ↓), SpO_2, RR.
- EKG:
  - Starrfrequente Stimulation mit einer tatsächlichen Frequenz < der programmierten Frequenz, z. B. durch Batterieerschöpfung (☞ SM-Pass: Programmierte Frequenz, Implantationsdatum).
  - Bradykardie ohne sichtbare SM-Impulse (z. B. durch Impulsgeberdefekt, Kabelbruch, oder oversensing, d. h. Missdeutung von Muskelaktionen als Eigenaktion).
  - Bradykardie mit sichtbaren SM-Impulsen ohne nachfolgende Depolarisation (Exitblock z. B. durch Elektrodendislokation oder Anstieg der pacing-Schwelle durch Fibrosierung).
  - Unkoordiniertes Auftreten von starrfrequenten SM-Impulsen und ausreichenden Eigenaktionen (undersensing z. B. durch Sondenkontaktprobleme), ggf. mit Auftreten von Kammerflimmern.
  - Tachykardie ohne SM-Impulse (SM-unabhängig).
  - Tachykardie mit SM-Impulsen (SM-abhängig, z. B. durch Reentrytachykardie).
- Inspektion:
  - Typische Narbenlokalisation links oder rechts infraklavikulär.
  - SM-Taschendekubitus, evtl. mit Luxation des SM aus der Weichteiltasche?
- Zyanose, Halsvenenstauung.
- Palpation des Aggregats im Narbenbereich.
- Auskultation: Lungenstauung?

Sofortmaßnahmen
- Oberkörperhochlagerung, ggf. Schocklagerung (☞ 2.5).
- O_2-Gabe (☞ 1.7.3).
- I.v. Zugang mit Infusion (z. B. Ringer-Lösung).

Notfälle bei Patienten mit Herzschrittmacher

- **Bei Bradykardie:**
  - 0,5–1 mg Atropin i.v.
  - Bei Erfolglosigkeit: 0,1–0,5 mg Orciprenalin (z. B. Alupent®) i.v.
  - Bei Erfolglosigkeit: Externe Stimulation (☞ 3.4.12).
- **Bei Tachykardie:**
  - SM-abhängig: Magnet auf SM auflegen (→ Umschalten in starrfrequente Stimulation).
  - SM-unabhängig ☞ 5.4.1.
- Bei Kammerflimmern: Defibrillation (☞ 3.4.11).
- Ggf. Schocktherapie (☞ 5.9).
- Ggf. Reanimation (☞ 3.5).

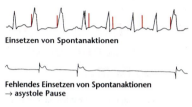

Abb. 5.5   EKG bei Schrittmacher-Sensingdefekt [A300]

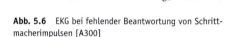

Abb. 5.6   EKG bei fehlender Beantwortung von Schrittmacherimpulsen [A300]

- Bei SM-Luxation: Aggregat in mit Ringer-Lösung oder NaCl 0,9 % getränkte Kompresse einwickeln oder mit Elektrodenpaste bestreichen und auf der Haut fixieren.
- Immer SM-Ausweis mitnehmen.

Transport
Nach Möglichkeit in das implantierende oder betreuende Zentrum, bei größerer Entfernung in die nächste kardiologische Fachabteilung.

Prinzipien der Weiterbehandlung
Überprüfung des SM, ggf. Umprogrammierung, chirurgische Korrektur oder Aggregatwechsel, ggf. antiarrhythmische Therapie.

- Elektromagnetische Störsignale oder -felder können die regelrechte SM-Funktion stören (Phantomprogrammierung).
- Nach stumpfem Thoraxtrauma immer SM-Funktion in entsprechendem Zentrum überprüfen lassen.
- Durch festfrequente Stimulation bei Magnetauflage können SM-Impulse in die vulnerable Phase einfallen und Herzrhythmusstörungen auslösen → Defibrillator bereithalten.
- Bei SM-Patienten ist das EKG zur Todesfeststellung nicht verwertbar (☞ 1.15).
- Im Todesfall Schrittmacher-Implantation auf der Todesbescheinigung vermerken.

Ulrich v. Hintzenstern

5.6 Notfälle bei Patienten mit implantierten Cardioverter-/Defibrillator-Systemen

Gerät zur Erkennung von tachykarden oder bradykarden Herzrhythmusstörungen und entsprechenden elektrischen Therapie (Kardioversion bzw. Defibrillation bzw. antibradykarde Stimulation; z. T. antitachykarde Stimulation).
Mögliche Probleme:
- Keine Impulsabgabe der Kardioversions-/Defibrillatoreinheit trotz behandlungspflichtiger Rhythmusstörung (z. B. durch Elektrodendefekt oder -dislokation, ICD-Funktionsstörung).
- Nichtindizierte Schockabgabe (z. B. durch elektromagnetische Störfelder).

Symptomatik
- Dyspnoe, Angst, Kaltschweißigkeit, Synkope (Funktionsausfall).
- „Zucken", Schmerzen, evtl. Angst (nichtindizierte Schockabgabe).

Kurzanamnese
- Bekannte maligne Herzrhythmusstörung.
- ICD-Ausweis, „besonderer Herzschrittmacher".
- Thorax- oder Abdominaltrauma (Elektrodendefekt oder -dislokation).
- Einwirkung starker elektromagnetischer Felder, z. B. Hochspannungs- oder Starkstromanlagen, Sendeanlagen? Mobiltelefon?

Sofortdiagnostik
- Basischeck (☞ 4.1.2).
- Puls, SpO$_2$, RR.
- EKG:
- Maligne Rhythmusstörung (z. B. Kammertachykardie oder Kammerflimmern) → Funktionsausfall der Kardioversions-/Defibrillatoreinheit.
- „Normalbefund" nach Schockabgabe → nichtindizierte (bzw. indizierte!) Schockabgabe.
- Schockzeichen (☞ 5.9)?
- Inspektion: Typische Narbenkonstellation (linker Oberbauch oder links infraklavikulär).
- Palpation des Aggregats (meist links-epigastrisch oder links-subpektoral).

Sofortmaßnahmen
Funktionsausfall der Kardioversions-/Defibrillatoreinheit: Therapie wie bei Pat. ohne ICD: Bei Kammertachykardie Kardioversion, bei Kammerflimmern Defibrillation (☞ 3.4.11), ggf. Reanimation (☞ 3.5).

Notfälle bei Patienten mit implantierten Cardioverter-/Defibrillator-Systemen

Nichtindizierte Schockabgabe:
- Ggf. Störsignale (z. B. elektrophysikalische Therapie) unterbrechen oder Patienten aus Störfeld (z. B. Hochspannungsleitung) entfernen.
- Starken Magneten auf das Aggregat auflegen → Inaktivierung der Kardioversions-/Defibrillationseinheit.
- O_2-Gabe (☞ 1.7.3).
- I.v. Zugang mit Infusion (z. B. Ringer-Lösung).
- Bei nichtindizierter Schockabgabe ggf. vorsichtige Sedierung mit z. B. 1,25-mg-Midazolam-Boli i.v. (z. B. Dormicum®).
- ICD-Ausweis mitnehmen.

Transport
Nach Möglichkeit Transport in das implantierende oder betreuende Zentrum, bei größerer Entfernung in die nächste kardiologische Fachabteilung.

Prinzipien der Weiterbehandlung
Überprüfung, ggf. Umprogrammierung, chirurgische Korrektur oder Aggregatwechsel. Ggf. antiarrhythmische Therapie.

Differenzialdiagnose
Epileptischer Anfall (☞ 8.2.4).

> - Je nach System kann durch Auflegen eines Magneten die Defibrillatorfunktion **temporär** für die Dauer der Magnetauflage oder **permanent** ausgeschaltet (und auch wieder eingeschaltet) werden → nach Magnetauflage Funktion (temporär oder permanent) mit dem betreuenden Zentrum abklären.
> - Bei Magnetauflage bleibt die Funktion der VVI-Schrittmachereinheit erhalten.
> - Bei ICD-Patienten ist das EKG zur Todesfeststellung nicht verwertbar (☞ 1.15).
> - Bei körperlichem Kontakt mit dem Patienten (z. B. während Herzdruckmassage) kann bei ICD-Impulsabgabe evtl. ein ungefährlicher Schlag („Weidezaun") gespürt werden.

- Nach stumpfem Thorax- oder Abdominaltrauma immer ICD-Funktion in entsprechendem Zentrum überprüfen lassen.
- Zur Kardioversion/Defibrillation bei ICD-Patienten ggf. Elektrodenposition variieren bzw. höhere Energie wählen (☞ 3.4.11).
- **Cave:** Elektrodenschäden z. B. durch Rautek-Griff bei Rettung des Patienten möglich.
- Im Todesfall:
  - ICD-System auf der Todesbescheinigung vermerken.
  - Implantierendes bzw. den Patienten betreuendes Zentrum verständigen lassen.

Ina Horn, Peter Plantiko und Ulrich v. Hintzenstern

5.7 Hypertensiver Notfall

Hypertonus in der Schwangerschaft ☞ 14.1.3.

Symptomatik
- Zerebrale Symptome:
  - Starke Kopfschmerzen, Schwindel.
  - Übelkeit, Erbrechen.
  - Sehstörungen, Nystagmus.
  - Motorische Unruhe, Verwirrtheit, Benommenheit, Bewusstseinsstörungen.
  - Fokale oder generalisierte Krampfanfälle, Paresen, Koma.
- Kardiale Symptome:
  - Stenokardien.
  - Herzrhythmusstörungen.
  - Dyspnoe, Herzinsuffizienz, Lungenödem.
- Starkes Nasenbluten.

Kurzanamnese
- Bekannter Hypertonus (RR-Medikamente?).
- Unterbrechen einer antihypertensiven Therapie (v.a. Clonidin, z.B. Catapresan®) → Rebound-Phänomen.
- Einnahme von Ovulationshemmern.
- Kokainintoxikation.

Sofortdiagnostik
- Basischeck (☞ 4.1.2).
- Puls, SpO$_2$, RR (↑; an beiden Armen messen), EKG (evtl. Rhythmusstörungen, Infarkt).
- Inspektion: Zentrale Zyanose (bei hypertensivem Lungenödem), Halsvenenstauung, Beinödeme, Nasenbluten.
- Lungenauskultation: Feuchte, aber nicht klingende RG → Stauung.
- Neurologische Notfalluntersuchung (☞ 8.1): Bewusstseinsstörung, Paresen, Pupillendifferenz (Hirnödem, intrakranielle Blutung).

Sofortmaßnahmen

> - Neurologische Ausfälle: Apoplektischer Insult oder intrazerebrale Blutung mit reaktiver Hypertonie → vorsichtige RR-Senkung bis ca. 180/90 mm Hg.
> - Akutes Abdomen, Trauma, schwere Schmerzen: Reaktive Hypertonie möglich → primär Analgesie.

Hypertensiver Notfall

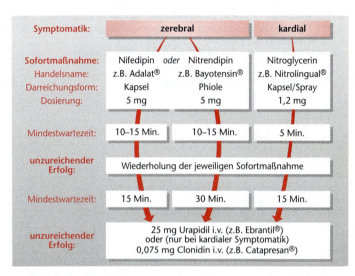

Abb. 5.7 Stufenschema der Blutdrucksenkung [A300–190]

- Beruhigender Zuspruch.
- Oberkörperhochlagerung.
- O$_2$-Gabe (☞ 1.7.3).
- I.v. Zugang mit Infusion (z. B. Ringer-Lösung).
- Bei Angina pectoris ☞ 5.1.
- Bei Rhythmusstörung ☞ 5.4.
- Bei Linksherzinsuffizienz (Lungenödem): Furosemid (z. B. Lasix®) 20–40 mg i.v.
- Bei Angstzuständen oder Agitiertheit vorsichtige Sedierung mit Boli von 1,25 mg Midazolam i.v. (z. B. Dormicum®) oder 2,5 mg Diazepam i.v. (z. B. Valium®).

Transport

Immer Transport in die nächste internistische Abteilung.

Prinzipien der Weiterbehandlung

Weitere langsame Blutdrucksenkung, Therapie der Komplikationen, antihypertensive Therapie.

- Bei forcierter RR-Senkung evtl. Krämpfe, Bewusstlosigkeit, Hemiparesen, Atemstillstand; Myokardinfarkt, Erblindung → RR-Senkung um 30–60 mm Hg syst. in den ersten 30 Min. bzw. nicht unter 150/100 mm Hg in den ersten 60–90 Min.

- Der Einsatz von Nifedipin (z.B. Adalat®) kann erhebliche Komplikationen bedingen (RR ↓↓ → kardiale und zerebrale Ischämien) → dosisabhängigen Effekt beachten und initial nicht mehr als 5 mg p.o. geben.
- **Cave:** Verschleierung einer neurologischen Symptomatik durch Sedativa.

! Kapsel zerkauen und mit etwas Flüssigkeit schlucken lassen.

Ulrich v. Hintzenstern

5.8 Zirkulatorische Synkope

Symptomatik
- Gähnen, Schwindel.
- Sehstörungen (Schwarzwerden bzw. Flimmern vor den Augen).
- Übelkeit, Kaltschweißigkeit.
- Kurzdauernde Bewusstseinsstörung („Ohnmacht", „Kollaps").

Kurzanamnese
- Meist im Allgemeinen gesunde Patienten (vasovagale Synkope).
- Emotionale Erregung, Stress, Schmerz; oft im Zusammenhang mit äußeren Faktoren wie langes Stehen, überfüllte oder überwärmte Räume, Massenhysterie (vasovagale Synkope).
- Beim Bücken oder Aufstehen (orthostatische Synkope).
- Bekannte Hypotonie (orthostatische Synkope).
- Hitzeexposition (Hitzeohnmacht).
- Defäkation, Miktion, Husten, Heben schwerer Lasten (pressorische Synkope).

Sofortdiagnostik
- Basischeck (☞ 4.1.2).
- Puls (↓ bei vasovagaler Synkope, ↑ meist bei orthostatischer Synkope), SpO_2, RR (↓), EKG.
- BZ-Stix.
- Inspektion:
- Blässe; feuchtwarme, gerötete Haut (Hitzeohnmacht).
- Sturzverletzungen.
- Neurologische Notfalluntersuchung (☞ 8.1): Neurologische Ausfälle.
- Temperatur (evtl. ↑ bei Hitzeohnmacht).

Sofortmaßnahmen
- Schocklagerung (ggf. in kühler, schattiger Umgebung).
- Frischluftzufuhr, O_2-Gabe (☞ 1.7.3).
- Ggf. beengende Kleidung öffnen.
- Bei ausbleibender Besserung i.v. Zugang mit Infusion (z.B. Ringer-Lösung).
- Ggf. 0,5 mg Atropin® i.v.
- Ggf. ½ Amp. Etilefrin (z.B. Effortil®) oder ⅕-Amp.-Boli Cafedrin/Theodrenalin (z.B. Akrinor®) nach Wirkung.

Transport

Bei orthostatischer oder vasovagaler Synkope hausärztliche Abklärung ausreichend, in unklaren Fällen oder bei länger dauernder Synkope Transport in die nächste internistische Abteilung.

Prinzipien der Weiterbehandlung

Diagnostische Abklärung, ggf. Pharmakotherapie.

Differenzialdiagnose

Anaphylaktoide Reaktion (☞ 19.1), Herzrhythmusstörungen (☞ 5.4), epileptischer Anfall (☞ 8.2.4), Vena-cava-Kompressionssyndrom (☞ 14.1.2), Hypoglykämie (☞ 8.2.1), Hyperventilationssyndrom (☞ 7.6), Lungenembolie (☞ 7.4), Myokardinfarkt (☞ 5.2), Perikardtamponade (☞ 11.3), zerebrovaskuläre Insuffizienz, Hypoxie, Schock (☞ 5.9).

Ulrich v. Hintzenstern

5.9 Schocktherapie

Grundsätze des Volumenersatzes

Bei schwerem Volumenmangel Kolloide kombiniert mit Kristalloiden infundieren. Die maximale Infusionsdosis von 1 000–1 500 ml kolloidaler Volumenersatzstoffe spielt im RD nur eine untergeordnete Rolle. Bei massivem Volumendefizit (z. B. schwere Blutung) muss Volumen ggf. auch weit über die Maximaldosierungen hinaus gegeben werden.

Extrem hoher Volumenbedarf weist meist auf schwere Blutungen hin → zügiger Transport zur kausalen chirurgischen Versorgung.

Kristalloide Infusionslösungen (Elektrolytlösungen)

- **Ind.:** Dehydratation (z. B. durch Schwitzen, Fieber, Diarrhoe), initialer Volumenersatz, Verbrennungen, Offenhalten venöser Zugänge. Wirkdauer kristalloider Lösungen: Ca. 30 Min.
- **Ringer-Lösung:** Kristalloid der 1. Wahl im RD.
- **NaCl 0,9 %:** Universelles Lösungs- und Verdünnungsmittel.
- **Ringer-Laktat:** Leicht hypoton, daher z. B. bei SHT oder Polytrauma zusätzliche Schädigung möglich (Ödembildung verstärkt).
- **Pädiatrische Infusionslösungen** ☞ 12.1.6. Nicht zum Volumenersatz indiziert!

Small-volume-Resuscitation (SVR) mit hyperosmolarer Kochsalzkolloidlösung (NaCl 7,2–7,5 %):

- Ausgeprägter Volumeneffekt (ca. das 3–4fache des Infusionsvolumens) durch Mobilisierung endogener Flüssigkeit.
- Dosierung: Infusionsvolumen ca. 4 ml/kg KG (250 ml bei 70 kg KG).
- In Deutschland zugelassen: HyperHAES® (7,5 % NaCl + 6 % HÄS 200 000) oder Rescueflow® (7,2 % NaCl + 6 % Dextran 70).
- Ziel der SVR ist die Wiederherstellung der bei Schock und schwerer Hypovolämie gestörten Mikrozirkulation.
- Die vorliegenden Daten aus klinischen Studien legen einen besonderen Vorteil beim Polytrauma und SHT (Senkung der intrakraniellen Drucks) nahe.

Herz-Kreislauf-Notfälle

Tab. 5.1 Differenzialdiagnose der Schockformen

Leitsymptome	Anamnese/Zusatzbefunde	Schockform
Starker Durst	<ul><li>Blutverluste</li><li>Verbrennungen</li><li>Erbrechen, Durchfälle, Peritonitis</li><li>Pankreatitis, Ileus</li></ul>	Hypovolämischer Schock
<ul><li>Sekunden oder Min. nach Zufuhr des Allergens Unruhe, Juckreiz, Niesen, Erythem, Urtikaria</li><li>Dann Schwindel, Angstgefühl, Übelkeit und Erbrechen, Dyspnoe mit Bronchospasmus, Larynxödem</li><li>Evtl. Krampfanfälle</li></ul>	Bekannte Allergie oder Atopie (Heuschnupfen, Nesselfieber) <ul><li>Medikamenteneinnahme</li><li>Insektenstiche</li></ul>	Anaphylaktoider Schock
Hohes Fieber mit Schüttelfrost	<ul><li>Diabetes mell.</li><li>Kachexie</li><li>Agranulozytose, Leukämie, Malignom</li><li>Glukokortikoid- oder Zytostatikatherapie</li></ul>	Septischer Schock
Orthopnoe Angina pectoris	<ul><li>Hypertonus, KHK, Herzinsuff.</li><li>Herzrhythmusstörungen</li><li>Myokardinfarkt</li><li>Klappenvitien, Myokarditis</li></ul>	Kardiogener Schock
Neurologische Ausfälle	WS-/Rückenmarkverletzung <ul><li>Atraumatische Querschnittlähmung</li><li>Guillain-Barré-Syndrom</li></ul>	Neurogener Schock (☞ 8.2.9)

Kolloidale Infusionslösungen (Lösungen mit hohem Wasserbindungsvermögen)

- **Ind.:** Primärtherapie bei Volumenmangel und Schock jeder Genese.
- **Hydroxyäthylstärke** (HÄS, z.B. Haemofusin® 6 %, 10 %): Initialer Volumeneffekt abhängig von der Konzentration (HÄS 6 % ca. 100 %, HÄS 10 % ca. 140 %). Wirkdauer abhängig vom Substitutionsgrad (z.B. Hämofusin® 3–4 h, Plasmasteril® 6–8 h). Kolloid der 1. Wahl im RD.
- **Gelatinelösungen** (z.B. Haemaccel®35): Wirkdauer 1–2 h.
- **Dextrane** (z.B. Onkovertin®): Wirkdauer 5–6 h. Erhöhte Gefahr allergischer Reaktionen → Vor Infusion 3 g (= 20 ml) Dextran-1 (Promit®) vorspritzen.
- **Humanalbumin 5 %:** Wirkdauer 3–4 h. V.a. für Früh- u. Neugeborene geeignet. Im RD selten vorhanden.

Symptomatik

- Veränderte Bewusstseinslage: Unruhe, Angst, Apathie, Somnolenz, Koma.
- Zeichen der „Zentralisation": Kalte, feuchte, blassgraue Extremitäten (Ausnahme: Septischer Schock in der Frühphase).
- Periphere Zyanose (**cave:** Bei CO-Vergiftung rosarote Haut!).
- Hyperventilation, evtl. Dyspnoe.

Sofortdiagnostik

- Basischeck (☞ 4.1.2).
- Puls ($\uparrow$), SpO_2 ($\downarrow$), RR ($\downarrow$), EKG (bei kardiogenem Schock evtl. Rhythmusstörungen).
- Inspektion: Gestaute Halsvenen (kardiogener Schock), trockene Haut und Zunge (sonstige Schockformen).
- Auskultation von Herz (Vitium → kardiogener Schock) und Lunge (Ödem → kardiogener Schock).
- Abdomen palpieren: Druckschmerz, gespannte Bauchdecke (intraabdominale Blutung, Perforation, Peritonitis, Ileus → hypovolämischer Schock), Pulsation (Aortenruptur → hypovolämischer Schock)?
- Temperatur (hohes Fieber → septischer Schock).
- Neurologische Ausfälle, v. a. Lähmungen → neurogener Schock.

Sofortmaßnahmen

- Lagerung:
- **Kardiogener Schock:** Oberkörperhochlagerung (☞ 2.5).
- **Sonstige Schockformen:** Volumenmangelschocklagerung (☞ 2.5).
- O_2-Gabe (☞ 1.7.3).
- I. v. Zugang mit Infusion:
- **Kardiogener Schock:** Vorsichtige Volumenbelastung (Test mit 100–200 ml HÄS). Dann vorsichtige Infusion von z. B. Ringer-Lösung.
- **Sonstige Schockformen:** Möglichst mehrere großlumige i. v. Zugänge zur massiven Volumensubstitution (anfangs z. B. mit 1 000–1 500 ml HÄS, später z. B. mit Ringer-Lösung).
- Ggf. Narkose und Intubation (☞ 3.3).
- Ggf. Reanimation (☞ 3.5).
- **Anaphylaktoider Schock:**
- Bei Insektenstichen: Subkutane Injektion von 0,1–0,2 mg Adrenalin (z. B. Suprarenin®) um die Einstichstelle.
- Bei zunehmender Hypotension trotz adäquater Volumensubstitution: Fraktionierte i. v. Gabe von Adrenalin (z. B. Suprarenin®) nach Verdünnung einer Ampulle (1 mg) mit 9 ml NaCl 0,9 % auf 10 ml: Max. 0,1 mg/Min., d. h. 1 ml der verdünnten Lösung; insgesamt nicht mehr als 1 mg; alternativ: Dopamin 35–70 µg/kg KG/Min. d. h. 2,5–5 mg/70 kg KG/Min.; notfalls fraktionierte Gabe von 0,05–0,1 mg/Min. Noradrenalin (z. B. Arterenol®). Ggf. small-volume Resuscitation (s. o.).
- Kein unmittelbarer Erfolg der Primärtherapie: 0,1 mg/kg KG Dimetinden (z. B. Fenistil®) und 5 mg/kg KG Cimetidin (z. B. Tagamet®) jeweils als Kurzinfusion über 5 Min.
- Bei kutanen und pulmonalen Symptomen: 250–500 mg Prednisolon (z. B. Solu-Decortin H®).
- Larynxödem → ggf. Koniotomie (☞ 3.4.7).

- **Kardiogener Schock:**
  - Perfusor mit 250 mg Dobutamin (z. B. Dobutrex®) und 250 mg Dopamin auf 50 ml NaCl 0,9 %: Initial 2 ml/h, ggf. Steigerung bis 10 ml/h.
  - Bei $RR_{systol.}$ < 70 mm Hg Perfusor mit 5 mg Noradrenalin (z. B. Arterenol®) auf 50 ml NaCl 0,9 %: Initial 2 ml/h, ggf. Steigerung nach Wirkung.
- Ggf. Therapie von ursächlichen Verletzungen bzw. Erkrankungen.
- **Neurogener Schock:** Ggf. Dopamin initial 10 µg/kg KG/Min., ggf. Steigerung bis 20 µg/kg KG/Min.

- Der Schockindex (Puls/$RR_{systol.}$ > 1,0) ist ein unzuverlässiger Parameter.
- Bei zuvor bestehender Hypertonie evtl. „normaler" RR.

Tachykardie nicht mit β-Blockern oder Kalziumantagonisten „behandeln".

Ulrich v. Hintzenstern

5.10 Lyse

Präklinische i.v. Lyse bei V.a. Lungenembolie (☞ 7.4).

Präklinische i.v. Lyse bei Myokardinfarkt
Aufgrund von Studien ist mittlerweile eindeutig belegt, dass eine Akut-PTCA beim akuten Myokardinfarkt eindeutige Vorteile gegenüber einer Fibrinolyse bringt, auch wenn der Transport des Patienten eine zeitliche Verzögerung (< 90 Min.) bedingt. Eine (präklinische) Lyse sollte nach Möglichkeit nur in den Fällen durchgeführt werden, in denen ein geeignetes Zentrum mit einer echten 24-h-Bereitschaft nicht in einem ausreichenden Zeitraum (s.o.) gewährleistet ist.

Komplikationen
- Zerebrale, gastrointestinale und urologische Blutungen.
- Allergische Reaktionen (Streptokinase, APSAC).
- Blutdruckabfall (Streptokinase, APSAC).

Voraussetzungen
- Personal:
  - NA: Eingehende Kenntnisse der EKG-Diagnostik (Ausnahme: Telemetrische EKG-Übertragung und Befundung durch Kardiologen), der Therapiestrategien bei Myokardinfarkt und der Behandlung möglicher Komplikationen sowie Praxis im Umgang mit Antifibrinolytika.
  - RD: Ausbildung als Rettungsassistent, Erfahrung in der i.v. Lyse.
- Technische Ausrüstung:
  - EKG mit der Möglichkeit zur Dokumentation von 12 Ableitungen (1-, 3-, 6- oder 12-Kanalgerät, ☞ auch 1.7.6).
  - Defibrillator.
  - Medikamente zur Behandlung möglicher Komplikationen des Myokardinfarktes (Arrhythmien, Schock) und der Lysetherapie (anaphylaktische Reaktion, Blutdruckabfall, Volumenmangel).

Indikationen der präklinischen Lyse

- Nachweis eines akuten Myokardinfarktes:
  - Typische Klinik, d. h. Infarktsymptome > 20 Min., fehlendes Ansprechen auf Nitroglycerin.
  - EKG-Veränderungen: ST-Streckenhebungen von $\geq 0{,}1$ mV in 2 Extremitätenableitungen oder von $\geq 0{,}2$ mV in 2 benachbarten Brustwandableitungen.
  - Anamneseerhebung: Infarktzeit < 6 h?
  - Evtl. Troponin-T-Test (☞ 1.7.7).
- Situationen, in denen durch den Verzicht auf eine präklinische Lyse ein Zeitnachteil von > 60 Min. entsteht.

Kontraindikationen der präklinischen Lyse

Absolute Kontraindikationen: Unkontrollierte Hypertonie (RR_{syst} > 200 mm Hg, $RR_{diastol}$ > 120 mm Hg), größere OP oder Trauma in den letzten 2 Wochen, aktive innere Blutung.

Relevante Kontraindikationen: Unmittelbar vorausgegangene i.m. Injektion oder arterielle Punktion, nichtkomprimierbare Gefäßpunktion, hämorrhagische Diathese, Schlaganfall vor 3–6 Monaten, Schwangerschaft vor der 18. Woche, Marcumar®-Therapie.

Relative Kontraindikationen: In der Anamnese Magen-Darm-Ulzera, liegender Katheter, Streptokokkeninfekte < 3 Monate (nur Streptokinase und APSAC), Lyse mit Streptokinase oder APSAC < 3 Monate.

!
- Aufklärung und Einverständnis des Patienten einholen und dokumentieren.
- Bei bewusstseinsgetrübten Patienten entfällt die Einholung des Einverständnisses („Geschäftsführung ohne Auftrag", ☞ 1.4.1).
- Auch bei Berücksichtigung der Nebenwirkungen ist eine Lyse bei Patienten > 75 J. sinnvoll, sofern keine gravierende Grundkrankheit besteht.
- Das präklinische Lyseregime (Medikament, Dosierung, Begleitmedikation; Vorverständigung der Intensivstation) sollte mit den potenziellen Aufnahmekliniken des Notarztbezirkes abgesprochen sein.
- Vor der Lyse 60 IE/kg KG Heparin i.v., max. 4 000 IE.

- Bei Patienten mit akutem Myokardinfarkt und **erfolgreicher** Reanimation ist eine PTCA in der Klinik einer Lyse vorzuziehen (Reduktion der Blutungskomplikationen).
- Bei unspezifischen EKG-Veränderungen wie ST-Senkung oder T-Negativierung keine Lyseindikation.
- Bei Patienten mit nicht genau datierbarem Schmerzbeginn oder schmerzfreiem Intervall keine präklinische Lyse.
- Lyse-Medikamente, die als Bolus verabreicht werden können, sind präklinisch besonders praktikabel.

Tab. 5.2 Präklinische Fibrinolyse bei akutem Myokardinfarkt

Substanz	Dosis	Applikationszeit
Streptokinase (z. B. Kabikinase®)	1,5 Mio. E	In 60 Min.
Anistreplase (APSAC, z. B. Eminase®)	30 mg	In 5 Min.
Alteplase (rt-PA, z. B. Actilyse®)	100 mg	15 mg Bolus, dann 50 mg in 30 Min., dann 35 mg in 60 Min.
Urokinase (z. B. Actosolv®)	2–3 Mio. E	In 60 Min.
Reteplase (z. B. Rapilysin®)	20 E	10 E als Bolus, nach 30 Min. Wiederholung
Tenecteplase (z. B. Metalyse®)	30 (< 60 kg KG)–50 (> 90 kg KG) mg	In 10 s

Gefäßnotfälle

Inhalt

Ernst A. Spitzenpfeil _ Peter Plantiko _ Ina Horn

- 234 **6.1 Akuter arterieller Extremitätengefäßverschluss**
- 235 **6.2 Akuter venöser Gefäßverschluss**
- 236 6.2.1 Phlegmasia coerulea dolens
- 237 **6.3 Direkte Gefäßverletzungen**
- 239 **6.4 Stumpfe Gefäßschäden**
- 240 **6.5 Aortenruptur und Aortenaneurysmaruptur**

Peter Plantiko und Ina Horn

6.1 Akuter arterieller Extremitätengefäßverschluss

Symptomatik

Bei vollständigem Ischämiesyndrom „6 P" in dem betroffenen Areal (Ausprägung abhängig von der Ursache, Zeitdauer des Verschlusses und der bestehenden Kollateralisation):

- Plötzlich einsetzender und äußerst starker Schmerz (pain).
- Pulslosigkeit distal des Verschlusses (pulselessness).
- Blässe (paleness, pallor), nach einigen Stunden Marmorierung, Zyanose.
- Parästhesie.
- Schwäche bzw. Bewegungsunfähigkeit (paralysis).
- Schock (prostration).
- Zusätzlich: Abkühlung der betroffenen Extremität.

Kurzanamnese

- PAVK, Herzerkrankungen, Rhythmusstörungen (v. a. Vorhofflimmern).
- Z. n. Bypass- oder Herzklappen-OP.

Sofortdiagnostik

- Basischeck (☞ 4.1.2).
- Puls, SpO$_2$, RR, EKG (Vorhofflimmern?).
- „6 P" s. o.
- Auskultation: Herz: absolute Arrhythmie, Strömungsgeräusche, evtl. Klappenklick.

Sofortmaßnahmen

- O$_2$-Gabe (☞ 1.7.3).
- Extremität tief lagern.
- I.v. Zugang mit Infusion (z. B. Ringer-Lösung, ggf. HÄS).
- Watteverband zur Abpolsterung.
- Schmerzbekämpfung: Morphin 5–10 mg i.v., ggf. Wiederholung.
- Heparin 5 000–10 000 IE i.v.

Transport

Immer unverzüglicher Transport in die nächste chirurgische Klinik. Vakuummatratze zur Verminderung von Erschütterungen verwenden → Schmerzreduktion.

Prinzipien der Weiterbehandlung

Arterienduplexuntersuchung, Angiographie, Embolektomie innerhalb 6 h, Endarteriektomie, Bypass-OP, Fibrinolyse, Vollheparinisierung bei Kontraindikationen zur Lysetherapie, ggf. Gliedmaßenamputation, Abklärung und Behandlung der Ursachen.

6 Akuter venöser Gefäßverschluss

Differenzialdiagnose

Phlegmasia coerulea dolens (☞ 6.2.1), akute periphere Neuropathie (z. B. Bandscheibenprolaps: Keine Blässe, Pulse vorhanden), akute tiefe Beinvenenthrombose (Ödem, eher Überwärmung, Extremität livide verfärbt im Gegensatz zur Blässe bei akutem arteriellen Verschluss), Arterienspasmus (Einnahme von Ergotaminpräparaten, posttraumatisch).

! Komplikationen

Muskelnekrosen, Gliedmaßenverlust durch Gangrän.

- Keine direkte Wärme- (z. B. Wärmflasche).
- Keine i.m. Injektionen (evtl. Lysetherapie).
- Keine Vasodilatatoren (steal effekt).
- **Cave:** HÄS bei Herzinsuffizienz → Lungenödem!

Peter Plantiko und Ina Horn

6.2 Akuter venöser Gefäßverschluss

Symptomatik

- Schwere- und Spannungsgefühl in der betroffenen Extremität.
- Ziehende Schmerzen im Bereich der betroffenen Extremität.

Kurzanamnese

- Immobilisation, z. B. Z.n. OP, längerer Reise, Paresen, Altersschwäche, Gravidität, Geburt.
- Phlebitiden.
- Gerinnungsstörung, Ovulationshemmer (v.a. in Kombination mit Nikotinabusus), Gravidität, Wochenbett, Lebererkrankungen, Tumoren (paraneoplastisch), Steroide, forcierte Diurese mit Exsikkose.
- Bei Armthrombose (Paget-von-Schroetter-Syndrom): Halsrippe, nach sportlichem Armeinsatz.

Sofortdiagnostik

- Basischeck (☞ 4.1.2).
- Puls, SpO_2, RR, EKG.
- Inspektion:
- Blau-livide Glanzhaut, evtl. sichtbarer Umgehungskreislauf.
- Schwellung (Umfangsdifferenz der Extremitäten bestimmen).
- Palpation: Druckschmerz der betroffenen Extremität.
- Evtl. Überwärmung.
- Bei tiefer Beinvenenthrombose: Schmerzen in der Wade bei Dorsalflexion des Fußes (Homann-Zeichen) oder Druck auf die Fußsohle (Payr-Zeichen). Lowenberg-Zeichen: RR-Manschette um beide Unterschenkel wickeln und aufpumpen → starke Schmerzentwicklung bereits bei niedrigen Druckwerten auf der Seite der Thrombose.

Sofortmaßnahmen

- O_2-Gabe (1.7.3).
- Extremität hochlagern und ruhigstellen.
- I.v. Zugang mit Infusion (z. B. Ringer-Lösung).
- Ggf. Analgesie mit z. B. 100 mg Tramadol i.v. (z. B. Tramal®).
- Bei relativ sicherer Diagnose 5 000–10 000 IE Heparin i.v.; Schwangere 5 000 IE.

Transport

Immer Transport in eine internistische Abteilung bzw. nach Möglichkeit in ein Krankenhaus mit (gefäß-)chirurgischer Abteilung (falls Thrombektomie, v. a. bei V.-iliaca- oder V.-cava-Verschluss, erforderlich).

Prinzipien der Weiterbehandlung

Duplexsonographie, Phlebographie, Lysetherapie, Vollheparinisierung bei Kontraindikationen zur Lyse, Thrombektomie, Implantation eines V.-cava-Schirm, Ursachenabklärung.

Differenzialdiagnose

Oberflächliche Thrombophlebitis, Lymphödem, kardiale, renale Ödeme. Postthrombotisches Syndrom, Erysipel, posttraumatische Schwellung, Bakerzyste (evtl. rupturiert), arterieller Verschluss.

! Komplikationen
Lungenembolie, postthrombotisches Syndrom.

 Keine i.m. Injektionen (evtl. Lysetherapie).

6.2.1 Phlegmasia coerulea dolens

Fulminant verlaufende Thrombose des gesamten Venensystems einer Extremität mit Ausbildung einer Ischämie durch verhinderte arterielle Zirkulation.

Symptomatik

- Stärkste Schmerzen im Bein, v. a. nachts, beim Auftreten oder Husten.
- Häufig stärkste Rückenschmerzen mit Schocksymptomatik.
- Parästhesien („Ameisenlaufen", „schwere Beine").

Kurzanamnese

- Wie bei akutem venösem Gefäßverschluss (6.2).
- Thrombophlebitis.

Sofortdiagnostik

- Basischeck (4.1.2).
- Puls, SpO_2, RR, EKG.
- Schockzeichen?

Direkte Gefäßverletzungen

- Inspektion:
  - Rasch auftretendes, massives Ödem.
  - Livide, lageunabhängige Hautverfärbung.
  - Schmerzhafte, gestaute, gerötete, oberflächliche Venen.
- Zehen bewegen lassen → herabgesetzte Motorik.
- Abkühlung der betroffenen Extremität.
- Pulsverlust bei extremer Ödembildung.

Sofortmaßnahmen

- O_2-Gabe (☞ 1.7.3).
- Sofortige Immobilisation (Vakuummatratze).
- Extremität hochlagern.
- I.v. Zugang mit Infusion (z. B. Ringer-Lösung, ggf. HÄS).
- Analgesie z. B. mit 5–10 mg Morphin i.v., ggf. Wiederholung.
- 7 500–10 000 IE Heparin i.v.; Schwangere 5 000 IE.
- Ggf. Intubation (☞ 3.4.4), Beatmung (☞ 3.4.8) und Narkose (☞ 3.3).
- Ggf. Schockbekämpfung (☞ 5.9).

Transport

Immer sofortiger Transport in die nächste (gefäß-)chirurgische Abteilung.

Prinzipien der Weiterbehandlung

In der Akutphase Thrombektomie, ansonsten Fibrinolysetherapie oder bei Kontraindikationen Vollheparinisierung, ggf. Faszienspaltung bei Kompartmentsyndrom, evtl. Amputation bei Gangrän, Schockbekämpfung.

! **Komplikationen**
Hypovolämischer Schock, Kompartmentsyndrom, Gangrän, Lungenembolie, postthrombotisches Syndrom.

💣 Keine i.m. Injektionen (evtl. Lysetherapie).

Ernst A. Spitzenpfeil

6.3 Direkte Gefäßverletzungen

Symptomatik

- Blutung, evtl. Hämatom.
- Schockzeichen?

Kurzanamnese

- Direkte Gewalteinwirkung wie z. B. Schnitt, Stich, Schuss.
- Offene Fraktur oder Amputationsverletzung.
- Zeitpunkt der Gefäßverletzung (Abschätzen des Blutverlustes)?
- Verletzungsentstehung (Möglichkeit des Suizides: Typische Lokalisation an Handgelenken)?

Sofortdiagnostik

- Basischeck (☞ 4.1.2).
- Puls, SpO$_2$, RR, EKG.
- Inspektion:
- Spritzende arterielle oder kontinuierliche venöse Blutung.
- Schnell zunehmendes Hämatom bei geschlossener Gefäßverletzung.
- Evtl. distale Ischämie bei arterieller Verletzung.
- Pulse der betroffenen im Vergleich zur nicht betroffenen Extremität tasten (**cave:** Beidseitiges Fehlen des Pulses bei Zentralisation im Schock!) bzw. kapilläre Füllungszeit im Seitenvergleich bestimmen.
- Motorik und Sensibilität distal der Verletzungsstelle (Begleitverletzungen, z. B. Frakturen oder Nervenverletzungen)?

Sofortmaßnahmen

- Kompression:
- Druckverband (☞ 2.6).
- Bei schweren Extremitätenblutungen RR-Manschette proximal der Verletzung anlegen, über systolischen Blutdruck aufpumpen, dann Druckverband anlegen und Manschette wieder entleeren.
- Falls ein Druckverband technisch nicht möglich ist (sehr proximal gelegene Verletzungen): Manuelle Dauerkompression der Blutungsstelle (durch Helfer).
- Alternativ auch Kompression der zuführenden Arterie möglich: A. femoralis unterhalb des Leistenbandes, A. brachialis medial am Humerus.
- Nur als **ultima ratio** bei bedrohlicher arterieller Blutung („life before limb"), wenn diese durch andere Maßnahmen nicht gestoppt werden kann (evtl. bei Amputationsverletzungen): Abbinden mit möglichst breitem Torniquet (z. B. RR-Manschette, Krawatte). Beginn der Abbindung dokumentieren. **Cave:** Zusätzliche proximale Ischämie, Thrombosegefahr durch Blockade des venösen Rückstromes!
- O$_2$-Gabe (☞ 1.7.3).
- Mindestens 1 großlumiger i.v. Zugang mit Infusion (z. B. Ringer-Lösung, ggf. HÄS).
- Analgesie z. B. mit 0,1-mg-Fentanyl-Boli (Schmerzen → Unruhe → Blutungsverstärkung).
- Bereits den V.a. Gefäßschäden dokumentieren (v. a. beim Polytrauma werden diese Verletzungen auch in der Klinik bisweilen übersehen, wenn andere Verletzungen – vielleicht auch nur scheinbar – im Vordergrund stehen).

Transport

Bei stärkerer Blutung, V.a. Nervenverletzung oder V.a. Verletzung eines größeren Gefäßes Transport in Klinik mit gefäßchirurgischer Abteilung.

Prinzipien der Weiterbehandlung

Dopplersonographische Untersuchung der Extremitätendurchblutung, angiographische Lokalisationsdiagnostik. Schnellstmögliche Rekonstruktion der Gefäßstrombahn durch direkte Anastomose der Stümpfe, Venen- oder Kunststoffinterponat (nicht bei offener oder penetrierender Wunde wegen Infektionsgefahr).

- Fremdkörper (z. B. Messer) in der Wunde belassen („Tamponadeeffekt").
- Bei Hypotonie des Patienten ist evtl. der eigene Puls fälschlich als schwacher Puls des Patienten zu „tasten" → im Zweifelsfall gleichzeitig eigenen Puls zum Vergleich an der A. carotis palpieren!
- Infusion nicht auf der betroffenen Seite legen (häufig begleitende Venenverletzung → Flüssigkeitsverlust in das Gewebe).
- Keine Klemmen oder Ligaturen setzen (zusätzliche Schädigung von Nerven- und Gefäßstrukturen). Ausnahme: Als **ultima ratio** z. B. bei Beckenzerreißung mit abgerissener A. iliaca („life before limb").

Ernst A. Spitzenpfeil

6.4 Stumpfe Gefäßschäden

Symptomatik
- Hämatom (Verfärbung, Fluktuation).
- Evtl. Schockzeichen?

Kurzanamnese
- Schlag oder Stoß.
- Dezelerationstrauma (Aorta).
- Gelenksluxation (Gefäßüberdehnung).
- Z.n. Trauma (Gefäßspasmus).

Sofortdiagnostik
- Basischeck (☞ 4.1.2).
- Puls, SpO_2, RR (im Seitenvergleich und im Vergleich zwischen oberen und unteren Extremitäten), EKG.
- Inspektion: Evtl. Ischämiezeichen distal des Gefäßschadens.
- Pulse der betroffenen im Vergleich zur nicht betroffenen Extremität abgeschwächt oder fehlend.
- Inspektion der Anal- und Schamgegend: Einblutung bei Beckenzertrümmerung → evtl. zusätzliche Gefäßverletzung (häufig!).

Sofortmaßnahmen
- Wenn die Verletzung lokalisiert werden kann, Vorgehen wie bei direkter Gefäßverletzung (☞ 6.3).
- Bei V.a. stumpfe Gefäßverletzung an Extremitäten ohne Möglichkeit der Lokalisation und progredienter Schocksymptomatik als **ultima ratio** proximal an der betroffenen Extremität RR-Manschette anlegen und über systolischen Blutdruck aufpumpen.
- I.v. Zugang mit Infusion (z. B. Ringer-Lösung, ggf. HÄS).
- O_2-Gabe (☞ 1.7.3).

Transport
Immer Transport in Klinik mit gefäßchirurgischer Abteilung.

Prinzipien der Weiterbehandlung
Dopplersonographie, konventionelle Angiographie oder digitale Subtraktionsangiographie; CT bei Verdacht auf Aortenverletzung.

- Stumpfe Becken- oder Oberschenkelgefäßverletzungen (☞ 11.5) können massiven intravasalen Volumenverlust ohne Blutung nach außen verursachen. Evtl. minimale äußere Verletzungszeichen, trotzdem Gefahr des hypovolämischen Schocks.
- Drohender Extremitätenverlust bei übersehener Verletzung.

Ernst A. Spitzenpfeil

6.5 Aortenruptur und Aortenaneurysmaruptur

Definitionen
Aortenruptur: Traumatische, meist durch stumpfe Gewalteinwirkung entstandene Verletzung der Aortenwand.
Aortenaneurysmaruptur: Ruptur einer durch eine pathologissche Wandaussackung vorgeschädigten Aorta.

Symptomatik
- Rücken-Schulter-Schmerz.
- Rückenschmerzen mit Ausstrahlung in das Gesäß (bei perforiertem abdominellem Aortenaneurysma). **Cave:** Fehldiagnose Bandscheibenprolaps!
- Dyspnoe.
- Heiserkeit und Schluckstörung bei ausgedehntem mediastinalen Hämatom.
- Schockzeichen.

Kurzanamnese
- Dezelerationstrauma.
- Arteriosklerotische Vorerkrankungen (Risikofaktoren z.B. Nikotinabusus, Hypertonie, Hyperlipidämie).

Sofortdiagnostik
- Basischeck (☞ 4.1.2).
- Puls, SpO$_2$, RR (an Oberarm und Oberschenkel → Differenz zwischen oberer und unterer Extremität), EKG.
- Auskultation: Vermindertes Atemgeräusch bei Hämatothorax, evtl. „schwirrendes" Geräusch über dem Abdomen.

- Palpation:
  - Fehlende oder abgeschwächte Leistenpulse. **Cave:** Vorhandene Leistenpulse sprechen **nicht** gegen ein perforiertes Aortenaneurysma!
  - Pulsierender Tumor im Abdomen (vorsichtig palpieren).
- **Vorsichtige** Palpation des Abdomens (pulsierender Tumor).

Sofortmaßnahmen

- Mehrere möglichst großlumige i.v. Zugänge mit Infusion (z. B. Ringer-Lösung und HÄS) zur massiven Volumenersatztherapie (bei Volumengabe beachten: RR_{systol} ca. 90 mm Hg primär ausreichend!).
- O_2-Gabe (☞ 1.7.3).
- Intubation (☞ 3.4.4) und Beatmung (☞ 3.4.8), Blutdrucksenkung (☞ 5.7).
- Analgesie z. B. mit 0,1-mg-Fentanyl-Boli (Schmerzen → Druckanstieg → Blutungsverstärkung).
- Bei Beatmungsproblemen (hoher Beatmungsdruck trotz ausreichender Relaxation, schlechte Oxygenierung) als **ultima ratio:** Thoraxdrainage in Bülau-Position bds. (☞ 2.9.1), **cave:** Paravertebrale Anlage der Thoraxdrainage → Zerreißung der schützenden Pleura → Umwandlung einer gedeckten in eine offene Ruptur → Verblutungstod.

Transport

Immer unverzüglicher Transport in Klinik der Maximalversorgung mit gefäßchirurgischer Abteilung, bei thorakalem Aneurysma mit herzchirurgischer Abteilung.

Differenzialdiagnose

Herzinfarkt (☞ 5.2), Lungenembolie (☞ 7.4), akutes Abdomen (☞ 15.2).

> - Eine Überlebenschance besteht bei einer Aorten- oder Aortenaneurysmaruptur nur bei gedeckter Ruptur oder bei einer unvollständigen Wandruptur (Dissektion).
> - Relaxierung nur wenn unbedingt erforderlich, da durch die Muskelerschlaffung mehr Raum für eine weitere Blutung geschaffen wird.

Bei V.a. Aortenruptur Abdomen nur sehr vorsichtig palpieren (Gefahr der sekundär freien Ruptur einer primär gedeckten Ruptur).

Respiratorische Notfälle

7

Inhalt

Ulrich v. Hintzenstern _ Tomas Köhnlein _Tobias Welte _ Gunther Wiesner _
Klaus-Joachim Wild

244	**7.1**	**Leitsymptome**	251 **7.4**	**Akute Lungenembolie**
244	7.1.1	Dyspnoe	254 **7.5**	**Lungenödem**
244	7.1.2	Thoraxschmerzen	256 **7.6**	**Hyperventilationssyndrom**
244	7.1.3	Husten	257 **7.7**	**Spontanpneumothorax**
247	**7.2**	**Asthma bronchiale**		**("geschlossener"**
249	**7.3**	**Pneumonie**		**Pneumothorax)**

7 Respiratorische Notfälle

Ulrich v. Hintzenstern

7.1 Leitsymptome

7.1.1 Dyspnoe

- **Dyspnoe:** Subjektives Gefühl der Atemnot („Lufthunger") bzw. einer vermehrten Atemarbeit.
- **Tachypnoe:** Atemfrequenz > 20/Min., z.B. bei Lungenembolie (☞ 7.4), Pneumonie (☞ 7.3), Lungenödem (☞ 7.5), Hyperventilationssyndrom (☞ 7.6), Spannungspneumothorax (☞ 7.7).
- **Orthopnoe:** Stärkste Dyspnoe, die sich beim Aufsetzen unter Einsatz der Atemhilfsmuskulatur bessert; meist bei Linksherzinsuffizienz (☞ 5.3).

7.1.2 Thoraxschmerzen

! Fast alle Ursachen eines akuten Abdomens (☞ 15.2) können sich in einer überwiegend thorakalen Symptomatik äußern – und umgekehrt!

7.1.3 Husten

- Produktiver Husten (mit Auswurf): Z.B. bei Bronchitis oder Pneumonie (☞ 7.3).
- Unproduktiver Reizhusten (ohne Auswurf). Z.B. bei:
- Tracheareizung durch Fremdkörperaspiration (☞ 17.2.5).
- Atemwegsobstruktion durch Asthma bronchiale (☞ 7.2).
- Pleurareizung durch Pneumothorax (☞ 7.7) oder Lungenembolie (☞ 7.4).
- Akuter viraler Tracheitis oder Bronchitis (meist mit Symptomen eines grippalen Infektes wie Kopfschmerzen, Fieber, Gliederschmerzen, Schnupfen).
- Keuchhusten („Stakkato-Husten"); zusätzlich inspiratorischer Stridor, Erstickungsgefühl, evtl. Erbrechen.
- **Hämoptyse** (Bluthusten). Häufige Ursachen: Akute und chronische Entzündungen von Trachea und Bronchien, Bronchialkarzinom, Lungeninfarkt bei Lungenembolie (☞ 7.4) und gleichzeitiger Linksherzinsuffizienz (☞ 5.3).
- Seltene Ursachen: Thoraxtrauma (☞ 11.3) und Bronchusverletzungen, z.B. Rippenfraktur, Fremdkörperaspiration (☞ 17.2.5), Pneumonie (☞ 7.3), Tuberkulose.

! **Hämoptyse:** Blut ist teilweise schaumig. **Hämatemesis:** Blut ist niemals schaumig.

💣 Bei massiver Hämoptyse (Hämoptoe): Vermeidung von Atemwegsverlegungen → Kopftieflagerung, ggf. Intubation (☞ 3.4.4).

Leitsymptome

Tab. 7.1 Differenzialdiagnose der Dyspnoe

Auftreten	Symptome	Befunde	Besonderheiten	Störung	Verdachtsdiagnose
Variabel; meist schon frühere Anfälle	Exspiratorischer Stridor; Unruhe, Angst; quälender Hustenreiz	Giemen oder „silent lung"	Meist aufgrund inadäquater Therapie; Pat. kennt „seine" Diagnose bereits	Bronchialsystem	Asthma bronchiale (☞ 7.2)
Schlagartig	Thoraxschmerzen; Husten; Angst	Tachykardie; Tachypnoe	Risikofaktoren der venösen Thrombose	Pulmonalarterie	Akute Lungenembolie (☞ 7.4)
Innerhalb von Stunden	Husten	Feuchte RG über beiden Lungen	Meist aufgrund einer Linksherzinsuffizienz		Lungenödem (☞ 7.5)
Innerhalb von Tagen	Husten mit Auswurf	Fieber, klingende RG über dem betroffenen Abschnitt	Aufgrund von Infektionen, Noxen oder Kreislaufstörungen	Lungenparenchym	Pneumonie (☞ 7.3)
Abrupt im Zusammenhang mit Fremdkörperinkorporation, (Blut-)Erbrechen oder Blutung der oberen Luftwege	Husten	Abhängig von der Lokalisation des Fremdkörpers; Reste von Erbrochenem oder Blut im Mund	Meist Kinder, geistig behinderte oder ältere Menschen bzw. bei Bewusstlosigkeit	Tracheal- oder Bronchialsystem bzw. Lungenparenchym	Aspiration (☞ 17.2.5)
Schlagartig; gelegentlich bei plötzlicher Anstrengung oder Trauma	Einseitig stechender Thoraxschmerz, Hustenreiz	Abgeschwächtes Atemgeräusch, hypersonorer Klopfschall; Spannungspneu: Hypotonie	Meist junge gesunde Männer	Lungenkollaps	Pneumothorax (☞ 7.7)

7 Respiratorische Notfälle

Tab. 7.1 Fortsetzung

Auftreten	Symptome	Befunde	Besonderheiten	Störung	Verdachtsdiagnose
Nach Trauma	Atemabhängige Schmerzen	Paradoxe Atmung	Oft zusätzlicher Pneumothorax	Brustkorbverletzung	Instabiler Thorax (☞ 11.3)
Plötzlich in Stresssituation; ähnliche Anfälle in der Vorgeschichte	Periorale und karpopedale Parästhesien	Tetanie	Besserung durch Beruhigung	Meist psychogen	Hyperventilationssyndrom (☞ 7.6)

Tab. 7.2 Differenzialdiagnose der Thoraxschmerzen

Symptome	Befunde	Besonderheiten	Verdachtsdiagnose
Retrosternaler Schmerz von kurzer Dauer, evtl. mit Ausstrahlung; Dyspnoe, Schweißausbruch	Besserung auf Nitrospray	Häufig nach physischer oder psychischer Belastung	Angina pectoris (☞ 5.1)
Angina-pectoris-Beschwerden von langer Dauer; Angst, Übelkeit	Nitroresistenz	s.o.	Myokardinfarkt (☞ 5.2)
Umschriebene thorakale Schmerzen; Atemnot, Angst, Husten	Tachypnoe, evtl. Fieber	Typische Risikofaktoren, z. B. phlebologische Erkrankungen, Immobilisation	Lungenembolie (☞ 7.4)
Akuter, stechender Thoraxschmerz (atemabhängig), Atemnot, Hustenreiz	Asymmetrische Thoraxexkursion; Auskultation: Abgeschwächtes Atemgeräusch	Z.n. Trauma, pulmonalen Vorerkrankungen oder idiopathisch	Pneumothorax (☞ 7.7, 11.3)
Atem-, evtl. bewegungsabhängige, umschriebene thorakale Schmerzen	Auskultation: Atemabhängiges Reibegeräusch	Meist sekundär, z. B. bei Pneumonie, Tbc, Lungeninfarkt, Bronchialkarzinom	Pleuritis
Rücken-Schulter-Schmerz; Schock	RR-Differenz zwischen oberer und unterer Extremität	Z.n. Dezelerationstrauma; Arteriosklerose	Aneurysmaruptur (☞ 6.5)

Tab. 7.2 Fortsetzung

Symptome	Befunde	Besonderheiten	Verdachtsdiagnose
Gürtelförmig oder segmental begrenzte Schmerzareale	Druckschmerz im Bereich der irritierten Nn. intercostales	Häufig bei Herpes zoster, Rippenerkrankungen (z. B. Periostitis) oder Wirbelsäulenveränderungen	Interkostalneuralgie
Bewegungs- oder haltungsabhängige Myalgien und Nervenirritationen	Beschwerden oft durch manuellen Druck auf Sternum oder Thorax verstärkbar	Evtl. nach längerem Liegen, belastungsunabhängig; Z.n. Degeneration der WS	HWS/BWS-Syndrom

Klaus-Joachim Wild

7.2 Asthma bronchiale

Anfallsweise auftretende Atemnot durch Atemwegsobstruktion (Bronchospasmus, Schleimsekretion oder Bronchialwandödem) auf dem Boden eines hyperreagiblen Bronchialsystems.

Symptomatik
- Anfallsweise Atemnot mit exspiratorischem Stridor.
- Orthopnoe mit Einsatz der Atemhilfsmuskulatur.
- Quälender Hustenreiz.
- Tachykardie und eventuell Hypertonie.
- Unruhe, Angst und Schweißausbruch.
- Verwirrtheit, Somnolenz.
- Patient kann keinen vollständigen Satz zu Ende sprechen.

Kurzanamnese
- Asthma bronchiale bekannt.
- Respiratorischer Infekt.
- Medikamentöse Auslöser (β-Blocker, Azetylsalizylsäure).
- Allergenexposition.
- Chemische oder physikalische Irritation (Staub, kalte Luft).
- Emotionale Erregung.

Sofortdiagnostik
- Basischeck (☞ 4.1.2).
- Puls ($\uparrow$), SpO$_2$ ($\downarrow$), RR ($\uparrow$), EKG.

- Inspektion:
  - Zyanose.
  - Halsvenenstauung, periphere Ödeme.
  - Inspiratorisch: Interkostale Einziehungen, exspiratorisch: Auswärtsbewegung des Abdomens.
- Auskultation:
  - Verlängertes Exspirium, Giemen, Brummen, Pfeifen.
  - Fehlendes Atemgeräusch (silent lung).
- Perkussion: Hypersonorer Klopfschall.

Sofortmaßnahmen
- Beruhigender Zuspruch.
- Sitzende Lagerung.
- Beengende Kleidung öffnen.
- I.v. Zugang mit Infusion (z. B. Ringer-Lösung); großzügige Flüssigkeitssubstitution.
- Vorsichtige O_2-Gabe (anfangs 2 l/Min. per Nasensonde, ☞ 1.7.3), beim Status asthmaticus großzügige Dosierung. **Cave:** Bei Hyperkapnie ist Hypoxie oft einziger Atemantrieb, mögliche Hemmung durch O_2 → auf Zeichen der Atemdepression achten, Intubationsbereitschaft.
- $β_2$-Sympathomimetika-Aerosol (bei Herzfrequenz < 130), z. B. 2–3 Hübe Fenoterol (Berotec®) alle 10 Min.
- Kortikoide, z. B. Prednisolon (Solu-Decortin H®) 50–250 mg i.v.
- Theophyllin 0,24–0,48 g (Euphyllin®) langsam i.v., weiter mit 1 mg/kg KG/h Erhaltungsdosis; Dosisreduktion bei bereits bestehender Dauertherapie erforderlich.
- $β_2$-Sympathomimetika s.c. oder langsam i.v. (nur stark verdünnt), z. B. Terbutalin 0,5 mg (Bricanyl®) bzw. Reproterol (Bronchospasmin®) 1 Amp. (0,09 mg) langsam i.v.; ggf. Perfusor mit 5 Amp. auf 50 ml NaCl 0,9 %: 2–10 ml/h, d. h. 0,018–0,09 mg/h.
- Ggf. vorsichtige Sedierung mit fraktionierten Gaben von z. B. 25 mg Promethazin (z. B. Atosil®) i.v. Keine Sedativa mit langer HWZ und muskelrelaxierender Wirkung (z. B. Diazepam)!
- Nur bei Therapieresistenz (totale muskuläre Erschöpfung, hypoxisch verursachter Bewusstseinsverlust, ausgeprägte Zyanose, Bradykardie, Arrhythmie):
  - Intubation (☞ 3.4.4), Beatmung (☞ 3.4.8), Narkose (☞ 3.3).
  - Einleitungshypnotikum: Ketamin (Ketanest®), 3 mg/kg KG i.v., danach ggf. 100–200 mg/h über Perfusor in Kombination mit einem Benzodiazepin, z. B. 7,5–15 mg/h Midazolam (Dormicum®).
  - Beatmungsparameter: Atemzugvolumen ca. 8 ml/kg KG, f = 10, I : E = 1 : 2 bis 1 : 1, möglichst niedriger inspiratorischer Flow bzw. Arbeitsdruck.

Transport
Immer Transport in die nächste internistische Abteilung. Bei Stabilisierung des Zustands schonender Transport auch ohne Sondersignale möglich, bei drohenden bzw. bereits eingetretenen Komplikationen rascher Transport mit Sondersignalen.

Pneumonie

Prinzipien der Weiterbehandlung

Therapie respiratorischer Infekte, Kombinationstherapie (Steroide, β_2-Sympathomimetika, Theophyllin etc.) nach Stufenplan, Expektoranzien, Atem-Physiotherapie, Hyposensibilisierung, Patientenschulung, evtl. Psychotherapie.

Differenzialdiagnose

- Infektbedingte Exazerbation einer COLD (chronic obstructive lung disease).
- Kardiales Lungenödem (☞ 7.5): Herzinsuffizienz bekannt?
- Lungenembolie (☞ 7.4): Stechender thorakaler Schmerz, Z.n. Phlebothrombose, OP, Immobilisierung.
- Pneumothorax (☞ 7.7): Einseitig fehlendes Atemgeräusch, hypersonorer Klopfschall.
- Aspiration (☞ 17.2.5): Anamnestische Hinweise, inspiratorischer Stridor.
- Reizgasinhalation (☞ 9.7.1): Anamnestische Hinweise.

- Sämtliche Maßnahmen ohne Hektik durchführen und dem Patienten in Ruhe erklären → Angstreduktion.
- Komplikationen durch Hypoxie: Tachykardie, Rhythmusstörungen, akutes Rechtsherzversagen.
- Nach länger dauernden Asthmaepisoden besteht meist Dehydratation (Schwitzen; Tachypnoe → Wasserverlust über die Lungen) → großzügige Infusionsgabe.

- β-Blocker sind kontraindiziert.
- β_2-Sympathomimetika und Theophyllin nur unter Pulskontrolle geben. Bei Tachykardie > 130/Min. keine weitere Applikation.
- CO_2-Narkose und Bewusstseinsverlust mit Atemstillstand durch Sedativa und O_2-Gabe möglich → Intubationsbereitschaft.
- Möglichst großlumigen Tubus verwenden (→ einfacheres weaning).
- ! Gefahr einer zu flachen Narkose beim Asthmatiker → Medikamente ausreichend dosieren
- Bei Schwangeren Therapie wie bei sonstigen Asthmatikerinnen.
- Bei Anlage eines Subklaviakatheters erhöhte Pneumothoraxgefahr.

Klaus-Joachim Wild

7.3 Pneumonie

Symptomatik

- Plötzlich oder allmählich beginnende Atemnot mit „Nasenflügeln".
- Tachypnoe.
- Husten (produktiver Husten mit rotbraunem, im Verlauf gelblichem Sputum → bakterielle Pneumonie, trockener Husten mit spärlichem Auswurf → virale Pneumonie).
- Fieber, Schüttelfrost.
- Atemabhängiger Thoraxschmerz bei Begleitpleuritis mit Fortleitung in das Abdomen (v.a. bei Kleinkindern).
- Verwirrtheitszustände bedingt durch Exsikkose (v.a. bei älteren Patienten).
- Appetitlosigkeit, Erbrechen, Übelkeit, Myalgie.

Kurzanamnese

- Alter oft < 1 J. oder > 60 J.
- Kardiale oder pulmonale Vorerkrankung (kardiale Stauung, COLD, Bronchialkarzinom).
- Reduzierter Immunstatus (Tumorleiden, HIV-Infektion, Therapie mit Immunsuppressiva oder Zytostatika, Alkoholismus, Diabetes mellitus).

Sofortdiagnostik

- Basischeck (☞ 4.1.2).
- Puls, SpO_2, RR, EKG.
- Dyspnoe mit Nasenflügeln.
- Zyanose.
- Fieber.
- Zeichen der Exsikkose (verminderter Hautturgor, trockene Zunge, halonierte Augen).
- Tachykardie.
- Auswurf (weißlich, gelb-grünlich).
- Perkussion: gedämpfter Klopfschall.
- Auskultation: Bronchialatmen (Exspiration lauter, länger und höher als Inspiration), inspiratorisch ohrnahe „klingende" RG.

Sofortmaßnahmen

- Oberkörperhochlagerung.
- O_2-Gabe (☞ 1.7.3).
- I.v. Zugang mit Infusion (z. B. Ringer-Lösung).
- Bei hohem Fieber evtl. bei längerer Anfahrt Wadenwickel.

Transport

Immer Transport in die nächste internistische Abteilung. In der Regel schonender Transport auch ohne Sondersignale möglich außer bei drohenden kardiorespiratorischen Komplikationen.

Prinzipien der Weiterbehandlung

Rö-Thorax, Therapie der kardialen und respiratorischen Insuffizienz (ggf. Intubation und Beatmung), Erregernachweis → antibiotische Therapie, Ausschluss anderer Ursachen für pulmonales Infiltrat (z.B Tuberkulose, Bronchialkarzinom, Lungenmykose oder Infarktpneumonie).

Differenzialdiagnose

Bronchialkarzinom, Aspiration, Lungeninfarkt nach Lungenembolie (☞ 7.4), Lungentuberkulose, Lungenödem (☞ 7.5), ARDS.

> **!**
> - Komplikationen: Respiratorische Insuffizienz, toxisches Herz-Kreislauf-Versagen, Lungenembolie infolge Immobilisation.
> - Bauchschmerzen bei Kindern eventuell Hinweis für eine Pneumonie.
> - Negativer Auskultations- und Perkussionsbefund bei zentraler Pneumonie (→ Diagnosesicherung durch Rö-Thorax).

Tobias Welte und Thomas Köhnlein

7.4 Akute Lungenembolie

Plötzliche Verlegung von Anteilen der Lungenstrombahn durch Thromben überwiegend aus dem Einzugsgebiet der V. cava inferior, seltener durch Luft, Fett, Fremdkörper, Fruchtwasser, Gewebe- oder Tumorzellen oder septische Embolien.

Symptomatik

- Plötzlich einsetzende Atemnot.
- Thorakale Schmerzen:
- Umschrieben.
- Ausstrahlung in Schulter und Bauchwand.
- Häufig inspiratorisch verstärkter pleuritischer Schmerz.
- Bei rechtsventrikulärer Ischämie Angina pectoris-ähnliche Symptomatik.
- Angst, Unruhe, Beklemmungsgefühl.
- Husten (trocken und nicht produktiv).
- Synkopen, Krampfanfälle, Verwirrtheit, neurologische Ausfälle (HZV ↓ → sekundäre zerebrale Ischämie).
- Seltenere Symptome: Übelkeit, Erbrechen, Schwindel, Schweißausbruch, Hämoptysen.

Kurzanamnese

- Akute Phlebothrombose, meist im Bereich der Venen der unteren Extremität.
- Immobilisation (Bettlägerigkeit, eingegipste Frakturen, längere Reisen im Auto oder Flugzeug in sitzender Position).
- Auslösung der Lungenembolie evtl. durch plötzliche körperliche Anstrengung, das morgendliche Aufstehen oder die Druckerhöhung bei Defäkation.
- Chronische Herzinsuffizienz (Dauermedikation?).
- Hyperkoagulatorische Zustände (Tumorerkrankung, Schwangerschaft und postpartale Phase, Östrogentherapie, hormonelle Kontrazeption und zusätzlicher Nikotinabusus!).
- Anamnestisch Lungenembolien beim Patienten selbst oder in der Familie (Hinweis auf erblichen Koagulationsdefekt, ca. 25 % der Gesamtbevölkerung).
- Selten septische Embolien bei Schrittmacherträgern, Dialysepatienten mit infiziertem Shunt oder bei Suchtkranken mit i.v. Drogenmissbrauch.

Sofortdiagnostik

- Basischeck (☞ 4.1.2).
- Puls (↑), SpO_2 (↓), RR (↓), EKG (s. u.).
- Tachypnoe (Frequenz > 20/ Min.).
- Inspektion: Blasses, zyanotisches Hautkolorit. Bei der sehr seltenen nichtthrombotischen Fettembolie, z.B. nach Knochenverletzungen, Petechien am oberen Thorax und an den Armen.

- Auskultation:
  - Pulmonal: Meist kein pathologischer Befund, Zeichen wie Entfaltungsknistern, selten lokalisiertes Giemen, Pleurareiben und basale Dämpfung infolge eines Pleuraergusses bei Lungeninfarkt treten i. d. R. erst später im Verlauf (ab 3. Tag) auf.
  - Kardial: Evtl. betonter oder gespaltener 2. Herzton, 3. Herzton, Galopprhythmus.
- Hypokapnie, Hypoxämie (SpO_2 < 90 %), eventuell bei Hyperventilation auch Normoxämie.
- EKG: Oft normal oder unspezifisch verändert:
  - EKG mit 3 Ableitungen: Sinustachykardie, Vorhoftachykardie (häufig Vorhofflattern mit 2 : 1-Überleitung, Vorhofflimmern).
  - EKG mit 12 Ableitungen: Altersuntypischer Rechts- oder Steiltyp, Lagetypwechsel nach rechts gegenüber Vor-EKG, S1Q3- oder S1S2S3-Typ, kompletter oder inkompletter Rechtsschenkelblock, T-Negativierung rechts präkordial (V_1–V_3); ST-Hebung in V1/2 (EKG-Veränderungen sprechen immer für eine schwere Lungenembolie).
- Bei fulminanter Lungenembolie: Kardiogener Schock (☞ 5.9) oder Herz-Kreislaufstillstand (☞ 5.3).

Sofortmaßnahmen

Basismaßnahmen

- Oberkörperhochlagerung in halbsitzender Position.
- Strikte Immobilisierung.
- O_2-Gabe (☞ 1.7.3).
- I.v. Zugang mit Infusion (z. B. Ringer-Lösung).
- Ggf. Analgesie mit fraktionierten Gaben von 5–10 mg Morphin i.v.
- Bei zunehmender respiratorischer Insuffizienz: Intubation (☞ 3.4.4), Beatmung (☞ 3.4.8) und Narkose (☞ 3.3).
- Ggf. Kreislaufstabilisierung mit Katecholaminen, z. B. Dobutamin (z. B. Dobutrex®) 1,5–15 µg/kg KG/Min., Noradrenalin (z. B. Arterenol®) 0,1–1 µg/kg KG/Min.

Erweiterte Maßnahmen

Bei stabiler Kreislaufsituation und nicht lebensbedrohlicher Blutgassituation Antikoagulation.
Bei Schock oder schwerer Hypoxämie Thrombolyse.
Kontraindikationen für Thrombolyse beachten!

- **Absolute Kontraindikationen:** Z.n. intrazerebraler Blutung, Apoplex oder OP am ZNS in den ersten Wochen bis zu 2 Monaten nach dem Ereignis, zerebrale Tumoren oder Gefäßanomalien, manifeste gastrointestinale Blutungsquelle aus Ulzera, Ösophagusvarizen oder Tumoren; Schwangerschaft und postpartal (nicht für Heparin).
- **Relative Kontraindikationen:** Z.n. größeren chirurgischen Eingriffen oder Trauma, latente Blutungsgefahr aus dem Magen-Darm- und Urogenitaltrakt, unbehandelter arterieller Hypertonus.

Indikation und Durchführung:

- **Antikoagulation** mit Heparin bei hoch wahrscheinlicher Verdachtsdiagnose Lungenembolie und niedrigem Blutungsrisiko: 5 000–10 000 IE Heparin (z. B. Liquemin N®) i.v. als Bolus, anschließend 500 IE Heparin/kg KG/h. Alternativ kann niedermolekulares Heparin s.c. gewählt werden (200 IE Anti Xa /kg KG/d).

Akute Lungenembolie

7.4

- **Thrombolyse** bei dringendem V.a. Lungenembolie unter Reanimationsbedingungen als ultima ratio unter Relativierung der Kontraindikationen (Medikamente auf NAW evtl. nicht vorhanden):
  - Rekombinanter Gewebeplasminogenaktivator rt-PA (Actilyse®): 100 mg über 2 h oder 10 mg Bolus i.v., anschließend 90 mg über 2 h (einziges für diese Indikation zugelassenes Medikament) oder
  - rekombinanter Plasminogenaktivator Reteplase (Rapilysin®): 10 E als Bolus i.v. und Wiederholungsbolus von 10 E i.v. nach 30 Min. oder
  - Streptokinase (z.B. Kabikinase®): 1,5 Mio. I.E. über 30 Min. i.v. oder
  - Urokinase (z.B. Actosolv®): Hochdosierte Boluslyse mit 1,5–2 Mio. E. i.v. (aufgrund der geringeren allergischen Potenz gegenüber Streptokinase zu bevorzugen).

Bei allen Thrombolytika außer Streptokinase muss nach der Lysetherapie direkt eine Antikoagulation (s.o.) erfolgen.

Transport

Immer zügiger Transport in die nächste internistische Abteilung mit Intensivstation, falls möglich mit angeschlossener Kardiochirurgie.

Prinzipien der Weiterbehandlung

Kapilläre BGA, Echokardiographie, evtl. Spiral-CT, Kompressionssonographie, bei unklaren, nicht lebensbedrohten Patienten evtl. Ventilations-/Perfusionsszintigraphie, Pulmonaliskatheter. Bei instabilen Patienten evtl. Thrombolyse, operative pulmonale Embolektomie u.U. während extrakorporaler Zirkulation (s.o.).

!
- Die Lungenembolie ist eine typische Erkrankung des chronisch kranken Patienten, kommt aber auch bei völlig Gesunden vor.
- Durch Appositionsthromben oder rezidivierende Embolien Übergang in höhere Schweregrade der Lungenembolie bis hin zum reanimationspflichtigen Rechtsherzversagen → vorsichtiger Transport.

Differenzialdiagnose

- **Pulmonal:** Pneumonie (☞ 7.3), Pleuritis, infektexazerbierte chronisch obstruktive Bronchitis, Asthma bronchiale (☞ 7.2), Lungenödem (☞ 7.5), Spontanpneumothorax (☞ 7.7), Bronchial-Ca.
- **Kardial:** Herzinfarkt (☞ 5.2), Angina pectoris (☞ 5.1), akute Herzinsuffizienz (☞ 5.3), Aortendissektion (☞ 6.5), Myo-und Perikarditis. EKG-Veränderungen bei Hinterwandinfarkt: Ebenfalls große Q-Zacke in III, aber zusätzlich auch noch in aVF und evtl. II, meist kein Rechtsschenkelblock oder T-Negativierung in V1–V4.
- **Abdominal:** Cholezystitis, Pankreatitis, perforiertes Ulcus ventriculi oder duodeni (☞ 15.2).
- Muskuloskelettale Schmerzen, Rippenfrakturen (☞ 11.3).
- Herpes zoster.
- Hyperventilationssyndrom (☞ 7.6).

7 Respiratorische Notfälle

- Keine i.m. Injektionen und Punktion nicht kompressibler Gefäße (V. subclavia) wegen eventueller Lyse-Therapie.
- Ohne adäquates hämodynamisches Monitoring eher zurückhaltende Volumentherapie.

Tobias Welte und Thomas Köhnlein

7.5 Lungenödem

Symptomatik
- Dyspnoe, insbesondere im Liegen.
- Patient in sitzender Position (Orthopnoe).
- Angst, Unruhe, Agitiertheit.

Kurzanamnese
- In den meisten Fällen kardiale Erkrankung (Linksherzinsuffizienz, Hypertonie, Angina pectoris, Myokardinfarkt, Herzklappenfehler, Arrhythmie).
- Dialysepflichtige Niereninsuffizienz (Überwässerung).
- Intoxikation (toxisches Lungenödem), z. B. Heroin (☞ 9.5.2), Salizylat (☞ 9.4.3), Reizgasinhalation (☞ 9.7.1).
- Ertrinkungsunfall.
- Neurogenes Lungenödem (z. B. nach Schädel-Hirn-Trauma, Apoplex).

Sofortdiagnostik
- Basischeck (☞ 4.1.2).
- Puls (↑), SpO$_2$ (↓), RR (↑ oder ↓, s. u.), EKG (s. u.).
- Inspektion:
- Blässe, oft zyanotische, feuchtkalte Haut.
- Husten mit schaumigem, oft blutig tingiertem Sputum.
- Sichtbare Stauung der Halsvenen.
- Auskultation:
- **Pulmonal:** Röchelndes, rasselndes Atemgeräusch (bei ausgeprägtem alveolärem Lungenödem auch ohne Stethoskop zu hören!) besonders über den abhängigen Lungenabschnitten, evtl. Giemen durch reflektorischen Bronchospasmus.
- **Kardial:** Systolikum über Mitral- oder Aortenareal (Vitium?), evtl. 3. Herzton.
- Palpation: Vergrößerte, evtl. druckschmerzhafte Leber.
- Blutdruck: Häufig Hypertension (hypertensive Krisen als Ursache der Linksherzinsuffizienz), bei Schocksymptomatik Hypotension.
- EKG: Keine charakteristischen Veränderungen, aber evtl. Hinweise auf die zugrunde liegende Pathogenese (z. B. Herzinfarkt, Arrhythmien, Linksherzhypertrophie).

Sofortmaßnahmen
- Basismaßnahmen:
- Sitzende Lagerung mit tiefhängenden Beinen.
- O$_2$-Gabe (☞ 1.7.3).

Lungenödem

- I.v. Zugang mit Infusion (z. B. Ringer-Lösung).
- Diurese durch Furosemid (z. B. Lasix®) 20–40 mg i.v.
- Bei kardialem Lungenödem Vasodilatation zur Vorlastsenkung:
- Nitrolingual ® sublingual 0,8–1,6 mg (1 Kapsel = 0,8 mg), Wiederholung alle 5 bis 10 Min. oder
- Nitroglycerin i.v. 0.5–1(6) mg/h unter Blutdruckkontrolle.
- Bei Herzinsuffizienz bei kardiogenem Schock Dobutamin (z. B. Dobutrex®) 1,5–15 µg/kg KG/Min.)
- Bei hypertoner Krise Nachlastsenkung z. B. mit Nitroglycerin i.v. (s. o.) oder Urapidil (z. B. Ebrantil® 12,5–25 mg i.v.).
- Bei Patienten mit Erstickungsgefühl vorsichtige Sedierung und Anxiolyse mit fraktionierten Gaben von 5–10 mg Morphin i.v.
- Bei lebensbedrohlichen ventrikulären Tachykardien Antiarrhythmika (☞ 5.4), evtl. elektrische Kardioversion.
- Bei supraventrikulären Taxchykardien mit schneller Überleitung: 0,25 mg Digoxin (z. B. Lanicor®) i.v., evtl. Verapamil 5–10 mg i.v. über mehrere Minuten. Vorsicht bei Verdacht auf Präexzitationssyndrom oder AV-Knoten-Therapie, hier Adenosin 6–12 mg schnell i.v. Bei therapierefraktärem schnellen Vorhofflimmern Versuch mit 300 mg Amiodaron i.v. (Kontraindikationen: Hyperthyreose, Lungenfibrose).
- Bei ausgeprägten bradykarden Herzrhythmusstörungen (AV-Block III, Sinusarrest) evtl. Implantation eines passageren Schrittmachers.
- Bei zunehmender respiratorischer Insuffizienz und Bewusstseinseintrübung: Intubation, Beatmung (PEEP 5 cm H_2O, wenn vom Kreislauf her möglich 10 cm H_2O) und Narkose (☞ 3.3).

Bei toxischem Lungenödem (Reiz-, Rauchgasinhalation) zusätzlich 4 Hübe eines inhalativen Steroids, Wiederholung alle 1–2 h.

Transport

Immer Transport in die nächste internistische Abteilung mit Intensivstation.

Prinzipien der Weiterbehandlung

Echokardiographie, evtl. hämodynamisches Monitoring; ggf. nicht-invasive Beatmung (CPAP oder Bilevel-Beatmung) oder kontrollierte Beatmung mit differenziertem Beatmungsmuster, hirndrucksenkende Maßnahmen bei Lungenödem aufgrund intrakranieller Druckerhöhung; bei Niereninsuffizienz mit Überwässerung evtl. Hämofiltration oder Dialyse.

- Kardiale Auskultation oft schwierig bei dominanten Rasselgeräuschen.
- Häufig gleichzeitige kardiale und pulmonale Ursache für die akute Dyspnoe!
- Schwierige DD zu chronisch obstruktiven Bronchopneumopathien wenn Bronchospasmus das Bild des (insbesondere interstitiellen) Lungenödems dominiert.

- Bei Verdacht auf Aortenvitium extreme Vorsicht mit Nitroglycerin.
- Bei Unsicherheit, ob kardiale oder pulmonale Genese der Dyspnoe Vorsicht bei Theophyllin (hohes arrhythmogenes Potenzial).

Gunther Wiesner

7.6 Hyperventilationssyndrom

Steigerung des Atemminutenvolumens (insbesondere der Atemfrequenz) → respiratorische Alkalose → Abnahme des ionisierten Kalziums („relative Hypokalzämie").

Symptomatik

- Dyspnoe und Brustschmerzen (beides subjektiv).
- Tachypnoe.
- Erregungszustand, Angst.
- Blässe, Schwitzen, Tachykardie.
- Parästhesien und Muskelspasmen perioral und an Händen („Pfötchenstellung") und Füßen, auch unilateral möglich.
- Synkope (selten).

Kurzanamnese

- V.a. junge Frauen („Hysterie").
- Psychische Stresssituation?
- Evtl. bereits früheres Auftreten, Besserung der Symptomatik bei Anstrengung.
- Selten bei SHT (☞ 11.2), Enzephalitis (☞ 8.1.2), Salizylatintoxikation (☞ 9.4.3), hohem Fieber, Leberausfallskoma, Hypoxie.

Sofortdiagnostik

- Basischeck (☞ 4.1.2).
- Puls, SpO$_2$, RR, EKG.

Sofortmaßnahmen

- Patienten beruhigen.
- Zum bewussten, langsamen Atmen auffordern.
- Falls o.g. Maßnahmen nicht ausreichen: Benzodiazepine, z.B. Diazepam (z.B. Valium®) 5–10 mg i.v.

Transport

Bei gesicherter psychischer Ursache und unkompliziertem Verlauf Vorstellung bei Hausarzt ausreichend, ansonsten Transport in die nächste internistische, in Extremfällen psychiatrische Abteilung.

Prinzipien der Weiterbehandlung

Maßnahmen zur zukünftigen Verhinderung des Hyperventilationssyndroms (z.B. Aufklärung über die Erkrankung, Psychotherapie, Atemschule, autogenes Training).

Differenzialdiagnose

Asthma bronchiale (☞ 7.2), Intoxikation (☞ 9), Herzinfarkt (☞ 5.2), Lungenembolie (☞ 7.4), Herzrhythmusstörung (☞ 5.4), Pneumonie (☞ 7.3), Pneumothorax (☞ 7.7), Lun-

7 Spontanpneumothorax („geschlossener" Pneumothorax)

genödem (☞ 7.5), Fremdkörperaspiration (☞ 17.2.5), allergisches Glottisödem (☞ 17.2.6, 19.1), Fieber.

! CO_2-Rückatmung aus einer Tüte ist eine ungeeignete Maßnahme
- Verursacht bei vielen Patienten Panik und Erstickungsängste → Verschlimmerung der Symptomatik.
- Hypoxämie möglich → nur mit zusätzlicher O_2-Gabe (3 l/Min. per Nasensonde).

- Ursache des Hyperventilationssyndroms fast immer psychischer Natur → nichtmedikamentöse Therapie („Verbalnarkose" bzw. „Droge Arzt") bei entsprechendem Engagement meist erfolgreich.
- (Vorschnelle) medikamentöse Therapie → bei späterem Hyperventilationssyndrom Fixierung des Patienten auf „bedrohliche Krankheit", die NA-Alarmierung und „Spritze" erfordert.
- Das Hyperventilationssyndrom ist eine Ausschlussdiagnose. Deshalb: Alle sonst möglichen Erkrankungen mit dem Leitsymptom „Dyspnoe" ausschließen (☞ 7.1.1).

Ulrich v. Hintzenstern

7.7 Spontanpneumothorax („geschlossener" Pneumothorax)

Luftansammlung im Pleuraspalt nichttraumatischer Ursache (z. B. Platzen einer Emphysemblase).
Sonderform: Spannungs-(Ventil-)pneumothorax. Bei der Inspiration gelangt Luft in den Pleuraraum, die aufgrund eines Ventilmechanismus in der Exspiration nicht mehr entweichen kann → Überdruck → Mediastinalverdrängung zur gesunden Seite → Lebensgefahr!
Traumatischer (geschlossener bzw. offener) Pneumothorax ☞ 11.3.

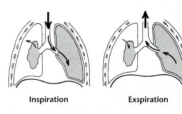

Abb. 7.1 Geschlossener Pneumothorax [A300–106]

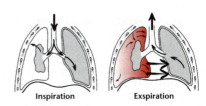

Abb. 7.2 Geschlossener Spannungspneumothorax [A300–106]

Symptomatik
- Akute Atemnot.
- Akut auftretender, einseitig stechender Thoraxschmerz (atemabhängig).
- Hustenreiz.

- Bei Spannungspneumothorax zusätzlich stärkste Atemnot, Tachypnoe, Blässe, Schweißausbruch, Zyanose, Unruhe, Todesangst, Schock, Herzstillstand.
- Bei kontrollierter Beatmung: ständiger Anstieg des Beatmungsdrucks.

Kurzanamnese
- Idiopathischer Spontanpneumothorax: Meist schlanke junge Männer zwischen 20 und 40 J. („weak lung").
- Symptomatischer Spontanpneumothorax: Bei Patienten (meist 55–65 J.) mit pulmonalen Vorerkrankungen wie z. B. Asthma, Tbc, Bronchialkarzinom, Mukoviszidose, Lungenabszess oder -fibrose.
- Gelegentlich im Zusammenhang mit plötzlicher körperlicher Anstrengung (schwere Arbeit, Husten, Pressen, Niesen, Defäkation).

Sofortdiagnostik
- Basischeck (☞ 4.1.2).
- Puls, SpO_2, RR, EKG.
- Inspektion: Asymmetrische Thoraxexkursion, d. h. eingeschränkte Beweglichkeit („Nachhinken") der betroffenen Seite.
- Auskultation: Abgeschwächtes oder selten völlig fehlendes Atemgeräusch auf der betroffenen Thoraxseite („stumme Lunge").
- Perkussion: Hypersonorer (manchmal tympanitischer) Klopfschall auf der betroffenen Seite.
- Bei Spannungspneumothorax Puls (↑), SpO_2 (↓), RR (↓), EKG (Rhythmusstörungen), obere Einflussstauung.

Sofortmaßnahmen
- Beruhigender Zuspruch.
- Oberkörperhochlagerung in halbsitzender Position.
- O_2-Gabe (☞ 1.7.3).
- I.v. Zugang mit Infusion (z. B. Ringer-Lösung).
- Ggf. vorsichtige Sedierung mit z. B. 5 mg Diazepam (z. B. Valium®) i.v.
- Ggf. Analgesie mit fraktionierten Gaben von z. B. 0,05 mg Fentanyl® i.v.
- Bei **Spannungspneumothorax** als **Erstmaßnahme** wegen drohender Lebensgefahr: Entlastungspunktion (☞ Kasten).

Entlastungspunktion bei Spannungspneumothorax
Im 2. oder 3. ICR ventral.
Material: Großlumige Venenverweilkanüle, z. B. Größe 14 G (orange) oder 16 G (grau).
Vorgehen:
- Oberkörperhochlagerung, Hautdesinfektion, Identifikation des 2. bzw. 3. ICR (☞ 2.9.1), Infiltration der Einstichstelle (3. bzw. 4. Rippe in der MCL) sowie des Stichkanals mit ca. 3–5 ml Lidocain (z. B. Xylocain®).
- Hautpunktion mit Verweilkanüle, dann Vorschieben der Kanüle auf den Oberrand der 3. bzw. 4. Rippe.
- Nach Passieren der Rippe und Interkostalmuskulatur Metallkanüle um ca. 5 mm zurückziehen, so dass die scharfkantige Spitze nicht mehr aus der Plastikkanüle hervorragt.

Spontanpneumothorax („geschlossener" Pneumothorax)

- Dann Kanüle waagerecht weiter schieben, bis hörbar Luft entweicht → schlagartige Befundbesserung durch Entlastung des Überdrucks.
- Metallkanüle herausziehen und Plastikkanüle mit steriler Kompresse abdecken. Das Anbringen eines eingeschnittenen Fingerlings (Tiegel-Kanüle) zur Verhinderung des Lufteinstroms in der Inspiration ist nicht erforderlich, da das primäre Ziel der Notfalltherapie die Druckentlastung und nicht die Lungenentfaltung ist.
- Kann mit der Entlastungspunktion keine suffiziente Verbesserung der Symptomatik erzielt werden → Thoraxdrainage (☞ 2.9.1).

Bei weiter bestehender respiratorischer Insuffizienz Intubation (☞ 3.4.4), Beatmung (☞ 3.4.8) und Narkose (☞ 3.3).

Transport
Immer Transport in die nächste Klinik mit Intensivstation.

Prinzipien der Weiterbehandlung
Rö-Thorax zur Befundsicherung, ggf. Thoraxdrainage, Thorax-CT zur Objektivierung von Emphysemblasen, ggf. operative Sanierung, z. B. Leckübernähung (evtl. endoskopisch), Keilresektion, Pleurodese, Pleuraresektion.

Differenzialdiagnose
- Lungenembolie (☞ 7.4), Myokardinfarkt (5.2), Rippenprellungen oder -frakturen (☞ 11.3).
- Zwerchfellruptur: Nach Bauch- und/oder Thoraxtrauma (→ Enterothorax), meist linke Seite:
- Symptome: Atemnot, Schulterschmerz, pektanginöse Beschwerden, Brechreiz, Aufstoßen.
- Auskultation: Abgeschwächtes Atemgeräusch, selten Darmgeräusche, Arrhythmie.

! Gefahr der Darmverletzung bei blinder „Entlastungspunktion" oder Thoraxdrainage. Im Zweifelsfall hohe Thoraxdrainage im 2. ICR in der MCL nach digitaler Austastung.

!
- Keine Angst vor einer Entlastungspunktion im 2. oder 3. ICR in der MCL! Das Vorgehen nach der angegebenen Technik ist „sicher", das Herz kann dabei nicht verletzt werden.
- Wird zur Punktion eine Stahlkanüle („Strauß-Kanüle") verwendet und mit einem eingeschlitzten Fingerling versehen (Tiegel-Ventil), kann die scharfkantige Kanülenspitze bei der Lungenentfaltung zur Verletzung der Pleura visceralis führen.

- Einstichstelle bei Entlastungspunktion mind. 3–4 Querfinger lateral des Sternumrandes (A. thoracica int.).
- Punktion immer am Rippenoberrand (Interkostalgefäße und -nerven).
- Bei untypischen Befunden (kein Seitenunterschied bei Auskultation und Perkussion) an beidseitigen Pneumothorax denken.

Neurologische Notfälle

8

Inhalt

Frank Joachim Erbguth

- 262 **8.1 Neurologische Notfalluntersuchung**
- 262 8.1.1 Anamnese und äußerer Eindruck
- 263 8.1.2 Atmung und Kreislauf
- 264 8.1.3 Bewusstseinslage
- 266 8.1.4 Kopf und Hirnnerven
- 269 8.1.5 Tonus und Motorik
- 270 8.1.6 Reflexe und Pyramidenbahnzeichen
- 270 8.1.7 Sensibilität, Koordination und Sprache
- 272 8.1.8 Kurzuntersuchung bei Bewusstseinsgetrübten
- 273 **8.2 Leitsymptome und -syndrome**
- 273 8.2.1 Nichttraumatische Bewusstseinsstörung/Koma
- 278 8.2.2 Hirndruck/Einklemmung
- 281 8.2.3 Zerebrale Lähmung
- 286 8.2.4 Krampfanfall
- 292 8.2.5 Nackensteife/Meningismus
- 295 8.2.6 Akuter Kopfschmerz
- 301 8.2.7 Akuter Schwindel
- 306 8.2.8 Generalisierte periphere Lähmung
- 309 8.2.9 Nichttraumatische Querschnittlähmung
- 310 8.2.10 Akute Hyperkinesen
- 312 **8.3 Krisen bei neurologischen Erkrankungen**
- 312 8.3.1 Akinetische Krise bei Morbus Parkinson
- 313 8.3.2 Myasthene und cholinerge Krise bei Myasthenie
- 314 8.3.3 Multiple Sklerose (MS); auch „Enzephalomyelitis disseminata" (ED)
- 316 8.3.4 Hirntumor/Hirnmetastasen
- 317 8.3.5 Progrediente irreversible neuromuskuläre Erkrankungen

Am Notfallort muss eine **neurologische Syndromdiagnose** gestellt werden. Dementsprechend besteht die Notfalltherapie aus **syndromorientierten Maßnahmen**. Als nächstes muss entschieden werden, ob diese Behandlung (z. B. bei Kopfschmerzen) wegen des nicht bedrohlichen Charakters der Symptome vorläufig ausreicht (z. B. bei Migräne) oder ob das klinische Bild Ausdruck einer bedrohlichen Erkrankung sein könnte und der Patient zur definitiven diagnostischen Zuordnung und Therapie in die Klinik eingewiesen werden muss (z. B. Kopfschmerzen bei Meningitis oder nach Subarachnoidalblutung). Die häufigsten neurologischen Notfälle stellen mit jeweils 30–40 % „Schlaganfälle" (☞ 8.2.3) und „epileptische Anfälle" (☞ 8.2.4) dar.

Neurologische Krankheitsbilder sollten vor Klinikeinlieferung nicht komplett verschleiert werden. Daher bei Intubation und zur Sedierung kurzwirksame und/oder antagonisierbare Sedativa und Relaxanzien verwenden, z. B.:

- Sedierung: Midazolam (z. B. Dormicum®), Etomidat (z. B. Hypnomidate®), Methohexital (z. B. Brevimytal®), Propofol (z. B. Disoprivan®).
- Relaxierung: Suxamethonium (z. B. Lysthenon®), Vecuronium (z. B. Norcuron®), Atracurium (z. B. Tracrium®), Mivacurium (z. B. Mivacron®), Rocuronium (z. B. Esmeron®), Cisatracurium (z. B. Nimbex®).

8.1 Neurologische Notfalluntersuchung

! Grundsätzliches Vorgehen bei der neurologischen Notfalluntersuchung
Die neurologische Notfalluntersuchung soll in kurzer Zeit einen Überblick über die Funktionen von ZNS, peripherem Nervensystem und Muskulatur geben und eine **Syndromdiagnose** ermöglichen. Dieser Befund muss (außer unter Reanimationsbedingungen) vor eventuell notwendiger Sedierung und Relaxierung erhoben und dokumentiert werden. Neurologische Erkrankungen sind oft mehr aus der Anamnese als aus dem Befund beim Eintreffen vor Ort zu diagnostizieren (z. B. epileptischer Anfall).
Bei **Bewusstseinsgestörten** erfolgt eine rasche zügige Untersuchung neurologischer Kernfunktionen durch eine Basisuntersuchung (☞ 8.1.8). Bei **kooperativen Patienten** ist durch eine ausführlichere neurologische Untersuchung zu entscheiden, ob die Symptome harmlos oder bedrohlich sind (z. B. bei Kopfschmerzen).

8.1.1 Anamnese und äußerer Eindruck

Anamnese
Bei Bewusstseinsgestörten oft nur **Fremdanamnese** möglich.

- Früher ähnliche Symptome, bekanntes Anfallsleiden, Anfallskalender (→ evtl. Krampfanfall oder Antikonvulsiva-Intoxikation).
- Prodromi, akuter oder schleichender Beginn (→ akuter Beginn spricht am ehesten für vaskuläre Genese; z. B. Schlaganfall, ischämische Querschnittlähmung).
- Medikamente, Drogen, Alkohol (→ evtl. Intoxikation, Entzugserscheinungen).

Neurologische Notfalluntersuchung

- Starke Hitze- bzw. Sonnenexposition und lang andauernde Anstrengung (→ evtl. Sonnenstich, Hitzschlag, Hitzekrämpfe).
- Psychische Auffälligkeiten (→ evtl. Intoxikation, Suizidalität, Psychogenität).
- Suizidabsichten (Sichten der Umgebung: z. B. Insulinspritze, leere Tablettenröhrchen).

Erster äußerer Eindruck

- Blutiger Speichel, Zungenbiss, Urinabgang oder Stuhlabgang: V.a. Krampfanfall (☞ 8.2.4).
- Opisthotonus: V.a. Meningoenzephalitis (☞ 8.2.5), Tetanus (☞ 8.2.5).
- Minderbewegung einer Halbseite: Zerebrale Läsion (☞ 8.2.3).
- Herpetiforme Bläschen im Ohr: V.a. Varizella-Zoster-Infektion (☞ 8.2.5).
- Kopfverletzungen: V.a. traumatische Hirnläsion (☞ 11.2).
- Venöse Einstichstellen: V.a. Drogenabusus (☞ 9.5).
- Medikamentenpflaster (z. B. Opioide).

💣 Eine Kopfverletzung muss nicht immer Ursache zerebraler Störungen sein, sondern kann auch deren Folge sein (z. B. Sturz mit Kopfplatzwunde nach Hirninfarkt).

8.1.2 Atmung und Kreislauf

Hypoventilation

Neurologische Ursachen: Hirnstammschädigung; ausgedehnte kortikale Schädigung; Störung der Atemmechanik bei: Myasthenie (☞ 8.3.2), Guillain-Barré-Syndrom (☞ 8.2.8), fortgeschrittener degenerativer Muskel- oder Motoneuronerkrankung (z. B. Muskeldystrophie oder amyotrophe Lateralsklerose, ☞ 8.3.5); Intoxikation (z. B. Psychopharmaka, Antikonvulsiva, ☞ 9.4.2).

Hyperventilation

Neurologische Ursachen: „Maschinenatmung" durch direkte Stimulation des Atemzentrums bei indirekter (Hirndruck) und direkter Mittelhirnschädigung (☞ 8.2.2) oder Liquor-Azidose (z. B. Meningitis ☞ 8.2.5); Hyperventilationstetanie bei psychogener Störung (☞ 7.6).

Störungen des Atemmusters

- **Cheyne-Stokes-Atmung** (periodisch zu- und abnehmendes Atemzugvolumen).
- – Neurologische Ursachen: Große Hemisphärenläsion (☞ 8.2.3), bilaterale Großhirnläsion, Zwischen- und Mittelhirnläsion, Hirndrucksteigerung (☞ 8.2.2).
- – Sonstige Ursachen: Z. B. metabolische Störungen, Intoxikation (☞ 9).
- **Biot-Atmung** (= ataktische Atmung; völlig unregelmäßiges Atemzugvolumen und Atemfrequenz) z. B. bei Hirnstammläsionen (☞ 8.2.3).
- **Kussmaul-Atmung** (großes, tiefes Atemzugvolumen) bei metabolischer Azidose, z. B. ketoazidotischem Coma diabeticum (☞ 8.2.1).

Blutdruck

Bei **hypertensivem Notfall** zentralnervöse Symptome möglich (z. B. Psychosyndrom, Krampfanfall; ☞ 5.7).

8 Neurologische Notfälle

Bei **niedrigem Blutdruck** bei älteren Patienten kann Halbseitensymptomatik auftreten als Zeichen nicht ausreichender lokaler zerebraler Perfusion (z. B. bei hämodynamisch wirksamer Karotisstenose) oder Verwirrtheit/Psychosyndrom als Folge unzureichender diffuser zerebraler Perfusion.

💣 Hypertonus bei Bewusstseinsgestörten muss nicht **ursächliche** Grunderkrankung sein, sondern kann **Folge** erhöhten Hirndruckes sein (= Cushing-Reflex: Systemischer Hypertonus zur Sicherung des zerebralen Perfusionsdruckes bei Hirndruck). Daher sind abrupte Blutdrucksenkungen unter 180 mm Hg systolisch bei „zerebralen Notfällen" obsolet.

Puls und EKG
Hinweise auf **kardiale Genese** zerebraler Symptome? Z. B. Bewusstseinsverlust durch kardiale Synkope oder Schlaganfall durch kardiale Embolie. Vor diesem Hintergrund fahnden nach: Tachykardie, Bradykardie, Arrhythmie, AV-Block, Extrasystolie, Herzgeräuschen.

8.1.3 Bewusstseinslage

Festlegen der Bewusstseinslage
Durch Ansprechen oder Schmerzreize Bewusstseinslage feststellen.

Tab. 8.1 Einteilung der Tiefe einer Bewusstseinsstörung

Bewusstseinslage	Klinischer Befund
Bewusstseinsklar	Örtlich, zeitlich und zur Person orientiert
Somnolent	Schläfrig, apathisch aber erweckbar, bedingt kooperativ
Soporös	Tiefschlafähnlich, allenfalls durch heftigen Reiz kurz erweckbar, gezielte Abwehr
Komatös	Nicht erweckbar, Augen geschlossen
Grad I	**Gezielte Abwehr,** okulozephaler Reflex und Pupillenlichtreaktion positiv
Grad II	**Ungezielte Abwehr,** okulozephaler Reflex und Pupillenlichtreaktion positiv
Grad III (Mittelhirnsyndrom)	**Keine Abwehr,** reizinduzierte Automatismen (Beugen, Strecken), okulozephaler Reflex negativ, Pupillenreaktion schwach
Grad IV (Bulbärhirnsyndrom)	**Fehlende motorische Reaktion,** allenfalls Streckautomatismus, Ausfall von Hirnstammreflexen, evtl. noch Spontanatmung

💣
- Beeinträchtigung der Reaktionen auf verbale Aufforderungen bei Patienten mit **sensorischer Aphasie** (Patient versteht nichts) kann Bewusstseinsstörung vortäuschen.
- **Komaähnliche Zustände,** die differenzialdiagnostisch abgegrenzt werden sollten (☞ 8.2.1): Apallisches Syndrom, Locked-in-Syndrom, akinetischer Mutismus, psychogenes Koma, depressiver Stupor, Katatonie.

Neurologische Notfalluntersuchung

Quantifizierung der Bewusstseinslage durch Skalen

Punktwerte erlauben eine quantifizierte Verlaufsbeobachtung. Weit verbreitet in deutschen Notarzt-Protokollen (DIVI): Glasgow Coma Scale (GCS ☞ Tab. 8.2; Kleinkinder ☞ Tab. 12.16). Differenzierter und in österreichischen Notarzt-Protokollen verbreitet: Innsbrucker Koma Skala. Diese beinhaltet neben den wesentlichen Aspekten der GCS noch die Pupillomotorik und die Atmung.

!
- Bei intubierten, ansprechbaren Patienten muss statt der verbalen Reaktion das Wortverständnis in vereinfachter Form geprüft werden (Reaktion adäquat = 4, verlangsamt adäquat = 3, nur teilweise adäquat = 2, keine Reaktion = 0).
- Bei analgosedierten Patienten ist ein Status nach GCS nicht erhebbar.

Tab. 8.2 Glasgow Coma Scale

Augenöffnen	
Spontan	4
Auf Ansprache	3
Auf Schmerzreiz	2
Fehlend	1
Beste motorische Reaktion	
Folgt Aufforderungen	6
Gezielte Reaktion auf Schmerzreiz	5
Normale Beugereaktion	4
Atypische Beugemechanismen	3
Streckmechanismen	2
Fehlend	1
Beste verbale Reaktion	
Orientiert	5
Konfuse Antworten	4
Inadäquate Worte	3
Unverständliche Laute	2
Fehlend	1
Summe maximal 15 Punkte	

8.1.4 Kopf und Hirnnerven

Pupillenweite und Lichtreaktion

Pupillenweite und **Lichtreaktion** seitengetrennt mit Stablampe oder Lichtquelle des Laryngoskopspatels prüfen.
- **Beidseitige Miosis** bei:
- Sympathikolytika.
- Parasympathikomimetika.
- Opioiden (z. B. auch Pflaster).
- Hirnstammschädigung.
- **Beidseitige Mydriasis mit Lichtreaktion** bei:
- Sympathikomimetika.
- Parasympathikolytika (z. B. auch Botulismus, Atropin).
- Kokain.
- Alkohol.
- **Beidseitige Mydriasis ohne Lichtreaktion** bei: Bilateraler Mittelhirnschädigung (direkt z. B. bei großer Mittelhirnblutung oder indirekt durch Hirndruck, z. B. bei Hirnblutung, Hirninfarkt, Hirntumor).
- **Anisokorie mit reduzierter oder fehlender Lichtreaktion der weiteren Pupille** bei: Einseitiger Mittelhirnschädigung (direkt z. B. bei Mittelhirninfarkt oder indirekt durch einseitigen Hirndruck, z. B. bei Hirnblutung, Hirninfarkt, Hirntumor).
- **Anisokorie mit leichter Ptose auf der Seite der engen Pupille (= Horner-Syndrom):** Hinweis auf Karotisdissektion (v. a. bei TIA/Hirninfarkt, evtl. mit Hals-/Gesichtsschmerzen).

Wichtige Hirnnervenfunktionen

- **N. II (opticus) und Sehbahn:** Prüfung von Sehkraft (wieviel Finger werden gesehen?) und Gesichtsfeld (Hemianopsie fingerperimetrisch prüfen, bei Bewusstseinsgetrübten durch Drohbewegungen von rechts und links).
- **N. III/IV/VI (oculomotorius, trochlearis, abducens):** Prüfung der Okulomotorik (Finger in alle Richtungen nachblicken lassen), der Lidhebung (N. III; Ptose?) und der Lichtreaktion (s. o.), Doppelbilder?
- **N. V (trigeminus):** Prüfung der sensiblen Funktion durch seitenvergleichende Berührung und Schmerzreize und durch Auslösung des Kornealreflexes (s. u.).
- **N. VII (facialis):** Prüfung der Innervation der mimischen Muskulatur (Asymmetrie? Verstrichene Nasolabialfalte? Hängender Mundwinkel? Auffordern zum: Stirnrunzeln, Augen zukneifen, Zähne zeigen, Backen aufblasen, Pfeifen).
  - Bei peripherer Lähmung sind alle 3 Äste betroffen (auch bei Läsion des Kerngebietes im Hirnstamm).
  - Bei zentraler Lähmung: Stirnast intakt, Augenschluss evtl. leicht geschwächt.
- **N. VIII (vestibulocochlearis):** Prüfung des Hörvermögens (geflüsterte Zahlen) und des Gleichgewichts (Nystagmus? Steh- und Tretversuch?).
- **N. IX (glossopharyngeus) und N. X (vagus):** Prüfung von Würgereflex und seitengleicher Hebung des Gaumensegels.
- **N. XII (hypoglossus):** Prüfung der Zungenmotorik (Zunge herausstrecken; Atrophie? Faszikulationen? Abweichung zur kranken Seite?).

Hirnstammreflexe

Der Ausfall von Hirnstammreflexen signalisiert bei Bewusstseinstrübung tiefes Komastadium bzw. direkte oder indirekte Hirnstammschädigung.

- **Kornealreflex:** Seitliche Berührung der Kornea führt zum Lidschluss (Afferenz N. V1, Efferenz N. VII). Beidseitiger Ausfall spricht für Hirnstammschädigung, einseitige Abschwächung kann Seite einer Hemisymptomatik anzeigen.
- **Okulozephaler Reflex:** Passive Kopfbewegung horizontal und vertikal führt zu gegenläufigen konjugierten Bulbusbewegungen. Wird vom wachen Patienten unterdrückt („negativ"); bei Sopor „positiv", in tieferen Komastadien wieder Ausfall („negativ") als Ausdruck einer Mittelhirn- und Hirnstammläsion.
- **Würgereflex** (Afferenz N. IX, Efferenz N. X.): Spatel an Rachenhinterwand löst reflektorisches Würgen und Anhebung des Gaumensegels aus. Ausfall im Koma: Hirnstammschädigung (Medulla oblongata, ☞ 8.2.3); Ausfall auch bei peripherer Hirnnervenläsion (z. B. beim Guillain-Barré-Syndrom ☞ 8.2.8). Bei Ausfall: Aspirationsgefahr!
- **Hustenreflex:** Endotrachealer Absaugkatheter führt zu Hustenreflex. Ausfall bei Schädigung der Medulla oblongata (Bulbärhirnsyndrom).

!
- Ausfall der Hirnstammreflexe bedeutet Wegfall der Schutzreflexe; daher Intubationsbereitschaft!
- Bei Bewusstlosen mit Hirndruck kann Auslösung des Würgereflexes zu massivem Erbrechen mit Aspirationsgefahr führen! Intubationsbereitschaft!

Spontane Augenstellung und -bewegungen

(☞ Abb. 8.1)

- **Divergente Bulbi?** < 15° ursachenunabhängig im Koma durch reduzierten Muskeltonus möglich; bei ausgeprägter Divergenz im Koma meistens Schädigung der Hirnnervenbahnen oder -kerne im Hirnstamm, sonst evtl. auch der Augenmuskeln oder der peripheren Augenmuskelnerven.

Divergenzstellung

- **Skew deviation?** Vertikale Divergenz der Bulbi (stehen in unterschiedlicher Höhe) bei Hirnstammläsion.

„skew deviation"

- **Spontanes Hin- und Herpendeln der Bulbi?** („schwimmende Bulbi") unspezifisch bei oberflächlichen Komastadien.
- **Konjugierte Blickwendung** nach einer Seite? Zeigt zerebrales Geschehen an:

Konjugierte Blickwendung zur Läsionsseite

- Blick zum Herd bei Großhirnläsionen.
- Blick weg vom Herd bei Reizung im Großhirn (z. B. epileptisch) oder Läsion im Hirnstamm.
- **Spontane Vertikalbewegungen** (z. B. ocular bobbing)? Schnelle konjugierte Abwärtsdeviation mit langsamer Rückdrift: Läsion im Bereich Mittelhirn/Brücke.

„ocular bobbing" (schnelle Abwärtsbewegung mit langsamer Rückdrift)

Abb. 8.1 Pathologische Bulbusstellungen [A300–106]

8 Neurologische Notfälle

- **Nystagmus?**
  - Spontannystagmus und richtungsbestimmter Nystagmus (unabhängig von der Blickrichtung in gleiche Richtung schlagend) nach einer Seite (evtl. rotierende Komponente): Meist periphere vestibuläre Läsion, z. B. Neuropathia vestibularis (☞ 8.2.7), mit Tinnitus: M. Menière (☞ 8.2.7).
  - Blickrichtungsnystagmus (in Richtung des Blickes schlagend): Zentral vestibuläre Läsion: Z. B. Hirnstammischämie (☞ 8.2.3), Multiple Sklerose (☞ 8.3.3), Antikonvulsiva-Intoxikation.

Meningismus
(☞ Abb. 8.2)
Hinweis auf meningeale Reizung. Bei jedem Patienten mit Fieber und/oder Kopfschmerzen prüfen.
- **Nackensteife:** Passive Kopfneigung nach vorne → schmerzhafte Blockierung.
- **Brudzinski:** Bei Prüfung der Nackensteife: Reflektorisches Anziehen der Beine. **Cave:** Nackensteife und Brudzinski nicht prüfen nach Trauma bei V.a. HWS-Instabilität.
- **Lasègue:** Anheben des gestreckten Beines im Liegen → schmerzhafte Blockade. Einseitig bei Wurzelreizung.
- **Kernig:** Patient liegt mit im Hüft- und Kniegelenk um 90° gebeugten Bein. Strecken im Kniegelenk → Schmerzen und Blockade.

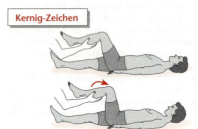

Positiver Brudzinski:
Passive Kopfbewegung nach vorn führt zum reflektorischen Anziehen der Beine

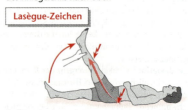

Positiver Kernig:
Hüft- und Kniegelenk um 90° gebeugt, Schmerzen und reflektorischer Widerstand beim Strecken des Kniegelenks nach oben

Positiver Lasègue:
Patient liegt flach, Anheben des Beins führt zu reflektorischem Widerstand und Rückenschmerz, der bis in die Wade ausstrahlt (positiv bei Bandscheibenvorfall, Ischias-Syndrom, „Meningismus")

Abb. 8.2 Klinische Meningitiszeichen [A300–190]

Differenzialdiagnose
- Nackenrigor bei M. Parkinson, Blockade bei degenerativen HWS-Veränderungen, Widerstand durch Anspannung der Nackenmuskeln.
- Opisthotonus bei V.a. Tetanus; begleitender Trismus, Risus sardonicus, generalisierte Muskelkrämpfe.

8.1.5 Tonus und Motorik

Tonus
Prüfung des Muskeltonus: Passives Bewegen im Knie-, Ellenbogen- und Handgelenk.
- **Spastik:** Bei schneller Bewegung größerer Widerstand, der sich zunehmend etwas lösen lässt. Typisch bei subakuter Schädigung der Pyramidenbahn (in der Akutphase zentraler Schädigung ist Tonus jedoch oft noch schlaff).
- **Rigor:** Wachsartiger Widerstand evtl. ruckhaft (= Zahnradphänomen). Typisch bei extrapyramidaler Schädigung (z. B. Morbus Parkinson).

Motorik

Bei Kooperativen
Beurteilung von Spontanmotorik und Prüfung grober Kraft: Patient zu kräftiger Bewegung auffordern; Untersucher versucht, Stellung zu lösen (z. B. Arm kraftvoll beugen lassen; Untersucher versucht, Beugung aufzubiegen). Prüfung auf **latente Paresen:** Arm- und Beinvorhalteversuch. Beide Arme mit geschlossenen Augen supiniert nach vorne halten bzw. beide Beine im Liegen hochhalten: Absinken bzw. Pronation einer Extremität zeigt latente Parese an.

Bei Bewusstseinsgestörten
Beurteilung von Spontanmotorik und reizinduzierter Motorik. Kneifen im Gesicht, Klavikulabereich, Oberarm, Oberschenkel und die dadurch hervorgerufene Motorik beachten.
- Hinweise auf **Hemiparese:**
  - Halbseitig verminderte Spontanbewegung und verminderte Schmerzabwehr.
  - Schlaffes Herabfallen einer vom Untersucher hochgehaltenen Extremität.
  - Halbseitig hängender Mundwinkel und vermindertes Grimassieren.
  - Blasende Atmung aus paretischem Mundwinkel.
  - Halbseitig abgeschwächter Kornealreflex.
- Hinweise auf ausgedehnte **Hirnstammschädigung:** Schmerzinduzierte Beuge- oder Streckautomatismen.

8.1.6 Reflexe und Pyramidenbahnzeichen

Eigenreflexe
BSR = Bizepssehnenreflex (C5–6), RPR = Radiusperiostreflex (C5–6),
TSR = Trizepssehnenreflex (C6–7), PSR = Patellarsehnenreflex (L3–4),
ASR = Achillessehnenreflex (S1–2).
Pathologisch: Seitendifferenzen, Steigerung oder Abschwächung/Verlust, Kloni.

- **Steigerung:** Bei Läsionen der Pyramidenbahn. Bei akuten Schädigungen jedoch auch vorübergehende Abschwächung (z. B. nach Schlaganfall ☞ 8.2.3).
- **Abschwächung oder Verlust:** Zeichen einer peripheren Schädigung (z. B. bei Guillain-Barré-Syndrom ☞ 8.2.8 oder Nervenwurzelläsionen).
- **Kloni:** Rasche wiederholte Abfolge von Eigenreflexen als Ausdruck gesteigerter Reflextätigkeit, z. B. **Patellarklonus:** (Patella ruckartig nach distal schieben) und **Fußklonus** (ruckartige Fußbewegungen bei Dorsalflexion und ASR-Prüfung). Seitendifferenz und fehlende Erschöpfung sind pathologisch und sprechen für Pyramidenbahnschädigung. Erschöpflicher Klonus nur bei Seitendifferenz pathologisch.

Fremdreflexe
Bauchhautreflexe (Th9–Th12): In 3 Höhen durch Streichen mit dünnem Gegenstand von lateral nach medial über die Bauchhaut jeder Seite fahren: Zucken der Bauchmuskeln. Nach mehrmaligem Prüfen erschöpflich. Ausfall bei Pyramidenbahnschädigung (feiner Indikator). Einseitiger Ausfall hinweisend auf Hemisyndrom. Wichtig zur Höhenlokalisation bei Rückenmarksläsionen. Bei Verspannung, Adipositas, Narben, Schwangeren oft nicht auslösbar.

Pyramidenbahnzeichen
Bei Erwachsenen **immer pathologisch.**
Babinski-Zeichen: Bestreichen der lateralen Fußsohle führt zu Dorsalflexion der Großzehe und Plantarflexion oder Spreizung der Zehen II–V. Positiv bei Pyramidenbahnschädigung (Großhirn, Hirnstamm, Rückenmark).

8.1.7 Sensibilität, Koordination und Sprache

Sensibilität
Dermatome ☞ Abb. 8.3.
Bei **kooperativen Patienten** Oberflächen- und (!) Schmerzempfindung prüfen. Wenn Oberflächensensibilität normal und Schmerzempfindung gestört = dissoziierte Empfindungsstörung Typisch bei spinaler Durchblutungsstörung: „Spinalis-anterior-Syndrom" (☞ 8.2.9).
Bei **Bewusstseinsgestörten** indirekte Hinweise auf Hypästhesie/Hypalgesie durch verminderte motorische Reaktionen (nicht gelähmter Extremitäten) auf sensible Stimuli im entsprechender Areal.

Neurologische Notfalluntersuchung

Koordination

Bei kooperativen Patienten:
- **Finger-Nase-Versuch:** Finger in großem Bogen zur Nase bewegen (Augen offen und geschlossen).
- **Knie-Hacke-Versuch:** Im Liegen Ferse in großem Bogen auf das Knie des gestreckten anderen Beines setzen und am Schienbein nach unten gleiten. Pathologisch: Intentionstremor (Wackeln am Ende der Bewegung) und Ataxie (fahriges Wackeln während der gesamten Bewegung) bei Kleinhirnläsionen.
- **Diadochokinese:** Ausführung schnell alternierender Bewegungen („Glühbirne einschrauben", „Klavier spielen"). Pathologisch: („Dysdiadochokinese") bei zentralen Läsionen.
- **Romberg-Test:** Patient steht mit geschlossenen Füßen und nach vorne ausgestreckten Armen vor dem Untersucher. Pathologisch: Fallneigung bei peripher oder zentral vestibulärer Läsion.
- **Seiltänzer-Gang:** Einen Fuß vor den anderen setzen lassen. Pathologisch bei zerebellärer oder spinaler Ataxie oder bei Fallneigung vestibulärer Ursache.

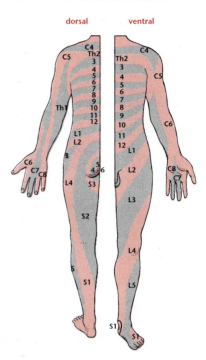

Abb. 8.3 Dermatome [A300–106]

Sprache

- **Dysarthrie:** Aussprache gestört (Testsatz: „Liebe Lilly Lehmann"). Bei Bewusstseinstrübung, Läsionen von Großhirn (z. B. Intoxikation, Schlaganfall), Hirnstamm, kaudaler Hirnnerven.
- **Aphasie:** Störung der Sprachbildung und des Sprachverständnisses (Broca = motorische Aphasie, Wernicke = sensorische Aphasie). Beurteilung der Spontansprache und gezeigten Schüsselbund, Kugelschreiber usw. benennen lassen. Wortfindungsstörungen? Werden verbale Aufforderungen verstanden? Paraphasien (z. B. Kauffrau statt Hausfrau, Würst statt Fürst)?

8 Neurologische Notfälle

8.1.8 Kurzuntersuchung bei Bewusstseinsgetrübten

💣 Meningismus kann im Koma bei Meningoenzephalitis oder Subarachnoidalblutung fehlen (= „falsch negativ").

Tab. 8.3 Neurologische Basisuntersuchung bei bewusstseinsgetrübten Patienten (verwendbar auch zur GCS-Einstufung)

Patienten ansprechen	♦ Orientierung? (Name, Geburtsdatum, Ort, Datum) ♦ Sinnvolle Kommunikation? ♦ Aphasie? ♦ Bewusstseinslage: Somnolenz – Sopor – Koma? (☞ 8.2.1)
Spontanmotorik	♦ Seitengleich – halbseitig?
Abwehr auf Schmerzreize	♦ Ja – nein? ♦ Gezielt – ungezielt? ♦ Seitengleich – halbseitig – halbseitig gekreuzt? ♦ Streck-/Beugesynergismen? ♦ Tonus?
Meningismus (☞ 8.2.5)	♦ Nackensteife? **Cave:** Nach Trauma bei V.a. HWS-Instabilität
Pupillenweite	♦ Lichtreaktion? ♦ Isokorie – Anisokorie?
Bulbi (☞ 8.1.4)	♦ „Schwimmend"? ♦ Divergent? ♦ Konjugierte Blickwendung? ♦ Spontane vertikale Bulbusbewegungen? ♦ Nystagmus?
Okulozephaler Reflex (☞ 8.1.4)	♦ Positiv? Negativ?
Kornealreflex (☞ 8.1.4)	♦ Einseitig/beidseitig abgeschwächt oder aufgehoben?
Reflexe (☞ 8.1.6)	♦ Eigenreflexe seitendifferent, abgeschwächt, gesteigert? ♦ Babinski einseitig/beidseitig? ♦ Bauchhautreflexe seitendifferent?

8.2 Leitsymptome und -syndrome

8.2.1 Nichttraumatische Bewusstseinsstörung/Koma

Ätiologie
Meist:
- Intoxikationen.
- Metabolische Störungen.
- Primär zerebrale Erkrankungen.

Symptomatik
(☞ Tab. 8.4)
Bewusstseinstrübung oder Koma.
- Ohne sonstige zerebrale Begleitsymptome (meist Intoxikation oder Stoffwechselgeschehen).
- Mit multifokalen zerebralen Symptomen (internistisches oder primär zerebrales Geschehen).
- Mit Halbseitenlähmung (meist primär zerebrales Geschehen = **„Schlaganfall"**).
- Mit Meningismus (meist primär zerebrales Geschehen).
- Mit Ausfall von Hirnstammfunktionen (meist primär zerebrales Geschehen) ☞ 8.2.3.

Tab. 8.4 Differenzialdiagnose des unklaren Komas

Koma	Definition/Symptomatik	Ursachen
Ohne zusätzliche zerebrale Symptome	Zusätzlich zur Bewusstseinsstörung: • Keine Hinweise auf fokale zerebrale Läsion • Kein Meningismus • Generalisierter Anfall möglich	Meist internistische Ursache: • Intoxikation • Medikamentenüberdosierung • Metabolisch/Elektrolytstörung/Exsikkose • Endokrin • Diffus hypoxisch • Sonnenstich (Insolation), Hitzschlag • Schrittmacherfehlfunktion

Tab. 8.4 Fortsetzung

Koma	Definition/Symptomatik	Ursachen
Mit multifokalen zerebralen Begleitsymptomen	Zusätzlich zur Bewusstseinsstörung **multifokale Herdzeichen:** Paresen, Sensibilitätsstörungen, Aphasie, homonyme Hemianopsie, Hirnnervenausfälle, Myoklonien, fokale Krampfanfälle	• Hypoxisch • Entzündlich: Meningoenzephalitis, Enzephalitis, Herdenzephalitis bei Endokarditis • Vaskulär: Sinusthrombose, Vaskulitis, multiple Embolien, Luft- und Fettembolie, hypertensive Enzephalopathie, multiple Blutungen bei Gerinnungsstörungen • Tumoren/Metastasen • Metabolisch • Wernicke-Enzephalopathie bei Alkoholismus
Mit Halbseitenlähmung	Zusätzlich zur Bewusstseinsstörung zerebrales **Halbseitensyndrom:** Verminderte Spontanbewegung, schlaffes Herabfallen der hochgehaltenen Extremität, verminderte Abwehr auf Schmerzreiz, hängender Mundwinkel, blasende Atmung aus paretischem Mundwinkel, leicht geöffnete Lidspalte, außenrotiertes paretisches Bein, vermindertes einseitiges Grimassieren auf Schmerzreize, abgeschwächter Kornealreflex, konjugierte Kopf- und Blickwendung zur Seite der zerebralen Läsion, Blickparese zur Gegenseite	• Akut („Schlaganfall"): Hirninfarkt, Hirnblutung • Subakut: Sinusvenenthrombose, Hirntumor, Hirnabszess, Enzephalitis • Vorübergehend nach Krampfanfall mit fokaler Symptomatik (Todd-Parese) • Evtl. unter Hypoglykämie
Mit meningealem Syndrom	Zusätzlich zur Bewusstseinsstörung **Meningismus** (☞ 8.2.5). **Cave:** Im Koma schließt fehlender Meningismus Meningoenzephalitis und SAB nicht aus	• Vaskulär (akut): Subarachnoidalblutung (SAB) • Entzündlich (subakut): Meningitis, Meningoenzephalitis, Enzephalitis • Maligne (selten; langsam progredient): Meningeosis carcinomatosa, sarcomatosa, leucaemica • Selten Raumforderungen der hinteren Schädelgrube

Leitsymptome und -syndrome

Kurzanamnese

Zeitprofil der Symptome
- Zuerst Bewusstseinsstörung oder motorische Störung, danach Störungen der Atmung und der Zirkulation → V.a. primär zerebrale Ursache.
- Zuerst kardiopulmonales Problem, danach Bewusstseinsstörung durch sekundären zerebralen O_2-Mangel → V.a. extrazerebrale Ursache.

Neurologische Erkrankung oder Behandlung
- Anfallsanamnese: V.a. Anfallsgeschehen.
- Liquordrainagesystem bei Bewusstseinstrübung: V.a. Hirndruck bei Shuntdysfunktion.

Internistische Erkrankung oder Behandlung
- Plötzliche Halbseitenlähmung bei Behandlung mit Marcumar®: V.a. Hirnblutung.
- Plötzliche Halbseitenlähmung bei Gefäßrisikofaktoren bzw. -vorerkrankungen und Herzerkrankungen mit Embolieneigung: V.a. Hirninfarkt.
- Bekannter Diabetes, Insulinspritzen, Prodromi des Coma diabeticum (Polyurie, Polydipsie, Adynamie): V.a. Hypo-/Hyperglykämie.
- Bewusstlosigkeit nach primär kardiopulmonalen Ereignissen: V.a. diffuse zerebrale Hypoxie, Schrittmacherfehlfunktion.
- Elektrolyt- bzw. Stoffwechsel-Vorerkrankung (z.B. Hypothyreose, Niereninsuffizienz, Addison-Krise): V.a. Enzephalopathie bei Dekompensation.
- Bekanntes Tumorleiden: V.a. Hirnmetastasen oder Meningeosis carcinomatosa; bei Knochenmetastasen: V.a. hyperkalzämische Enzephalopathie.

Typische Symptomkonstellationen
- Fieber, Infektion/Entzündung, subakuter Verlauf mit Kopfschmerz, Sinusitis, Otitis, Z.n. Schädelhirntrauma mit Rhino-/Otoliquorrhoe, TBC-Anamnese, Endokarditis, Immunsuppression, HIV-Infektion oder -Risikogruppe: V.a. Meningoenzephalitis.
- Plötzlicher Kopfschmerz und evtl. zusätzliche neurologische Symptome, Auftreten nach plötzlicher Anstrengung (Defäkation, Koitus): V.a. Subarachnoidalblutung (SAB).
- Suiziddrohung oder -anamnese, psychiatrische Erkrankung, sedierende Medikamente: V.a. Intoxikation.

Sofortdiagnostik
- Basischeck (☞ 4.1.2).
- Puls, RR, SpO_2, EKG (Herzrhythmusstörungen?) → evtl. Hinweise auf kardiale/kardiopulmonale Ursache (z.B. Koma nach Asystolie oder Kammerflimmern, Schrittmacherfehlfunktion)?
- BZ → hyper-, hypoglykämisches Koma? **BZ-Stix bei jedem Koma!**
- Neurologische Basisuntersuchung (☞ 8.1.8).
- Herzauskultation (Vitien?).
- Lungenauskultation → evtl. kardiopulmonale Ursache (z.B. Lungenödem, Pneumonie) für Zyanose und zerebrale Hypoxie?
- Kardiale Stauungszeichen?

Neurologische Notfälle

8.2

- Extremitäten:
- Pulse (blasse kalte Extremität bei Schlaganfall → V.a. multiple kardiale Embolien).
- „Osler-splits" = purpurrote erhabene Hautefflöreszenzen 2–5 mm an den Fingerkuppen bei Schlaganfall oder Koma → V.a. Enzephalopathie oder septische Hirnembolien bei Endokarditis)?
- Temperatur: Fieber? Hypothermie?
- Hautbefund: Zyanose; Exsikkose (in Kombination mit anamnestischer Schwäche, Apathie, Übelkeit, abdominellen Schmerzen → V.a. NNR-Insuffizienz, Addison-Krise), „Barbituratblasen" (→ V.a. Intoxikation); Schwitzen (→ V.a. Hypoglykämie, Hyperthyreose), heiße, trockene Haut (→ V.a. thyreotoxisches Koma), Ikterus, Spidernaevi (→ V.a. Coma hepaticum), Café-au-lait-Haut (→ V.a. Urämie), Gesichtsrötung (→ V.a. Hypertonie, Coma diabeticum, Sepsis), Blässe (→ V.a. Anämie, Schock, Hypoglykämie). Hochroter, heißer Kopf nach Sonnenexposition (→ V.a. Sonnenstich, Hitzschlag).
- Foetor: Alkohol, Aceton-Obst-Geruch (→ V.a. Coma diabeticum), Ammoniakgeruch (→ V.a. Coma hepaticum), Harngeruch (→ V.a. Coma uraemicum), Knoblauchgeruch (→ V.a. Alkylphosphatintoxikation).
- Umgebungshinweise auf Intoxikation? Umherstehende Medikamente oder mögliche Giftstoffe asservieren!
- Zungenbiss, Schaum vor dem Mund, Urin- oder Stuhlabgang? → V.a. Krampfanfall.
- Ohrinspektion (Zosterbläschen, eitriger Ausfluss?) → V.a. Meningitis, Enzephalitis.
- Liquorrhoe aus Nase oder Ohr? → V.a. Trauma? V.a. Meningitis, Enzephalitis.
- Prallgefüllte Blase? → bei Bewusstseinsgetrübten oft Grund für psychomotorische Unruhe.

Sofortmaßnahmen

- Stabile Seitenlage bei Erbrechen; bei V.a. Hirndruck: Kopf- und Oberkörperhochlagerung 30–40°.
- **Atmung:**
- Bei oberflächlicher Bewusstseinsstörung, zurückfallender Zunge und SpO$_2$ zwischen 90 und 95 %: O$_2$-Gabe (☞ 1.7.3) und ggf. Guedel- oder Wendl-Tubus.
- Bei insuffizienter Atmung (trotz O$_2$-Gabe SpO$_2$ < 90 % bei pulmonal nicht Vorerkrankten) und/oder Beeinträchtigung der Schutzreflexe: Intubation und Beatmung.
- Bei Koma Intubationsindikation großzügig stellen.
- Anschließend Beatmung (Ziel: pCO$_2$ ca. 35 mm Hg).
- **I.v. Zugang** mit Infusion: 500 ml isoosmolare Lösung (z. B. Ringer-Lösung, NaCl 0,9 %).
- **BZ-Regulation:**
- Bei Hypoglykämie: 50–100 ml 40 % Glukose i.v.
- Bei Hyperglykämie: Flüssigkeitssubstitution 500–1 000 ml NaCl 0,9 %; **keine voreiligen Insulingaben.**
- Nur wenn kein BZ-Stix vorhanden: 50 ml 40 % Glukose i.v. als Test ob Hypo- oder Hyperglykämie.
- **RR-Regulation:**
- Bei RR < 100 mm Hg systolisch: Substitution mit 500 ml Volumenersatzmitteln (z. B. HÄS 10 %, **cave:** Dekompensierte Herzinsuffizienz) und/oder Katecholamingabe (☞ 5.9, **cave:** Tachykardie).
- Keine forcierte RR-Senkung unter 180/90 mm Hg.

- Bei RR systolisch > 190 mm Hg oder diastolisch > 110 mm Hg: Z. B. 5 mg Nitrendipin-Phiole (Bayotensin® akut), bei Wirkungslosigkeit 0,075–0,150 mg Clonidin i.v. (z. B. ½–1 Amp. Catapresan®) oder 25–75 mg Urapidil i.v. (z. B. 1–3 Amp. Ebrantil® 25 mg).
- Behandlung bedrohlicher **Herzrhythmusstörungen** (☞ 5.4).
- Bei **psychomotorischer Unruhe** (☞ 10.3.2): 5–10 mg Diazepam langsam i.v. (z. B. ½–1 Amp. Valium® 10 mg) oder 5–10 mg Midazolam langsam i.v. (z. B. ⅓–⅔ Amp. Dormicum® 15 mg bzw. 1–2 Amp. Dormicum® 5 mg). **Cave:** Atemdepression, daher: Intubationsbereitschaft.
- Bei **V.a. schwere Benzodiazepinintoxikation** ggf. zur Differenzialdiagnostik und Behandlung 1–2 Amp. Flumazenil langsam i.v. (z. B. Anexate® 0,5 mg, 1–2 Amp.) **Cave:** Bei Epilepsie und Krampfanfällen.
- Bei **V.a. schwere Opioidintoxikation** ggf. zur Differenzialdiagnostik und Behandlung je nach Wirkung 0,4–2 mg Naloxon langsam i.v. (z. B. 1–5 Amp. Narcanti® 0,4 mg). **Cave:** Entzugssyndrom bei Opioidabhängigkeit.
- Bei **V.a. Sonnenstich oder Hitzschlag** Patienten entkleiden und in kühler Umgebung lagern, kühle, feuchte Tücher auf Kopf und Rumpf auflegen. Volumengabe (500 ml isomolare Lösung, z. B. Ringer, NaCl 0,9 %), 100 mg Dexamethason i.v. (z. B. Fortecortin®).
- Bei **Hirntumoranamnese unklarer oder niedriger Malignität** oder bei **V.a. intrazerebrale Blutung** (z. B. unter Marcumar®): 40–100 mg Dexamethason i.v. (z. B. Fortecortin®).
- Bei bekanntem **malignen Hirntumor** (z. B. Glioblastom) oder bekannten Hirnmetastasen möglichst **Verzicht auf invasive Sofortmaßnahmen** (z. B. Intubation) wegen infauster Prognose.
- Bei starken Kopfschmerzen bei Verdacht auf intrazerebrale Blutung oder Subarachnoidalblutung Opioid, z. B. Tramadol 1–2 mg/kg KG i.v. (z. B. 2 Amp. Tramal® 50 mg) oder 1 000 mg Metamizol als Kurzinfusion (z. B. 1 Amp. Novalgin® 1000 mg).

- Psychomotorische Unruhe bei Bewusstseinsgetrübten kann durch Harnverhalt ausgelöst werden: Bei voller Blase transurethrale Katheterisierung.
- Keine Azetylsalizylsäure (z. B. Aspirin® oder Aspisol®) bei V.a. intrakranielle Blutung wegen Nachblutungsgefahr.

Transport

- Schnellstmöglicher Transport mit Sondersignalen.
- **Intensivstation,** möglichst mit Zugriff auf CT.
- **Internistische Klinik,** wenn außer Bewusstseinsstörung keine sonstigen zerebralen Symptome vorliegen.
- **Neurologische oder neurochirurgische Klinik** (wenn primär mit RTW erreichbar) bei fokalen zerebralen Herdsymptomen und damit V.a. primär zerebrales Ereignis.
- **Ausnahme:** Nach überstandener Bewusstlosigkeit durch Krampfanfall ohne Sekundärverletzung und nach Abklingen eines postiktalen Dämmerzustandes bei bekannter Epilepsie kann Einweisung unterbleiben. Baldige Vorstellung beim Neurologen empfehlen (☞ 8.2.4).

Subarachnoidalblutung kann durch eine Vielfalt von EKG-Veränderungen (Rhythmusstörungen, Veränderungen der ST-Strecke) Verdachtsdiagnose in Richtung Herzinfarkt fehllenken.

Prinzipien der Weiterbehandlung

- Diagnostische Abklärung (klinische Untersuchung, Labor, CT, Liquor, Gefäßdiagnostik, EEG).
- Spezifische Therapie, z. B. Korrektur von Wasser-, Elektrolyt-, Stoffwechselstörung; Hämofiltration (bei Intoxikation); Osmotherapie, evtl. Entlastungstrepanation (bei Hirndruck), Fibrinolyse (neurologische Zentren, Zeitfenster < 6 h) oder Antikoagulation (bei embolischem Hirninfarkt); evtl. rheologische Therapie (bei Hirninfarkt); evtl. ischämieprotektive Substanzen; Liquordrainage (bei Liquorstau); Breitbandantibiose (bei bakterieller Meningitis); Aciclovir (z. B. Zovirax®) (bei Enzephalitis); Frühoperation (bei SAB).
- Frührehabilitation.

Seltene Differenzialdiagnosen des Komas

- **Apallisches Syndrom** („Wachkoma", „persistent vegetative state"): „Wachheit", da Augen offen, aber keinerlei Kontaktaufnahme oder gezielte Reaktion möglich.
- Ursache: Weitgehend intakte Hirnstammfunktion bei Verlust kortikaler Funktionen.
- Therapeutische Konsequenz: Ist apallisches Syndrom vorher bekannt, sollte bei vitaler Bedrohung Zurückhaltung bei invasiven Therapiemaßnahmen geübt werden.
- **Locked-in-Syndrom:** Erhaltenes Bewusstsein, aber keine Möglichkeit, sich bemerkbar zu machen (außer Augenbewegungen).
- Ursache: Meist Hirnstamminfarkt bei Basilaristhrombose oder Hirnstammblutung.
- Therapeutische Konsequenz: Patient wirkt komatös, muss auch notfallmäßig so behandelt werden. **Aber:** Patient versteht alles, was gesprochen wird.
- **Akinetischer Mutismus:** Patienten sind erweckbar, öffnen Augen, fixieren kurz, sprechen nicht und bewegen sich nicht. Wirkt wie höchstgradige Antriebsstörung.
- Ursache: Bei Hydrozephalus und bilateralen Gehirnläsionen.
- Therapeutische Konsequenz: Hinsichtlich der Funktion von Spontanatmung und Schutzreflexen weniger gefährdet als „echt" Komatöser.
- **Psychogenes Koma:** Keine Reaktionen auf stärkste Schmerzreize (unterdrückt). Dazu diskrepant: Hirnstammreflexe o. B., Spontanatmung gut, aktives Zukneifen der Augenlider bei Öffnungsversuch, prompte Lidschlussverstärkung bei leichter Berührung der Wimpern, über Gesicht losgelassener Arm wird zum Schutz abgebogen.
- Ursache: Psychische Erkrankung, Konfliktreaktion („Totstellen").
- Therapeutische Konsequenz: Vermeiden invasiver Therapien, z. B. Intubation bei erhaltenen Schutzreflexen und guter Spontanatmung. Nicht allein wegen des vermeintlichen Komas intubieren und maximal versorgen.
- **Depressiver Stupor und Katatonie** (☞ 10.3.5).

8.2.2 Hirndruck/Einklemmung

Definition

- **Hirndruck:** Volumenvermehrung in der starren Kalotte führt zunächst zu mäßigem, bei weiterer Volumenzunahme zu exponentiellem Druckanstieg mit Abnahme der zerebralen Durchblutung. Plötzliche Dekompensation möglich.

- **Einklemmung:** Bei stark erhöhtem Hirndruck können Anteile des Schläfenlappens durch den Tentoriumschlitz oder/und die Kleinhirntonsillen ins Foramen magnum gepresst (eingeklemmt) werden. Dabei werden auch Gefäße komprimiert.

Ätiologie
Mögliche Ursachen sind:
- Hirnödem (Enzephalitis, Hirntumor, Hirnabszess, Hirninfarkt, diffuse Hypoxie z. B. nach Reanimation).
- Venöse Abflussbehinderung: Sinusvenenthrombose.
- Intrakranielle Raumforderung: Blutung, Tumor, Abszess.
- Behinderung von Liquorabfluss oder -resorption: Aquäduktstenose, Okklusion durch Raumforderung, posthämorrhagische oder meningitische Arachnopathie, Shuntdysfunktion.

Symptomatik
Bei akuter Hirndrucksteigerung mit Einklemmung
Zunächst:
- Motorische Unruhe.
- Bewusstseinstrübung.
- Beugemuster der Arme und Streckmuster der Beine.

Dann:
- Generalisierte Streckspasmen.
- Pupillenstörungen (erst eng, dann weit und lichtstarr).
- Ausfall von Hirnstammreflexen und zunehmender Ausfall vegetativer Zentren: Bradykardie, Hyperthermie, dann Tachykardie, Hypothermie, Atemlähmung.

Bei subakuter oder chronischer Hirndrucksteigerung
Langsamer fortschreitende Prozesse: z. B. bei Tumoren, Shuntfehlfunktion.
- Kopfschmerzen (am Morgen ausgeprägter).
- Erbrechen (schwallartig, nüchtern, evtl. ohne Übelkeit).
- Zunehmende Bewusstseinstrübung.
- Gähnen, Singultus.
- Bei weiterer Druckzunahme: Zeichen der Einklemmung (s. o.).

Kurzanamnese
- Bekannte zerebrale Erkrankung? → V. a. Hirndruck durch Dekompensation?
- Liquordrainage (Shunt) bekannt? → V. a. Shuntdysfunktion.
- Gefäßrisikofaktoren bzw. -vorerkrankungen (Hypertonus, Diabetes, Gefäßfehlbildung, Gerinnungsstörung)? → V. a. Hirnblutung.
- Herzerkrankungen mit Embolieneigung (Rhythmusstörungen, Klappenerkrankungen, Vitien)?
- Medikamentenanamnese (Antikoagulanzien)?
- Tumoranamnese? → V. a. Metastasen.
- Fieber oder Infektion? → V. a. Meningoenzephalitis.

- **Anfallsanamnese?** → V.a traumatisches Hirngeschehen (☞ 11.2) oder V.a. Dekompensation einer zugrunde liegenden Hirnerkrankung.
- Starke Hitzeexposition und körperliche Anstrengung.

Sofortdiagnostik
- Basischeck (☞ 4.1.2).
- RR, SpO$_2$, EKG (Herzrhythmusstörungen?).
- BZ (Hyper-, Hypoglykämie?).
- Neurologischer Basischeck (☞ 8.1.8).
- Herzauskultation (Vitien?).
- Lungenauskultation → evtl. kardiopulmonale Ursache (z. B. Lungenödem, Pneumonie) für Zyanose und zerebrale Hypoxie?
- Kardiale Stauungszeichen?
- Periphere Embolien (blasse kalte Extremität bei Schlaganfall → V.a. kardiale Embolien oder Schlaganfall. Koma mit „Osler-splits" = purpurrote erhabene Hauteffloreszenzen 2–5 mm an den Fingerkuppen → V.a. Enzephalopathie oder septische Hirnembolien bei Endokarditis)?
- Fieber?
- Liquorrhoe aus Nase oder Ohr? → V.a. Trauma? V.a. Meningitis, Enzephalitis.

Sofortmaßnahmen
- Kopf- und Oberkörperhochlagerung 30–40°.
- **Atmung:** Bei akutem Hirndruck und Einklemmungszeichen großzügige Intubationsindikation und Beatmung (☞ 3.4.8; PEEP nicht > 5 mm Hg; Ziel: pCO$_2$ ca. 35 mm Hg).
  - Zur Sedierung bei Intubation wegen hirndrucksenkender Wirkung günstig: Thiopental 300–500 mg i.v. (z. B. Trapanal®). **Cave:** RR-Abfall bei niedrigem Ausgangs-RR.
  - Sind bei chronischer Drucksteigerung Schutzreflexe und Atmung noch gut, kann Intubation unterbleiben.
- **O$_2$-Gabe** (☞ 1.7.3), ggf. Guedel- oder Wendl-Tubus.
- I.v. Zugang mit Infusion: 500 ml isoosmolare Lösung (z. B. Ringer-Lösung, NaCl 0,9 %).
- **RR-Regulation:**
  - Bei RR < 120 mm Hg systolisch: Substitution mit 500 ml Volumenersatzmitteln (z. B. HÄS 10 %) (**cave:** Dekompensierte Herzinsuffizienz) und/oder Katecholamingabe (☞ 5.9).
  - Keine forcierte RR-Senkung unter 200/90 mm Hg.
  - Bei RR systolisch > 210 mm Hg oder diastolisch > 110 mm Hg: 0,075–0,150 mg Clonidin i.v. (z. B. ½–1 Amp. Catapresan®) oder 25–75 mg Urapidil i.v. (z. B. 1–3 Amp. Ebrantil® 25 mg). **Cave:** Ausgeprägte Vasodilatanzien wie Dihydralazin (z. B. Nepresol®) oder Nitroglycerin (z. B. Nitrolingual®) können Hirndruck erhöhen.
- Bei **Einklemmungszeichen** (z. B. Anisokorie, lichtstarre Pupillen, Streckautomatismen): 125–250 ml Mannit 20 % (z. B. Eufusol M 20®), 40 mg Dexamethason i.v. (z. B. Fortecortin®, nur bei einigen Ursachen wirksam, z. B. Tumorödem).
- Bei **V.a. Hitzschlag,** Patienten entkleiden, in kühler Umgebung lagern, kühle, feuchte Tücher auf Kopf und Rumpf auflegen.
- Bei **Hirntumoranamnese unklarer Dignität** bzw. Tumor niedriger Malignität oder wenn **intrazerebrale Blutung** wahrscheinlich (z. B. unter Marcumar®): 40 mg Dexamethason i.v. (z. B. Fortecortin®).

- **Bei bekanntem malignen Hirntumor** (z. B. Glioblastom) oder bekannten Hirnmetastasen möglichst **Verzicht auf invasive Sofortmaßnahmen** (z. B. Intubation) wegen infauster Prognose.
- Bei **starker psychomotorischer Unruhe:** Sedierung mit 5–10 mg Diazepam langsam i. v. (z. B. ½–1 Amp. Valium® 10 mg) oder 5–10 mg Midazolam langsam i. v. (z. B. ⅓–⅔ Amp. Dormicum® 15 mg bzw. 1–2 Amp. Dormicum® 5 mg). **Cave:** Atemdepression, daher: Intubationsbereitschaft.
- Bei **starken Kopfschmerzen** bei Verdacht auf intrazerebrale Blutung oder Subarachnoidalblutung Tramadol 1–2 mg/kg KG i. v. (z. B. 2 Amp. Tramal® 50 mg) oder 1 000 mg Metamizol als Kurzinfusion (z. B. 1 Amp. Novalgin® 1 000 mg). **Cave:** Keine Azetylsalizylsäure (z. B. Aspirin® oder Aspisol®) wegen Nachblutungsgefahr bei intrakranieller Blutung.
- Keine Venenkompression am Hals durch Halsdrehung! Vorsicht beim Umlagern! Heftige Kopfbewegungen können Einklemmung fördern.
- Keine längere Kopftieflage z. B. für Vena-jugularis-Katheter; falls zentraler Venenkatheter überhaupt notwendig: Besser Vena basilica oder Vena subclavia punktieren (☞ 2.7.2).

! Bei Hirndruck ist jederzeit plötzliche Dekompensation möglich (z. B. dramatische Bewusstseinsverschlechterung, Hirntod).

Transport
- Schnellstmöglicher Transport mit Sondersignalen.
- Dringliche CT-Diagnostik: Einweisung in neurologisch/neurochirurgische Intensivstation oder Intensivstation mit Zugriff auf CT und neurologischer/neurochirurgischer Weiterversorgungsmöglichkeit.

Prinzipien der Weiterbehandlung
- Bei akuten Raumforderungen (z. B. intrazerebrale Blutung) evtl. Trepanation, Dekompression, Hirndrucktherapie mit Osmodiuretika und/oder Glukokortikoiden.
- Bei Hydrozephalus: Externe Liquordrainage oder Shuntrevision.
- Behandlung der Ursache des Hirndruckes (z. B. Heparin bei Sinusvenenthrombose).

Subarachnoidalblutung kann durch eine Vielfalt von EKG-Veränderungen (Rhythmusstörungen, Veränderungen der ST-Strecke) Verdachtsdiagnose in Richtung Herzinfarkt fehllenken.

8.2.3 Zerebrale Lähmung

- **Hemiparese** (am häufigsten): Läsion im Verlauf der zerebralen Pyramidenbahn.
- **Gekreuzte Lähmung** (Hirnnerven- und Extremitätenlähmung gekreuzt): Kleine Hirnstammläsion.
- **Tetraparese** (mit Hirnnervenausfällen): Große Hirnstammläsion.
- **Monoparese:** Kleine Läsion im motorischen Kortex.

Hemiparese (durchgehende Halbseitensymptomatik)

Einseitige Läsion der Pyramidenbahn im intrazerebralen Verlauf mit kontralateraler Hemiparese und Teillähmung der mimischen Muskulatur.

Ätiologie

Akut („Schlaganfall", „Apoplex", „apoplektischer Insult"); häufigste Ursache:
- Ca. 80 % Hirninfarkt: Thrombotisch (Verschluss einer Hirnarterie, meist bei Arteriosklerose) oder embolisch (kardioembolisch z. B. bei absoluter Arrhythmie oder arterio-arteriell-embolisch aus A. carotis oder Aorta). Verlaufstyp „TIA" (= transitorisch ischämische Attacke): Halbseitensymptome (oft nur Sensibilitätsdefizit oder auch Sehstörungen auf einem Auge = Amaurosis fugax (☞ Tab. 17.4) verschwinden innerhalb von 24 h komplett; signalisieren drohenden irreversiblen Hirninfarkt (meist bei hochgradiger Karotisstenose).
- Ca. 20 % intrazerebrale Blutung (meist Hypertonus, auch Gefäßfehlbildung, Gerinnungsstörung).
- Andere Ursachen: Hypoglykämie (mit Bewusstseinsstörung), komplizierte Migräne (Migraine accompagnée, Migräne mit Aura; neurologisches Defizit geht dem Kopfschmerz meist voraus ☞ 8.2.6), abgeklungener fokaler Anfall (= „Todd-Lähmung" ☞ 8.2.4).

Subakut: Tumor, Metastase, Abszess, Enzephalitis, Multiple Sklerose, Sinus-/Hirnvenenthrombose.

Symptomatik

- Arm, Bein und mimische Muskulatur einer Seite gelähmt.
- Augenschluss oft einseitig etwas schwächer.
- Mundastschwäche (einseitig hängender Mundwinkel).
- Bei Einbeziehung der Sprachregion (beim Rechtshänder links): Motorische und/oder sensorische Aphasie (☞ 8.1.7).
- Bei akutem Auftreten (= "Schlaganfall"): Tonus meist noch schlaff (Babinski kann aber positiv sein), später bzw. bei chronischer Schädigung: Spastisch.
- Oft halbseitige Sensibilitätsstörung (Hemihypästhesie).
- Evtl. konjugierte Blickwendung zum Herd und Blickparese zur Gegenseite.
- Bei kleinen Läsionen im motorischen Kortex auch Monoparese (z. B. nur ein Bein) möglich.
- Bei unkompliziertem Schlaganfall und subakuter Hemisymptomatik ohne Hirndruck sind Bewusstsein und Atmung meist intakt.
- Bei Schmerzen im Nacken oder lateralen Halsbereich → Dissektion (A. vertebralis o. A. carotis) möglich.
- Bei Hemisymptomatik, kontralateral enger Pupille und Ptose (= Horner-Syndrom) V. a. Karotisdissektion ☞ 8.2.6.

Kurzanamnese

- Plötzliche Halbseitenlähmung bei Behandlung mit Marcumar® oder Hirngefäßfehlbildung: V. a. Hirnblutung.
- Plötzliche Halbseitenlähmung bei Gefäßrisikofaktoren bzw. -vorerkrankungen und Herzerkrankungen mit Embolieneigung (z. B. Hypertonus, Diabetes, absolute Arrhythmie, Klappenerkrankungen): V. a. Hirninfarkt.

- Vorausgehende chiropraktische Manöver oder Bagatelltraumen: V.a. Vertebralis- oder Karotisdissektion ☞ Tab. 8.5.
- Medikamentenanamnese?
- Tumoranamnese (bei subakutem Verlauf: V.a. Hirnmetastasen)?
- Anfallsanamnese? (V.a. postiktale Parese).
- Migräneanamnese? (Halbseite bei Migränekopfschmerz: V.a. Migraine accompagnée).
- Multiple-Sklerose-Anamnese? (V.a. akuten Schub).
- Fieber? (bei subakutem Verlauf: V.a. Enzephalitis, Hirnabszess).

Sofortdiagnostik

- Basischeck (☞ 4.1.2).
- Evtl. latente Paresen: Absinken einer Extremität im Vorhalteversuch (☞ 8.1.5).
- Stirnrunzeln möglich (seltene Ausnahme: Wenn Stirnast nur einseitige zentrale Versorgung hat).
- Puls, RR, SpO_2, EKG (Herzrhythmusstörungen?) → evtl. Hinweise auf kardiale Emboliequelle?
- Neurostatus (☞ 8.1).
- BZ (Hyper-, Hypoglykämie)?
- Herzauskultation (Vitien?) → evtl. Hinweise auf kardiale Emboliequelle?
- Hinweise auf periphere Embolie (Extremitätenpulse?).
- Fieber?

! Bei Halbseitensyndrom ohne Bewusstseinsstörung ist Infarkt wahrscheinlicher als Blutung, Blutung ist aber nicht ausgeschlossen.
Differenzialdiagnose Infarkt oder Blutung ist letztlich nur mit CT-Diagnostik unterscheidbar.
Cave: Auch bei positiver Migräneanamnese ist Halbseitensymptomatik nicht automatisch als Migraine accompagnée zu betrachten (Ausschlussdiagnose! ☞ 8.2.6).

Sofortmaßnahmen

- Stabile Seitenlage bei Erbrechen; bei V.a. Hirndruck: Kopf- und Oberkörperhochlagerung 30–40°.
- **I.v. Zugang** mit Infusion:
  - 500 ml isoosmolare Lösung (z. B. Ringer-Lösung, NaCl 0,9 %).
  - Bei Hypoglykämie: 100 ml 40 % Glukose i.v.
- **RR-Regulation:**
  - Keine forcierte RR-Senkung unter 180/90 mm Hg (Ausnahme: Kardiale Indikation).
  - Bei RR systolisch > 190 mm Hg oder diastolisch > 110 mm Hg: Z. B. 5 mg Nitrendipin-Phiole (Bayotensin® akut); bei Misserfolg 0,075–0,150 mg Clonidin i.v. (z. B. ½–1 Amp. Catapresan®) oder 25–75 mg Urapidil i.v. (z. B. 1–3 Amp. Ebrantil® 25 mg).
  - Bei RR < 120 mm Hg systolisch: Substitution mit 500 ml Volumenersatzmitteln (z. B. HÄS 10 %. **Cave:** Dekompensierte Herzinsuffizienz, Niereninsuffizienz) und/oder Katecholamingabe (☞ 5.9, **cave:** Tachykardie).
- Behandlung von akuten **Herzrhythmusstörungen** (☞ 5.4).
- Bei **Hirntumoranamnese** unklarer bzw. niedriger Malignität oder bei V.a. **intrazerebrale Blutung** (z. B. unter Marcumar®): 40 mg Dexamethason i.v. (z. B. Fortecortin®).

- Bei **bekanntem malignen Hirntumor** (z. B. Glioblastom) oder bekannten Hirnmetastasen möglichst **Verzicht auf invasive Sofortmaßnahmen** (z. B. Intubation) wegen infauster Prognose.

💣 Wegen möglicher Thrombolyseindikation keine i.m. Injektionen, keine Punktionen großer Gefäße und keine traumatische (nasotracheale) Intubation.

❗ Präklinisch – d. h. ohne CT-Kenntnis (Infarkt oder Blutung?) – keine gerinnungsaktive Therapie (z. B. Azetylsalizylsäure, Heparin), auch wenn die Situation noch so „suggestiv" für einen Hirninfarkt sein mag (z. B. wiederholte Halbseitenlähmung bei Arrhythmia absoluta).

Transport
- Bei Schlaganfall besteht die gleiche Behandlungsdringlichkeit wie bei Herzinfarkt.
- Schnellstmöglicher Transport (evtl. Sondersignale).
- Immer Einweisung in Klinik mit Zugriff auf CT-Diagnostik. Möglichst neurologische Klinik oder „stroke unit" oder Klinik mit entsprechender Konsultations- oder Weiterverlegungsmöglichkeit.
- Ist die Hemisymptomatik bereits abgeklungen oder rückläufig (= TIA): **Keine Entwarnung!** Zuweisung zur dringlichen Gefäß- und Herzdiagnostik.

Prinzipien der Weiterbehandlung
- Diagnostische Abklärung (klinische Untersuchung, Labor, CT, Liquor, Herz- und Gefäßdiagnostik, EEG).
- Spezifische Therapie, z. B. Thrombolyse (ausgesuchte Fälle, neurologische Zentren, Zeitfenster < 3–6 h) oder Vollheparinisierung (bei Sinusthrombosen und evtl. bei embolischem Hirninfarkt); evtl. hypervolämische Hämodilution (bei Hirninfarkt), Osmotherapie oder evtl. Entlastungstrepanation (bei Hirndruck), Liquordrainage (bei Ventrikelblutung), Drainage (bei Abszess), Radiotherapie (bei Tumor, Metastasen), Kortisonstoß oder andere Immunsuppressiva (bei MS-Schub), Aciclovir (z. B. Zovirax®; bei Enzephalitis).

Gekreuzte Lähmung oder Tetraparese mit bilateralen Hirnnervenausfällen

Hirnnerven- und Extremitätenlähmung gekreuzt bei einseitiger Hirnstammläsion, Lähmung aller 4 Extremitäten und Hirnnerven bei direkter (z. B. Hirnstamminfarkt) oder indirekter (z. B. Hirndruck) bilateraler Hirnstammläsion.

Ätiologie
- Akut: Vaskulär (Hirnstamminfarkt, z. B. bei Basilaristhrombose oder Hirnstammblutung).
- Subakut: Entzündlich, Tumor, auch Wernicke-Enzephalopathie bei Alkoholismus.

Symptomatik
- **Hemiparese** an Arm und Bein kontralateral zur Läsion oder **Tetraparese.**
- **Hirnnervenstörungen:** Pupillenstörungen, Augenmuskel- und Blicklähmungen, Hypästhesie im Trigeminusbereich, Paresen von mimischen Muskeln und/oder Zungen-Schlund-Mus-

keln ipsilateral zur Läsion oder bilateral (Dysarthrie, Schluckstörungen). Nystagmus, Ausfall von Hirnstammreflexen.
- **!** Beeinträchtigung der Schutzreflexe; Intubationsbereitschaft.
- Ein- oder beidseitiges Babinski-Zeichen und Streck- oder Beugeautomatismen.
- Oft mit Schwindel und Erbrechen.
- Bei größeren Läsionen: Bewusstseinsstörung/Koma.
- Bewusstsein kann bei „Locked-in-Syndrom" (☞ 8.2.1) unbeeinträchtigt sein.

Kurzanamnese

- Plötzliches Geschehen bei Behandlung mit Marcumar® oder Hirngefäßfehlbildung: V.a. Hirnstammblutung.
- Plötzliches Geschehen bei Gefäßrisikofaktoren bzw. -vorerkrankungen und Herzerkrankungen mit Embolieneigung (z.B. Hypertonus, Diabetes, absolute Arrhythmie, Klappenerkrankungen): V.a. Hirnstamminfarkt.
- Prodromi der vertebro-basilären Durchblutungsstörung (z.B. Schwindel, Dysarthrie, Doppelbilder): V.a. Hirnstamminfarkt.
- Anfallsanamnese?
- Tumoranamnese?
- Multiple-Sklerose-Anamnese: Bei subakutem Verlauf V.a. Hirnstammherd.
- Fieber? (bei subakutem Verlauf: V.a. Enzephalitis, Hirnabszess).
- Alkoholanamnese? (bei subakutem Verlauf V.a. Wernicke-Enzephalopathie, zentrale pontine Myelinolyse).
- Bekannte Elektrolytstörung? (bei Hyponatriämie oder nach schnell korrigierter Hyponatriämie und sukakutem Verlauf V.a. zentrale pontine Myelinolyse).

Sofortdiagnostik

- Basischeck (☞ 4.1.2), Schluckstörungen mit Aspirationsgefahr?
- Puls, RR, SpO_2, EKG (Herzrhythmusstörungen?) → evtl. Hinweise auf kardiale Emboliequelle?
- Neurostatus (☞ 8.1).
- BZ (Hyper-, Hypoglykämie)?
- Herzauskultation (Vitien?) → evtl. Hinweise auf kardiale Emboliequelle?
- Hinweise auf periphere Embolie (Extremitätenpulse?).
- Fieber/Infekt?

Sofortmaßnahmen

- **Stabile Seitenlage** bei Erbrechen.
- **Atmung:**
  - Bei Beteiligung kaudaler Hirnnerven, Schluckstörungen, Zurückfallen der Zunge und beeinträchtigten Schutzreflexen und/oder SpO_2 zwischen 90 und 95 %: O_2-Gabe (☞ 1.7.3), ggf. Guedel- oder Wendl-Tubus.
  - Wenn Atmung insuffizient (trotz O_2-Gabe $SpO_2 < 90\,\%$ bei nicht pulmonal Vorerkrankten) und/oder bei Aspirationsgefahr durch Wegfall der Schutzreflexe: Intubation (☞ 3.4.4) und Beatmung (☞ 3.4.8).
- **I.v. Zugang** mit Infusion: 500 ml isoosmolare Lösung (z. B. Ringer-Lösung, NaCl 0,9 %).

- **RR-Regulierung:**
  - Bei RR < 120 mm Hg systolisch: Substitution mit 500 ml Volumenersatzmitteln (z. B. HÄS 10 %. **Cave:** Dekompensierte Herzinsuffizienz, Niereninsuffizienz) und/oder Katecholamingabe (☞ 5.9, **cave:** Tachykardie).
  - Keine forcierte RR-Senkung unter 180/90 mm Hg.
  - Bei RR systolisch > 190 mm Hg oder diastolisch > 110 mm Hg: Z. B. 5 mg Nitrendipin-Phiole (Bayotensin® akut); alternativ oder bei Misserfolg: 0,075–0,150 mg Clonidin i.v. (z. B. ½–1 Amp. Catapresan®) oder 25–75 mg Urapidil i.v. (z. B. 1–3 Amp. Ebrantil® 25 mg).
- Behandlung von Herzrhythmusstörungen (☞ 5.4).

Wegen möglicher Thrombolyseindikation keine i.m. Injektionen, Punktion großer Gefäße oder traumatische (nasotracheale) Intubation.

Transport
- Schnellstmöglicher Transport (evtl. Sondersignale).
- Immer Einweisung in Klinik mit Zugriff auf CT- und Gefäßdiagnostik, Intensivstation bei Bewusstseinsstörung oder Aspirationsgefahr durch kaudale Hirnnervenstörung.
- Möglichst neurologische Klinik oder Klinik mit entsprechender Konsultations- bzw. Weiterverlegungsmöglichkeit.

Prinzipien der Weiterbehandlung
Bildgebende Hirndiagnostik und Gefäßdiagnostik.
Therapie: Bei kleineren Hirnstamminfarkten evtl. hypervolämische Hämodilution. Bei begleitendem Kleinhirninfarkt evtl. Liquordrainage oder operative Dekompression.
Bei Basilaristhrombose Möglichkeit zur Fibrinolyse (lokal intraarteriell, Zeitfenster < 6 h), ansonsten Antikoagulation.
Bei Kompression von Liquorabflusswegen z. B. durch Kleinhirninfarkt oder -blutung (4. Ventrikel): Liquordrainage.
Bei Raumforderung in der hinteren Schädelgrube z. B. durch Kleinhirninfarkt oder -blutung: Evtl. operative Dekompression.

8.2.4 Krampfanfall

Krampfanfall bei Kindern ☞ 12.5.5.

Krampfanfall allgemein

Ätiologie
Mögliche Anfallsursachen sind:
- **Anfallserkrankung:** Genuine Epilepsie (ohne erkennbare Ursache) oder symptomatische Epilepsie nach stabiler ZNS-Läsion (z. B. nach Schädel-Hirn-Trauma, Schlaganfall).
- **Äußere oder „innere" Provokationen** (= „Gelegenheitsanfall") z. B. Schlafentzug, Alkoholentzug, akute Gehirnerkrankungen (z. B. Enzephalitis), anfallsfördernde Medikamente (z. B. Penicillin, trizyklische Antidepressiva) oder Elektrolyt-/Stoffwechselerkrankungen bzw. -entgleisungen (z. B. Hypoglykämie, Hyponatriämie, Urämie).

Anfallstypen

Die häufigsten Anfallstypen sind:
- Grand-mal-Anfall/Grand-mal-Serie/Grand-mal-Status (tonisch-klonisch, immer bewusstlos).
- Komplex fokaler Anfall („psychomotorischer Anfall", „Temporallappenanfall"; komplexe Motorik möglich, bewusstseinsgetrübt).
- Einfach fokaler Anfall (z. B. motorischer Jackson-Anfall, bewusstseinsklar).

💧 Bei bewusstseinsgetrübten Anfallspatienten kann auch Antikonvulsiva-Intoxikation vorliegen; Notfallmeldung lautet dann oft fälschlicherweise **„Anfall"**.

Kurzanamnese

Beim Eintreffen des Notarztes ist der **Anfall meistens vorbei** und allenfalls noch der postiktale Zustand feststellbar. Daher meist Fremdanamnese.
- Evtl. vorhandene Verletzungen vor, während oder nach Anfall (z. B. Sturz)?
- Anfallsbeschreibung: Fokaler oder primär generalisierter Beginn? Zungenbiss? Einnässen/Einkoten?
- Erster Anfall oder Anfallsleiden bekannt?
- Metabolische (z. B. Urämie, Hypoglykämie) oder zerebrale Erkrankungen, die Anfälle auslösen können?
- Exogene Faktoren (z. B. Alkohol, Drogen, trizyklische Antidepressiva, Schlafentzug, Infekt, starke Hitze- oder Sonnenexposition)?
- Compliance der Antikonvulsiva?
- Resorption eingenommener Antikonvulsiva beeinträchtigt (z. B. durch Durchfall)?
- Z.n. Implantation eines Cardioverters/Defibrillators (überzählige Entladung)?

Grand-mal-Anfall

- Einzelner Anfall (Bedrohlichkeit wird eher überschätzt; Sekundärverletzungsgefahr steht im Vordergrund).
- Anfallsserie: Rasch hintereinander auftretende Anfälle, zwischen denen das Bewusstsein wiedererlangt wird. Bedrohlich bei Übergang in Status.
- Status epilepticus: Zwischen den Anfällen wird das Bewusstsein nicht wiedererlangt oder Anfallsdauer > 5 Min. Lebensbedrohlich! Ca. 10 % Letalität (abhängig von Grunderkrankung).

Symptomatik

- Gelegentlich Aura (Patient hat Vorgefühl auf kommenden Anfall, z. B. „aufsteigendes komisches Gefühl im Magen").
- Initialschrei (weniger Schrei als Röcheln!), Hinstürzen, Augen meist geöffnet, fehlende Lichtreaktion der Pupillen.
- **Tonische Phase** (ca. 30 s): Beine gestreckt, Arme gebeugt oder gestreckt, lateraler Zungenbiss, Apnoe oder Dyspnoe, Zyanose.

- **Klonische Phase** (bis 5 Min.): Rhythmische Zuckungen der Extremitäten, Schaum vor dem Mund, Urin-, evtl. Stuhlabgang.
- **Nach dem Anfall:**
  - Postiktaler Dämmerzustand: Bewusstseinsstörung, Desorientiertheit, psychomotorische Unruhe und Agitiertheit.
  - Terminalschlaf: Patient durch starke Reize erweckbar.
  - Oft Muskelkater.
  - Für den Anfall besteht Amnesie.

Sofortdiagnostik

- Basischeck (☞ 4.1.2).
- Puls, SpO$_2$, RR, EKG (Herzrhythmusstörungen im Anfall möglich).
- BZ (Hyper-, Hypoglykämie)?
- Zungenbiss? Einblutung in Skleren → typisch für Krampfanfall.
- Atemluft: Alkoholfoetor, urämischer Foetor, hepatischer Foetor?
- Sekundäre Verletzung/Fraktur im Anfall: Prellmarken, Platzwunden, Hämatome, Bewegungseinschränkung im Bereich von Schädel, Wirbelsäule und Extremitäten?
- Fieber?
- Neurostatus (☞ 8.1), v. a. Bewusstseinslage, Meningismus, Pupillenreaktion, Kraftprüfung.

Sofortmaßnahmen

Im Anfall

- **Verletzungssichere Lagerung** (vordringlichste Maßnahme): Gefährliche Gegenstände wegräumen, Kopf auf weiche Unterlage.
- Nicht gewaltsam harte Gegenstände (Gummikeil) zwischen die Zähne schieben, falls möglich Guedel-Tubus.
- O$_2$-Gabe (☞ 1.7.3).
- Vorübergehende Zyanose gehört zum Anfall und ist nicht per se Indikation für voreilige Intubation!
- Intubation nur bei Atemstillstand oder schwerer und/oder anhaltender Zyanose.
- Meist **keine Antikonvulsiva** nötig, da Einzelanfall spontan endet und Sedierung postiktale Beurteilbarkeit erschwert.
- Antikonvulsivum nur (s. u.):
  - Bei langer Anfallsdauer (> 3 Min.).
  - Bei wiederholtem Anfall (Anfallsserie oder Status epilepticus).

Nach dem Anfall

- Bei psychomotorischer Unruhe im postiktalen Dämmerzustand:
  - 5–10 mg Diazepam i. v. (z. B. ½–1 Amp. Valium® 10 mg) oder 5–10 mg Midazolam langsam i. v. (z. B. ⅓–⅔ Amp. Dormicum® 15 mg bzw. 1–2 Amp. Dormicum® 5 mg). **Cave:** Atemdepression. Intubationsbereitschaft!
  - Keine Neuroleptika (senken Krampfschwelle).
- Antikonvulsivum (s. u.) nur nach wiederholtem Anfall bei anamnestisch bekannter Neigung zu Anfallsserien oder Status epilepticus.

Antikonvulsiva-Gabe

- I.v. Zugang mit 500 ml Lösung (z. B. Ringer-Lösung, NaCl 0,9 %).
- Bei V.a. Hypoglykämie 50–100 ml Glukose 40 % i.v.
- 10 mg Diazepam langsam i.v. (z. B. 1 Amp. Valium® 10 mg) oder 1 mg Clonazepam langsam i.v. (z. B. 1 Amp. Rivotril®) oder 5–10 mg Midazolam langsam i.v. (z. B. ⅓–⅔ Amp. Dormicum® 15 mg bzw. 1–2 Amp. Dormicum® 5 mg). Evtl. wiederholen. **Cave:** Atemdepression. Intubationsbereitschaft!
- Wenn kein i.v. Zugang möglich: 10–15 mg Midazolam i.m. (z. B. ⅔–1 Amp. Dormicum® 15 mg) oder intranasal oder intraoral (schnelle Resorption) oder (umständlich): Diazepam Rectiole 10 mg rektal (z. B. 1 Diazepam Desitin rectal Tube®).
- Bei Therapieresistenz (Übergang in Serie oder Status) wie bei Grand-mal-Status.

💣 Kein Überaktionismus: Patienten mit bekannter Epilepsie und Einzelanfällen werden häufig unnötig intubiert.

Sofortmaßnahmen bei Grand-mal-Status

- Verletzungssichere Lagerung: Gefährliche Gegenstände wegräumen, Kopf auf weiche Unterlage.
- Nicht gewaltsam harte Gegenstände (Gummikeil) zwischen die Zähne schieben, falls möglich Guedel- oder Wendltubus.
- Atemwege freimachen und freihalten.
- O_2-Gabe (☞ 1.7.3).
- I.v. Zugang mit 500 ml Lösung (z. B. Ringer-Lösung, NaCl 0,9 %).
- Bei V.a. Hypoglykämie 50–100 ml Glukose 40 % i.v.
- Langsam i.v.: 10 mg Diazepam (z. B. 1 Amp. Valium® 10 mg) oder 1 mg Clonazepam (z. B. 1 Amp. Rivotril®) oder 5–10 mg Midazolam (z. B. ⅓–⅔ Amp. Dormicum® 15 mg bzw. 1–2 Amp. Dormicum® 5 mg) oder 4 mg Lorazepam (z. B. 2 Amp. Tavor®). Evtl. bis zu 2 Mal wiederholen. **Cave:** Atemdepression. Intubationsbereitschaft!
- Wenn kein i.v. Zugang möglich: 10–15 mg Midazolam i.m. (z. B. ⅔–1 Amp. Dormicum® 15 mg) oder intranasal oder intraoral (schnelle Resorption) oder: Diazepam Rectiole 10 mg rektal (z. B. 1 Diazepam Desitin rectal Tube®).
- Bei längerer Zyanose (SpO_2 < 90 % trotz O_2-Gabe): Intubation und Beatmung (☞ 3.4.4).
- Zur Intubation wegen antikonvulsiver Wirkung: Thiopental 3–7 mg/kg KG (200–500 mg) i.v. (z. B. Trapanal®) oder Propofol (z. B. Disoprivan®) 2 mg/kg KG (100–150 mg) i.v.
- Ist Status nicht zu durchbrechen (z. B. bei längerem Transport in Klinik): Schnellaufsättigung mit 250 mg Phenytoin langsam (5 Min.) i.v. (z. B. 1 Amp. Phenhydan® 250 mg), danach 750 mg Phenytoin-Infusionskonzentrat in 20 Min. i.v. (50 ml Phenhydan®-Konzentrat in 450 ml NaCl 0,9 %) unter EKG-Kontrolle. **Cave:** Nur bei sicherem i.v. Zugang wegen Gefahr schwerer Nekrosen bei paravasaler Injektion, Bradykardie, Hypotonie. Alternativ: 900–3 000 mg Valproat (z. B. Orfiril®).
- Wenn erfolglos und noch kein Barbiturat eingesetzt: Thiopental-Narkose: Einleitung Thiopental 3–7 mg/kg KG (200–500 mg) i.v. (z. B. Trapanal®), bei erneutem Anfall wiederholen; dann Perfusor mit 300–800 mg/h. Alternative: Narkose mit Propofol (z. B. Disoprivan®).

Transport

- **Klinikeinweisung erforderlich** (neurologische Klinik oder Klinik mit Möglichkeit zur zerebralen Diagnostik und neurologischer Konsultations- oder Weiterverlegungsmöglichkeit), wenn:
  - Serie von Anfällen oder Status epilepticus.
  - Anfall länger als 10 Minuten.
  - Länger dauernde postiktale Bewusstseinsstörung.
  - Persistieren zusätzlicher neurologischer oder anderer Symptome (z. B. Fieber).
  - Erster Anfall unklarer Ätiologie.
  - V.a. akute Hirnerkrankung.
  - Wenn nach einem Anfall keine Überwachung durch andere Personen gewährleistet ist.
- **Keine Klinikeinweisung,** zunächst weitere Überwachung durch Angehörige, Empfehlung baldiger Vorstellung beim Neurologen zur Antiepileptika-Spiegelkontrolle bzw. Überprüfung der Medikation, wenn Anfallsleiden bekannt ist, Patient reorientiert ist und kein V.a. sekundäre Verletzung durch Anfall besteht.

! Patienten, die nicht eingewiesen werden, darauf hinweisen, dass sie bis zur fachärztlichen Abklärung nicht an gefährdenden Maschinen arbeiten dürfen, keine gefährlichen Höhen betreten dürfen (z. B. Dachdecker) und kein Kraftfahrzeug führen dürfen.

Prinzipien der Weiterbehandlung

- **Nach erstem Anfall:** Diagnostik (EEG, CT, Liquoruntersuchung, MRT); evtl. Einstellung auf Antikonvulsiva.
- **Nach wiederholtem Anfall:** Serumspiegelbestimmung von Antikonvulsiva, evtl. Dosisanpassung oder Umstellung.
- **Therapie beim Status epilepticus:** Wenn Benzodiazepine und Phenytoin erfolglos: Valproat i.v. (z. B. Orfiril®), Barbiturate: Phenobarbital (z. B. Luminal®), dann Thiopental-Narkose (z. B. Trapanal®). Evtl. Alternativen: Propofol (z. B. Disoprivan®). **Ultima ratio:** Isoflurane-Narkose.

Differenzialdiagnose

- **Synkopen:** Oft mit „Schwarzwerden vor Augen", Ohrgeräuschen, Schwitzen, Blässe usw. eingeleitet (☞ 5.8). Im Verlauf und besonders am Ende einer Synkope können generalisierte kloniforme Zuckungen als Ausdruck einer zerebralen Reaktion auf die Hypoxie auftreten (= „konvulsive Synkope").
- **Psychogene Anfälle:** Kein Zungenbiss, erhaltene Pupillenreaktion, koordinierte „klonische" Aktivität, Schutzbewegungen vor Verletzungen, ungewöhnlich langes „Zucken" (> 20 Min.) mit Zuwendung zu durchbrechen.
- **Hyperventilationstetanie:** Krämpfe der Arm- und Beinmuskulatur, Pfötchenstellung der Hände, Spitzfußstellung, Fischmaulstellung des Mundes (☞ 7.6).
- Hitzekrämpfe nach Hitzeexposition und Anstrengung.

- Auch bekannte Epileptiker können plötzlich aus anderer Ursache „krampfen" (z. B. Enzephalitis).
- Persistierende Bewusstlosigkeit nach Anfall durch anfallsbedingtes Schädel-Hirn-Trauma.

- Die Fehlfunktion eines implantierbaren Cardioverters/Defibrillators (ICD, AICD, PCD) mit unnötiger Impulsabgabe kann einen Krampfanfall vortäuschen (ICD-Implantation bekannt? OP-Narben unter linker Klavikula und im rechten Oberbauch, tastbares Aggregat im linken Oberbauch?). Selten, dennoch dran denken (☞ 5.6).

Komplex fokale Anfälle mit Bewusstseinsstörung (psychomotorische Anfälle) und einfach fokale Anfälle

Ätiologie
Komplex fokale Anfälle gehen vom Temporallappen, einfach fokale Anfälle (z. B. motorische Jackson-Anfälle) von einem kleinen begrenzten Areal des Kortex aus. Immer Ausdruck einer symptomatischen Epilepsie.

Symptomatik
- Nicht primär vital bedrohlich; Übergang in Grand-mal-Anfall bzw. -Serie oder -Status möglich.
- Komplex fokale Anfälle:
- Beginn mit Aura.
- Bewusstseinstrübung.
- Motorische Automatismen (Schmatzen, Nesteln), auch komplexere Handlungen.
- Vegetative Symptome (Blässe, Speichelfluss).
- Dauer: Minuten bis Stunden.
- Amnesie für den Anfall.
- Einfach fokale Anfälle:
- Bei Störungen in motorischen Arealen: Z. B. tonisch-klonische Zuckungen im korrespondierenden kontralateralen Körperbereich.
- Bei Störungen in sensiblen Arealen z. B. Kribbeln in der entsprechenden Körperregion.
- Keine Bewusstseinsbeeinträchtigung.

Sofortdiagnostik
- Basischeck (☞ 4.1.2).
- Puls, SpO$_2$, RR, evtl. EKG.
- Sekundäre Verletzungen?
- Neurostatus (☞ 8.1): Insbesondere Hinweise auf zugrunde liegende Gehirnläsion.
- Orientierung?
- Halbseitensymptomatik?
- Meningismus?
- BZ (Hyper-, Hypoglykämie)?

Sofortmaßnahmen
- Vor sekundärer Verletzung schützen.
- Keine „Übertherapie" (z. B. keine atemdepressiven Benzodiazepindosen und keine Intubation wegen anhaltender fokaler Anfälle).
- Bei **lang andauerndem Status mit Anfallsausbreitung** oder **Bewusstseinstrübung:** Sofortmaßnahmen wie beim Grand-mal-Anfall (s. o.).

- Wenn durch Unruhe beim Status komplex fokaler Anfälle kein i.v. Zugang möglich: 10 mg Midazolam i.m. (z. B. ⅔ Amp. Dormicum® 15 mg, schnelle Resorption).

Transport
- **Klinikeinweisung erforderlich** (neurologische Klinik oder Klinik mit Möglichkeit zur zerebralen Diagnostik und neurologischer Konsultations- oder Weiterverlegungsmöglichkeit), wenn:
    - Anfall nicht oder schwer zu durchbrechen ist.
    - Patient nicht reorientiert ist.
    - Neurologische Defizite bestehen.
    - Zunächst keine Überwachung besteht.
    - Erster Anfall unklarer Ätiologie.
- **Keine Klinikeinweisung, aber baldigste Vorstellung beim Neurologen**, wenn zunächst weitere Überwachung z. B. durch Angehörige gewährleistet ist, Anfälle bekannt sind, zerebrale Diagnostik bereits erfolgt war und Patient wieder orientiert ist.

! Patienten, die nicht eingewiesen werden, darauf hinweisen, dass sie mindestens bis zur fachärztlichen Abklärung nicht an gefährdenden Maschinen arbeiten, keine gefährlichen Höhen betreten (z. B. Dachdecker) und kein Kraftfahrzeug führen dürfen.

Prinzipien der Weiterbehandlung
Unterbrechung des Status mit Benzodiazepinen oder Phenytoin (s. o.), evtl. Carbamazepin, Valproat. Evtl. EEG zur Diagnosesicherung. Bildgebende Verfahren (CT, MRT) zur Abklärung einer zugrunde liegenden Gehirnläsion; evtl. Lumbalpunktion zum Ausschluss Enzephalitis. Neueinstellung, Dosisanpassung oder Umstellung von Antikonvulsiva.

Differenzialdiagnose
Verwechslung sensibler Jackson-Anfälle mit TIA (☞ 8.2.3) möglich. Jackson-Anfälle breiten sich eher von distal nach proximal aus.

8.2.5 Nackensteife/Meningismus

Ätiologie
Leitsymptom bei:
- Infektionen des ZNS (Meningitis, Meningoenzephalitis, Enzephalitis).
- Subarachnoidalblutung.
- Meningeosis carcinomatosa.

Evtl. kombiniert mit Bewusstseinsstörung und neurologischen Ausfällen (☞ 8.2.1).

Symptomatik
Nackensteife, positive Zeichen nach Lasègue, Brudzinski, Kernig (☞ 8.1.4).
- Subakut bis akut Auftreten von Fieber, Nackensteife, Kopfschmerzen → **Meningitis**. Bei Hinzutreten neurologischer Herdsymptome (z. B. Krampfanfälle, Lähmungen) und/oder Bewusstseinsstörungen → **Meningoenzephalitis**.

Leitsymptome und -syndrome

- Akute Kopfschmerzen und verschiedengradige zusätzliche neurologische Ausfälle (bis zum Koma) → **Subarachnoidalblutung (SAB).**
- Langsam progrediente bis subakute Entwicklung von Kopfschmerzen und Nackensteife. Meist Tumorerkrankung bekannt (z. B. Mamma- oder Bronchial-Karzinom) → **Meningeosis carcinomatosa.**

Kurzanamnese

- Anamnestische Hinweise für Meningitis/Meningoenzephalitis/Enzephalitis: Fieber? Infektion/Entzündung? Gelenkschmerzen? Lichtscheu? Subakuter Verlauf mit Kopfschmerz? Sinusitis? Otitis? Z. n. Schädel-Hirn-Trauma evtl. mit Rhino-/Otoliquorrhoe? TBC-Anamnese? Endokarditis? Immunsuppression? HIV-Infektion oder -Risikogruppe? Zeckenstich? Auslandsaufenthalte?
- Anamnestische Hinweise für SAB: Plötzlicher Kopfschmerz und evtl. zusätzlich neurologische Symptome. Auftreten nach plötzlicher Anstrengung (Defäkation, Koitus).
- Anamnestische Hinweise für Meningeosis: Bekannte Tumorerkrankung und subakuter bis chronischer Verlauf.

Sofortdiagnostik

- Basischeck (☞ 4.1.2).
- Puls, SpO_2, RR, EKG (Herzrhythmusstörungen und ST-Veränderungen bei SAB möglich).
- BZ (Hyper-, Hypoglykämie)?
- Neurostatus (☞ 8.1).
- Herzauskultation (Vitien?).
- Lungenauskultation (Pneumonie?).
- Periphere septische Embolien: „Osler-splits" (purpurrote erhabene Hautefloreszenzen 2–5 mm an den Fingerkuppen, typisch für Herdenzephalitis bei Endokarditis).
- Fieber? Lymphknotenschwellung?
- Liquorrhoe aus Nase oder Ohr? → V. a. Trauma? V. a. Meningitis, Enzephalitis.
- Ohrinspektion (Zosterbläschen, eitriger Ausfluss?).

Sofortmaßnahmen

- Stabile Seitenlage bei Erbrechen; bei V. a. Hirndruck: Kopf- und Oberkörperhochlagerung 30–40°.
- Bei zusätzlicher Bewusstseinsstörung (☞ 8.2.1).
- **I.v. Zugang** mit Infusion: 500 ml isoosmolare Lösung (z. B. Ringer-Lösung, NaCl 0,9 %).
- **RR-Regulation:**
- Bei RR < 100 mm Hg systolisch: Substitution mit 500 ml Volumenersatzmitteln (z. B. HÄS 10 %. **Cave:** Dekompensierte Herzinsuffizienz) und/oder Katecholamingabe (☞ 5.9, **cave:** Tachykardie).
- Bei RR systolisch > 190 mm Hg oder diastolisch > 110 mm Hg: Z. B. 5 mg Nitrendipin-Phiole (Bayotensin® akut); bei Misserfolg 0,075–0,150 mg Clonidin i. v. (z. B. ½–1 Amp. Catapresan®) oder 25–75 mg Urapidil i. v. (z. B. 1–3 Amp. Ebrantil® 25 mg).
- Keine forcierte RR-Senkung unter 180/90 mm Hg.

! Bei **starker psychomotorischer Unruhe** Sedierung mit 10 mg Diazepam langsam i. v. (z. B. 1 Amp. Valium® 10 mg) oder 5–10 mg Midazolam langsam i. v. (z. B. ⅓–⅔ Amp. Dormicum® 15 mg). **Cave:** Atemdepression, daher Intubationsbereitschaft.

- Bei Kopfschmerzen: Tramadol 1–2 mg/kg KG i.v. (z. B. 2 Amp. Tramal® 50 mg) oder 1 000 mg Metamizol i.v. (z. B. 1 Amp. Novalgin® 1 000 mg). **Cave:** Keine Azetylsalizylsäure (z. B. Aspirin® oder Aspisol®) wegen Nachblutungsgefahr bei SAB.
- Evtl. Antiemetika: 1,25–2,5 mg Droperidol (z. B. Dehydrobenzperidol®) Metoclopramid 10 mg i.v. (z. B. 1 Amp. Paspertin® 10 mg).

! Foudroyanter Verlauf mit plötzlicher Verschlechterung während des Transportes bei SAB und Meningitis möglich.

Transport
Immer schnellstmöglicher Transport; möglichst in neurologische/neurochirurgische Klinik (evtl. Intensivstation) oder Klinik mit Möglichkeit zur zerebralen Diagnostik (CT, Lumbalpunktion) oder entsprechender Konsultations- oder Weiterverlegungsmöglichkeit.

Prinzipien der Weiterbehandlung
- Diagnosesicherung durch zerebrale Diagnostik: CT, Lumbalpunktion, Angiographie.
- Therapie:
- Bakterielle Meningitis: Breitbandantibiose (3er Kombination).
- Bei Enzephalitis: Aciclovir 3 × 10 mg/kg KG/d i.v. (z. B. 3 × 750 mg Zovirax®).
- SAB: Möglichst frühe Angiographie und Früh-OP (sofern nicht schwerste neurologische Ausfälle).
- Bei Liquoraufstau: Liquordrainage.
- Bei Meningeosis: Evtl. intrathekale Zytostatika.

Differenzialdiagnose
☞ auch Abb. 8.4.
- Nackenrigor bei M. Parkinson, Blockade bei degenerativen HWS-Veränderungen, Widerstand durch Anspannung der Nackenmuskeln.
- Opisthotonus bei Tetanus: Begleitender Trismus, Risus sardonicus, generalisierte Muskelkrämpfe.

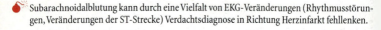 Subarachnoidalblutung kann durch eine Vielfalt von EKG-Veränderungen (Rhythmusstörungen, Veränderungen der ST-Strecke) Verdachtsdiagnose in Richtung Herzinfarkt fehllenken.

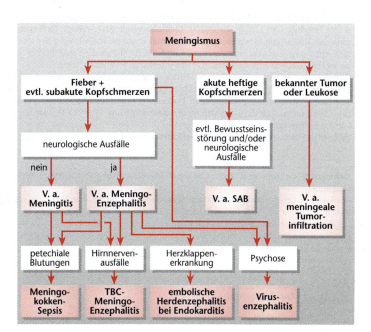

Abb. 8.4 Differenzialdiagnose des Meningismus [A300–190]

8.2.6 Akuter Kopfschmerz

Unterscheidung in
- Symptomatische Kopfschmerzen (Hinweis für evtl. bedrohliche Grunderkrankung).
- Primäre Kopfschmerzen (z. B. Migräne).

Symptomatik

Unterschiedliche **Lokalisation:** Einseitig, beidseitig, frontal, okzipital, temporal, parietal, gesamter Kopf.
Unterschiedlicher **Schmerzcharakter:** Drückend, klopfend, bohrend, stechend.
Lokalisation und daraus ableitbare Ursachen:
- **Halbseitenkopfschmerz:** Migräne (s. u.), Trigeminusneuralgie (Gesichtsschmerz s. u.), Sinusitis maxillaris oder frontalis, Arteriitis temporalis (s. u.), Karotisdissektion (s. u.).

- **Frontaler und orbitaler Kopfschmerz:** Clusterkopfschmerz (s. u.), Zoster ophthalmicus, akutes Glaukom (☞ 17.1.2), diabetische Ophthalmoplegie (mit äußerer Okulomotoriusparese), Tolosa-Hunt-Syndrom (unspezifische granulomatöse Entzündung im Bereich Fissura orbitalis superior oder Sinus cavernosus mit N. III, N.-VI-Parese + Sensibilitätsstörung im Ast V/1), Sinus-cavernosus-Thrombose (mit rotem Auge + Protrusio bulbi).
- **Okzipitaler und diffuser Kopfschmerz:** Meist Spannungskopfschmerz (s. u.); andere Ursachen: SAB (☞ 8.2.1), nach Lumbalpunktion, posttraumatisch, medikamenteninduziert (z. B. Nitrate), Analgetika-Abusus (z. B. ASS, Paracetamol, Ergotamin), Alkohol-/Nikotinabusus, Hypertonus (☞ 5.7), intrazerebrale Raumforderung (☞ 8.2.1), Meningitis (☞ 8.2.5), Meningoenzephalitis (☞ 8.2.5).
- **Halbseitiger blitzartig einschießender Gesichtsschmerz:** Trigeminus-Neuralgie (s. u.).

Kurzanamnese
- Kopfschmerzbeschreibung: Akuität? Charakter? Tagesschwankung? Lokalisation? Begleitsymptome?
- Auslöser: Z. B. Lebensmittel (Käse, Rotwein, Schokolade), Nikotin, Be- oder Entlastungssituationen, Menstruation, Wetterfühligkeit oder Medikamente (z. B. Nitropräparate)?
- Migräneanamnese, familiäre Migränebelastung?
- Regelmäßig eingenommene Analgetika?
- Psychische Belastungen, Stress?
- Fieber/Infekt?
- Schädel-Hirn-Trauma?
- Muskelschmerzen?
- Neurologische Ausfallsymptome?

Sofortdiagnostik
- Basischeck (☞ 4.1.2).
- Puls, RR.
- Bei schlechtem Allgemeinzustand auch SpO_2 und EKG.
- Neurostatus (☞ 8.1), insbesondere: Nackensteife? Bewusstseinslage? Fokale neurologische Ausfälle?
- Fieber?
- Augeninspektion (Rötung?), harter Bulbus (V.a. Glaukom ☞ 17.1.2)?

Gezieltes Verlangen nach einem bestimmten Medikament (z. B. Opioide oder Sedativa) ist verdächtig auf Abhängigkeit oder Sucht.

Leitsymptome und -syndrome

Tab. 8.5 Differenzialdiagnose des Kopfschmerzes mit Begleitsymptomen

Kopfschmerzcharakter	Begleitsymptome/Anamnese	Typisch für/Verdacht auf
◆ Akut ◆ Massiv	◆ Meningismus ◆ Evtl. neurologische Ausfälle	Subarachnoidalblutung (☞ 8.2.1)
◆ Akut/subakut ◆ Halbseitig, klopfend	◆ Übelkeit ◆ Flimmerskotome ◆ Migräneanamnese ◆ Familiäre Migränebelastung ◆ Kein Meningismus!	Migräne (☞ 8.2.6)
◆ Akut/subakut ◆ Halbseitig ◆ Auch in Hals und Gesicht	◆ Ipsilaterales Horner-Syndrom ◆ Evtl. fokale kontralaterale neurologische Ausfälle	Dissektion der A. carotis
◆ Akut/subakut ◆ Frontal ◆ Halbseitig oder diffus	◆ Fieber ◆ Kein Meningismus ◆ Keine neurol. Ausfälle	Sinusitis, Allgemeininfekt
◆ Subakut ◆ Diffus	Nach Commotio cerebri	Posttraumatische Kopfschmerzen
	◆ Meningismus ◆ Fieber	Meningitis/Enzephalitis (☞ 8.2.5)
	◆ Übelkeit, Erbrechen ◆ Hirndruckzeichen	Hirndruck bei intrazerebraler Raumforderung (☞ 8.2.2)
◆ Subakut ◆ Temporal	◆ A. temporalis verhärtet, druckschmerzhaft ◆ Evtl. Muskelschmerzen ◆ Abgeschlagenheit ◆ Sehstörungen ◆ Höheres Lebensalter	Arteriitis temporalis (☞ 8.2.6)
	◆ Rotes, tränendes Auge ◆ Phasenweise gehäuft	Cluster-Kopfschmerz (☞ 8.2.6)
	◆ Übelkeit ◆ Rotes Auge ◆ Mydriasis	Glaukom (☞ 17.1.2)
Akut/subakut	◆ Morgens am stärksten ◆ Fokale neurologische Ausfälle ◆ Bewusstseinsstörung	Intrazerebrale Raumforderung (☞ 8.2.3)
	◆ Hirnnervenstörungen	Zoster ophthalmicus, Sinuscavernosus-Thrombose, diabetische Ophthalmoplegie, Hirnstammläsion

> **Transport**
> Wenn Kopfschmerzereignis aus Anamnese und Befund nicht zwanglos als primär und harmlos einzuschätzen ist, oder wenn zwar Kopfschmerzanamnese bekannt ist, aber akutes Ereignis „anders als sonst" beschrieben wird, ist dringende neurologische Konsultation oder Klinikeinweisung erforderlich. Jede Auffälligkeit beim Neurostatus (z. B. Herdzeichen, Hirnnervenbefunde, Meningismus) weist auf **symptomatische** Kopfschmerzen hin und ist klinisch abklärungsbedürftig!

Kopfschmerz ohne sonstige Krankheitshinweise

Symptomatik

Meist akuter Spannungskopfschmerz: Drückend wie Schraubstock, beidseits, diffus, manchmal Mischformen mit Migräne möglich.

Sofortmaßnahmen

Peripher wirkendes Analgetikum/nichtsteroidales Antiphlogistikum; z. B. Paracetamol 1 000–1 500 mg p.o.

Transport

Keine Klinikeinweisung nötig. Hinweis auf Wiedervorstellung bei Verschlechterung oder neuen Begleitsymptomen.

Chronischer Spannungskopfschmerz

Symptomatik

Konstanter beidseitiger, chronischer, drückender Schmerz. „Kopf wie in Reif gespannt", Verstärkung unter psychischen Belastungen, oft Begleitdepression. Häufig auch übergehend in Kopfschmerz bei Analgetika-Abusus.

Sofortmaßnahmen

- Bei Abususverdacht: Analgetika vermeiden.
- Sonst: Peripher wirkendes Analgetikum/nichtsteroidales Antiphlogistikum; z. B. Paracetamol 1 000–1 500 mg p.o.
- Wenn bei Patienten bereits erfolgreich verwendet: Evtl. trizyklische Antidepressiva z. B. Amitriptylin Tbl. p.o. 25–150 mg/d (z. B. Saroten®).

Transport

- In der Regel **keine Einweisung** erforderlich. Baldige Vorstellung beim Neurologen/Nervenarzt.
- Hinweis auf Wiedervorstellung beim Auftreten neuer Begleitsymptome.
- Bei Analgetika-Abusus und vorhandener Motivation zum Medikamentenentzug evtl. Einweisung in entsprechende Klinik.

Prinzipien der Weiterbehandlung

Entspannungsmaßnahmen, autogenes Training, funktionelle Entspannung, physikalische Therapie, Krankengymnastik, Analgetika-Entwöhnung. „Schmerzdistanzierende" Medikamente: Antidepressiva, Neuroleptika.

Migräne

Symptomatik

Pulsierend klopfender Halbseitenkopfschmerz; meist einseitig und mit Übelkeit verbunden. In 20 % Beginn mit visuellen Erscheinungen (Flimmerskotome, Lichtblitze). Meist familiäre Belastung und anamnestisch bekannt.
Bei „Migräne mit Aura" (Migraine accompagnée, komplizierte Migräne) Möglichkeit fokaler neurologischer Ausfälle vor Schmerzauftritt (immer Ausschlussdiagnose).
Auslöser: Nahrungsmittel (Käse, Rotwein, Schokolade), Nikotin, Be- oder Entlastungssituationen, Menstruation.

Sofortmaßnahmen

- Metoclopramid 10 mg i.v. (z. B. 1 Amp. Paspertin® 10 mg), danach 500–1 000 mg Azetylsalizylsäure i.v. (z. B. 1–2 Amp. Aspisol®).

!
- ASS-Kontraindikation: Blutungsrisiken (z. B. SAB-Verdacht!); Ulkusleiden, Asthma.
- Ergotamin-Kontraindikationen: Schwere Arteriosklerose, Koronarerkrankung, Hypertonie, Ergotismus.

- Wenn Kontraindikation gegen ASS: 30–40 Tr. Metamizol oral (z. B. Novalgin® Tr.) oder 1 000 mg Metamizol i.v. (z. B. 1 Amp. Novalgin® 1 000 mg). Zusätzlich Ergotamin möglich.

! Zentralwirksame Analgetika wegen peripherem Schmerz-Pathomechanismus schlecht wirksam!

- Wenn bei Patienten bereits erfolgreich verwendet: Ergotamin-Inhalation (z. B. 1–3 Hübe Ergotamin-Medikater jeweils im Abstand von 5 Min.) oder 1 mg Dihydroergotamin i.m. oder s.c. (z. B. 1 Amp. Dihydergot®. **Cave:** Niemals i.v.!) **oder**
- Triptane (Suma-, Zolmi-, Nara-, Riza-, Almo-, Eletriptan), z. B. Sumatriptan 1 Tbl. à 50 oder 100 mg (z. B. Imigran®) oder 1 Injektion à 6 mg s.c. (1 Fertigspritze Imigran®) oder nasal 10–20 mg. Kontraindikationen: Schwere Hypertonie, KHK, Myokardinfarkt-Anamnese, TIA-/Insultanamnese, Schwangerschaft, Stillzeit, pAVK, schwere Leber-/Niereninsuffizienz, Kinder, > 65 Jahre, Morbus Raynaud.
- Bei oraler Medikation immer vorher Metoclopramid (z. B. Paspertin®) geben.

Transport

- **Keine Klinikeinweisung:** Wenn Migräne bekannt und Symptomatik eindeutig. Vorstellung beim Neurologen zur evtl. Intervallprophylaxe oder Medikamentenumstellung.
- **Baldigste Vorstellung beim Neurologen** zur Ausschlussdiagnose bei erstem Anfall und eindeutiger Symptomatik.
- **Klinikeinweisung** in neurologische Klinik oder Klinik mit entsprechender Konsultationsmöglichkeit bei zusätzlicher neurologischer Symptomatik (Migraine accompagnée) oder Zweifeln an Migränediagnose.

Prinzipien der Weiterbehandlung
Sichern der Diagnose durch Ausschluss anderer Ursachen; Gabe von Analgetika und Antiemetika. Im „Status migraenosus" auch hämorrheologische Maßnahmen (HÄS 10 %) möglich.

💣 Auch bekannte Migräniker können einmal andere Kopfschmerzursache haben (z. B. SAB oder Meningitis)!

Clusterkopfschmerz

Symptomatik
Einseitige Kopfschmerzen der Orbitalregion mit Tränenfluss und rotem Auge, phasenweise gehäuft über Wochen, dann freies Intervall.

Sofortmaßnahmen
- O_2-Inhalation (5–7 l/Min. über 10 Min.).
- Wenn bei Patient bereits erfolgreich verwendet: Dihydroergotamin i.m. oder s.c. (z. B. 1 Amp. Dihydergot®) oder Ergotamin-Inhalation (z. B. 1–3 Hübe Ergotamin Medihaler®, im Abstand von jeweils 5 Min.) **oder**
- Triptane, z. B. Sumatriptan 1 Tbl. à 100 mg (z. B. 1 Tbl. Imigran®) oder 1 Injektion à 6 mg s.c. (1 Fertigspritze Imigran®) oder nasal 10–20 mg. Kontraindikationen: Koronare Herzerkrankung, M. Raynaud, Neigung zu Gefäßspasmen. Keine gleichzeitige Anwendung mit Ergotaminen.

Transport
- **Keine stationäre Einweisung erforderlich:** Bei bekanntem Leiden.
- **Einweisung:** Bei zusätzlichen neurologischen Symptomen oder Zweifeln an der Diagnose.

Prinzipien der Weiterbehandlung
Intervallprophylaxe z. B. mit Lithiumsalzen, Kalziumantagonisten, Kortikosteroide.

Arteriitis temporalis
Riesenzellarteriitis mit Befall der A. temporalis, A. ophthalmica und A. centralis retinae. Patient meist > 55 J.

Symptomatik
Subakuter Beginn, evtl. kombiniert mit Polymyalgia rheumatica. Erblindung droht in 5–10 % der Fälle! Selten auch Hirninfarkte. Jeder ungeklärte Kopfschmerz bei älteren Patienten ist verdächtig auf Arteriitis temporalis.

Sofortmaßnahmen
- 500–1 000 mg Azetylsalizylsäure p.o. oder 500 mg i.v. (z. B. 1–2 Tbl. Aspirin® oder 1 Amp. Aspisol®).
- Wenn Kontraindikation gegen ASS: 30–40 Tr. Metamizol oral (z. B. Novalgin® Tr.) oder 1 000 mg Metamizol i.v. (z. B. 1 Amp. Novalgin® 1 000 mg).

Leitsymptome und -syndrome

Transport
Immer bei Verdacht Einweisung in Klinik mit Möglichkeit zur Biopsie der A. temporalis (neurologische, ophthalmologische, internistische Klinik).

Prinzipien der Weiterbehandlung
Bei Sturzsenkung oder Senkungsbeschleunigung: Behandlungsbeginn mit Kortikosteroiden, Diagnosesicherung durch Biopsie.

Trigeminusneuralgie

Symptomatik
Blitzartig einschießender stechender Schmerz im sensiblen Areal des N. trigeminus. Meist 2. und 3. Ast, evtl. triggerbar, Frauen häufiger betroffen, zweite Lebenshälfte.

Sofortmaßnahmen
- Analgetika gegen Schmerzattacken wenig wirksam; trotzdem Versuch mit peripheren Analgetika in höherer Dosierung, z. B. 500 mg Azetylsalizylsäure i.v. (z. B. 1 Amp. Aspisol®) oder Opioiden, z. B. Tramadol 1–2 mg/kg KG i.v. (z. B. 2 Amp. Tramal® 50 mg) oder 0,1 mg Fentanyl i.v. Evtl. Kombination aus Neuroleptikum mit Analgetikum, z. B. ASS und Haloperidol (z. B. Haldol®) 5 mg langsam i.v.
- Bei quälenden Schmerzen Klinikeinweisung zur Antikonvulsiva-Therapie.

 Patienten können durch heftige Schmerzen suizidal sein.

Transport
- Zuweisung zum Nervenarzt zur Abklärung und Einstellung auf Antikonvulsiva.
- Klinikeinweisung: Bei quälenden Schmerzen und/oder Suizidalität.

Prinzipien der Weiterbehandlung
Einstellung auf Carbamazepin (z. B. Timonil®), Gabapentin (Neurontin®), evtl. Gabapentin (z. B. Neurontin®), Phenytoin (z. B. Phenhydan®), OP-Möglichkeit: Thermische oder toxische Koagulation des Ganglion Gasseri oder neurovaskuläre Dekompression in der hinteren Schädelgrube („Jannetta-OP").

8.2.7 Akuter Schwindel

Symptomatik
- Allgemeines Unsicherheitsgefühl, Benommenheitsgefühl, Taumeligkeit = unsystematischer Schwindel.
- Drehschwindel, Schwankschwindel, Liftgefühl, Fallneigung, evtl. Übelkeit = systematischer (vestibulärer) Schwindel.

Kurzanamnese

- Gefäßrisikofaktoren bzw. -vorerkrankungen (Hypertonus, Diabetes, Gefäßfehlbildung, Gerinnungsstörung)?
- Traumaanamnese?
- Metabolische Grunderkrankung (z. B. Diabetes, Niereninsuffizienz)?
- Vergiftung (z. B. Alkohol, Koffein, Lösungsmittelexposition).
- Exogene Faktoren (z. B. Sonnenstich nach starker Hitze-/Sonnenexposition).
- Begleitsymptome? Insbesondere Hörstörungen, Ohrgeräusche, Kopfschmerzen, neurologische Ausfallerscheinungen, Verwirrtheit, Übelkeit, Erbrechen, Fieber.
- Zerebrale Erkrankungen (z. B. Tumor).
- Herzerkrankungen (z. B. Herzinsuffizienz, Kardiomyopathie) evtl. mit Embolieneigung (z. B. Rhythmusstörungen, Klappenerkrankungen, Vitien)?
- Herzschrittmacherträger → evtl. Schrittmacherfehlfunktion (Batterieerschöpfung, Elektrodenbruch).
- Medikamentenanamnese (evtl. Nebenwirkung oder Überdosierung, z. B. H2-Blocker, Digitalis, Antikonvulsiva, Tranquilizer, Neuroleptika)?

Sofortdiagnostik

- Basischeck (4.1.2).
- Puls, SpO_2, RR, EKG (Herzrhythmusstörungen) → evtl. Hinweise auf kardiale Emboliequelle?
- BZ (Hyper-, Hypoglykämie)?
- Blasse Haut? Skleren? → evtl. Hinweise auf Anämie?
- Neurostatus (8.1) insbesondere Gang, Steh- und Tretversuch, Nystagmus, Hörvermögen?
- Herzauskultation (Vitien).
- Lungenauskultation (Lungenödem, Pneumonie als Ursache für leichte zerebrale Hypoxie?).
- Fieber?
- Kardiale Stauungszeichen? Herzinsuffizienz?
- Entzugssymptomatik?
- Hyperventilation?

Leitsymptome und -syndrome

Differenzialdiagnose

Tab. 8.6 Differenzialdiagnose des Schwindels

Schwindelcharakter	Begleitsymptome	Verdacht auf
Drehschwindel akut	<ul><li>Übelkeit</li><li>Erbrechen</li><li>Fallneigung</li><li>Rotatorischer Spontannystagmus und richtungsbestimmter Nystagmus</li><li>Keine Hörstörungen</li></ul>	Neuropathia vestibularis
Drehschwindel akut Attacken für Sekunden	<ul><li>Durch Kopfbewegung auslösbar</li><li>Richtungsbestimmter Nystagmus und Spontannystagmus zum unten liegenden Ohr</li><li>Keine Hörstörungen</li><li>Erschöpflich nach Wiederholung</li></ul>	Gutartiger paroxysmaler Lagerungsschwindel
Drehschwindel akut längere Attacken	<ul><li>Ohrgeräusche (Tinnitus)</li><li>Hypakusis</li><li>Meistens Erbrechen</li><li>Richtungsbestimmter Nystagmus und Spontannystagmus</li><li>Fallneigung zur Seite des betroffenen Ohres</li></ul>	Morbus Menière
Dreh-/Schwankschwindel langsam progredient	<ul><li>Tinnitus</li><li>Trigeminus-/Fazialisbeteiligung</li><li>Evtl. Kleinhirnsymptome, Pyramidenbahnzeichen, Hirndruckzeichen</li></ul>	Akustikusneurinom
Dreh- oder Schwankschwindel akutes Auftreten	<ul><li>Blickrichtungsnystagmus</li><li>Übelkeit, Erbrechen</li><li>Kleinhirnzeichen oder</li><li>Hirnnervenausfälle (z. B. Dysarthrie)</li></ul>	Hirnstamminfarkt, Kleinhirninfarkt
Schwankschwindel attackenförmig	<ul><li>Stand- und Gangunsicherheit</li><li>Vernichtungsangst</li><li>Panikattacke</li><li>Massiver Leidensdruck</li><li>Kein Nystagmus</li><li>Keine zusätzlichen pathologischen Befunde</li></ul>	Phobischer Schwankschwindel

Neuropathia vestibularis

Symptomatik
Akuter einseitiger Vestibularisausfall, über Tage anhaltend, dann langsam abklingend.

Sofortmaßnahmen
- Bettruhe.
- Wenn beim Patienten bereits erfolgreich verwendet: Dimenhydrinat 150 mg Supp. rektal oder 100 mg i.m. oder 62 mg i.v. (z. B. Vomex A® 1 Supp. oder 1 Amp. i.m. oder i.v.).
- Bei Erbrechen evtl. Metoclopramid 20 Tr. p.o. oder 10 mg i.v. (z. B. Paspertin® 20 Tr. oder 1 Amp. a 10 mg) oder 1,25 mg Droperidol (z. B. Dehydrobenzperidol®) i.v.

Transport
- Wegen massiver Beschwerden oft Klinikeinweisung erforderlich.
- HNO-Klinik/neurologische Klinik oder Klinik mit entsprechender Konsultationsmöglichkeit.

Prinzipien der Weiterbehandlung
Bettruhe. Nach 3 Tagen rasche Mobilisierung und Bewegungstraining. Prognose günstig.

> Treten zu vermeintlich peripher vestibulären Symptomen Bewusstseinsstörungen, Koordinationsstörungen oder Hirnstammausfälle hinzu, so kann es sich um einen raumfordernden „pseudovestibulären Kleinhirninfarkt" handeln → unverzügliche zerebrale Bildgebung!

Gutartiger paroxysmaler Lagerungsschwindel

Symptomatik
Durch bestimmte Kopfbewegungen und Lagewechsel ausgelöste Drehschwindelattacken mit Nystagmus.

Sofortmaßnahmen
Evtl. „Befreiung" durch Lagerungsmanöver zum untenliegenden Ohr (nach Sémont): Für das gesamte Manöver Drehung des Kopfs um 45° nach rechts bzw. links zum gesunden Ohr. Patient sitzt zunächst aufrecht. Dann schnelle Lagerung des Patienten um ca. 100° in die auslösende Position (betroffenes Ohr unten). Nach 2 Min. Umlagerung um 180° mit raschem Schwung („großer Wurf") in die Gegenposition. Nach 2 Min. langsames Aufrichten.

Transport
- Zur Diagnosesicherung baldigste Vorstellung beim Neurologen oder HNO-Arzt.
- Klinikeinweisung bei massiver Symptomatik und/oder Zweifeln an der Diagnose.

Prinzipien der Weiterbehandlung
Vestibularisprüfung. Lagetraining. Keine Antivertiginosa (da für Rekompensation eher hinderlich). Prognose günstig.

Morbus Menière
Ausfall des Gleichgewichts- und Hörorgans durch Vermischung von Endo- und Perilymphe im Innenohr.

Sofortmaßnahmen
- Wenn beim Patienten bereits erfolgreich verwendet: Dimenhydrinat 100 mg Supp. rektal oder 100 mg i.m. oder 62 mg i.v. (z. B. Vomex A® 1 Supp. oder 1 Amp. i.m. oder i.v.).
- Bei Erbrechen evtl. Metoclopramid 20 Tr. p.o. oder 10 mg i.v. (z. B. Paspertin® 20 Tr. oder 1 Amp. à 10 mg) oder 1,25 mg Droperidol (z. B. Dehydrobenzperidol®) i.v.

Transport
Im akuten Anfall Vorstellung bei HNO-Arzt (evtl. Klinik) mit Audiometrie und Vestibularisprüfung oder Klinik mit entsprechender Konsultationsmöglichkeit.

Akustikusneurinom
Histologisch gutartiger, langsam wachsender Tumor ausgehend von Zellen des N. VIII.

Sofortmaßnahmen
Nur erforderlich bei Hirndruckanzeichen (☞ 8.2.2).

Transport
Baldigste Vorstellung bei Neurologen/HNO-Arzt zur bildgebenden zerebralen Diagnostik. Bei Hirndruck sofortige Klinikeinweisung.

Prinzipien der Weiterbehandlung
Diagnosesicherung durch bildgebende Verfahren. Bei Hydrozephalus: Liquordrainage. Operation.

Hirnstamminfarkt, Kleinhirninfarkt

Sofortmaßnahmen/Indikation zur Klinikeinweisung und Prinzipien der Weiterbehandlung
Wie bei Hirninfarkt (☞ 8.2.3).

! Wenn Patienten mit Schwindel nach Stunden bis Tagen Bewusstseinsstörungen entwickeln, immer an Kleinhirninfarkt mit Kompression des 4. Ventrikels oder Hirnstammes und Liquorabflussstörung denken. Einklemmung droht! Dringendes CT erforderlich!

Phobischer Schwankschwindel
Auch bei abgeklungenem organischen Schwindel als Verarbeitungsneurose möglich.

Sofortmaßnahmen
Evtl. Diazepam 5–10 mg oral oder i.v. (z. B. Valium®).

Transport

- In der Regel keine Klinikeinweisung.
- Baldige Vorstellung bei Psychiater/Nervenarzt.
- Klinikeinweisung bei massiver Symptomatik und/oder Zweifeln an der Psychogenität.

8.2.8 Generalisierte periphere Lähmung

Lähmungen aufgrund von generalisierten Störungen im Bereich der peripheren Nerven, der Muskelendplatten oder der Muskeln.
Als Notfälle können auftreten:

- **Akute idiopathische Polyradikuloneuritis (Guillain-Barré-Syndrom; GBS).** Autoimmun vermittelte Demyelinisierung der peripheren Nerven. Oft nach (gastrointestinalen) Infekten. Meistens spontane Rückbildung. Lebensbedrohliche Situationen durch zunehmende Atemlähmung und Befall des vegetativen Nervensystems (kardiovaskuläre Regulationsstörungen: Tachykardie/Bradykardie/Asystolie).
- **Störungen der neuromuskulären Übertragung:**
  - **Myasthenie:** Autoimmun bedingte Erkrankung der Azetylcholinrezeptoren der motorischen Endplatte. Lebensbedrohlich durch Ateminsuffizienz und/oder Schluckstörungen (Aspirationsgefahr).
  - **Lambert-Eaton-Syndrom:** Paraneoplastische Erkrankung der motorischen Endplatte.
  - **Botulismus:** Im Rahmen einer Lebensmittelvergiftung (Toxin von Clostridium botulinum) erworbene Störung der Azetylcholinfreisetzung in der präsynaptischen motorischen Endplatte.
- **Dyskaliämische Lähmungen:** Störung der Muskelerregung durch Störungen des Kaliumhaushalts. Meist familiäres Leiden; bei älteren Patienten auch selten als symptomatische Dyskaliämie möglich.

Tab. 8.7 Differenzialdiagnose generalisierter peripherer Lähmungen

Symptomkonstellation	Anamnese	Verdacht auf
- Aufsteigende schlaffe Lähmungen - Sensibilitätsstörungen/Parästhesien - Reflexverlust - Anfangs oft Schmerzen - Auch Befall von Hirnnerven	- Infektion - Operation - Schwere Erkrankung	- Guillain-Barré-Syndrom (GBS) - DD: Andere akut verlaufende PNP (z. B. Porphyrie, Vaskulitis), auch Myelitis (sensibler Querschnitt)
- Abnorme Ermüdbarkeit der Willkürmuskulatur (v. a. Augenmuskeln, Lidheber, Schlundmuskulatur) - Keine Sensibilitätsstörungen	- Belastungsabhängige Schwäche - Doppelbilder - Schluckstörungen	Myasthenie

Tab. 8.7 Fortsetzung

Symptomkonstellation	Anamnese	Verdacht auf
• Myasthenieähnliche Symptome • Proximale Paresen • Unter Belastung eher Besserung • Evtl. bekanntes Bronchialkarzinom	• Bronchialkarzinom	Lambert-Eaton-Syndrom
• Myasthenieähnliche Symptome • Mydriasis • Gastrointestinale Symptome: Übelkeit, Erbrechen, Durchfall, Bauchschmerzen • Mundtrockenheit	• Konsum verdorbener Lebensmittel/Konserven • Gastrointestinale Symptome • Ebenfalls erkrankte „Mitesser"	Botulismus
• Plötzliche Lähmungsattacken • Atem- und Schlundmuskeln meist ausgespart • Symmetrisch proximal betonte Paresen • Atemmuskulatur und Schluckmuskeln ausgespart • Vorwiegend familiäres Auftreten und/oder anamnestisch bekannt	• Bekannte Lähmungsepisoden • Familiäres Auftreten	Dyskaliämische Lähmungen
• Proximale asymmetrische Paresen • Keine Sensibilitätsstörungen • Zweigipfeliger Fieberverlauf	• Auslandsaufenthalt • Kein Polioimpfschutz	• Poliomyelitis • FSME (myelitische Manifestation)

Symptomatik

(☞ Tab. 8.7)

Sofortdiagnostik

- Basischeck (☞ 4.1.2).
- Insbesondere: Atemexkursionen? Vitalkapazität?
- Puls, SpO_2, RR, EKG (Rhythmusstörungen bei Guillain-Barré-Syndrom möglich).

- BZ (Hyper-, Hypoglykämie)?
- Neurostatus (☞ 8.1), insbesondere:
- Motorik.
- Ausmaß der Lähmungen, Reflexausfall, Sensibilitätsstörungen?
- Herzauskultation (Vitien?).
- Lungenauskultation.
- Fieber?

Sofortmaßnahmen

- Wenn Atemmuskulatur betroffen, aber SpO$_2$ zwischen 90 und 95 %: O$_2$-Gabe (☞ 1.7.3).
- Wenn Atmung kritisch (SpO$_2$ < 90 %): I.v. Zugang mit Infusion von 500 ml isoosmolarer Lösung (z. B. Ringer-Lösung, NaCl 0,9 %) und Intubation (☞ 3.4.4) und Beatmung (☞ 3.4.8).
- Behandlung bedrohlicher Herzrhythmusstörungen (☞ 5.4).
- Bei Asystolieneigung oder bedrohlicher Bradykardie bei Guillain-Barré-Syndrom: Evtl. passagerer Schrittmacher (☞ 3.4.12).
- Bei schweren Lähmungen (Ateminsuffizienz) bei eindeutiger Myasthenie: Gabe von 2–4 mg Pyridostigmin i.v. (z. B. 2–4 Amp. Mestinon® 1 mg) oder 0,5 mg Neostigmin i.v. (z. B. 1 Amp. Prostigmin®) vor Ort, dann Dauertropf mit 25 mg Pyridostigmin (z. B. 1 Amp. Mestinon® 25 mg) in 500 ml Glukose 5 % in 24 h i.v.

> **!**
> - Bei Intubation und endotrachealem Absaugen bei Guillain-Barré-Syndrom führt erhöhter Vagotonus leicht zu Bradykardie und Asystolie; daher vorher Atropingabe und Reanimationsbereitschaft.
> - Bei medikamentöser Therapie der Herzrhythmusstörungen beim Guillain-Barré-Syndrom sind überschießende und unvorhersehbare kardiale Reaktionen möglich.

Transport

Immer Einweisung (bei Atem- und Schluckstörungen möglichst Intensivstation) in neurologische Klinik oder Klinik mit entsprechender Konsultations- oder Weiterverlegungsmöglichkeit.

Prinzipien der Weiterbehandlung

- Klärung der Diagnose: Labor, evtl. Lumbalpunktion, Tensilon-Test bei V.a. Myasthenia gravis, Thymomdiagnostik.
- Therapie:
- Guillain-Barré-Syndrom: Immunglobuline, Plasmapherese.
- Myasthenie: Cholinesterasehemmer, Plasmapherese, Immunsuppressiva, Immunglobuline.
- Botulismus: Antitoxin, symptomatische Therapie.
- Dyskaliämische Lähmung: Kaliumkorrektur.
- Lambert-Eaton-Syndrom: Tumorsuche und -therapie.

8.2.9 Nichttraumatische Querschnittlähmung

Ätiologie

- **Mechanische Kompression durch Raumforderungen:** Tumor oder Metastasen der Wirbelsäule und des Rückenmarks, Bandscheibenvorfall, Epiduralabszess, Spondylodiszitis, spinale Blutung (z. B. Epiduralhämatom unter Antikoagulation oder bei spinalem Angiom).
- **Rückenmarkischämie:** Spinalis-anterior-Syndrom, Aortenaneurysma, spinale Gefäßfehlbildung.
- **Entzündlich:** Z. B. Multiple Sklerose = MS, viral, para-/postinfektiös.

Symptomatik

- Bei Läsionen oberhalb C4: Atemlähmung!
- Evtl. Schmerzen.
- Lähmung auf Höhe der Läsion (Vorderhörner) und darunter (Läsion der Pyramidenbahn).
- Bei akutem Auftreten „spinaler Schock": Tonus anfangs schlaff, Eigenreflexverlust.
- Bei langsamer Progredienz spastisch: Tonus gesteigert, Eigenreflexe gesteigert, Babinski positiv.
- Querschnittsförmige Sensibilitätsstörungen aller Qualitäten bei komplettem Querschnitt.
- Bei ventraler Läsion (z. B. Spinalis-anterior-Syndrom) ist Berührungs- und Lageempfinden intakt (Hinterstränge), **aber** Schmerzempfindung aufgehoben (= dissoziierte Empfindungsstörung).
- Blasen- und Mastdarmstörungen.

Kurzanamnese

- **Bei akutem Verlauf:** V. a. vaskuläre Genese: Ischämie oder Blutung (z. B. Spinalis-anterior-Syndrom, Marcumar®-Blutung)? Auch: Bandscheibenvorfall, pathologische Wirbelfraktur mit Rückenmarkkompression bei Tumor/Metastase, Instabilitäten der Kopfgelenke bei chronischer Polyarthritis.
- **Bei subakutem Verlauf:** V. a. Tumor, akute Entzündung, Abszess, Bandscheibenvorfall.
- **Wenn langsam progredient:** V. a. Tumor, chronische Entzündung (z. B. MS).
- Tumor-Anamnese spricht für Metastase.
- Entzündung und Fieber sprechen für Myelitis oder Abszess.
- MS-Anamnese spricht für Querschnittmyelitis bei MS.
- Rückenschmerzen sprechen für mechanische Kompression (Tumor, oder Bandscheibenvorfall).
- Antikoagulanzien (z. B. Marcumar®) sprechen für spinale Blutung.
- Bekanntes Aortenaneurysma spricht für spinale Ischämie.

Sofortdiagnostik

- Basischeck (☞ 4.1.2).
- Thoraxexkursionen, paradoxe Atmung?
- Puls, RR, SpO_2.
- Neurostatus (☞ 8.1), insbesondere:
  - Festlegung des Querschnittniveaus: Sensibles Niveau? (Anhalt: Nabel Th10, Brustwarzen Th5).
  - Immer Berührungs- **und** Schmerzempfindung prüfen!

- Verteilungstyp der Lähmungen: Paraparese? Tetraparese?
- Art der Lähmung: Schlaff – spastisch; komplett – inkomplett?
- Wirbelsäule: Statik? Klopfschmerz?
- Bauchbefund: Hinweis auf Aortenaneurysma (pulsierender Tumor, Strömungsgeräusch)?

Sofortmaßnahmen
- Ruhigstellung in Rückenlage.
- Keine massiven Wirbelsäulenmanipulationen.
- I.v. Zugang mit Infusion von 500 ml isoosmolarer Lösung (z. B. Ringer-Lösung, NaCl 0,9 %).
- Bei RR < 100 mm Hg systolisch und V.a. Ischämie: Substitution mit 500 ml Volumenersatzmitteln (z. B. HÄS 10 %, **cave:** Dekompensierte Herzinsuffizienz) und/oder Katecholamingabe (☞ 5.9).
- Möglichst keine Kopfreklination bei Intubation.
- Wenn mechanische Schädigung möglich, Verhalten und Transport wie bei Wirbelsäulen-/Rückenmarkverletzung (☞ 11.6).

Transport
Immer Einweisung in neurologische oder neurochirurgische Klinik, Querschnittzentrum oder Klinik mit Möglichkeit zur Liquor- und Rückenmarkdiagnostik bzw. entsprechender Konsultations- oder Weiterverlegungsmöglichkeit.

Prinzipien der Weiterbehandlung
- Diagnostik: Wirbelsäulen-Röntgen, Myelographie, Myelo-CT, MRT, LP, evtl. Szintigraphie, Elektrophysiologie.
- Therapie:
- Bei Raumforderungen: Solange Querschnitt nicht komplett: OP; bei Tumor/Metastasen auch Radiotherapie.
- Bei Ischämie: RR erhöhen, evtl. Antikoagulation, rheologische Maßnahmen.
- Bei Entzündung: Spezifische Antibiose.
- Bei MS: Evtl. Kortisonstoß.

Differenzialdiagnose
Rasch aufsteigende periphere Lähmung beim Guillain-Barré-Syndrom (☞ 8.2.8).

8.2.10 Akute Hyperkinesen

Verschiedene Formen unwillkürlicher nicht unterdrückbarer Muskelüberaktivität.

Ätiologie
Mögliche Ursachen sind:
- **Medikamenten-Nebenwirkung:** Meist dystone Hyperkinesen (z. B. dopaminerge Therapie bei M. Parkinson, Neuroleptika-Therapie; auch unter Metoclopramid (z. B. Paspertin®).
- **Unterschiedliche Gehirnprozesse** im Stammganglienbereich: Vaskulär, toxisch, entzündlich, degenerativ.

- **Spasmus hemifacialis:** Einseitiges Gesichtszucken mit peripherer Ursache.
- **Diffuse zerebrale Prozesse:** Myoklonien, z. B. bei Hypoxie, Stoffwechselstörungen (Urämie), Creutzfeldt-Jakob-Erkrankung, M. Alzheimer.

Symptomatik

- Dystone Zungen-/Schlund-Krämpfe, zervikale dystone Verdrehungen und Blickkrämpfe sind typisch für Neuroleptika- oder Metoclopramid-Nebenwirkung.
- Choreo-athetotische Hyperkinesen im Mundbereich, Schultergürtel und oberen Extremitäten sind typisch für L-Dopa-Nebenwirkung.
- Myoklonien bei Stoffwechselstörungen (z. B. Urämie).

Kurzanamnese

- M. Parkinson bekannt?
- Dopaminerge Therapie?
- Einnahme von Neuroleptika oder „Magenmitteln", die Metoclopramid enthalten (z. B. Paspertin®)?
- Zerebrovaskuläre Vorerkrankungen?
- Psychische Vorerkrankung?
- Rasche Demenz (z. B. bei Creutzfeldt-Jakob-Erkrankung, Chorea Huntington oder M. Alzheimer)?
- Stoffwechselstörungen oder Niereninsuffizienz bekannt?
- Schwangerschaft oder Kontrazeptiva (evtl. Chorea minor)?

Sofortdiagnostik

- Basischeck (☞ 4.1.2).
- Neurostatus (☞ 8.1), insbesondere andere extrapyramidale Symptome (Rigor, Tremor)?

Sofortmaßnahmen

Bei Neuroleptika- oder Metoclopramidanamnese: 5–10 mg Biperiden langsam i.v. (z. B. 1–2 Amp. Akineton® 5 mg); Bestätigung der Diagnose durch promptes Sistieren der Symptome.

Transport

- **Keine Klinikeinweisung erforderlich** nach Kupierung durch Biperiden bei Medikamenten-Nebenwirkung.
- **Vorstellung bei Nervenarzt/Psychiater** bei notwendiger Fortführung neuroleptischer Medikation (z. B. Psychose), zur Medikamentenumstellung bzw. Zusatzmedikation mit Biperiden (z. B. Akineton®), und bei leichter bis mäßiger Symptomatik anderer Ursache.
- **Klinikeinweisung** (möglichst in neurologische Abteilung) bei massiver Symptomatik und unklarer Ursache.

8.3 Krisen bei neurologischen Erkrankungen

8.3.1 Akinetische Krise bei Morbus Parkinson

Symptomtrias „Rigor, Tremor, Akinese" durch Dopaminmangel im Bereich des extrapyramidalen Systems. Krisenhaft bei schwerer, vital bedrohlicher Akinese bei länger bekanntem Parkinson-Syndrom.

Ätiologie
Mögliche Auslöser sind:
- Andere Erkrankungen (Infekte, Operationen, körperliche oder psychische Belastungen).
- Schlechte Medikamentencompliance.
- Evtl. durch parkinsonverstärkende Medikamente, z. B. Neuroleptika.

Symptomatik
- Schluckstörung.
- Rigor.
- Zentrale vegetative Regulationsstörung (Schweißausbrüche).
- Massive Exsikkose durch Schwitzen und Schluckstörung.
- Patienten sind kontaktfähig, aber verlangsamt und z. T. psychotisch oder delirant. Bei längerem Bestehen und sekundären Komplikationen (z. B. septisch-metabolisch) auch komatös.

Kurzanamnese
- M. Parkinson bekannt? Mit welchen Medikamenten behandelt?
- Flüssigkeits- und Nahrungszufuhr?
- Infekt?
- Neue Medikamente?

Sofortdiagnostik
- Basischeck (☞ 4.1.2).
- Puls, SpO_2, RR, EKG (Frequenz, Herzrhythmusstörungen)?
- BZ (Hyper-, Hypoglykämie)?
- Schluckstörung mit Aspirationsgefahr?
- Neurostatus (☞ 8.1), insbesondere Bewusstseinslage, Rigor, Akinese, Motorik.
- Fieber/Infekt?
- Lungenauskultation: Hinweise auf Pneumonie?
- Exsikkose?

Sofortmaßnahmen
- Bei Erbrechen oder Aspirationsgefahr: Stabile Seitlagerung.
- Exsikkoseausgleich: I.v. Zugang mit Infusion:
  - 500 ml isoosmolare Lösung (z. B. Ringer-Lösung, NaCl 0,9 %).
  - Bei RR < 100 mm Hg systolisch: Substitution mit 500 ml Volumenersatzmitteln (z. B. HÄS 10 %, **cave:** Dekompensierte Herzinsuffizienz) und/oder Katecholamingabe (☞ 5.9).

Krisen bei neurologischen Erkrankungen

- Wenn Zunge zurückfällt und Atmung behindert bzw. SpO$_2$ zwischen 90 und 95 %: O$_2$-Gabe (☞ 1.7.3), ggf. Versuch mit Guedel- oder Wendl-Tubus.
- Wenn Atmung insuffizient (trotz O$_2$-Gabe SpO$_2$ < 90 % bei pulmonal nicht Vorerkrankten) und/oder Aspiration droht: Intubation (☞ 3.4.4) und Beatmung (☞ 3.4.8).
- Bei RR systolisch > 190 mm Hg oder diastolisch > 110 mm Hg: Z. B. 5 mg Nitrendipin-Phiole (Bayotensin® akut, bei Misserfolg, 0,075–0,150 mg Clonidin i.v. (z. B. ½–1 Amp. Catapresan®) oder 25–75 mg Urapidil i.v. (z. B. 1–3 Amp. Ebrantil® 25 mg).

Transport

- Bei internistischer Erkrankung als Komplikation oder Auslöser für die Krise (z. B. Pneumonie): Einweisung in internistische Klinik.
- Sonst möglichst neurologische Klinik oder Klinik mit entsprechender Konsultations- oder Weiterverlegungsmöglichkeit.
- Je nach Bedrohlichkeit evtl. Intensivstation.

Prinzipien der Weiterbehandlung

Symptomatische Behandlung per Magensonde und/oder i.v.: Korrektur der Exsikkose, bei Infektion: Antibiotika. Spezifische Parkinson-Medikamente.

8.3.2 Myasthene und cholinerge Krise bei Myasthenie

Autoimmun bedingte Erkrankung der Azetylcholinrezeptoren der motorischen Endplatte. Krisenhafte Verschlechterung der Muskelkraft bei Myasthenie möglich. Bedrohlich durch Ateminsuffizienz und Schluckstörung.

Ätiologie

Mögliche Ursachen sind:
- Krankheitsbedingt durch „Zu wenig" an cholinerger Aktivität (= myasthene Krise) oder
- Therapiebedingt durch „Zu viel" an cholinerger Therapie (= cholinerge Krise).

Symptomatik

- **Myasthene Krise:** Mydriasis, Tachykardie, Hypotonie, Hyporeflexie.
- **Cholinerge Krise:** Miosis, Konjunktivalinjektion, Augentränen, Bradykardie, Hypersalivation, Schwitzen, Durchfall, Magenkrämpfe, Erbrechen, Psychosyndrom, respiratorische Insuffizienz (verstärkt durch starke Bronchialsekretion).
- Auch gemischte Krise möglich.

Kurzanamnese

- Myasthenie bekannt?
- Thymektomie?
- Welche Medikamente?
- Durchfall/Erbrechen (Störung der Medikamentenresorption)?
- Medikamentenänderung?
- Überanstrengung?
- Fieber/Infekt?

Sofortdiagnostik

- Basischeck (☞ 4.1.2).
- Atemexkursion? Vitalkapazität?
- Schluckstörung mit Aspirationsgefahr?
- Puls, SpO$_2$, RR, EKG (Frequenz, Herzrhythmusstörungen?).
- BZ (Hyper-, Hypoglykämie)?
- Neurostatus (☞ 8.1), insbesondere Ausmaß der Paresen, Schluckstörungen?
- Fieber?

Sofortmaßnahmen

- Bei leichter Hypoventilation (SpO$_2$ zwischen 90 und 95 %): O$_2$-Gabe (☞ 1.7.3).
- Wenn nicht ausreichend, i.v. Zugang mit Infusion von 500 ml isoosmolarer Lösung (z. B. Ringer-Lösung, NaCl 0,9 %), Intubation (☞ 3.4.4) und Beatmung (☞ 3.4.8).
- Relaxierung, wenn unbedingt zur Intubation erforderlich, mit Relaxans in reduzierter Dosis (⅕–½ der Normdosis) (☞ 20.1).
- Bei **eindeutig „myasthener Krise"** evtl. Gabe von 2–4 mg Pyridostigmin i.v. (z. B. 2–4 Amp. Mestinon® 1 mg) oder 0,5 mg Neostigmin i.v. (z. B. 1 Amp. Prostigmin®) vor Ort, dann Dauertropf mit 25 mg Pyridostigmin (z. B. 1 Amp. Mestinon® 25 mg) in 500 ml Glukose 5 % in 24 h i.v.
- Bei **eindeutig cholinergen Symptomen:** Gabe von Atropin 0,5–2 mg i.v. (1–4 Amp. Atropin). Immer Intubationsbereitschaft.
- Behandlung von Bradykardie/Tachykardie (☞ 5.4).

Prinzipien der Weiterbehandlung

- Bei **myasthener Krise:** Steigerung der Cholinesterasehemmer (i.v. Applikation), Kortikosteroide, Plasmapherese, evtl. Immunglobuline.
- Bei **cholinerger und gemischter Krise:** Cholinesterasehemmer reduzieren oder absetzten, Atropin, Medikamentenpause, Immunsuppressiva.

8.3.3 Multiple Sklerose (MS); auch „Enzephalomyelitis disseminata" (ED)

Autoimmunbedingte Entmarkungen in Gehirn und Rückenmark mit häufig schubförmigem Verlauf.

Ätiologie

Krisen werden begünstigt z. B. durch Infektionen (gehäuft unter Immunsuppression) und Überanstrengungen.

Symptomatik

Vital bedrohlich durch:
- Verschlechterung neurologischer Defizite (z. B. Paresen, Schluckstörungen mit Aspirationsgefahr, Atemstörungen).
- Sekundärkomplikationen (meist Infekte, z. B. Urogenitaltrakt, Pneumonie).

Kurzanamnese

- Bisheriger Verlauf?
- Ähnliche Zuspitzung bereits bekannt?
- Hinweise auf Infekt?
- Immunsuppression?
- Blasenstörung?
- Ausreichend Flüssigkeit?

Sofortdiagnostik

- Basischeck (☞ 4.1.2).
- Puls, SpO_2, RR, EKG (Frequenz? Rhythmusstörungen?).
- Schluckstörung mit Aspirationsgefahr?
- Fieber?
- Exsikkose?
- Lungenauskultation (Pneumonie?).

Sofortmaßnahmen

- Flüssigkeitsdefizit ausgleichen: I.v. Zugang und Infusion:
- – 500 ml isoosmolare Lösung (z. B. Ringer-Lösung, NaCl 0,9 %).
- – Bei RR < 100 mm Hg systolisch: Substitution mit 500 ml Volumenersatzmitteln (z. B. HÄS 10 %, **cave:** Dekompensierte Herzinsuffizienz) und/oder Katecholamingabe (☞ 5.9).
- Bei gefüllter Blase: Katheterisierung.
- Bei Schluckstörung und/oder Atemstörung: O_2-Gabe (☞ 1.7.3), Absaugen; wenn Zunge zurückfällt, Versuch mit Guedel- oder Wendl-Tubus.
- Wenn Atmung insuffizient (trotz O_2-Gabe SpO_2 < 90 % bei pulmonal nicht Vorerkrankten) und/oder bei drohender Aspiration: Intubation (☞ 3.4.4) und Beatmung (☞ 3.4.8).

Transport

Einweisung je nach Symptomatik, die im Vordergrund steht:
- Bei internistischen Komplikationen (z. B. Infekte, Sepsis): Einweisung in internistische Klinik.
- Bei primär neurologischer Verschlechterung: neurologische Klinik.

Prinzipien der Weiterbehandlung

Infektbehandlung und Behandlung anderer internistischer Komplikationen. Evtl. Kortikosteroide hochdosiert oder intrathekal. Antispastika oral, evtl. intrathekal („Baclofen-Pumpe").

8.3.4 Hirntumor/Hirnmetastasen

Bei bekanntem Hirntumor bzw. Hirnmetastasen kann durch Tumorwachstum bzw. Ödemzunahme oder Blockierung von Liquorabfluss Hirndruck entstehen.

Symptomatik
Hirndruckzeichen:
- Morgendliche Kopfschmerzen.
- Übelkeit und Erbrechen (schwallartig, nüchtern).
- Gähnen, Singultus.
- Motorische Unruhe.
- Bewusstseinstrübung.
- Beuge-/Streckautomatismen.
- Pupillenstörungen.

Kurzanamnese
- Welche Art Hirntumor?
- Geplante Maßnahmen?
- Schon länger Hinweise auf Hirndruck?
- Medikamente? Kortikosteroide?
- Vorherige Willensäußerungen des Patienten hinsichtlich des Procedere (z. B. Patientenverfügung)?

Sofortdiagnostik
- Basischeck (4.1.2).
- Puls, SpO_2, RR, EKG (Frequenz? Rhythmusstörungen?).
- Fieber? Exsikkose?
- Neurostatus (8.1), insbesondere: Bewusstseinslage, Hirndruckzeichen (s. o.).

Sofortmaßnahmen
- Bei malignem Hirntumor (z. B. Glioblastom) möglichst **Verzicht auf invasive Sofortmaßnahmen** (z. B. Intubation) wegen infauster Prognose.
- Bei Hirntumor niedriger Malignität: 40 mg Dexamethason i.v. (z. B. Fortecortin®) als Bolus und Einweisung zur bildgebenden Diagnostik.

Transport
- Einweisung bei unklarer Dignität des Tumors und Unklarheit über geplantes Procedere.
- Bei infaustem Geschehen evtl. Klinikeinweisung, wenn Angehörige mit präfinaler Situation überfordert sind.

8.3.5 Progrediente irreversible neuromuskuläre Erkrankungen

Spätstadium von Erkrankungen des peripheren Nervensystems oder der Muskulatur, wie z. B. amyotrophe Lateralsklerose (ALS), spinale Muskelatrophie, progressive Muskeldystrophie.

Symptomatik

Fortschreitende Lähmung von Atem- und/oder Schluckmuskulatur mit vitaler Bedrohung durch Hypoxie/Hyperkapnie und Aspiration.

Kurzanamnese

- Krankheit progredient?
- Welche Art Erkrankung?
- Geplante Maßnahmen?
- Bereits anamnestisch ähnliche Symptome?
- Medikamente?
- Akuter broncho-pulmonaler Infekt?
- Vorherige Willensäußerungen des Patienten hinsichtlich des Procedere (z. B. Patientenverfügung)?

Sofortdiagnostik

- Basisuntersuchung (☞ 4.1.2).
- Atemexkursionen, paradoxe Atmung? Vitalkapazität?
- Puls, SpO_2, RR, EKG (Frequenz? Rhythmusstörungen?).
- Fieber/Infekt: Exsikkose?
- Lungenauskultation: Pneumonie?
- Neurostatus (☞ 8.1), insbesondere Motorik.

Sofortmaßnahmen

- Eine ursächliche Therapie ist bislang nicht bekannt; die Atemsinsuffizienz ist letztlich die Todesursache dieser Erkrankungen.
- Intubation und Beatmung wegen Dauerbeatmung **ethisch problematisch**; allenfalls diskutabel, wenn Heimbeatmung erwünscht, vorher abgesprochen und durchführbar ist.
- Versuch der Klärung des (mutmaßlichen) Patientenwillens und vorher getroffener Absprachen, wenn möglich **vor Intubation**. Entscheidung ist schwierig bei akuter Dekompensation aufgrund „potenziell behebbarer Ursache" (z. B. Pneumonie bei ALS).

> **!** Großteil der ALS-Patienten verstirbt nachts ohne akute Atemnot nach terminaler CO_2-Narkose. Bei Behandlung von evtl. Unruhe bei Atemnot im Terminalstadium stellt die atemdepressive Wirkung von Anxiolytika und Sedativa (Diazepam 5–20 mg i.v., z. B. Valium®) keine Kontraindikation dar.

Transport

- Wenn behandelbare Ursache vorliegt (z. B. broncho-pulmonaler Infekt).
- Evtl. Klinikeinweisung, wenn Angehörige mit präfinaler Situation überfordert sind.

Vergiftungen

9

Peter Plantiko _ Ulrich v. Hintzenstern _ Rolf Kretschmer _
Gunther Wiesner

- 9.1 **Basismaßnahmen**
- 9.2 **Vergiftungsdiagnostik**
  - 9.2.1 Leitsymptome
  - 9.2.2 Anamnese
  - 9.2.3 Körperliche Untersuchung
  - 9.2.4 Technische Diagnostik
  - 9.2.5 Asservation
- 9.3 **Detoxikation, Dekontamination**
  - 9.3.1 Verringerung der Resorption
  - 9.3.2 Neutralisierung der Giftwirkung
- 9.4 **Intoxikationen durch Medikamente**
  - 9.4.1 Hypnotika
  - 9.4.2 Psychopharmaka
  - 9.4.3 Analgetika
  - 9.4.4 Kardiaka
- 9.5 **Intoxikationen durch Drogen**
  - 9.5.1 Alkohol
  - 9.5.2 Opioide
  - 9.5.3 Kokain
  - 9.5.4 Halluzinogene
  - 9.5.5 Weckamine
- 9.6 **Intoxikationen durch Chemikalien**
  - 9.6.1 Pestizide
  - 9.6.2 Haushaltsmittel
  - 9.6.3 Technische Lösungsmittel (Halogenkohlenwasserstoffe)
  - 9.6.4 Zyanide
  - 9.6.5 Chemische Kampfstoffe
- 9.7 **Intoxikationen durch Inhalationsgifte**
  - 9.7.1 Inhalationstrauma
  - 9.7.2 Kohlenmonoxid
  - 9.7.3 Kohlendioxid
- 9.8 **Intoxikationen durch Nahrungsmittel**
  - 9.8.1 Lebensmittelvergiftung
  - 9.8.2 Botulismus
  - 9.8.3 Pilze
- 9.9 **Intoxikationen durch Pflanzen**
- 9.10 **Intoxikationen durch Tiere**
  - 9.10.1 Insekten
  - 9.10.2 Schlangen
  - 9.10.3 Spinnen, Skorpione

9 Vergiftungen

Peter Plantiko und Ulrich v. Hintzenstern

> **Besonderheiten von Vergiftungsnotfällen**
> - Diagnose am Notfallort oft schwer zu stellen:
>   - Häufig kein sicherer Hinweis auf das aufgenommene Gift durch Eigen- und Fremdanamnese oder Umgebungsbeobachtung (z.B. leere Medikamentenschachtel, Pflanzenschutzmittelflasche, Abschiedsbrief).
>   - Nur höchstens 5 % der Vergiftungen weisen eine charakteristische Symptomatik auf.
>   - Kombinationsvergiftungen sind sehr häufig.
> - Frühzeitige Elementartherapie (Sicherung der Vitalfunktionen und Detoxikation) für die Prognose entscheidend.
> - Häufigkeitsverteilung von Vergiftungen bei Erwachsenen: 85 % suizidal, 10 % akzidentell und 5 % gewerblich, bei Kindern 90 % akzidentell, 2 % suizidal, 8 % gemischt.
> - Ständig werden neue Drogen „entdeckt", so z.B. Ketamin. Die „jüngste" Droge ist anscheinend Biperiden. Die i.v. Injektion führt zu Euphorie und Halluzinationen. Süchtige bieten z.T. eine „perfekte" extrapyramidale Symptomatik (cave: Mydriasis fehlt!), um vom Notarzt einen „goldenen Schuss" (Akineton®) zu bekommen.

! Aufgrund des Chemikaliengesetzes und der Giftinformationsverordnung sind Vergiftungen bzw. deren Verdachtsfälle durch folgende Stoffe meldepflichtig (nach Abschluss der Behandlung): Chemische Stoffe u. Produkte, die im Haushalt verwendet werden (Wasch- u. Putzmittel, Hobby- u. Heimwerkerartikel), Pflanzen- u. Holzschutzmittel, giftige Pflanzen und Pilze, beruflich verwendete Chemikalien, gesundheitsschädigende chemische Stoffe in der Umwelt. Meldung per Fragebogen, Fax, telefonisch oder als anonymisierte Epikrise an die zentrale Erfassungsstelle für Vergiftungen (☞ 21.9.4), bei der auch die Meldebögen sowie die periodisch erscheinenden Informationsbroschüren „Ärztliche Mitteilungen bei Vergiftungen" mit der Auswertung der Meldungen dieses Zeitraumes angefordert werden können.

Internetadressen
www.giftnotruf.de

Peter Plantiko und Ulrich v. Hintzenstern

9.1 Basismaßnahmen

Bei Vergiftungsfällen in folgender Reihenfolge vorgehen:
- Selbstschutz (☞ 1.8.3):
  - Versorgung des Patienten nur in sicherer Umgebung (Rettung ggf. durch Feuerwehr).
  - Handschuhe tragen zum Schutz gegen Infektion (z.B. bei HIV-Infizierten, Opioidabhängigen), Kontaktgifte (z.B. E 605), Säuren und Laugen.
  - Bei V.a. Gasvergiftung Rettung nur mit Atemschutz (Feuerwehr nachalarmieren). Kein ungesichertes Betreten von z.B. Brandstätten (☞ 2.3.4), Kellern, Siloanlagen (☞ 2.3.7) und Garagen. Neben Gasvergiftung droht Explosionsgefahr (CO, Methan) und ggf. Einsturzgefahr!
  - Sicherheitsregeln im Umgang mit gebrauchten Kanülen beachten (☞ 1.8.3).

- Nie Mund-zu-Mund-Beatmung, immer Beatmung mit Maske oder Tubus.
- Dekontamination: Bei Gasvergiftung: Gashahn schließen, KFZ-Motor abstellen, Fenster öffnen.
- Basischeck (☞ 4.1.2).
- Puls, SpO$_2$, RR, EKG.
- O$_2$-Gabe (☞ 1.7.3).
- I.v. Zugang mit Infusion (z. B. Ringer-Lösung).
- Sicherung der Vitalfunktionen (☞ 3.4, 3.5) bzw. Therapie entsprechender Störungen.
- Kraniokaudale Notfalluntersuchung (☞ 11.1) des gesamten, möglichst entkleideten Patienten:
- Anhalt für Verletzungen aufgrund eines Sturzes (z. B. Hinterkopf)?
- Einstichstellen (atypische Injektionsorte: Zunge, Penis, Füße)?
- Vergiftungsdiagnostik (☞ 9.2.2, 9.2.4) und Asservieren z. B. von Giftresten, Erbrochenem.
- Detoxikation (☞ 9.3).
- Stabilisierung und Transport.

- In unklaren Fällen noch vor Ort den Rat einer Vergiftungszentrale (☞ 21.3) einholen.
- Kliniken mit der Möglichkeit spezieller Entgiftungsverfahren (z. B. Hämodialyse, Hämoperfusion) bevorzugt anfahren.
- Bei jedem V.a. Intoxikation Patienten immer unter NA-Begleitung zur genaueren Diagnostik in eine geeignete Klinik transportieren. **Cave:** Befinden des Patienten kann sich unvorhersehbar und akut verschlechtern.

Peter Plantiko und Ulrich v. Hintzenstern

9.2 Vergiftungsdiagnostik

9.2.1 Leitsymptome

Hinweise für eine mögliche Vergiftung:
- Überraschend eingetretene Veränderung der Psyche.
- Plötzliche Verminderung des Bewusstseins (insbesondere bei Patienten < 40 J.).
- Unerwartete, abrupt aufgetretene Gesundheitsstörung.
- Ataxie bei Kleinkindern.

9.2.2 Anamnese

Bei␣v.a. Vergiftung folgende Fragen zu beantworten versuchen:
- **Wer** ist der Patient?
- Gift:
- **Was** (Stoffart)?
- **Wie viel** (aufgenommene Menge)?
- **Auf welchem Weg** (Aufnahme: Oral, i.v., kutan, durch Inhalation)?
- **Wann** (Zeitpunkt der Giftaufnahme)?
- **Warum** (Unfall, Suizidabsicht, Fremdverschulden)?

9 Vergiftungen

- **Mit wessen Hilfe** (Unfallbeteiligte, „Verursacher", z. B. Koch)?
- Was ist sonst noch wichtig:
- Hat der Vergiftete selbst erbrochen oder wurden bereits durch Laien Maßnahmen getroffen (z. B. Erbrechen durch Kochsalzgabe ausgelöst, zu trinken gegeben).
- Vorerkrankungen (alternative Erklärung für Symptomursachen)?
- „Unfall"-hergang: Kürzlich dichte Fenster in Altbau bei Ofenbetrieb eingebaut, Betreten eines Kellers, Silos, Verwendung von Chemikalien (z. B. Reizgaslungenödem durch Toilettenreiniger)?
- Umgebung: Hinweise wie z. B. Abschiedsbrief, Pilzsuppe im Kochtopf, leere bzw. angebrochene Behältnisse für Medikamente, Drogen oder Chemikalien?

! Bei V.a. Suizidalität
(☞ 10.3.1).
- Auch bei auskunftsfähigen Patienten nach Möglichkeit zusätzlich Fremdanamnese erheben. **Cave:** Patient nicht das Gefühl geben, dass seinen Worten nicht vertraut würde → Fremdanamnese nicht im Beisein des Patienten erheben.
- Auskünfte Dritter können gefärbt sein (Schuldgefühle, gestörtes Verhältnis, vorsätzliche Vergiftung).

Tab. 9.1 Leitsymptome bei Vergiftungen

	Mögliche toxische Ursachen
Farbe der Haut	
„Schieferblau"	• Methämoglobinämie (☞ 9.7.1) • Opioid (☞ 9.5.2)
Ikterus	• Knollenblätterpilz (Spätsymptom, ☞ 9.8.3) • Arsen
Erythem	• Kohlenmonoxid (☞ 9.7.2)
Ätzspuren	• Säuren und Laugen (☞ 11.11)
Hellrot/rosa	• Zyanid (☞ 9.6.4) • CO (☞ 9.7.2)
Injektionsspuren (auch atypische Lokalisation), Phlebitis	• Drogenintoxikation (v. a. Opioide, ☞ 9.5.2)
Foetor	
Alkoholgeruch	• Alkohol (☞ 9.5.1) • Phenol (☞ 9.6.3) • Chloralhydrat
Acetongeruch	• Aceton (☞ 9.6.3) • Salicylate (☞ 9.4.3) • Paraldehyd • Coma diabeticum (☞ 8.2.1)
Bittermandelgeruch (s. u.)	• Zyanide (☞ 9.6.4) • Nitrobenzol (☞ 9.6.3)

Vergiftungsdiagnostik

Tab. 9.1 Fortsetzung

	Mögliche toxische Ursachen
Knoblauchgeruch	◆ Alkylphosphate (☞ 9.6.1) ◆ Arsen, Phosphor
Geruch nach faulen Eiern	◆ Acetylcystein ◆ Disulfiram
Geruch nach faulem Heu	◆ Phosgen
Weitere Leitsymptome	
Doppelbilder	◆ Methylalkohol (☞ 9.6) ◆ Botulismus (☞ 9.8.2)
Tremor, psychische Störungen	◆ Drogen- oder Medikamentenintoxikation, Entzug (☞ 10.3.4)
Brechdurchfall	◆ Paracetamol (☞ 9.4.3) ◆ Tetrachlorkohlenstoff (☞ 9.6.3) ◆ Knollenblätterpilz (☞ 9.8.3)
Lungenödem	◆ Reizgase (auch aggressive Reinigungsmittel, z. B. Toilettenreiniger, ☞ 11.11)
Verfärbung perioral und in der Mundhöhle	◆ Pestizide (☞ 9.6.1)

💣 Ca. 40 % der Bevölkerung können genetisch bedingt den Azeton- oder den Bittermandelölgeruch nicht wahrnehmen!

9.2.3 Körperliche Untersuchung

- Basischeck (☞ 4.1.2).
- Auf Leitsymptome achten (☞ Tab. 9.1).
- Hinweise auf Sturz oder Begleitverletzungen: Prellmarken, Kopfplatzwunde (**cave:** Vorangegangenes SHT mit sekundärem subduralen Hämatom mit Bewusstseinsstörungen beim Alkoholiker nicht als Alkoholintoxikation verkennen).

9.2.4 Technische Diagnostik

- EKG: Tachykardie, Bradykardie, Rhythmusstörungen.
- SpO_2: Hypoxie? **Cave:** Fehlmessungen z. B. bei Dyshämoglobinämie (☞ 1.7.4).
- BZ-Stix: Bei jeder Bewusstseinsstörung.
- Giftnachweis in der Ausatemluft z. B. mit Dräger Gasspürgerät und Prüfröhrchen, z. B. für Blausäure, Phosgen, CO (evtl. bei der Feuerwehr vorhanden).
- Drogennachweis (z. B. Amphetamine, Opioide, Phenylzyklidin) durch Schnelltest im Urin (☞ 1.7.7).

9.2.5 Asservation

Alles asservieren, was möglicherweise eine Giftidentifikation erlaubt:
- Ausscheidungen (Erbrochenes, Urin, Stuhl), gewonnene Flüssigkeiten (Magensaft, Blut), Tablettenpackungen, Chemikalienbehälter, benutzte Spritzen.
- Finden sich keine Hinweise, nahe liegende Schubladen, Kleidungstaschen, Küche, Badezimmer und die jeweiligen Abfallbehälter inspizieren.

Peter Plantiko und Ulrich v. Hintzenstern

9.3 Detoxikation, Dekontamination

> **Vorgehen**
> Sind die genaue Giftart und Menge bekannt, nicht aber deren Gefährlichkeit (z.B. Ingestion einer Haushaltschemikalie durch ein Kind) bzw. Detoxikationsmöglichkeit, kann noch vor Ort über Telefon oder Funk eine Vergiftungszentrale (☞ 21.3) konsultiert werden.

9.3.1 Verringerung der Resorption

Insbesondere bei hochtoxischen Giften muss unverzüglich jede mögliche Maßnahme zur Resorptionsverminderung getroffen werden. So z.B. bei Alkylphosphaten (z.B. E 605, ☞ 9.6.1), Paraquat (z.B. Gramoxone®), Arsen, Schwefelwasserstoff, Zyaniden.

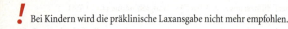

Tab. 9.2 Emetika und Laxanzien

Apomorphin (Apomorphin-Woelm®)	Emetikum	0,1 ml/kg KG i.m., nur als Mischspritze mit 1 Amp. Akrinor® oder Novadral®
Ipecacuanha-Sirup	Emetikum	9.–18. Mon.: 10 ml 18 Mon.–4 J.: 15 ml Über 4 J.: 20 ml Erwachsene: 40 ml
Natriumsulfat	Laxans	30 g in Wasser gelöst

! Bei Kindern wird die präklinische Laxansgabe nicht mehr empfohlen.

Induziertes Erbrechen

Indikation

Zeitspanne zwischen oraler Giftaufnahme und Erbrechen < 2 h, danach u.U. sinnvoll bei Retardpräparaten. Patient wach und ausreichend kooperativ.

Kontraindikationen

Fehlende Schutzreflexe (Bewusstseinstrübung → Aspirationsgefahr), Z.n. Aufnahme von Säuren oder Laugen (→ erneute Verätzung von Ösophagus, Mund- und Rachenraum). Aufnahme von Schaumbildnern (z.B. Waschmittel) oder organischen Lösungsmitteln (Aspiration geringster Mengen schwer lungenschädigend), Ingestion von Petroleum oder Lampenöl (v.a. bei Kindern Aspirationsgefahr).

Durchführung

- **Reizung der Rachenhinterwand,** bei Misserfolg zuvor etwas Wasser trinken lassen (**cave**: Nie den eigenen Finger verwenden; z.B. Guedel-Tubus ist ein zuverlässiges „bissfestes Brechmittel").
- 1 Esslöffel **Kochsalz** auf ca. 200 ml (ein Glas) lauwarmes Wasser trinken lassen, normalerweise innerhalb von 10 Min. Erbrechen. Bleibt Erbrechen aus, Magenspülung zur Kochsalzelimination indiziert.
  - Verfahren nicht sehr zuverlässig.
  - Keine Kochsalzzufuhr bei Kindern (Hypernatriämiegefahr).
- **Ipecacuanha-Sirup:** Emetikum der ersten Wahl bei Kindern.
  - Dosierung: Kinder 9.–18. Mon. 10 ml, 18 Mon – 4 J. 15 ml, > 4 J.: 20 ml. Erwachsene: 40 ml.
  - Nach Sirupgabe reichlich Flüssigkeit nachtrinken lassen.
  - Wirkung nach ca. 20 Min. zu erwarten.
- **Apomorphin:** Nur indiziert bei sehr kurz zurückliegender Ingestion hochtoxischer Substanzen (z.B. E 605) bzw. bei Eigen- oder Fremdgefährdung (z.B. randalierender Alkoholiker). Bei Kindern nur bei Paraquatintoxikation, sonst besser Ipecacuanha-Sirup verwenden (s.u.).
  - Wegen der Gefäßerweiterung stets als Mischspritze mit Norfenefrin (z.B. Novadral®) oder Cafedrin/Theodrenalin (z.B. Akrinor®) verwenden.
  - Dosis: 0,1 mg/kg KG Apomorphin und 0,1 mg/kg KG Norfenefrin bzw. 2 mg/kg KG Cafedrin.
  - I.v., s.c., notfalls i.m. injizieren, anschließend Patienten in stabile Seitenlage bringen und engmaschig überwachen, Erbrechen innerhalb weniger Minuten zu erwarten (**cave**: Keinesfalls Nachinjektion bei ausbleibender Wirkung).
  - Als Antidot Naloxon (z.B. Narcanti®) bereithalten, i.v. Dosis: 0,005–0,01 mg/kg KG.

Magenspülung

Indikation

- Immer sinnvoll, wenn die orale Gifteinnahme nur kurz zurückliegt (< 2 h) und eine potenziell gefährliche Dosis eingenommen wurde.
- Bewusstseinsgetrübte Patienten nach peroraler Intoxikation (Aspirationsgefahr), komatöse Patienten bereits bei V.a. Intoxikation.
- Bei Misserfolg erbrechenauslösender Maßnahmen, v.a. wenn Salzwasser nicht erbrochen wurde.

! Eine Magenspülung ist bei Kleinkindern **nur** bei Intoxikation mit Pestiziden (☞ 9.6.1) sinnvoll!

Relative Kontraindikationen
Ingestion von Säuren, Laugen, Schaumbildnern, organischen Lösungsmitteln. Bekannte Ösophagusvarizen, Z.n. gastrointestinaler OP vor kurzer Zeit.

> **!**
> - Bei geringer Entfernung zur aufnehmenden Klinik übersteigt der Aufwand für die Vorbereitung der Spülung die Transportzeit (< 20–30 Min.) → eine Magenspülung ist meist nicht sinnvoll. Stattdessen entsprechende Voranmeldung zur Magenspülung durch die RLSt.
> - Eine Magenspülung ist in der Klinik sicherer und einfacher durchzuführen als in der Wohnung des Pat. oder im NAW.

Durchführung
- EKG, SpO$_2$, i.v. Zugang mit Infusion, 0,5 mg Atropin i.v. (Ausnahme: Herzfrequenz > 120/Min., bei Kindern entbehrlich).
- Großzügige Indikation zur Intubation (im Zweifel: Immer).
- Gerätschaften bereitstellen: Beißkeil, Spülschlauch, Verbindungsschlauch, Trichter, ca. 10 Liter körperwarmes Wasser (bei Kindern isotone Flüssigkeit, z. B. NaI 0,9 % Ringer-Lösung), 2 Eimer.
- Gummischürze anziehen.
- Inspektion des Mundraums, Gebissprothesen entfernen.
- Stabile Seitenlage und leichte Kopftieflage (15°), Beißkeil.
- Fingerdicke Spülsonde (max. 18 mm AD) einfetten oder anfeuchten (**cave:** Kein Xylocaingel® → Schutzreflexe ↓), vorsichtig oral einführen (ggf. mit Magill-Zange) und Patienten zum Schlucken auffordern; bis ca. 35–50 cm vorschieben.
- Lagekontrolle: Bei nicht intubierten Patienten versehentliche tracheale Sondenlage ausschließen (atemsynchroner Luftstrom am Schlauchende). Mit Blasenspritze 50 ml Luft injizieren, dabei Magengegend auskultieren → „Blubbern" bei korrekter Lage.
- Sondenende tief hängen, ggf. Magensekret ablaufen lassen und asservieren.
- Trichter mit Verbindungsschlauch auf Sondenende aufsetzen, anheben und 300–500 ml körperwarmes Wasser einlaufen lassen. **Cave:** Bei Säuglingen und Kleinkindern Spülung mit isotoner Lösung in Portionen zu 4 ml/kg KG.
- Trichter unter Kopfniveau absenken und Flüssigkeit ablaufen lassen, ggf. erste Spülportion asservieren.
- Vorgang wiederholen bis mit ca. 10 Litern gespült wurde; falls Rückfluss noch nicht klar, weiterspülen, bis klar.
- Ggf. linken Oberbauch während der Prozedur walken.
- Am Ende 50–100 g Kohle und Abführmittel (s. u.) instillieren.
- Schlauch abklemmen (Aspirationsgefahr) und rasch entfernen.
- Ggf. Magensonde der Größe 16 Ch nasal legen (☞ 2.9.3).

- Genaue Flüssigkeitsbilanz: Ausfuhr muss Einfuhr entsprechen.
- **Cave:** Perforationsgefahr → Spülsonde nie gegen Widerstand vorschieben.

Absorbenzien
Die Giftabsorption ersetzt zunehmend die Elimination (Magenspülung), v.a. bei nicht zytotoxischen Substanzen und generell bei Kleinkindern. Universalabsorbens im RD ist Aktivkohle.

Indikation
Z.n. peroraler Giftaufnahme. Am Ende einer Magenspülung oder nach induziertem Erbrechen.

Dosierung
Ca. 1 g/kg KG (entspricht erfahrungsgemäß dem angestrebten Überschuss Aktivkohle : Toxin von 10 : 1) in etwas Wasser aufgeschlämmt, bei Erwachsenen mind. 50 g Aktivkohle.

- Gifte werden reversibel an Kohle gebunden → bei Erwachsenen nach wiederholter Kohlegabe mit einem Laxans kombinieren.
- Keine Kohle geben bei Z.n. Säuren- oder Laugeningestion (erschwerte endoskopische Untersuchung) sowie nach Einnahme organischer Lösungsmittel (erhöhte Gefahr des Erbrechens mit Aspiration).
- Kohle nicht wirksam bei Metallen (Eisen, Lithium) und Elektrolyten, gering wirksam bei Alkoholen (Äthanol, Methanol).

Forcierte Diarrhoe
Beschleunigung der Darmpassage nach wiederholter Gabe von Aktivkohle, z.B. durch Natriumsulfat (Glaubersalz) 20–30 g in Wasser. Präklinische Durchführung bei Kindern nicht mehr empfohlen.

Giftentfernung von der Haut
- Patienten vollständig entkleiden.
- Insbes. bei Stoffen mit hoher perkutaner Resorption (z.B. Alkylphosphate, Lost-Derivate, Zyanide, Auto- u. Waschbenzin) ausgiebig mit Wasser und Seife abwaschen.
- Bei fettlöslichen Giften (z.B. Anilin, Nitrobenzol, Kresole, Phenole) Haut vorher mit Polyethylenglykol MG 400, z.B. Lutrol® E 400 oder Roticlean®, reinigen.

Giftentfernung aus den Augen
Augenspülung über 10–20 Min. mit Isogutt®-Lösung durchführen (☞ 17.1.5).

9.3.2 Neutralisierung der Giftwirkung

Indikation
Vergiftung mit hochtoxischen Substanzen wie z.B. Zyaniden, Alkylphosphaten, Paracetamol (ab 4 h nach Ingestion), Methanol.

Tab. 9.3 Indikation und Dosierung von Antidota

Antidot	Wirkstoff/Ampulle	Ampullengröße	Indikation	Dosierung
4-DMAP	250 mg	5 ml	Schwere bis mittelschwere Intoxikation mit Zyaniden, Blausäure, H_2S, Nitrilen, Aziden	3 mg/kg KG (max. 250 mg) sofort i.v., anschließend Natriumthiosulfat
Acetylcystein (Fluimucil Antidot®)	5 g	25 ml	Paracetamol, Meth- bzw. Acrylnitril, Methylbromid, (ab 4 h nach Ingestion)	150 mg/kg KG in 200 ml Glukose 5 % i.v. (über 30 Min.) oder p.o.
Atropin	100 mg 0,5 mg	10 ml 1 ml	Alkylphosphate, z. B. E 605	Nach Herzfrequenz und Salivation dosieren, initial 2–5 mg (Kinder: 1 mg), bei Herzstillstand sofort 50 mg i.v.
Biperiden (Akineton®)	5 mg	1 ml	Neuroleptika	2,5–5 mg i.v. Kinder: 0,04 mg/kg KG
Beclomethason (AeroBec® N 100 µg Dosieraerosol, Ventolair® oder Junik®)	–	–	Reizgasinhalation	Initial 4 Hübe, dann alle 2 h 4 Hübe bis zum Abklingen der Beschwerden
Dimeticon (Sab-Simplex®)	–	30 ml	Schaumbildner (z. B. Waschmittel)	20–30 ml. Kinder: 1 Teelöffel
Flumazenil* (Anexate®)	0,5 mg	5 ml	Benzodiazepine (s. u.)	0,1 mg portionsweise i.v., bis gewünschte Wirkung, HWZ < 60 Min.
Hydroxocobalamin (Cyanokit®)	2,5 g	100 ml	Zyanide, insbes. bei Mischintoxikationen	70 mg/kg KG i.v.
Naloxon (Narcanti®)	0,4 mg	1 ml	Opioide, z. B. Heroin; Kodein, Dextropropoxyfen	0,1-mg-weise i.v. (bis 2 mg), Kinder 0,01-mg-weise i.v., ggf. i.m. od. s.c. bis Atmung ausreichend Kurze HWZ

Detoxikation, Dekontamination

Tab. 9.3 Fortsetzung

Antidot	Wirkstoff/Ampulle	Ampullengröße	Indikation	Dosierung
Natriumthiosulfat	1 g	10 ml	Zyanide, Blausäure, Nitrile, Alkylanzien (N-Lost, S-Lost), Jod	• 50–100 (bis zu 500) mg/kg KG i.v. (ggf. sofort nach Gabe von 4-DMAP) • Bei Alkylanzien 200–500 mg/kg KG
Obidoxim (Toxogonin®)	250 mg	1 ml	Phosphorsäureester (s.u.), z.B. E 605 (nur nach vorheriger Gabe von 2–10 mg Atropin, evtl. weitere Atropingaben erforderlich)	1 Amp. i.v. Kinder: 4–8 mg/kg KG. **Cave:** 12 h nach Intoxikation sowie bei Karbamaten (s.u.) kontraindiziert
Physostigmin (Anticholium®); s.u.	2 mg	5 ml	Atropin, Phenothiazine, tri- und tetrazyklische Antidepressiva, Curare	2 mg portionsweise i.v. Kinder: 0,02–0,06 mg/kg KG
Tolonium (Toluidin-Blau), ersatzweise Methylenblau	300 mg	10 ml	Methämoglobinbildner (z.B. Nitrate, Nitrite, Anilin), 4-DMAP	2–4 mg/kg KG i.v., evtl. Wiederholung nach 30 Min.

* Die Gabe von Flumazenil bei einer Mischintoxikation von Benzodiazepinen mit Trizyklika kann zum Status epilepticus führen!

- Die Gabe von Flumazenil bei einer Mischintoxikation von Benzodiazepinen mit Trizyklika kann zum Status epilepticus führen!
- Chemische Bezeichnung: **Phosph**osäureester: xy-**phosph**-z, **Karba**mate: xy-**carba**-z.
- Bei Intoxikation mit Atropin, Phenothiazin, Tri- o. Tetrazyklika oder Curare und ZNS-Symptomen wie Krampfanfällen, Halluzinationen oder Angstanfällen immer zuerst Benzodiazepine (z.B. Dormicum®) geben und nur bei fehlender Wirksamkeit Anticholium (Pulsmonitoring mittels EKG)!
- Nur für wenige Giftstoffe ist ein spezifisches Antidot verfügbar.
- Evtl. sind spezielle Antidote in Bereichen besonderer Gefährdung verfügbar (z.B. entsprechendes Serum beim Züchter exotischer Giftschlangen).
- Spezifische Antidote gegen Opioide und Benzodiazepine können Entzugssyndrome (unruhiger, unkooperativer Patient), Krämpfe, Lungenödem und kardiale Dekompensation verursachen.
- Die kurze Halbwertszeit der Antidote macht einen „Rückfall" in die Giftwirkung möglich.
- Antidote haben zum Teil gefährliche NW → nur bei gesichertem Giftnachweis einsetzen.

Peter Plantiko und Ulrich v. Hintzenstern

9.4 Intoxikationen durch Medikamente

9.4.1 Hypnotika

! Am häufigsten verwendete Suizidmittel.

Benzodiazepine

Symptomatik

Benommenheit, Schlafneigung (meist aber erweckbar), selten Bewusstlosigkeit, Muskelrelaxation und Ataxie. Selten Atemdepression und Hypotonie, häufiger Atemwegsverlegung durch zurückgefallene Zunge in Rückenlage.

Sofortmaßnahmen

Stabile Seitenlage, Hypothermieschutz.

🩸 Kurzfristige Aufhebung der Benzodiazepinwirkung durch Flumazenil (z. B. Anexate®) zur Differenzialdiagnostik zwar möglich, wegen der langen Halbwertszeit der Gifte aber wenig sinnvoll, Auslösung von Krämpfen und Unruhezuständen möglich, v. a. bei Mischintoxikation mit trizyklischen Antidepressiva.

Barbiturate

Symptomatik

Schläfrigkeit, Nystagmus, initial enge Pupillen (später weit), Koma, tiefe Bewusstlosigkeit, Hypothermie, Hypotension, Atemdepression, Cheyne-Stokes-Atmung, Apnoe, Areflexie.

Sofortmaßnahmen

Ggf. Schocktherapie (☞ 5.9).

Differenzialdiagnose

Koma, Hypothermie nach Unfall.

🩸 Patienten können leicht fälschlich für tot gehalten werden; Prognose aufgrund der Hypothermie nicht vorhersehbar („Nobody is dead, until he/she is warm and dead!") → ggf. Transport unter Reanimation.

Weitere Hypnotika

Substanzen

Rezeptfreie Schlafmittel, z. B. Diphenhydramin (z. B. Dormutil® N, Lupovalin®, Sediat®), Doxylamin (z. B. Gittalun®, Hoggar® N, Sedaplus®) werden häufig wegen der vermuteten geringen Giftwirkung in Verbindung mit anderen Medikamenten eingenommen. In hohen Dosen gefährlich (Einnahmen > 2 g; Kinder > 0,5 g).

Symptomatik

Tachykardie, heiße, gerötete Haut, trockene Schleimhäute, Fieber, weite Pupillen, Unruhe und Verwirrung; bei Kindern tonisch-klonische Krämpfe, Atemdepression, Koma, Rhabdomyolyse.

Sofortmaßnahmen

2-mg-Boli Midazolam i.v. (z. B. Dormicum®), wiederholen bis Krämpfe sistieren. Bei fehlender Wirkung 2 mg Physostigmin (z. B. Anticholium®) langsam i.v., bei Kindern 0,02–0,06 mg/kg KG, ggf. wiederholen. Ggf. Intubation (☞ 3.4.4) und Beatmung (☞ 3.4.8).

9.4.2 Psychopharmaka

Neuroleptika ☞ 10.4.

Antidepressiva

Symptomatik

- Anticholinerges Syndrom: Erregungszustände, Halluzinationen im Wechsel mit Müdigkeit. Heiße, trockene und gerötete Haut und Schleimhäute, weite Pupillen, Tachykardie, Fieber, Harnverhalt.
- Bei schwerer Vergiftung Myoklonien, Pyramidenzeichen, Krämpfe, Koma, AV-Block mit Kammertachykardie.

Sofortmaßnahmen

- Diazepam 5–10 mg i.v. (z. B. Valium®).
- Wenn keine ausreichende Wirkung: Physostigmin (Anticholium®) 2 mg langsam i.v., ggf. wiederholen.
- Symptomatische Rhythmusbehandlung; Kardioversion vor medikamentöser Therapie (☞ 5.4).

Lithium

! Geringe therapeutische Breite. Toxische Symptome auch bei relativer Überdosierung möglich.

Symptomatik

Durst, Übelkeit, Erbrechen, Durchfall, Polyurie, Benommenheit, Verwirrtheit, Apathie, Tremor Somnolenz, Schwindel, Muskelfaszikulieren, Dysarthrie, Ataxie, Krämpfe.

Sofortmaßnahmen

- Asservierung von venösem Blut zur späteren Spiegelbestimmung.
- Ausgleich des Wasser- und Elektrolytverlustes möglichst mit NaCl 0,9 %, ansonsten Ringer-Lösung.
- Da Lithium schlecht an Aktivkohle bindet, ist eine orthograde Darmspülung über Magensonde mit Vollelektrolytlösung (z. B. Golitely®) sinnvoll (mehrere Liter pro Stunde).

9.4.3 Analgetika

Salizylate

! Mengen > 100 mg/kg KG sind gefährlich.

Symptomatik

Pathognomonisch ist Ohrensausen. Tiefe, angestrengte Atemzüge, Tachypnoe, Dyspnoe, Übelkeit, Erbrechen, Lethargie, Reizbarkeit, Krämpfe, Koma, Zeichen der Dehydratation, bei Kindern Hypoglykämie.

Sofortmaßnahmen

Vollelektrolytinfusion, ggf. mit Zusatz von 40 mval Natriumbikarbonat und 40 mval KCl/500 ml; bei niedrigem BZ: Glukoseinfusion parallel.

Pyrazolene

Substanzen

Z. B. Phenylbutazon (z. B. Butazolidin®), Metamizol (z. B. Novalgin®).
Kollaps und Schockzustände bereits nach parenteraler Zufuhr in therapeutischen Dosen möglich, wenn zu schnelle, unverdünnte Injektion (z. B. 50 %-ige Lösung Metamizol). Anaphylaktoide Reaktion (☞ 19.1) selten.

Symptomatik

Bewusstseinstrübung, Muskelzittern, Krämpfe (nicht bei Metamizol), evtl. Abgang roten Urins.

Sofortmaßnahmen

Bei Krämpfen Diazepam (z. B. Valium®) 10 mg i.v. bis Krämpfe sistieren.

Paracetamol

! Mengen > 100 mg/kg KG sind problematisch, > 250 mg/kg KG lebensgefährlich.

Symptomatik
Einige Stunden nach Einnahme uncharakteristische Beschwerden, Krankheitsgefühl, Übelkeit, Erbrechen, Schwitzen, Somnolenz, am Folgetag subjektive Besserung, aber Oberbauchschmerzen, Ikterus, Hypoglykämie, Herzrhythmusstörungen.

Sofortmaßnahmen
Erbrechen auslösen oder Magenspülung, Kohlegabe und Abführmittel. Wenn Giftaufnahme mind. 4 h zurückliegt, Blutprobe zur Spiegelbestimmung asservieren (vorher nicht aussagekräftig).
Antidot: N-Acetylcystein (z. B. Fluimucil®) 150 mg/kg KG, Gabe erst ab 4 h nach Ingestion sinnvoll (körpereigene SH-Gruppen dann aufgebraucht).

9.4.4 Kardiaka

! Sehr unterschiedliche Vergiftungsbilder; Elementartherapie bei Vergiftungszentrale erfragen.

Digitalis

Sofortdiagnostik
Erbrechen, (Farb-)Sehstörungen, Pupillenerweiterung, Unruhezustände, Tremor, Krämpfe, Rhythmusstörungen.

Sofortmaßnahmen
- Magenspülung kann Rhythmusstörungen provozieren, dennoch indiziert, falls noch Medikament im Magen zu erwarten, Kohle zur enteralen Bindung.
- Ggf. Schrittmachertherapie oder Thoraxkompression.
- Behandlung tachykarder Rhythmusstörungen mit Phenhydan riskant, Risiko der Kreislaufdepression und des Stillstands, Defibrillation hat ebenfalls hohes Asystolierisiko.
- Wird Asystolie ausgelöst, transkutane Stimulation (☞ 3.4.12) bzw. bei fehlender Stimulationsbeantwortung Transport unter Reanimation zur Antikörperbehandlung.

! Fab-Antikörper (Schaf-Anti-Digoxin) nur bei vital bedrohlichen Rhythmusstörungen indiziert.

Antiarrhythmika
Bei der Vielzahl der möglichen Präparate symptomatische Therapie (hochnormales Serum-Natrium anstreben durch Infusion von Ringer-Lösung → häufig Verhinderung von lebensbedrohlichen Arrhythmien) indiziert oder Maßnahmen nach Auskunft der Vergiftungszentrale.

Medikamentöse Behandlung von durch Antiarrythmika ausgelösten Arrythmien birgt Asystolierisiko → bei lebensbedrohlichen tachykarden Rhythmusstörungen Kardioversion (☞ 3.4.11), ggf. Transport unter Reanimation.

Nitrokörper (Antianginosum)

Symptomatik
RR ↓, Reflextachykardie, Vasodilatation, Hautrötung, Nitratkopfschmerz.

Sofortmaßnahmen
Ggf. Nitropflaster entfernen, Schocklagerung.

Kalziumantagonisten vom Nifedipintyp (Antianginosum)

Symptomatik
RR ↓, Puls ↑, Hitzegefühl, Schock.

Sofortmaßnahmen
10 ml Calcium 10 % langsam i.v, ggf. wiederholen.

Kalziumantagonisten vom Verapamiltyp (Antianginosum)

Symptomatik
Übelkeit, Zentralisation, periphere Zyanose, Bradykardie, AV-Block, Asystolie, Bewusstlosigkeit.

Sofortmaßnahmen
Ggf. Schocktherapie (☞ 5.9).

Ulrich v. Hintzenstern und Peter Plantiko

9.5 Intoxikationen durch Drogen

!
- Gefahr, bei Drogenintoxikationen die häufigen, akuten Notfälle anderer Art zu übersehen: SHT, Meningitis, intrazerebrale Blutungen, Mischvergiftungen (Polytoxikomanie), akutes Abdomen.
- Analgetische Wirkung und Bewusstseinstrübung sowie Amnesie gestalten Diagnostik anderer Erkrankungen schwierig bis unmöglich.
- Drogenabhängige haben z. T. schlechte Erfahrungen mit „pädagogisch ambitionierten" Mitarbeitern des Gesundheitswesens gemacht → der Umgang mit Drogenabhängigen wird wesentlich erleichtert, wenn man sie als Leidende ernst nimmt und professionell auf ihre spezielle Problematik eingeht.
- Auch zum Ausschluss von Haftungsansprüchen/Schuldvorwürfen stets exakte Untersuchung und Dokumentation, v.a. bei Haftfähigkeitsuntersuchung oder Verzicht auf Klinikeinweisung.

9.5.1 Alkohol

Symptomatik

Mit steigendem Alkoholspiegel zunehmend: „It provokes desire, but inhibits performance" (Shakespeare): Euphorie, Kontroll- und Distanzverlust, Fehleinschätzung der eigenen Fähigkeiten, Gleichgewichts- und Koordinationsstörungen, Dysarthrie (Lallen), Unruhezustände (Tobsucht), vermindertes Schmerzempfinden; Verwirrung, Bewusstseinsstörung, schwere Koordinationsstörungen, Unterkühlung, Hypoglykämie, Blutdruckabfall, Vasodilatation, Polyurie; Bewusstlosigkeit, flache Atmung, Zyanose, Areflexie, Schock.

Sofortmaßnahmen

Schutz vor Auskühlung und Aspiration, großzügige Indikation zur Intubation und Beatmung, leichte Hyperventilation. BZ-Stix → bei niedrigem BZ Glukose-Infusion. Bei Kindern mit Vergiftungssymptomen stets Glukose-Infusion.

9.5.2 Opioide

> - Durch Beschaffungsprostitution (beide Geschlechter) und hygienische Bedenkenlosigkeit hohes Infektionsrisiko (TBC, Lues, Hepatitis, HIV).
> - Meist schwierige Venenpunktion → Risiko einer Nadelstichverletzung.

Akute Opioidüberdosierung

Symptomatik

- Oft typischer Habitus, mager, gelbliches Hautkolorit, typische Venenpunktionsstellen über indurierter, thrombosierter Vene („main line"), neben Armen werden Venen z. B. an Beinen, unter der Zunge, am Penis verwendet, dort häufig auch Abszesse.
- Initial Euphorie, dann Somnolenz, extrem enge Pupillen, Bradypnoe (ohne Atemnot), Auskühlung, Hypoxie, Darmatonie, Übelkeit, Erbrechen.

Sofortmaßnahmen

Aufhebung der Opioidwirkung für kurze Zeit mittels Naloxon (z. B. Narcanti®) möglich, Ampulleninhalt (0,4 mg) auf 10 ml verdünnen und milliliterweise injizieren, bis ausreichende Spontanatmung. Möglichst nicht ganz „wach" werden lassen, Auslösung evtl. tödlicher Entzugssyndrome. Bei schwerer Intoxikation Intubation und Beatmung.

> - Fremdanamnese durch besorgte Angehörige oder gleichgültige Mitbetroffene wenig hilfreich.
> - Naloxonwirkung nur kurz (30 Min.), Gefahr des Opioidrebounds.
> - Abhängige haben häufig panische Angst vor Schmerzen, da sie während des Opioidmangels ein stark erhöhtes Schmerzempfinden durchmachen müssen.
> - Antagonisierung bei schwangeren Patientinnen kontraindiziert (kindliche Gefährdung).

Akuter Opioidentzug ☞ 10.3.4.

9.5.3 Kokain

! Kokain (Coke, Crack, Flake, Schnee) wird auch in „besseren" Kreisen verwendet, Modedroge. Anwendung meist nasal, aber auch i.v. möglich; kann geraucht werden.

Symptomatik
Erregbarkeit, Unruhe, Schlaflosigkeit, Euphorie, Angst, Panik, Tremor, gesteigerte Reflexe, Krämpfe, Halluzinationen, Schwindel, Koma; Tachykardie, Arrhythmien Hypertonus, Angina pectoris, Kopfschmerzen, Blässe; Fieber, trockener Mund, weite Pupillen.
Komplikationen: Herzinfarkt bei Herzgesunden mit normalen Koronarien durch Spasmus, intrazerebrale Blutungen, Aortenruptur, Darminfarkt, Bronchospasmus.

Sofortmaßnahmen
- Bei Krämpfen und Unruhezuständen: Midazolam-Boli (z. B. Dormicum®) von 2 mg i.v.
- Bei Tachykardie und Hypertonus: Clonidin (z. B. Catapresan®) 0,15 mg s.c. oder Urapidil (z. B. Ebrantil®) 25 mg i.v.

!
- Nach Möglichkeit keine β-Blocker-Gabe (Blutdruckanstieg durch α-Wirkung), im Vordergrund sollte die Sedierung stehen → meist auch effektive Therapie der (reaktiven) Tachykardie und des Hypertonus; Glyzerolnitrat steigert die Tachykardie.
- Neuroleptika können die Krampfschwelle weiter senken, unter Diazepamschutz aber möglich bei psychotischem Bild.

9.5.4 Halluzinogene

Substanzen
Z. B. Marihuana, Phencyclidin (PCP), Lysergsäurediethylamin (LSD), Mescalin.
Mescalin und Marihuana sind relativ schwach wirksame Drogen ohne wesentliche akute Gefahr, Verkennung der Umstände und unbedachtes Verhalten können jedoch Unfälle induzieren.
Auch längere Zeit nach Rausch kann es zu einer Echopsychose kommen („flash-back").

Symptomatik
Angstzustände („Horrortrips"), Panik, Halluzinationen, Unruhe und Erregung mit Eigen- oder Fremdgefährdung, Tachykardie, Hypertonus, Hypersalivation und Übelkeit, Mydriasis, Reflexsteigerung.

Sofortmaßnahmen
Bei Krämpfen Sedation mit Midazolam (z. B. Dormicum®) 2–5 mg initial, wiederholen, bis gewünschte Wirkung, ggf. mit Haloperidol kombinieren.

9.5.5 Weckamine

Im Effekt große Ähnlichkeit mit Kokain. Neuere Variante „Ice" kann geraucht werden.
Symptome und Behandlung wie bei Kokain (☞ 9.5.3).
Bei MDMA (Ecstasy, v. a. verbreitet in der „Techno"-Szene) Hyperthermie möglich, v. a. nach starker körperlicher Anstrengung → sofort reichliche Flüssigkeitssubstitution (bei massiver Hyperthermie > 40 °C 3–4 l i.v.).

! Keine massive Flüssigkeitssubstitution bei moderater Hyperthermie, da sonst Gefahr des Syndroms der inadäquaten ADH-Sekretion (SIADH) → Hyponatriämie, Eintrübung.

Rolf Kretschmer, Peter Plantiko und Ulrich v. Hintzenstern

9.6 Intoxikationen durch Chemikalien

! Vordringlich ist immer der Eigenschutz!

Bei gewerblichen Vergiftungen durch Arbeitsunfälle oder Betriebsstörungen wegen des Gefährdungspotenzials bzw. der möglichen Gegenmaßnahmen die Werksfeuerwehr oder die Betriebsleitung kontaktieren.

Peter Plantiko und Ulrich v. Hintzenstern

9.6.1 Pestizide

! Alle Herbizide, Insektizide etc. sind mit Warnfarbe eingefärbt (Mundhöhle auf Verfärbung kontrollieren) und riechen unangenehm (Foetor? ☞ auch Tab. 9.1).

Vom Industrieverband Agrar e.V. (☞ 21.9.4) kann das Buch „Wirkstoffe in Pflanzenschutz- u. Schädlingsbekämpfungsmitteln" angefordert werden.

Alkylphosphate

Substanzen

Unterteilung der Alkylphosphate in Phosphosäureester (xy-phosph-z), z. B. Dimethoat (z. B. Roxion®), Parathion (z. B. E 605) und Karbamate (xy-carba-z), z. B. Aldicarb (Temik®), Barban (Carbyne®).

Symptomatik

Miosis, Sehstörungen, Speichel-, Tränenfluss, Schweißbildung, Geruch der Atemluft knoblauchartig (manche Alkylphophate), abdominelle Krämpfe, Brechdurchfall, Bronchospasmus, Bradykardie, Erregungszustände, fibrilläre Muskelzuckungen, tonisch-klonische Krämpfe, Dyspnoe, Zyanose, Bewusstlosigkeit, final: Pupillen weit, Lungenödem, Schock.

Sofortmaßnahmen

- Falls noch möglich, Erbrechen auslösen (nur bei Erwachsenen!).
- Magenspülung bei oraler Giftaufnahme mit > 30 Litern, anschließend 50–100 g Kohle und Laxans instillieren (z. B. Glaubersalz).
- Bei kutaner Resorption Opfer gänzlich entkleiden, abspülen mit Roticlean®, dann mit Wasser und Seife mechanisch reinigen.
- Ggf. Intubation und Beatmung mit PEEP und 100 % O_2 („No Air-Mix").
- Atropin i.v., sehr hohe Dosierungen nötig, 5 mg bis 50 mg, manchmal auch noch mehr, bis Vagussymptomatik nachlässt (Speichelfluss, Bronchospastik, Atmung, Herzfrequenz; **cave:** Orientierung an der Pupillenweite ist unzuverlässig!), Kinder 0,1 mg/kg KG, Wiederholung ca. alle 10 Min. je nach Wiederauftreten der Symptomatik.

- Atropin hat keine Wirkung auf die muskulären Lähmungen (Muskarineffekt), z. B. bei Zwerchfelllähmung.
- Bei vielen Alkylphospaten ist Obidoxim wirksam (Vergiftungszentrale kontaktieren), nicht jedoch bei Karbamaten: Erst nach Atropintherapie 250 mg Obidoxim (Toxogonin®) i.v., ggf. später 750 mg Obidoxim als Dauerinfusion über 24 h.

Auch bei ausschließlich kutaner Aufnahme und fehlender Symptomatik trotzdem immer stationäre Einweisung, da verzögerte Giftwirkung möglich.

Herbizide der Bipyridyliumgruppe

Substanzen

Z. B. Paraquat (Gramoxone®), Deiquat (Reglone®). Oral extrem toxisch, Gefahr bei weniger als 60 mg/kg KG. Einmal resorbiertes Gift kaum noch aus dem Körper eliminierbar.

Symptomatik

Initial Erbrechen, Durchfall und Bauchschmerzen. Schmerzen und Verätzungen im Rachenraum. Nach symptomlosen Intervall Reizhusten, blutiger Auswurf, Dyspnoe, ggf. massive Herz-Kreislaufdepression mit Ateminsuffizienz.

Sofortmaßnahmen

- Sofortige, konsequente Entleerung des Magendarmtrakts → Erbrechen auslösen und anschließend 50–100 g Kohle. Notfalls eine Handvoll Gartenerde essen lassen.
- Laxans, z. B. Glaubersalz.
- Über Magensonde orthograde Darmspülung mit Vollelektrolytlösung (z. B. Golitely®) beginnen (mehrere Liter pro Stunde).

- O_2-Gabe initial unnötig, evtl. sogar schädlich.
- Primäre Giftelimination ist für Prognose entscheidend.
- Klinik mit Möglichkeit zur Hämoperfusion ansteuern.

Peter Plantiko und Ulrich v. Hintzenstern
9.6.2 Haushaltsmittel

Substanzen
Z. B. Reinigungsmittel, Fleckenwasser, Schmieröl, Klebstoffe, Stempelfarbe; Gefährlichkeit ist schwer abzuschätzen, stets Vergiftungszentrale um Rat fragen.

Symptomatik
Häufig keine Symptome; ggf. Bauchschmerzen, Erbrechen, möglicherweise Geruch nach eingenommener Substanz. Evtl. Ätzspuren, Schaumbildung.

Sofortmaßnahmen
Bei Schaumbildnern Sab simplex® 20–30 ml oral; kein Erbrechen auslösen. Chemikalienbehälter asservieren.

Lampenöl (Petroleum)

Substanzen
Meist gefärbtes und/oder parfümiertes Duftpetroleum. Systemische Vergiftung erst bei Ingestion > 4 ml/kg KG. Hauptgefahr auch bei geringeren Mengen: Aspiration → chemische Pneumonitis.

Symptomatik
Husten, Tachypnoe, Dyspnoe, Zyanose, Erbrechen, initial kurzzeitige Bewusstseinstrübung möglich.

Sofortmaßnahmen
Nach kurz zurückliegender (suizidaler) Ingestion (< 90 Min.) großer Mengen (> 5 ml/kg KG) nach Rücksprache mit Giftinformationszentrum ggf. Magenspülung.

!
- Kein Erbrechen auslösen (Aspirationsgefahr).
- Keine Paraffinölgabe.

Peter Plantiko und Ulrich v. Hintzenstern
9.6.3 Technische Lösungsmittel (Halogenkohlenwasserstoffe)

Vorkommen
Technische Reinigungsmittel („Tri" und „Tetra"), Lackverdünner, Benzol, Petroleum, Benzin. Aufnahme durch die Haut, Inhalation der Dämpfe und enteral.

Symptomatik

Übelkeit, Schwindel, Sehstörungen, Bauchschmerzen, bei Benzol evtl. schwarzer Urin, Bewusstseinsstörungen, selten Erregungszustand, Bewusstseinsverlust, Atemstörungen bis zur Apnoe, Ätzspuren im Mundraum, Herzrhythmusstörungen, Hypotonie.

Sofortmaßnahmen

- 50–100 g Kohle in Wasser aufschlämmen und trinken lassen (Kinder: 1 g/kg KG).
- Bei kutaner Gabe Kleidung entfernen, mit Roticlean® oder Seifenwasser abwaschen.

- Kein Erbrechen auslösen, Aspiration unbedingt vermeiden, ggf. Intubation.
- Selbstschutz: Keine Mundbeatmung, bes. Vorsicht bei Inhalationsvergiftung, ggf. Atemschutz. In Räumen mit Lösungsmitteldämpfen Funkenbildung vermeiden (**cave:** Elektrische Geräte, Defibrillatoreinsatz). **Cave:** Adrenalingabe kann zu Kammerflimmern führen.

Peter Plantiko und Ulrich v. Hintzenstern

9.6.4 Zyanide

Vorkommen

Chemielabors, bei Verbrennung von Kunststoffen, Essen größerer Mengen bitterer Mandeln durch Kinder, Goldreiniger beim Gold- u. Silberschmied.

Symptomatik

Bittermandelgeruch (**cave:** Kann von vielen Menschen genetisch bedingt nicht wahrgenommen werden!), Kratzen im Hals, Erbrechen, Koliken, Erregungs- u. Angstzustände, Konzentrations- u. Sehstörungen, Atemnot, evtl. rosige Hautfarbe trotz hypoxischem Zustand, Kopfschmerzen, Hyperventilation (Hypoventilation bei Chlorzyan) Bewusstseinsverlust, hypoxische Krämpfe.

Sofortmaßnahmen

- ABC-Maßnahmen (☞ 3.4).
- Bei leichter Intoxikation ohne Bewusstseinsstörungen: 6–12 g Natriumthiosulfat i.v., bei Kindern 50–100 mg/kg KG.
- Bei schwerer Intoxikation mit Bewusstseinsstörung 4-DMAP 1–3,25 mg/kg KG i.v., anschließend 10 g Natriumthiosulfat (Kinder 50–100 mg/kg KG) langsam i.v.
- Bei oraler Aufnahme Magenspülung, anschließend Kohle und Laxans
- Bei kutaner Kontamination Abwaschen mit Wasser, Seife und Handschuhen.

- Selbstschutz beachten, da Substanz extrem toxisch.
- Bei reinen Zyanidvergiftungen wirkt Hydroxocobalamin (Cyanokit®) zu langsam.
- Bei Mischintoxikationen, z. B. bei Kunststoffbränden mit zusätzlicher Freisetzung von Reizgasen oder CO kein 4-DMAP geben. Stattdessen Kurzinfusion von 70 mg/kg KG Hydroxocobalamin (Cyanokit®). Initialdosis bei Erwachsenen: 5 g. Die Hydroxocobalamin-Gabe kann abhängig vom klinischen Verlauf ein- bis zweimal wiederholt werden.

- Die hellrote Hautfarbe ist ein Alarmsignal! Die Pulsoxymetrie ist zur Beurteilung des Patientenstatus unbrauchbar!
- Nach Injektion von 4-DMAP kommt es zu einer „erschreckenden" Änderung der Hautfarbe: Blass-zyanotisch. Auch durch O_2-Gabe ist diese nicht zu beeinflussen, bedeutet aber bei korrekter Dosierung von 4-DMAP keine Gefahr.

Rolf Kretschmer
9.6.5 Chemische Kampfstoffe

Vorkommen
Mögliche Konfrontation mit Kampfstoffen in Friedenszeiten:
- Altlasten des 2. Weltkriegs (z. B. Lostanschwemmungen an den Stränden von Bornholm oder in Fischnetzen).
- Terroristische Anschläge (z. B. Tokio 1995: Sarin).
- Chemieladungen (z. B. Parathion, Methylparathion, Phosgen als Schiffsladungen oder Transporte mit der Bahn).
- Verlegung von betroffenen Personen aus Kriegsgebieten.

Gifttypen
- Reizstoffe/Reizgase vom Sofort-Typ (wasserlöslich) oder vom Latenz-Typ (fettlöslich), Hautkampfstoffe.
- Nervenkampfstoffe (Acetylcholinesterase-Hemmer).
- Zellatmungsgifte (Zytochromoxidase-Hemmer).
- Psychokampfstoffe (Neurotransmitter-Modulatoren).
- Pflanzengifte als Kampfstoffe.

Tab. 9.4 Differenzialdiagnosen der Kampfstoffvergiftung

Reizgase		
- Sofort-Typ	Schleimhäute: Verätzung, verbrennungsähnliche Schäden Stridor, Atemnot	Bronchospastik, membrantoxisches Lungenödem (nach bis zu 24 h beim Latenz-Typ)
- Latenz-Typ	Anfangs nur geringe lokale Symptomatik wie Halskratzen, Hustenreiz, evtl. Übelkeit, Schwindel u. Kopfschmerzen	
Hautkampfstoffe	Lokale Einwirkung auf Haut und Schleimhäute: Verbrennungsähnliche Verletzungen. Orale Aufnahme: Systemische Intoxikation mit Übelkeit, Schwindel, Kopfschmerzen, Diarrhoe (z. T. blutig)	

Vergiftungen

Tab. 9.4 Fortsetzung

Reizgase	
Nervenkampfstoffe	Miosis, Hypersalivation, Erbrechen und Defäkation, Volllaufen der Lunge durch Bronchialschleim, muskuläre u. zerebrale Krämpfe, Bradykardie, Asystolie
Zellatmungsgifte	Opisthotonus, zerebrale Krämpfe, zentraler Atemstillstand nach initialer Hyperventilation (Hypoventilation bei Chlorzyan)
Psychokampfstoffe	Halluzinationen, Wahnvorstellungen, Angstzustände Agitation, Aggression Koma zentral-anticholinerges Syndrom
Pflanzengifte als Waffen (hier z.Zt. nur Ricin)	Symptomfreies Intervall (Stunden bis 2 Tage) Ingestive Aufnahme: Blutiges Erbrechen, blutige Durchfälle, später reiswasserartige Durchfälle, Exsikkose, nekrotisierende Gastroenteritis Inhalative Aufnahme: Husten, Atemnot, exspiratorischer und inspiratorischer Stridor, Lungenödem, nekrotisierende Pneumonie Begleitsymptom (nekrotisierende) Konjunktivitis

Symptomatik

Die Symptomatik ist abhängig von der Art des Kampfstoffes. Da eine Identifizierung vor Ort mit erheblichen Problemen behaftet ist, kann nur eine erste grobe Orientierung anhand der gebotenen Symptome erfolgen.

Kurzanamnese

- Heftige Reizsymptomatik der oberen Luftwege und Konjunktiven in entsprechendem Umfeld (Fabrik, Umschlagplatz für chemische Waren, Chemietransporte).
- Expositions-Anamnese erstellen, Ladungspapiere einsehen lassen etc.
- Aufenthalt in geschlossenen Räumen und gleichartige Symptomatik bei mehreren Betroffenen.

Sofortmaßnahmen

- Eigenschutz umsetzen.
- Nachalarmierung durchführen lassen:
  - Bei der Vielzahl von Betroffenen sofort entsprechende Kräfte sowie LNA nachfordern und Verletztensammelstelle außerhalb der Gefahrenzone (Windrichtung!) einrichten (1.9).
  - Bei Allgemeingefährdung Nachforderung des Umweltzugs aus Einheiten der Berufsfeuerwehr, des THW oder freiwilliger Feuerwehren sowie ggf. Wasserschutzpolizei.
  - Lebensrettende Erstmaßnahmen.
  - Spezifische Therapiemaßnahmen.
  - Symptomatische Therapiemaßnahmen.

Intoxikationen durch Chemikalien

Rettung Betroffener immer mit Vollschutz durchführen! Atemschutzmasken sind nicht ausreichend, solange Art und Eigenschaften von Atemgiften nicht bekannt sind bzw. die gängigen Filter keinen Schutz darstellen. Grundsätzlich müssen alle Rettungskräfte mit Umgebungsluft-unabhängigen Atemschutzgeräten ausgerüstet sein und einen Chemikalienschutzanzug tragen.

- Die Umweltzüge sind in den Bundesländern unterschiedlich strukturiert (Gefahrgutzug, Umweltzug, ABC-Zug, Dekon-Einheiten) und ausgestattet. z. T. werden auch freiwillige Wehren eingesetzt. Die Organisation der Spür- und Räumungstrupps liegt oft in verschiedenen Zuständigkeiten.
- Beim Massenanfall muss mit einer Großzahl von Nichtverletzten gerechnet werden, die mit gleicher Symptomatik auffallen wie die ernsthaft Betroffenen (Massenhysterie) → besondere Gefahr für die Einsatzstelle → dieser Personenkreis muss nach Sichtung bei den Leichtverletzten gesammelt und fachkundig betreut werden.
- Wenn möglich, auf speziell gelagerte Antidot-Koffer für den Massenanfall von Verletzten zurückgreifen. Weitere Vorräte in den Krankenhausapotheken.
- Kontrollierte Beatmung immer mit 100 % O_2, d. h. mit „No Air-Mix", da „Air-Mix" ggf. nicht kampfstofffrei ist.
- Bei kontaminierter Atmosphäre sind Atemschutzmasken mit adäquatem Filter eine essenzielle Schutzmaßnahme für die Patienten. Ggf. geeigneten Filter auch vor einen Beatmungsbeutel und Beatmungsgerät schalten (Kompatibilitätsprobleme erfordern Improvisation). **Cave:** Betriebserlaubnis!

Transport

Vor Transportbeginn Sichtung und Dekontamination der betroffenen Patienten am Unfallort in Vollschutz (außerhalb des Reexpositionsgebietes!). Nach Dekontamination (Zeltsystem) Zuweisung in verschiedene geeignete Krankenhäuser (Verteilung) oder Aufnahme in ein für diese Fälle von der Routineversorgung abgekoppeltes Krankenhaus (Kompetenzzentrum).

Immer Transport in eine internistische Fachabteilung mit angeschlossener Intensivstation oder interdisziplinäre Notaufnahme:
- Intoxikierte Einzelpersonen in die nächstgelegene Abteilung
- Anfall von mehreren Verletzten: Verteilung auf geeignete umliegende Krankenhäuser.

Reizstoffe

Substanzen

Halogenierte organische Verbindungen

Bromaceton, Brommethyläthylketon, Chloracetophenon (CN), Brombenzylcyanid (BBC), Chlorbenzylidenmalodinnitril (CS).

Organische Arsenverbindungen

- Blaukreuz-Gruppe („Maskenbrecher"): Diphenylarsinchlorid (DA, Clark I/1880), Diphenylarsincyanid (DC, Clark II), Phenarsazinchlorid (DM, Adamsit/1915).

- Lungenkampfstoffe/Grünkreuz-Gruppe: Phosgen (CG/1812), Diphosgen (Perstoff, DP), Triphosgen, Chlorpikrin (PS/1848), Chlorgas.
- Vorkommen in der chemischen Industrie → mögliche Freisetzung bei Unfällen bei Produktionsprozessen.
- Missbräuchlich angewandte Selbstverteidigungswaffen, aber auch Stoffe, die im Gefechtsfeld eingeplant wurden oder werden.
- Trotz zum Teil irreführender Nomenklatur wirken alle diese Substanzen auf die Schleimhäute.

Symptomatik
Lokale Reizsymptomatik an Augen, Nase und Rachen: Sofort und schlagartig heftig bei wasserlöslichen Gasen und Aerosolen (z. B. Chlorgas), initial geringe Symptome („Halskratzen") bei fettlöslichen Reizgasen (z. B. Phosgene) → potenzielle spätere Gefährdung wird meist unterschätzt! Bei fortgesetzter Exposition Reizung von Kehlkopf, Trachea und Bronchien mit retrosternalen Schmerzen, Bronchospastik und membrantoxischem Lungenödem. z. T. bei Hautkontakt verbrennungsähnliche Schäden. Mögliche Nebensymptome: Schwindel, Übelkeit und heftige Kopfschmerzen.

Sofortmaßnahmen
- Expositionsvermeidung.
- O_2-Gabe, bei vitaler Indikation Intubation und kontrollierte Beatmung mit PEEP.
- Methylxanthine (Theophyllin) und $β_2$-Mimetika (☞ 7.2).
- Analgesie mit Opiaten (z. B. Morphin).
- Bei externer Kontamination sofortiges Spülen der Haut und Augenschleimhäute mit Ringer- oder 2–3 %iger Natriumbikarbonat-Lösung. Krankentransport in die Klinik.

Arsenhaltige Hautkampfstoffe

Substanzen
Phenylarsindichlorid, Methylarsindichlorid, Äthylarsindichlorid (Dick), Chlorvinylarsindichlorid (Lewisit).
Arsenhaltige Hautkampfstoffe werden in organischen Lösungsmitteln, z. B. Benzin, gelöst und zum Einsatz gebracht. z. T. werden diese Hautkampfstoffe auch kombiniert. Knoblauchartiger Geruch, teilweise auch scharf stechend, Lewisit-Geruch nach Geranien.

Symptomatik
Auf der Haut nach 30–60 Min. schmerzhaftes Erythem, Blasenbildung nach weiteren 12 h. Bei oraler Aufnahme lokale und systemische Schäden mit Organversagen.

Loste (Senfgas, mustard gas, Yperit), Hautkampfstoff

Substanzen
Schwefel-Lost, Stickstoffloste: Loste sind fettlöslich und werden als Aerosole (Flüssig-Loste) oder nur als Kontaktsubstanzen (Zäh-Loste) ausgebracht. Es besteht eine lange Verweildauer der Sub-

stanz am Ort. Aufnahme über Haut und Schleimhaut sowie über kontaminierte Nahrungsmittel. Ein hohes Penetrationsvermögen besteht für Leder, Gummi und Textilien sowie Baustoffe wie Holz, Ziegel und Beton. In geschlossenen Behältern besteht wegen Gasbildung erhebliche Gefahr beim Öffnen. Loste sind mischbar mit anderen Kampfstoffen.

Symptomatik

6–8 h nach Exposition Auftreten eines Erythems, später bullöse Ablösung der Epidermis und Entwicklung schwerer Sekundärinfekte. Bei Inhalation entsprechende Schäden an der Lunge mit toxischem Lungenödem, später Bronchopneumonien und Ausbildung von Lungenabszessen. Im Endstadium ARDS. Bei peroraler Aufnahme Übelkeit und Erbrechen, sowie Fieber und blutige Diarrhoen. Später systemische Wirkungen wie Herz-Kreislauf-Versagen, Schäden des Nerven- und des blutbildenden Systems sowie Immundefizit („Lost-Kachexie", psychische und maligne Erkrankungen).

Sofortmaßnahmen

- Kontaminationsvermeidung bei Patient und Helfer. Fachkundige sofortige Entfernung der kontaminierten Kleidung und Schuhe noch am Einsatzort in geschützter Position, Augenreiben unterbinden.
- Lokale Entgiftung mit Chloramin-T-Puder und **wässrigen** Chlorkalkaufschlämmungen.
- Bei Augenkontakt sofortiges Spülen mit viel Wasser und zusätzlich 3 %ige Natriumbikarbonat-Lösung anwenden.
- Systemische Therapie mit 300–500 mg/kg KG Natriumthiosulfat 10 % i.v.

- Hohe Eindringgeschwindigkeit der Loste, aber Auftreten der ersten Symptome erst nach Stunden, d. h. keine Frühzeichen!
- Die lokale Anwendung von **trockenem** Chlorkalk führt zu heftigsten exothermen Reaktionen mit Lost.
- Die systemische Therapie hat keinen Einfluss auf lokale Schäden.

Nesselstoffe, Hautkampfstoff

Substanzen

Phosgenoxim, Trichlormethylchlorformoxim, Trichloracetophenon.
Feuchtigkeitsempfindliche Substanzen mit unangenehmem Geruch, die durch Versprühen oder in Geschossen eingesetzt werden.

Symptomatik

Sofort einsetzende Hautreizungen mit Brennen und Stechen. Typisch sind anämische Flecken mit hyperämischem Rand und anschließender Quaddelbildung (Abheilung mit Sekundärinfekten über Wochen). Heftige Schleimhautreizungen, evtl. toxisches Lungenödem. Systemische Wirkungen: Schwindel, Kopfschmerzen und psychische Destabilisierung (Angstsymptome).

Sofortmaßnahmen

Spülen der Kontaktstellen mit Wasser noch vor Transportbeginn, Entsorgung der Kleidung.

Nervenkampfstoffe (Acetylcholinesterase-Hemmer)

Alkylphosphate: Phosphosäureester und Carbamate (☞ 9.6.1).

Substanzen

„Klassische" Nervenkampfstoffe: Tabun, Sarin, Cyclo-Sarin, Soman, VX.
Acetylcholinesterase-Hemmer werden im landwirtschaftlichen und Gartenbau-Bereich als Insektizide, Herbizide oder Fungizide sowie Nematizide eingesetzt. Bei Herstellung, Transport und Anwendung durch Versprühen kann es zu Unfällen kommen, gelegentlich werden diese Substanzen in suizidaler Absicht eingenommen. Die klassischen Nervenkampfstoffe können im Rahmen von terroristischen Anschlägen und im Kriegsfall Bedeutung erlangen. Sarin kann z. B. von chemisch versierten Personen ohne großen Aufwand hergestellt werden (Einsatz z. B. in Tokio 1995 bei terroristischem Anschlag). Nervenkampfstoffe sind fettlöslich und haben bei einem relativ hohen Dampfdruck und Temperaturen ab 20 °C eine sehr große Ausbreitung (auch bei minimalen Mengen).

Symptomatik

„Klassische" Nervenkampfstoffe führen zu Symptomen wie Alkylphosphate (☞ 9.6.1).

Sofortmaßnahmen

- Rettungspersonal unter Vollschutz.
- Sofortiges, schnellstes Entfernen der kompletten Kleidung sämtlicher Betroffener vor Ort, simultan Beginn der Therapie.

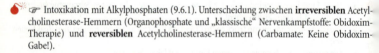
☞ Intoxikation mit Alkylphosphaten (9.6.1). Unterscheidung zwischen **irreversiblen** Acetylcholinesterase-Hemmern (Organophosphate und „klassische" Nervenkampfstoffe: Obidoxim-Therapie) und **reversiblen** Acetylcholinesterase-Hemmern (Carbamate: Keine Obidoxim-Gabe!).

Arsenwasserstoffe (Zellatmungsgifte, Zytochromoxidase-Hemmer)

Substanzen

Metallarsenide (Aluminium-Arsenid) werden als Aerosole versprüht, die in feuchter Luft zu Arsenwasserstoff und Aluminiumtrioxid umgesetzt werden.

Symptomatik

Nach 3–5 h Kältegefühl, Parästhesien, Übelkeit und Erbrechen sowie abdominelle Krämpfe. Später Hämolyse und terminales Multiorganversagen.

Sofortmaßnahmen

- Atemschutzmaske mit speziellem Filter.
- Dekontamination mit Chlorkalk oder Calciumhypochlorit als Oxidationsmittel.
- Symptomatische Behandlung, Sauerstoffgabe, Diuresesteigerung mit Mannit 4×125 ml/24 h, Volumensubstitution und Elektrolytausgleich.

Intoxikationen durch Chemikalien

Fluorcarbon-Verbindungen (Zellatmungsgift, Zytochromoxidase-Hemmer)

Substanzen
Fluoralkanole, Fluorcarbonsäure, Fluorcarbonsäurealkylester, Fluorcarbonsäurefluoräthylester. Als Flüssigkeit oder Salz zur Sabotage: Kontamination von Nahrungsmitteln.

Symptomatik
Nach 30 Min. bis zu 6 h Angst, Schwächegefühl, Übelkeit und Erbrechen, Hypersalivation, Hyper- und Parästhesien, Sprach- und Sehstörungen, Einnässen und unwillkürlicher Stuhlabgang, ventrikuläre Tachykardie, zerebrale Krampfanfälle, Koma und Kammerflimmern.

Sofortmaßnahmen
Sofortiges Auslösen von Erbrechen und Durchführung einer Magenspülung; Instillation von 20 g Kohlepulver in aufgeschlämmter Lösung. Danach Gabe von Bittersalz zur Beschleunigung der Magen-Darm-Passage.

 Spezielle Antidota sind nicht verfügbar.

Blausäure, Chlorcyan
(☞ 9.6.4)
Chemische Industrie, Aerosole oder Sabotagegifte.

Psychokampfstoffe
(☞ 9.5.4)
Halluzinogene können als Sabotagegifte eingesetzt und gezielt als Aerosole versprüht werden.

Pflanzengifte als Kampfstoffe: Ricin

Ricin ist ein Eiweißstoff aus dem Samen der Rizinuspflanze (Wunderbaum, Christuspalme), der bei der Gewinnung des Rizinusöls im Pressrückstand in großen Mengen zu finden ist. Das Gift ist leicht verfügbar und in großen Mengen zu gewinnen. Bereits geringe Mengen (20 µg/kg KG) sind bei Verschlucken tödlich. Die Ausbringung des Giftes kann über Nahrungsmittelkontamination oder über Aerosole durch Einatmung erfolgen.

Symptomatik
Inkubationszeit: 2–8 h bis zu Tage.
- Ingestiv: Übelkeit, (blutiges) Erbrechen, abdominale Krämpfe, schwere (blutige) Durchfälle (hämorrhagische, nekrotisierende Gastroenteritis), Fieber, Durst, Kopfschmerzen, Mydriasis, Multiorganversagen (Leber, Nieren), hämolytische Anämie, Tod durch Herz-Kreislauf-Versagen nach ca. 72 h.
- Inhalativ: Nekrotisierende Entzündung des Respirationstrakts: Husten, Luftnot, in- und exspiratorischer Stridor, Konjunktivitis, Tracheitis, Fieber, Schwindel, Schwächegefühl, Thoraxenge, Gelenkschmerzen, Lungenödem, nekrotisierende Pneumonie, Mediastinitis, Tod durch Lungen- und Herz-Kreislaufversagen nach 36–72 h.

- Nach Injektion: Muskelschmerzen, Schläfrigkeit, Fieber, Übelkeit, generalisierte Krampfanfälle, Vasomotorenkollaps, Multiorganversagen, Lungenödem, Herz-Kreislaufversagen.
- Auge: Konjunktivitis, Nekrosen der Bindehaut.
- Haut. Quaddelbildung, Schwellungszustände.

Sofortmaßnahmen

Symptomatisch, frühzeitige Intubation und Beatmung, Elektrolytinfusion. Dekontamination: vollständige Entkleidung, Augenspülung mit NaCl 0,9 % oder Ringer-Laktat, Spülung der Haut (Einsatz von Seifen, Polyethylenglykol).
Beatmung mit niedrigem Tidalvolumen (max. 6 ml/kg Idealgewicht), PEEP mind. 12 mbar, Atemfrequenzen angepasst hoch, ggf. > 20/Min., Inkaufnahme einer permissiven Hyperkapnie.

Prinzipien der Weiterbehandlung

Magen-Darm-Spülung zur Giftreduktion (Aktivkohle, Glaubersalz), Respiratortherapie, Kortikoidtherapie, Antibiose. Versuch mit frühzeitigem Einsatz von Nierenersatzverfahren, Infusionstherapie zur Flüssigkeits- und Elektrolytsubsitution.

Differenzialdiagnose

Staphylokokken-Enterotoxin B, Organofluorine Polymere, Nitrigenoxide, Phosgen, Paraquat.
- Diagnosestellung ist schwierig und erst bei räumlich gehäuftem Auftreten möglich.
- Ricinnachweis über Nasenabstriche und Blutuntersuchung (Antikörperbildung nach 2 Wochen!), Spurennachweis am Einsatzort durch Spezialkräfte.
- Ein Impfstoff ist in Entwicklung.

Gunther Wiesner, Peter Plantiko und Ulrich v. Hintzenstern

9.7 Intoxikationen durch Inhalationsgifte

Gunther Wiesner

9.7.1 Inhalationstrauma

Thermische und chemische Schädigung von Atemwegen und Lunge durch Einatmen von Rauch und Reizgasen. Kombination mit Kohlenmonoxid- und Zyanidvergiftung häufig. Sonderfall: NO (keine Reizwirkung, sondern Methämoglobinbildung).

Symptomatik

Konjunktivitis, Rhinitis, Husten, Heiserkeit, retrosternale Schmerzen, schleimig-blutiger Auswurf, Dyspnoe, Tachypnoe, Larynxödem (inspiratorischer Stridor), Bronchospasmus, toxisches Lungenödem; evtl. Symptome der CO- oder Zyanidvergiftung (☞ 9.7.2, 9.6.4) bzw. Methämoglobinämie (NO).

! Auf Verbrennungen im Gesicht, verbrannte Haare in Gesicht und Nase und Ruß im Sputum achten.

Sofortmaßnahmen

- Atemwege sichern (Indikation zur Intubation großzügig stellen).
- O$_2$-Gabe (100 %, ☞ 1.7.3).
- Beclomethason (AeroBec®) initial 4 Hübe, dann alle 2 h 4 Hübe bis zum Abklingen der Beschwerden.
- Alternativ Dexamethason (z. B. Fortecortin®) 40–100 mg i.v. bzw. Prednisolon (Solu-Decortin® H) 250–500 mg i.v.
- Ggf. Sedierung, z. B. mit Diazepam (z. B. Valium®) 5–10 mg i.v. (**cave:** Atemdepression).
- Bei Methämoglobinämie Toloniumchlorid (Toluidinblau)® 2–4 mg/kg KG i.v.

!
- Patient bereits bei V.a. auf eine entsprechende Reizgasexposition möglichst immer in die Klinik einweisen, da die Symptomatik häufig über Stunden bis Tage progredient ist.
- Unauffällige Patienten, die nicht in die Klinik eingewiesen werden, darauf hinweisen, beim ersten Auftreten von Symptomen unverzüglich Hausarzt oder Klinik aufzusuchen.
- Der inspiratorische Stridor ist ein spätes Zeichen der Obstruktion der oberen Atemwege.
- Das Pulsoxymeter zeigt bei Kohlenmonoxidvergiftung und Methämoglobinämie falsch hohe Werte an (☞ 1.7.4).
- Der Wert einer Therapie mit Kortikoiden, insbesondere deren systemische Gabe, ist umstritten.

Ulrich v. Hintzenstern und Peter Plantiko

9.7.2 Kohlenmonoxid

Vorkommen

Auspuffgase (Suizid), bei unvollständiger Verbrennung (z. B. Rauchgase, defekte Gasöfen, Schweißarbeiten).

Symptomatik

Kopfschmerz, Schwindel, Übelkeit, Erbrechen, Belastungsdyspnoe, Sehstörungen, Stenokardien, Herzrhythmusstörungen, Halluzinationen, Parästhesien, Tetanie, Koma, Krämpfe, evtl. hellrote Hautfarbe (nur in 30 %).

Sofortmaßnahmen

Patienten aus dem Gefahrenbereich entfernen (lassen), O$_2$-Gabe (☞ 1.7.3), ggf. Intubation und Beatmung mit 100 % O$_2$ und PEEP.

Differenzialdiagnose

Myokardinfarkt, Psychose.

- Kohlenmonoxid ist ein farb- und geruchloses, hochentzündliches sowie im Luftgemisch explosibles Gas.
- Eigenschutz bei der Rettung beachten.

Ulrich v. Hintzenstern und Peter Plantiko

9.7.3 Kohlendioxid

Vorkommen
Entstehung z. B. bei Gärungs- und Verwesungsprozessen (z. B. Silos, Gärkeller, Jauchegruben). Als Stickgas (auch andere Gase möglich) in automatischen Löschanlagen in Betrieben mit hoher Brandgefahr. Dort immer mit deutlich wahrnehmbarem Geruchsindikator versetzt („stinkt").

Symptomatik
Kopfschmerzen, Schwindel, Ohrensausen, Puls ↑, RR ↑, Dyspnoe, Krämpfe, Koma, Zyanose.

Sofortmaßnahmen
Patienten aus dem Gefahrenbereich entfernen (lassen), O_2-Gabe (☞ 1.7.3), ggf. Intubation und Beatmung.

! Eigenschutz bei der Rettung strikt beachten. Verdächtige Räume nur mit Pressluftatmer betreten (Feuerwehr).

Peter Plantiko und Ulrich v. Hintzenstern

9.8 Intoxikationen durch Nahrungsmittel

9.8.1 Lebensmittelvergiftung

Vorkommen
Besonders in der warmen Jahreszeit nach Verzehr von z. B. Kartoffelsalat mit Mayonnaise, Sahne, Speiseeis, Fisch, Muscheln.
Bei Vorkommen in Gemeinschaftseinrichtungen Massenanfall von Enteritis möglich. Meist harmlose Erkrankung, bei geschwächten Personen oder kleinen Kindern Wasser- und Elektrolytverluste evtl. problematisch.

Symptomatik
Übelkeit, Erbrechen, Diarrhoe, evtl. abdominelle Krämpfe, Schwindel, ggf. Schock.

Sofortmaßnahmen
Infusion, z. B. mit Ringer-Lösung.

9.8.2 Botulismus

Vorkommen
Toxinbildung in kontaminierten, verschlossenen Konserven (Anaerobier) mit ungenügender Erhitzung bei der Zubereitung (Mikrowelle).

Symptomatik

Nach einem halben bis mehreren Tagen Doppelbilder, Dysarthrie, Schluckstörungen, absteigende Lähmungen (symmetrisch), Patienten dabei wach, jedoch unruhig und ängstlich, beginnende Atemlähmung.

Sofortmaßnahmen

Nach Klinik, ggf. Intubation und Beatmung.

Differenzialdiagnose

Guillain-Barré-Syndrom; motorische Störungen (☞ 8.2.8).

9.8.3 Pilze

! Todesfälle durch Pilze fast ausschließlich durch Verwechslung des grünen Knollenblätterpilzes mit Champignons. Alle anderen Pilze sind weitaus weniger giftig, jedoch mit quälenden, meist intestinalen Symptomen.

Pantherina-Syndrom (Fliegen- und Pantherpilz)

Symptomatik

Zerebrale Symptome, 1–2 Stunden nach Pilzmahlzeit, Schwindel, Rauschzustand, weite Pupillen, Erregungszustand, Halluzinationen, Verwirrtheit, Toben, ansonsten atropinartiges Bild mit Hautrötung, trockenen Schleimhäuten, Tachykardie, Harnverhalt und Fieber, selten final Koma und Apnoe.

Sofortmaßnahmen

- Ggf. 5–10 mg Diazepam (z. B. Valium®) und/oder β-Blocker.
- Magenspülung mit abschließender Instillation von 50 g Kohle und Laxans.

Muskarin-Syndrom (Täublinge, Röhrlinge, Trichterlinge, Risspilze)

Symptomatik

Kurz nach Pilzmahlzeit Sehstörungen, Schwindel, Übelkeit, Schweißausbruch, Speichelfluss, Erbrechen, Darmkrämpfe und Durchfall, später asthmaähnliche Beschwerden, Bradykardie, Lungenödem.

Sofortmaßnahmen

Erbrechen induzieren bzw. Magenspülung, Atropin 0,5 mg intravenös, ggf. wiederholen.

Gastroenteritis-Syndrom

Symptomatik

Innerhalb 1–2 Stunden nach Pilzgenuss Übelkeit, Erbrechen, Koliken, Durchfall.

9 Vergiftungen

Sofortmaßnahmen
Keine. Zur Abklärung und Überwachung Klinikeinweisung.

Knollenblätterpilz

! Besondere Gefährlichkeit durch protrahierten Leberzerfall.

Symptomatik
Erst 6–18 Stunden nach der Pilzmahlzeit Erbrechen und Durchfall, Wadenkrämpfe, Koliken. Am dritten Tag scheinbare Besserung, ab dem 5. Tag zunehmendes Leberversagen mit Ikterus, Blutungsneigung, Nierenversagen, Koma.

Sofortmaßnahmen
- Bei Durchfall meist Volumensubstitution (z. B. Ringer-Lösung, ggf. HÄS) erforderlich.
- Magen meist schon leer, sicherheitshalber Magenspülung, Kohle und Laxans.

!
- Transport in toxikologisches Zentrum, ebenso alle Mitesser sofort stationär, gleichgültig, ob symptomatisch oder nicht.
- Beim Bundesinstitut für Risikobewertung (BfR) (☞ 21.9.4) kann man eine Broschüre über giftige Pilze anfordern.

Peter Plantiko und Ulrich v. Hintzenstern

9.9 Intoxikationen durch Pflanzen

Vorkommen
Z. B. akzidentelle (Beeren-)Vergiftung bei Kindern, z. B. Amaryllis, Stechpalme, Eibe (nur Nadeln und zerbissener Samen), Tollkirsche, Goldregen, Herbstzeitlose, oder Verwendung als Droge (z. B. Stechapfel).

Symptomatik
Übelkeit, Erbrechen, Durchfall, abdominale Koliken, Schwindel, Bradykardie und Kreislaufdepression, Benommenheit, Lähmungen.
Bei Stechapfel und Tollkirsche: Mundtrockenheit, Sprach- und Schluckbeschwerden, Tachykardie, Hypertonie, Mydriasis, Lichtscheu, Hautrötung, Erregung, Desorientiertheit, Delir, Halluzinationen, Krämpfe, Atemdepression (**cave:** Verwechslung mit Psychose oder Alkoholdelir).

Sofortmaßnahmen
Aktivkohle (☞ 9.3.1); bei Einnahme größerer Mengen ggf. induziertes Erbrechen auslösen (☞ 9.3.1).
Bei Intoxikation mit Stechapfel oder Tollkirsche bei gravierenden Intoxikationszeichen wie Halluzinationen, Delir, Krämpfen oder Rhythmusstörungen 5–10 mg Diazepam (z. B. Valium®), ggf. Wiederholung. Bei Erfolglosigkeit oder Koma 2 mg Physostigmin (Anticholium®) i.v.

- Zur Identifikation der Pflanze einen Zweig oder Blütenstand mitnehmen, **keine** Einzelteile wie z. B. Blatt, Blüte, Frucht.
- Beim BfR (☞ 21.9.4) kann man eine Broschüre über giftige Pflanzen anfordern.

Peter Plantiko und Ulrich v. Hintzenstern

9.10 Intoxikationen durch Tiere

Soweit nicht eine Allergie vorliegt, sind fast alle heimischen Tierarten relativ harmlos. Im Rahmen des internationalen Reiseverkehrs können jedoch versehentlich exotische Tierarten eingeschleppt werden. Gelegentlich werden solche Tiere auch gehalten oder gezüchtet.

9.10.1 Insekten

(☞ 17.2.6, 19.1)

9.10.2 Schlangen

Symptomatik
- Lokalreaktion: Schwellung, Schmerz, Taubheitsgefühl.
- Gastrointestinale Symptome (häufig erste Zeichen einer systemischen Giftwirkung): Übelkeit, Erbrechen, Diarrhoe.
- Neurologische Symptome: Muskellähmungen, Krämpfe, Koma.
- Kreislaufsymptome: Schock.
- Gewebstoxine: Ödem, Blasenbildung, Gangrän.
- Gerinnungstoxine: Blutungen, Thrombosen, Gangrän.

Sofortmaßnahmen
- Immobilisieren der Bissstelle, z. B. Schienung, falls möglich.
- Ggf. Schocktherapie (☞ 5.9).
- Weiteres Vorgehen in Absprache mit Giftzentrum (z. B. spezifisches Antidot bei Kreuzotterbissen).

Kein Abbinden oberhalb der Bissstelle!

Wenn die typischen Bissmale (zwei punktförmige „Einstiche") fehlen und innerhalb 20 Min. keine Lokalreaktion aufgetreten ist, ist ein Biss unwahrscheinlich.

9.10.3 Spinnen, Skorpione

Vorkommen
Heimische Tiere sind harmlos; ggf. Gefährdung durch akzidentellen „Import" (z. B. mit exotischen Früchten) oder Haltung in Terrarien.

Symptomatik
Heftiger Schmerz an der Bissstelle und lokale Parästhesien. Evtl. Unruhe, Hyperreflexie, Schweiß-, Speichel-, Tränenfluss, Krämpfe, Tachykardie, Rhythmusstörungen. Anaphylaktische Reaktion mit Schock möglich.

Sofortmaßnahmen
- Lokale Kühlung und Ruhigstellung der Bissstelle.
- Ggf. Analgesie, z. B. mit Tramadol 50–100 mg i.v. (z. B. Tramal®).
- Ggf. Schocktherapie (☞ 5.9).
- Bei anaphylaktischer Reaktion (☞ 19.1).

! Eine aktuelle Liste der in Europa erhältlichen Antivenine kann bei allen Giftnotrufzentren (☞ 21.3) abgefragt werden.

Psychiatrische Notfälle

Inhalt

Dieter Ebert

- 357 **10.1 Psychiatrische Untersuchung**
- 357 10.1.1 Psychiatrische Notfalluntersuchung
- 358 10.1.2 Diagnostik
- 359 **10.2 „Zwangseinweisung"**
- 360 **10.3 Syndrome**
- 360 10.3.1 Suizidalität
- 361 10.3.2 Erregungszustand
- 364 10.3.3 Verwirrtheitszustände
- 366 10.3.4 Delir und einfache Entzugssyndrome
- 368 10.3.5 Stupor, Katatonie
- 370 **10.4 Notfälle durch Psychopharmaka**
- 370 10.4.1 Frühdyskinesien durch Psychopharmaka
- 371 10.4.2 Erregungszustände durch Psychopharmaka
- 371 10.4.3 Stupor durch Psychopharmaka
- 372 10.4.4 Delir, Verwirrtheitszustand durch Psychopharmaka

10 Psychiatrische Notfälle

Besonderheiten des psychiatrischen Notfalles

- Unter einem psychiatrischen Notfall wird eine akute, ernsthafte Störung des Denkens, des Verhaltens, der Stimmung oder der sozialen Beziehungen verstanden. Damit verbunden ist häufig eine drohende Eigen- oder Fremdgefährdung. Deshalb ist ein unverzügliches Eingreifen zum Schutz des Patienten und/oder seiner Umwelt erforderlich.
- **Ärztliches Gespräch und Behandlung** werden krankheitsbedingt vom Patienten oft abgelehnt oder sind nicht möglich (z. B. Erregungszustand, Verwirrtheitszustand). In solchen Situationen ist die exakte Diagnose einer psychiatrischen Krankheit praktisch immer ausgeschlossen. Außerdem ist manchmal mit z. T. erheblichen Schwierigkeiten bei der Einleitung von Therapiemaßnahmen zu rechnen.
- Aufgrund von **Fremdanamnese und Verhaltensbeobachtung** kann jedoch trotzdem immer eine objektive Syndromdiagnose (siehe die unten aufgeführten Syndrome) gestellt werden. Sie ist für die Notfallsituation und die zu ergreifenden Erstmaßnahmen ausreichend und hilft, eine eventuelle Stigmatisierung des Patienten durch vorschnelle Diagnostik einer bestimmten psychiatrischen Krankheit zu vermeiden.
- Werden eine **erforderliche Behandlung und/oder Klinikeinweisung vom Patienten bei drohender Selbst- oder Fremdgefährdung verweigert,** so müssen **„Zwangsmaßnahmen"** (☞ 10.2) nach dem entsprechenden Gesetz des jeweiligen Bundeslandes eingeleitet werden. Es reicht nicht aus, sich auf den Willen des Patienten zu berufen; der Notarzt kann straf- und zivilrechtlich trotzdem für Folgen verantwortlich gemacht werden, weil die „freie Willensbestimmung" des Patienten krankheitsbedingt eingeschränkt ist und er somit eine Hilfeleistung im juristischen Sinne unterlässt.
- Wegen der Bedeutung der Fremdanamnese insbesondere bei der Frage der Fremd- oder Selbstgefährdung ist immer der **Gesprächskontakt zu Angehörigen** zu suchen. Angehörige können und sollen auch in der Notfallsituation in die Therapie integriert werden, z. B. bei der Beaufsichtigung suizidaler oder Beruhigung erregter Patienten sowie bei Diskussionen um eine freiwillige Klinikeinweisung.
- **Diskrepanzen zwischen Patientenangaben und Fremdanamnese** sind häufig (z. B. bei Angaben zu Suizidalität, Fremdaggressivität, Substanzmissbrauch): Im Zweifelsfalle (v. a. bei fraglicher Fremd- oder Selbstgefährdung) ist immer der „gefährlichsten" Version zu glauben.

! Grundprinzipien der Therapie

Für die **medikamentöse Therapie** in der akuten psychiatrischen Notfallsituation reichen aus:

- 1 Neuroleptikum (z. B. Haloperidol, Haldol®).
- 1 Benzodiazepin (z. B. Diazepam, Valium®).
- 1 Antiparkinsonmittel (z. B. Biperiden, Akineton®).

Klinikeinweisung (geschlossene psychiatrische Abteilung oder Station mit kontinuierlicher Überwachungsmöglichkeit):

- Bei Hinweisen auf Selbst- oder Fremdgefährdung immer erforderlich.
- Möglichst immer mit Einverständnis des betroffenen Patienten, um eine so genannte „Zwangseinweisung" (☞ 10.2) zu vermeiden (Stigmatisierung, erhebliche psychische und manchmal sogar physische Traumatisierung).

- Eine freiwillige Aufnahme ist oft nur in einem geduldigen, verständnisvollen Gespräch in einer Atmosphäre echter menschlicher Zuwendung unter dem Einsatz der ärztlichen Autorität zu erreichen. Gelingt es, eine gewisse Vertrauensbasis aufzubauen und dem Patienten das Gefühl zu vermitteln, dass er und seine Probleme ernst genommen werden, kann u. U. auch in primär völlig „aussichtslos" erscheinenden Fällen eine Einwilligung zur stationären Aufnahme erzielt werden. Eventuell kann es auch sinnvoll und hilfreich sein, Angehörige in die Bemühungen um eine freiwillige Behandlung bzw. Einweisung mit einzubeziehen.

10.1 Psychiatrische Untersuchung

10.1.1 Psychiatrische Notfalluntersuchung

Im Idealfall folgen der Kontaktaufnahme ein Untersuchungsgespräch, eine Fremdanamnese und eine körperliche Untersuchung sowie eventuell Zusatzuntersuchungen; die Verhaltensbeobachtung gibt zusätzliche diagnostische Hinweise. Häufig müssen jedoch einzelne Untersuchungsschritte entfallen, da krankheitsbedingt eine vollständige psychiatrische Notfalluntersuchung nicht durchführbar ist.

Kontaktaufnahme
Gesprächsbereitschaft lässt sich oft herstellen durch:
- Sicheres, vertrauenswürdiges Auftreten.
- Vorstellung als Arzt und Angebot medizinischer Hilfe.
- Beruhigung (z. B., dass schnelle Hilfe erfolgen wird).
- Nach medizinisch somatischen Symptomen fragen (evtl. Angebot einer körperlichen Untersuchung).
- Nach „seelischen" Symptomen fragen.

Untersuchungsgespräch (falls Gesprächskontakt möglich)

Psychischer Befund
- Orientierung (Name, Alter, Wochentag, Datum, momentaner Aufenthaltsort?).
- Angst, Furcht? Wovor?
- Traurigkeit? Weshalb?
- Unruhe? Motorisch, innerlich?
- Wahneinfälle (z. B. Verfolgungsideen?).
- Halluzinationen?
- Beeinflussungserlebnisse („Gedanken werden über Radiosender gesteuert","„Wille wird über Strahlung beeinflusst",„fühlt sich als Roboter")?
- Suizidgedanken, -pläne, -versuche (10.3.1)?
- Absicht oder Wunsch, Personen zu verletzen, zu töten, Dinge zu zerstören?

10 Psychiatrische Notfälle

Anamnese
- Somatische Symptome, Krankheiten, Verletzungen?
- Frühere ähnliche Symptome, psychiatrische Behandlungen?
- Medikamente?
- Alkohol, Drogen? Akut oder chronisch?

> Fragen nach Suizidalität und Fremdgefährdung dürfen nie weggelassen werden, auch wenn sich dem ersten Anschein nach keine Hinweise darauf ergeben. Solche Impulse werden oft aus Scham oder Angst verschwiegen. Trotzdem erwartet der Patient Hilfe: 50 % der Suizidanten waren im Monat vor dem Suizid beim Arzt, 80 % kündigten ihren Suizid an. Dem ärztlichen Notdienst kommt damit neben den Hausärzten eine Schlüsselrolle in der Suizidprävention zu.

Fremdanamnese
Oft ist nur eine Fremdanamnese möglich, es sollten dann die gleichen Fragen gestellt werden wie oben bei der Patientenanamnese angegeben.

Körperliche Untersuchung
Besonders achten auf mögliche somatische Ursachen, die auch eine psychiatrische Symptomatik verursachen können:
- Verletzungen (z. B. Erregungszustand bei subduralem Hämatom).
- Hinweise auf Intoxikation (z. B. Nadeleinstiche, Stupor bei Morphinintoxikation).
- Neurologische Herdzeichen (z. B. Verwirrtheitszustand bei Hirninsult).
- Herz- oder Ateminsuffizienz (z. B. Verwirrtheit bei Hypoxie).
- Metabolische Störungen.

> Ein **sehr gefährlicher und häufiger Fehler** ist es, bei einer vermeintlich psychiatrischen Notfallsituation eine ernste therapierbare somatische Erkrankung zu übersehen (z. B. Aggressivität oder Verwirrtheit aufgrund einer Hypoglykämie)!

Verhaltensbeobachtung
- Psychomotorisch unruhig?
- Gereizt, aggressiv?
- Verlangsamt? Stuporös?
- Hinweise auf eine Intoxikation (z. B. Gang- und Sprachstörungen)?
- Verletzungen? Somatische Zeichen?

10.1.2 Diagnostik

! Eine exakte Diagnose ist meist nicht möglich, aber eine oder mehrere der folgenden Syndromdiagnosen können immer gestellt werden und sind in der Regel für die Notfallsituation ausreichend:
- Suizidalität (☞ 10.3.1).

- Erregungszustand (☞ 10.3.2).
- Verwirrtheits-, Dämmerzustand (☞ 10.3.3).
- Delir und einfache Entzugssyndrome, z. B. Zittern bei Alkoholentzug, „Grippe" bei Morphinentzug (☞ 10.3.4).
- Stupor (☞ 10.3.5).

Diese Syndrome sind bereits psychopathologisch ohne spezielle Psychiatriekenntnisse und Kenntnisse zur Vorgeschichte zu erkennen (nur zum Erkennen eines Entzugssyndroms bedarf es anamnestischer Angaben).

> **!**
> - Unabhängig von der zugrunde liegenden psychiatrischen Störung gibt es für jedes der Syndrome weitgehend standardisierte Vorgehensweisen in der Notfallsituation.
> - Das eventuelle Vorliegen von somatischen Krankheiten oder Intoxikationen muss immer mitbedacht bzw. überprüft werden (auch bei noch so „eindeutigen" Krankheitsbildern), denn jedem der Syndrome kann ursächlich eine organische Erkrankung zugrunde liegen.

10.2 „Zwangseinweisung"

Patienten müssen auch gegen ihren Willen eingewiesen/behandelt werden (ansonsten kann sich der Arzt für Folgen straf-/zivilrechtlich straf-/haftbar machen), wenn sie:
- Sich oder andere gefährden.
- Und in einer geschlossenen Abteilung behandelt werden müssen.
- Und die Behandlung oder Einweisung ablehnen.

Solche Maßnahmen werden durch ein Gesetz des jeweiligen Bundeslandes („Psychiatriegesetze", „Unterbringungsgesetze") geregelt.
In der Regel werden Maßnahmen gegen den Willen des Patienten von einem Gericht oder einer Aufsichtsbehörde genehmigt bzw. angeordnet. Für die Notfallsituation hat dieses Vorgehen keine Bedeutung.
Im Notfall erfolgt die „Zwangseinweisung„ statt dessen durch die Polizei, wenn Gericht bzw. Mitarbeiter des Ordnungsamtes oder Gesundheitsamtes nicht notfallmäßig hinzuzuziehen sind. Diese entscheidet dann aufgrund der notärztlichen Angaben, ob die Voraussetzungen einer Zwangseinweisung gegeben sind und veranlasst alle weiteren Maßnahmen.
In der Regel ist für solche polizeiliche Maßnahmen ein ärztliches Attest (im Notfall mündlich oder handschriftlich) erforderlich, in dem bestätigt wird:
- Der Betroffene leidet unter einer seelischen/psychischen Erkrankung (keine genaue Diagnose erforderlich, sondern Syndromdiagnose, z. B. depressives Syndrom, Psychose, eventuell Angabe der wesentlichen Symptome).
- Im Rahmen dieser Erkrankung gefährdet er sich und/oder andere (eventuell Beispiel angeben, worin die Gefährdung konkret besteht, z. B. Patient hat Suizidabsicht geäußert, Patient ist so erregt und gespannt, dass er jederzeit gewalttätig werden kann, Patient halluziniert und die Stimmen können ihn zu gefährlichen Handlungen auffordern).
- Er verweigert Behandlung, und es ist eine geschlossene Unterbringung erforderlich, um die Gefährdung abzuwenden.

10.3 Syndrome

10.3.1 Suizidalität

Selbsttötungsgedanken, -absichten oder -handlungen, z. B. häufig bei depressiver Verstimmung, Wahn und Halluzinationen (Schizophrenien) oder Alkoholintoxikation. Dem Suizid geht häufig ein präsuizidales Syndrom mit Suizidgedanken voraus.

Symptomatik

- Patient hat einen Suizidversuch unternommen, hat gegenüber Dritten Suizidgedanken erwähnt oder äußert aktuell Suizidabsichten, bezeichnet das Leben als sinnlos.
- Oft werden konkrete Suizidabsichten zwar noch verneint, es werden aber in einem schwer depressiven, intoxizierten oder wahnhaften Zustand fast ausschließlich Gefühle von Ausweglosigkeit und Hoffnungslosigkeit signalisiert (in der Notfallsituation mit Suizidalität gleichzusetzen).

Kurzanamnese
Abschätzung des Suizidrisikos (bereits eine Ja-Antwort bedeutet ein erhöhtes Risiko!):

Aktuelle Suizidalität
- Gefühl der Ausweglosigkeit (eventuell bei Konflikt oder unbestimmt)?
- Depressivität, Interessenverlust?
- Schuld, Selbstvorwürfe?
- Zurückgezogenheit?
- Aktuelle psychiatrische Erkrankung?
- Suizidphantasien?
- Sich aufdrängende Suizidgedanken?
- Konkrete Pläne, wie der Suizid durchzuführen sei? Vorbereitungen zum Suizid?
- „Ruhe", nachdem vorher ständig Suizidgedanken vorhanden waren?

Anamnese
- Frühere Suizidversuche oder -gedanken (Häufig! Jeder 3. Suizidüberlebende begeht nochmals einen Suizidversuch!)?
- Suizide in der Familie (genetischer Faktor)?
- Aktuelle Suizide in der Umgebung (Nachahmungseffekt)?
- Frühere psychiatrische Erkrankungen (oft Depression, Schizophrenie)?
- Substanzmissbrauch (in ca. 30 % Alkohol- oder Drogensucht!)?
- Trennung, Verlusterlebnisse? Einsamkeit?

- Familiäre Probleme? Partnerkonflikte?
- Soziale Isolierung (tatsächlich oder drohend)?
- Schulische oder berufliche Probleme?
- Finanzielle Probleme?

Sofortdiagnostik
- Basischeck (☞ 4.1.2).
- Puls, SpO$_2$, RR, EKG.

Sofortmaßnahmen
- Beruhigendes Gespräch.
- Bei Agitiertheit oder Angst: 5–10 mg Diazepam i.v. (½–1 Amp. Valium®).
- Ggf. Versorgung von Verletzungen (☞ 11; Erhängen ☞ 2.3.11).
- Bei V.a. Intoxikationen Suche nach Hinweisen auf die verwendete Substanz (Tablettenschachteln, Flaschen mit „giftigem" Inhalt etc.). Erbrochenes asservieren.

Transport
- Ohne eine eingehende fachpsychiatrische Exploration können Suizidalität nicht sicher ausgeschlossen und die Rolle der Angehörigen oder die Einsicht des Kranken nicht zutreffend beurteilt werden.
- Deshalb immer Einweisung in eine Abteilung mit kontinuierlicher Überwachungs- bzw. geeigneter Therapiemöglichkeit (psychiatrische oder internistische Klinik).
- Bei fehlender Einwilligung: „Zwangseinweisung"(☞ 10.2).
- Alternativ, bei Unsicherheit über die Suizidgefährdung, sofortige Vorstellung bei einem Arzt für Psychiatrie, der dann die weitere Verantwortung übernehmen muss.

Es ist nicht ausreichend, nur einen Überweisungsschein auszustellen!

Prinzipien der Weiterbehandlung
Diagnostik und Behandlung der psychiatrischen Grunderkrankung (psychotherapeutische Gespräche und/oder medikamentöse Therapie).

- Suizidgedanken werden oft dem Arzt gegenüber verneint, fremdanamnestisch aber berichtet. Falls keine sichere Klärung möglich, immer von Suizidalität ausgehen.
- Suizidalität kann oft nur indirekt „geahnt" werden, direkte Fragen nach Suizidgedanken, -plänen werden aber verneint; besonders bei schwerer Depression mit Hoffnungslosigkeit, Sinnlosigkeit (siehe auch Fragen zur Abschätzung des Suizidrisikos). Eine sofortige fachärztliche diagnostische Abklärung oder Klinikeinweisung ist auch dann notwendig.

10.3.2 Erregungszustand

Ätiologie
Häufigste Ursache bei jüngeren Patienten ist eine (beginnende) akute endogene Psychose, bei älteren eine organische Störung.

Symptomatik

- Psychomotorische und innere Unruhe (Patient läuft umher, bleibt nicht sitzen, spricht oder weint ständig, schreit).
- Steigerung bis zum Bewegungssturm mit Schreien, Schlagen, Toben, plötzlichen fremd- oder eigengefährdenden Impulshandlungen; häufig aggressiv – gereizt – dysphorischer oder ängstlicher Affekt, z. T. auch manisch-euphorisch; Sprache und Äußerungen manchmal unverständlich und von Verwirrtheit nicht zu differenzieren.
- Evtl. ist psychische Erregung das beherrschende Symptom: Beobachtet oder vom Patienten berichtet werden dann innere Anspannung und Unruhe, Gefühl des Getriebenseins, Angst, Misstrauen, Dysphorie, v. a. bei endogenen Psychosen auch unheimliche und angstbesetzte Wahneinfälle, Halluzinationen.
- Häufige Ursache eines Erregungszustandes sind reine Angstzustände (= Panikattacken) im Rahmen einer Angststörung (ungerichtete, freie Angst ohne Grund, Todesangst oder Angst vor Herzstillstand, wegen der der Notarzt primär gerufen wurde). Sie können das klinische Bild beherrschen.

Kurzanamnese

- Psychopathologisches Bild und Syndromdiagnose bei psychomotorischer Unruhe unverkennbar.
- Zu psychischer (innerer) Erregung muss oft nachgefragt werden: Innere Unruhe, Anspannung? Nervosität? Angst, vor was?
- Immer, wenn möglich, Fragen der allgemeinen Untersuchung zu psychischen Symptomen (☞ 10.1.1) stellen.
- Zusätzliche Hinweise auf Ätiologie durch (Fremd-)Anamnese: Schizophrene oder manisch-depressive Phasen bekannt? Abnorme Erlebnisreaktion in belastender Situation? Angsterkrankung mit häufigen Angstattacken in der Vorgeschichte? Epilepsie oder Anfall? Alkohol-, Medikamenten- oder Drogenmissbrauch? Trauma, Verletzung? Bekannte internistisch-neurologische Erkrankung? Medikamente, Psychopharmaka?

Sofortdiagnostik

- Basischeck (☞ 4.1.2).
- Puls, SpO$_2$, RR, EKG.
- BZ-Stix.
- Wenn möglich: Körperliche Untersuchung (v. a. Intoxikationszeichen, Hinweise auf internistisch-neurologische Erkrankungen, Verletzungen).

Sofortmaßnahmen

- Versuch der Erregungsdämpfung durch sicheres, ärztliches Auftreten und beruhigenden Zuspruch (**cave**: Zu forsches Auftreten kann die Aggressivität steigern!).
- Wenn möglich, Klärung der Erregungsursache. Möglichst im Gespräch mit dem Patienten bleiben (**talking down**).
- I.v. Zugang (gut fixieren!) mit Infusion (z. B. Ringer-Lösung).
- Bei unbekannter Ätiologie: 5–10 mg Haloperidol (1–2 Amp. Haldol®) i.v. oder i.m. (bei älteren Patienten mit V.a. hirnorganische Störung 2,5 mg) oder 5–10 mg Diazepam (½–1 Amp. Valium®) i.v. (**nie** bei Intoxikationen mit Alkohol oder Medikamenten, bevorzugt bei Epilepsie, Angst).

- Therapie bei bekannter Ätiologie ☞ Tab. 10.1.
- Trauma (☞ 11), Intoxikation (☞ 9), Diabetes mellitus (☞ 8.2.1).

> **Sonderfall bekannte Angsterkrankung**
> Erregungszustand im Rahmen einer Angstattacke (z. B. bei Herzangst, Hyperventilation, frei flottierende Angst) bei einer bekannten Angsterkrankung (Angstneurose) ohne Hinweis auf eine organische Erkrankung (v. a. Herzkrankheiten).
> Therapie: Eingehendes, beruhigendes Gespräch und eventuell zusätzlich erforderliche Benzodiazepingabe (vorsichtige, „titrierte" Dosierung!).
> **Cave:** Spätere Fixierung des Patienten auf Angstlösung durch Medikamentengabe!

Transport

- Bei **schwerem psychomotorischen Erregungszustand** immer Einweisung in eine Abteilung mit kontinuierlicher Überwachungsmöglichkeit (psychiatrische oder internistische Klinik), bei fehlender Einwilligung „Zwangseinweisung" (☞ 10.2) (potenzielle Fremd- und Eigengefährdung, auch bei kurzfristigem Abklingen ist ein rasches Rezidiv nicht auszuschließen).
- **Leichtere Erregungszustände,** bei denen ein geordnetes Anamnesegespräch möglich ist, v. a. mit vorwiegender innerer Erregung, können auch ohne Klinikeinweisung sofort ambulant fachärztlich diagnostisch abgeklärt werden (unbedingt sofort erforderlich, da z. B. eine zugrunde liegende endogene Psychose ein sehr hohes Suizidrisiko bedeutet).
- Klingt eine **Angstattacke bei einer bekannten Angsterkrankung** (s. o.) unter Benzodiazepin-Gabe ab (nach ca. 15 Min.) und ist keine weitere psychiatrische Symptomatik (einschließlich Suizidalität) nachweisbar, so ist eine stationäre Therapie nicht unbedingt erforderlich. Stattdessen ambulante Therapie empfehlen.

Prinzipien der Weiterbehandlung

Diagnostische Abklärung, Sedierung und Einleitung einer medikamentösen Therapie (☞ Differenzialdiagnose und -therapie).

Differenzialdiagnose

Bei sehr starker Erregung (notfalls i. m. Injektion!) können individuell (in Abhängigkeit von Lebensalter, Körpergewicht und Geschlecht unter Beachtung der Kontraindikationen) die angegebenen Dosierungen erhöht werden. Zeigt sich keine ausreichende Wirkung, sollte die Hälfte der in der Tabelle angegebenen Einstiegsdosis nachappliziert werden.
Falls insbesondere der Sedierungseffekt erwünscht ist, sollten jeweils die erstgenannten Medikamente gegeben werden.

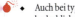

- Auch bei typischer psychiatrischer Anamnese kann sich hinter einem Erregungszustand eine bedrohliche organische Erkrankung verbergen.
- Erregungszustände können kurzfristig abklingen („Ruhe vor dem Sturm") und so ein falsches Bild von der tatsächlichen Gefährdung geben.
- Bei aggressivem und drohendem Verhalten keine Selbstüberschätzung! Stattdessen **rechtzeitig** Helfer einbeziehen (Sanitäter, u. U. Polizei).

Tab. 10.1 Therapie von Erregungszuständen

Ursache	Medikament	Dosierung
Endogen-psychotisch	Haloperidol (Haldol®)	10–15 mg i.v.
	Bei agitierter Depression: Diazepam (Valium®)	10 mg i.v.
Psychogen	Diazepam (Valium®)	5–10 mg i.v.
Hirnorganisch (Demenzen, Trauma, Tumor, Enzephalitis)	Haloperidol (Haldol®)	2,5–5 mg i.v.
Metabolisch	1. Wahl: Diazepam (Valium®) 2. Wahl: Haloperidol (Haldol®)	2,5–5 mg i.v. 2,5–5 mg i.v.
Intoxikation mit Alkohol, Hypnotika, Sedativa, Opioiden	Haloperidol (Haldol®)	2,5–5 mg i.v.
Intoxikation mit Amphetaminen, Kokain, Halluzinogenen, Phenylcyclidin (PCP), Ecstasy	Diazepam (Valium®)	10 mg i.v.
Entzug Opioide	1. Wahl: Diazepam (Valium®) 2. Wahl: Haloperidol (Haldol®)	10 mg i.v. 5–10 mg i.v.
Entzug Alkohol, Sedativa	Diazepam (Valium®)	10 mg i.v.
Pharmakainduziert	Diazepam (Valium®)	10 mg i.m.

10.3.3 Verwirrtheitszustände

Bewusstseinsveränderung mit Desorientierung oder Fehlorientierung und verwirrtem Denken. Manchmal mit Erregungszustand kombiniert.

Ätiologie

In der Regel liegt einem Verwirrtheitszustand eine organische Grunderkrankung zugrunde. Wie beim Delir kommen alle Intoxikationen, internistische und neurologische Grunderkrankungen in Frage, die das Gehirn beeinflussen können.

Symptomatik

- Desorientiertheit (zeitlich, örtlich, situativ).
- Umtriebigkeit (bettflüchtig).
- Verkennung der Umgebung (Angehörige und Arzt oder eigenes Zimmer werden nicht erkannt).
- Verminderte Merkfähigkeit.
- Sprache unzusammenhängend.

- Gedächtnis- und Konzentrationsstörungen.
- Geordnetes Gespräch nicht möglich (Antworten ohne Bezug zur Frage).

> **Sonderform Dämmerzustand**
> Eine klinische Sonderform des einfachen Verwirrtheitszustandes ist der Dämmerzustand: Verlangsamte, automatenhafte Psychomotorik, „wie in Trance", scheinbar geordnetes Verhalten und Denken (erst bei genauem Nachfragen Zeichen der Desorientiertheit), kein Blickkontakt, oft unvermittelt heftige Wutausbrüche mit massiver Eigen- und Fremdgefährdung.

Kurzanamnese
- Psychopathologisches Bild unverkennbar.
- Fragen nach bekannten internistischen (z. B. Herzinsuffizienz, Herzinfarkt, chronisch respiratorische Insuffizienz, Diabetes mellitus, Hyperthyreose, Hepatopathie, fieberhafter Infekt) oder neurologischen Erkrankungen (z. B. M. Parkinson, Epilepsie, Schlaganfall mit isolierter Aphasie).
- Zeichen einer Demenz (v. a. höheres Alter, Gedächtnisabnahme, Wesensänderung, Alkoholabusus)?
- Hinweise auf Trauma (z. B. subdurales Hämatom nach Sturz)?
- Akute Intoxikation mit psychoaktiven Substanzen (u. U. auffällige Pupillenform oder -reaktion)?

Sofortdiagnostik
- Basischeck (☞ 4.1.2).
- Puls, SpO_2, RR, EKG.
- Temperatur.
- BZ-Stix.

Sofortmaßnahmen
- I.v. Zugang mit Infusion (z. B. Ringer-Lösung).
- Falls sofortige Therapie erforderlich (Erregungszustand): 5 mg Haloperidol (1 Amp. Haldol®) i.v.
- Bei älteren Patienten oder unklaren Intoxikationen 2,5 mg Haloperidol (½ Amp. Haldol®) i.v.
- Alternativ bei Ausschluss einer Intoxikation (Atemdepression): 5–10 mg Diazepam (½–1 Ampulle Valium®) i.v.

Transport
- Falls Grunderkrankung bekannt (z. B. senile Demenz) und kein Erregungszustand oder Suizidalität nachweisbar, kann auf Klinikeinweisung verzichtet werden, wenn Angehörige die Betreuung (und Beaufsichtigung) des Patienten zuverlässig übernehmen können.
- In allen anderen Fällen immer Klinikeinweisung zur Primärdiagnostik, notfalls auch „Zwangseinweisung" (☞ 10.2).

Prinzipien der Weiterbehandlung
Diagnostik und Therapie der Grunderkrankung, eventuell Sedierung bei Erregungszustand.

Differenzialdiagnose

- Wichtige Differenzialdiagnosen wegen schnell notwendiger Therapie: Hypo-/Hyperglykämie (☞ 8.2.1); kardiopulmonale Insuffizienz, z. B. Infarkt (☞ 5.2), Asthma (☞ 7.2); Intoxikationen (☞ 9). Häufigste Differenzialdiagnose bei älteren Patienten: Demenz (in der Vorgeschichte Gedächtnisstörungen bereits bekannt).
- Häufige Differenzialdiagnose beim Dämmerzustand: Paroxysmal oder postparoxysmal bei Epilepsie (Therapie: 1–2 Amp. Diazepam, z. B. Valium®).

Auch bei typischer Anamnese einer senilen Demenz oder eines langjährigen Alkoholabusus kann der Verwirrtheitszustand durch eine andere vital bedrohliche Grunderkrankung (z. B. subdurales Hämatom nach Sturz oder Trauma) verursacht sein.

10.3.4 Delir und einfache Entzugssyndrome

Definitionen

Delir: Hirnorganisch bedingtes Psychosyndrom mit einer quantitativen oder qualitativen Bewusstseinsstörung und charakteristischer Klinik.
Prädelir: Symptomatik des Delirs ohne Bewusstseinsstörung (v. a. Desorientiertheit), Halluzinationen; insgesamt leichtere Symptomatik.
Einfache Entzugssyndrome: Kein psychopathologisch zu erkennendes einheitliches Syndrom, nur bei Kenntnis von Substanzmissbrauch zu diagnostizieren; sowohl Prädelir, als auch Erregungszustände, Depression, körperliches Unwohlsein möglich.

Symptomatik

Delir

- **Vegetativ:** Hyperhidrosis, Tachykardie, Tachypnoe, Wechsel zwischen Hyper- und Hypotonie, Fieber, Erbrechen, Übelkeit, Diarrhoe.
- **Neurologisch:** Tremor, Ataxie, Sprechstörungen.
- **Psychopathologisch:** Unruhe, Agitation bis zum psychomotorischen Erregungszustand, abrupter Wechsel zwischen Übererregung und scheinbarer Ruhe, Desorientiertheit (örtlich, zeitlich, situativ), optische Halluzinationen, die mit nestelnden Handbewegungen abgewehrt werden (oft kleine weiße Tiere oder Gegenstände), Angst, Wechsel zwischen Depression und Euphorie, Dysphorie, Schlaflosigkeit.

Prädelir

Vegetative und neurologische Symptome wie beim Delir, nur weniger schwere Ausprägung. Psychopathologisch keine Desorientiertheit (= Bewusstseinsstörung), keine Halluzinationen, Unruhe weniger stark.

Einfache Entzugssyndrome

Abhängig von der konsumierten Substanz:
- Alkohol und Hypnotika (Benzodiazepine und Barbiturate): Prädelir.
- Phencyclidin (PCP, „angel dust"), Amphetamine („Ecstasy"), Kokain, Opioide: Angst, Depression, Erregung, Schmerzen, „Grippesymptome".
- Schmerzmittel: Schmerzen, Angst, Depression, Erregung, selten Prädelir.

Häufig werden verschiedene Substanzen konsumiert (= Polytoxikomanie) und ein einheitliches Entzugsmuster ist nicht erkennbar.

Kurzanamnese

Delir und Prädelir
- Psychopathologisches Bild ist unverkennbar.
- Fragen nach Alkohol-, Drogen- oder Medikamentenmissbrauch, Unterbrechung der Substanzzufuhr (Selbstentzug, Krankheit), Medikamenteneinnahme (v. a. anticholinerge Psychopharmaka, Antiparkinsonmittel).

Einfache Entzugssyndrome
Nach Substanzmissbrauch fragen, Diagnostik wie bei Delir.

Sofortdiagnostik
- Basischeck (☞ 4.1.2).
- Puls, SpO_2, RR, EKG.
- Temperatur.
- BZ-Stix.
- Pupillengröße (☞ 8.1.4, 17.1.1): Hinweis für Intoxikation?

Sofortmaßnahmen

Delir und Prädelir
- I.v. Zugang mit Infusion (z. B. Ringer-Lösung).
- Eventuell Therapie einer internistisch-neurologischen Grunderkrankung.
- 5–10 mg Diazepam i.v. (½–1 Amp. Valium®) Wiederholung nach 15–30 Min.
- Stehen RR ↑ und Puls ↑ im Vordergrund: 0,15 mg Clonidin (1 Amp. Catapresan® 1:10 mit NaCl 0,9 % verdünnt) langsam i.v. unter ständiger RR- u. Pulskontrolle. Bei fehlender bzw. nicht ausreichender Wirkung: Wiederholung der halben Ausgangsdosis alle 5 Min.

! Infusion von Clomethiazol (Distraneurin®) erst auf Intensivstation wegen schwer beherrschbarer Atmungs- und Kreislaufkomplikationen).

Einfache Entzugssyndrome
Therapie des Erregungszustandes (☞ 10.3.2), ansonsten keine weitere Soforttherapie erforderlich.

Transport
Immer Klinikeinweisung, da möglicherweise Entwicklung eines lebensgefährlichen Delirs, eines Erregungszustandes oder einer Suizidalität. Bei voll ausgeprägtem Delir Intensivstation.

Prinzipien der Weiterbehandlung
Diagnostik; eventuell Behandlung einer internistisch-neurologischen Grunderkrankung oder einer Intoxikation; Flüssigkeit und Elektrolyte; Clomethiazol (Distraneurin®), Benzodiazepine oder Haloperidol (Haldol®) bei Kontraindikationen.

Differenzialdiagnose

- Intoxikationen mit Drogen oder Medikamenten; anticholinerges Delir bei Pharmaka.
- Metabolisch-endokrine Störungen (z. B. Diabetes mellitus, Hyperthyreose, Hypophyseninsuffizienz).
- Störungen des Wasser- und Elektrolythaushaltes (z. B. Hypokaliämie bei Lasix®-Dauermedikation).
- Infektionen (z. B. Endokarditis, AIDS).
- Selten: Kardiovaskuläre Störungen; neurologische Erkrankungen (v. a. Trauma, Raumforderung, Enzephalitis, Demenz, postparoxysmal); Sauerstoffmangel; Vitaminmangel (Mangelernährung).

! Komplikationen

- Atmungs-, Herz-, Kreislaufinsuffizienz (bei Tachykardie, Hypertonie, Hyperthermie, Elektrolytentgleisungen wie Hypokaliämie, Exsikkose, physische Erschöpfung, Erbrechen mit Aspiration).
- Krampfanfall.
- Aggressiver Erregungszustand.

- Auch bei typischer Suchtanamnese kann sich hinter jedem Delir eine somatische Erkrankung (z. B. Trauma mit duralem Hämatom) mit vitaler Gefährdung verbergen.
- Das (Prä-)Delir kann durch eine zusätzliche Erkrankung ausgelöst sein.
- Patienten nie vorschnell einfach als Alkoholiker behandeln!

10.3.5 Stupor, Katatonie

Definitionen

Stupor: Nosologisch uneinheitliches Syndrom mit Akinese (Patient bewegt sich nicht), Mutismus (Patient spricht nicht), Negativismus (Patient verweigert Kommunikation jeder Art).
Katatonie ist eine Bezeichnung für einen Stupor im Rahmen einer Schizophrenie (katatone Schizophrenie) mit der seltenen Sonderform der potenziell tödlichen perniziösen Katatonie (mit Hyperthermie).
Malignes neuroleptisches Syndrom (auch mit Hyperthermie): Eine oft tödliche Nebenwirkung der Neuroleptikatherapie.

Symptomatik

- **Akinese:** Patienten sind regungslos, starr oder bewegen sich sehr wenig und langsam (entweder völliges Fehlen motorischer Antriebe oder aktive Sperrung).
- **Mutismus:** Völlige Sprachlosigkeit, fehlende Spontansprache oder stark verlangsamte Sprache.
- Augen meist offen, Blickkontakt häufig kurz möglich, Reaktionen auf Reize oft erhalten (DD zum Sopor oder Koma); anders als beim Koma werden oft unwillkürliche Spontanbewegungen und automatisierte Handlungen (z. B. Essen, Einnehmen der Schlafstellung, zur Toilette gehen) durchgeführt.
- Bei **perniziöser Katatonie** und **malignem neuroleptischen Syndrom** zusätzlich Fieber (oft über 40 °C), starker Rigor, deutliche Zeichen der vegetativen Dysfunktion (Tachykardie,

labiler Hypertonus, selten Hypotonus, Hypersalivation, Tachypnoe, Hyperhidrosis bei manchmal blassen Extremitäten) und Übergang zum Sopor oder Koma.

Kurzanamnese

- Beim Stupor ist der Patient im Vergleich zum Koma oder zur Somnolenz wach, mit geöffneten Augen, oft auch mit gezielten Augenfolgebewegungen, gelegentlichen Spontanbewegungen oder automatischen Bewegungsabläufen.
- In der Regel nur Fremdanamnese möglich: Dauer der Symptomatik; schizophrene oder depressive Symptome vor Stupor oder in Vorgeschichte; Neuroleptikamedikation (immer an malignes neuroleptisches Syndrom denken); internistisch-neurologische Erkrankungen in Vorgeschichte (v. a. metabolische Erkrankungen, Diabetes, Parkinson); Traumata; Epilepsie, Anfall.

Sofortdiagnostik

- Basischeck (☞ 4.1.2).
- Puls, SpO_2, RR, EKG.
- Temperatur (wichtig wegen perniziöser Katatonie oder malignem neuroleptischen Syndrom).
- BZ-Stix.
- Bei körperlicher Untersuchung v. a. achten auf: Hinweise für eine Intoxikation, neurologische Herdzeichen (☞ 8.1.6), internistische Erkrankungen (Ateminsuffizienz und Pneumonie, Herz-Nieren-Insuffizienz, metabolische Erkrankungen wie Diabetes).

Sofortmaßnahmen

- I.v. Zugang mit Infusion (z. B. Ringer-Lösung).
- Ggf. Glukosesubstitution.
- Bei Hyperthermie: Zusätzlich Kühlung (Patienten in feuchte Tücher wickeln, Ventilator im NAW einschalten).
- Evtl. Therapie internistisch-neurologischer Grunderkrankungen oder von Sekundärkomplikationen.
- Benzodiazepine i.v. können den Stupor durchbrechen, sollten aber wegen möglicher Induktion von Erregungszuständen erst in Klinik gegeben werden.

Transport

Immer Klinikeinweisung zur weiteren Diagnostik, nur bei sicherer depressiver oder schizophrener Ätiologie Verlegung in eine psychiatrische Klinik. Bei V. a. malignes neuroleptisches Syndrom oder perniziöse Katatonie Intensivtherapie mit Beatmungsmöglichkeit erforderlich.

Prinzipien der Weiterbehandlung

Diagnostik; Therapie der Grunderkrankung; 2 mg Lorazepam (1 Amp. Tavor®) i.v. zur kurzfristigen Durchbrechung des Stupors.

Differenzialdiagnose

- Psychiatrische Erkrankungen: Endogene Depression, psychogene Ausnahmezustände.
- Neurologische Erkrankung: Parkinsonismus, Enzephalitiden, Status epilepticus, Z. n. zerebralem Krampfanfall, Trauma.

- Internistische Erkrankung: Vor allem metabolische Entgleisungen (Glukokortikoide, Hypo-, Hyperglykämie, Hyperkalzämie), hepatische Enzephalopathie, Hypo-, Hyperthyreose, Niereninsuffizienz, Porphyrie, Pellagra.
- Neuroleptikanebenwirkung: Schwerer Parkinsonismus oder malignes neuroleptisches Syndrom.
- Intoxikation, atypisches Delir.

!
- Wesentlich ist die Differenzierung einer Intoxikation und einer neurologischen oder internistisch-metabolischen Erkrankung vom psychiatrischen Stupor.
- Auch bei psychiatrischer Vorgeschichte kann es sich um ein Koma oder Sopor handeln, deswegen immer intensive Überwachung der Vitalfunktionen.
- Komplikationen: Umschlag in psychomotorische Erregungszustände; Elektrolyt-, Flüssigkeits-, Temperaturentgleisungen; Nieren-, Herz-, Ateminsuffizienz.

10.4 Notfälle durch Psychopharmaka

! Psychopharmaka selbst können **auch in therapeutischen Dosierungen** ohne Intoxikation Ursache der Notfallsituation sein. Eine Medikamentenanamnese ist deswegen immer erforderlich.

10.4.1 Frühdyskinesien durch Psychopharmaka

Für den Patienten sehr unangenehme Fehlfunktionen im Bewegungsablauf, die häufig mit Unruhe, psychomotorischer Erregung und Angst verbunden sind.

Kurzanamnese
Neuroleptika (v.a. hochpotente), in der Regel kurz nach Medikationsbeginn (einige Stunden bis ca. 3 Tage) oder seltener nach Dosisänderung (Erhöhung oder Erniedrigung).

Symptomatik
- Krämpfe: Zunge, Schlund-, Gesichts- und Extremitätenmuskulatur, meist dystone, langsame, auch wurmartige und bizarre Bewegungen, seltener einschießende schnelle Hyperkinesen.
- Unruhe.
- Angst bis zum Bewegungssturm.

Sofortmaßnahmen
5 mg Biperiden (= 1 Amp. Akineton®) langsam i.v. (ggf. auch i.m.).

Transport
Wirkung sollte abgewartet werden, wenn dann keine weiteren Notfallsyndrome mehr nachweisbar sind, ist keine Klinikeinweisung erforderlich. Weiterverordnung von Akineton oral (2 Tbl. täglich), ambulante Überprüfung der Medikation empfehlen.

10.4.2 Erregungszustände durch Psychopharmaka

Kurzanamnese
Antidepressiva, Neuroleptika, Benzodiazepinentzug, selten paradoxe Reaktion nach Benzodiazepingabe.

Symptomatik
Psychomotorische und innere Unruhe, Steigerung bis zum Bewegungssturm, plötzliche fremd- oder eigengefährdende Impulshandlungen, häufig aggressiver oder ängstlicher Affekt.

Sofortmaßnahmen
5–10 mg Diazepam (= ½–1 Amp Valium®).

Transport
Immer Klinikeinweisung.

10.4.3 Stupor durch Psychopharmaka

Kurzanamnese
Neuroleptika (meist bei Neueinstellung mit Neuroleptika oder Umstellung von Neuroleptika).

Symptomatik
Bewegungslosigkeit, Starre, nur wenige und langsame Bewegungen.

Sofortmaßnahmen
5 mg Biperiden (= 1 Amp. Akineton®) i.m. oder langsam i.v.

Transport
Immer Klinikeinweisung.

! Immer an malignes neuroleptisches Syndrom mit Stupor (☞ 10.3.5) denken.

10.4.4 Delir, Verwirrtheitszustand durch Psychopharmaka

Kurzanamnese
Antidepressiva, Neuroleptika, Entzug bei Benzodiazepinen.

Symptomatik
Desorientiertheit, Umtriebigkeit, Verkennung der Umgebung, optische Halluzinationen.

Sofortmaßnahmen
5–10 mg Diazepam (½–1 Amp. Valium®) i.v.

Transport
Immer Klinikeinweisung.

Traumatologie

11

Inhalt

ULRICH V. HINTZENSTERN _ ROLANDO ROSSI _ CARSTEN NEUMANN _
CHRISTOPH-E. HEYDE _ LARISSA ARENS _ ROLF KRETSCHMER _
ODO-WINFRIED ULLRICH _ GÜNTER FREY _ ULF SCHMIDT _ HARALD STRAUSS _
MICHAEL WUCHERER

374	**11.1**	**Allgemeines Vorgehen bei traumatologischen Notfällen**	397	11.7.2 Repositionstechniken bei dislozierten Frakturen
374	11.1.1	Anfahrt	399	11.7.3 Luxationen
374	11.1.2	Ankunft	400	11.7.4 Repositionstechniken bei Luxationen
375	11.1.3	Lageeinschätzung		
375	11.1.4	Diagnostik	402	11.7.5 Kompartmentsyndrom
376	11.1.5	Sofortmaßnahmen	403	11.7.6 Amputationsverletzungen
377	11.1.6	Transport und Klinikeinweisung	405	**11.8 Polytrauma**
			408	**11.9 Schussverletzungen**
377	**11.2**	**Schädelhirntrauma (SHT)**	411	**11.10 Verbrennung/Verbrühung**
382	**11.3**	**Thoraxtrauma**	417	**11.11 Verätzungen**
388	**11.4**	**Bauchtrauma**	417	11.11.1 Kutane Verätzungen
389	**11.5**	**Beckentrauma**	419	11.11.2 Perorale Verätzungen
391	**11.6**	**Wirbelsäulen- und Rückenmarkverletzung**	421	**11.12 Stromunfall**
			424	**11.13 Strahlenunfall**
394	**11.7**	**Extremitätenverletzungen**	427	**11.14 Kältetrauma**
394	11.7.1	Frakturen	430	**11.15 Ertrinken**
			432	**11.16 Tauchunfälle**

Direkte Gefäßverletzung ☞ 6.3, Stumpfe Gefäßschäden ☞ 6.4, Aorten- und Aortenaneurysmaruptur ☞ 6.5, Polytrauma beim Kind ☞ 12.5.1, Trauma in der Schwangerschaft ☞ 14.1.1, Urogenitale Verletzungen ☞ 16.6, Augenverletzungen ☞ 17.1.6, Augenverätzung/-verbrennung ☞ 17.1.5, HNO-Verletzungen ☞ 17.2.4, ZMK-Verletzungen ☞ 17.3.1, Großschadensfall ☞ 1.9

11 Traumatologie

Carsten Neumann und Ulrich v. Hintzenstern

11.1 Allgemeines Vorgehen bei traumatologischen Notfällen

Das Grundmuster der notärztlichen Versorgung traumatisierter Patienten:
- Adäquate Erstversorgung.
- Herstellung der Transportfähigkeit.
- Zügiger Transport in ein für sein Verletzungsmuster geeignetes und möglichst schnell erreichbares Krankenhaus zur definitiven Versorgung.

Der NA ist für 2 Aufgabenbereiche parallel zuständig:
- Organisation der technischen Rettung.
  - Durch Schutzvorkehrungen den Patienten vor Gefährdung schützen (z. B. Splittergefahr).
  - Zeitverluste durch unkoordiniertes Vorgehen vermeiden.
- Medizinische Versorgung des Patienten: Ohne adäquate Diagnostik und Therapie am Unfallort reduzieren sich die Chancen des Patienten, die Klinik in einem „optimalen" Zustand, d. h. lebend und relativ stabil, zu erreichen.

11.1.1 Anfahrt

Bevor der NA den Patienten zum ersten Mal sieht, sollten bereits die wichtigsten Informationen eingeholt sein → gezielte Rückfragen bei der RLSt noch während der Anfahrt bzw. Abklärung spätestens beim Eintreffen an der Unfallstelle.
Informationen einholen über:
- Eingesetzte Rettungskräfte.
- Rettungswege (z. B. Fahrstuhl).
- Andere Gefahren (z. B. Feuer, Gase) der Einsatzstelle (☞ 1.8.1).
- Evtl. Fremdanamnesen (Unfallhergang, ggf. Alter, Vorerkrankungen).

11.1.2 Ankunft

Ggf. bereits am Ort befindliche Einsatzleiter (Feuerwehr, Polizei) kontaktieren, um sich über mögliche Gefahren zu informieren und das weitere Vorgehen zu koordinieren. Sind keine weiteren Kräfte vor Ort → eigene Einschätzung der Lage (☞ auch 1.8.1) unter den Gesichtspunkten:
- Gefahrenlage (kann der Patient ohne Gefahr für ihn und die Helfer an Ort und Stelle versorgt werden?).
- Zahl und Verletzungsmuster der Patienten (bei mehreren Verletzten ☞ 1.5, 1.9.4).
- Zahl der Rettungsmittel/-kräfte ausreichend, Transportmittel ausreichend und adäquat (evtl. nachfordern)?
- Zielkrankenhaus bereits festlegbar (Abklären der Aufnahmebereitschaft, Anmeldung)?

Allgemeines Vorgehen bei traumatologischen Notfällen 11

11.1.3 Lageeinschätzung

Bei möglicher Gefahr für Patienten und Helfer am Unfallort Behandlungsplatz nach medizinischen, aber auch rettungstechnischen Gesichtspunkten in Absprache mit dem Leiter der technischen Rettung festlegen. Patienten durch technische Rettungskräfte aus dem Gefahrenbereich zum Behandlungsplatz bringen lassen.

! Eigensicherung hat Vorrang vor jeder notärztlichen Tätigkeit!

Ständigen Kontakt mit dem Einsatzleiter der technischen Rettung halten. Nur so kann gezielt die weitere Rettung geplant werden (z. B. Befreiung eines eingeklemmten Patienten erst nach adäquater Analgesie).
Bei größeren Unfällen mit mehreren Verletzten weitere Rettungskräfte und ggf. LNA nachfordern (☞ 1.9.3).

11.1.4 Diagnostik

- Basischeck (☞ 4.1.2).
- Bei mehreren Patienten zuerst Überblick verschaffen (☞ 1.9.4).
- Einfache lebensrettende Maßnahmen wie Ausräumung verlegter Atemwege oder provisorische Blutstillung durch Lagerung und Kompression an RA delegieren.
- Kraniokaudale Untersuchung, nach Möglichkeit am entkleideten Patienten Wunden inspizieren und dann steril abdecken. **Cave:** Nur die komplette Untersuchung schützt vor dem Übersehen von Verletzungen, v. a. bei nicht ansprechbaren Patienten und Kleinkindern.
  - **Kopf:** Wunden, Blutung? Pupillenfunktion überprüfen.
  - **Hals:** Wunden? HWS auf Schmerzen und Stufen abtasten.
  - **Thorax:** Atmung überprüfen. Schmerzen, Emphysem, Instabilität, penetrierende Wunden?
  - **Abdomen:** Abwehrspannung, penetrierende Wunden? Welche Verletzungen sind aufgrund des Unfallmechanismus denkbar (Leber-/Milzruptur)?
  - **Becken:** Schmerzen, Stabilität auf Distraktion und Kompression, penetrierende Wunden (insbesondere im Analbereich).
  - **BWS/LWS:** Rücken abtasten, auf Schmerzen und Stufen achten.
  - **Extremitäten:** Getrennt auf DMS (Durchblutung, Motorik, Sensibilität) untersuchen. Auf Wunden, Hämatome u. Schwellungen achten, pathologische Beweglichkeit, Krepitationen? **Durchblutung:** Einen schnellen Eindruck geben Hautkolorit, Hauttemperatur und „capillary refill" (Druck auf das Nagelbett, Wiederauffüllung nach mehr als 2 s pathologisch). **Motorik:** Zehen (bzw. Finger) gegen Widerstand bewegen lassen. **Sensibilität:** Positive Rückmeldungen erfragen: „Welche Zehe fasse ich an?", nicht aber: „Spüren Sie das?"
  - Der **neurologische Status** muss **vor** Einleitung einer Narkose abgeklärt und später entsprechend dokumentiert werden. Beim eingetrübten oder bewusstlosen Patienten die motorische Reaktion auf Schmerzreize an sämtlichen Extremitäten überprüfen (Ausfälle?).

Die Verletzungsschwere ist aufgrund des Verletzungsmusters, der Gewalteinwirkung und des klinischen Eindrucks („capillary refill") zu bewerten. Physiologische Parameter wie Schockindex etc. sind insbesondere bei kurzem therapiefreien Intervall und den häufig jugendlichen Patienten nicht aussagekräftig.

11.1.5 Sofortmaßnahmen

Organisatorische Sofortmaßnahmen
- Vorgehen zur Rettung des Patienten spätestens jetzt endgültig festgelegt:
- Dringlichkeit der technischen Rettung abhängig von der vitalen Gefährdung des Patienten und dynamischer Gefahrenentwicklung z. B. durch Gaswolke oder Waldbrand (selten).
- Bei verschiedenen Möglichkeiten der technischen Rettung entscheiden medizinische Gesichtspunkte über das konkrete Vorgehen (z. B. Patient mit V.a. Wirbelsäulenfraktur in KFZ: Fahrzeugdach abtrennen und Patient in axialer Richtung nach hinten oben herausziehen; aufwändiger aber schonender, als Patienten mit seitlichen Drehungen durch die Tür zu befreien).
- RLSt über das Verletzungsmuster informieren → Auswahl einer geeigneten Klinik und Voranmeldung.

Medizinische Sofortmaßnahmen
- Lebensbedrohliche Blutungen stillen (Druckverband ☞ 2.6).
- Mindestens 2, bei Schwerstverletzten mindestens 3 Kanülen der Größen 16 G anlegen.
- Großzügige Volumensubstitution, aggressive Standard-Schocktherapie (☞ 5.9).
- Analgesie, bei sehr starken Schmerzen ggf. Narkose (☞ 3.3).
- Frühzeitiger Einsatz kurzwirksamer Opioide, z. B. fraktionierte Gaben von Fentanyl®. Bei Übelkeit als Opioidnebenwirkung → Triflupromazin (z. B. Psyquil®) oder Metoclopramid (z. B. Paspertin®).
- Narkose mit kurzwirksamen Medikamenten einleiten und aufrechterhalten, z. B. mit Fentanyl® und Midazolam (z. B. Dormicum®). In der Klinik sollte ca. 10 Min. nach Aufnahme eine erneute neurologische Untersuchung möglich sein. Möglichst keine Muskelrelaxanzien verwenden. Falls Patient „presst" oder „sich wehrt" Sedierung und Analgesie vertiefen bzw. kurzwirksame Muskelrelaxanzien wie z. B. Vecuronium (z. B. Norcuron®) oder Rocuronium (z. B. Esmeron®) verwenden.
- Atemwege sichern.
- O_2-Gabe (☞ 1.7.3).
- Bei insuffizienter Spontanatmung Intubation (☞ 3.4.4) und Beatmung (☞ 3.4.8). Die Beatmung erfolgt primär mit reinem Sauerstoff (F_iO_2 1,0), nur bei sicherer Kontrolle der Sauerstoffsättigung (Pulsoxymetrie) kann die O_2-Konzentration vermindert werden.
- Versorgung der Einzelverletzungen durchführen (☞ 11.2–11.16).
- Bei sehr langen Rettungszeiten kann die Anlage eines Dauerkatheters bereits präklinisch sinnvoll sein (Erfolgskontrolle der Schocktherapie). **Cave:** Bei V.a. Urethraverletzung (Blutung aus der Harnröhre, ☞ 16.6) keinen Harnblasenkatheter anlegen.

11.1.6 Transport und Klinikeinweisung

„Get the right patient to the right hospital at the right time".

- Welche Spezialfächer (Unfallchirurgie, Neurochirurgie etc.) werden benötigt?
- Wo ist die nächste geeignete Klinik für den Patienten? Ist diese auch aufnahmebereit? (über RLSt abklären lassen).
- Für einen beatmeten und intubierten Patienten wird erst **nach** der klinischen Erstversorgung ein Platz auf einer Intensivstation benötigt. Die mangelnde Verfügbarkeit eines solchen Platzes darf nicht zu einer Verzögerung des Transportes führen.
- Ist ein adäquates Transportmittel vorhanden (z.B. RTH bei größeren Entfernungen, SHT oder schwerem Polytrauma)?
- Bei polytraumatisierten Patienten Transport in ein Traumazentrum anstreben, sofern bei evtl. größerer Entfernung medizinisch zu vertreten.
- Ist die Versorgung für den bevorstehenden Transport adäquat (mind. 2 großlumige venöse Zugänge, ggf. intubiert, ggf. Thoraxdrainage, Frakturen reponiert und geschient, Blutungen versorgt, Monitoring, ☞ 2.10)?

- Fehleinschätzungen verunglückter Patienten sind auch bei erfahrenen NÄ möglich. Gefährlich ist v.a. die Unterschätzung der Verletzungsschwere → im Zweifelsfall immer von schwerer Verletzung ausgehen.
- Neben der Schockbehandlung die Versorgung von Einzelverletzungen nicht vergessen (z.B. frühzeitige adäquate Versorgung von offenen Frakturen).
- Traumatisierte Patienten sind durch Hypothermie bedroht:
  - Einwickeln in Alufolie.
  - Strahlungswärme von Halogenscheinwerfern (aus Feuerwehr-Rüstwagen) nutzen.
  - Bei ungünstigen Witterungsbedingungen (Regen, Wind, Kälte) und lang dauernder Rettungsaktion ggf. Gerüstzelt mit Zeltheizung über dem Unfallort oder -fahrzeug aufstellen.
  - NAW bereits bei der Anfahrt vorheizen und Türen am Einsatzort geschlossen halten (Wärmeverlust!).

Odo-Winfried Ullrich

11.2 Schädelhirntrauma (SHT)

Äußere Gewalteinwirkung auf den Kopf mit primären Verletzungen (Weichteile, Schädel(basis)knochen, Gefäße, Hirnhäute, Gehirn) und sekundären Verletzungsfolgen (raumfordernde Blutungen, Hirnschwellung, Hirnödem).
Einteilung des SHT nach Schweregrad (Glasgow Coma Skala, ☞ 8.1.3) in schwer (GCS 3–8), mittelschwer (GCS 9–12) und leicht (GCS 13–15 Punkte).

Tab. 11.1 Schädelhirntrauma – Synopsis

Traumafolgen	Komplikationen
Offenes SHT (Verbindung vom Liquorraum zur Außenwelt bei Duraverletzung)	
Hirnprolaps, Hirnsubstanzverlust	Neurologisches Defizit
Profuser Liquorverlust	Hirnstammeinklemmung
Eindringen von Luft	(Spannungs-)Pneumatozephalus
Aufsteigende Infektion	Meningo-Enzephalitis, Hirnabszess
Gedecktes SHT	
Hirnkontusion (diffuse Axonschädigung, Lazerationen)	Fokal-neurologisches Defizit
Raumfordernde Blutung (Epiduralhämatom, Subduralhämatom, Kontusionsblutung)	Intrakranielle Drucksteigerung, Ischämie, Massenverschiebung, Einklemmung
Hirnschwellung (intrakranielle Blutfülle durch Störung der Autoregulation)	Intrakranielle Drucksteigerung, Ischämie, Massenverschiebung, Einklemmung
Hirnödem (Vermehrung des Hirnwassergehaltes durch Störung der Blut-Hirn-Schranke oder hypoxische Zellschwellung)	Intrakranielle Drucksteigerung, Ischämie, Massenverschiebung, Einklemmung
Traumatische Subarachnoidalblutung	Vasospasmus, Liquorzirkulationsstörung
Läsion größerer Arterien oder Venen	Ischämischer Hirninfarkt

Symptomatik

- **Äußere Verletzungen** (Prellmarken, Hämatome, Wunden, Perforationen etc.) nach Ort und Art der Gewalteinwirkung.
- **Bewusstseinsstörung** (Kardinalsymptom), Erbrechen, Kopfschmerzen, Schwindel als Zeichen einer diffusen Beeinträchtigung der Hirnfunktion, ggf. Frühzeichen intrakranieller Drucksteigerung.
- **Neurologische Symptome** wie Krampfanfälle, halbseitige Lähmungen, Pupillenstörungen oder Hirnnervenausfälle bei lokalisierten Läsionen.
- Kombination von anhaltender oder (wieder)einsetzender Bewusstlosigkeit, Pupillenstörungen und weiteren neurologischen Ausfällen → V.a. gravierende intrakranielle Traumafolgen.
- „Klassischer Verlauf" einer rasch progredienten intrakraniellen Blutung:
- Initiale Bewusstlosigkeit.
- Besserung der Bewusstseinslage für Minuten bis Stunden („freies Intervall").
- Erneute rasche Verschlechterung der Bewusstseinslage mit Anisokorie und Beuge-/Streck-Synergismen (Mittelhirn-Syndrom).

Kurzanamnese

Wegen Amnesie und Desorientiertheit möglichst auch fremdanamnestische Abklärung (Angehörige, Arbeitskollegen, Unfallzeugen):

- **Unfallhergang** („was ist genau passiert?").
- **Verletzungsmechanismus:** Scharfe, stumpfe, perforierende oder komprimierende Gewalteinwirkung? Stärke des Aufpralls?

Schädelhirntrauma (SHT)

11.2

- **Begleitumstände:**
  - Alkohol- oder Drogeneinfluss (höheres Risiko intrakranialer Blutungen)?
  - Intoxikation (evtl. Koma und Pupillenstörungen)?
- **Begleiterkrankungen:**
  - Kardiale Erkrankungen, Hypertonus (Synkope?).
  - Diabetes (Hypoglykämie?)?
  - Anfallskrankheit (Z.n. Krampfanfall?).
- **Bisheriger Verlauf:**
  - Initialer Zustand?
  - Seitdem gleichbleibend, Besserung oder Verschlechterung?

Sofortdiagnostik

- Basischeck (☞ 4.1.2).
- Puls, SpO_2, RR, EKG.
- BZ-Stix (Hypoglykämie?).
- Temperatur (bei Unterkühlung bessere Ischämietoleranz).
- Neurologische Notfalluntersuchung (☞ 8.1.8) und Ermittlung des GCS (☞ 8.1.3).
- Symptome oder Zeichen, die auf Schock (☞ 5.9), Brust- (☞ 11.3), Bauch- (☞ 11.4), Wirbelsäulen- (☞ 11.6) oder Extremitätenverletzungen (☞ 11.7) hinweisen?
- Äußere Verletzungen: Inspektion und Palpation des gesamten Kopfes (Hinterkopf nicht vergessen):
  - Prellmarken, Wunden, Skalpierungsverletzung, abnorme Beweglichkeit (Mittelgesichtsfraktur, ☞ 17.3.1), tastbare Stufe (Kalottenfraktur).
  - Protrusio bulbi, Monokel-/Brillenhämatom (V.a. frontobasale Fraktur, ☞ 17.3.1)?
  - Blutung und/oder Liquorrhoe aus Nase, Rachen, Ohr (V.a. Schädelbasisfraktur, „offenes SHT"). Liquorhaltiges Blut bildet auf einer Kompresse einen farblosen Hof.
- Pupillen und Okulomotorik:
  - Pupillenweite und -reaktion auf Beleuchtung (☞ 8.1.4, 17.1.1).
  - Seitendifferenz der Pupillenweite (Anisokorie) → V.a. intrakranielle Blutung (☞ 8.2.1, 8.2.2). **Cave:** Eine Anisokorie ist auch bei Bulbustrauma, Hirnstammkontusion oder Z.n. Augen-OP möglich bzw. kann durch ein Kunstauge vorgetäuscht werden.
  - Nystagmus, „schwimmende" Bulbusbewegungen, Bulbusmotilitätsstörungen → V.a. Bulbustrauma, zentrale Blicklähmung (Intoxikation oder Hirnstammkontusion).
- Motorik (Ausfälle → V.a. schwere Kontusion):
  - Alle Extremitäten durchbewegen (lassen): Kraftminderung? Lähmung? Tonusverlust?
  - Muskeltonus gesteigert (Beuge-/Strecksynergismen) → Einklemmung oder Kontusion des Hirnstammes.
  - Halbseitenlähmung → Zentrale Hemiparese bei Hirn(-stamm-)läsion mit Beteiligung der Pyramidenbahn).
  - Paraparese, Tetraparese → Querschnittlähmung.
- Pyramidenbahnzeichen („Babinski" ☞ 8.1.6): Reflexerfolg, außer bei Säuglingen, pathologisch.
- Sensibilität (☞ 8.1.7).

Sofortmaßnahmen

- O$_2$-Gabe (1.7.3).
- **Lagerung:**
- Bei Patienten ohne Aspirationsgefahr (wach oder intubiert) und ohne Schock: Oberkörper um 30° hochlagern, zur Verbesserung des venösen Abflusses Kopf gerade und ruhig in einer Achse mit dem Oberkörper halten (Vakuummatratze).
- Bei Patienten ohne Aspirationsgefahr (wach oder intubiert) und Schock: Flachlagerung.
- Bei Aspirationsgefahr (bewusstseinsgetrübt, nicht intubiert): Stabile Seitenlage.
- **I.v. Zugang** mit Infusion (z. B. Ringer-Lösung, ggf. HÄS). Bei Schocksymptomatik mehrere großlumige Zugänge und massive Volumensubstitution:
- Bei SHT grundsätzlich **isoosmolare** Lösungen (z. B. Ringer-Lösung).
- Ringer-Laktat ist leicht hypoton → nicht zur massiven Volumensubstitution bei SHT geeignet.
- Keine hyposmolaren Lösungen (z. B. Glucose 5 %) → osmotisches Hirnödem.
- Keine Osmodiuretika (Mannit 20 %, Glycerol 5–10 %) in der präklinischen Phase ohne sichere Diagnose (z. B. CT). Ausnahme: Drohende Einklemmung → plötzliche Verschlechterung, Bradykardie, Mydriasis.
- **Analgesie:**
- Bei normotoner oder hypertoner Kreislaufsituation (isoliertes gedecktes SHT): Fraktionierte Gabe von 0,1–0,2 mg Fentanyl® oder 50–100 mg Tramadol (z. B. Tramal®) i.v.
- Bei hypotoner Kreislaufsituation (gedecktes SHT und Polytrauma, offenes SHT): 17,5–25 mg S-Ketamin (z. B. Ketanest® S) i.v.
- **Sedierung:**
- Bei normotoner oder hypertoner Kreislaufsituation (isoliertes gedecktes SHT): Fraktionierte Gabe von 2,5 mg Midazolam (z. B. Dormicum®) oder 5 mg Diazepam (z. B. Valium®); ggf. kurzwirksame Sofortsedierung bei intubierten Patienten mit 250 mg Thiopental (z. B. Trapanal®) i.v.
- Bei hypotoner Kreislaufsituation (gedecktes SHT und Polytrauma, offenes SHT): Fraktionierte Gabe von 1,25 mg Midazolam (z. B. Dormicum®) oder 2,5 mg Diazepam (z. B. Valium®); ggf. kurzwirksame Sofortsedierung bei intubierten Patienten mit 10 mg Etomidate (z. B. Hypnomidate®) i.v.
- **Intubation** (3.4.4), Beatmung (3.4.8) und Narkose (3.3):
- **Indikation:** GCS ≤ 8 (8.1.3), Bewusstlosigkeit, respiratorische Probleme (Aspiration, Dyspnoe, Thoraxtrauma), motorische Unruhe, Hirnstammsymptome, pathologisches Atemmuster, stärkere Blutung im Nasen-Rachen-Raum, Schwellung bei Gesichts- und Halsverletzungen mit drohender Atemwegsverlegung, Status epilepticus (8.2.4). Ggf. vor längerem (Hubschrauber-)Transport.
- **Narkoseeinleitung** bei SHT: Nach ausgiebiger Präoxygenierung zur Vermeidung eines intrakraniellen Druckanstiegs durch Husten, Pressen, Würgen, Tachykardie und Hypertonie schonende Intubation (prophylaktisch 1mg/kg KG Lidocain (z. B. Xylocain®) 1 Min. vor Intubation oder endotrachealer Absaugung. Einleitungshypnotikum Etomidat (z. B. Hypnomidate®) 0,2–0,3 mg/kg KG. Hochpotentes Opioid, (z. B. 0,2–0,3 mg Fentanyl® i.v.).
- **Beatmungsparameter:** F$_i$O$_2$ 1,0, AZV 10 ml/kg KG, AMV 100 ml/kg KG, Frequenz 10/Min., max. Beatmungsdruck 40 Torr. Kapnometrie: Ziel PCO$_2$ (33–)35 mm Hg. Bei Aspiration, Thoraxtrauma, Polytrauma PEEP 5–10 cm H$_2$O.
- Blutstillung (Druckverband, 2.6).
- Bei Krampfanfällen (8.2.4) 5–10 (–20) mg Diazepam i.v.
- Bei Hypertonie (5.7) fraktionierte Gabe von 15 mg Urapidil (Ebrantil®).

Schädelhirntrauma (SHT)

Transport

- Transport kopfverletzter Patienten immer in ärztlicher Begleitung.
- Transport in weiter entferntes Traumazentrum oder Neurochirurgie nach Möglichkeit mit RTH.
- Bei isoliertem SHT Transport in die nächste neurochirurgische oder ggf. unfallchirurgische Fachabteilung.
- Bei Polytrauma mit SHT zunächst Transport in die nächste chirurgische Fachabteilung (v. a. bei Bauch- oder Thoraxtrauma) oder ein Traumazentrum.

Prinzipien der Weiterbehandlung

- Möglichst frühzeitige Diagnose und operative Entlastung raumfordernder intrakranieller Blutungen (nur bei stabilen Vitalfunktionen, chirurgische Versorgung von intrathorakalen oder -abdominalen Blutungen hat Vorrang).
- Bildgebende Diagnostik: Röntgen-Nativaufnahmen (Thorax, HWS, Schädel in 2 Ebenen obligat; BWS, LWS, Becken, ggf. Extremitäten je nach Verletzungsmuster); Schädel-CT, Thorax-Spiral-CT; Oberbauchsonographie.
- Intensivmedizinische Überwachung und Therapie aller Patienten mit mittelschweren, schweren und offenen SHT.

Differenzialdiagnose

Nichttraumatische Ursachen einer Bewusstseinsstörung ☞ 8.2.1.

- Bereits bei geringstem V. a. SHT Patient entsprechend behandeln.
- Erstbefund und Verlauf präzise dokumentieren (DIVI-Protokoll; ☞ 1.17).
- Schocktherapie (☞ 5.9) einschließlich Beatmung hat immer Vorrang vor allen anderen Maßnahmen, da Hypotonie und (bereits kurze) Phasen der Hypoxie die Prognose nachweislich erheblich verschlechtern.
- Galeahämatome und intrakranielle Hämatome können (nur) bei Säuglingen und Kleinstkindern zum Volumenmangelschock führen.
- Durchgebluteten Kompressionsverband nicht entfernen, sondern überwickeln.
- S-Ketamin (z. B. Ketanest® S): Bei kontrollierter Beatmung mit moderater Hyperventilation (s. o.) keine intrakranielle Drucksteigerung.
- Isoliertes Anheben oder Drehen des Kopfes kann dramatische intrakranielle Druckanstiege provozieren.
- Immer an eine Wirbelsäulenverletzung denken: Keine Prüfung auf Meningismus bei SHT; stabilisierende Halskrawatte zum Lagern und Transport.
- Frühzeitig intubieren („in dubio pro tubo").
- Fremdkörper unbedingt belassen, ggf. auf Transportmaß kürzen.
- Thrombozyten-Aggregationshemmer (z. B. ASS) bei V. a. SHT kontraindiziert (auch nicht bei vermeintlichem Bagatelltrauma).
- Stark erhöhte Blutdruckwerte sind nach SHT meist Ausdruck einer zentralen sympathoadrenergen Stimulation oder starker Schmerzen. Grundsatz: Keine übereilte Blutdrucksenkung vor Schmerzbehandlung und Sedierung.

11 Traumatologie

Ulrich v. Hintzenstern und Carsten Neumann

11.3 Thoraxtrauma

Symptomatik

☞ auch Tab. 11.2.
- Thorakale Schmerzen.
- Dyspnoe, Tachypnoe.
- Angst, Vernichtungsgefühl, motorische Unruhe.
- Retrosternale Schmerzen, Heiserkeit (Mediastinalemphysem).

Kurzanamnese

- Stumpfes Trauma: Auto-, Zweirad- oder Sportunfall, Schlägerei, Misshandlung, Einklemmung oder Verschüttung.
- Perforierendes Trauma: Stich- oder Schussverletzung, Pfählungsverletzung.
- Unfallhergang → zusätzliche Informationen über mögliche Verletzungsfolgen?

Sofortdiagnostik

- Basischeck (☞ 4.1.2).
- Puls, SpO_2, RR, EKG.
- Schockzeichen (periphere Kapillarfüllung > 2 s?).
- **Inspektion:**

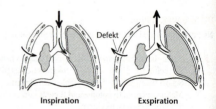

Abb. 11.1   Offener Pneumothorax [A300-106]

  – Atemfrequenz, gleichmäßige Atembeweglichkeit beider Thoraxhälften oder Nachhinken der betroffenen Seite (Hämato- oder Pneumothorax), paradoxe Atmung (instabiler Thorax), Zyanose (Ateminsuff.)?
  – Prellmarken, Hämatome, Wunden im Bereich des Brustkorbes (zusätzlich schlürfendes Geräusch → offener Pneumothorax), Deformitäten (instabiler Thorax), penetrierende Fremdkörper.
  – Petechiale Blutungen (= Perthes-Syndrom) im Hals- und Kopfbereich (durch venöse Fortleitung der intrathorakalen Drucksteigerung) immer auch mit Einblutungen im Auge (das „weiße" Auge ist meist blutrot). Bei starker Druckerhöhung (z. B. Überrolltrauma) Bewusstlosigkeit (Hirnödem) möglich.
  – Halsvenenstauung (Spannungspneumothorax), Hautemphysem (Rippenfraktur).
  – Hämatoptoe bzw. Blut aus Tubus absaugbar (z. B. Bronchusabriss).
- **Auskultation:**
  – Abgeschwächtes Atemgeräusch: Klopfschall hypersonor (Pneumothorax) oder gedämpft (Hämatothorax).
  – Brodelnde RG: Blutaspiration (Lungenödem, ☞ 7.5).
  – Rhythmusstörungen (Herzkontusion), abgeschwächte Herzgeräusche (Herztamponade).

Thoraxtrauma 11

- **Palpation:**
  - Thoraxkompressionsschmerz, Krepitation von Rippenfragmenten, Stufenbildung über Brustbein und Rippen (Fraktur).
  - Hautknistern (Hautemphysem).
  - Bauchdeckenspannung ↑ (Zwerchfellruptur; häufig mit Beckenfrakturen kombiniert. Bei Auskultation gelegentlich „plätschernde" Geräusche aufgrund verlagerter Darmschlingen bei Enterothorax).
  - Keine inguinalen Pulse bei messbarem Blutdruck an den Armen (Aortenruptur).
- EKG: Bei Herzkontusion evtl. infarkttypisches EKG.

Tab. 11.2 Thoraxverletzungen

Verletzung	Klinik	Befund
Thoraxprellung	Dyspnoe, atemabhängige Schmerzen	Evtl. Rhythmusstörungen; Prellmarken
Thoraxquetschung	Dyspnoe, evtl. Schock; meist Begleitverletzungen (einzeln oder in Kombination), s. u.	Petechiale Hautblutungen an Hals und Kopf, subkonjunktivale Blutungen, Hämatome, Wunden; meist Begleitverletzung(en), s. u.
Rippenfrakturen		
◆ Solitärfraktur	Atemsynchroner Thoraxschmerz	Lokaler Druckschmerz, Krepitation (selten), Prellmarken, Hämatome der Brustwand, evtl. Stufe palpabel, Kompressionsschmerz des Thorax
◆ Serienfraktur	Schock?	Krepitationen, äußere Verletzungen, Atemexkursionen nachhinkend, einseitig paradoxe Atmung
◆ Zusätzlich bei instabilem Thorax	Schock?	Ateminsuffizienz bis zur Anoxie, paradoxe Atmung; Krepitation, z. T. mit abnormer Beweglichkeit der Fragmente
Sternumfraktur	Retrosternales Druckgefühl, atmungsabhängige Schmerzen	Lokaler Druckschmerz, tastbare Stufe, Krepitation (selten); gelegentlich Gurtmarken
Herzverletzung		
◆ Stumpfe Herzverletzung	Dyspnoe; retrosternaler, infarktähnlicher Schmerz, in leichteren Fällen vieldeutige präkordiale Schmerzen; kardiogener Schock	Herzrhythmusstörungen, Einflussstauung

Tab. 11.2 Fortsetzung

Verletzung	Klinik	Befund
♦ Penetrierende Herzverletzung	Schock	Sichtbare Verletzung li thorakal, Herzrhythmusstörungen; bei Herzbeuteltamponade: Halsvenenstauung, extrem leise Herztöne
Mediastinale Gefäßverletzung: Aortenruptur (☞ 6.5)	Rücken-Schulter-Schmerz, Schock	Blutdruckdifferenz: Obere Extremität (prästenotisch) RR ↑, untere Extremität (poststenotisch) RR ↓; Hämatothorax (s. u.)
Zwerchfellruptur	Dyspnoe, Schulterschmerz, pektanginöse Beschwerden; Brechreiz, Aufstoßen	Abgeschwächtes Atemgeräusch, Darmgeräusche (selten); Arrhythmie
Bronchus-/Tracheobronchialruptur (Trachealabriss ☞ 17.2.4)	Dyspnoe, Hämoptyse (selten)	Kollares oder thorakales Hautemphysem (evtl. Ausbreitung auf Schultern, Gesicht, Bauchdecken und Skrotum); obere Einflussstauung
Lungenverletzung		
♦ Lungenkontusion	Dyspnoe; meist durch Begleitverletzungen geprägt	Kompressionsschmerz
♦ Penetrierende Lungenverletzung	Schock, Dyspnoe	Sichtbare, oft nur kleine äußere Verletzungszeichen (Einschüsse, Einstiche), Hautemphysem, Halsvenenstauung
Hämatothorax	Dyspnoe, Tachypnoe, Hämoptoe, Zyanose; Schock	Gestörte Atemmechanik (Nachhinken einer Thoraxhälfte, paradoxe Atmung), Tachykardie, Einflussstauung; Dämpfung
Pneumothorax: (nichttraumatischer Pneu ☞ 7.7)		
♦ Geschlossener Pneu	Dyspnoe, Tachypnoe, Zyanose, Hustenreiz, v. a. inspiratorischer Hustenreiz	Abgeschwächtes Atemgeräusch, hypersonorer Klopfschall, gestörte Atemmechanik (Nachhinken einer Thoraxhälfte), Tachykardie, Einflussstauung, evtl. Hautemphysem
♦ Zusätzlich bei offenem Pneu		Thoraxwunde mit Geräusch ein- und ausströmender Luft („sucking wound")
Spannungspneu	Schock, Zyanose, Dyspnoe, Todesangst	Einflussstauung, aufgehobenes Atemgeräusch, hypersonorer Klopfschall, Tachykardie, Rhythmusstörungen, evtl. Hautemphysem

Sofortmaßnahmen

- Bei V.a. Spannungspneumothorax (Tachykardie, gestaute Halsvenen, Schock) als Erstmaßnahme wegen drohender Lebensgefahr sofortige Entlastungspunktion im 2. oder 3. ICR von ventral (☞ 7.7). Mit möglichst großlumiger Venenverweilkanüle (z.B. 14 G) am Oberrand der Rippe einstechen, ansonsten Gefahr der Verletzung von Interkostalgefäßen.

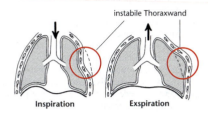

Abb. 11.2   Instabiler Thorax mit paradoxer Atmung [A300–106]

- O_2-Gabe (☞ 1.7.3).
- Lagerung auf verletzter Seite:
- Bei Atemnot: Oberkörperhochlagerung.
- Bei Schock: Schocklagerung.
- Mindestens 2 möglichst großlumige i.v. Zugänge mit Infusion (HÄS, später Ringer-Lösung).
- Bei respiratorischer Insuffizienz Narkose (☞ 3.3) und

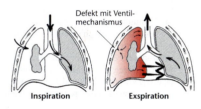

Abb. 11.3   Offener Spannungspneu [A300–106]

Intubation (☞ 3.4.4), PEEP 5 cm H_2O, bei ausgeglichener Volumensituation 10 cm H_2O. Über Tubus absaugen: Blut (Parenchymverletzung) oder Mageninhalt (Aspiration)?
- Analgesie z.B. mit fraktionierten Gaben von 0,1 mg Fentanyl® i.v.
- Wunden steril abdecken.
- Bei V.a. Herzbeuteltamponade (gestaute Halsvenen, Schock) → Perikardpunktion (☞ 11.9). Die Bradykardie ist ein Spätzeichen, d.h. allergrößte Dringlichkeit für Entlastungspunktion!
- Indikationen zur Anlage einer **Thoraxdrainage** (bei Indikation zur Drainage auch Intubationsindikation gegeben):
- Gedämpfter oder hypersonorer Klopfschall (Hämato-/Pneumothorax).
- Aufgehobenes Atemgeräusch (Hämato-/Pneumothorax).
- Hautemphysem (Rippenfraktur mit Pleuraverletzung).
- Penetrierendes Trauma.
- Bei V.a. kombiniertes Thorax-/Abdominaltrauma (Gefahr von Milz-, Leber- oder Darmverletzung bei Zwerchfellruptur) Thoraxdrainage (mindestens 28 Ch, sonst Gefahr der Verstopfung durch Blutkoagel) immer stumpf unter vorheriger digitaler Austastung der Pleurahöhle (☞ 2.9) legen.

- Thoraxdrainage niemals unterhalb der Mamillarlinie bzw. handbreit unterhalb der Achselhöhle legen → Gefahr der Milz- bzw. Leberpunktion!
- Bei offenem Pneumothorax:
  - **Nicht** mit luftdichtem Verbandmaterial abkleben (Gefahr eines Spannungspneumothorax), außer bei eingelegter Thoraxdrainage.
  - Bei ausreichender Spontanatmung lockere Abdeckung mit steriler Wundauflage.
  - Bei respiratorischer Insuffizienz Intubation (☞ 3.4.4) und Beatmung (☞ 3.4.8). Wunde offenlassen bis zur Anlage einer Thoraxdrainage.
- Schwerwiegende Zunahme eines ausgeprägten **Hautemphysem** mit „Froschgesicht", „Schneeballknirschen" im Emphysembereich sowie vital bedrohlicher oberer Einflussstauung, Tachykardie und starker Atemnot trotz Anlage dicklumiger Thoraxdrainagen beidseits (auf der unverletzten Seite zumindest Probepunktion zum Ausschluss eines Spannungspneumothorax; ☞ 7.7) → V.a. **Spannungsmediastinalemphysem** → kollare Mediastinotomie.

- Das **Spannungsmediastinalemphysem** ist eine Ausschlussdiagnose bei entsprechender Anamnese (s.o.). Es ist eine **Rarität** und kann nur auftreten, wenn bei intakter Pleura Luft ins Mediastinum eindringt („Schlotphänomen"), z.B. bei Ösophagusverletzung, Trachealverletzung oder Bronchusabriss. Bei einer Thoraxverletzung mit zerrissener Pleura dagegen stellt die Anlage einer Thoraxdrainage immer die suffiziente Therapie dar!
- Bei entsprechender Klinik und Traumen wie z.B. Verschüttung, Überrolltrauma oder Z.n. schwieriger Intubation an Spannungsmediastinalemphysem denken!

Kollare Mediastinotomie
(☞ Abb. 11.4b)
- Oberkörperhochlagerung mit rekliniertem Kopf.
- **Cave:** Mediastinitis → nach Möglichkeit immer unter sterilen Kautelen arbeiten: Desinfektion des OP-Gebietes, steriles Lochtuch, sterile Handschuhe.
- Ca. 3 cm lange horizontale Skalpellinzision von Haut und Platysma direkt über dem Jugulum.
- Stumpfe Präparation durch die gerade Halsmuskulatur direkt auf die Trachea.
- Der tastende Finger muss streng entlang der Vorderseite der Trachea tasten. Nicht lateral der Trachea „bohren" → Verletzungsgefahr großer Gefäße (z. B. V. anonyma).
- Finger angelhakenförmig nach kaudal umdrehen und den Finger entlang der Trachea in den prätrachealen Raum schieben → Eröffnung des vorderen oberen Mediastinums → Entlastung des Emphysems (Luft entleert sich zischend, d. h. Pfeifen wie beim Spannungspneu, roter Schaum tritt aus).
- Permanente Drainage erforderlich → Thoraxdrainage (24 Ch) einlegen.

Transport
Schnellstmöglicher Transport mit Sondersignalen in die nächste chirurgische Fachabteilung.

Prinzipien der Weiterbehandlung
Rö-Thorax, abdominelle Sonographie, Thorax- bzw. Angio-CT, EKG, Echokardiographie, Bronchoskopie, ggf. Beatmung, Drainage, Thorakotomie bei persistierender Blutung. Bei Perthes-Syndrom immer augenärztliche Kontrolle, da im Extremfall sogar Erblindung durch Netzhautablösung möglich.

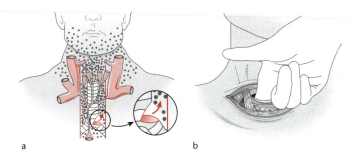

Abb. 11.4 a) Mediastinalemphysem bei Bronchusruptur b) Kollare Mediastinotomie [A300–190]

Differenzialdiagnose
- Hämatothorax nach Wirbelsäulenfraktur.
- Bauchtrauma mit Zwerchfellruptur.
- Milz-, Leber- oder Nierenruptur aufgrund basaler Rippenfraktur.

- Nach Möglichkeit keine Sedierung bei Thoraxtrauma (Atemdepression). Ggf. Narkose und Intubation.
- Die Thoraxdrainage fördert nach Trauma initial oft 500–700 ml Blut. Bei anhaltend starker Blutung schnellstmöglicher Transport in die nächste Klinik.
- Ursachen für gestaute Halsvenen beim Thoraxtrauma:
  - Spannungspneumothorax, Mediastinalemphysem.
  - Herztamponade, Herzinsuffizienz.
  - Hämatothorax ohne Drainage.
  - Pressen und Husten bei mangelnder Narkosetiefe bzw. Relaxierung beim beatmeten Patienten.
- Bei Thoraxtrauma häufig Begleitverletzungen, z. B. Bauchtrauma mit Milzruptur.

Die Anlage einer großkalibrigen (≥ 28 Ch) Thoraxdrainage in Bülauposition führt beim stumpfen Thoraxtrauma in den allermeisten Fällen zur Entfaltung und Selbsttamponade der Lunge und stellt somit die definitive Therapie (→ keine OP erforderlich!) dar.

- Jeder traumatische Pneumothorax kann spontan und schlagartig in einen Spannungspneumothorax übergehen, v.a. bei Beatmung.
- Penetrierende Fremdkörper belassen, ggf. auf Transportmaß kürzen.
- Bei perforierenden Thoraxverletzungen oft große Diskrepanz zwischen der geringen äußerlich sichtbaren Verletzung und der Thoraxbinnenverletzung.
- Bei massiver Blutung mit Hb-Abfall auf ca. 5 g/dl fehlen die klassischen Spannungspneuzeichen wie Zyanose oder Einflussstauung. Daher sollte bei Rippenserienfraktur, instabiler Brustwand etc. prophylaktisch eine Thoraxdrainage eingelegt werden.
- Bei Kindern und Jugendlichen durch erhöhte Thoraxelastizität schwerste intrathorakale Verletzungen trotz Fehlen äußerer Traumazeichen möglich.
- Bei Hämatothorax: Mit massiver Blutung (> 1 000 ml) Thoraxdrainage zeitweise abklemmen.

Carsten Neumann und Ulrich v. Hintzenstern

11.4 Bauchtrauma

Symptomatik
- Geringe bis stärkste Schmerzen im Bauchraum, evtl. Ausstrahlung in die rechte (Lebertrauma) oder linke (Milzverletzung) Schulter.
- Volumenmangelschock (intraabdominale Blutung).
- Schmerzbedingte Schonatmung.

Kurzanamnese
- Stumpfes Bauchtrauma durch Auto-, Zweirad- oder Sportunfall, Schlägerei, Misshandlung, Einklemmung oder Verschüttung.
- Perforierendes Bauchtrauma durch Stich-, Pfählungs- oder Schussverletzung (☞ 11.9).

Sofortdiagnostik
- Basischeck (☞ 4.1.2).
- Puls, SpO_2, RR, EKG.
- **Inspektion:** Prellmarken, Hämatome, Schürfwunden, Einstichstellen. **Cave:** Bei Kindern fehlen häufig äußere Verletzungszeichen → Unfallhergang (z. B. vom Auto überrollt) wichtig!
- Begleitverletzungen: Thoraxkompression, Ateminsuffizienz (Thoraxtrauma), Beckeninstabilität, Blutung aus Harnröhre (Beckenfraktur bzw. Nierenruptur, oft mit Flankenhämatom kombiniert).
- **Palpation:** Abwehrspannung? → Gespannter Bauch → V.a. intraabdominale Blutung, brettharter Bauch → V.a. Perforation eines Hohlorgans.
- **Auskultation:** Spärliche bzw. aufgehobene Darmgeräusche.

Sofortmaßnahmen
- O_2-Gabe (☞ 1.7.3).
- Schocklagerung (☞ 2.5), Knierolle mit Beinbeugung zur Bauchdeckenentspannung.
- Mehrere möglichst großlumige i.v. Zugänge mit Infusionen: Massive Volumenzufuhr zunächst mit Kolloiden (z. B. HÄS) bis 1 l, danach Kristalloide (z. B. Ringer-Lösung).
- Analgesie, z. B. mit fraktionierter Gabe von 0,1 mg Fentanyl® i.v.
- Ggf. Sedierung mit fraktionierter Gabe von 1 mg Midazolam (z. B. Dormicum®).
- Ggf. Intubation (☞ 3.4.4) und Narkose (☞ 3.3).
- Offene Bauchwunden steril abdecken, bei austretenden Darmschlingen mit feuchten (NaCl, Ringer) Kompressen. Ausgetretene Darmschlingen nicht reponieren, aber auf den Bauch legen, da ansonsten das Eigengewicht des Darms am Darmmesothel zieht → Einrisse mit Blutungen. Große Abdomeneröffnungen können mit Betttüchern oder Brandwundentüchern abgedeckt werden.

Beckentrauma 11

11.5

Transport

- Immer Transport in die nächste chirurgische Fachabteilung, bei Schocksymptomatik (V.a. intraabdominale Blutung) schnellstmöglichst ("load and go") mit Sondersignalen und vorheriger Anmeldung.
- Bei Mehrfachverletzungen mit V.a. abdominale oder thorakale Blutungen auch bei gleichzeitigem SHT immer erst Transport in eine chirurgische Klinik.

Prinzipien der Weiterbehandlung

Sonographie, Lavage, CT, Rö-Thorax, Laparotomie.

Differenzialdiagnose

- Begleitverletzungen beim Polytrauma mit Schmerzausstrahlung in den Bauchraum.
- Rippen-, Wirbel-, Beckenfrakturen mit peritonealen Reizerscheinungen, Zwerchfelltrauma (☞ 11.3), Verletzung von Urogenitalorganen (☞ 16.6).

- Weitgehende Beschwerdefreiheit trotz abdominaler Organverletzungen (Darm, Leber, Pankreas) möglich.
- Offene Bauchwunden nicht sondieren.
- Fremdkörper immer belassen, ggf. auf Transportmaß kürzen.
- Immer ausreichende Analgesie (auch wenn dadurch evtl. die abdominelle Symptomatik verschleiert wird).
- Keine Repositionsversuche bei prolabierten Darmschlingen oder Netzanteilen.

Carsten Neumann und Ulrich v. Hintzenstern

11.5 Beckentrauma

Symptomatik

- Schmerzen im Hüftbereich, Auftreten und Gehen kaum möglich.
- Volumenmangelschock (schwerste intra- und retroperitoneale Blutungen).
- Evtl. Hüftgelenkluxation (☞ 11.7).

Kurzanamnese

- Erhebliche Gewalteinwirkung auf das Becken, z. B. durch Sturz aus großer Höhe, Überfahrenwerden, Schleuderverletzung, Quetschung, Verschüttung.
- Indirektes Trauma ("dashboard injury"): Knieverletzung, Oberschenkelfraktur, Hüftluxationsfraktur.

Sofortdiagnostik

- Basischeck (☞ 4.1.2).
- Puls, SpO_2, RR, EKG.
- Beckenkompressionsschmerz, eingeschränkte Beweglichkeit von Hüfte bzw. Hüftgelenk.
- Stabilitätsprüfung des Beckens auf Kompression (Beckenkämme gegeneinander pressen) und Distraktion (Beckenkämme beidseits nach hinten und außen drücken).

- Hämatome (perineal, inguinal), Prellmarken, Schürfwunden oder offene Verletzungen im Hüftbereich.
- Beinverkürzung, Beckenschiefstand, Beckendeformierung, asymmetrische Beckenkontur.
- Rektale Untersuchung: Blut am Finger bei begleitender Rektumverletzung.
- Blutaustritt am Meatus urethrae (begleitende Harnröhrenverletzung, ☞ 16.6).

Sofortmaßnahmen
- O_2-Gabe (☞ 1.7.3).
- Mehrere möglichst großlumige i.v. Zugänge mit Infusion (zuerst z. B. HÄS, danach Ringer-Lösung) zur massiven Volumensubstitution.
- Analgesie, z. B. fraktionierte Gabe von 0,1 mg Fentanyl®.
- Ggf. vorsichtige Sedierung, z. B. mit 2,5 mg Midazolam (z. B. Dormicum®) und Gabe von 10 mg S-Ketamin (z. B. Ketanest® S).
- Bei sehr starken Schmerzen ggf. Narkose und Intubation (☞ 3.4.4).
- Sterile Wundabdeckung.
- Lagerung: Stabilisierung des instabilen Beckens auf der Vakuummatratze:
- Erst dorsale Kompression der hinteren Beckenschaufel gegen das Kreuzbein beim Anmodellieren der Vakuummatratze.
- Dann ventraler Schluss des Beckenringes durch Innenrotation der Beine und zusätzliches Anbringen von Riemen um die Vakuummatratze.

Transport
Immer zügiger Transport mit Sondersignalen unter Volumensubstitution in die nächste größere chirurgische Abteilung (mit ausreichendem Blutdepot) oder bei vertretbarem Zeitaufwand in ein Traumazentrum (ggf. RTH). Evtl. Fahrzeug mit Blutproben zur Blutgruppenbestimmung vorausschicken.

Prinzipien der Weiterbehandlung
- Sonographie, Rö, ggf. CT und Angiografie, Blasenkatheter bzw. bei V.a. Harnröhrenverletzung retrograde Zystographie und suprapubische Harnableitung, rektale digitale Untersuchung.
- Konservative Therapie: Bettruhe, Beckenschwebe, Volumensubstitution.
- Operative Therapie: Blutstillung, ventrale Stabilisierung bei reiner Distraktionsverletzung („open book") mit Platte oder Fixateur, bei komplexer Instabilität Beckenzwinge mit evtl. zusätzlicher ventraler Stabilisierung.
- Bei diffusen nicht stillbaren oder punktuellen arteriellen Blutungen Embolisation durch interventionelle Radiologie (ggf. wichtig bei Auswahl der Zielklinik).

!
- Typische Begleitverletzungen: Harnröhren- und Blasenverletzung, Darmperforationen, Zwerchfellruptur, SHT. Jedes Beckentrauma bedeutet präklinisch immer auch ein Bauchtrauma (☞ 11.4).
- Bewegungen des instabilen Beckens bewirken weiteren Blutverlust durch das Wiederauftreten bereits stehender Blutungen durch das Lösen von Koageln → schonende Lagerung.

- Der Volumenverlust beim Beckentrauma kann bei eröffnetem Peritoneum durch massive Blutverluste in die freie Bauchhöhle unbegrenzt sein und wird präklinisch meist unterschätzt.
- Keine Blasenkatheterisierung bei V.a. zusätzliche Verletzung der Harnröhre (Blutaustritt am Orificium urethrae).
- Schädigung des N. ischiadicus bei Sakralfraktur möglich → präklinisch kaum differenzierbar von LWS-Verletzung. Patient daher prophylaktisch als Wirbelsäulentrauma (☞ 11.6) behandeln.

Carsten Neumann und Ulrich v. Hintzenstern

11.6 Wirbelsäulen- und Rückenmarkverletzung

Symptomatik
- Dorsal Schmerzen, evtl. ventraler Druckschmerz.
- Neurologische Ausfälle abhängig von Schwere und Segmenthöhe der Verletzung (s. u.).
- Evtl. Schock durch Gefäßweitstellung.

Kurzanamnese
- Verkehrs-, Arbeits-, Sport- Badeunfall, Suizidversuch.
- Unfallmechanismus und typische Verletzungsmuster:
- Schleudertrauma der HWS bei Auffahrunfällen.
- Sturz aus großer Höhe: Fersenbeinbrüche, LWK-Frakturen.
- Beckengurttrauma: Duodenal-, Pankreas-, LWK-Verletzungen.
- Direktes Trauma: Dorsale Rippenbrüche, BWS-Verletzungen.
- Schädeltrauma: SHT, HWS-Verletzungen.

Sofortdiagnostik
- Basischeck (☞ 4.1.2).
- Puls, SpO_2, RR, EKG.
- Inspektion: Hämatome, Stufen, Gibbusbildung.
- Kraniokaudale Untersuchung (☞ 11.1).
- Dornfortsatzreihe abtasten, **ohne den Patienten vorher zu bewegen** (Lücke, Stufe, seitliche Abweichung?), dabei auf Zwei- oder Mehretagenverletzung achten.
- Komplette Dornfortsatzreihe nur bei Patienten abtasten, die **nicht** auf dem Rücken liegend vorgefunden werden (nicht zur Untersuchung umlagern).
- Bei Verletzten, die auf dem Rücken liegen, mit der Hand in den Raum (Lordose) zwischen Boden und Lendenbereich eingehen. Dann die LWS und soweit als möglich auch die BWS abtasten, ohne den Patienten zu bewegen.
- Bei V.a. Querschnittlähmung „Blitz"-Untersuchung:
- Faustschluss → kein Querschnitt bis C8.
- Zehenbewegung → kein Querschnitt bis L5.

- Untersuchung der Extremitäten auf DMS (immer beidseits) (☞ Tab. 11.3):
- **Durchblutung:** Hautkolorit, Hauttemperatur, „capillary refill" (Druck auf das Nagelbett, Wiederauffüllung nach mehr als 2 s pathologisch).
- **Motorik:** Auf entsprechende Aufforderung kann der Patient aktiv reagieren, d.h. positive Rückmeldungen geben, z.B.: „Beugen sie Ihr Ellenbogengelenk", „Machen Sie eine Faust", „Strecken Sie Ihr Knie".
- **Sensibilitätsstörungen** werden vom wachen Patienten meist klar angegeben. Positive Rückmeldungen erfragen, z.B. „Welchen Finger fasse ich an?", nicht aber: „Spüren Sie das?".
- Zur Verlaufsdokumentation die Sensibilitätsgrenzen mit Stift auf der Haut markieren.
- Beim eingetrübten oder bewusstlosen Patienten motorische Reaktion auf Schmerzreize an sämtlichen Extremitäten überprüfen.
- Neurologischen Status vor Narkose abklären und dokumentieren.

Tab. 11.3 Schädigungslokalisierung bei Wirbelsäulentrauma

Erhaltene Motorik	Erhaltene Sensibilität	Schädigung unterhalb von
Zwerchfellatmung	Hals	C3
Schulterzucken	Hals	C4
Ellenbogenbeugung	Arm beugeseitig	C5
Drehung des Unterarmes	Daumen	C6
Fingerstreckung	Zeigefinger	C7
Fingerbeugung	Kleinfinger	C8
Brustwand	Brustwarzen	T4
Bauchdecke	Nabel	T10
Hüftbeugung	Leiste	L1
Beinstreckung	Oberschenkelinnenseite	L2
	Knieinnenseite	L3
Fußhebung	Unterschenkelinnenseite	L4
Großzehenhebung	Großzeh	L5
Zeheneinkrallung		S1

Sofortmaßnahmen

- I.v. Zugänge mit Infusion (HÄS, dann Ringer-Lösung), **Cave:** Wegen vermindertem Gefäßtonus auf ausreichende Volumengabe achten.
- Schocktherapie (☞ 5.9).
- Analgesie, z.B. mit fraktionierten Gaben von 0,1 mg Fentanyl® i.v.
- HWS mit **Stifneck®** stabilisieren.

Patienten unter axialem Zug auf Vakuummatratze lagern:
- Geringer axialer Zug von 4–5 kg richtet keinen Schaden an (nicht relaxierter Patient).
- Der axiale Zug wird immer von der Person ausgeführt, die den Kopf stabilisiert.

- Den Patienten immer axial drehen, d. h. der Rumpf darf nicht in sich verdreht werden (Becken gegen Schulter gegen Kopf), z. B.:
- **Seiten- oder Bauchlage:** Schaufeltrage (notfalls Brett) gegen den Rücken legen, Patienten mit mehreren Helfern dagegen stabilisieren und die Einheit unter axialem Zug am Kopf vollständig drehen.
- **Rückenlage:** Bei ebenem Untergrund Schaufeltrage, axialer Zug am Kopf. Bei sehr unebenem Untergrund Brückengriff (s. u.), axialer Zug am Kopf.
- **Patient sitzt noch im KFZ:** z. B. Dach abtrennen lassen und Patienten axial nach oben hinten auf Brett oder Schaufeltrage herausziehen. Vorher Rettungskorsett/-weste (z. B. KED®-System) anlegen.

Brückengriff
- 3 Helfer stehen im Grätschstand über dem Verletzten mit Blickrichtung zum Kopf des Patienten, NA in Höhe des Kopfes in umgekehrter Richtung.
- Brustkorb, Becken und Beine mit den Händen unterfahren; permanenter axialer Zug am Kopf.
- NA-Kommandos: „Fertig?" → „Hebt auf!" → gleichzeitiges Anheben des Patienten ohne Verkippung der HWS in Wirbelsäulenachse.
- Trage mit Vakuummatratze vom Fußende her unter den Patienten schieben.
- „Setzt ab!" → Patienten vorsichtig ablegen.

- **Intubation** bei V. a. HWS-Verletzung:
- Gefährdung durch übermäßige Flexion der HWS → strenge Indikationsstellung.
- Leichte Reklination des Kopfes unter axialem Zug gefährdet das Rückenmark nicht.
- Sofort nach Intubation Fixierung der HWS durch Anlage eines Stifneck®-Kragens.
- Bei dringendem V. a. WS-Trauma (neurologische Ausfälle) Gabe von 30 mg/kg KG Methylprednisolon (z. B. Urbason® solubile forte) i.v. erwägen (Indikation umstritten, da möglicherweise schwere Nebenwirkungen wie septische Komplikationen und Pneumonien. Außerdem fehlt ein eindeutiger Beweis für die langfristige klinische Wirksamkeit des Konzepts!).

Transport
- Bei zusätzlicher abdominaler oder thorakaler Blutung Transport in nächste chirurgische Fachabteilung mit Sondersignalen.
- Sonst Traumazentrum mit der Möglichkeit der operativen Versorgung von Wirbelsäulen- und Rückenmarkverletzungen.
- Möglichst erschütterungsfreier Transport (Schonung vor Schnelligkeit). Schonenden Transport mit RTH anstreben.

Prinzipien der Weiterbehandlung
- Rö, CT, bzw. NMR.
- Bei WS-Prellung und spinalem Schock konservative und physiotherapeutische Therapie.
- Bei WS-Verrenkungen und -brüchen Reposition unter Durchleuchtung.
- Bei instabilen Verletzungen oder Kompressionsverletzungen mit starker Gibbusbildung operative Stabilisierung.
- Bei neurologischem Defizit sofortige Dekompression des Rückenmarks und Stabilisierung.

Differenzialdiagnose

- Periphere Nervenstörungen (z. B. Komplikationen bei Frakturen).
- Hyperventilationstetanien (mit peripheren Empfindungsstörungen).

- Auch Patienten, die an der Unfallstelle umherlaufen, können eine instabile Wirbelsäulenverletzung haben.
- Bereits bei geringstem V.a. WS-Trauma (nach jedem Verkehrsunfall, bei Bewusstlosigkeit, SHT und Polytrauma, Sturzverletzung und Verschüttung) Patienten extrem schonend retten und lagern („rohes Ei").
  - Rettung und Umlagerung nur mit Schaufeltrage (☞ 2.1.6) bzw. KED-System (☞ 2.1.3) ohne vermeidbare Bewegungen, Stauchung, übermäßigen Zug, Rotation oder Abknickung der WS.
  - Immobilisation durch Stifneck® (☞ 2.1.2) und Lagerung auf Vakuummatratze (☞ 2.1.7).
- Bei instabilem Kreislauf trotz Volumensubstitution → V.a. zusätzliche innere Blutung → der WS-Verletzung kommt dann erst nachrangige Bedeutung zu.
- Immer auf Verletzten in dessen Blickrichtung zugehen, andernfalls Kopfdrehung des Patienten → Rückenmarksläsion bei instabiler Fraktur.
- Patienten mit V.a. Wirbelsäulenverletzung ausdrücklich darauf hinweisen, sich passiv zu verhalten und sich nicht zu bewegen.
- Bei Frakturen im thorakolumbalen Bereich durch retroperitoneale Hämatome (Abwehrspannung und paralytischer Ileus) mit spinalem Schock Vortäuschung einer abdominalen Blutung möglich.

! Die Gabe einer Megadosis Methylprednisolon bei V.a. WS-Trauma ist z. T. umstritten (s. o.) und wenn, dann nur beim isolierten WS-Trauma mit neurologischen Ausfällen zu vertreten.

Christoph-E. Heyde und Larissa Arens

11.7 Extremitätenverletzungen

11.7.1 Frakturen

Symptomatik

- Sichere Frakturzeichen: Fehlstellung, abnorme Beweglichkeit, Krepitation, bei offenen Frakturen zusätzlich oft Bruchstücke in der Wunde sichtbar.
- Unsichere Frakturzeichen: Schwellung, Schmerz, Hämatom, eingeschränkte oder aufgehobene Funktion (Schonhaltung).

Kurzanamnese

- Direkte Gewalteinwirkung: Schlag, Stoß, Schussverletzung.
- Indirekte Gewalteinwirkung: Biegung, Drehung, Stauchung, Abriss, Abscherung.

Sofortdiagnostik

- Basischeck (☞ 4.1.2).
- Puls, SpO$_2$, RR, EKG.

- Inspektion und Palpation der betroffenen Extremität: Weichteilverletzung (☞ Abb. 11.5)? Frakturzeichen (s. o.)? Stärkere Blutung?
- Motorik, Durchblutung und Sensibilität (☞ 11.6) **vor und nach** der Reposition überprüfen.

Sofortmaßnahmen

- O$_2$-Gabe (☞ 1.7.3).
- Möglichst großlumiger i.v. Zugang mit Infusion (z.B. Ringer-Lösung, ggf. HÄS). Bei Verletzung großer Röhrenknochen bzw. Mehrfachverletzung mehrere großlumige i.v. Zugänge zum aggressiven Volumenersatz.
- Analgesie (☞ 3.1), z.B. mit 0,1 mg Fentanyl® i.v., ggf. zusätzlich 0,1-mg-Boli.
- Ggf. vorsichtige Sedierung, z.B. mit 2,5 mg Midazolam (z.B. Dormicum®).
- Bei größeren Frakturen ggf. Narkose (☞ 3.3) und Intubation (☞ 3.4.4).

Grad I
Durchspießung der Haut
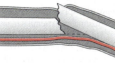

Grad II
Durchtrennung der Haut, umschriebene Haut- und Weichteilkontusion
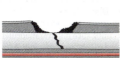

Grad III
Ausgedehnte Weichteildestruktion, häufig mit Gefäß- und Nervenverletzung
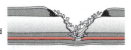

Grad IV
Subtotale/totale Amputation, Durchtrennung der wichtigen anatomischen Strukturen, vollständige Ischämie
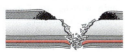

Abb. 11.5 Einteilung der Weichteilschäden bei offenen Frakturen nach Tscherne und Oestern [A300–190]

- Offene Frakturen nach Möglichkeit photographieren (Polaroid) oder Wunde mit durchsichtiger OP-Folie abkleben (Einschätzen der Verletzung in der Notaufnahme ohne Öffnen des Verbandes). Wunde steril abdecken, ggf. mit Kompression.
- **Dislozierte Frakturen** unter vorsichtigem Längszug reponieren, wobei eine achsengerechte Einstellung ausreichend ist (☞ 11.7.2), dann sichere Retention.

Reposition dislozierter Frakturen

Material: Desinfektionslösung, steriles Verbandmaterial für offene Verletzungen, Verbandschere, Schienenmaterial (Pneumatische-, Kramer- oder Vakuumschiene).

Vorbereitung:

- SpO$_2$, RR, EKG.
- I.v. Zugang mit Infusion (z.B. Ringer-Lösung).
- Analgosedierung, z.B. mit 0,125 mg/kg KG S-Ketamin (z.B. Ketanest® S) und 2,5–5 mg Midazolam (z.B. Dormicum®).
- Störende Kleidungsstücke mit der Verbandschere entfernen.
- Bei offenen Frakturen Wundfläche desinfizieren (Sprühdesinfektion ausreichend. Keinen Alkohol verwenden!) und größere Schmutzpartikel entfernen, falls problemlos möglich. Wunde nicht gründlicher reinigen, penetrierende Fremdkörper grundsätzlich belassen.

Repositionsprinzip (spezielle Repositionstechniken ☞ 11.7.2).
- Proximalen Extremitätenabschnitt durch Helfer fixieren lassen.
- Am distalen Extremitätenabschnitt in Verlängerung der Achse der Extremität ziehen (Orientierung erfolgt am proximalen Extremitätenanteil).
- Gleichzeitig einen eventuellen Rotationsfehler (unter Zug) korrigieren.
- Dieses Repositionsergebnis so lange halten, bis es durch eine Schiene (durch Helfer anlegen lassen) sicher fixiert ist. Auch benachbarte Gelenke ruhig stellen. Notfalls Ruhigstellung auch durch anmodellierte Vakuummatratze möglich.
- Anschließend versorgte Extremität hochlagern.

Motorik, Durchblutung und Sensibilität ständig kontrollieren, auch während des Transports. Bei Minderdurchblutung Extremität tieflagern.

Transport
- Auch bereits bei V.a. Fraktur immer schonender Transport in die nächste chirurgische Abteilung, v. a. bei offenen Frakturen möglichst mit Voranmeldung.
- Auch während des Transportes immer Motorik, Durchblutung und Sensibilität überprüfen, auf Hautkolorit und Temperatur (im Seitenvergleich) achten.

Prinzipien der Weiterbehandlung
Rö-Diagnostik. Frakturversorgung in Abhängigkeit vom Frakturtyp, Lokalisation, Alter und Zustand des Patienten, Tetanusschutz bei offenen Frakturen.

!
- Eine frühzeitige Frakturreposition ist die entscheidende Maßnahme zur Vorbeugung weiterer Weichteilschäden, Nerven- und Gefäßverletzungen.
- Offene Frakturen gelten immer als kontaminiert.
- Der mögliche Blutverlust ist abhängig von der Frakturlokalisation.

- Pneumatische Schiene nicht zu stark aufpumpen (Gefahr eines Kompartmentsyndroms).
- Im hämorrhagischen Schock sind periphere Pulse oft nicht oder nur schlecht palpabel → Kapillardurchblutung und die Hauttemperatur im Seitenvergleich beurteilen.

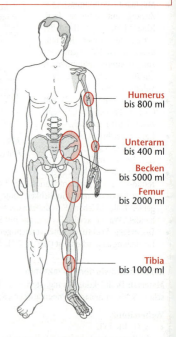

Abb. 11.6 Abschätzung des Blutverlustes bei Frakturen [A300–190]

Humerus bis 800 ml
Unterarm bis 400 ml
Becken bis 5000 ml
Femur bis 2000 ml
Tibia bis 1000 ml

- Krepitation und abnorme Beweglichkeit nicht auslösen (für Diagnosestellung wenig hilfreich, für Patienten sehr schmerzhaft, Gefahr von Komplikationen).
- Größere ausgesprengte Knochenfragmente (auch verschmutzte) in NaCl 0,9 % asservieren.
- Bei Fraktur großer Röhrenknochen Fettembolie möglich (selten).

11.7.2 Repositionstechniken bei dislozierten Frakturen

! Bei Repositionen grundsätzlich auf ausreichende Analgosedierung (☞ 3.1, 3.2) achten.

Oberarmfraktur

Fallhand als Hinweis auf Schädigung des N. radialis.
- Längszug in Richtung der Oberarmachse, Oberarm an den Körper anlegen, Ellenbogengelenk beugen und Unterarmbeugeseite an den Oberbauch anlegen.
- Verletzten Arm an den Oberkörper durch mehrere Dreiecktücher fixieren.

Fraktur der Ellenbogenregion

- Oberarmluftkammerschiene von distal auf den eigenen Unterarm aufkrempeln und die Hand des verletzten Armes greifen.
- Die zweite Hand in die Ellenbeuge des Verletzten legen.
- Den verletzten Arm unter dosiertem Zug in eine 90°-Beugestellung im Ellenbogengelenk bei Neutralstellung des Unterarmes bringen, so dass die Handfläche des Verletzten gegen seinen Oberbauch gerichtet ist.
- Schiene durch Helfer anlegen und aufblasen lassen.

Unterarmfraktur, Handgelenkfraktur

- Handgelenkfrakturen erfordern meist nur eine Retention in einer Luftkammerschiene. Beim Anlegen Daumen und Zeigefinger der verletzten Hand unter dosiertem Zug halten.
- Bei Unterarmfrakturen Oberarmluftkammerschiene von distal auf den eigenen Unterarm aufkrempeln und die Hand des verletzten Armes greifen.
- Die zweite Hand in die Ellenbeuge des Verletzten legen.
- Den verletzten Arm unter dosiertem Zug in eine 90°-Beugestellung im Ellenbogengelenk bringen. Dabei Unterarm in Supinationsstellung halten (Kleinfinger des Verletzten gegen seinen Oberbauch gerichtet).
- Schiene durch Helfer anlegen und aufblasen lassen.

Proximale Oberschenkelfrakturen

Das Bein steht meist verkürzt und außenrotiert.
- Durch Helfer Becken stabilisieren lassen. Bei gebeugtem Kniegelenk kräftigen Längszug ausüben und innenrotieren (bewirkt nur bei intakten Verhältnissen eine Innenrotation im Hüftgelenk!).
- Das Repositionsergebnis durch Anmodellieren der Vakuummatratze im Knie-, Knöchel- und Beckenbereich fixieren.

- Trägt der Verletzte festes Schuhwerk, dieses belassen, da sich die Stellung in der Vakuummatratze hierdurch besser sichern lässt.
- Bei proximaler Oberschenkelfraktur sind pneumatische Schienen ohne Effekt (fehlende Fixierung am Becken). Effektiver ist die Fixierung in der Vakuummatratze.

Oberschenkelfrakturen

Meist steht das proximale Knochenfragment in leichter Beugestellung im Hüftgelenk.
Einfacher Zug am Fuß würde zu einer zusätzlichen Weichteilschädigung durch das proximale Femurfragment führen, daher Reposition des proximalen Oberschenkelabschnittes:

- Durch Helfer Becken stabilisieren lassen. Bein im Knie 90°, im Hüftgelenk ca. 30° beugen. Kräftigen Längszug ausüben und dabei Rotationsfehler korrigieren.
- Fuß durch 2. Helfer fassen und Bein im Kniegelenk strecken lassen.
- Bein unter kontinuierlichem Zug in Längsachse ablegen.
- Repositionsergebnis durch Anmodellieren der Vakuummatratze im Knie-, Knöchel- und Beckenbereich fixieren.

Kniegelenknahe Oberschenkelfrakturen

Das distale Oberschenkelfragment wird durch die Wadenmuskulatur in Beugestellung gezogen und gefährdet die beugeseitige Gefäß-Nerven-Straße.

- Unter Gegenzug durch Helfer am proximalen Oberschenkel das 30° gebeugte Knie mit beiden Händen fassen und kräftigen Längszug ausüben.
- Nach Wiederherstellung der Oberschenkellänge Fuß durch 2. Helfer fassen und unter kontinuierlichem Zug in Längsachse ablegen.
- Repositionsergebnis durch Anmodellieren der Vakuummatratze im Knie-, Knöchel- und Beckenbereich fixieren.

Proximale Unterschenkelfrakturen

- Gegenzug am proximalen Oberschenkel durch Helfer.
- Zug am Fuß in Längsrichtung.
- Oberschenkel-Vakuum- oder Luftkammerschiene anlegen.

Sprunggelenkfrakturen

Fuß steht meist nach medial disloziert, Knöchelregion deformiert. Direkt unter der Haut liegen Knochenfragmente.

- Leichte Beugestellung im Kniegelenk, wobei ein Helfer mit beiden Händen den Schienbeinkopf umfasst.
- Mit einer Hand die Ferse fixieren, mit der zweiten Hand den Mittelfuß greifen (mit dem Daumen die Fußsohle und den Langfingern den Fußrücken).
- Unter kontinuierlichem Zug beider Hände Frakturzone zunächst distrahieren und den Fuß in Rechtwinkelstellung bringen.
- Luftkammer- oder Vakuumschiene anlegen.

11.7.3 Luxationen

Symptomatik
- Sichere Zeichen: Deformierung der Gelenkstruktur, leere Gelenkpfanne, federnde Fixation.
- Unsichere Zeichen: Schmerz, Schwellung, Hämatom, eingeschränkte oder aufgehobene Funktion.

Kurzanamnese
- Direkte oder indirekte Gewalteinwirkung (Sportverletzung, Unfall, banale Distorsion) → **traumatische Luxation.**
- Reluxation nach ehemals traumatischer Luxation → **rezidivierende Luxation.**
- Luxation ohne Trauma → **habituelle Luxation.**
- Luxation bei chronischen Erkrankungen (z. B. bei Rheuma oder nach Infektionen) → **pathologische Luxation.**

Sofortdiagnostik
- Basischeck (4.1.2).
- Puls, SpO$_2$, RR, EKG.
- Inspektion und Palpation der verletzten Extremität: Fehlstellung, leere Gelenkpfanne.
- Motorik, Durchblutung (Temperatur und Hautkolorit im Seitenvergleich) und Sensibilität **vor und nach** Reposition überprüfen.

Sofortmaßnahmen
- O$_2$-Gabe (1.7.3).
- I.v. Zugang mit Infusion (z. B. Ringer-Lösung, ggf. HÄS).
- Analgesie, z. B. mit S-Ketamin (z. B. Ketanest® S) 0,125 mg/kg KG oder fraktionierter Gabe von 0,1 mg Fentanyl®.
- Ggf. vorsichtige Sedierung, z. B. mit 2,5 mg Midazolam (z. B. Dormicum®).

Repositionen am Notfallort (11.7.4) sind bei der habituellen Schulterluxation, bei der Patellaluxation und bei Fingerluxationen meist problemlos. Alle anderen Erstluxationen sollten zunächst einer Röntgendiagnostik zugeführt werden. Ausnahmen: Ellenbogen- u. Knieluxation mit Durchblutungsstörung, Sprunggelenkluxation, Sprunggelenkluxationsfraktur. Bei langen Rettungszeiten kann bei allen anderen Luxationsformen, außer der Hüftgelenkluxation, die Reposition am Unfallort versucht werden. Kommt es hierbei zu Schwierigkeiten bzw. zu Krepitation (Verdacht auf Luxationsfraktur), Repositionsversuch abbrechen → Schienung und sichere Fixierung ausreichend.

Transport
Immer, auch bereits bei V.a. Luxation, Transport in die nächste chirurgische Abteilung (auch nach erfolgter Reposition am Unfallort).

Prinzipien der Weiterbehandlung
Rö-Diagnostik, temporäre Ruhigstellung, evtl. Arthroskopie oder Operation (Luxationsfraktur mit Gelenkbeteiligung).

🩸 Im hämorrhagischen Schock sind periphere Pulse oft nicht oder nur schlecht palpabel → Kapillardurchblutung und Hauttemperatur im Seitenvergleich beurteilen.

11.7.4 Repositionstechniken bei Luxationen

❗ Bei Repositionen grundsätzlich auf ausreichende Analgosedierung (☞ 3.1, 3.2) achten.

Schulterluxation

Meist vordere Luxation (Arm an den Körper angelegt).
- Wenn keine akute Kompressionsschädigung (d.h. periphere Pulse tastbar, keine Kribbelparästhesien oder motorischen Ausfälle) → nicht reponieren. Verletzten Arm mit mehreren Dreiecktüchern an den Oberkörper fixieren.
- Bei Hinweisen für Kompressionsschädigung (fehlende periphere Pulse, Kribbelparästhesien, motorische Ausfälle) → sofortiger Repositionsversuch:
- **Nach Arlt:** Patienten auf Stuhl setzen, betroffenen Arm über die Lehne (mit Kissen gepolstert). Kontinuierlicher Längszug am Arm in Humerusschaftrichtung und Reposition unter leichter Drehbewegung (☞ Abb. 11.7b).
- **Nach Hippokrates:** Zug am gestreckten Unterarm bei liegendem Patienten, Ferse des NA dient als Hypomochlion. **Cave:** Gefahr von Gefäß-, Nervenverletzungen (☞ Abb. 11.7a).

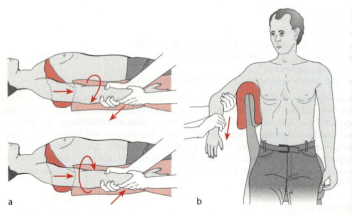

Abb. 11.7 Schulterluxation. a) Reposition nach Hippokrates b) Reposition nach Arlt [A300–190]

Ellenbogenluxation

- Bei hinterer Ellenbogenluxation (Olecranon hinter der Oberarmrolle zu tasten) Zug am gebeugten und supinierten Unterarm bei gleichzeitigem Druck auf den distalen Oberarm von der Beugeseite her.
- Bei der seltenen vorderen Ellenbogenluxation den Arm beim Transport so lagern, dass eine Überstreckung sicher vermieden wird.

Hüftgelenkluxation

Hüftgelenkluxationen sind für eine Reposition am Unfallort nicht geeignet.

- I.v. Zugang mit Infusion, Analgosedierung (☞ 3.1, 3.2).
- Lagerung auf der Vakuummatratze, wobei die verletzte Extremität in der vorgefundenen Lage unterpolstert und ruhiggestellt wird.
- Ist die Reposition durch Längszug am Bein leicht möglich (Abbruch der hinteren Gelenkpfannenanteile), besteht erhöhte Reluxationstendenz → Repositionsergebnis durch Anmodellieren der Vakuummatratze fixieren.

Kniegelenkluxation

Meist hintere Luxation (Tibiakopf hinter die Femurkondyle in die Kniekehle luxiert, Beinachse verkürzt).

- Unterstützen der Kniekehle durch einen Helfer, der die Kniekehle mit beiden Händen fasst und einen leichten Druck ausübt.
- Bein am Fuß fassen und kontinuierlichen Zug in der Längsachse ausüben.
- Repositionsergebnis durch Anmodellieren der Vakuummatratze im Knie-, Knöchel- und Beckenbereich fixieren.

Patellaluxation

Die Patella steht nach lateral luxiert in Höhe der äußeren Femurkondyla. Beim Versuch, das Bein zu strecken, spannt der Patient schmerzbedingt reflektorisch die Oberschenkelstrecker an.

- „Verbalnarkose" ist meist ausreichend.
- Druck auf die Patella von lateral ist sinnlos und führt lediglich zu einer weiteren Verkrampfung.
- Kniekehle und Ferse des Patienten fassen.
- M. quadriceps entspannen durch passive Beugung des Hüftgelenkes und Umsetzung des resultierenden Längengewinns der Streckmuskulatur in eine schrittweise Kniestreckung.
- Reposition der Patella bei ausreichender Kniestreckung entweder spontan oder durch vorsichtigen Druck gegen die Patella von lateral.
- Eine anschließende Ruhigstellung ist nicht obligat.

Sprunggelenkluxation

Praktisch immer Luxationsfraktur. Reposition ☞ 11.7.2.

11.7.5 Kompartmentsyndrom

Störung von Motorik, Durchblutung und Sensibilität einer Gliedmaße infolge Drucksteigerung innerhalb einer Faszienloge.

Symptomatik
- Zunehmende Schmerzen, besonders beim Strecken der Muskulatur.
- Sensibilitätsstörung.
- Motorische Störung.
- Pulsdefizit.
- Schwellung der Extremität.

Kurzanamnese
Z.n. Fraktur, Luxation, stumpfem Weichteiltrauma, evtl. Folge von primär als Bagatellverletzung imponierenden Ereignissen (z. B. Muskelfaserriss).

Sofortdiagnostik
- Basischeck (☞ 4.1.2).
- Puls, SpO_2, RR, EKG.
- Inspektion und Palpation im Seitenvergleich:
  - Druckschmerz, blass-livides Hautkolorit, Bein kühl.
  - Blickdiagnose bei manifestem Kompartmentsyndrom: Prall geschwollene, stark schmerzende, verfärbte und hypotherme Extremität mit eingeschränkter aktiver und passiver Beweglichkeit, periphere Pulse schwach.
- Durchblutung, Motorik und Sensibilität (zunehmende Hypästhesie, am Unterschenkel z. B. beginnend im Zwischenzehenraum I/II) kontrollieren.

Sofortmaßnahmen
- O_2-Gabe (☞ 1.7.3).
- Betroffene Extremität flachlagern und ruhigstellen.
- Alle abschnürenden oder drückenden Verbände entfernen.
- I.v. Zugang mit Infusion (z. B. Ringer-Lösung).
- Analgesie, z. B. mit S-Ketamin (z. B. Ketanest® S) 0,125 mg/kg KG oder fraktionierter Gabe von 0,1 mg Fentanyl®.
- Ggf. vorsichtige Sedierung, z. B. mit 2,5 mg Midazolam (z. B. Dormicum®).

Transport
Immer auch bereits bei V.a. Kompartmentsyndrom Transport in die nächste chirurgische Abteilung.

Prinzipien der Weiterbehandlung
Ruhigstellung und Kühlung, kontinuierliche Überwachung, Logendruckmessung, ggf. großzügige Eröffnung, Fasziotomie und offene Weiterbehandlung.

- Erst im Endstadium eines Kompartmentsyndroms sind die peripheren Pulse nicht mehr palpabel!
- **Cave:** Im hämorrhagischen Schock sind die peripheren Pulse oft nicht oder nur schlecht palpabel → Kapillardurchblutung und die Hauttemperatur im Seitenvergleich beurteilen.

11.7.6 Amputationsverletzungen

Traumatische Abtrennung einer Gliedmaße, meist nur subtotal.

Symptomatik

Schwere Weichteilverletzung mit Knochendurchtrennung und Durchtrennung großer Nerven- und Gefäßbündel.

Kurzanamnese

Meist schwere Quetschung durch umgefallene Gegenstände (z. B. Maschine, Baum, Balken), seltener Scherkräfte oder scharfe Gewalteinwirkung.

Sofortdiagnostik

- Basischeck (☞ 4.1.2).
- Puls, SpO_2, RR, EKG.
- Bei subtotaler Amputation Überprüfen der Durchblutung des peripheren Extremitätenabschnittes.

Sofortmaßnahmen

- O_2-Gabe (☞ 1.7.3).
- Möglichst großlumiger i.v. Zugang mit Infusion (z. B. HÄS), bei stammnaher Amputation oder Mehrfachverletzten mehrere i.v. Zugänge zur Volumensubstitution.
- Analgesie, z. B. fraktionierte Gabe von 0,1 mg Fentanyl® oder von S-Ketamin (z. B. Ketanest® S) 0,125 mg/kg KG.
- Ggf. vorsichtige Sedierung, z. B. mit 2,5 mg Midazolam (z. B. Dormicum®).
- Ggf. Narkose (☞ 3.3) und Intubation (☞ 3.4.4).
- Zügige und vor allem schonende Rettung des Verletzten.
- Bei starken Blutungen Kompressionsverband anlegen (☞ 2.6), Stumpf steril abdecken.
- Bei stammnahen Verletzungen ggf. A. axillaris in der Axilla, Aorta (☞ 6.3) oder A. femoralis in der Leistenbeuge manuell abdrücken.
- Stumpf hochlagern. Bei stammnaher Oberschenkelamputation Vakuummatratze anmodellieren.
- Bei subtotaler Amputation Versorgung nach den Grundsätzen einer offenen Fraktur (☞ 11.7.1): Wunden steril abdecken, arterielle Blutungen mit Druckverband versorgen (☞ 2.6), Extremität grob reponieren und schienen.
- Evtl. sind Amputatteile für die Bildung eines prothetisch besser versorgbaren Stumpfes verwendbar → Amputat immer mitnehmen.

> **Amputatversorgung**
> (☞ Abb. 11.8)
> - Das Amputat ohne weitere Manipulation in einen sauberen Plastikbeutel einpacken und diesen verschließen.
> - Diesen Beutel in einen zweiten, mit kaltem Wasser und Eisstückchen gefüllten Beutel eintüten. – Auf den Einsatzfahrzeugen sind meist Amputatbeutelsets vorhanden.

Transport

Immer schonender und zügiger Transport mit Sondersignalen in die nächste chirurgische Abteilung mit Voranmeldung.

Prinzipien der Weiterbehandlung

Gesichtspunkte einer möglichen Replantation: Gesamtzustand des Verletzten (weite Indikationsstellung bei isolierter Amputation im Gegensatz zum Polytrauma und bei Schock), Wundverhältnisse und Zustand von Amputat und Stumpf (gut zur Replantation geeignet sind glatte Amputationsverletzungen ohne zusätzliche Weichteilschädigung). Lokalisation der Amputation (Indikation zur Replantation: Daumen-, Mehrfinger- und Großzehenamputationen sowie alle proximaleren Amputationsformen, Nasenspitze, Ohr, Penis).

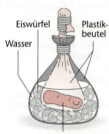

Abb. 11.8 Amputatverpackung [A300–190]

- Bei Kühlung (ca. 4 °C) kann die Überlebenszeit des Amputates verlängert werden.
- Ein direkter Kontakt des Amputates mit Eis muss vermieden werden (Gefahr von Erfrierungen).
- Möglichst frühzeitig RLSt zur Abklärung der Möglichkeit einer Replantation in einem Zentrum einschalten (ggf. RTH).
- Bei eingeklemmtem Patienten oder eingeklemmtem Transplantat evtl. getrennter Transport von Patient und Amputat.

- **Notamputation** (☞ 2.4) oder Vervollständigung einer subtotalen Amputation sind nur als **ultima ratio** zulässig.
- Möglichst kein Abbinden von Extremitäten oder Setzen von Klemmen.

Ulrich v. Hintzenstern und Harald Strauss

11.8 Polytrauma

Kinder ☞ 12.5.1.

Symptomatik

- Schmerzen.
- Beeinträchtigung des Bewusstseins: Desorientiertheit, Bewusstseinstrübung, Bewusstlosigkeit.
- Respiratorische Insuffizienz.
- Schock.

Kurzanamnese

- Häufigste Unfallursache: Verkehrsunfälle → oft relativ junge Patienten (männl. > weibl.) ohne bedeutende Vorerkrankungen.
- Arbeitsunfall.

Sofortdiagnostik

- Basischeck (☞ 4.1.2).
- Puls, SpO$_2$, RR, EKG.
- Schockzeichen? Periphere Kapillarfüllung > 2 s?
- Auskultation: Seitengleiche Atemgeräusche?
- Kraniokaudale Untersuchung (☞ 11.1).
- Verletzungsspezifische Untersuchungsmethoden und -befunde ☞ Einzelverletzung (☞ Kasten).
- Temperatur.

In Abhängigkeit vom Verletzungsmuster variable Symptomatik, z. B.:

- Schädelhirntrauma (☞ 11.2).
- Thoraxtrauma (☞ 11.3).
- Bauchtrauma (☞ 11.4).
- Beckenverletzung (☞ 11.5).
- Wirbelsäulenverletzung (☞ 11.6).
- Extremitätenverletzung (☞ 11.7).
- Gefäßverletzung (☞ 6.3, 6.4, 6.5).
- Verletzungen des Urogenitalsystems (☞ 16.6).
- Schussverletzung (☞ 11.9).
- Verbrennung/Verbrühung (☞ 11.10).
- Verätzung (☞ 11.11).
- Stromunfall (☞ 11.12).
- Strahlenunfall (☞ 11.13).
- Unterkühlung/Erfrierung (☞ 11.14).

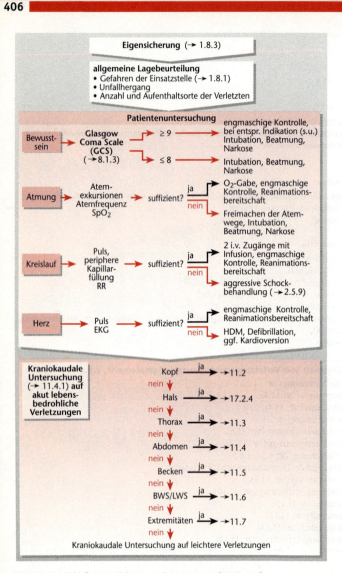

Abb. 11.9 Ablaufschema Polytrauma-Erstversorgung [A300–190]

Sofortmaßnahmen

- Organisation der evtl. parallel ablaufenden medizinischen und technischen Rettungsmaßnahmen (☞ 1.11, 2.3, 11.1).
- Möglichst frühzeitig geeignete Zielklinik auswählen („get the right patient to the right hospital at the right time"), Abklärung der Aufnahmefähigkeit und Anmeldung durch RLSt veranlassen.
- Möglichst frühzeitig RTH anfordern, z. B. bei V.a. Wirbelsäulentrauma, schwerem SHT, Verbrennungen, weiter entferntem Trauma-Zentrum.
- O_2-Gabe (☞ 1.7.3).
- HWS stabilisieren (Stifneck®), KED®-Korsett.
- Blutungen durch manuelle Kompression oder Kompressionsverband versorgen (☞ 2.6).
- Mindestens 2 großlumige **i.v. Zugänge** mit Infusion (z. B. HÄS und Ringer-Lösung, ggf. „small volume resuscitation" ☞ 5.9); massive Volumensubstitution; ggf. „Pulmonalis-Schleuse" bzw. Emergency-Infusion-Device® bzw. Sheldon-Katheter (☞ 2.7.1).
- Ggf. **Intubation** (☞ 3.4.4), Beatmung (☞ 3.4.8) und Narkose (☞ 3.3).
  - Indikation: Respiratorische Insuffizienz, Schock, Thoraxtrauma, Hinweise auf intrakranielle Drucksteigerung, eingeschränkte Schutzreflexe, Gesichts- oder Halsverletzungen, stärkste Schmerzen.
  - Beatmungsparameter: F_iO_2 1,0, AZV 10 ml/kg KG, AMV 100 ml/kg KG, Frequenz 10/Min., PEEP 4 cm H_2O (falls hämodynamisch tolerabel).
- **Analgesie:** Bei fehlender Intubations- und Beatmungsmöglichkeit (z. B. während technischer Rettung) zur Not S-Ketamin (z. B. Ketanest® S 0,125 mg/kg KG, **cave:** Ateminsuffizienz), ansonsten möglichst potente Opioide, z. B. Fentanyl® fraktioniert 0,1 mg.
- **Sedierung**, z. B. mit fraktionierten Gaben von 1–2,5 mg Midazolam (z. B. Dormicum®).
- Offene Wunden, Frakturen, Körperhöhlen steril abdecken.
- Rettung mit Schaufeltrage, Lagerung auf Vakuummatratze.
- Verletzungsspezifische Maßnahmen ☞ Einzelverletzungen (☞ Kasten S. 405).
- Wärmeerhaltende Maßnahmen (Vorheizung des NAW bei geschlossenen Türen, Wolldecken, Rettungsfolie, erwärmte Infusionslösungen). **Cave:** Hypothermie als Protektion → keine gezielten Erwärmungsmaßnahmen! Milde Hypothermie akzeptieren!

Transport

- Instabiler Zustand: Z. B. bei V.a. innere Blutung schnellstmöglicher Transport in die nächste chirurgische Fachabteilung mit Voranmeldung, sofern ein Chirurgie- und Anästhesieteam bereit steht und Blutkonserven vorrätig sind.
- Stabiler Zustand: Verlegung in eine geeignete chirurgische Abteilung oder nach Möglichkeit in ein Traumazentrum.

Prinzipien der Weiterbehandlung

Versorgungspriorität:
  Blutungen: Abdominal, thorakal, selten an den Extremitäten.
  SHT: Sub- oder epidurale Blutungen.
  Zunehmende oder inkomplette Querschnittlähmung.

> - Kreislaufgesunde, junge Menschen können auch größte Volumenverluste relativ lange durch eine Tachykardie kompensieren.
> - „Schock vor Schädel", d.h. die Behandlung von extrakraniellen Schockursachen hat immer Vorrang vor einer Versorgung des SHT.
> - Die durch Analgesie, Sedierung bzw. Narkose verschleierte Beschwerdesymptomatik spielt für die innerklinische Diagnostik (Sonographie, CT) keine wesentliche Rolle.
> - Patientenangaben wegen retrograder Amnesie evtl. falsch.

- Immer an Kombinationsverletzungen denken. Je nach Unfallmechanismus nach möglichen Mehrfachverletzungen suchen.
- **Technische Rettung** (z.B. eines im Kfz eingeklemmten Patienten) erst **nach** optimaler Versorgung durch NA, d.h. nach orientierender Erstuntersuchung (☞ 4.1.2) und Sicherung der Vitalfunktionen.
- Auch während der technischen Rettung engmaschige Kontrolle der Vitalfunktionen → **kontinuierliches Monitoring.**
- Cave: „Bergungstod": Unerwarteter Tod nach technischer Rettung durch unzureichende vorherige Sicherung der Vitalfunktionen.
- Gegenstände bei Stich- und Pfählungsverletzungen nicht entfernen, ggf. auf Transportmaß kürzen.

Ulf Schmidt

11.9 Schussverletzungen

Symptomatik
Abhängig von der betroffenen Körperregion sind für schwere Schussverletzungen der einzelnen Körperregionen folgende Symptome charakteristisch:
- **Kopf:** Verminderte Ansprechbarkeit, Bewusstlosigkeit.
- **Körperstamm:** Schock, paradoxer Puls, Einflussstauung im Bereich der Halsvenen (Perikardtamponade), Pneumo-/Hämatothorax, Hämoptoe, Dyspnoe, Hautemphysem (Bronchialverletzung).
- **Extremitäten:** Frakturzeichen (☞ 11.7.1), Fehlen peripherer Pulse.

Kurzanamnese
Angaben über die verwendete Waffe und nähere Tatumstände können Hinweise über das Verletzungsausmaß geben:
- Handwaffe, Gewehr, Schrotschuss?
- Feuermechanismus (Einzelfeuer, semiautomatisch, automatisch)?
- Kaliber?
- Distanz Waffe-Verletzter?

Schussverletzungen

11.9

Sofortdiagnostik

- Basischeck (☞ 4.1.2).
- Puls, SpO$_2$, RR, EKG.
- Schockzeichen? Kapilläre Füllungszeit?
- **Auskultation:** Pneumothorax?
- **Inspektion:** Anzahl und Art der Wunden sind wesentlich bei der Beurteilung des Schusskanals und der Anzahl der Geschosse:
- **Einschusswunde:** Rund oder oval, in Abhängigkeit von der Distanz der Waffe Verbrennung der Haut in 1–2 mm Umgebung, Schürfungen an der Eintrittsstelle und Schmauchspuren in der Umgebung.
- **Ausschusswunde:** Zerreißung der Ränder der meist sternförmigen Wunde, Fehlen der Charakteristika der Einschusswunde.

Sofortmaßnahmen

> **! Eigenschutz**
> Waffen nicht berühren, Laufrichtung beachten!

Basismaßnahmen grundsätzlich wie beim stumpfen Trauma:
- O$_2$-Gabe (☞ 1.7.3).
- Bei GCS < 9 (☞ 8.1.3) oder drohender Atemwegsverlegung Intubation (☞ 3.4.4) und Beatmung (☞ 3.4.8).
- 2 möglichst großlumige i.v. Zugänge mit Infusion (z. B. Ringer-Lösung, evtl. HÄS).
- Blutstillung durch Kompressionsverbände (☞ 2.6), bei deren Versagen Abbinden mit Blutdruckmanschetten.
- Wundversorgung (sterile Verbände).

Zusätzliche Maßnahmen bei Schussverletzungen im Bereich von:
- **Extremitäten:**
  - Periphere Pulse schwer tastbar → alternativ Kapillarpuls am Großzehennagel: Bei einseitiger Verzögerung der Nagelbettfüllung → V.a. Gefäßverletzung.
  - Schussbrüche reponieren und schienen.
  - ! Auf Begleitverletzungen achten (Gefäß-, Nervenverletzung).
- **Kopf/Hals:** Bei schwieriger Intubation aufgrund von Schussverletzungen des Mittelgesichtes, des Mund-/Rachenraumes und des Unterkiefers Koniotomie (☞ 3.4.7).
- **Abdomen:**
  - Bei Rumpfeinschüssen immer den Rücken inspizieren (Ausschuss!).
  - An kombinierte thorako-abdominelle Verletzung denken.
  - Steriler Wundverband, auch bei Evizeration (dann möglichst angefeuchtete Kompressen).
- **Thorax:**
  - An kombinierte thorako-abdominelle Verletzung denken.
  - Schusswunden mit luftdurchlässigem sterilem Verband versorgen (auch bei großen, offenen Thoraxwandverletzungen).
  - Bei Brustkorbeinschuss Thoraxdrainage prophylaktisch legen.
  - Bei Pneumo- oder Hämatothorax Thoraxdrainage (☞ 2.9.1, nicht durch den Schusskanal!).

- Bei V.a. Bronchial-, Trachealverletzung (Hautemphysem, schwere Dyspnoe, Hämoptoe) Intubation (☞ 3.4.4) und Beatmung (☞ 3.4.8), Thoraxdrainagen bds. (☞ 2.9.1).
- Bei Kreislaufinstabilität Volumenersatz (☞ 5.9), Intubation (☞ 3.4.4) und PEEP-Beatmung (☞ 3.4.8), Thoraxdrainage (☞ 2.9.1).
- Bei einem massiven Hämatothorax (> 1 000 ml initialer Blutverlust), persistierender Blutung und Kreislaufinstabilität Thoraxdrainage ggf. abklemmen.
- Bei V.a. Herztamponade (therapierefraktärer Schock, Einflussstauung, paradoxer Puls) Perikardpunktion.

> **Perikardpunktion**
> (☞ Abb. 11.10)
> **Voraussetzungen:** Ausschluss eines Pneumothorax, EKG-Monitoring und Defibrillationsbereitschaft.
> **Material:** Punktionsnadel (16 oder 18 G), 3-Wege-Hahn und Spritze (z. B. 20 ml).
> **Vorgehen:**
> - 1–2 cm subxiphoidal parasternal, in einem Winkel von 45° zur Frontalebene einstechen (Stichrichtung auf das Zentrum der linken Skapula zu).
> - Nadel unter Aspiration vorschieben, dabei auf EKG-Veränderungen achten.
> - Bei Blutaspiration das Blut abziehen, danach den 3-Wege-Hahn schließen. Die Nadel nicht entfernen. Aspirierte Blutmenge dokumentieren.
> - Bei wieder eintretender Symptomatik erneut aspirieren.
> - Umgehender Transport in eine Klinik unter Begleitung des Arztes, der die Punktion durchführte.

Transport

Transport mit Sondersignalen. Auswahl der erstversorgenden Klinik:
- Bei **peripheren Schussverletzungen** grundsätzlich schnellstmöglicher Transport in die nächste chirurgische Klinik.
- Bei **Schädelverletzungen** Klinik mit Neurochirurgie.
- Bei **Thorax/Abdomenverletzung** mit Kreislaufinstabilität Klinik mit leistungsfähiger Infrastruktur (Blutbank, Anästhesie, OP-Bereitschaft).
- Bei **Thoraxverletzung** mit Luftleck und/oder Hämatothorax und/oder Perikardtamponade Klinik mit Herz-, Thorax- und Gefäßchirurgie.

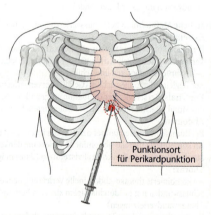

Abb. 11.10 Perikardpunktion [A300–190]

Prinzipien der Weiterbehandlung
Rö-Diagnostik, evtl. endoskopische Diagnostik, Antibiose und schnellstmögliche definitive chirurgische Versorgung.

> - Kombinierte thorako-abdominelle Verletzungen sind auch durch **ein** Projektil möglich.
> - Auch beim Gebrauch von Schreckschusswaffen können nach entsprechender Manipulation an der Waffe perforierende Schussverletzungen auftreten.

Bei thorako-abdominellen Schussverletzungen kardiopulmonale Reanimation bis zum definitiven Ausschluss einer Perikardtamponade (Perikardfenster, Thorakotomie) fortsetzen. Der Herz/Kreislaufstillstand ist im Gegensatz zum stumpfen Trauma prognostisch günstiger. Notthorakotomiebereitschaft rechtzeitig anmelden.

Rolf Kretschmer

11.10 Verbrennung/Verbrühung

Verbrennung/Verbrühung → Freisetzung zahlreicher Mediatoren („Verbrennungstoxine") aus der verbrannten Subkutis → „Verbrennungskrankheit", eine schwere Systemerkrankung („Systemic Inflammatory Response Syndrom, SIRS").

Symptomatik
Die Symptomatik der Verbrennung/Verbrühung ist abhängig vom Verbrennungsgrad:
Sonderform: Elektroverbrennung (☞ 11.12) durch Stromeinwirkung mit hohen Spannungen (> 1 000 Volt). Typische Schäden, die leicht übersehen und oft unterschätzt werden:
- Ein- bzw. Austritt des Lichtbogens = Ein- bzw. Austrittsmarke: U.U. jeweils eurostückgroße, tiefe drittgradige Verbrennung.
- Knochennahe Verkochungen von Muskulatur, Nerven und Gefäßen auch bei unauffälligen Hautverhältnissen möglich.

Tab. 11.4 Einteilung der Verbrennungsgrade

Grad		
Grad 1		Starke Schmerzen glatte, gerötete Haut trockener Wundgrund
Grad 2	Oberflächlich	Starke Schmerzen, Brandblasen
	Tief	Haut wirkt zerfetzt, abblassende Hautrötung, feuchter Wundgrund, Abnahme der Schmerzen
Grad 3		Derbe, nicht verschiebliche Haut, weißlicher Wundgrund, keine Schmerzen
Grad 4		Verkohlung

Kurzanamnese
Heiße Flüssigkeit, Wasserdampf, Herdplatte, Brand, Explosion, Strom, Strahlung, mechanische Reibung.

Befragung von Ersthelfern und/oder Einsatzleiter:
- Unfallhergang (z. B. Zimmerbrand, Elektroverbrennung, Verkehrsunfall, V.a. Suizid, Stichverletzung, Schussverletzung).
- Sonstige Gefahreneinwirkungen (z. B. ABC-Kontaminationsgefahr) am Unfallort (4A1C4E-Regel ☞ 1.8.1)?
- Zustand des Patienten beim Auffinden (Bewusstsein, Hinweise auf Begleitverletzungen?).

Sofortdiagnostik
- Basischeck (☞ 4.1.2).
- Puls, SpO_2, RR, EKG.
- Kraniokaudale Kurzuntersuchung (☞ 11.1) nach Entfernen der Kleidung mit Schere (vitale Begleitverletzungen?).
- Ausdehnung der **Verbrennung** grob abschätzen:
  - Überwiegender bzw. dominierender Verbrennungsgrad (☞ Tab. 11.4)?
  - Verbrannte Körperoberfläche (% VKOF, ☞ Abb. 11.11).
- Hinweise für **Inhalationstrauma:**
  - **Rauch-Inhalation:** Gesicht und Atemwege verrußt, Husten, obstruktive Ventilationsstörung, Stridor.
  - **Reizgase:** Augentränen, laufende Nase, Brennen der Schleimhäute, Reizhusten, obstruktive Ventilationsstörung, retrosternales Brennen, Stridor; selten Lungenödem bei massiver Exposition.
  - **Thermisches Inhalationstrauma:** Verbrannte Lippen und Nasenlöcher, Stridor.
  - **Toxische Gase:** Übelkeit, Sehstörungen, Kopfschmerzen, Kraftlosigkeit, Bewusstlosigkeit, Herz-Kreislauf-Versagen.
  - Starkstromverletzung (Strommarken, s. o., ☞ 11.12)?
- Inspektion: Mund- und Rachenraum (Schleimhautödem → Verlegung der Atemwege).

Sofortmaßnahmen
- Rettung des Patienten aus der Gefahrenzone (unter Beachtung der Eigensicherung, ☞ 1.8.3):
  - Brennende Kleidung mit Decke ersticken.
  - Ggf. Stromkreis unterbrechen, Eigenschutz beachten!
- O_2-Gabe (☞ 1.7.3).
- Mehrere möglichst großlumige i.v. Zugänge (Infusion der Wahl: Ringer-Laktat):
  - Zugänge bei ausgedehnter Verbrennung möglichst annähen (Pflaster wird durch Kaltwasserbehandlung gelöst).
  - Meist können periphere Venenverweilkanülen platziert werden: Übliche Punktionsstellen an den Unterarmen, Vena jugularis externa, ggf. beidseitig (unbedingt Annaht).
  - Schuhe schützen vor thermischer Einwirkung, daher Fußvenen nutzen.
  - Notfalls auch durch verbrannte Haut punktieren.
- Lagerung je nach Begleitverletzung und Kreislaufzustand: Möglichst auf intakter Haut lagern, ggf. Schocklagerung.
- Ggf. Stifneck® und Vakuummatratze.
- V.a. **Inhalationstrauma** (☞ 9.7):
  - **Thermisches Inhalationstrauma:** Sofortige Intubation (☞ 3.4.4) und kontrollierte Beatmung (☞ 3.4.8).

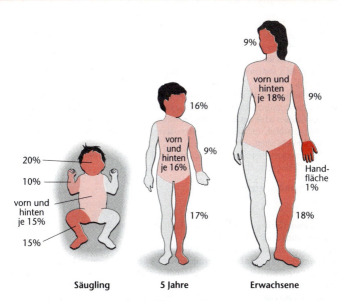

Abb. 11.11 Figurenschema zur Neunerregel [A300–190]

- **Rauch- und Reizgas-Inhalation:** O_2-Gabe (☞ 1.7.3), bei Ateminsuffizienz Intubation (☞ 3.4.4) und kontrollierte Beatmung (☞ 3.4.8). Symptomatische Therapie mit $β_2$-Mimetika und Theophyllin i.v. (☞ 7.2).
- **Inhalation toxischer Gase** (z. B. CO, Zyanide, Nitrosegase): O_2-Gabe (☞ 1.7.3), ggf. Intubation (☞ 3.4.4) und kontrollierte Beatmung (☞ 3.4.8) mit $F_iO_2 = 1{,}0$. Bei Somnolenz i.v. Gabe von Natriumthiosulfat 100 mg/kg KG. Die Gabe von 4-DMAP ist kontraindiziert. Alternativ kann Hydroxocobalamin (Cyanokit®) infundiert werden: 70 mg/kg KG über 10 Minuten i.v. (Kinder und Erwachsene). Dann ist auch die Gabe von Natriumthiosulfat nicht indiziert, da sich beide Substanzen neutralisieren.

Thermisches Inhalationstrauma: Kortikoide kontraindiziert!

Gabe von **4-DMAP**: Schädigung des Patienten durch weitere Reduktion der schon eingeschränkten O_2-Transportkapazität möglich (im Gegensatz zur Gabe von Hydroxocobalamin (Cyanokit®)!

Inhalationstrauma
Bei V.a. Inhalationstrauma bedenken, dass nicht immer eine Kombination aller Inhalations-Schäden vorliegen muss.
- ◆ **Rauch- und Reizgas-Inhalation:**
  - Mind. 48 h stationäre Beobachtung auch bei milden Symptomen (**cave:** Spätlungenödem).
  - Kortikoide inhalativ in Wirksamkeit nicht bewiesen und kontrovers diskutiert.
- ◆ Bei Brandgas-Intoxikation gibt es keine Indikation für 4-DMAP, da es hierdurch zu einer zusätzlichen schweren Schädigung des Patienten käme (Methämoglobinämie). Stattdessen wird ausschließlich Natriumthiosulfat verabreicht, das den zum Abbau in der Leber benötigten Schwefel liefert.
- ◆ Für Brandgas-Intoxikationen mit Zyaniden gibt es neuerdings mit Hydroxocobalamin (Cyanokit®) eine echte Alternative.

Intubation Brandverletzter
(☞ 3.4.4)
- ◆ **Indikation:**
- Zunehmender Stridor, schwere Dyspnoe, Tachypnoe, Atemstillstand.
- Glasgow Coma Scale < 8 (☞ 8.1.3).
- Thermisches Inhalationstrauma (Lippen und Nasenlöcher verbrannt).
- Verbrennungen im Gesicht mit beginnender enoraler Schwellung und längerem Transportweg, spätestens bei zunehmendem Lippenödem (später monströse Schwellungen und damit erschwerte Intubation).
- Verbrennungsausdehnung > 20 % KOF (mit massiven Schmerzen bzw. Schock).
- ◆ **Tubusauswahl:**
- Möglichst mit Low-Pressure-Cuff, da spätere Umintubation evtl. schwierig.
- Bei Erwachsenen ID ≥ 7,0 mm (32 Ch) → Bronchoskopiemöglichkeit.
- ◆ **Beatmung** mit F_iO_2 1,0.

Analgesie Brandverletzter
- ◆ **Erwachsene:** Opioid mit schnellem Wirkungsbeginn, z.B. Fentanyl® 1,5–3,0 µg/kg KG (70 kg KG → 0,1–0,2 mg) i.v.; weitere Gaben nach Wirkung fraktioniert i.v. **Cave:** Ohne Narkose keine Sedativa oder Hypnotika (Atemdepression).
- ◆ **Kinder:** In Notfällen nicht „kooperativ", venöser Zugang schwierig zu legen → zunächst 2–4 mg/kg KG S-Ketamin (z.B. Ketanest® S) i.m., dann venösen Zugang beim „bewusstlosen" Kind legen (in verzweifelten Fällen: Intraossäre Nadel ☞ 12.1.5, kein ZVK). Gleichzeitige Gabe von Atropin 0,01 mg/kg KG i.v., bei Säuglingen 0,02 mg/kg KG i.v. wegen möglicher Hypersalivation, Nachgabe von Ketanest® S i.v. nach Bedarf, ca. 0,5–1 mg/kg KG.

- ◆ Wegen der wesentlich häufigeren Alpträume sollte statt Ketamin immer S-Ketamin verwendet werden.
- ◆ Ketamin muss 2–3fach höher dosiert werden als S-Ketamin.

Narkose Brandverletzter

- **Analgetika:** Bereits präklinisch großzügige Dosierung, z. B. Fentanyl® initial mindestens 5,0 µg/kg KG i.v., da in der Klinik eine Wundversorgung in Narkose ansteht.
- **Relaxierung:** Suxamethonium (z. B. Lysthenon®) – beim akut Brandverletzten nicht problematischer als bei der Routineanwendung – zur Intubation erlaubt: 1–1,5 mg/kg KG. Bei entsprechender Indikation (SHT, hoher Beatmungsdruck, zirkuläre Verbrennung des Thorax) weitere Relaxierung mit nicht depolarisierenden Muskelrelaxanzien, z. B. Vecuronium (Norcuron® 0,1 mg/kg KG).
- **Sedativa:** Z. B. Diazepam (z. B. Valium®); Erwachsene 2,5–10 mg i.v., Säuglinge und Kleinkinder 1 mg/kg KG, Schulkinder 0,5 mg/kg KG i.v.
- Weitere Gaben jeweils nach Bedarf und Kreislaufsituation.

Infusionstherapie brandverletzter Erwachsener

- Initial beim verbrannten Patienten 1 000 ml Ringer-Laktat zügig infundieren (auch bei Herzinsuffizienz), danach weitere kristalloide Infusion mit Zurückhaltung. Lösungen mit freiem Wasser (z. B. Glukose 5 %, Halbelektrolytlösung) vermeiden.
- Kolloide (z. B. HÄS) nur bei V.a. Begleitverletzungen mit inneren Blutungen und persistierender schwerer Hypotonie (RR < 70 mm Hg). Mehrere Infusionen parallel laufen lassen, Druckbeutel verwenden.

Infusionstherapie brandverletzter Kinder

- Volumenbedarf schwierig einzuschätzen. Überinfusion unbedingt vermeiden. In der ersten Stunde 20 ml/kg KG i.v. Ringer-Laktat. Bei Begleitverletzungen 10 ml/kg KG Kolloide zusätzlich.
- Das ermittelte Infusionsvolumen stellt einen Richtwert dar, ggf. müssen die Volumina unter Beachtung der Klinik etwas erhöht werden.
- Bei Säuglingen unbedingt Spritzenpumpe oder Infusionsbesteck mit Dosierkammer verwenden.

Erstbehandlung des thermischen Traumas

Thermisch geschädigte Hautareale initial sofort mit Wasser von ca. 20 °C kühlen. Jedes optisch sauber wirkende Wasser eignet sich zum Kühlen (z. B. Wasserhahn, Dusche, Gartenschlauch, Löschfahrzeug). Kinder evtl. auf dem Arm der Mutter kühlen (z. B. beide unter die Dusche). Kleidung vorsichtig entfernen (wärmeisolierende Wirkung).

Cave: Kühlen ist Initialmaßnahme (max. 5 Min.); Auskühlung vermeiden. Wenn Kältezittern auftritt, Maßnahmen am Körperstamm beenden, Brandwunden mit Wundtüchern oder metallinisierte Folien abdecken und ggf. mit Decken (nicht direkt auf die Wunde) weiteres Auskühlen vermeiden. Thermisch geschädigte Extremitäten und Gesicht können weiter gekühlt werden.

- **Verbrennung mit kleinen Begleitverletzungen:** Kühlen sofort am Notfallort. Wasser über verbrannte Areale rinnen lassen. Nicht mit Druck abspritzen. Nach Kühlung Transport in Klinik.
- **Verbrennung mit nicht lebensbedrohlichen Begleitverletzungen:** Kühlen sofort am Notfallort, gleichzeitig Begleitverletzungen versorgen (z. B. Blutung, Wunde, Fraktur) und Transport vorbereiten. Während des Transports Kühlung fortsetzen, z. B. mit nassen Tüchern.
- **Verbrennung mit lebensbedrohlichen Begleitverletzungen:** Schnellstmöglicher Transport nach Stabilisierung der Vitalparameter. Evtl. während des Transports mit Wasser, Infusionslösung oder nassen Tüchern kühlen. Notfalls auf Kühlung verzichten.
- **Verbrennung mit Kontamination (ABC):** Dekontamination (Personal unter ABC-Schutz) außerhalb der Klinik (Zeltsystem) unter Beachtung möglicher Begleitverletzungen, keine Kühlmaßnahmen extra durchführen. Nach Sichtung durch LNA Transport in Kompetenzzentrum.

Transport

Immer Transport in die nächste chirurgische Notaufnahme mit Voranmeldung. Ausnahme: Kontaminierte Patienten (ABC).

- **Ambulante Behandlung:** Gesunde Erwachsene mit < 5–10 % VKOF, ≤ 1° oder oberflächlich 2°, nicht durch Strom verursacht.
- **Stationäre Behandlung:** Gesunde Erwachsene mit > 10 % VKOF und ab tiefer 2°iger Verbrennung. Kinder, alte Menschen und chronisch kranke Patienten Verbrennungen von Händen, Füßen, Genital- und Analbereich, im Gesicht, sowie Hals und über Gelenke hinweg ziehend.
- **Intensivmedizinische Behandlung:** Erwachsene ab 15–20 % VKOF 2–3°ig, Kinder und alte Menschen ab 10 % VKOF 2–3°ig. Inhalationstrauma (Hitze, Gase, Rauch), Stromverletzungen, chronische Begleiterkrankungen, Begleitverletzungen.

Prinzipien der Weiterbehandlung

- Diagnostik und klinische Erstversorgung (Begleitverletzungen und Verbrennungen).
- Versorgung des Brandverletzten, ggf. in Rücksprache mit Spezialklinik (☞ 21.4). Bei CO-Intoxikation ggf. Transport des Patienten in ein Druckkammer-Zentrum (☞ 21.6) zur hyperbaren Sauerstofftherapie (HBO) zur Vermeidung schwerwiegender Spätschäden (Myokard, ZNS).
- Frühzeitige operative Abtragung sämtlicher Verbrennungs-Nekrosen.
- Sofortige, dauerhafte Deckung der Defekte mit Eigenhaut (Mesh-Graft), passagere Deckung mit Kunsthaut oder Spenderhaut.

!
- Schwerwiegende Begleitverletzungen werden leicht übersehen, da man sich von den Brandverletzungen beeindrucken lässt → gründliche Untersuchung.
- Die Verbrennungsausdehnung und -tiefe kann am Unfallort bei starker Verrußung des Patienten oft nur mangelhaft eingeschätzt werden.
- Informationen über Stromverletzungen unbedingt dokumentieren.
- Der Transport vom Unfallort direkt in ein Brandverletztenzentrum ist nicht zwingend indiziert (z. B. große Entfernung). Jede chirurgische Notaufnahme ist in der Lage, eine adäquate Erstversorgung durchzuführen. Von dort aus schnellstmögliche Kontaktaufnahme mit einem Verbrennungszentrum, später Weiterverlegung.
- Burn-pac® bei kurzen Transportstrecken nicht sinnvoll.
- Keine Salben, Cremes oder Eis anwenden.
- Brennende Flüssigkeiten (z. B. Benzin) können nicht mit Wasser gelöscht werden → Pulverlöscher verwenden.

Rolando Rossi

11.11 Verätzungen

Säurenverätzung
Koagulationsnekrose, d.h. oberflächliche, scharf begrenzte Schädigung der Haut bzw. Schleimhaut. Selten.

Laugenverätzung
Kolliquationsnekrose, d.h. tiefgehende Schädigung von Haut und Schleimhaut mit diffuser Ausbreitung und Bildung sog. Alkali-Albuminate. Mehrzahl aller Verätzungsunfälle in Haushalt und Betrieben.

11.11.1 Kutane Verätzungen

! Die Erstversorgung von Säuren- und Laugenverätzungen ist grundsätzlich gleich und erfolgt im Sinne der Behandlung einer „chemischen Verbrennung".

Symptomatik
Der Schweregrad der Verätzung ist abhängig von Substanzart, Konzentration und Einwirkdauer. Ausprägungsformen: Meist örtlich eng begrenzte, oberflächliche Hautreizung. Seltener flächenhafte und/oder tiefgehende Schädigung der Haut und ggf. des Unterhautgewebes.
- **Säurenverätzung:**
  - Verfärbung bzw. Verschorfung.
  - Sehr starke, brennende oder stechende Schmerzen.
- **Laugenverätzung:**
  - Unscharf begrenzte, gelatineartige, weich gequollene Nekrosen.
  - Eher dumpfe oder in der Tiefe bohrende Schmerzen.
- **Komplikationen** zusätzlich zur lokalen Schädigung:
  - Störungen im Respirationssystem (Inhalationstrauma).
  - Verätzungen im (oberen) Gastrointestinaltrakt (Ingestionsschaden).
  - Vergiftungserscheinungen des Gesamtorganismus (z. B. Herz-Kreislaufinsuffizienz, akutes Nierenversagen, Gerinnungsstörungen. Selten, jedoch hohe Letalität).
- **Sonderfall Flusssäure-Verätzung:** Neben der säuretypischen lokalen Schädigung kommt es zur kutanen oder inhalativen Resorption von Fluoridionen und Komplexbildung mit dem Serum-Kalzium → akute Hypokalzämie mit zerebraler Symptomatik analog der Hyperventilationstetanie (☞ 7.6).

Kurzanamnese
- Akzidentelles Ereignis (Unachtsamkeit im Arbeitsbereich, im Haushalt)?
- Suizidale Handlung?
- Zeitpunkt des Ereignisses, Art und Konzentration der Substanz?

Tab. 11.5 Einteilung der Schweregrade von Verätzungen		
Grad	Symptomatik	Prognose
Erstgradige Verätzung	**Epidermale Schädigung** mit Schmerz, Rötung, Schwellung	Vollständige Regeneration möglich
Zweitgradige Verätzung	**Dermale Schädigung** mit Schmerz, Ulzeration, Flüssigkeitsaustritt, Schorfbildung	Narbige Abheilung
Drittgradige Verätzung	**Subdermale Schädigung** mit Nekrosen aller Hautschichten, Schädigung von Nerven, Blutgefäßen möglich	Defektheilung (meist Hauttransplantation erforderlich)

Sofortdiagnostik

! Eigenschutz beachten: Handschuhe und ggf. Schutzbrille tragen, Kontamination vermeiden.

- Basischeck (☞ 4.1.2).
- Puls, SpO_2, RR, EKG.
- **Inspektion** des betroffenen Areals:
- Rötung, Blutung, Schorfbildung?
- Typische Verfärbung: Salzsäure → weißliche Beläge, Schwefelsäure → bräunlich-schwarze Beläge, Salpetersäure → gelbliche Beläge.
- Abschätzung der Tiefe und flächenmäßigen Ausdehnung in % der KOF (☞ 11.10).
- Substanzproben und Behälter asservieren (Eigenschutz!).
- Hinweise auf Ingestion (Verätzungen an Lippen und im Mund, ☞ 11.11.2)?
- **Hinweise auf systemische Störungen** (nach Resorption größerer Mengen): Tachykardie, Ateminsuffizienz, Schocksymptome?

Sofortmaßnahmen

- **Dekontamination:**
- Einwirkung der Substanz beenden, ggf. zunächst durch Rettung aus dem Gefährdungsbereich (Eigenschutz!). Gelegentlich Rettung erst durch Zuziehung technischer Hilfe möglich.
- Lüftung des Raumes, Entfernen betroffener Kleidung.
- Sofort intensiv spülen (Wasser, Infusionslösung) über mindestens 15 Min. (Eigenschutz, Spritzer vermeiden).
- Bei Kontinuitätserhalt der Epidermis (Schweregrad 1 und ggf. 2): Betroffenes Areal mit Wasser und Seife waschen, anschließend sterile Wundabdeckung.
- Möglichst großlumiger **i.v. Zugang** mit Infusion kristalloider Lösung (z. B. Ringer-Lösung) entsprechend den Richtlinien zur Verbrennungsbehandlung (☞ 11.10).
- **Analgesie,** z. B. mit S-Ketamin (z. B. Ketanest® S) 0,125 mg/kg KG i. v. oder Morphin 2–5 mg i. v., ggf. wiederholen.

- **Sedierung,** z. B. mit Diazepam (z. B. Valium MM®) 5–10 mg i.v. oder Triflupromazin (z. B. Psyquil®) 5–10 mg i.v.
- Bei großflächigen und v. a. drittgradigen Verätzungen und Inhalation antiphlogistische Therapie mit Prednisolon (z. B. Solu Decortin® H) 2 mg/kg KG i.v.
- **Sonderfall Flusssäure-Verätzung:** Lokale Kalzium-Applikation (Ca-Gluconat-getränkte Tupfer auflegen, evtl. lokale Umspritzung mit Calcium 10 %) und i.v. und i.a. Applikation von 10–20 ml Calciumgluconat 10 % sowie 10 ml Magnesiumsulfat 10 %.

Transport

- Immer Transport in chirurgische Klinik, da die Ausdehnung in der Primärphase kaum eingeschätzt werden kann.
- Grundsätzlich stationäre Einweisung bei Schädigung > 5 % KOF, bei Beteiligung des Gesichts (Inhalation, Ingestion), von Gelenkregionen bzw. dem Genitale.
- Gezielte Vorinformation des Krankenhauses mit der Bitte, ggf. schon im Vorlauf Informationen zur Therapie der Verätzung (z. B. über Vergiftungszentralen) einzuholen.
- Bei V.a. Augenbeteiligung stets ophthalmologische Untersuchung.

Prinzipien der Weiterbehandlung

Fortsetzung der Dekontamination, z. B. weitere Spülung bzw. chirurgische Maßnahmen (Débridement), bei Hinweisen auf systemische Resorption Labordiagnostik und Therapie der systemischen Störungen. Bei ausgedehnten Verätzungen evtl. Verlegung in Verbrennungszentrum (☞ 21.4).

- Nach Resorption größerer Mengen von Na- und K-Phosphatverbindungen Hypokalzämien durch Bildung von Kalziumphosphat-Komplexen möglich.
- Keine lokale Therapie mit Salben, Cremes etc. im Rahmen der Erstversorgung.
- Keinesfalls „Neutralisationsversuche" (z. B. Applikation von $NaHCO_3$ nach Säureverätzung), da thermische Schäden durch Reaktionswärme möglich.
- Den Patienten in jedem Fall nüchtern lassen, um eine operative Therapie (Narkose) nicht zu erschweren.

11.11.2 Perorale Verätzungen

Durch Ingestion von Säure oder Lauge Schleimhautirritation, -nekrose oder -perforation der Lippen, des Mund-Rachen-Raumes, Ösophagus und oberen Gastrointestinaltraktes.
Sonderform: Inhalation ätzender Dämpfe mit Schädigung der oberen und unteren Atemwege und der Lunge (Lungenödem, Pneumonitis).

Symptomatik

- **Schweregrad** der Verätzung abhängig von Substanzart, Konzentration und Einwirkdauer.
- Meist örtlich eng begrenzte, oberflächliche Schleimhautreizung mit Rötung und Ödem, evtl. oberflächliche Blutungen, seltener auch flächenhafte und/oder tiefgehende Schädigung der Schleimhaut und ggf. des Unterhautgewebes.
- **Säurenverätzung:** Scharf begrenzt, Oberfläche pergamentartig verändert mit Verfärbung bzw. Verschorfung. Sehr starke, brennende bzw. stechende Schmerzen.

- **Laugenverätzung:** Unscharf begrenzte, aufgequollene, gelatineartige Veränderungen. Eher dumpfe oder in der Tiefe dumpf bohrende Schmerzen.
- **Komplikationen** zusätzlich zur lokalen Schädigung:
- Störungen im Respirationssystem (Inhalationstrauma).
- Vergiftungserscheinungen des Gesamtorganismus (nach Resorption) mit Störung von Bewusstsein, Atmung, Herz-Kreislauf-System, Wasser-Elektrolyt- und/oder Säure-Basen-Haushalt sowie des Gerinnungssystems.
- Retrosternale Schmerzen (ösophageale Schädigung).
- Bluterbrechen, später blutige Diarrhoe (stärkere gastrointestinale Schädigung).
- Zeichen des akuten Abdomens (Perforation).
- **Sonderfall:** Phenole, Kresole (> 5 %): Hypersalivation, Schwitzen, zentralnervöse Störungen bis zu Krämpfen, Atem- und Kreislaufinsuffizienz, akutes Nierenversagen.

Kurzanamnese

- **Akzidentelles Ereignis** (Unachtsamkeit im Arbeitsbereich, im Haushalt; ungeeignete Behältnisse, z. B. „Limonadenflasche" zur Aufbewahrung von Ätzmitteln, Kind betroffen)?
- Zeitpunkt, Art und Menge der aufgenommenen Substanz.
- Verhalten nach Ätzmittelingestion (Erbrechen, häufig wird Milch getrunken).
- **Suizidale Handlung?**

Sofortdiagnostik

- Basischeck (☞ 4.1.2).
- Puls, SpO_2, RR, EKG.
- Inspektion des einsehbaren Mund-Rachen-Raumes:
- Speichelfluss, Blutung, Verschorfung?
- Typische Verfärbung: Salzsäure → weißliche Beläge, Schwefelsäure → bräunlich-schwarze Beläge, Salpetersäure → gelbliche Beläge.
- Mitbeteiligung der Augen?

Sofortmaßnahmen

- Sofortige, intensive **Spülung,** am besten mit Wasser (verdünntem Fruchtsaft, Tee, ggf. kann auch Milch verwendet werden). Patienten spülen und gurgeln lassen. **Cave:** Bei bewusstseinsgetrübten Patienten Aspirationsgefahr beachten. Ggf. Intubation.
- Feste Partikel ausspülen, ggf. mit Tupfer abwischen.
- **Keine großen Mengen trinken lassen:** Kinder max. 100 ml, Erwachsene max. 200 ml (Risiko der Auslösung von Erbrechen).
- O_2-Gabe (☞ 1.7.3).
- Atemwege freihalten, bei beginnender Atemwegsobstruktion frühzeitige Intubation (☞ 3.4.4) und Beatmung (F_iO_2 1,0; PEEP 5 cm H_2O, ☞ 3.4.8).
- Bei Inhalationstrauma (Heiserkeit, Stridor, Husten, Brennen) zur Verminderung der Schleimhautschwellung: Applikation von Glukokortikoiden, z. B. Prednisolon (z. B. Solu Decortin® H) 2 mg/kg KG i.v. (☞ 9.7.1, 11.10).
- Möglichst großlumiger i.v. Zugang mit Infusion größerer Mengen kristalloider Lösungen (z. B. Ringer-Lösung) bzw. kolloidaler Volumenersatzmittel (z. B. HÄS) bei Hinweisen auf Hypovolämie.

- Alle verdächtigen Behältnisse evtl. eingenommener Substanzen asservieren.
- **Sonderfall:** Phenole, Kresole (> 5 %): Symptomatische Behandlung der Krämpfe z. B. mit Diazepam (z. B. Valium® MM 10–20 mg i.v.), Infusion kristalloider Lösungen zur Diuresesteigerung, Medizinalkohle (0,5–1 g/kg KG p.o.).

Transport

- Immer Transport in chirurgische oder internistische Klinik, da die Ausdehnung in der Primärphase kaum eingeschätzt werden kann.
- Gezielte Vorinformation des Krankenhauses mit der Bitte, ggf. schon im Vorlauf weitere Informationen zur Therapie der Verätzung (z. B. über Vergiftungszentralen) einzuholen.

Prinzipien der Weiterbehandlung

Fortsetzung der Maßnahmen zur Sicherung freier Atemwege und suffizienter Kreislaufverhältnisse sowie der Dekontamination, z. B. weitere Spülung bzw. chirurgische Maßnahmen (Débridement). Endoskopie, ggf. dabei Magenspülung und Sondenplatzierung (Strikturprophylaxe). Ggf. Tracheo-, Bronchoskopie. Stationäre Beobachtung für mindestens 24 h bei Hinweisen auf systemische Schädigungen. Bei Perforation Antibiotika-Therapie.

> - Nach Ingestion (größerer) Mengen von Säure bzw. Lauge häufig Hypovolämie und Kreislaufinstabilität → ausreichende Volumensubstitution.
> - Nach Laugeningestion (Kardiaspasmus mit verlängerter Einwirkzeit im distalen Ösophagusdrittel) Perforation und Mediastinitis möglich.
> - Nach Säureingestion Magenperforation (im Pylorusbereich) möglich (verlängerte Einwirkzeit, da Pylorusöffnung erst nach Einstellung eines alkalischen Milieus im Duodenum).

- **Kein Erbrechen** auslösen (erneute Exposition der Ösophagusschleimhaut, Aspirationsgefahr).
- **Keine Magensonde** legen (Perforationsgefahr).
- Schädigungen im Bereich des Ösophagus, ggf. auch des Magens ohne sichtbare Verätzungen im Mund-Rachen-Raum möglich.
- Medizinalkohle bei Verätzungen wegen fehlender Absorptionswirkung bzw. des Risikos der Auslösung von Erbrechen nicht sinnvoll. Ausnahme: Phenole, Kresole.
- Antazida und H_1- bzw. H_2-Blocker sind bei Verätzungen wirkungslos.

Rolando Rossi

11.12 Stromunfall

Eigensicherung bei Stromunfällen

Strenge Beachtung der Eigensicherung bei jedem V.a. Stromunfall (☞ auch 1.8.3):
- Vor Patientenkontakt Stromkreis unterbrechen (Gerät abschalten, Netzstecker ziehen, Sicherung herausnehmen). Falls nicht möglich, Verunfallten mit trockener Holzlatte, Besenstiel oder Seil von dem spannungsführenden Teil trennen. Dabei auf folgende Voraussetzungen achten: Isolierter Standort (Gummiplatte, Holzbrett), Patientenkontakt mit bloßen Händen vermeiden (Gummihandschuhe, trockene Tücher um die Hände wickeln), kein Kontakt des

Retters mit Metallteilen oder feuchtem Boden. Bei der Rettung Abstand zu stromführenden Teilen (mind. 1 cm je 1 000 Volt) einhalten (z. B. 4 m bei Hochspannungsunfall).
- Bei Hochspannung Rettung nur mit Hilfe technischer Rettungskräfte („Elektrofachkraft", ggf. Feuerwehr): Spannungsleiter frei schalten, gegen Wiedereinschalten sichern, Spannungsfreiheit feststellen, erden und kurzschließen, benachbarte, unter Spannung stehende Teile abdecken oder abschranken. Erst nach eindeutiger Freigabe durch die technischen Rettungskräfte Gefahrenzone betreten.

Symptomatik
- Primäre (strombedingte) oder sekundäre (hypoxisch bedingte) Bewusstlosigkeit, Desorientiertheit, Amnesie, Erregung.
- Tetanische Muskelkontraktion („Klebenbleiben" an der Stromquelle).
- Evtl. pektanginöse Symptome.
- Dyspnoe, evtl. Apnoe.
- Krampfanfälle.
- Spastische Paresen (häufig inkomplett) mit geringen sensiblen Ausfällen.
- „Blitzsyndrom" bei Hochspannungsunfall: Bewusstlosigkeit, vorübergehende Lähmung, Blitzfigur (farnkrautartige Hautveränderungen, „Tannenbaummuster").
- Begleitverletzungen.

Tab. 11.6 Typische Spannungsbereiche (Niederspannung < 1 000 V, Hochspannung > 1 000 V)

Telefon	60 V Gleichspannung
Haushaltsstrom	230 V, Drehstrom 400 V Wechselspannung
Straßenbahn	500 V Wechselspannung
Eisenbahn	15 000 V Wechselspannung
Hochspannung	Bis 380 000 V Wechselspannung
Sonderform: Blitzunfall	Mega-Volt-Bereich

Grundsatz: Wechselspannung ist gefährlicher als Gleichspannung.
Allgemein: Niederspannung führt zu elektrophysiologischen, Hochspannung vorrangig zu elektrothermischen Schäden.

Kurzanamnese
- Akzidentelles Ereignis (Berufsunfall, Heimwerker) oder suizidale Handlung?
- Niederspannungsunfälle: „Do-it-yourself"-Elektroarbeiten, defekte bzw. nicht isolierte Elektrogeräte und -leitungen, Benutzung von elektrischen Geräten (Fön) im Bad.
- Hochspannungsunfälle: Arbeiten an Starkstromanlagen, unvorsichtiges Hantieren mit Aluminiumleitern in der Nähe von Hochspannungsleitungen, Unfälle im Bereich von Bahnhöfen und Gleisanlagen.
- Blitzunfall: Tätigkeit im offenen Gelände (z. B. Landwirtschaft) bzw. Aufenthalt unter Bäumen.
- Zeitpunkt des Ereignisses?
- Art, Höhe und Dauer der Stromeinwirkung?

Sofortdiagnostik

- Basischeck (☞ 4.1.2).
- Puls, SpO$_2$, RR, EKG (sämtliche Rhythmusstörungen möglich).
- Inspektion des betroffenen Areals:
  - Strommarke (umschriebene Verbrennung an Ein- und Austrittsstelle). Hinweis auf tiefer liegende Gewebsschäden: Ausgeprägte Schwellung, palpable Verhärtung, Sensibilitätsstörungen proximal der Eintrittsmarke, oft sind innere Verbrennungen nur zu erahnen.
  - Flächige Brandverletzungen (Blitz und Lichtbogen).
- Kraniokaudale Untersuchung (☞ 11.1): Ausschluss von Verletzungen des Bewegungsapparates, z. B. Frakturen (☞ 11.7.1), Muskel-, Weichteilverletzungen bzw. Verbrennungen (☞ 11.10) und/oder Rauchinhalation (☞ 9.7.1).
- Untersuchung von Motorik und Sensibilität (☞ 8.1.5, 8.1.7).

Sofortmaßnahmen

- O$_2$-Gabe (☞ 1.7.3).
- Möglichst großlumiger i.v. Zugang mit Infusion (z. B. Ringer-Lösung, ggf. HÄS).
- Bei großflächigen oberflächlichen Verbrennungen: Volumensubstitution wie bei Verbrennung (☞ 11.10), ansonsten nach Kreislaufsituation (z. B. ml/h = kg KG × % verbrannte KOF).
- Arrhythmiebehandlung:
  - Ventrikuläre Extrasystolie: Lidocain (z. B. Xylocain®) 1 mg/kg KG i.v.
  - Supraventrikuläre, sympathikotone Arrhythmie → vorrangig: Sedierung, Analgesie (s. u.).
  - Ggf. β-Blocker: Z. B. Esmolol (z. B. Brevibloc®): Initial 0,5 mg/kg KG, dann 50 µg/kg KG/Min. i.v.
- Analgesie, z. B. S-Ketamin (z. B. Ketanest® S) 0,125 mg/kg KG i.v. oder Morphin 2–5 mg i.v., ggf. wiederholen.
- Sedierung, z. B. Diazepam (z. B. Valium® MM) 5–10 mg i.v. oder Triflupromazin (z. B. Psyquil®) 5–10 mg i.v.
- Stifneck®, Schaufeltrage, Vakuummatratze.
- Strommarken steril abdecken.

Transport

Großzügige Indikation zur Krankenhauseinweisung und Beobachtung (Ausdehnung innerer Schäden in der Primärphase kaum einschätzbar).
Grundsätzlich **stationäre** Einweisung bei:
- Hinweisen auf zerebrale Beteiligung (Synkope o. Ä.).
- Kardialen Arrhythmien und/oder Angina-pectoris-Beschwerden.
- Patienten mit Herzschrittmacher bzw. AICD-Träger (Fehlfunktion, Totalausfall).
- Schwangeren.

Prinzipien der Weiterbehandlung

Überwachung der respiratorischen und kardialen Funktion.

!
- Arrhythmien können erst Stunden nach dem Elektrounfall auftreten.
- Muskelverletzungen, Sehnenaus- und -abrisse durch strombedingte Muskelkontraktion möglich.

- Das Ausmaß innerer Verletzungen ist entlang gut leitender Gefäß-Nerven-Straßen am größten, aber nicht am Ausmaß der äußeren Verletzungen einschätzbar.
- Elektrounfälle sind häufig mit Stürzen verbunden → gezielt nach Begleitverletzungen suchen, ggf. wie bei V. a. Wirbelsäulenverletzung (11.6) behandeln.

- Durch Stromschluss bedingt können auch Gegenstände wie z. B. Werkzeuge, Maschinen, Regenrinnen oder Blechdächer unter Spannung stehen.
- Auf Leitern oder Gerüsten stehende Stromopfer können bei Spannungsabschaltung (Muskelentkrampfung) abstürzen → Sicherungsmaßnahmen ergreifen (z. B. Helfer bei Patienten zum „Auffangen" positionieren, evtl. Sprungtuch).
- Volumenbedarf wird (bei ausgedehnten inneren Verletzungen) häufig unterschätzt → kontinuierliches Monitoring, ggf. großzügige Volumengabe.

Sondersituation: Blitzunfall

Vorgehen wie bei Stromunfall (s. o.) bzw. Verbrennung (11.10). Besonderheiten:
- Extrem hohe Spannungen (durchschnittlich 10–30 MegaVolt), Stromstärken bis über 300 000 Ampère, Expositionszeit nur Sekundenbruchteile.
- Stromfluss hauptsächlich auf der Körperoberfläche („flashover") und nicht durch den Körper → Hautverbrennungen häufiger als innere Verletzungen.
- Schädigung vom Stromweg im Körper abhängig:
  - Sofortige Bewusstlosigkeit bei Durchströmung des Kopfes.
  - Kreislaufstillstand (Asystolie bzw. Kammerflimmern) bei Beteiligung des Herzens.
  - Atemstillstand durch Muskelkontraktion mit progredienter Hypoxie.

Michael Wucherer

11.13 Strahlenunfall

Symptomatik
- Externe Bestrahlung: Schädigung von Dosisleistung und Expositionszeit abhängig (Tab. 11.7).
- Hautkontamination, Inkorporation: Keine Akutsymptomatik.

Kurzanamnese
- Unfallhergang ermitteln.
- **Externe Bestrahlung:**
  - Unfall bei Bestrahlungseinrichtungen mit hoher Dosisleistung in der Industrie (Werkstoffprüfungen, Messtechnik, Sterilisation), Forschung und Medizin (z. B. Beschleuniger).
  - Abschätzung der Teil- bzw. Ganzkörperdosis durch Rekonstruktion des Unfallhergangs (Expositionszeit, Abstand zur Strahlenquelle).
- **Hautkontamination/Inkorporation:**
  - Unfall bei Transport von bzw. Umgang mit offenen radioaktiven Stoffen in der kerntechnischen Industrie, in Forschungseinrichtungen und in der Nuklearmedizin.
  - Abschätzung des Gefahrenpotenzials anhand der beteiligten Nuklide und deren Aktivität (offene α-Strahler!).

Strahlenunfall

Tab. 11.7 Messgrößen radioaktiver Aktivität und Strahlung

Größe	Definition	Einheit	Bemerkung
Aktivität	Anzahl radioaktiver Kernumwandlungen pro Zeiteinheit	Bq (Becquerel)	Frühere Einheit 1 Ci = $3{,}7 \times 10^{10}$ Bq = 37 GBq
Äquivalentdosis	Energiedosis, bewertet mit der vorliegenden Strahlenart	Sv (Sievert)	Frühere Einheit 1 rem = 0,01 Sv Für Rö- und γ-Strahlung gilt: 1 R ≈ 1 rad = 1 rem = 0,01 Gy = 0,01 Sv
Äquivalentdosisleistung	Äquivalentdosis pro Zeiteinheit	Sv/h	Natürlicher Strahlenpegel: 0,1 µSv/h bzw. ca. 2 mSv/Jahr
Effektive Dosis	Gewichtete Äquivalentdosis bei inhomogener Ganzkörperexposition (Grenzwerte für Personal)	Sv	Proportional zum zusätzlichen Risiko an Krebs zu sterben

Sofortdiagnostik

- Basischeck (☞ 4.1.2).
- Puls, SpO$_2$, RR, EKG.
- Kraniokaudale Untersuchung (☞ 11.1).
- Externe Bestrahlung: Evtl. Hautrötungen (ab Dosen von 5 Sv nach einigen Stunden).
- Hautkontamination/Inkorporation: Keine sichtbaren Schädigungen.

Tab. 11.8 Einteilung von akuten Strahlenschäden

Bestrahlungsregion	Dosis	Symptome
Teilkörper	> 3 Sv	Erythem, Epilation der Haut (nach 3 Wochen)
	> 5 Sv	Früherythem nach Stunden
	> 50 Sv	Früherythem nach Stunden Gewebezerfall, Geschwürbildung (nach 3 Wochen)
Ganzkörper	1–2 Sv	> 2–6 h: Leichte Übelkeit, kurzzeitig Kopfschmerzen
	2–6 Sv	> 0,5–1 h: Schweres Erbrechen, ständiger Kopfschmerz, ggf. leichtes Früherythem, allgemeine Körperschwäche
	> 6 Sv	< 0,5 h: Unstillbares Erbrechen, sehr starker Kopfschmerz, schwach ausgeprägtes Früherythem, stark ausgeprägte Körperschwäche, Bewusstseinstrübung

Sofortmaßnahmen

! Die Strahlenexposition des RD-Personals durch die evtl. kontaminierte Unfallstelle bzw. den Strahlenunfallpatienten während der Erstversorgung ist außer in Extremfällen (KKW-GAU) minimal bzw. zu vernachlässigen. Hilfeleistung durch das RD-Personal hat absolute Priorität vor Strahlenschutzmaßnahmen.

- Ggf. Nachalarmierung der Feuerwehr bzw. des betrieblichen Strahlenschutzes.
- Selbstschutz (wie bei Infektionsgefahr!) durch Einmalhandschuhe (2 Paar), Mundschutz, Jacke oder Kittel (Armbedeckung) insbesondere bei offenen radioaktiven Stoffen.
- Patienten ggf. aus Gefahrenzone retten.
- Messung der Strahlendosen durch Feuerwehr oder betrieblichen Strahlenschutz mittels Dosisleistungsmessgeräten → zusammen mit Zeitfaktor Abschätzen der Äquivalentdosis für Patient bzw. Rettungsdienstpersonal.
- Bei offenem radioaktiven Stoffen Kontaminationsmessung einzelner Körperteile des Patienten bzw. des RD-Personals zur Abschätzung der Flächenaktivität der betroffenen Körperregionen (Angabe in Bq/cm^2 bzw. Imp./s).
- **Nach externer Bestrahlung** mit sehr hoher Dosis bestrahlte Körperteile steril abdecken.
- **Nach Hautkontamination:**
- Kontaminierte Kleidung entfernen.
- Inkorporation durch Abdecken offener Wunden und Körperhöhlen vermeiden.
- **Bei V.a. Inkorporation:**
- Patienten Nase schnäuzen lassen.
- Bei gesicherter Ingestion: Erbrechen auslösen bzw. Magenspülung (☞ 9.3.1).
- Patienten in jedem Fall immobilisieren (liegend lagern) und z. B. in Betttuch einwickeln, um die Weiterverbreitung von Radioaktivität zu vermeiden.
- Kontaktaufnahme mit einem regionalen Strahlenschutzzentrum (☞ 21.5).
- Verständigung eines nach dem Strahlenschutz-Recht ermächtigten Arztes (über RLSt).
- Ermittlung der beteiligten Radionuklide.
- Nach Abschluss der Rettungsmaßnahmen Weiterverbreitung der Kontamination vermeiden:
- Rettungspersonal auf Kontamination prüfen lassen, ggf. Kleidung wechseln.
- Abfall (Kleidung, Taschentuch, Erbrochenes) sammeln und sicher verwahren.

Transport

- Medizinische Erstversorgung (Trauma/Krankheit) hat immer Priorität!
- Bei schweren Zusatzverletzungen oder -erkrankungen Transport in nächste geeignete Klinik mit Voranmeldung.
- Sonst immer Transport in das nächste regionale Strahlenschutzzentrum (☞ 21.5) mit Voranmeldung.

Prinzipien der Weiterbehandlung

- **Externe Bestrahlung:** Behandlung der Ulzera, ggf. „Steril"-Therapie bzw. Knochenmarktransplantation.
- **Hautkontamination:** Dekontamination (waschen, spülen) und Überprüfung auf Inkorporation.
- **Inkorporation:** Inkorporationsmessungen, Dekorporation, Messung der Ausscheidungen. Bei kontaminierten Wunden durch α-Strahler ggf. chirurgische Intervention.

Ulrich v. Hintzenstern

11.14 Kältetrauma

- Hypothermie: Absinken der Körperkerntemperatur < ca. 35 °C.
- Akute Lebensgefahr: Bei Temperaturen < 30 °C (drohendes Kammerflimmern).
- Erfrierung: Schwere lokale Gewebsschädigung, meist an den Akren (Zehen, Finger, Nase, Ohren).

Symptomatik

Tab. 11.9 Symptomatik der Erfrierungsstadien

Stadium	Betroffene Gewebeschichten	Symptomatik
Grad 1	Haut	Abkühlung, Blässe, Hyp- bis Anästhesie bei Wiedererwärmung: Rötung durch reaktive Hyperämie, mäßige Schmerzen, Pruritus
Grad 2	Haut und Unterhaut	Ödem und Blasen (frühestens nach 1 Tag)
Grad 3	Tiefe Gewebsschichten	Nekrosen (frühestens nach 1 Woche)
Grad 4	Alle Gewebsschichten	Totalvereisung (Akren können bei Berührung abbrechen)

Tab. 11.10 Stadieneinteilung der Hypothermie

Stadium	Stadien-Charakteristik	Bewusstsein	Klinik und Befunde	Körpertemperatur
Grad 1	Erregung, Exzitation, Abwehr, Gegenregulation, „safe zone"	Voll erhalten	Muskelzittern, Schmerzen, RR ↑, Puls ↑, Hyperventilation	Ca. 37–34 °C
Grad 2	Erschöpfung, Erregungsabnahme, Adynamie, Kreislaufzentralisation, „danger zone"	Eingeschränkt	Ungelenke Bewegungen, Ataxie, Muskelrigidität, Apathie, Schmerzempfindung ↓, Puls ↓, RR ↓, Abnahme der Atemtätigkeit, Halluzinationen (paradoxal undressing)	Ca. 34–30 °C

Tab. 11.10 Fortsetzung				
Stadium	Stadien-Charakteristik	Bewusstsein	Klinik und Befunde	Körpertemperatur
Grad 3	Lähmung, Paralyse, Stupor, Reaktionslähmung	Koma	Reflexlosigkeit, weite Pupillen, Minimalatmung, extreme Bradykardie oder -arrhythmie, evtl. Herzkreislaufstillstand	Ca. 30–27 °C
Grad 4	Scheintod (vita minima)		Apnoe, Kammerflimmern	Ca. < 27 °C

Kurzanamnese

- Kälteexposition, z. B. durch Eiseinbruch, Berg-, Lawinen-, Ertrinkungs-, Tauchunfall, Seenotfall, Obdachlosigkeit.
- Begünstigende Faktoren:
- Wind, Wasser, Feuchtigkeit.
- Medikamenten-, Drogen oder Alkoholintoxikation (Vasodilatation).
- Periphere Mangeldurchblutung (AVK).
- Immobilisation aufgrund von Bewusstlosigkeit, Verletzungen oder Einklemmung.
- Kachexie, höheres Lebensalter.

Sofortdiagnostik

- Basischeck (☞ 4.1.2).
- Puls, SpO$_2$ (falls möglich), RR, EKG.
- Temperatur (Hypothermie?).
- Neurologische Notfalluntersuchung (☞ 8.1).
- BZ-Stix (Hypoglykämie?).

Sofortmaßnahmen

! „3 I" der präklinischen Hypothermietherapie: Immobilisation, Isolation und ggf. Intubation.

- Patienten nur vorsichtig, möglichst horizontal bewegen und lagern (Schaufeltrage).
- Transport in wind- und wettergeschützten Raum (z. B. NAW, Hütte) zur Erstversorgung.
- Immobilisation: Aktive und passive Bewegungen des Patienten vermeiden.
- O$_2$-Gabe (☞ 1.7.3).
- Isolation: Schutz vor weiterer Abkühlung durch passive Erwärmung (nasse und einschnürende Kleidung aufschneiden, Patienten in Wolldecken oder Alufolie einwickeln).
- I.v. Zugang mit Infusion (NaCl 0,9 %) mit minimaler Tropfgeschwindigkeit. Ggf. Analgesie, z. B. mit 5 mg Morphin oder 25 mg Pethidin (z. B. Dolantin®) i.v.

Kältetrauma

11.14

- Bei starkem Kältezittern fraktionierte Gabe von 0,025 mg Clonidin (z. B. ⅙ Amp. Catapresan®) oder 10 mg Pethidin (z. B. ⅕ Amp. Dolantin®) i.v.
- Ggf. Intubation (☞ 3.4.4) und Beatmung (☞ 3.4.8, Atemfrequenz 6–8/Min., AZV 7,5–10 ml/kg KG, AMV 60 ml/kg KG, F_IO_2 1,0, PEEP 5 cm H_2O). Trotz tiefem Koma sind Abwehrbewegungen bei Intubation möglich → 10 mg Etomidate (z. B. Hypnomidate®) und 0,1 mg Fentanyl®.
- Bei Übergang von Bradykardie in Kammerflimmern: Präkordialer Faustschlag (☞ 3.4.9).
- Bei Asystolie und defibrillationsrefraktärem Kammerflimmern Thoraxkompression (f = 30–40/Min.).
- Betroffene Akren steril abdecken und polstern.
- Bei leichter Hypothermie Wiedererwärmung z. B. durch Infusionswärmer, heizbare Tragenauflage.

Transport

- Erfrierung: Transport in die nächste chirurgische Abteilung.
- Hypothermie:
- Stadium 1: Transport in die nächste chirurgische oder internistische Abteilung.
- Stadium 2: Zügiger Transport in die nächste chirurgische oder internistische Abteilung mit Intensivstation.
- Stadium 3 und 4: Umgehender Transport nach Voranmeldung in eine chirurgische Klinik mit Intensivstation und Möglichkeit der extrakorporalen Zirkulation (Kardiochirurgie).

Prinzipien der Weiterbehandlung

- Hypothermie: Wiedererwärmung durch heißes Wasserbad, extrakorporale Zirkulation, Peritonealdialyse.
- Erfrierung: Langsames Erwärmen, evtl. Sympathikusblockade, regionale Lyse, Nekrosenabtragung, plastische Rekonstruktion.

Differenzialdiagnose

Bewusstseinsstörungen z. B. bei Intoxikation (☞ 9), diabetischem Koma oder zerebrovaskulärer Insuffizienz.

!
- Stoffwechsel: O_2-Verbrauch ↓ um ca. 7 % je 1 °C Temperaturabfall → Fortsetzung der Reanimationsmaßnahmen bis zur Übergabe des Patienten in der Klinik.
- Muskelzittern erhöht den O_2-Verbrauch um 500 %.
- Bei einer Körperkerntemperatur < 30–32 °C Medikamente weitgehend wirkungslos, Defibrillation meist erfolglos.
- **Cave:** Bergungstod: Durch Manipulationen während der Rettung vermischen sich kaltes Schalenblut und warmes Kernblut → Absacken der Körperkerntemperatur (Nachkühlung) → Kammerflimmern.

- Präklinisch keine aktive Erwärmung: Gefahr eines Wiedererwärmungskollaps (after-drop) bei peripherer Erwärmung: Hauttemperatur ↑ → peripherer Widerstand ↓ (Vasodilatation) → RR ↓.
- Bei starker Unterkühlung ist ein i.v. Zugang ohne Nutzen → bei Punktionsschwierigkeiten keine Transportverzögerung, ggf. Verzicht auf i.v. Zugang.

- Zentrale Venenkatheter sind im Hypothermiestadium 2 und 3 kontraindiziert (Gefahr des Kammerflimmerns bei Kontakt des Katheters mit Myokard).
- Bradykardie bei Hypothermie nie medikamentös „behandeln".
- Keine depolarisierenden Muskelrelaxanzien (Succinylcholin, z. B. Lysthenon®) verwenden.
- **Cave:** Pethidin (z. B. Dolantin®): NW negative Inotropie → vorsichtige Boli-Gabe unter Kreislaufkontrolle.
- Die Versorgung einer systemischen Hypothermie hat immer Priorität vor der einer lokalen Erfrierung.
- Keine mechanische Irritation (Massage oder Einreiben mit Schnee) erfrorener Bereiche.

Günter Frey

11.15 Ertrinken

Formen

- **Beinahe-Ertrinken:** Überleben des Ertrinkungs-Unfalls um mehr als 24 Stunden.
- **„Trockenes" Ertrinken:** Eintritt des Atem- und Kreislaufstillstandes durch zerebrale und/oder kardiale Hypoxie noch vor der Aspiration von Flüssigkeit in die tieferen Atemwege.
- **Süßwasseraspiration:**
- Süßwasser (hypoton) wird innerhalb weniger Min. aus den Alveolen in den Kreislauf resorbiert → Hypervolämie, Hyponatriämie, Hypoproteinämie, Hämolyse, massive Hyperkaliämie.
- Zerstörung des Surfactant → Atelektasen nach Resorption des aspirierten Wassers.
- **Salzwasseraspiration:**
- Salzwasser (hyperton) zieht Plasma in die Alveolen → Lungenödem, Hypovolämie und Hämokonzentration.
- Durch Diffusion der Elektrolyte des Salzwassers Hypernatriämie und Hyperkaliämie.

Symptomatik

- Bewusstlosigkeit.
- Meist Atem- und Kreislaufstillstand.
- Zyanose (nicht erkennbar bei Hämolyse, Zentralisation).
- Hypothermie (☞ 11.14).

Kurzanamnese

- Nichtschwimmer (Kinder), evtl. am Ufer ausgerutscht und ins Wasser gestürzt.
- Badeunfall durch Synkope oder SHT.
- Einklemmung unter Wasser (Verkehrsunfall, Bootskenterung, Tauchunfall).
- Z. n. Alkoholgenuss.

Sofortdiagnostik

- Basischeck (☞ 4.1.2).
- Puls, SpO$_2$, RR, EKG (Flimmern? Asystolie? Elektro-mechanische Entkoppelung?).
- Neurologische Notfalluntersuchung (☞ 8.1).
- Kraniokaudale Untersuchung (☞ 11.1): Begleitverletzungen?

Ertrinken

Sofortmaßnahmen

- Bei V.a. Wirbelsäulentrauma Stifneck®, Schaufeltrage, Vakuummatratze.
- Flachlagerung, bei Hirndruckzeichen (Hirnödem) Oberkörperhochlagerung 30°.
- O_2-Gabe (☞ 1.7.3).
- I.v. Zugang mit Infusion (z. B. Ringer-Lösung, ggf. HÄS).
- Ggf. Reanimation (☞ 3.5).
- Ggf. Intubation (☞ 3.4.4) und Beatmung (☞ 3.4.8) mit F_iO_2 1,0 und PEEP 5–10 cm H_2O.
- Einmalige Blindpufferung mit Natrium-Bikarbonat 8,4 %, 1 ml/kg KG (Azidose, Hyperkaliämie).
- Bei zerebralen Krämpfen fraktionierte Gabe von Barbituraten, z. B. Thiopental (z. B. Trapanal®) 100–150 mg i.v. als Bolus.
- Evtl. Magensonde (Entleeren verschluckten Wassers). Bei längerem Transportweg Dauerkatheter.
- Schutz vor weiterer Auskühlung (Decken, Wärmeschutzfolien).

Transport

Immer (auch bei scheinbar vital stabilen Patienten) Transport in die nächste anästhesiologische, chirurgische oder internistische Fachabteilung mit Intensivstation.

Prinzipien der Weiterbehandlung

- Respirator-Therapie, zentrale Wiedererwärmung (Hypothermie), Hirndrucktherapie (hypoxisches Hirnödem), Antibiose (Aspirationspneumonie), ggf. Hämofiltration (Lungenödem, akutes Nierenversagen durch Hämolyse).
- Intensivüberwachung für mindestens 24 Stunden (Gefahr des „sekundären Ertrinkens").

Differenzialdiagnose

Tod im Wasser anderer Genese:
- Vasovagaler Reflex (Immersionsschock).
- Suizidversuch (Begleit-Intoxikation?).
- Verbrechen, Verschleierung einer Straftat.

! Hypothermie

(☞ 11.14)
- Zerebrale Hypoxietoleranzzeit verlängert → CPR auch über längere Zeit (45–60 Min.) sinnvoll. Bei Hypothermie-Verdacht Kliniktransport notfalls unter laufender CPR.
- Beenden „erfolgloser" Wiederbelebungsmaßnahmen erst in der Klinik nach erfolgreicher zentraler Wiedererwärmung.

- Versuche, durch „Lagerungsmaßnahmen" oder „Absaugen" Wasser aus den tieferen Atemwegen des Patienten zu entfernen, sind obsolet.
- Auch scheinbar vital stabile Patienten wegen Gefahr des sekundären Lungenödems immer in Krankenhaus zur Intensivüberwachung transportieren.

Günter Frey

11.16 Tauchunfälle

- **Stickstoffübersättigung:** Ausperlen von Stickstoffblasen interstitiell und intravasal während oder nach dem Aufstieg (Dekompressionsunfall).
- **Lungenüberdruckbarotrauma** mit nachfolgender arterieller Gasembolie während des Aufstiegs.

🖥 Internetadressen
Divers Alert Network (DAN) Europe
www.daneurope.org

Gesellschaft für Tauch- und Überdruckmedizin (GTÜM)
www.gtuem.org

Symptomatik

- **Dekompressionsunfall** (Symptome häufig erst Min. bis h nach dem Tauchgang, akut bis subakut-progredient):
- Hautjucken („Taucherflöhe") und Gelenkschmerzen („bends").
- Bewusstseinsstörungen aller Schweregrade, von einfacher Verlangsamung bis zum Mittelhirnsyndrom.
- Querschnittlähmung.
- Gleichgewichts- und Sehstörungen (zerebelläre oder labyrinthäre Beteiligung).
- Akuter Thoraxschmerz („chokes"), Dyspnoe → pulmonal-arterielle Gasembolie (Lungenembolie ☞ 7.4).
- **Arterielle Gasembolie** (meist unmittelbar nach dem Auftauchen Zeichen eines apoplektischen Insultes):
- Seh- und Sprachstörungen.
- Rasch einsetzende Bewusstlosigkeit.
- Fokale zerebrale Krampfanfälle.
- Hemiplegie.
- Evtl. Atemstillstand.
- Stenokardie, kardiogener Schock („Herzinfarkt"), Rhythmusstörungen.
- **Lungen-Barotrauma** (auch ohne arterielle Gasembolie):
- Dyspnoe, Hustenreiz, Heiserkeit, blutiger Auswurf.
- Retrosternale Schmerzen.

Kurzanamnese

- Gerätetaucher, auch nach Tauchtraining im Hallenbad („Notaufstiegs"-Übungen).
- Dekompressionsunfall: Z.n. längerem Aufenthalt in größerer Tiefe; Nichtbeachten der Auftauchvorschriften (Dekompressionszeiten, „Haltezeiten").
- Lungenbarotrauma: Bereits nach kurzem Aufenthalt in geringer Tiefe (ab 1 m) bei Luftanhalten während dem Auftauchen möglich (nur beim Gerätetauchen).
- Tauchgangsanamnese wichtig zur Planung der Dekompressionsbehandlung (ggf. Fremdanamnese bei Tauchkameraden erheben).

Sofortdiagnostik

- Basischeck (☞ 4.1.2).
- Puls, SpO_2, RR, EKG.
- Tachykardie, RR ↓ → V.a. Lungenembolie.
- Rhythmusstörungen → V.a. arterielle Gasembolie.
- Inspektion:
- Hautemphysem am Hals und im Bereich der oberen Thoraxapertur → V.a. Lungenbarotrauma.
- Kleine juckende Hautflecken (ungelöste Gasblasen) oder schmerzhafte Schwellungen (Apfelsinenhaut) → V.a. Dekompressionsunfall.
- Auskultation: Einseitig abgeschwächtes Atemgeräusch (Pneumothorax, Spannungspneumothorax ☞ 7.7) → V.a. Lungenbarotrauma.
- Neurologische Notfalluntersuchung:
- Topografisch-anatomisch nicht immer eindeutig zuzuordnende Ausfälle (motorisch, sensibel, spinal, zerebral) in unterschiedlicher Ausprägung. Meist partielle bis komplette Paraplegie (Störungen der Blasen- und Mastdarmkontrolle bis hin zur vollständigen Querschnittlähmung) mit Höhenlokalisation bevorzugt im unteren Thorakal- oder oberen Lumbalmark → V.a. Dekompressionsunfall.
- Hemiplegie → V.a. arterielle Gasembolie.

Sofortmaßnahmen

- Lagerung: 30°-Oberkörperhochlagerung.
- O_2-Gabe (☞ 1.7.3) mit 100 % O_2 (Kreis- oder Demand-System).
- I.v. Zugang mit Infusion (HÄS); 1–1,5 l in der ersten h (Hämokonzentration durch paravasale Ödeme).
- Ggf. Intubation (☞ 3.4.4) und Beatmung (☞ 3.4.8, F_iO_2 1,0).
- Ggf. Analgesie, z. B. mit fraktionierter Gabe von 0,1 mg Fentanyl® i.v.
- Ggf. Sedierung mit fraktionierter Gabe von 2,5 mg Midazolam (z. B. Dormicum®) oder 5 mg Diazepam (z. B. Valium®) i.v.
- Azetylsalizylsäure (z. B. Aspisol®) 500–1 000 mg i.v. (Thrombozyten-Aggregation an die intravasalen Gasblasen).
- Methylprednisolon (z. B. Urbason®) 1 000 mg i.v.
- Bei zerebralen Krampfanfällen → fraktionierte Gabe von Barbituraten, z. B. Thiopental (z. B. Trapanal®) 100–150 mg i.v. als Bolus.
- Bei Bewusstlosigkeit und/oder Paraplegie: Blasenkatheter.
- Bei Spannungspneumothorax (☞ 7.7): Sofortige Entlastung und ggf. Thoraxdrainage (☞ 2.9.1).
- Schutz vor Auskühlung (Decken, Wärmeschutzfolie).

Transport

Umgehender schonender Transport (auch mit RTH) in eine Klinik mit Überdruckkammer und Intensivstation nach Voranmeldung (☞ 21.6).

Prinzipien der Weiterbehandlung

Sofortige Rekompressionstherapie mit hyperbarer Oxygenation in einer Überdruckkammer unter Weiterführung der eingeleiteten Intensivtherapie-Maßnahmen. Frühzeitige und umfassende neurologische Rehabilitations-Therapie.

Differenzialdiagnose

- Thrombo-embolisches Ereignis, Trauma, Blutung, Bandscheibenvorfall, Tumor, Enzephalitis/Meningitis, Spontanpneumothorax.
- Im Zweifelsfall bis zum Beweis des Gegenteils als Tauchunfall behandeln.

- O_2 ist das wichtigste Medikament in der Frühbehandlung des schweren Tauchunfalls. Ziel ist die beschleunigte Stickstoffauswaschung → immer O_2 mit max. F_iO_2 unabhängig von Blutgas- oder Sättigungswerten.
- Dekompressionsunfälle können auch bei Arbeiten unter Überdruck (Caisson-Baustelle: U-Bahn-, Tunnelbau) oder bei plötzlichem Druckabfall (z.B. Absprengen der Pilotenkanzel bei großer Flughöhe) auftreten.
- „Tiefenrausch": Narkoseähnliche Wirkung von Stickstoff ab 4 bar Umgebungsdruck (30 m Tauchtiefe) bei Pressluftatmung → Selbstüberschätzung, Euphorie → Verletzung von Tauchsicherheitsregeln → Panik oder Apathie → Bewusstlosigkeit.
- Tauchunfall mit schwerem neurologischen Defizit häufig verbunden mit Ertrinkungsunfall (☞ 11.15).

- Taucher dissimulieren nicht selten und verkennen häufig den kausalen Zusammenhang ihrer diffusen Beschwerden mit dem vorangegangenen Tauchgang, insbesondere bei zeitlicher Latenz.
- Lagerung in Kopftieflage (Ziel: Verminderung des Aufsteigens von Gasblasen in das Gehirn) ist heute obsolet (→ Zunahme des Hirndrucks).
- Einmann-Transport-Druckkammer obsolet, da O_2 verboten. Zusätzlich Zeitverzug durch Antransport an den Unfallort. Außerdem notärztlicher Zugriff bei evtl. Verschlechterung der Vitalfunktionen unmöglich.

Pädiatrische Notfälle

12

Inhalt

URSULA CAMMERER

- 436 **12.1 Basisinformationen**
- 437 12.1.1 Logistik und Transport
- 438 12.1.2 Umgang mit Kind und Eltern
- 439 12.1.3 Alter und Größenverhältnisse
- 440 12.1.4 Thermoregulation
- 441 12.1.5 Zugangswege für Volumenersatz und Medikamente
- 447 12.1.6 Infusionslösungen
- 448 **12.2 Akute respiratorische Insuffizienz**
- 448 12.2.1 Besonderheiten im Kindesalter
- 450 12.2.2 Symptomatik und Diagnostik
- 450 12.2.3 Therapie
- 459 **12.3 Schock**
- 459 12.3.1 Besonderheiten im Kindesalter
- 460 12.3.2 Symptomatik und Diagnostik
- 462 12.3.3 Therapie
- 463 **12.4 Reanimation**
- 468 **12.5 Spezielle Kindernotfälle nach Leitsymptomen**
- 468 12.5.1 Polytrauma
- 471 12.5.2 Schädelhirntrauma (SHT)
- 474 12.5.3 Atemnot mit Stridor
- 481 12.5.4 Atemnot mit Giemen: Bronchiolitis und Asthma bronchiale
- 485 12.5.5 Krampfanfall
- 490 12.5.6 Bewusstseinsstörung und Bewusstlosigkeit
- 491 12.5.7 Herzinsuffizienz
- 493 12.5.8 Zyanose
- 496 12.5.9 Verdacht auf Misshandlung
- 498 12.5.10 Beinahe-Kindstod (Near miss SID)
- 499 12.5.11 Plötzlicher Kindstod (SID)

12 Pädiatrische Notfälle

12.1 Basisinformationen

Besonderheiten pädiatrischer Notfälle

Notarzterfahrung

Die meisten Notärzte besitzen nur wenig Routine in der Notfallversorgung von Kindern. Insbesondere die **mangelnde praktische Erfahrung** in der Anlage von **venösen Zugängen** sowie der **Intubation von Säuglingen und Kleinkindern** lässt viele Notärzte mit Sorge an entsprechende Notfälle denken.

Bei schwerwiegenden Atemstörungen oder Situationen, die eine intravasale Volumen- oder Medikamentengabe erfordern, sind jedoch nicht in jedem Fall relativ schwierige Techniken wie eine Intubation oder ein zentraler Venenzugang erforderlich bzw. lebensrettend. So kann bei Kindern auch mit wesentlich einfacher durchzuführenden Maßnahmen, wie z.B. mit einer suffizienten Maskenbeatmung und einer intraossären Infusion, durchaus eine vitale Funktion erreicht werden.

> !
> - Schreien und Weinen bedeutet Atmung, d.h. Kinder, die viel schreien und sich heftig wehren verursachen zwar eine dramatische Atmosphäre, sind aber meist nicht vital gefährdet. Besondere Vorsicht dagegen bei „stillen" Kindern!
> - Das Kind kann in der Regel erst in der Kinderklinik definitiv versorgt werden. Die notärztlichen Maßnahmen sollen nur die Phase bis zur Klinikeinlieferung überbrücken → Interventionen auf wirklich notwendige Maßnahmen beschränken.

Unterschiede Kind – Erwachsener

Für den Notarzt relevant sind Kenntnisse der Unterschiede zwischen Kindern (insbesondere bis zum 1. Lebensjahr) und Erwachsenen hinsichtlich physiologischer und anatomischer Besonderheiten (z.B. Thermoregulation und Luftwege), Pharmakokinetik und -dynamik (wichtig für die Medikamentendosierung).

Für Erwachsene typische Herz-Kreislauf-Probleme treten im Kindesalter praktisch nie auf:
- Beim Kind kann man im Gegensatz zum Erwachsenen fast immer mit einem gesunden Myokard rechnen – selbst wenn ein Vitium besteht.
- Ein Kammerflimmern kommt kaum vor.
- Ein **Herz-Kreislaufstillstand ist fast immer hypoxisch bedingt**, d.h. eine Reanimation bei Asystolie kann durch Beheben der ursächlichen Hypoxie erfolgreich sein.

Spektrum der Notarzteinsätze

- Die vermutlich häufigste Einsatzindikation bei Kindern ist der Krampfanfall, der allerdings meistens beim Eintreffen des Arztes bereits beendet ist.
- Akute Atemprobleme, wie Krupp-Syndrom, Asthma oder Fremdkörperaspiration erfordern eine gewisse Kenntnis in der Differenzialdiagnostik. Selten, aber lebensgefährlich ist die Epiglottitis.
- Unfälle im Kindesalter sind relativ häufig, so z.B. im Straßenverkehr, beim Baden (☞ 11.15), mit elektrischem Strom (☞ 11.12), mit giftigen Haushaltsmitteln (☞ 9.6.2) und heißen Medien (☞ 11.10).
- Bei Vorliegen „ungewöhnlicher" Verletzungsmuster sollte der Notarzt auch an die Möglichkeit einer Kindesmisshandlung denken (☞ 12.5.9).

Basisinformationen 12

Todesfälle im Kindesalter

- Bei Kindern im Alter **unter 1 Jahr** wird der Notarzt mit dem **„Plötzlichen Kindstod"** (2–4 von 1 000 Lebendgeburten im Alter zwischen 1 Woche und 1 Jahr) als häufigster Todesursache konfrontiert (☞ 12.5.11).
- Die häufigsten Todesfälle bei Kindern im Alter **über 1 Jahr** sind **Unfälle**. In erster Linie treten hierbei **Schädel-Hirn-Verletzungen** (☞ 12.5.2) auf. Eine optimale präklinische Versorgung der kleinen Patienten kann in diesen Fällen wesentlich zur Senkung der Mortalität beitragen.

12.1.1 Logistik und Transport

Information über örtliche Besonderheiten

In größeren Ballungsräumen gibt es manchmal einen **„Babynotarzt"** speziell für Neugeborenennotfälle, seltener zusätzlich einen **„Kindernotarzt"**. Diese Spezialisten kommen in der Regel im **Rendez-vous-System** aufgrund des längeren Anfahrtsweges jedoch erst nach dem Notarzt zum Einsatzort.

Transportindikation

Auch scheinbar „harmlose" Fälle bei Kindern sollten grundsätzlich in eine geeignete Klinik oder je nach örtlichen Gegebenheiten in eine pädiatrische Facharztpraxis gebracht werden zur weiteren Beurteilung durch einen entsprechend ausgebildeten Kollegen, z. B. zum Ausschluss einer Meningitis nach Krampfanfall.

! Transport des wachen Kleinkindes am praktikabelsten meist auf „Mutters Schoß", allerdings wegen fehlender Rückhaltesysteme gefährlich. Alternativen jedoch nicht vorhanden.

Inkubator

Ein Inkubatortransport muss bei der Rettungsleitstelle extra angefordert werden und ist bei Neugeborenen immer, bei Säuglingen je nach Zustand und Dauer des Transports indiziert. **Alternative:** Kind in warme Decke oder Isolierfolie einwickeln.
Für den normalerweise gebräuchlichen Inkubator darf das Kind max. 5 kg schwer und 50 cm groß sein (Liegefläche nur 60 cm lang). Für Spezialfälle gibt es „Übergrößen".

Hubschraubertransport

Bei instabilen Kindern vorher Intubation, Anlage eines 2. venösen Zugangs und evtl. einer Thoraxdrainage. Im Hubschrauber ist aufgrund der beengten Platzverhältnisse und der großen Lautstärke eine entsprechende Kontrolle der Vitalfunktionen erschwert bzw. diese Versorgung nicht mehr möglich.

12.1.2 Umgang mit Kind und Eltern

Umgang mit dem kranken Kind

- Kinder unter einem halben Jahr tolerieren die vorübergehende Trennung von den Eltern relativ problemlos. Es muss nur jemand als „Ersatzmutter" einspringen. Auf den Arm genommen lassen sie sich am besten beruhigen.
- Auch Kleinkindern immer erklären, was geschieht, nicht anlügen, sonst verlieren sie jegliches Vertrauen. Vor dem Legen einer Venenkanüle ankündigen, dass es kurz wehtun wird. Der Phantasie sind dabei keine Grenzen gesetzt: „Deine Freundin, die Biene Maja kommt jetzt zu Dir...", „Es piekst wie ein Mückenstich" etc.
- Kinder sind gut ablenkbar mit Geschichten, man kann sie auch relativ leicht in ein Gespräch verwickeln, Fragen nach Geschwistern, Freunden im Kindergarten, Ferien etc.

Umgang mit den Eltern

- Bei Kindernotfällen ist nicht nur ein Patient – das kranke Kind – zu versorgen, sondern auch die meist in großer Angst befindlichen Eltern oder der/die jeweilige Betreuer/in. Um diese Problematik zu entschärfen ist es wichtig, die Eltern so gut wie möglich zu **beruhigen** und zu einer **Mitarbeit bei der Versorgung** des Kindes, soweit sinnvoll, zu gewinnen.
- Oft leiden die Eltern bei notärztlichen Maßnahmen (z. B. Anlage einer Infusion) mehr als das eigentlich betroffene Kind und können so evtl. ihre Nervosität auf den Notarzt übertragen → klare **„Führung"** der Eltern: Kleine Aufgaben verteilen (z. B. Kopf halten und streicheln), bei großer Verunsicherung bzw. Problemen (z. B. schwierige Punktion) auch Eltern kurz hinaus bitten.
- **In Begleitung eines Elternteils sind Kleinkinder und Schulkinder meist wesentlich ruhiger und kooperativer.** Das beste Sedativum ist oft die Mutter oder der Vater – gerade bei Kindern mit „Atemnot" ein besonders wichtiger Faktor. Nach Möglichkeit bei wachen Kindern immer ein Elternteil im Notarztwagen mitnehmen – vorausgesetzt, die Mutter/der Vater haben einen beruhigenden Einfluss auf das Kind.
- **Weinende oder schreiende Eltern,** die sich an ihr krankes Kind klammern, sind **als Begleitung denkbar ungeeignet.** Solchen oft extrem verängstigten Eltern muss man verständlich machen, dass man die Sorge um ihr Kind versteht, dass sie sich jetzt aber „zusammennehmen" müssen, um gemeinsam ihrem Kind helfen zu können:
- „Sie können Ihrem Kind viel weiterhelfen, indem Sie versuchen, es zu beruhigen, anstatt es noch mehr aufzuregen".
- Konstruktive Vorschläge wie: „Wollen Sie Ihr Kind vielleicht auf den Schoß nehmen?" sind den verunsicherten Eltern oft hilfreich.
- Seltener sind Eltern aggressiv und vorwurfsvoll, z. B.: „Jetzt tun Sie doch endlich was, ich glaube, mein Kind stirbt gleich", wobei das leicht verletzte Kind aus vollem Halse brüllt. Dabei spielen oft **Schuldgefühle,** das Kind vermeintlich oder tatsächlich nicht gut genug betreut zu haben, eine Rolle. Die Vorwürfe, die sich die Eltern selbst machen, werden an den Notarzt weitergegeben. Unter Umständen hilft es weiter, wenn man den Eltern entgegenkommt, z. B.: „Man kann Kinder nicht immer im Auge haben; das hätte genauso in Ihrem Beisein passieren können"; „Sie haben den fieberhaften Infekt ja richtig behandelt, mehr konnten Sie nicht tun," o. Ä. in diesem Sinne. Dadurch fühlen sich die Eltern evtl. entlastet und werden zugänglich für eine Zusammenarbeit.

- In der Diskussion mit den Eltern **immer sachlich** bleiben. Erklärungen in verständlichem Deutsch.
- Wenn Eltern sich überhaupt nicht kooperativ zeigen, kann man sie freundlich und bestimmt im Interesse des Kindes vom Notfallort wegschicken, evtl. in Begleitung eines entbehrlichen Helfers.
- Bei der Versorgung akut vital bedrohter oder bewusstloser Kinder müssen die Eltern nicht zusehen und auch nicht beim Transport mitfahren.
- Wenn das Kind ohne Begleitung der Eltern transportiert wird, muss man sie vor einer „kopflosen" und hektischen Fahrt mit dem eigenen Wagen in die Klinik warnen, da „mit einem Unfall der Eltern dem Kind auch nicht geholfen ist". Sie sollten sich möglichst hinfahren lassen (Taxi, Verwandte, Nachbarn).
- **Vorrangig** ist prinzipiell immer die **zügige Versorgung des Kindes;** wenn irgend möglich, den Eltern gleichzeitig Hoffnung vermitteln: „Es geht ihrem Kind schon deutlich besser", aber keine lang dauernden Gespräche mit den Eltern, weitere Therapie und Prognose werden in der weiterbehandelnden Klinik erörtert.
- Bei Todesfall ☞ 12.5.11.
- Bei Verweigerung der Versorgung oder Mitnahme in die Klinik bei unmittelbarer Lebensgefahr für das Kind steht das **Lebensrecht des Kindes höher als das Elternrecht.** Dann kann das Kind auch gegen den Willen der Eltern versorgt werden. Über den diensthabenden Amtsrichter (rund um die Uhr über die Polizei erreichbar) muss den Eltern vorübergehend das Sorgerecht entzogen werden (auch im Nachhinein möglich). Man sollte derartige Situationen möglichst vermeiden und in einem Gespräch versuchen, die Eltern zu überzeugen.
- Wenn Kinder in die Klinik gebracht werden, die Eltern bitten, das gelbe U-Heft und den Impfpass, evtl. auch Mutterpass, mitzunehmen, insbesondere, wenn die Kinder vorbestehende Krankheiten haben.
- Bei unklarer neurologischer Symptomatik ohne Fieber immer an die Medikamentenbehälter oder -schrank der Eltern oder Großeltern denken: Fehlen Tabletten?

12.1.3 Alter und Größenverhältnisse

Die Proportionen des Säuglings zeichnen sich durch einen relativ großen Kopf, kleinen Thorax, ein großes Abdomen und kleine Extremitäten aus. Als Folge davon gelten beispielsweise zur Abschätzung der Größe einer Verbrennung andere Maßstäbe als die beim Erwachsenen gültige „Neunerregel" (☞ 11.10).

Die Körperoberfläche ist im Vergleich zum Körpergewicht relativ groß (2–3-mal größer als beim Erwachsenen). Daher sind Kinder besonders rasch durch Auskühlung bedroht.

Tab. 12.1 Bezeichnung von Kindern nach Altersstufen

Begriff	Altersgruppe
Neugeborenes	Bis 1 Monat
Säugling	Bis 1 Jahr
Kleinkind	1 bis 6 Jahre
Schulkind	6 bis 12 Jahre

12 Pädiatrische Notfälle

Tab. 12.2 Altersschätzung

Charakteristischer Befund	Alter
Säugling ohne Zähne	Jünger als 6–8 Monate
Kind mit offener Fontanelle	Jünger als 18–24 Monate
Kind mit Windeln	(meist) jünger als 4 Jahre
Kind mit Zahnlücken vorn	Älter als 6 Jahre (ca. 7 Jahre)
Fahrradunfall	Älter als 5 Jahre

Die Dosierung von Medikamenten wird meist durch die Körperoberfläche bestimmt. Der Einfachheit halber wird häufig nur auf das Körpergewicht Bezug genommen. In der Notfallpraxis bewährt sich eine Tabelle nach Körpergröße (☞ Tab. 12.3, 12.12).

Tab. 12.3 Körpergewicht und -größe (50. Perzentile) nach Alter

Alter	Gewicht [kg]	Größe [cm]
Neugeborenes	3	52
1 Monat	4	54
3 Monate	5.5	62
6 Monate	7	66
1 Jahr	10	80
2 Jahre	12	90
3 Jahre	14	95
4 Jahre	16	105
5 Jahre	18	110
6 Jahre	20	115
7 Jahre	22	125
8 Jahre	25	130
9 Jahre	28	135
10 Jahre	34	140
12 Jahre	40	150

12.1.4 Thermoregulation

! Aufgrund der großen Körperoberfläche sind die Wärmeverluste sehr hoch.

Neugeborene können noch nicht Wärme durch Muskelzittern erzeugen. Sie metabolisieren braunes Fettgewebe, was jedoch mit einem erheblich gesteigerten Sauerstoffbedarf einhergeht.

Ein Neugeborenes, das bei 23 °C Raumtemperatur ausgezogen wird, kühlt so schnell aus wie ein Erwachsener, der sich bei 1 °C nackt aufhält.

Klinische Konsequenzen

- **Insbesondere Säuglinge und Neugeborene nicht unnötig ausziehen.**
- **Verdunstung verhindern,** Urin, Desinfektionsmittel etc. abtrocknen.
- **Auskühlung auf dem Transport vermeiden,** daher Standheizung im RTW einschalten und maximal aufheizen bzw. insbesondere bei Neugeborenen und kleinen Säuglingen immer an Inkubatortransport denken, v.a. bei längeren Wegen und kalter Umgebung. Sonst vorgewärmte Decken verwenden (Mikrowelle), Kind einschlagen in Kunststofffolie, im Winter notfalls Wärmflaschen zu beiden Seiten, mit Wasser solcher Temperatur füllen, dass man gerade noch hineinfassen kann (< 45 °C). **Cave:** Bei > 45 °C schwere Verbrennungen. Kopf bedecken, z. B. mit Mütze (größter Wärmeverlust). Thorax sollte nach Möglichkeit beurteilbar bleiben (Atemexkursionen). Aluminiumfolien haben den Nachteil, dass eine vorbestehende Unterkühlung konserviert wird und eine Wärmezufuhr von außen ineffektiv ist.
- O_2-Gabe bei ausgekühlten Neugeborenen und niedriger Umgebungstemperatur sinnvoll.

12.1.5 Zugangswege für Volumenersatz und Medikamente

- Ein intravenöser Zugang ist häufig bei den kleinen Patienten nicht ganz einfach zu legen ("Speckärmchen","zierliche" Venen, Auskühlung, unruhige oder unkooperative Kinder).
- Für die kardiopulmonale Reanimation ist die Vene am geeignetsten, deren Anlage keine Unterbrechung der Reanimationsmaßnahmen erfordert.
- Ein zentraler Venenkatheter scheint beim Kind während korrekt durchgeführter kardiopulmonaler Reanimation kein wesentlich schnelleres Einsetzen der Medikamentenwirkung zu erbringen und ist daher nicht primär indiziert. Einen zentralen Zugang rasch zu legen, bleibt dem besonders Erfahrenen vorbehalten.

Bei Kindern ist der intraossäre Zugang eine schnelle und einfache Alternative, wenn bei vitaler Indikation nach 3 Versuchen oder 1,5 Min. kein sicherer venöser Zugang herzustellen ist (s. u.).

Sollte sich kein vaskulärer Zugang innerhalb von 5 Min. herstellen lassen, ist die **endotracheale Gabe von Notfallmedikamenten** über einen liegenden Tubus indiziert (s. u.).

Peripher-venöser Zugang

Material

- Am günstigsten sind immer Venenverweilkanülen (Größe ☞ Tab. 12.4).
- Zur Lagekontrolle der Kanüle kurzes entlüftetes Schlauchzwischenstück mit angeschlossenem Dreiwegehahn (Distanz zwischen Kanüle und Dreiwegehahn senkt Dislokationsgefahr des Zugangs bei Injektionen) und aufgesetzter 2-ml-Spritze mit 0,9 % NaCl-Füllung richten. Problemlose Injektion nach Anschluss an die Plastikkanüle beweist die richtige Lage der Kanüle.

- Vorbereitete Pflasterstreifen (beim zappelnden Kind ist eine rasche Fixierung hilfreich).
- Geeignete Venenzugänge im Säuglings- und Kleinkindalter sind zusätzlich zu den bei Erwachsenen üblichen Stellen die Kopfhautvenen (v. a. beim Säugling) und Venen im Fußbereich (☞ Abb. 12.1).

! Kein falscher Ehrgeiz: Eine kleinkalibrige intravenöse hilft mehr als eine großkalibrige verstochene Venenverweilkanüle.

Tab. 12.4 Venenverweilkanülen im Kindesalter

Alter	Kanülengröße [G]
Säuglinge (bis 1 Jahr)	24 (hellgelb), ggf. 22 (hellblau)
Kleinkinder (1–6 Jahre)	24 (hellgelb) oder 22 (hellblau), ggf. 20 (rosa)
Schulkinder (ab 6 Jahre)	22 (hellblau), ggf. 20 (rosa) oder größerer Durchmesser

Punktion von Arm-, Hand- oder Fußvenen

- Arm oder Bein des Kindes, an dem der Zugang gelegt werden soll, von Helfer gut festhalten lassen.
- Nicht zu stark mit dem Stauschlauch stauen, nicht die arterielle Zufuhr unterbrechen, evtl. nur von Hand durch eine Hilfsperson stauen lassen.
- Desinfektion.
- Haut über der Vene straff mit der nicht dominanten Hand spannen.
- Vene mit Verweilkanüle punktieren (im Winkel von etwa 30°).
- Sobald Blut im durchsichtigen Kanülenansatz erscheint, Plastikkanüle vorsichtig über die Punktionsnadel vorschieben. Nicht die Punktionsnadel zuerst herausziehen, dabei wird leicht auch die Plastikkanüle disloziert.
- Im Schock läuft evtl. kein Blut zurück, das Durchstechen der Venenwand ist oft durch ein leichtes „Knacken" während des Stiches zu merken.
- Bei eindeutiger Kanülenlage sofort die Infusion anschließen.
- Bei zweifelhafter Lage mit dem vorbereiteten gefüllten Schlauchzwischenstück Durchspritzversuch und evtl. gefühlvolle Lageveränderung (Zurückziehen bis Blut kommt, erneutes Vorschieben unter vorsichtigem Spritzen).
- Kind festhalten, bis Kanüle endgültig fixiert ist.

! In der Kubitalregion auf versehentliche arterielle Punktion gefasst sein.

Punktion von Kopfhautvenen

- Säugling auf den Rücken legen und Kopf von Helfer festhalten lassen.
- Vene sorgfältig aussuchen, von Arterie (Pulsation tastbar, nicht staubar) unterscheiden.
- Falls Venen schlecht zu sehen sind, Kind notfalls zum Schreien bringen.
- Bei Bedarf rasieren, bis Vene gut sichtbar (dient auch der besseren Fixation der Kanüle mit Pflasterstreifen).

Basisinformationen

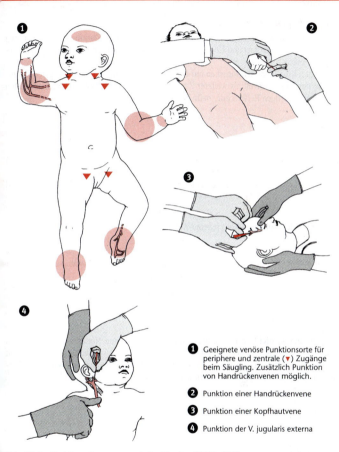

① Geeignete venöse Punktionsorte für periphere und zentrale (▼) Zugänge beim Säugling. Zusätzlich Punktion von Handrückenvenen möglich.

② Punktion einer Handrückenvene

③ Punktion einer Kopfhautvene

④ Punktion der V. jugularis externa

Abb. 12.1 Periphere Zugangswege beim Säugling [A300–215]

- Flussrichtung mittels Ausstreichen und Beobachten der erneuten Füllung feststellen.
- Haut mit der nicht dominanten Hand straff spannen und Vene mit einem Finger stauen.
- Punktionsort desinfizieren.
- Kanüle in Flussrichtung des venösen Blutes legen, und gut festkleben.

Wird nach Durchspritzen der Nadel die umgebende Haut weiß, wurde eine Arterie punktiert. Dann Kanüle gleich entfernen, sonst Gefahr von Kopfhautnekrosen.

Punktion der V. jugularis externa

- Die Vena jugularis externa ist am besten in Kopftieflage (bessere Stauung und Vermeidung von passiver Luftaspiration) und Überstreckung des Halses durch Unterlagen im Schulterbereich punktierbar.
- Beim wachen Kind ist dieses Vorgehen nur erschwert durchführbar. Kanülierung der V. jugularis externa daher sinnvoll als weiterer Zugang beim bereits intubierten Kind, ansonsten meist nur mit kräftigen Helfern oder beim bewusstlosen Kind möglich.

Intraossärer Zugang

Material

Ähnlich einer Knochenmarkpunktionsnadel vom Jamshidi-Typ (notfalls auch verwendbar) starre Nadel mit Mandrin (z. B. Firma William Cook Europe) mit Luer-Lock-Anschluss für Infusionssysteme. Bis zum Alter von 6 Jahren empfohlen, bei Bedarf jedoch auch beim älteren Kind möglich.

 Intraossäre Nadeln sollten sich auf jedem NAW befinden.

Tab. 12.5 Intraossäre Nadeln

Alter	Nadeldurchmesser [G]
< 2 Jahre	18 oder 16
> 2 Jahre	16

Falls die **Spezialnadel nicht verfügbar** ist, kann nur im äußersten Notfall auch mit anderen Nadeln punktiert werden, z. B. den Punktionsnadeln der Venenverweilkanülen. Dabei besteht aber ein hohes Risiko für folgende Komplikationen: Perforation, Abbrechen der Nadel oder Verschleppen von Hautzylindern in das Knochenmark.

Kontraindikationen

- Hautinfektion im Punktionsbereich.
- Offene Fraktur der Tibia.

Punktion (proximale Tibia)

(☞ Abb. 12.2)
- Bein auf möglichst hartem Untergrund lagern, Kniegelenk gegen Durchfedern sichern (z. B. mit fest gewickelter Stoffrolle unterpolstern).
- Schienbeinhöcker und -innenkante tasten → Einstichstelle: Mediale Schienbeinfläche, 1–3 cm unterhalb der Mitte der Tuberositas tibiae.
- Gründliche Desinfektion.
- Unterschenkel mit Zeigefinger und Daumen der nicht dominanten Hand an der Schienbeininnen- und -vorderkante in Höhe der Einstichstelle fixieren.

Basisinformationen

- Nadelgriff mit Daumen und Mittelfinger der anderen Hand umfassen, Zeigefinger auf der Haut neben der Nadelspitze abstützen.
- Mediale Schienbeinfläche in einem Winkel von 90° mit kräftigem Druck punktieren.
- Nach Erreichen des Knochens die Nadel mit einer gleichmäßigen Drehbewegung **im Uhrzeigersinn** und konstant kräftigem axialen Druck durch das Knochengewebe bohren, bis ein Widerstandsverlust nach Durchdringen der Kortikalis spürbar ist.
- Stützplatte der Nadel festhalten und dann Trokar durch Drehen **gegen den Uhrzeigersinn** aus dem Schaft entfernen.

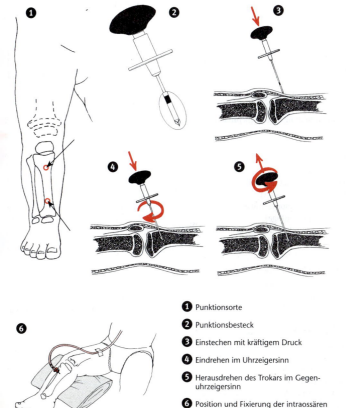

❶ Punktionsorte
❷ Punktionsbesteck
❸ Einstechen mit kräftigem Druck
❹ Eindrehen im Uhrzeigersinn
❺ Herausdrehen des Trokars im Gegenuhrzeigersinn
❻ Position und Fixierung der intraossären Infusion bei proximaler Punktion

Abb. 12.2 Intraossäre Punktion [A300–215]

Zusätzliche Tipps

- Die **Nadel** ist **verstopft** (meist mit Knochenmark): Nadel entfernen und eine neue in die ursprüngliche Punktionsstelle einstechen.
- Für eine erfolgreiche **rasche Volumensubstitution** mittels intraossärem Zugang muss u.U. mit Druck infundiert werden: Druck auf die Plastikinfusionsbehälter per Hand oder Druckmanschette (bis 300 mm Hg aufpumpen) oder über Infusionspumpe bzw. Perfusor. Damit ist eine Flussrate von 25–50 ml/Min. für Kristalloide erreichbar.
- Bei Kindern über 6 Jahren ist die Knochennadel seltener erforderlich. Als Punktionsort für diese Altersklasse gilt auch die distale Tibia, direkt oberhalb des Knöchels. Einstichrichtung leicht nach kranial gerichtet (sonst Verletzungsgefahr der Epiphysenfuge).

Art der Infusion und Dosierungen

> Alle Notfallmedikamente und Infusionslösungen (auch Blut) können intraossär verabreicht werden.

- Wirkeintritt und Wirkspiegel wie bei i.v. Gabe.
- Dosierung wie bei i.v. Gabe.
- Evtl. Depotbildung im Knochenmark: Mit verlängerter Wirkung rechnen.

Komplikationen

Komplikationsrate < 1 %.
- Tibiafraktur.
- Kompartmentsyndrom des Unterschenkels.
- Osteomyelitis (deshalb vor der Punktion gründliche Desinfektion).
- Verletzung der Epiphysenfugen mit folgender Wachstumsstörung (deshalb Stichrichtung weg von der Epiphysenfuge).
- Klinisch nicht relevante Knochenmarks- und Fettembolien.
- Evtl. Blasenübertritt ins periphere Blut.

Endotracheale Medikamentengabe

- **Technik:** Während Beatmungspause Medikament so tief wie möglich in den Tracheobronchialbaum applizieren über Magensonde oder Absaugkatheter, die über das Ende der Tubusspitze reichen. Evtl. Luft nachspritzen, um den Katheter komplett zu entleeren. Anschließend hyperventilieren.
- **Geeignete Medikamente** sind lipophil:
  - Adrenalin (Suprarenin®).
  - Atropin.
  - Lidocain (Xylocain®).
  - Naloxon (Narcanti®).
- **Nicht geeignete Medikamente** sind hydrophil:
  - Natriumbikarbonat.
  - Kalzium (beide sind als Notfallmedikamente sowieso umstritten).

- **Dosierung:** Absorption ist von vielen Faktoren abhängig, wie Lungenperfusion, Verteilung durch die Beatmung etc.
- Adrenalin: 2- bis 4- (bis 10-)fache i.v. Dosis.
- Andere Medikamente in doppelter i.v. Dosis.
- Medikamente in 1–2 ml NaCl 0,9 % verdünnen zur besseren Verteilung in die peripheren Bronchien.

12.1.6 Infusionslösungen

Grundlagen

- Wichtig für das Verständnis der Infusionstherapie bei Kindern ist die Kenntnis der wesentlichen **Unterschiede zwischen den Körperwasserkomponenten von Erwachsenen und Kindern** bezogen auf das Körpergewicht:
- Da beim **Säugling** ein wesentlich höherer Energieumsatz vorliegt und der Wasseranteil etwa 80 % des Körpergewichts ausmacht, ist auch der Wasserbedarf beim Säugling relativ zum Körpergewicht größer als beim Erwachsenen.
- Bei **Kindern ab 1 Jahr** werden die Werte von Erwachsenen erreicht: Nur noch 60 % des Körpergewichts bestehen aus Wasser.
- Der tägliche Natriumbedarf bleibt in jedem Alter konstant.
- Der **Flüssigkeitsbedarf** gesunder Kinder bei Nüchternheit beträgt ca. 4 ml/kg KG/h (= 100 ml/kg KG/d). Bei länger bestehender Nahrungs- und Flüssigkeitskarenz kann anhand dieses Anhaltswertes das entstandene Flüssigkeitsdefizit in etwa errechnet werden.
- Ein häufiges Problem beim Kindernotfall ist der hypovolämische Schock durch Blutverlust, Sepsis oder Dehydratation, der eine dringliche Volumensubstitution erforderlich macht.

Hypotone zuckerhaltige kristalline Lösungen

Sog. pädiatrische Infusionslösungen und Glukose 5 %.
Die pädiatrischen Lösungen sind geeignet, den täglichen Basisbedarf an Wasser, Glukose und Natrium von gesunden Kindern zu decken. Eine Basisinfusion für z. B. Kinder unter 2 Jahren wird aus 4 Teilen Glukose 5 % und einem Teil NaCl 0,9 % hergestellt, so dass eine Lösung NaCl 0,18 % entsteht (sog. 4 : 1-Lösung). Entsprechend sind diese Infusionslösungen relativ hypoton.

- In großen Mengen gegeben kann daraus eine Wasserintoxikation oder eine Hyperglykämie mit sekundärer osmotischer Diurese und möglicherweise ein schlechteres neurologisches Ergebnis z. B. nach SHT resultieren.
- Lediglich Neugeborene neigen nach längerer Nüchternheit zu Hypoglykämie und können deshalb im Notarzteinsatz primär eine Glukoselösung (etwa 5 %) als Basisinfusion erhalten (BZ-Stixkontrolle, normal beim Neugeborenen > 40 mg/dl).
- Dosierung: Der Erhaltungsbedarf bei nüchternen gesunden Kindern beträgt etwa 4 ml/kg KG/h. Die pädiatrischen Lösungen sind nur in dieser Dosierung einzusetzen bzw. im Prinzip im Notarzteinsatz verzichtbar.

> Sog. pädiatrische Infusionslösungen sind ebenso wie Glukose 5 % als Mittel zur Volumensubstitution in allen Altersgruppen und insbesondere beim Schädel-Hirn-Trauma kontraindiziert.

Isotone kristalline Lösungen

Vollelektrolytlösung, NaCl 0,9 %, Ringer-Lösung.

! Die initiale Volumensubstitution muss auch beim Kind immer mit isotonen Lösungen erfolgen.

- Mit diesen Lösungen wird v. a. der interstitielle Raum mit Flüssigkeit aufgefüllt. Nur ein Viertel der kristalloiden Lösung verbleibt im Plasma. Von kardiopulmonal gesunden Kindern werden auch größere Mengen problemlos vertragen, bei schwerkranken Kindern mit kardiopulmonaler Beeinträchtigung kann bei Überdosierung evtl. ein Lungenödem auftreten.
- Dosierung: Zum initialen Volumenersatz empfiehlt sich Ringer-Lösung 10–20 ml/kg KG.
- Die Verwendung hyperosmolarer Lösungen im Kindesalter wird noch kontrovers diskutiert und kann derzeit nicht uneingeschränkt empfohlen werden (☞ 5.9).

Kolloide

Z. B. Humanalbumin 5 %, Biseko®, künstliche Kolloide (Hydroxyäthylstärke = HÄS, dextranhaltige Lösungen).

- **Zur effektiven Erhöhung des zirkulierenden Volumens** müssen kolloidale Lösungen eingesetzt werden.
- Dosierung kolloidaler Lösungen im Volumenmangelschock:
- Initial 10–20 ml/kg KG, dann nach Wirkung.
- Maximale Tagesdosis: Für HÄS 2 g/kg KG, für Dextran 1,5 g/kg KG.
- Vor der Gabe von Dextran soll Promit® 0,3 ml/kg KG gegeben werden.

Bei Neugeborenen und Säuglingen HÄS und Dextran wegen sehr langer HWZ nur bei vitaler Indikation (z. B. starker Blutverlust) anwenden.

12.2 Akute respiratorische Insuffizienz

12.2.1 Besonderheiten im Kindesalter

Die Empfindlichkeit der kindlichen Atemwege prädestiniert für Erkrankungen in diesem Bereich.

! Die respiratorische Insuffizienz ist die häufigste Ursache eines Herzstillstandes beim Kind.

Anatomie

- Die Zunge ist relativ groß.
- Der Larynx steht höher (C3/4) als beim Erwachsenen (C4/5).
- Die Epiglottis ist relativ groß und U-förmig.
- Die Trachea eines Neugeborenen ist nur 4 cm kurz.
- Die **engste Stelle im Trachealsystem** von Kindern befindet sich **unterhalb der Stimmlippen in Höhe des Krikoids.** Diese Region ist sehr anfällig für Ödembildung durch Entzündung oder Trauma.

! Narbige Trachealstenose durch traumatische Intubation oder zu großen Tubus.

Akute respiratorische Insuffizienz

Atemmechanik, Physiologie

- Das **Thoraxskelett ist elastisch und instabil,** Säuglinge atmen v. a. mit dem Zwerchfell.
- **Säuglinge sind Nasenatmer,** bei Obstruktion der Nase kann es deshalb zu Atemnot kommen (z. B. Choanalatresie, Fremdkörper, Schnupfen).
- Die funktionelle Residualkapazität ist beim Säugling mit 30 ml/kg KG kleiner als beim Erwachsenen. Die **Sauerstoffreserve** ist deshalb **gering,** bei Atemstillstand kommt es sehr schnell zur Hypoxie.
- Kinder haben einen **erhöhten Grundumsatz,** der O_2-Verbrauch ist – bezogen auf kg KG – doppelt so hoch wie bei Erwachsenen, deshalb raschere Entwicklung einer Hypoxämie.
- Das Atemzugvolumen ist bezogen auf kg KG in jeder Altersstufe gleich groß: 6 ml/kg KG.
- Die **Atemfrequenz ist altersabhängig** wesentlich höher als beim Erwachsenen (☞ Tab. 12.6).

Tab. 12.6 Atemfrequenzen im Kindesalter

Altersklasse	Atemfrequenz [/Min.]
Neugeborenes (0–1 Monat)	40–60
Säugling (bis 1 Jahr)	30–40
Kleinkind (1–6 Jahre)	20–30
Schulkind (6–12 Jahre)	18–22

Häufige Ursachen der Ateminsuffizienz im Kindesalter

ZNS

- Erhöhter Hirndruck (ICP): Obstruierter Shunt bei Hydrozephalus, Hirntumor, SHT.
- Zentral wirksame atemdepressive Medikamente: Opioide, Barbiturate, Benzodiazepine.
- Neuromuskuläre Erkrankungen: Guillain-Barré-Syndrom, Myasthenia gravis, Epilepsie.
- Infektionen: Meningitis, Enzephalitis.

Luftwege

- Obstruktion durch Krupp-Syndrom (Pseudokrupp), Epiglottitis, Fremdkörper, Hypertrophie der Tonsillen oder Adenoide, Trauma, Ertrinken, Asthma, Bronchiolitis.
- Parenchymale oder pleurale Erkrankungen: Pneumonie, Pneumothorax, Hämatothorax.

Herz-Kreislauf

- Schock.
- Sepsis.
- Herzinsuffizienz.

Intoxikationen

- Direkte Wirkung auf die Lunge (Aspiration/Inhalation).
- Über das ZNS.

Stoffwechsel

Erschöpfung der Atemmuskulatur bei metabolischer Azidose durch Leber-/Niereninsuffizienz, Ketoazidose bei Diabetes mellitus.

12.2.2 Symptomatik und Diagnostik

Symptomatik

- Tachypnoe.
- Husten.
- Nasenflügeln.
- **Sternale und interkostale Einziehungen:** Paradoxe Atembewegung beim Einatmen aufgrund des elastischen Thoraxskeletts, einhergehend mit erhöhter Atemarbeit.
- **Schaukelatmung:** Das Abdomen wölbt sich vor und gleichzeitig zieht sich der Thorax zusammen als Ausdruck einer Obstruktion der oberen Luftwege.
- **Inspiratorischer Stridor** als Zeichen einer laryngealen oder trachealen Obstruktion, auch in Kombination mit:
- Exspiratorischem Stridor (Rasselgeräusche, Giemen).
- Tachykardie, Bradykardie bei zunehmender Hypoxie.
- Kopfschmerzen.
- Unruhe, Agitation, Benommenheit und schließlich Hypotonie als Hinweis auf eine zunehmende Hypoxie.
- Zyanose als spätes Zeichen einer schweren Hypoxie.

Kurzanamnese

- Atemnot mit Stridor (☞ 12 5.3): Epiglottitis, Krupp-Syndrom, Fremdkörperaspiration.
- Atemnot mit Giemen (☞ 12 5.4): Asthma.

Sofortdiagnostik

- Basischeck (☞ 4.1.2).
- Sorgfältige Beobachtung der Atemmechanik.
- Auskultation.
- Keine Inspektion der Mundhöhle mit Spatel o. Ä. bei V.a. Epiglottitis oder Krupp-Syndrom (Gefahr eines reflektorischen Atem-Kreislauf-Stillstandes).
- Pulsoxymetrie. Ziel: O_2-Sättigung > 90 %. Oft ist die Verlaufsbeurteilung der Sättigungswerte hilfreich.
- ! Da schwerkranke Kinder häufig peripher minderperfundiert und/oder ausgekühlt sind, ist die Messung in diesen Fällen schwierig zu beurteilen.
- Beurteilung der Kreislaufsituation (☞ 12.3.2).

12.2.3 Therapie

Im Notfall ist die Ätiologie der Atemstörung manchmal nicht zu klären. Trotzdem kann durch entsprechende therapeutische Maßnahmen eine entscheidende Verbesserung der Situation erreicht werden.
Grundsätzlich gilt folgendes Vorgehen in der Reihenfolge:
A: **A**temwege freimachen.
B: **B**eatmen.
C: Kreislauftherapie (**C**irculation, s. u.).

Akute respiratorische Insuffizienz

Freihalten der Atemwege

- Ein **Guedel-Tubus** ist beim bewusstlosen Kind selten hilfreich. Bei nicht tief bewusstlosen Kindern kann dieser Tubus Würgen und Erbrechen provozieren. Größe: Länge von den Schneidezähnen bis zum Kiefergelenk. **Cave:** Ein Guedel-Tubus in falscher Größe kann zu zusätzlicher Obstruktion der Atemwege führen!
- Ein **Wendl-Tubus** wird meistens besser toleriert als ein Guedel-Tubus. Der richtige Durchmesser: Tubus passt gerade gut durch das Nasenloch. Einführungslänge: Abstand von der Nasenspitze bis zum Tragus des Ohrs.

Das Einführen des Tubus durch die Nase kann Blutungen aus dem Nasopharynxraum auslösen, die die Luftwegsobstruktion weiter verschlechtern.
Ein dünner Tubus kann leicht mit Sekreten verstopfen.

Sauerstoffgabe

Alle kranken oder verletzten Kinder mit Anzeichen einer akuten respiratorischen Insuffizienz müssen Sauerstoff erhalten.

- O_2-Gabe vermeidet Organhypoxie und entlastet die Atemmuskulatur.
- Toxizität von O_2 spielt in Notfallsituationen in der Regel keine Rolle.
- Während einer akuten Atemnot besteht ein maximaler Atemantrieb. Ein Verlust des Atemantriebs durch O_2-Gabe ist nicht zu befürchten.
- Wenn O_2 einmal gegeben wird, während der gesamten Stabilisierungs- bzw. Transportphase belassen (sonst drohen unvorhersehbare Verschlechterungen).

Wache Kinder mit Atemnot

- Nehmen spontan die für sie optimale Körperhaltung ein. Kinder nie gegen ihren Willen zum Hinlegen zwingen oder eine Sauerstoffmaske oder -brille umschnallen.
- Abwehrreaktionen steigern den Sauerstoffbedarf weiter.
- Günstig sind sie oft auf dem Schoß eines Elternteils aufgehoben, wobei ihnen der Sauerstoffschlauch lediglich vor Mund und Nase gehalten wird. Dabei Flow so hoch aufdrehen, wie er vom Kind gerade toleriert wird (max. F_iO_2 nur 30–60 %!). Nasenkanülen werden oft besser toleriert als Gesichtsmasken.
- **Kind mit Atemnot nie sedieren!** Gefahr der Unterdrückung des Atemantriebs. Ausnahme: Injektion eines Hypnotikums im Rahmen einer Intubation.

Somnolente oder bewusstlose Kinder

- Haben oft obstruierte Atemwege aufgrund einer zurückgesunkenen Zunge, eines verlagerten weichen Gaumens oder Schleim, Blut o. Ä. im Rachenraum. Stabile Seitenlage nur, wenn kein Hinweis auf ein Wirbelsäulentrauma vorliegt.
- Wenn ein leichtes Überstrecken des Kopfes mit Vorziehen des Kinns (Esmarch-Handgriff), das Absaugen des Rachens und O_2-Gabe keine adäquate Atmung erbringen, sollte eine assistierende Maskenbeatmung begonnen werden.

Maskenbeatmung

! Die Intubation ist beim bewusstlosen Kind oder beim Kind nach Atem- oder Kreislaufstillstand sicherlich die beste Methode zur Sicherung der Atemwege. Da die Intubation kleiner Kinder sehr risikoreich ist, sollte sie in Notarzteinsätzen dem Geübten vorbehalten bleiben. Eine suffiziente Maskenbeatmung ist wesentlich besser als ein nach erfolglosen Intubationsversuchen blutender und zuschwellender Larynx.

Tab. 12.7 Maskengrößen im Kindesalter

Alter	Maskengröße
Neugeborenes	0 (Rendell Baker)
Säugling (bis 1 Jahr)	1 (Rendell Baker)
Ab 1 Jahr	2 (Rendell Baker)
Ab 4 Jahre	3 (Rendell Baker)
Größere Kinder	1 (Erwachsenen-Maske)

Material

- **Ambu-Beutel:** In der Mindestgröße 450 ml ohne Überdruckventil bzw. mit verschließbarem Ventil (Neugeborenen-Ambu-Beutel 250 ml sind selbst für reife Neugeborene schon knapp bemessen, um ein ausreichendes Atemzugvolumen und eine längere Inspirationszeit zu erreichen).
- Bei Verwendung des Erwachsenen-Beutels darauf achten, nur soviel Kraft und Atemzugvolumen zu geben, dass sich der Thorax ausreichend hebt.
- Ein Überdruckventil kann während der Reanimation die Zufuhr eines ausreichenden Atemzugvolumens verhindern. Oft werden deutlich höhere Beatmungsdrucke gebraucht als die am Ventil einstellbare Grenze.
- Zur zusätzlichen Sauerstoffapplikation beim spontan atmenden Kind ist ein Ambu-Beutel mit einem Auslassventil nicht geeignet. Bei flacher Inspiration öffnet sich das Ventil nicht, das Kind erhält keinen Sauerstoff.
- **Reservoir für O_2** am Ambu-Beutel zur Erhöhung der inspiratorischen Sauerstoffkonzentration bis auf 95 %.
- **Sauerstoff:** Sofern irgend möglich sollte immer mit O_2 beatmet werden.
- Flow für Kinder-Ambu-Beutel ohne Reservoir mind. 10 l/Min.
- Flow für Erwachsenen-Ambu-Beutel ohne Reservoir mind. 15 l/Min.
- **Beatmungsmaske:** Bei richtiger Größenwahl soll die Maske:
- Dicht abschließen.
- Nicht auf die Augen drücken.
- Der Totraum unter der Maske soll möglichst klein sein.
- **Absaugung:** Stets bereithalten. Die Maskenbeatmung wird erleichtert und die Aspirationsgefahr verringert, wenn Erbrochenes, Blut, Sekret etc. sofort abgesaugt werden können.
- **Sonstige Beatmungssysteme im NAW:** Gelegentlich ist ein sog. **Kuhn-System** zur Beatmung vorhanden, das im Unterschied zum Ambu-Beutel keine Ventile enthält. Bei der Einat-

mung muss das Loch im Beutel mit einer Fingerkuppe zugedrückt werden, bei der Ausatmung muss das Loch unbedingt frei bleiben. Wesentlich ist, dass der erforderliche Sauerstoffflow mindestens dem 2,5–3 fachen Atemminutenvolumen des Kindes entspricht.

Technik der Maskenbeatmung

(☞ Abb. 12.3)

Lagerung

Der optimale Extensionsgrad des Kopfes während der Maskenbeatmung ist beim Kind meist die neutrale „Schnüffelposition". Hyperextension führt oft zu Atemwegsobstruktion (☞ Abb. 12.4). Während der Beatmung die optimale Position in verschiedenen Extensionsgraden ausprobieren.

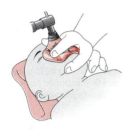

Abb. 12.3 Maskenbeatmung [A300–190]

Fixierung der Maske

- Die Maske mit einer Hand mit Daumen und Zeigefinger gut dichthalten (☞ Abb. 12.3), mit dem Mittelfinger Kinn nur an den Mandibulae leicht nach oben ziehen, dabei keinesfalls den Mundboden eindrücken.
- Sind mehrere Helfer anwesend, kann einer mit beiden Händen die Maske oft besser dicht halten und ein zweiter den Beutel drücken.

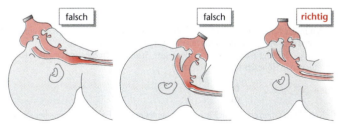

Abb. 12.4 Extension bei Maskenbeatmung [A300–190]

Beatmung

- Mit der anderen Hand den Beatmungsbeutel drücken, so dass eine gute Thoraxhebung sichtbar wird.
- Man muss die **Atembewegungen des Kindes sehen** können, d. h. evtl. Oberkörper freimachen. Den womöglich noch vorhandenen Einatmungsversuch des Kindes erkennt man an der Abdomenhebung, evtl. an interkostalen und sternalen Einziehungen, weniger an einer Thoraxhebung.
- Zur **Verringerung der Aspirationsgefahr** durch das oft unvermeidliche Aufblasen des Magens beim bewusstlosen Kind sind eine längere Inspirationszeit und damit ein niedrigerer Beatmungsspitzendruck günstig. Beim bewusstlosen Kind durch einen zweiten Helfer einen mäßigen Krikoiddruck während der Maskenbeatmung ausüben lassen.

- **Assistierende Maskenbeatmung:** Den Einatmungsimpuls unterstützt man synchron mit einem zunächst geringen, später höheren Hub aus dem Beatmungsbeutel, bis eine ausreichende Thoraxexkursion zu sehen ist.
- **Inadäquate Beatmung:** Minimale Thoraxexkursion, auskultatorisch schwaches Atemgeräusch, Pulsoxymetrie < 90 % Sättigung (bei schlechten Perfusionsverhältnissen nicht verwertbar).

 Wenn sich der Thorax nicht hebt, ist das Kind nicht ventiliert.

> **Larynxmaske (LMA)**
> Für den, der Erfahrung im Umgang mit Larynxmasken hat, kann die LMA eine effektive Alternative zum Offenhalten der Atemwege und zum Beatmen sein.
> Nachteile sind die Aspirationsgefahr und das Dislokationsrisiko bei Patientenbewegungen.

Intubation und Beatmung

Indikationen
- Inadäquate Kontrolle über die Atmung aufgrund einer ZNS-Störung.
- Funktionelle oder anatomische Obstruktion der Luftwege.
- Erschöpfung aufgrund einer erhöhten Atemarbeit.
- Ermöglichung eines Gasaustausches nur mittels einer Überdruckbeatmung oder eines positiven endexspiratorischen Druckes (PEEP).

Probleme
- Für den in der Kinderintubation Unerfahrenen ist es manchmal schwierig, eine gut einsehbare Ebene vom Mund bis zur Glottis mit dem Laryngoskop herzustellen.
- Die richtige Tubusgröße wird durch die engste Stelle im Trachealsystem unterhalb der Stimmlippen in Höhe des Krikoids bestimmt.

Vorgehen

 Die Notfallintubation erfolgt auch beim Kind immer oral (einfacher und schneller als nasal).

Bis die Vorbereitungen für die Intubation vollständig getroffen sind, das Kind kontinuierlich mit der Maske und O_2 beatmen, an EKG und Pulsoxymeter anschließen lassen.

Tubus
Kinder **unter 6–8 Jahren** mit Tuben ohne Blockmanschette (Cuff) intubieren, um die Gefahr der Schädigung der subglottischen Engstelle zu minimieren. Ab Tubusgröße 6 mm ID sind Tuben mit Cuff verwendbar. Auswahl der Tubusgröße nach Alter (☞ Tab. 12.8).
- **Auswahl der Tubusgröße** bei unbekanntem Alter des Kindes: Orientierung an der Körpergröße. Voraussetzung hierfür ist lediglich ein Maßband in der Ausrüstung.
- Den Tubus zur Erleichterung der Intubation mit einem flexiblen Führungsstab versehen, dessen Spitze nicht über das Ende des Tubus hinausragen darf. Den Tubus so steril wie möglich halten zur Verhinderung einer Kontamination der empfindlichen kindlichen Trachea.

Akute respiratorische Insuffizienz

Laryngoskop

Der Larynx von Kindern unter 1 Jahr ist oft leichter mit einem geraden als mit einem gebogenen Spatel einzustellen. Die Auswahl des Laryngoskops ist grundsätzlich jedoch sehr von der persönlichen Erfahrung abhängig. Im Zweifel eher einen größeren als einen kleineren Spatel nehmen; Beleuchtung vor der Intubation überprüfen.

Tab. 12.8 Tubusgrößen im Kindesalter

Alter	Innendurchmesser [mm]
Reife Neugeborene	3
Ab 6 Monaten	3,5
Ab 1 Jahr	4
Kinder über 2 Jahre	(16 + Alter in Jahren) : 4 = Tubusgröße

Faustregel: Außendurchmesser des Tubus entspricht dem Durchmesser des Nasenlochs oder des kleinen Fingers des Kindes

Medikamente zur Intubation bei noch wachem Kind:
- Das Medikament, mit dem man die meiste Erfahrung besitzt, ist prinzipiell auch bei Kindern am besten!
- Thiopental (Trapanal®) bei Hypovolämie niedriger als üblich dosieren: Ca. 5(–10) mg/kg KG bzw. nach Wirkung.
- Alternative: Midazolam (Dormicum®) 0,1–0,5 mg/kg KG oder Diazepam (Valium®, Stesolid®) 0,25–1 mg/kg KG (je nach Kreislaufstabilität des Kindes), auch Etomidat (Hypnomidate® oder Etomidat-Lipuro®) 0,2–0,3 mg/kg KG, evtl. in Kombination mit S-Ketamin (Ketanest® S) 0,5–1 mg/kg KG i.v. oder Fentanyl® 0,005 mg/kg KG.
- Muskelrelaxanzien sollten nur bei entsprechender Erfahrung im Umgang mit diesen Medikamenten verwendet werden, z.B. Succinylcholin (z.B. Lysthenon®) 1–2 mg/kg KG i.v., Vecuronium (Norcuron®) 0,1 mg/kg KG i.v., Rocuronium (Esmeron®) 0,6(–0,75) mg/kg KG oder Mivacurium (Mivacron®) 0,25 mg/kg KG.

Laryngoskopie und Intubation

- Absauger bereithalten.
- Von einem Helfer von Anfang an Krikoiddruck ausüben lassen: Regurgitation wird vermieden, Larynx lässt sich leichter einstellen.
- Den Kopf in Neutralposition legen, keine Überstreckung.
- Bei Säuglingen kann evtl. eine bessere Sicht auf die Stimmlippen erreicht werden durch Aufladen der Epiglottis auf den geraden Spatel (☞ Abb. 12.5).
- Sollte sich hinter den Stimmlippen beim Einführen des Tubus ein Widerstand bemerkbar machen, Krikoiddruck etwas nachlassen.
- Viele Tubusfabrikate sind an der Spitze mit einer Markierung versehen, die die übliche Eindringtiefe bis zur Stimmbandebene angibt. Auf korrekte Lage dieser Markierung bei der endgültigen Tubusposition achten (z.B. Ende der schwarzen Färbung „verschwindet gerade hinter der Stimmritze").
- **Bei erfolgloser Intubation** nach spätestens 30 s Laryngoskopie abbrechen, mit Maske zwischenbeatmen bis zum nächsten Versuch.

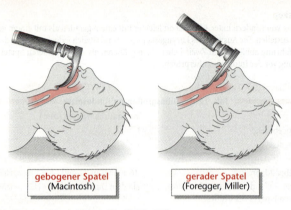

Abb. 12.5 Spatelposition bei Intubation [A300–190]

! Bei Problemen nie mit Gewalt intubieren, mit Maske zwischenbeatmen und erneut mit dem nächst kleineren Tubus versuchen!

- **Bei Bradykardie** (Säugling unter 80/Min., Kleinkind unter 60/Min.) den **Intubationsversuch sofort abbrechen** und mit Maske und O_2 beatmen. Die Gabe von Atropin kann eine hypoxisch bedingte Bradykardie maskieren.
- **Nach Intubation** Tubus direkt am Mund gut festhalten und mit Ambu-Beutel ventilieren unter Beobachtung der Thoraxhebung. Bei der Auskultation auf Seitendifferenzen achten, vor allem über den Oberfeldern der Lunge, also in Nähe der Klavikulae.
- **Einseitiges Atemgeräusch:** Verdacht der einseitigen bronchialen Intubation.
- Tubus vorsichtig halbzentimeterweise zurückziehen unter erneuter Auskultationskontrolle. Dabei nicht wesentlich von der in der Notfalltabelle angegebenen mittleren Länge bis zur Zahnreihe abweichen.
- **Cave:** Auch an Pneumothorax, Haematothorax, bronchialen Fremdkörper denken! Eine Seitendifferenz ist allerdings oft nicht eindeutig beurteilbar aufgrund der guten Fortleitung des Atemgeräusches in dem sehr kleinen Thoraxraum.
- Bei Zweifeln bezüglich der korrekten endotrachealen Lage des Tubus umgehend erneut laryngoskopieren und überprüfen, ob der Tubus zwischen den Stimmlippen verschwindet.
- Hat man den **Tubus zu klein** gewählt bzw. ist er sehr undicht, sollte man den Rachenraum mit angefeuchteten Kompressen austamponieren, um in der Notfallsituation eine Umintubation zu vermeiden.
- Während kurzer Beatmungspause **Tubus gut festkleben** (☞ Abb. 12.6); zur Schienung gegen Abknicken und als Beißschutz kann eine kleine Mullbindenrolle oder eine zusammengerollte Kompresse in den Mund gesteckt und mit dem Tubus festgeklebt werden. **Cave:** Zur Beurteilung der Farbe der Lippen, diese nicht mit Pflaster überkleben. Guedel-Tuben beinhalten bei sehr kleinen Kindern ein erhöhtes Verletzungsrisiko und sind oft nicht in der richtigen Größe vorhanden.

- Um eine Dislokation frühzeitig zu erkennen, sollte man sich die Zentimeterangabe an der Zahnreihe merken, bzw. im NA-Protokoll notieren.
- Von nun an den **Kopf nicht mehr flektieren oder extendieren** (Dislokationsgefahr des Tubus). Relativ gefahrlos kann der Kopf zur Seite gedreht werden.

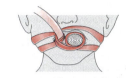

Abb. 12.6 Tubusfixierung [A300–190]

- **Magensonde** zur Entlastung des meist mit Luft- oder Speiseresten gefüllten Magens als Aspirationsprophylaxe legen. **Cave:** Bei Gesichtsschädelverletzungen nur oral (intrakranielle Penetrationsgefahr bei nasalem Zugangsweg).
- Immer ein Auge auf die Thoraxhebung haben, Atemfrequenz altersentsprechend (☞ Tabelle 12.6).
- Keine Spontanatmung am Tubus, v. a. bei Neugeborenen und Säuglingen. Intubierte Neugeborene u. Säuglinge müssen immer beatmet werden (erhöhte Atemarbeit durch Tubus, fehlende physiologische Bremsung des Exspiriums durch die Stimmbänder führt zu Hypoxie und Hyperkapnie).

Häufige Fehler
- Zu starke Extension des Kopfes, insbesondere bei kleinen Kindern.
- Hebeln am Laryngoskop → Beschädigung der Zähne, mangelnder Intubationserfolg.
- Tubus wird zu tief geschoben, gelangt dann in einen Hauptbronchus (→ einseitiges Atemgeräusch).
- Tubus soll beim Kind < 6–8 Jahre nicht ganz dicht sein, er muss unter einem Beatmungsdruck > 20 cm H_2O undicht werden, sonst Gefahr subglottischer Stenosebildung.
- Blinde nasale Intubationen führen bei Kindern selten zum Erfolg.

Einstellen des Beatmungsgerätes
- Beatmung mit 100 % O_2 fortführen.
- Frequenz für Säuglinge 25–30/Min., für Kleinkinder ca. 20/Min.
- Das Atemzugvolumen sollte 10 ml/kg KG betragen.
- Beatmungsdrucke und PEEP (ähnlich wie beim Erwachsenen): Beatmungsspitzendruck 20–30 cm H_2O (in Abhängigkeit vom Alter); bei Säuglingen und Kindern mit Polytrauma immer PEEP initial 4–6 cm H_2O, bei Oxygenierungsproblemen evtl. erhöhen (auch an Spannungspneu oder Tubusdislokation denken!).

Punktionskoniotomie

Wenn der kleine Patient nicht mit der Maske beatmet werden kann, die Intubation nicht gelingt und alle Möglichkeiten freie Atemwege zu schaffen, ausgeschöpft sind, kann man bei vitaler Bedrohung eine transtracheale Beatmung über einen Katheter oder ein entsprechendes Punktionsset versuchen. Alternativ ist auch die Punktion mit einer großlumigen Venenverweilkanüle möglich (☞ Abb. 12.7).

Vorgehen

- Kopf des bewusstlosen Kindes im Liegen leicht überstreckt festhalten lassen. Mit einer **12-(dunkelblau-) oder 14-G-(orange-)Venenverweilkanüle** und aufgesetzter 10-ml-Spritze die Membrana cricothyreoidea (zwischen Schild- und Ringknorpel des Kehlkopfes) im Winkel von 45° von kranial nach kaudal punktieren bis Luft zu aspirieren ist. Die Nadel entfernen, dabei die Kanüle in die Trachea vorschieben. Das Ansatzstück eines 3 mm (ID) Tubus auf die Kanüle aufsetzen und einen 100 % Sauerstoff liefernden Beatmungsbeutel aufsetzen.
- **Alternative:** Von einer 10-ml-Spritze den Stempel entfernen, in die Spritze einen blockbaren Tubus einführen und den Cuff blocken, Spritzenkonus auf die Kanüle setzen, Beatmungsbeutel anschließen. Alles gut festhalten oder festkleben.

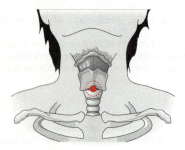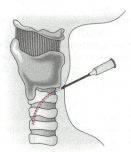

Abb. 12.7 Punktion der Membrana cricothyreoidea [A300–190]

Beatmungsmuster bei transtrachealer Beatmung

Inspirationszeit: 1 s, Exspirationszeit 4 s.
Die Kompression des Brustkorbs kann zur Unterstützung der Exspiration erforderlich sein. Die Ausatmung kann erleichtert werden, wenn man den Beutel während der Exspiration diskonnektiert.

Probleme

- Aufgrund der Kleinheit der anatomischen Verhältnisse beim Säugling ist die Punktion erschwert.
- Aspiration möglich → Sauger bereithalten.
- Perforation der Tracheahinterwand oder des Ösophagus → bei Verdacht Kanüle etwas zurückziehen.
- Blutung → Sauger bereithalten, ggf. Blutungsquelle leicht komprimieren.
- pCO_2-Anstieg.

Sonderfall: Kinder mit Tracheostomie und Trachealkanüle
Bei Problemen (Obstruktion):
- Zunächst Absaugen.
- Bei Fortbestehen der Obstruktion Entfernen der Kanüle.
- Ersatz der Trachealkanüle evtl. durch Tubus geeigneter Größe (**cave:** Tubus bei Intubation durch das Tracheostoma nicht zu weit vorschieben!).
- Evtl. Mund-zu-Stoma-Beatmung.
- Alternative: Versuch der Maskenbeatmung bei gleichzeitigem Verschluss des Stomas.
- Orotracheale Intubation (nur möglich falls keine Obstruktion oberhalb des Tracheostomas).
- ! Hinweis: Zeichen effektiver Ventilation ist eine adäquate beidseitige Thoraxexpansion.

12.3 Schock

Schock ist ein Zustand, bei dem Blutfluss und O_2-Angebot nicht dem metabolischen Bedürfnis des Gewebes gerecht werden.

12.3.1 Besonderheiten im Kindesalter

- Der Blutdruck kann bei Kindern aufgrund ihrer **ausgeprägten Fähigkeit zur Vasokonstriktion** noch im Normalbereich sein, obwohl das Herzminutenvolumen bereits deutlich eingeschränkt ist. Daher besser Perfusionszustand (kapilläre Füllungszeit) beurteilen.
- Die Hypotension ist ein spätes und plötzliches Zeichen der Kreislaufdekompensation.
- Beim Neugeborenen und Säugling ist das Herzzeitvolumen ganz von der Herzfrequenz abhängig. Bradykardie bedeutet immer Kreislaufinsuffizienz. Häufigste Ursache ist Hypoxie.
- **Kapilläre Füllungszeit:** Eine Extremität leicht über Herzhöhe anheben, nach Drücken auf die Haut für ca. 5 s soll die Blässe bei guter peripherer Perfusion innerhalb von 2 s wieder verschwinden.
- Normale Blutdruckwerte (☞ Tab. 12.9) schließen einen Schock keinesfalls aus.
- Die passende Blutdruckmanschette soll ⅔ des Oberarmes des Kindes bedecken. Häufig stehen jedoch genau passende Blutdruckmanschetten nicht zur Verfügung (**cave:** Zu breite Manschetten liefern falsch niedrige, zu schmale Manschetten falsch hohe Blutdruckwerte!).
- Ein kräftiger Puls an der A. radialis, brachialis oder A. femoralis spricht für einen suffizienten Kreislauf.
- Gesunde Kinder haben warme Extremitäten und rosige Haut.

Tab. 12.9 Puls- und RR-Normalwerte im Kindesalter

Altersklasse	Herzfrequenz [/Min.]	RR systolisch [mm Hg]	RR diastolisch [mm Hg]
Neugeborenes	100–180	70 ± 10	50 ± 10
Säugling (bis 1 Jahr)	100–160	80 ± 30	60 ± 10
Kleinkind (1–6 Jahre)	90–140	90 ± 20	60 ± 25
Schulkind (6–12 Jahre)	70–120	100 ± 15	55 ± 10

Ursachen des Schocks im Kindesalter

- Die Ursache einer Minderperfusion ist bei Kindern meist ein absoluter (Blutverlust, Verbrennung, Dehydratation) oder relativer (Sepsis) Volumenmangel.
- Dehydratation durch Erbrechen. Typische Differenzialdiagnosen:
- Pylorushypertrophie (Alter: 3–8 Wochen).
- Invagination (Alter v. a. 6–12 Monate, Fieber, evtl. abdomineller Tumor tastbar).
- Duodenalatresie/-stenose (Neugeborenes).
- M. Hirschsprung (Neugeborenes).
- Gastroenteritis (alle Altersstufen).
- Intoxikationen.
- Zur Abschätzung von Blutverlusten: Das zirkulierende Blutvolumen beim Kind beträgt ca. 80 ml/kg KG.
- Ein allergischer Schock kann auch bei Kindern auftreten (☞ 5.9).
- Selten erleiden Kinder einen kardiogenen Schock, in diesen Fällen ist meist eine Herzerkrankung oder ein Vitium (☞ 12.5.7, 12.5.8) beim Kind bekannt.
- Arrhythmien sind fast immer Folge von Hypoxie, Azidose, Hypotension (Volumenmangel) und Hypothermie. Kammerflimmern tritt sehr selten, fast nur bei Kindern mit angeborenen Herzerkrankungen, nach Elektrounfällen (☞ 11.12) oder infolge Vergiftung mit arrhythmogenen Medikamenten, z. B. trizyklischen Antidepressiva (☞ 9.4.2) auf.

12.3.2 Symptomatik und Diagnostik

Symptomatik

Klinische Zeichen bei Blutverlust ☞ Tab. 12.10; klinische Einschätzung einer Dehydratation ☞ Tab. 12.11.

- Bewusstseinsstörungen unterschiedlichen Grades.
- Blasses bis blaues Hautkolorit.
- Kühle Extremitäten.
- Angst, Unruhe als Zeichen der zerebralen Hypoperfusion.
- Tachypnoe.
- Evtl. Ateminsuffizienz.

Tab. 12.10 Klinische Symptomatik bei Blutverlust bei Kindern

Klinische Zeichen	Blutvolumenverlust
Kreislauf: Tachykard, schwacher peripherer Puls **Haut:** Kühl, kapilläre Füllungszeit 2–3 s **ZNS:** Reizbar, evtl. aggressiv	< 20 %
Kreislauf: Tachykard, schwacher, dünner Puls **Haut:** Extremitäten kalt, zyanotisch, marmoriert **ZNS:** Lethargisch, verwirrt	25 %
Kreislauf: Hypoton, Tachykardie kann sich zur Bradykardie entwickeln **Haut:** Blass, kalt **ZNS:** Komatös	40 %

Tab. 12.11 Klinische Einschätzung einer Dehydratation bei Kindern

Klinische Zeichen	Geschätzter Volumenmangel
Verminderter Hautturgor, trockener Mund	5 %
Eingesunkene Fontanelle, Tachykardie, anamnestisch Oligurie	10 %
Eingesunkene Augen, eingesunkene Fontanelle	15 %
Koma	20 %

Kurzanamnese

- Trauma, Verbrennung, Verbrühung.
- Fieber, Infekt der Atemwege oder des Gastrointestinaltrakts.
- Flüssigkeitsverluste durch Erbrechen, Durchfälle, fehlende Flüssigkeitsaufnahme (seit wann?).
- Allergie, entsprechende Exposition.
- Bekannte Herzerkrankung.
- Dauer der Symptomatik.

Sofortdiagnostik

- Basischeck (☞ 4.1.2).
- Atmung ausreichend (☞ 12.2.2)?
- Puls: Nur schwach tastbar, Tachykardie.
- Beurteilung der Bewusstseinslage.
- Hautfarbe: Blass oder peripher zyanotisch (Säuglinge: Grau).
- Temperatur der Extremitäten: Kühl.
- Kapilläre Füllungszeit: Verlängert > 2 s.
- Auskultation: Leise Herztöne.
- RR niedrig.
- SpO$_2$ niedrig.
- **Bei bereits länger bestehenden Dehydratationszuständen:**
  - Fontanelle eingesunken.
  - Haut trocken und faltig, „stehende Hautfalten".
  - Eingesunkene Augen.
- **EKG-Ableitung:**
  - Primäre kardiale Ereignisse sind selten, dennoch muss bei allen schwerkranken oder verletzten Kindern ein EKG abgeleitet werden, um rechtzeitig Rhythmusstörungen zu erkennen.
  - Eine Tachykardie mit weiten QRS-Komplexen ist fast immer ventrikulär bedingt (sehr selten beim Kind!).
  - Eine Tachykardie mit engen QRS-Komplexen ist fast immer supraventrikulär bedingt.
  - Bradykardie ist der terminale Rhythmus des Kindes.

12.3.3 Therapie

! Prinzipiell: Sauerstoffangebot optimieren, d.h. immer O_2-Gabe und bei Bedarf Beatmung (☞ 12.2.3).

Therapie des Volumenmangelschocks

Flüssigkeitsersatz, Indikation zur präklinischen Substitution abhängig von der Kreislaufsituation des Kindes, von den Venenverhältnissen und von der Entfernung zur Zielklinik.
- Initial 20 ml/kg KG Ringer-Lösung oder NaCl 0,9 % als Infusion (☞ 12.1.6). **Cave:** Keine hypotonen Lösungen verwenden → Gefahr des Hirnödems.
- Infusion tropft nicht schnell genug: Bolusgabe über einen Dreiwegehahn mit angesetzter 20-ml-Spritze.
- Neubeurteilung des Perfusionszustandes: Kapilläre Füllung kürzer, gleich oder länger als zuvor; RR oft wenig hilfreich.
- Wenn keine Besserung, erneuter Bolus 10–20 ml/kg KG Ringer-Lösung, evtl. Blutzuckerkontrolle bei atraumatischen Problemen.
- Wenn keine Besserung, kolloidale Lösung 10–20 ml/kg KG (☞ 12.1.6).
- Je nach evtl. fortdauerndem Blutverlust Volumensubstitution nach Wirkung.
- Bei komatösem Kind mit schlechten Venenverhältnissen an intraossären Zugang denken (☞ Abb. 12.2).

Therapie des kardiogenen Schocks

Dekompensiertes Kind mit Herzfehler, Zyanose, Herzinsuffizienz (☞ 12.5.7, 12.5.8).
Kammerflimmern und Bradykardie (☞ 12.4).
Ventrikuläre Tachykardie (sehr selten), präklinisch nur bei Zeichen von Schock: Zuerst elektrische Kardioversion (s.u.). Evtl. Amiodaron (Cordarex®) 5 mg/kg KG i.v. über mindestens 20 Min. (☞ Tab. 12.3).
Supraventrikuläre Tachykardie (SVT; HF = 240–300/Min.) ist die häufigste Arrhythmie, die bei Kindern zu kardiovaskulärer Instabilität führt. Die QRS-Komplexe sind dabei schmal.
- Therapie präklinisch nur bei Zeichen von kardiogenem Schock, peripherer Minderperfusion und Hypotension.
- Nicht mit Fieber- oder Volumenmangeltachykardie verwechseln (Anamnese). Herzfrequenz bei SVT > 220/Min. bei Säuglingen und > 180/Min. bei Kleinkindern, bei Sinustachykardie niedriger.
- Initial vagale Manöver: Eiswasser oder Eisauflage ins Gesicht, oder zumindest nasse kalte Tücher, ältere Kinder das Valsalva-Manöver durchführen lassen (tief einatmen und bei geschlossener Glottis Bauchpresse und Exspirationsmuskeln so lang wie möglich betätigen; dem Kind das Manöver erklären und selbst vormachen bzw. das Kind in einen Strohhalm blasen lassen), Druck auf Karotissinus (einseitig!). Vor, während und nach vagalem Manöver EKG ableiten.
- Kontraindiziert ist Druck auf die Augen wegen Verletzungsgefahr („Linsenschlottern").
- Kontraindiziert ist Verapamil (z.B. Isoptin®) absolut bei Kindern unter 1 Jahr (Todesfälle beschrieben).
- Bei Versagen der vagalen Manöver weitere Therapie präklinisch nur bei Zeichen von kardiogenem Schock, deutlicher peripherer Minderperfusion, Hypotension und eingeschränkter Bewusstseinslage: Kardioversion (s.u.).

Elektrische Kardioversion (Synchronisierte Defibrillation)

Indikation: Symptomatisches Kind mit supraventrikulärer oder ventrikulärer Tachykardie (präklinisch nur bei schlechter Perfusion, Hypotension und eingeschränkter Bewusstseinslage).

- Wenn EKG nicht über die Paddles abgeleitet wird, EKG-Elektroden mit dem Defibrillator verbinden.
- Ableitung mit der höchsten R-Amplitude wählen.
- Synchronisation einschalten, initiale Dosis 0,5 J/kg KG, bei Bedarf erhöhen.

Medikamentöse Kardioversion

Indikation: Paroxysmale supraventrikuläre Tachykardie (präklinisch nur bei symptomatischem Kind).

Als Alternative mit sehr gutem Erfolg. Sehr effektive Therapie mit minimalen Nebenwirkungen, HWZ von Adenosin ist etwa 10 s.

- Adenosin (Adrekar®, 2 ml = 6 mg) 0,1 mg/kg KG über liegenden venösen Zugang als Bolus mit Hilfe eines „Kochsalzbolus" unter laufender EKG-Kontrolle rasch einschwemmen.
- Bei Nichtansprechen Wiederholung mit doppelter Dosis; maximale Einzeldosis: 12 mg.

Kontraindikationen: Sick-Sinus-Syndrom, AV-Block 2. und 3. Grades, Vorhofflimmern, -flattern, Asthma bronchiale.

Nebenwirkungen: Aufgrund der sehr kurzen HWZ sind die NW von kurzer Dauer und selbstlimitierend. Rhythmusstörungen, in seltenen Fällen kann ein Bronchospasmus ausgelöst werden. Adenosin nur unter EKG-Kontrolle und bei Reanimationsbereitschaft anwenden.

Prinzipien der Weiterbehandlung

Evtl. Digitalisierung unter kinderkardiologischer Betreuung.

12.4 Reanimation

Jede Pulslosigkeit muss zunächst durch Beatmung mit 100 % Sauerstoff und mechanische Reanimation behandelt werden.

Vorgehen immer in der Reihenfolge:
A: Atemwege freimachen (☞ 12.2.3).
B: Beatmung (☞ 12.2.3).
C: Thoraxkompression („Herzdruckmassage") (**C**irculation, s. u.).

Thoraxkompression („Herzdruckmassage")

- **Indikation:** Kein Puls über A. carotis, brachialis oder femoralis tastbar oder bei Bradykardie (beim Säugling und Neugeborenen < 60/Min.), die sich nach Sauerstoffbeatmung nicht bessert.
- **Lagerung:** Harte Unterlage (Brett, Boden).
- **Druckpunkt:**
  - **Beim Säugling:** Auf Sternummitte (☞ Abb. 12.8), etwa ein Fingerbreit unterhalb der Verbindungslinie zwischen den Brustwarzen entweder mit zwei Fingern oder in der thoraxumfassenden Technik. Etwa 2 cm tief eindrücken (d. h. bis auf ⅓ des Brustdurchmessers im Ruhezustand), den Brustkorb bis in die Ausgangsposition wieder entfalten lassen, Frequenz: 100/Min.

- **Beim Kleinkind** (ab 1 Jahr): Zwei Querfinger oberhalb der Stelle, an der sich die Rippen in der Mitte treffen, mit dem Handballen 2,5–4 cm tief eindrücken (d.h. bis auf ⅓ des Brustdurchmessers im Ruhezustand), Frequenz: 80–300/Min.
- **Bei Maskenbeatmung:** Verhältnis Thoraxkompression : Beatmung = 5 : 1, dabei nur etwa 80 Kompressionen/Min. möglich wegen Pause für die Beatmung.
- **Beim intubierten Kind:** Kontinuierliche Thoraxkompression, möglichst 100 Kompressionen/Min.
- Keine Thoraxkompression ohne Beatmung!
- Zeichen einer suffizienten Massage: Puls wird spürbar (Taststellen bei Säuglingen: Arminnenseite, A. femoralis, älteres Kind auch A. carotis) und SpO_2 messbar; Inspektion: Rückgang der Zyanose/Marmorierung, enger werdende Pupillen.

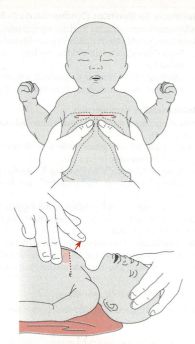

Abb. 12.8 Druckpunkt für die Thoraxkompression beim Säugling: Untere Hälfte des Sternums etwa ein Fingerbreit unterhalb der Verbindungslinie der Brustwarzen. Nicht auf das Xiphoid drücken!
Oben) Thoraxumfassende Technik
Unten) 2-Finger-Technik [A300–190]

Defibrillation

- **Indikation:** Ventrikuläre pulslose Rhythmusstörungen.
- Für Kinder unter 10 kg KG (bis ca. 1 Jahr) die kleinen, darüber die normalen Erwachsenen-Paddles verwenden.
- Die Paddles so platzieren, dass das Herz genau dazwischen liegt, üblicherweise eines auf der rechten Thoraxhälfte unterhalb der Klavikula, das andere lateral der linken Brustwarze.
- Initiale Dosis: 2 J/kg KG, wenn erfolglos.
- Nächste Dosis: 4 J/kg KG, wenn erfolglos.
- Erneute Dosis: 4 J/kg KG, in rascher Abfolge.
- Wenn noch kein Erfolg ☞ Abb. 12.9.
- Automatische externe Defibrillation (AED, sog. Halbautomaten) können präklinisch bei Kindern mit einem Körpergewicht > 25 kg, das entspricht in der Regel einem Kind ≥ 8 Jahre, eingesetzt werden.
- **Kardioversion** (☞ 12.3.3).

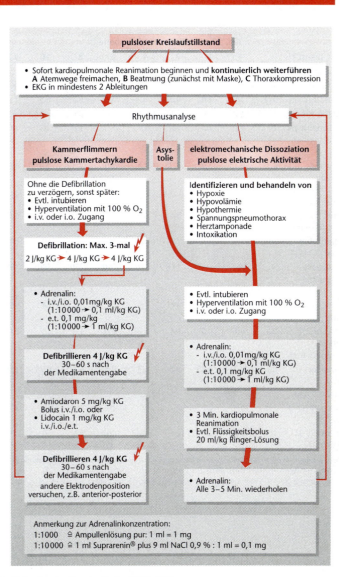

Abb. 12.9 Reanimation des Kindes [A300–190]

Pädiatrische Notfälle

Tab. 12.12 Kinder-Notfalltabelle

Alter [Jahre]	¼	½	1	2	4	6	8	10	12
Größe [cm]	62	66	80	90	105	115	130	140	150
Gewicht [kg]	5,5	7	10	12	16	20	25	34	40
Tubus ID [mm]	3,0	3,5	4,0	4,5	5,0	5,5	6,0	6,5	7,0
Tubus AD [Ch.]	14	16	18	20	22	24	26	28	30
Intubationstiefe ab Zahnreihe [cm]	10	11	12	14	15	17	19	20	21
Adrenalin verdünnt 1 : 10 000 [ml], 1 ml = 0,1 mg	0,5	0,75	1,0	1,25	1,5	2,0	2,5	3,0	4,0
Atropin [ml] (1 ml = 0,5 mg)	0,2	0,3	0,4	0,5	0,6	0,8	1,0	1,0	1,0
Defibrillation initial [J = Ws]	10	15	20	25	30	40	50	60	80
Flüssigkeitsbolus initial [ml]	50	75	100	125	150	200	250	300	400
Amiodaron [ml]*	5,5	7	10	12	16	20	25	34	40
Lidocain 2 % [ml] (1 ml = 20 mg)	0,3	0,4	0,5	0,6	0,8	1,0	1,3	1,5	2,0
Diazepam i.v. [ml] (1 ml = 5 mg)	0,1	0,2	0,25	0,3	0,4	0,5	0,6	0,75	1,0
Diazepam rektal [mg]	2,5	5	5	5	10	10	10	10	10
Glukose 20 o. 25 % [ml]	10	15	20	25	30	40	50	60	80

Alle Dosierungen für intravenöse und intraossäre Medikamente sind als **Volumina [ml]** angegeben, die rektale Dosierung von Diazepam ist in mg angegeben.

* Amiodaron (Cordarex®) 3 ml/Amp. = 150 mg. Immer mit Glukose 5 % (27 ml) verdünnen → 1 ml = 5 mg.

Transkutane Schrittmacher

Beim Kind aufgrund der meist nicht kardialen Genese einer präklinischen Asystolie ganz selten erfolgreich. Bei Kindern unter 15 kg KG sollten kleinere Elektroden verwendet werden.

Medikamentöse Reanimation

- Die in ☞ Tab. 12.12 angeführten Dosierungen für kreislaufwirksame Substanzen beziehen sich auf die Reanimationssituation.
- Zur endobronchialen Gabe sind die angegebenen i.v. Dosierungen zu verdoppeln, bei Adrenalin evtl. auch zu verzehnfachen. Die hochdosierte Adrenalingabe (0,1–0,2 mg/kg KG) wird nur noch für spezielle Situationen, z. B. beobachteten Kreislaufstillstand, als akzeptabel angesehen.
- Ab 14 Jahren kann man ungefähr wie beim Erwachsenen dosieren.
- Immer individuell nach Wirkung dosieren nicht nur nach Schema.
- Bei Säuglingen zur genaueren Dosierung Adrenalin 1 : 10 000 und Atropin evtl. in Insulinspritzen abfüllen (Dosierung ☞ Tab. 12.13).
- $NaHCO_3$ hat in der Kinderreanimation bisher keinen nachweisbaren Nutzen erbracht. Als ultima ratio einsetzbar bei prolongierter Reanimation in einer Dosis von 1 mval/kg KG.
- Amiodaron (Dosierung ☞ Tab. 12.13) ist etwas aufwändig in der Anwendung, da es immer mit Glukose 5 % verdünnt werden muss. Diese Vorbereitung darf jedoch die Reanimationsmaßnahmen (Beatmung, Thoraxkompression, Defibrillation) nicht unterbrechen oder verzögern!
- In der Regel sollten Antiarrhythmika nicht kombiniert gegeben werden → Beschränkung auf 1 Antiarrhythmikum!

Tab. 12.13 Dosierungen für Atropin, Amiodaron und Lidocain

Atropin	Einzeldosis	Beim Kind	0,5 mg
		Beim Jugendlichen	1 mg
	Gesamtdosis	Beim Kind	1 mg
		Beim Jugendlichen	2 mg
	Minimale Dosis		0,1 mg
	Dosis bei Bradykardie		0,02 mg/kg KG
Amiodaron* (Cordarex®)	Einzeldosis		5 mg/kg KG
	Maximale Tagesdosis		15 mg/kg KG
Lidocain (Xylocain®)	Maximaldosis		3 mg/kg KG (= 3 × Bolusgabe)

* Amiodaron (Cordarex®) 3 ml/Amp. = 150 mg. Immer mit Glukose 5 % (z. B. 27 ml) verdünnen → 1 ml = 5 mg. Über Infusionspumpe oder per Hand über mindestens 20 Min. infundieren. Ausnahme: Reanimation → Bolusgabe.

Transport nach Stabilisierung der Vitalfunktionen

- Vor weiterem Auskühlen schützen (Zudecken, Metallinefolie, Standheizung, Inkubator).
- Beatmung mit 100 % O_2 fortführen (☞ 12.2.3), Pulsoxymetrie.
- Bei unruhigen intubierten Kindern: (Analgo)-Sedierung, z. B. mit Midazolam (Dormicum®) 0,05–0,1 mg/kg KG i.v. initial, zusätzlich bei Bedarf Fentanyl® 0,005 mg/kg KG i.v., insbesondere bei traumatisierten Kindern.
- Ausreichende Volumensubstituierung, kontinuierliches Kreislaufmonitoring: EKG, Puls, kapilläre Füllungszeit.

! **Vor** Applikation von Notfallmedikamenten suffiziente Ventilation sicherstellen. Ausschluss von Tubusfehllage, Pneumothorax, Hypovolämie.

💣 Häufigster Fehler, insbesondere bei Säuglingen/Neugeborenen: Zeit wird auf das Legen eines i.v. Zugangs verwendet, anstatt zügig mit einer suffizienten Beatmung zu beginnen!

12.5 Spezielle Kindernotfälle nach Leitsymptomen

12.5.1 Polytrauma

! Die Behandlungsprinzipien entsprechen denen Erwachsener (☞ 11.8):
- Großzügige Volumensubstitution.
- Frühintubation und Beatmung.

Symptomatik

Schmerzen, Blutungen.
Je nach Verletzungsmuster sind zusätzlich möglich:
- Ateminsuffizienz: Thoraxtrauma (☞ 11.3).
- Schock: Abdominaltrauma (☞ 11.4), Wirbelsäulentrauma (☞ 11.6), Extremitäten- und Beckenfrakturen (☞ 11.7, 11.5).
- Bewusstseinstrübung: Schädel-Hirn-Trauma (☞ 12.5.2, 11.2).
- Bewegungsstörungen der Extremitäten: Schädel-Hirn-Trauma (☞ 12.5.2, 11.2), Wirbelsäulentrauma (☞ 11.6), Frakturen, Luxationen (☞ 11.7).

Kurzanamnese

- Verkehrsunfall, Sturz aus großer Höhe.
- Blick-Inspektion des Unfallorts (z. B. Autowrack, bei Stürzen: Offenes Fenster).
- Befragung von Unfallbeteiligten, Spielkameraden oder sonstigen Zeugen zur Klärung des Unfallmechanismus:
  – Wo saß das Kind im Auto?
  – War es angeschnallt?
  – Trug es einen Fahrradfahrerhelm?
  – Vermutliche Geschwindigkeit des verunfallten Pkw?

Spezielle Kindernotfälle nach Leitsymptomen

- Sturzhöhe?
- Weitere Unfallverletzte (2. NA erforderlich?)
- Direkte Hinweise auf mögliche bzw. wahrscheinliche Verletzungen (z. B. Auffahrunfall: HWS-Schleudertrauma)?
- Befragung von Angehörigen: Vorerkrankungen, Behinderungen, Medikamente, Allergien?

Sofortdiagnostik

- Basischeck (☞ 4.1.2).
- Puls, SpO_2, RR, EKG.
- **Atmung:**
- Inspektion: Zyanose? Thoraxhebung: Vorhanden, symmetrisch?
- Auskultation: Atemgeräusch: Vorhanden, seitengleich, rasselnd?
- **Kreislauf:**
- Schockzeichen (☞ 12.3.2)?
- Kapilläre Füllungszeit verlängert (> 2 s)?
- **Neurologischer Kurzbefund:**
- Bewusstseinszustand: Wach, somnolent, bewusstlos?
- Reaktion auf Ansprache oder Schmerzreiz?
- Pupillengröße und Lichtreaktion?
- Nach Stabilisierung von Atmung und Kreislauf: Inspektion des Kindes (Kleidung vorher evtl. aufschneiden) mit paralleler kraniokaudaler Untersuchung (☞ 11.1):
- Hämatome? Prellmarken?
- Extremitätenfehlstellungen? Offene Frakturen?
- „Harter" Bauch (intraabdominale Verletzung)?
- Hautemphysem (Pleuraverletzung, z. B. durch Rippenfraktur)?

Sofortmaßnahmen

- Reanimation nach ABC-Regel (☞ 12.4).
- Bei V.a. Spannungspneumothorax: Punktion des 4. oder 5. ICR in der mittleren Axillarlinie (immer supramamillär) mit Venenverweilkanüle (☞ 7.7).
- Blutungen durch manuelle Kompression (☞ 6.3) oder mit Kompressionsverbänden versorgen (☞ 2.6).
- O_2-Gabe (☞ 12.2.3).
- Mindestens 2 großlumige i.v. Zugänge (☞ 12.1.5) mit Infusion (☞ 12.1.6) zur Volumensubstitution.
- Im Zweifelsfall immer mit Wirbelsäulentrauma (☞ 11.6) rechnen: Immobilisation der HWS (z. B.mit Stifneck®), Vakuummatratze.
- **Frühzeitige und großzügige Indikation zur Intubation und Beatmung** (☞ 12.2.3) bereits bei geringen Anzeichen von Atemnot oder Bewusstlosigkeit. Beatmungsparameter: F_iO_2: 1,0; PEEP 4–6 cm H_2O; Frequenz u. AMV altersabhängig (☞ 12.2.3).
- **Analgesie:** Wichtig zur Stressminderung. Dosierung ☞ Tab. 12.14.
- Das Medikament, mit dem man die meiste Erfahrung besitzt, ist prinzipiell auch bei Kindern am besten!
- Opioideinsatz nur von dem Notarzt, der mit Intubation und Beatmung vertraut ist!
- Lagerung je nach Verletzungsmuster (☞ 2.5).

Pädiatrische Notfälle

- Bei V.a. Pneumothorax: Thoraxdrainage (☞ 2.9.1). Anlage prinzipiell wie beim Erwachsenen (☞ Tab. 12.15).
- Steriles Abdecken von offenen Wunden, Frakturen.
- Reposition grob dislozierter Extremitätenfrakturen und Luxationen in Kurznarkose mit z. B. Ketamin (Vermeidung von Durchblutungs- und Nervenschäden, ☞ 11.7).
- Abgetrennte Gliedmaßen verpacken (steril, trocken, kühl, ☞ 11.7.6).
- Magensonde nach Intubation zur Aspirationsprophylaxe. Bei Schädel-Hirn-Traumen und Gesichtsschädelverletzungen nur oral, da bei nasalem Einführen intrakranielle Perforationsgefahr.

Tab. 12.14 Analgetikadosierung im Kindesalter

Piritramid (Dipidolor®)	0,05–0,2 mg/kg KG i.v.
Morphin	0,05–0,1 mg/kg KG i.v.
Pethidin (Dolantin®)	0,5–1 mg/kg KG i.v.
Tramadol (Tramal®)	1–2 mg/kg KG i.v.
Fentanyl beim intubierten Kind	0,005 mg/kg KG i.v.
Beim nicht intubierten Kind Titration bei entsprechender Erfahrung	0,001 mg/kg KG i.v.
S-Ketamin (Ketanest® S)	0,125–0,5 mg/kg KG i.v. 2,5 mg/kg KG i.m.

Cave: Säuglinge < 6 Monate haben eine erhöhte Empfindlichkeit gegenüber Opioiden: Kindern dieser Altersklasse zunächst die Hälfte der angegebenen Dosierungen verabreichen! Auch Ketamin kann v. a. bei Säuglingen Apnoe verursachen.

Tab. 12.15 Thoraxdrainagen im Kindesalter

Alter [Jahre]	Größe [Ch.]
0,5–2	16–20
3–6	20–24
7–12	26–28

Transport

Immer Transport in die nächste kinderchirurgische Klinik mit Intensivstation und CT (evtl. Hubschrauber anfordern). In besonders dringenden Fällen Transport in die nächste chirurgische Abteilung.

- Aufgrund des noch sehr elastischen Skeletts sind oft die äußeren Traumazeichen auch bei schweren inneren Verletzungen nicht sehr ausgeprägt.
- Auch bei schweren Thoraxtraumen mit Lungenkontusion oder Pneumothorax muss deshalb ein Thoraxkompressionsschmerz nicht immer vorhanden sein.
- Die klinische Beurteilung (z. B. fraglicher Pneumothorax) des kindlichen Thorax mittels Auskultation oder Perkussion ist insbesondere unter Notfallbedingungen häufig sehr schwierig.

- **!** ♦ Bei Problemen bei der Anlage venöser Zugänge und vitaler Indikation: An intraossäre Nadel denken (☞ 12.1.5)!
  - ♦ Venöse Zugänge bei polytraumatisierten Kindern immer besonders gut sichern, da lebenswichtig!
  - ♦ Bei Gabe von Opioiden:
    - Immer mit Atemdepression rechnen.
    - Wegen möglicher Hypovolämie immer erst mit der niedrigeren der angegebenen Dosis anfangen!
  - ♦ Ketamin (Ketanest®): Kontraindiziert bei Schädel-Hirn-Trauma und Augenverletzungen!
  - ♦ Blutverluste, die unbedeutend aussehen, können dennoch für das kleine Kind relativ hoch sein.
  - ♦ Gegenstände bei Stich- und Pfählungsverletzungen nicht entfernen, höchstens auf Transportmaß kürzen.

12.5.2 Schädelhirntrauma (SHT)

Symptomatik
(☞ auch 11.2)

! Jedes nach einem Unfall (auch nur vorübergehend) bewusstseinsgestörte Kind, wird zunächst als SHT behandelt.

- ♦ Bewusstseinstörung (vom kurzen „Wegbleiben" bis zu tiefem Koma).
- ♦ Übelkeit, Erbrechen.
- ♦ Retrograde Amnesie.
- ♦ Offene Schädelverletzungen.
- ♦ Liquorrhoe, Blutungen.
- ♦ Pupillenveränderungen.
- ♦ Schwindel.
- ♦ Kopfschmerz.

Kurzanamnese

- ♦ Unfallhergang:
  - Überwiegend Verkehrsunfälle als Fußgänger oder Fahrradfahrer.
  - Bei Kleinkindern und Säuglingen Stürze die Treppe hinunter, von der Wickelkommode, aus dem Kinderwagen.
  - Im Rahmen einer Kindesmisshandlung (shaken baby syndrome ☞ 12.5.9).
- ♦ Unfallmechanismus: Je größer die Sturzhöhe und je stärker die einwirkenden Kräfte auf den kleinen Schädel, desto wahrscheinlicher ist ein höhergradiges SHT mit intrakraniellen Blutungen und erhöhtem Hirndruck.
- ♦ Unfallzeitpunkt?
- ♦ Bewusstlosigkeit, Eintritt (sofort?) und Dauer? Krampfanfälle?
- ♦ Wenn nicht bewusstlos, Eltern fragen, ob das Kind nach dem Unfall „anders" war als sonst.

Pädiatrische Notfälle

Sofortdiagnostik

- Basischeck (☞ 4.1.2).
- Puls, SpO$_2$, RR, EKG.
- Rasche Orientierung über neurologischen Zustand:
  - Wach oder somnolent.
  - Reaktion auf Ansprache und Schmerzreiz (Glasgow Coma Scale, ☞ Tab. 12.16).
  - Pupillengröße und Lichtreaktion.
- Untersuchung des Schädels auf:
  - Prellmarken, Hämatome.
  - Stufenbildung in der Kalotte (Fraktur).
  - Blutungen aus Nase oder Ohren (Schädelbasisfraktur).
  - Liquorrhoe („offene" Schädelbasisfraktur).
- Inspektion: Begleitverletzungen, z. B. Blutungen, Bauchtrauma (Polytrauma ☞ 12.5.1)?

Tab. 12.16 Modifizierte Glasgow Coma Scale für Kleinkinder

Parameter	Reaktion	Punktwert
Augenöffnen	Spontan	4
	Auf Anruf	3
	Auf Schmerzreiz	2
	Kein Augenöffnen auf Schmerzreiz	1
Motorische Antwort	Gezieltes Greifen nach Gegenständen	6
	Auf Schmerzreize: Gezielte Abwehr	5
	Normale Beugung	4
	Atypische Beugung	3
	Strecksynergismen	2
	Keine Reaktion	1
Verbale Antwort	Jede Antwort, Lachen, Weinen, Erkennen von Angehörigen, Fixieren, bzw. bei älteren Kindern verständliche Sprache oder volle Orientierung	5
	Unsicheres Erkennen von Angehörigen, keine Fixierung	4
	Zeitweise weckbar	3
	Motorische Unruhe, nicht weckbar	2
	Keine Reaktion auf Schmerzreiz	1
Maximale Punktsumme		15

Sofortmaßnahmen

Venöser Zugang
Mit Infusion (z. B. Ringer-Lösung).

Atmung
- O_2-Gabe (☞ 12.2.3).
- Intubation (☞ auch 12.2.3):
  - Indikation: Bei Atembehinderung oder bei GCS Gesamtpunktwert < 9 erforderlich, d.h. bei einem Kind, das auf Schmerzreiz nicht erweckbar ist.
  - Medikamente zur Intubation, falls das Kind nicht tief bewusstlos ist: Z. B. Thiopental (Trapanal®), Midazolam, (z. B. Dormicum®), Etomidat (z. B. Etomidat-Lipuro®, (☞ 12.2.3). **Cave:** Ketamin (Ketanest®) ist wegen möglicher Hirndrucksteigerung (z. B. bei V.a. SHT) kontraindiziert (Ausnahme: Bei eingeklemmtem Patienten niedrig dosiert zur Analgesie sinnvoll).
  - Auf Immobilisation der HWS bei der Intubation achten, Kopf von Helfer halten lassen, leichte Reklination, kein Seitwärtsdrehen, keine Anteflexion.
- Beatmung (☞ auch 12.2.3):
  - F_iO_2 1,0; angestrebter $paCO_2$ 35 mm Hg.
  - Spitzendruck möglichst < 25 cm H_2O, PEEP, wenn erforderlich ≤ 5 cm H_2O.
  - Wichtigstes Ziel der Beatmung ist immer eine gute Oxygenierung (SpO_2) des Patienten, d.h. SpO_2 > 95 %.
  - Wenn sich das Kind gegen Tubus bzw. Beatmung „wehrt": Analgosedierung: Z. B. Midazolam (Dormicum®) 0,1 mg/kg KG kombiniert mit Fentanyl 0,005 mg/kg KG bzw. nach Wirkung.

Kreislauf
Wichtig ist eine optimale Volumenzufuhr (☞ 12.3.3): Eine Flüssigkeitsrestriktion mit Minderperfusion des Gehirns führt zur Zunahme des Hirnschadens. Bei Hypotonie daher aggressive Volumenzufuhr.
Cave: Nur isotone Lösungen verwenden (Ringer-Lösung, NaCl 0,9 %), keine Glukose-Lösungen.

Lagerung
- Häufig sind Begleitverletzungen, insbesondere der HWS → auch im Zweifelsfall immer Schienung mit Halskrawatte (Stifneck®) oder Vakuummatratze.
- Hochlagerung des Oberkörpers um 30°.
- Positionierung des Kopfes immer in Mittellage, nie in Seitenlage (um venösen Abfluss durch die Vv. jugulares nicht zu behindern).

Krampfanfälle ☞ 12.5.5.

Transport
- Bei leichtem (GCS 13–15 Punkte), gedecktem SHT in (Kinder-)Klinik, in der jederzeit Röntgenaufnahmen von Schädel und Wirbelsäule von Arzt mit Facharztqualität beurteilt werden können. Engmaschige Kontrollen von Bewusstseinslage und Pupillen müssen möglich sein.
- Bei mittelschwerem (GCS 9–12 Punkte), gedecktem SHT in neurochirurgische Klinik, ansonsten in (Kinder-)Chirurgische Klinik mit konsiliarischer Betreuung durch einen Neurochirurgen, mit CT und Intensivstation.

- Bei schwerem (GCS 3–8 Punkte) oder offenem SHT jeglichen Schweregrades in neurochirurgische Klinik mit 24-h-OP-Bereitschaft.
- Hubschraubertransport frühzeitig erwägen.

Prinzipien der Weiterbehandlung

Stationäre Beobachtung, neurochirurgische Versorgung.

> !
> - Der initiale irreparable Zellschaden durch den Unfall ist nicht mehr zu ändern. Durch rasches und gezieltes Eingreifen des Notarztes können jedoch sekundäre Schäden durch Hypoxie und Minderperfusion gering gehalten werden.
> - Im Vergleich zu Erwachsenen haben Kinder mit schwerem SHT (Glasgow Coma Scale < 8 Punkte) ein deutlich besseres Outcome.
> - Der Nutzen von Steroiden zur Hirnödemprophylaxe ist auch beim kindlichen Schädel-Hirn-Trauma nicht nachgewiesen.
> - Wichtig für die Verlaufsbeurteilung sowie die Diagnostik und Behandlung in der Klinik ist die Dokumentation eines möglichst genauen neurologischen Ausgangsstatus. Dieser kann deskriptiv sein, praktikabel ist aber auch die Beurteilung nach der modifizierten **G**lasgow **C**oma **S**cale (☞ Tab. 12.16).

> 💣
> - Kleinkinder und Säuglinge können einen Volumenmangelschock im Gegensatz zum Erwachsenen bereits nur aufgrund einer isolierten intrakraniellen Blutung erleiden.
> - Die Gabe von Mannitol ist routinemäßig präklinisch nicht indiziert. Bei sich akut verschlechternder Bewusstseinslage und Entwicklung einer Anisokorie (als Ausdruck einer Hirndrucksteigerung) kann man die Kurzinfusion von Mannitol 0,3–1,5 g/kg KG (Mannitol 20 %, 1,5–7,5 ml/kg KG) in Erwägung ziehen.

> !
> - „Gegenwehr" bei Beatmung steigert den Hirndruck, d.h. Analgosedierung ist unbedingt erforderlich.
> - Auch während des Transportes Verlaufsbeurteilung und Dokumentation des neurologischen Zustands bzw. des Pupillenstatus beim intubierten und analgosedierten Kind.
> - **Cave:** RR-Abfall: An Volumenmangel bzw. Schock durch Begleitverletzungen denken!

12.5.3 Atemnot mit Stridor

Pfeifendes Atemgeräusch aufgrund einer Obstruktion der oberen Luftwege, meist inspiratorisch, auf Distanz hörbar und in Kombination mit substernalen Einziehungen.

Differenzialdiagnose

- Epiglottitis (selten, aber lebensgefährlich).
- Krupp-Syndrom (Pseudokrupp, DD zu Epiglottitis ☞ Tab. 12.17) (häufig).
- Fremdkörperaspiration.
- Laryngitis oder Tracheitis (meist mit Heiserkeit), Tonsillitis (gerötete oder belegte Tonsillen), Trauma (Anamnese, Prellmarken), Diphtherie (Tonsillenmembranen, süßlicher Foetor), zusätzlicher Luftwegsinfekt bei bestehender subglottischer Stenose oder Tracheomalazie, Rauchgasvergiftung (☞ 9.7.1), Quincke-Ödem (☞ 17.2.6).

Spezielle Kindernotfälle nach Leitsymptomen

Tab. 12.17 Unterscheidungskriterien zwischen Krupp-Syndrom und Epiglottitis

	Krupp-Syndrom	Epiglottitis
Symptom		
Fieber	Meist leicht	> 39–40 °C
Speichelfluss	Kaum	Stark
Schluckstörung	Keine	Meistens
Husten	Bellend	Selten (nicht bellend)
Sprache	Heiser	Kloßig, leise
Anamnese	Oft Infekt der oberen Luftwege, langsamer Beginn	Schneller Beginn (innerhalb von Stunden)
Risikofaktor		
Alter	0,5–3 Jahre	Meist 1–7 Jahre
Tageszeit	Meist abends, nachts	Ganztags
Jahreszeit	Gehäuft im Herbst	Ganzjährig
Prognose	Sehr gut	Hohe Mortalität
Rezidive	Häufig	Selten

Epiglottitis

Supraglottische Entzündung (Epiglottis, aryepiglottische Falten, Vestibularfalten); Erreger meist Haemophilus influenzae. 1992 Impfung gegen Haemophilus influenzae b (HIB) eingeführt, Erkrankung seitdem rückläufig.

Symptomatik

- Schwerkrankes Kind.
- Sitzende Haltung.
- Meist Fieber über 39 °C, oft Sepsis-ähnliches Bild.
- Selten Husten, inspiratorischer Stridor oft nur gering.
- Zunehmende Atemnot, evtl. Zyanose.
- Ganzjährig auftretend.
- Leise, kloßige Sprache („hot potatoe voice").
- Halsschmerzen, Schluckbeschwerden, Speichelfluss.

Kurzanamnese

- Prädilektionsalter 1–7 Jahre.
- Kurze Anamnese (Beginn vor 8–15 Stunden), akuter Beginn.
- Hinweis: Impfpass zeigen lassen. Bei vollständiger HIB-Impfung (3 Mal) ist eine Epiglottitis nahezu ausgeschlossen.

Sofortdiagnostik

- Basischeck (☞ 4.1.2).
- Verdachtsdiagnose rein klinisch-anamnestisch.
- Eine kurz zurück liegende Getränkeeinnahme spricht gegen die Diagnose.

- Keine Racheninspektion, Gefahr des reflektorischen Atem-Herz-Stillstandes.
- Kein EKG und RR, da jede Art von Stress die Symptomatik akut verschlechtern kann.
- Evtl. SpO$_2$, wenn das Kind diese Maßnahme problemlos toleriert.
- Puls: Schwacher, tachykarder Puls weist auf Bedrohlichkeit des Krankheitsbildes hin.

Sofortmaßnahmen

- Kind in jedem Fall nüchtern lassen wegen der Aspirationsgefahr bei einer evtl. später erforderlichen Intubation.
- O$_2$-Gabe (☞ 12.2.3) in der für das Kind angenehmsten Haltung, je nach Alter auf dem Schoß der Mutter (nur wenn diese das Kind nicht noch zusätzlich aufregt), sonst auf dem eigenen Schoß sitzend.
- Bei Atemstillstand bzw. schwerer Dyspnoe mit Zyanose: Maskenbeatmung (in aller Regel bei Epiglottitis relativ gut möglich).

Keine Infusion anlegen, keine Intubationsversuche, Gefahr des reflektorischen Atem-Herz-Stillstandes.

Transport

Immer Transport in die nächste Kinderklinik mit Vorabinformation der dortigen Intensivstation über die Verdachtsdiagnose.

Prinzipien der Weiterbehandlung

Narkoseeinleitung per Halothan- oder Sevofluraninhalation, Anlage eines i.v. Zugangs erst in tiefer Narkose, Laryngoskopie und Intubation, Lumbalpunktion (Haemophilus-Meningitis möglich). Antibiose. Extubation meist nach etwa 48 h möglich.

Intubation bei angeschwollener Epiglottis oft sehr schwierig und sollte nur unter klinischen Bedingungen von einem entsprechenden „Spezialisten" durchgeführt werden. Misslungene Versuche führen zur Katastrophe!

!
- Alle präklinischen Maßnahmen (auch scheinbar „harmlose") auf das essenzielle Minimum beschränken.
- Insbesondere keine Manipulationen im Bereich der Mundhöhle und des Halses, die Epiglottis kann schlagartig anschwellen und die Atemwege vollends verlegen!

Krupp-Syndrom

Subglottische Laryngotracheitis, d. h. entzündliche Schwellung der Submukosa im subglottischen Bereich mit entsprechender Einengung der Atemwege (meist durch Virusinfekte).
Synonym: Pseudokrupp. Tritt auch ohne Infekt (meist auf allergischer Basis) rezidivierend auf: „spasmoidic croup".

Symptomatik

- Meist guter AZ.
- Bellender Husten, inspiratorischer Stridor.
- Evtl. Heiserkeit.
- Tachypnoe.
- Leichte Temperaturerhöhung.
- Tachykardie.
- Vorwiegend nachts und im Herbst auftretend.

Kurzanamnese

- Keine Schluckstörung, kein Speichelfluss.
- Häufig gleichzeitig Rhinitis (oft schon seit 2–3 Tagen Infekt der oberen Luftwege).
- Häufige Rezidive.
- Prädilektionsalter: 6 Monate bis 3 Jahre (und älter).

Sofortdiagnostik

- Basischeck (☞ 4.1.2).

💣 Keine Racheninspektion, Gefahr des reflektorischen Atem-Herz-Stillstandes.

- Verdachtsdiagnose rein klinisch-anamnestisch.
- Kein EKG und RR, da jede Art von Aufregung die Symptomatik verschlechtern kann.
- Evtl. SpO$_2$, wenn das Kind diese Maßnahme problemlos toleriert.
- Puls: Schwacher, tachykarder Puls weist auf schweres Krankheitsbild hin.

Sofortmaßnahmen

!
- Keine Infusion anlegen (Stressvermeidung).
- Kinder mit Atemnot präklinisch nicht sedieren.

- Auf alle Beteiligten beruhigend einwirken.
- Notfalls Maskenbeatmung (sehr selten erforderlich).
- Intubation sicherer unter Klinikbedingungen (Tubuswahl: ID mindestens 0,5 mm kleiner als altersentsprechend).
- Bei gleichzeitig bestehender Rhinitis mit Behinderung der Nasenatmung: Abschwellende Nasentropfen/-spray zusätzlich zur sonstigen Therapie (Tab. 12.18).

Tab. 12.18 Therapie des Krupp-Syndroms in Abhängigkeit vom Schweregrad

Symptomatik	Therapie
Leicht: Bellender Husten, kein Stridor, Heiserkeit	Steroide oral oder rektal, per inhalationem
Mittelschwer: Bellender Husten, Stridor bei Aufregung, jedoch nicht in Ruhe, keine Zyanose	O_2-Gabe, wenn vom Kind toleriert, Steroide oral oder rektal, per inhalationem
Schwer: Ruhestridor, Atemnot, Zyanose, schlechter AZ	O_2-Gabe, Steroide oral oder rektal, per inhalationem, falls Medikamentenvernebler vorhanden: Inhalation mit O_2 und Adrenalin (z. B. Suprarenin®) pur (1 : 1 000) 3–5 ml in den Inhalator

Rektale Steroidapplikation im NAW am praktikabelsten, in der Wirksamkeit kein wesentlicher Unterschied zwischen den verschiedenen Applikationsformen. Wirkeintritt nach ca. 1 h.

- Steroide rektal: Prednison (z. B. Rectodelt® supp.).
  - < 10 kg KG: 50 mg (½ Rectodel ® supp. 100).
  - > 10 kg KG: 100 mg.
- Steroide oral: Dexamethason (z. B. Fortecortin®) 0,2 mg/kg KG oder Prednisolon (z. B. Decortin H®) 1 mg/kg KG.
- Steroide per inhalationem: Verneveltes Budesonid (z. B. Pulmicort® Inhalationslösung) 2 mg. Ob auch ein Dosieraerosol effektiv ist, ist bislang noch ungeklärt.

Transport

- Bei mittelschwerer und schwerer Symptomatik immer Klinikeinweisung (Kinderklinik).
- Leichte Symptomatik je nach örtlichen und sozialen Gegebenheiten auch zu Hause behandelbar. Eltern in verständlichen Worten über Zeichen einer möglichen Progression unterrichten und Handlungsanweisungen hinterlassen: „Wenn die Geräusche beim Atmen stärker werden, der Husten bellender, fahren Sie bitte in die nahe gelegene Kinderklinik."

Prinzipien der Weiterbehandlung

Racheninspektion nur auf Intensivstation, Beobachtung für eine Nacht unter Monitorüberwachung, Steroidmedikation, bei Bedarf O_2- und Adrenalin-Vernebelung, Intubation nur selten erforderlich.

> **!** Zur Inhalation (falls Medikamentenvernebler vorhanden) bei Krupp-Syndrom ist auch das Adrenalin-Razemat Mikronephrin® geeignet, 0,5 ml mit 3,5 ml 0,9 % NaCl verdünnt, aber in Deutschland nur über internationale Apotheken erhältlich. Es besteht kein Unterschied in der Wirkung von Adrenalin-Razemat und L-Adrenalin. Adrenalinhaltige Dosieraerosole und Sprays sind bei Kleinkindern mit Krupp-Syndrom immer kontraindiziert (Überdosierungsgefahr).

> Das Krupp-Syndrom verschlechtert sich durch Stress, daher jede unnötige Maßnahme oder sonstige Verunsicherung des kleinen Patienten vermeiden!

Fremdkörperaspiration

Symptomatik
- Stridor (in- und/oder exspiratorisch).
- Husten.
- Unterschiedliche Grade von Atemnot, Zyanose.
- Giemen, evtl. einseitiges Atemgeräusch.
- Evtl. Würgen, Keuchen.

Kurzanamnese
- Aspirationsereignis nicht immer eruierbar, häufig starke Hustenattacke bei vorherigem Wohlbefinden, evtl. kurzzeitige Zyanose, oft rasche Besserung bei Tieferrutschen des Fremdkörpers in einen Hauptbronchus oder Aushusten.
- Die Eltern oder Betreuer fragen nach Essen oder Spielen mit folgenden typischen „Aspiraten": Erdnüsse, andere Nüsse, kleine Spielfiguren, Perlen, Knöpfe, Bonbons, Erbsen, rohe Karottenstücke, Apfelstücke, Kieselsteine u. a.
- Prädilektionsalter 1–3 Jahre.

Sofortdiagnostik
- Basischeck (☞ 4.1.2).
- Inspektion: Atemnot, Zyanose?
- SpO_2.
- Auskultation: Seitendifferentes Atemgeräusch (bei einseitiger Totalobstruktion), lokalisierter Stridor bzw. Giemen, manchmal Ventilgeräusch (in- und exspiratorisch wechselndes Giemen).

Sofortmaßnahmen

Günstigster Fall (Obstruktion eines Hauptbronchus)
Dem Kind geht es relativ gut (selten Atemnot), einseitiges Atemgeräusch, Giemen, evtl. Ventilgeräusch, Überblähung der obstruierten Seite.
Keine Sofortmaßnahmen vor Ort erforderlich, nüchtern lassen.

Weniger günstiger Fall (partielle Tracheaobstruktion)
Kind hustet.
- Zum Weiterhusten anhalten und „hustend" in die Klinik fahren.
- In diesem Stadium keine Versuche unternehmen, den Fremdkörper zu entfernen (Gefahr, dass aus der partiellen Obstruktion durch Verlagerung des Fremdkörpers eine vollständige Verlegung entsteht).
- Evtl. O_2-Gabe (☞ 12.2.3).
- Evtl. i.v. Zugang mit Infusion (z. B. Ringer-Lösung).

Ungünstigster Fall (vollständige Tracheaobstruktion)
Atemstillstand und Zyanose nach anamnestisch wahrscheinlicher Aspiration.
- Inspektion der Mundhöhle, Entfernung des Fremdkörpers, wenn sichtbar.
- Entweder zuerst Versuch der Extraktion mittels Magill-Zange unter Laryngoskopie oder durch verschiedene Manöver, die den intrathorakalen Druck erhöhen:
- Keinesfalls mit den Fingern „blind" in der Mundhöhle herumfahren. Kann zum Einklemmen des Fremdkörpers im Larynx führen.

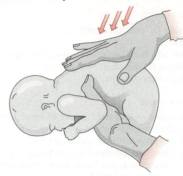

Abb. 12.10 Maßnahme bei Obstruktion der oberen Luftwege beim Säugling [A300–157]

– **Säuglinge:** In Bauch- und Kopftieflage auf den Unterarm legen, mit den Fingern den Mund aufhalten und 5–10 Schläge mit der flachen Hand auf den Rücken geben (☞ Abb. 12.10). Bei Erfolglosigkeit Säugling in Rücken- und Kopftieflage 5 Kompressionen (Druckpunkt wie zur Thoraxkompression) auf das untere Drittel des Sternums geben (☞ 12.4). **Cave:** Heimlich-Manöver (☞ 17.2.5) beim Säugling (große ungeschützte Leber) wegen der Gefahr einer Leberruptur unterlassen.
– **Kleinkinder:** In Rückenlage auf einer festen Unterlage 5–10 Stöße in das obere Abdomen geben.
– **Schulkinder:** Heimlich-Manöver (☞ 17.2.5).
- Erneut im Mund nachsehen, wenn möglich Fremdkörper entfernen.
- Weiteres Vorgehen, wenn diese Manöver nicht erfolgreich waren:
– Mit Maske beatmen.
– Wenn das Kind nicht beatmet werden kann Laryngoskopie und erneuter Versuch der Entfernung unter Sicht mittels Magill-Zange.
- Als **ultima ratio** Intubation und Fremdkörper in einen Hauptbronchus vorschieben, Beatmung nach Zurückziehen des Tubus über den verbleibenden „offenen" Bronchus, sofern keine Totalobstruktion entsteht.
- I.v. Zugang mit Infusion (z. B. Ringer-Lösung).
- Bei Lage des nicht entfernbaren Fremdkörpers oberhalb des Krikoids: Koniotomie (☞ 12.2.3, 3.4.7).

Transport
Immer Transport in die nächste Kinderklinik, bzw. Anästhesie- oder HNO-Abteilung (je nach örtlichen Gegebenheiten) mit der Möglichkeit zur bronchoskopischen Extraktion.

Prinzipien der Weiterbehandlung
Rö-Thorax, Bronchoskopie und Extraktion.

12.5.4 Atemnot mit Giemen: Bronchiolitis und Asthma bronchiale

Definitionen

Bronchiolitis: Bei Kindern < 2 Jahren erstmals auftretendes Giemen („Spastik") bei gleichzeitig bestehender viraler Infektion.
Asthma bronchiale: Bei älteren Kindern, reversible Luftwegsobstruktion oder -verengung charakterisiert durch bronchiale Reizbarkeit nach Exposition verschiedener Stimuli (Allergene, respiratorische Virusinfekte, körperliche Anstrengung, kalte Luft, inhalative Schadstoffe und Reizstoffe, psychische Auslöser). Giemen tritt auf bei Obstruktion der unteren Luftwege.

Symptomatik

Bei Exazerbation abrupte oder progressive Verschlechterung der Symptome Atemnot, Giemen und Überblähung der Lungen (☞ Tab. 12.20):

- Dyspnoe, exspiratorischer Stridor.
- Husten (evtl. mit zähem Schleim).
- Veränderte Bewusstseinslage: Unruhe, Somnolenz.
- Erschwertes Sprechen, nur in kurzen Sätzen, einzelnen Worten.
- Hautfarbe blass oder zyanotisch.
- Bauchschmerzen (besonders bei Kleinkindern).

Kurzanamnese

- Dauer des jetzigen Zustandes?
- Allergien?
- Dauermedikation: Steroide? Theophyllin? Inhalativa?
- Häufigkeit der Exazerbationen, d. h. wie oft zum Kinderarzt, in die Klinik in letzter Zeit?
- Frühere schwere Anfälle mit Notarzt/Intensivstation/Beatmung?
- Jetzt bereits β_2-Mimetika inhaliert, wie oft? Steroide, Theophyllin genommen?

Sofortdiagnostik

- Basischeck (☞ 4.1.2).
- Puls: Tachykardie.
- SpO_2, RR, evtl. EKG.
- Inspektion: Interkostale und sternale Einziehungen, Nasenflügeln.
- Auskultation: Verlängertes Exspirium mit exspiratorischem Brummen und Giemen, d. h. pfeifendes, quietschendes, sehr wechselndes Nebengeräusch über beiden Lungen durch schwingende Sekretfäden oder Obstruktion, vor allem endexspiratorisch, vor dem Mund, evtl. auch auf Distanz gut hörbar; manchmal auch RGs, evtl. nicht mehr hörbares Atemgeräusch bei schwerer Asthmaexazerbation.
- Perkussion des Thorax: Hypersonorer Klopfschall.
- Entsprechend der Zunahme der Symptomatik findet sich in der Lungenfunktion eine Abnahme des exspiratorischen Spitzenflusses (peak flow), den manche Patienten mit eigenem Gerät selbst messen können.
- Einteilung nach Schweregrad (☞ Tab. 12.19).

Tab. 12.19 Einschätzung des Schweregrades einer akuten Asthmaexazerbation beim Kind

	Mild	Mittel	Schwer
Atemfrequenz	Normal bis 30 % über Normalwert (☞ Tab. 12.6)	30–50 % über Normalwert (☞ Tab. 12.6)	> 50 % über Normalwert (☞ Tab. 12.6)
Bewusstseinslage	Normal	Normal	Evtl. reduziert
Dyspnoe	Gering, spricht in mehreren ganzen Sätzen	Mäßig, spricht in kurzen einzelnen Sätzen	Stark, spricht nur einzelne Worte
Gebrauch der Atemhilfsmuskulatur	Keine bis geringfügige interkostale Einziehungen	Mäßige interkostale und sternale Einziehungen, Gebrauch der Mm. sternocleidomastoidei, Überblähung der Lungen	Stärkere interkostale und sternale Einziehungen mit inspiratorischem Nasenflügeln, Überblähung der Lungen
Hautfarbe	Rosig, normal	Blass	Evtl. zyanotisch
Auskultation	Nur endexspiratorisches Giemen	In- und exspiratorisches Giemen	Kein Atemgeräusch hörbar
SpO$_2$	> 95 %	90–95 %	< 90 %
pCO$_2$	< 35 mm Hg	< 40 mm Hg	> 40 mm Hg
Peak flow (falls Messgerät vorhanden und Handhabung dem Kind vertraut)	70–90 % des Normalwertes oder des individuellen Ausgangswertes	50–70 % des Normalwertes oder des individuellen Ausgangswertes	< 50 % des Normalwertes oder des individuellen Ausgangswertes

Sofortmaßnahmen

- Beruhigendes Einwirken auf Kind und Eltern.
- Geeignete Körperposition: Sitzen; Lippenbremse bei älteren Kindern.
- Bei Kindern < 2 Jahren (Bronchiolitis):
  - O$_2$-Gabe.
  - Bronchodilatatorische Therapie per inhalationem: Salbutamol (z. B. Sultanol®) 8 Tropfen auf 2 ml NaCl 0,9 % oder noch besser: Adrenalin (z. B. Suprarenin®) pur (1 : 1 000) 3 ml, jeweils über Medikamentenvernebler.
  - Bei Bedarf Intubation.
  - ! Bei einem Kleinkind kann die Unterscheidung zwischen Bronchiolitis und Asthma bei Erstmanifestation schwierig sein. Für Asthma sprechen rezidivierende Episoden, Ekzeme in der Anamnese, Asthma in der Familie.
  - Kinder mit Bronchiolitis sollten im Gegensatz zu Kindern mit Asthma keine Steroide erhalten.
- Die Therapie des akuten Asthmaanfalls ist unabhängig vom Auslöser, abhängig vom momentanen Schweregrad der Symptomatik und von anamnestischen Risikofaktoren (☞ Tab. 12.20).

Spezielle Kindernotfälle nach Leitsymptomen

- I.v. Zugang mit Infusion (z. B. Ringer-Lösung), auf ausreichende Flüssigkeitssubstitution achten.
- Hinweise zur Spraytechnik mit Dosieraerosolen:
  - Dosieraerosole sind meist erst im Schulalter sinnvoll. Dosieraerosole mit Spacer auch bei kleineren Kindern geeignet, mit zusätzlicher Maske sogar bei Säuglingen gut einsetzbar.
  - Bei starker Obstruktion kommt das Medikament kaum in die Peripherie.
  - Zwischen den Hüben einer Einzeldosis kurzen Abstand von wenigen Minuten halten. Wirkung ist besser, weil 1. Hub eine leichte Bronchospasmolyse bewirkt und der 2. Hub daher besser in die Peripherie gelangt.
- Bei Erschöpfung der Atemarbeit und zunehmender respiratorischer Insuffizienz mit Zyanose und zunehmender Bewusstseinstrübung trotz der in Tab. 12.20 genannten Maßnahmen:
  - Intubation und Beatmung.
  - Medikamente der Wahl zur Intubation: S-Ketamin (Ketanest® S) 0,5–1 mg/kg KG i.v., wirkt bronchodilatatorisch, kombiniert mit Diazepam (Stesolid®, Valium®) 0,25–1 mg/kg KG i.v. oder Midazolam (Dormicum®) 0,1–0,2 mg/kg KG i.v. **Cave:** Keine Barbiturate (zusätzliche Bronchokonstriktion über Histaminfreisetzung möglich).

Tab. 12.20 Therapie des kindlichen Asthmaanfalls

Klinik/Anamnese	Empfohlene Therapie
Milde Exazerbation (☞ Tab. 12.19)	- O_2-Gabe (Ziel: $SpO_2 > 92\%$) - Inhalation mit β_2-Mimetikum, z. B. Fenoterol (z. B. Berotec® Dosieraerosol) 2–4 Hub
Mittelschwere Exazerbation (☞ Tab. 12.19)	- O_2-Gabe (Ziel: $SpO_2 > 92\%$) - Inhalation mit β_2-Mimetikum, z. B. Fenoterol (z. B. Berotec® Dosieraerosol) 2–4 Hub Bei mangelndem Erfolg: **Prednison-Äquivalent** (z. B. Solu-Decortin H®) i.v.: 2–4 mg/kg KG, evtl. auch oral oder rektal (z. B. Rectodelt® Supp.): < 10 kg KG → 30 mg, > 10 kg KG → 100 mg Bei zunehmender respiratorischer Insuffizienz: **Adrenalin** (z. B. Suprarenin® 1:1000) s.c. 0,01 ml/kg KG, max. 0,3 ml, im Abstand von 15 Min. wiederholbar **oder** **Terbutalin** (z. B. Bricanyl®) s.c. 0,005–0,01 mg/kg KG (0,1–0,2 ml/10 kg KG), max. 0,25 mg (0,5 ml), wiederholbar nach 4 h

Tab. 12.20 Fortsetzung

Klinik/Anamnese	Empfohlene Therapie
Schwere Exazerbation bei einem dieser Symptome (☞ a. Tab. 12.19): • Veränderte Bewusstseinslage • Ausgeprägte Dyspnoe (Kind spricht nur in einzelnen Worten oder kurzen Sätzen) • Starke interkostale oder sternale Einziehungen • Zyanose, Blässe, Schwitzen • Nicht hörbares Atemgeräusch • Hautemphysem • $SpO_2 < 90\,\%$ • Peak flow < 50 % (falls Messgerät vorhanden und Handhabung dem Kind vertraut)	Bei Bestehen **eines** dieser Symptome: • O_2-Gabe (☞ 12.2.3) • Inhalation eines β_2-Mimetikums über Spacer, z. B. Fenoterol (z. B. Berotec® Dosieraerosol) 2–4 Hub Wenn das Kind nicht inhalieren kann oder diese Therapie nicht erfolgreich ist: • **Adrenalin** (z. B. Suprarenin® 1 : 1000) s.c. 0,01 ml/kg KG, max. 0,3 ml, im Abstand von 15 Min. wiederholbar **oder** **Terbutalin** (z. B. Bricanyl®) s.c. 0,005–0,01 mg/kg KG (0,1–0,2 ml/10 kg KG), max. 0,25 mg (0,5 ml), wiederholbar nach 4 h • **Prednison-Äquivalent** (z. B. Solu-Decortin H®) i.v.: 2–4 mg/kg KG, evtl. auch oral oder rektal (z. B. Rectodelt® Supp.): < 10 kg KG → 30 mg, > 10 kg KG → 100 mg
Hoch-Risiko-Kind: • Steroiddauertherapie • Panikanfälle mit akuten Exazerbationen • Paroxysmale Anfälle (v. a. nachts) • Dauer der Verschlechterung > 12 h • Häufige (nicht geplante) Besuche beim Kinderarzt/Klinik • Häufige stationäre Aufenthalte • Intubation/Intensivstation in der Anamnese • Ungünstige soziale Verhältnisse	Unabhängig vom derzeitigen Schweregrad des Anfalls erfolgt die initiale Therapie mind. wie bei einer mittelschweren Exazerbation! Immer Einweisung in Kinderklinik!

Transport

- Klinikeinweisung im Zweifel immer, insbesondere bei Bronchiolitis und mittlerer bis schwerer Exazerbation bei Asthma.
- Bei milder bis mittlerer Exazerbation und gutem Ansprechen der Therapie evtl. Vorstellung beim Pädiater unter Berücksichtigung der örtlichen Verhältnisse, (Erreichbarkeit der nächsten Kinderklinik und Kooperation der Eltern).
- So genannte Hoch-Risiko-Kinder (☞ Tab. 12.20) in jedem Fall in die Klinik einweisen:
- Kleinkinder möglichst in die nächste Kinderklinik.
- Größere Kinder evtl. auch in die nächste internistische Abteilung (je nach örtlichen Gegebenheiten).

Prinzipien der Weiterbehandlung

Intensivtherapie, evtl. Intubation und Beatmung.

Differenzialdiagnose

Fremdkörperaspiration (☞ 12.5.3), Pneumonie (Dyspnoe mit hohem Fieber), Bronchitis (Dyspnoe mit mäßigem Fieber), Aspiration (z. B. nächtlicher gastroösophagealer Reflux), Mukoviszidose, Lungenödem.

> Die Erkrankungs- und Todesrate durch Asthma nimmt bei Kindern laufend zu!
> Theophyllin (Bronchoparat®, Euphyllin®) hat an Bedeutung bei der Therapie des akuten Asthmaanfalls verloren:
> - Anwendung u.U. sinnvoll bei Patienten, die refraktär auf Bronchodilatatoren und Steroide sind oder die bei früheren Anfällen gut darauf angesprochen haben.
> - Vorsicht bei der Gabe bei bestehendem viralen Infekt mit Fieber wegen erhöhter Toxizität (halbe Dosis).
> - Dosierung (langsam über 5 Min. i.v. spritzen):
>   – Ohne Vorbehandlung mit Theophyllin: 6 mg/kg KG.
>   – Bei Vorbehandlung mit Theophyllin: 3 mg/kg KG.
>   – Bei Zugangsproblemen i.v. Lösung auch oral in gleicher Dosierung anwendbar oder als Klysma (z. B. Neobiphyllin-Clys® 5 ml für ein Kleinkind mit 20 kg KG).
> Auch an die Möglichkeit eines Pneumothorax oder eines Spannungspneumothorax im Rahmen eines Asthmaanfalls denken (☞ 2.9.1).

- β_2-Mimetika-Missbrauch bzw. hoher Bedarf deutet auf bedrohlichen Zustand bei gleichzeitiger Fehleinschätzung hin.
- Nicht nur Medikamente zählen als Therapie, Ruhe ausstrahlen.
- Keine Sedativa (**cave:** Atemdepression).

12.5.5 Krampfanfall

(☞ 8.2.4)

Definitionen

- **Prolongierter Krampfanfall:** Dauer länger als 2 Min.
- **Status epilepticus:** Dauer länger als eine halbe Stunde oder wiederholte Krämpfe, ohne dass der Patient zwischendurch das Bewusstsein wiedererlangt.
- **„Fieberkrampf":** Durch Fieber ausgelöster Krampfanfall ohne nachweisbare Gehirnschäden oder -erkrankungen.

Ursachen für kindliche Krampfanfälle

Enzephalitis, Meningitis, Epilepsie, nicht ausreichender Medikamentenspiegel der Dauerantikonvulsiva, akute Enzephalopathie (auch im Rahmen einer Impfkomplikation), metabolische Entgleisungen, z. B. Diabetes mellitus, Hypoglykämie, Hyponatriämie, Intoxikationen (☞ 9), zerebrale Raumforderungen (Hirntumore, epi-/subdurale Hämatome, z. B. nach Schädel-Hirn-Trauma, ☞ 12.5.2), angeborene ZNS-Fehlbildungen (z. B. tuberöse Hirnsklerose, Neurofibromatose, Sturge-Weber mit Naevus flammeus), Überwärmung (Sonnenstich).

Symptomatik

- Generalisierter tonisch-klonischer Krampfanfall mit Bewusstseinsverlust.
- Typischer Fieberkrampf:
- Tonisch-klonischer Krampfanfall (seitengleich).
- Auftreten meist im Fieberanstieg zu Beginn eines Infektes.
- Dauer meist nur 1–2 Min.
- Komplizierter Fieberkrampf:
- Dauer länger als 20 Min., bzw. 2 Anfälle innerhalb von 24 h.
- Herdsymptomatik, z. B. einseitige Zeichen, postiktale Parese.

⚡ Der Status epilepticus mit tonisch-klonischen Anfällen, Halbseitenkrämpfen und tonischen Anfällen ist ein lebensbedrohlicher Notfall!

Kurzanamnese

- Alter des Kindes:
- Typischer Fieberkrampf: > 6 Mon., < 5 Jahre.
- Komplizierter Fieberkrampf: < 6 Mon. oder > 5 Jahre.
- Rezidiv oder Erstmanifestation?
- Anfallsbeschreibung:
- Beginn, Ablauf, Dauer des Anfalls?
- Bewusstseinsstörungen, Sprachäußerungen.
- Körperhaltung oder Bewegungen (Seitendifferenz!), Gesichtsausdruck, Augenstellung, Verletzungen.
- Stuhl- und/oder Urinabgang (zumindest beim Kind, das schon „trocken" ist).
- Atmung, Zyanose, Blässe?
- Häufigkeit der Anfälle (einzeln, Serie, Status)?
- Bestehender Infekt, Fieber, vorausgehende Erkrankungen, Trauma?
- Dauermedikation, regelmäßige Einnahme. Erbrechen, Durchfall (Spiegel ↓)?
- Hinweise für Intoxikation (z. B. Alkoholfötor, Medikamentenschachtel, Insektizidpackung)?

Sofortdiagnostik

Anfall ist bis zum Eintreffen des NA bereits spontan sistiert (häufigster Fall)

- Basischeck (☞ 4.1.2).
- Grobneurologische Untersuchung:
- Vigilanz und Verhalten.
- Schmerzreaktion.
- Pupillen- und Bulbusmotorik.
- Meningismus?
- Seitendifferenz bei Reflexen?
- Pathologische Reflexe?
- Tonus und Stellung der Extremitäten.
- Paresen?
- Vegetative Symptome?
- Zungenbiss?
- Sonstige Verletzungen?

Spezielle Kindernotfälle nach Leitsymptomen

- Urin- und Stuhlabgang?
- Exsikkose (☞ 12.3.2)?
- Blutzuckerstix.
- Temperaturmessung.

Anfall besteht bei Eintreffen des NA noch (seltener Fall)

- Basischeck (☞ 4.1.2).
- Zyanose, Atemexkursionen?
- Puls, SpO_2, RR, EKG.
- Inspektion: Sekundäre Verletzungen durch Sturz?
- Blutzuckerstix.

Sofortmaßnahmen

Anfall ist bis zum Eintreffen des NA bereits spontan sistiert

- Bei Temperatur > 38,5 °C Antipyretika: Paracetamol Supp. (z. B. ben-u-ron®). Dosierung: Säuglinge: 125 mg, Kleinkinder: 250 mg, Schulkinder: 500 mg.
- Bei Exsikkose (☞ 12.3.2): I.v. Zugang, Infusion (☞ 12.1.6).
- Bei Hypoglykämie: Glukose i.v. (☞ 12.5.6).

Anfall besteht bei Eintreffen des NA noch

- Stabile Seitenlage (wenn kein Hinweis auf ein WS-Trauma vorliegt) zur Vermeidung einer Aspiration.
- Evtl. Absaugen von Sekreten aus dem Rachenraum.
- O_2-Zufuhr (☞ 12.2.3) mit hohem Flow (10 l/Min.).
- Vor Verletzungen schützen, evtl. weiche Unterlage zumindest unter den Kopf, nicht festhalten.
- Diazepam rektal (Diazepam Desitin rectal tube®, Stesolid Rectal Tube®):
- Dosierung: Neugeborene: 2,5 mg = ½ Rektiole 5 mg, Säuglinge oder < 10 kg KG: 5 mg, Kleinkinder oder > 10 kg KG: 10 mg.
- Kann nach 5 Min. einmal wiederholt werden, maximale Dosis 20 mg.
- I.v. Zugang, Infusion (☞ 12.1.6).
- Bei Hypoglykämie Glukose i.v. (☞ 12.5.6).
- Bei fortdauerndem Anfall, sobald venöser Zugang vorhanden:
- Wenn nicht schon rektal zweimal Diazepam gegeben wurde: Diazepam 0,25–0,5 mg/kg KG (Valium®, Stesolid®). Kann einmal wiederholt werden nach ca. 3 Min.
- Injektionsgeschwindigkeit maximal 2 mg/Min. wegen Gefahr der Atemdepression.
- Maximale i.v. Dosis für Kinder < 3 Jahre: 10 mg, > 3 Jahre: 15 mg.
- Bei Versagen der bisherigen Therapie: Clonazepam i.v. 0,05–0,1 mg/kg KG (Rivotril® 1 Ampulle = 2 ml = 1 mg) max. 2–3 mg, kann in niedrigerer Dosis wiederholt werden.

> Diazepam und Clonazepam wirken atemdepressiv, verstärkt in der Kombination beider Mittel. Thiopental nur in Beatmungsbereitschaft verabreichen!

- Bei Versagen der Therapie mit Benzodiazepinen Narkoseeinleitung mit Thiopental 5–10 mg/kg KG (Trapanal®); sofortige Wirkung, dabei muss das Kind zunächst mit Maske beatmet, anschließend intubiert und dann weiter beatmet werden.

> **!** Narkoseeinleitung nur für Notärzte zu empfehlen, die ein Kind sicher beatmen und intubieren können! Andernfalls ist es besser, das krampfende Kind unter O$_2$-Gabe und möglichst mit Infusion rasch in die Klinik zu bringen!

- Bei Fieber: Antipyretika (s. o.).
- Lässt sich innerhalb von 30 Min. bei einem Kind mit generalisiertem tonisch-klonischem Anfall kein venöser Zugang herstellen, ist eine intraossäre Nadel (☞ 12.1.5) indiziert. Die o. g. Medikamente können in der gleichen Dosierung wie i. v. gegeben werden.

> **!** Weitere z. T. im NAW vorhandene Antikonvulsiva und deren Anwendungsgebiete bei Kindern:
> - Phenobarbital (Luminal®) 10–20 mg/kg KG i. v., Wirkung setzt relativ langsam ein, lange HWZ, in Kombination mit Diazepam und Clonazepam sehr atemdepressiv, gut bei tonischen Anfällen.
> - Phenytoin (Phenhydan®, Zentropil®, Epanutin®) 10(bis max. 20) mg/kg KG i. v. loading dose, später 5–10 mg/kg KG, langsamer Wirkungseintritt (nach 20 Min.); KI: Niedriger Blutdruck, kardiale Erkrankungen, insbesondere Herzrhythmusstörungen. NW: Arrhythmogen. Günstig: Nicht sedierend, gute Wirkung bei tonischen Anfällen; insgesamt aber präklinische Anwendung bei Kindern nicht zu empfehlen.

> **!**
> - Kein Zungenkeil im Anfall wegen Verletzungsgefahr.
> - Bei der rektalen Applikation von Diazepam muss die Tube beim Herausziehen aus dem Rektum flach zusammengedrückt bleiben. Die Gesäßbacken aneinanderdrücken, um ein Herauslaufen der Flüssigkeit zu verhindern.
> - Auch nach beendetem Anfall muss das Kind in jedem Fall von einem Pädiater gesehen werden zum Ausschluss einer der o. g. Ursachen, insbesondere einer Meningitis oder Enzephalitis!
> - Im Anfall immer O$_2$-Gabe (☞ 12.2.3) wegen erhöhtem O$_2$-Verbrauch (ohne O$_2$-Gabe wird der Anfall bedingt durch die zerebrale Hypoxie zwar schneller beendet, dies ist aber zugleich ein potenzieller Faktor für die Ausbildung von irreversiblen iktogenen Hirnschäden!).

Transport

- Bei unkompliziertem Fieberkrampf evtl. Vorstellung beim niedergelassenen Pädiater.
- Ansonsten immer, insbesondere auch im Wiederholungsfall, Einweisung in Kinderklinik.

Prinzipien der Weiterbehandlung

Diagnostik bzw. Behandlung oben genannten Ursachen für den Krampfanfall, EEG nach Entfieberung, evtl. Dauerprophylaxe bei wiederholten Anfällen.

Differenzialdiagnose

Obwohl selten, muss auch an nicht-zerebrale Anfälle mit ähnlicher Symptomatik gedacht werden:
- **Affektkrämpfe:** Mit Frustration oder Zorn verbundener, situativ/demonstrativ ausgelöster Zustand mit primärer Hypoventilation, darauf folgen tonisch-klonische Erscheinungen.
- **Hyperventilation** bei Jugendlichen (meist psychogen), Klinik wie beim Erwachsenen (☞ 7.6).
- **Synkopen, vagale Asystolie:** Kardiovaskulär bedingt, z. B. durch paroxysmale Tachykardien oder andere Herzrhythmusstörungen; können am ehesten mit Absencen verwechselt werden.

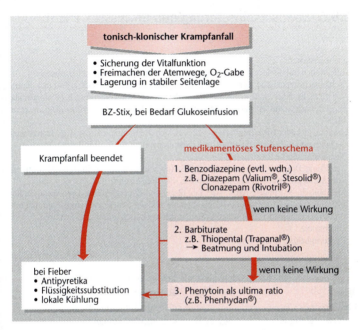

Abb. 12.11 Therapie des Krampfanfalls beim Kind, Dosierungen s. Text [A300–190]

- **Pavor nocturnus:** Im Kleinkindalter auftretende nächtliche psychomotorische Erregungszustände mit Angstanfällen.
- Wichtige DD bei Säuglingen: **„Blue-episodes".** „Plötzliches Blauwerden" des Kindes und „komisches Verhalten" (Bewusstseinstrübung?). Eine Ursache lässt sich selten finden, eine Abklärung muss jedoch erfolgen, es können Vorstufen zum „Plötzlichen Kindstod" sein!
- **Reflektorisch anoxische Krämpfe:** Ausgelöst durch Schmerz (oft ein Sturz auf den Kopf, anschließend Blässe, dann Pulslosigkeit und Bewusstseinsverlust). Abzugrenzen ist eine traumatisch bedingte organische Ursache (Hirnblutung, subdurales/epidurales Hämatom).
- **Krampfanfälle bei Neugeborenen:** Sporadische „Zuckungen" sind normal (immer nur eine Extremität). Echte Krampfanfälle beim Neugeborenen verlaufen sehr unterschiedlich: Apnoen mit kurzer Zyanose, abnorme Augenbewegungen (ruckartige Bewegungen, das Trinken wird dabei unterbrochen), Schmatzen. Evtl. klonische Zuckungen der Extremitäten (abzugrenzen von Extremitätenzittern bei Übererregbarkeit, die durch passive Bewegungen unterbrochen werden können).

12.5.6 Bewusstseinsstörung und Bewusstlosigkeit

Ätiologie

Mögliche Ursachen:
- Infektionen mit direkter Wirkung auf das Gehirn: Meningitis, Enzephalitis, Abszess.
- Ischämisch-hypoxische Zustände: Schock (hypovolämischer Schock z. B. durch Blutung, ☞ 12.3), Exsikkose nach schwerer Gastroenteritis, septischer Schock (z. B. Meningokokkensepsis), nach Status epilepticus, Beinahe-Ertrinken, Unterkühlung, Hitzschlag, „near miss SIDS".
- Trauma: Schädel-Hirn-Trauma (☞ 12.5.2), Schütteltrauma (Abriss von Brückenvenen → langsam progrediente Blutung) bei Kindsmisshandlung (☞ 12.5.9).
- Nichttraumatische Hirnblutung.
- Vergiftung, Drogenabusus (☞ 9.5): z. B. ASS (ab hohen Dosen um 500 mg/kg KG), trizyklische Antidepressiva, Opioide, Antiepileptika, Klebstoff, Alkohol.
- Metabolische Störungen: Hypo- (☞ Tab. 12.21) und Hyperglykämie, Leberversagen, Reye-Syndrom (akute Enzephalo- und Hepathopathie unklarer Genese, evtl. ausgelöst durch Infektionskrankheiten oder ASS), selten Urämie, z. B. hämolytisch urämisches Syndrom.
- Hirntumore.
- Hydrozephalus, Ventildysfunktion.

Tab. 12.21 Hypoglykämie in einzelnen Altersstufen

Alter	Glukosewert
Kind jünger als 3 Tage	< 40 mg/dl (2,2 mmol/l)
Kind älter als 3 Tage	< 45 mg/dl (2,5 mmol/l)
Kind älter als 1 Monat	< 50 mg/dl (2,8 mmol/l)

Symptomatik

Bewusstseinsstörung unterschiedlichen Grades, Somnolenz, Sopor, Koma (☞ 8.2.1).

Kurzanamnese

- Chronische Krankheit wie Diabetes mellitus, Epilepsie, Hydrozephalus bekannt?
- Kürzlich zurückliegender Unfall, auch „Bagatellunfälle"?
- Zugang zu Giften oder Drogen?
- Gesundheitszustand in den letzten 24 h?
- Begleitsymptome, z. B. Krampfanfall?

Sofortdiagnostik

- Basischeck (☞ 4.1.2).
- Atmung: Zyanose, Atemexkursionen?
- Kreislauf: Kapilläre Füllungszeit, Puls, EKG; SpO_2, RR.
- Grad der Bewusstseinsstörung, nach Glasgow-Coma-Scale (GCS ☞ 12.5.2).
- Pupillenstatus, Lichtreaktion, Reflexstatus.

- Fontanelle tasten (Eingesunken bei Exsikkose, prominent bei Hirndruck).
- Körpertemperatur: Fieber (Meningitis, Exsikkose), Hypothermie (Auskühlung, Ertrinkungsunfall).
- Hinweise für Trauma:
- Anzeichen für Verletzungen im Kopfbereich (Blutung).
- Palpation des Schädels: Stufe in der Kalotte (Fraktur).
- Weitere Verletzungszeichen am Körper (Schütteltrauma, battered child).
- Hinweise für metabolische Störung:
- Geruch (Ketoazidose, Intoxikation).
- Kussmaul-Atmung (Hyperglykämie).
- Blutzuckerstix (Hypo-/Hyperglykämie).
- Pupillen sind normal bei metabolischen Störungen.
- Cheyne-Stoke-Atmung (Enzephalitis, Hypoxie).
- Exanthem, Purpura (Meningokokkensepsis)?

Sofortmaßnahmen

- O_2-Gabe (☞ 12.2.3).
- I.v. Zugang (☞ 12.1.5) mit Infusion (☞ 12.1.6).
- Ggf. Intubation (bei GCS < 7 meist erforderlich) und Beatmung (☞ 12.2.3).
- Bei Hypoglykämie:
- I.v. Zugang vorhanden: Glukose 20 % 2–5 ml/kg KG i.v.
- Wenn kein i.v. Zugang möglich: Glukagon s.c. oder i.m. 0,1 mg/kg KG (nach 15 Min. BZ-Anstieg um 50 %).
- Bei Verdacht auf Opioidvergiftung: Naloxon 0,01 mg/kg KG i.v. (z.B. Narcanti®), bei Bedarf alle 2–3 Min. wiederholen.
- V.a. sonstige Vergiftung (☞ 9).
- Bei Krampfanfall (☞ 12.5.5).

! Behandlungsprinzip ist das Verhindern weiterer Organschädigung durch:
- Hypoxie → Sauerstoffgabe, Beatmung, Intubation.
- Hypotension → in der Regel Volumentherapie.
- Hypothermie → z.B. Einwickeln in Folie.

Transport

Immer Transport in die nächste Kinderklinik mit Intensivstation.

12.5.7 Herzinsuffizienz

Ätiologie

Eine Herzinsuffizienz beim Kind ist selten im Vergleich zum Erwachsenen. Zugrunde liegen meistens Vitien (Inzidenz der angeborenen Herzfehler: 6–8 pro 1 000 Lebendgeburten). Andere mögliche Ursachen: Sepsis, Pneumonie, Myokarditis, Kardiomyopathie, Rhythmusstörungen, Herzbeuteltamponade im Rahmen einer Perikarditis (viral, bakteriell z.B. Tuberkulose). Eine

Herzinsuffizienz mit Stauung können Kinder mit einem azyanotischen Herzfehler (meist mit Links-rechts Shunt) entwickeln.

Azyanotische Vitien (nach Häufigkeit):
- Ventrikelseptumdefekt (VSD).
- Offener Ductus Botalli (persistierender Ductus arteriosus, PDA).
- Vorhofseptumdefekt (ASD).
- Aortenisthmusstenose.
- Aortenklappenstenose.
- AV-Kanal (häufig bei Trisomie 21).

Symptomatik
- Gedeihstörung, Schwitzen, Erschöpfung.
- Orthopnoe, Nasenflügeln, inter- und subkostale Einziehungen, Gebrauch der Atemhilfsmuskulatur, Husten.
- Kalte, marmorierte Extremitäten.
- Hautfarbe: Blass, grau, blau.

Kurzanamnese
- Vorhandensein und Art eines Herzfehlers den Eltern in der Regel bekannt.
- Dauermedikation (Digitalis, Diuretika)? Regelmäßige Einnahme? Durchfälle, Erbrechen (Spiegel ↓)? Wann war der letzte Besuch beim Kinderkardiologen (ist das Kind aus der Dosierung „herausgewachsen")?
- Gewichtsabnahme in letzter Zeit als Hinweis auf eine langsame Verschlechterung.
- Dekompensation oft im Rahmen eines Infektes, bes. der Luftwege.

Sofortdiagnostik
- Basischeck (☞ 4.1.2).
- Puls nur schwach tastbar, SpO_2, EKG, RR (evtl. an beiden Armen und an unterer Extremität, bei Aortenisthmusstenose: Re. Arm hoher RR, untere Extremität niedriger RR).
- Atemfrequenz: Tachypnoe.
- Auskultation:
- Herz: Evtl. typisches Vitiengeräusch, evtl. Galopprhythmus, Tachykardie.
- Lunge: Sehr selten Rasselgeräusche über der Lunge beim Kind, evtl. Giemen.
- Hepatomegalie tastbar.
- Periphere Ödeme: Sehr selten vorhanden beim Kind.
- Fuß- und Femoralispulse: Bei Aortenisthmusstenose nicht oder nur abgeschwächt tastbar.
- Verlängerte kapilläre Füllungszeit, evtl. periphere Zyanose (☞ 12.5.8).

Sofortmaßnahmen
- Oberkörperhochlagerung.
- O_2-Gabe (☞ 12.2.3).
- Wenn die nächste Kinderklinik weit entfernt ist oder das Kind sehr starke Atemnot und RG hat:
- I.v. Zugang (☞ 12.1.5), aber Flüssigkeitsrestriktion!
- Diuretische Therapie präklinisch: Furosemid (z. B. Lasix®) 0,5–1 mg/kg KG i.v. über 1–2 Min.

- Bei Schock (☞ 12.3) evtl. Dobutamin (z. B. Dobutrex®) initial 5 (bis max. 20) µg/kg KG/Min. nur über Perfusor.
- Bei supraventrikulärer Tachykardie (☞ 12.3.3).
- Bei Kreislaufstillstand Reanimation (☞ 12.4).
- Bei zyanotischen Vitien (☞ 12.5.8).

Transport

Immer Transport in die nächste Kinderklinik.

Prinzipien der Weiterbehandlung

Diurese, Digitalisierung, evtl. Katecholamintherapie unter kinderkardiologischer Betreuung bzw. Neueinstellung der Medikation, Behandlung eines evtl. zugrunde liegenden Infektes, z. B. Pneumonie, evtl. operative Korrektur des Vitiums. Bei Schock in der ersten Lebenswoche initial Prostaglandininfusion zur Wiedereröffnung des Ductus Botalli bis zur Klärung der Diagnose und entsprechender Therapie bzw. operativer Korrektur.

Differenzialdiagnose

Myokarditis, Kardiomyopathie, paroxysmale supraventrikuläre Tachykardie (PSVT), Digitalistoxizität (☞ 9.4.4).

- Einen Schock in der ersten Lebenswoche erleiden fast nur Kinder, die ein duktusabhängiges Vitium haben (spontaner Verschluss des Ductus Botalli am Ende der ersten Lebenswoche).
- Die Symptomatik einer Herzinsuffizienz entwickelt sich meist langsam über mehrere Tage und wird deshalb anfangs oft übersehen.

12.5.8 Zyanose

Definitionen

- **Periphere Zyanose** (= Ausschöpfungszyanose): Verstärkte O_2-Ausschöpfung des Blutes aufgrund einer allgemeinen oder evtl. nur regionalen Kreislaufverlangsamung.
- **Zentrale Zyanose** (= Mischungszyanose): Vermehrt reduziertes Hämoglobin bereits im arteriellen Blut durch intrapulmonale oder -kardiale Mischung von venösem und arteriellem Blut.

Ätiologie

Einer kardial bedingten Zyanose liegen Herzfehler mit Rechts-links Shunt zugrunde.
Zyanotische Vitien:
- Fallot-Tetralogie (häufigster zyanotischer Herzfehler nach dem 1. Lebensjahr, spezielle Therapie s. u.).
- Pulmonalatresie und hochgradige Pulmonalstenose.
- Trikuspidalatresie und Z. n. Hemifontan-OP, Glenn- oder partieller Cavo-pulmonaler-connection (PCPC).
- Ebstein-Anomalie.
- Eisenmenger-Reaktion (Shuntumkehr bei Herzfehlern mit ursprünglichem Links-rechts Shunt durch Erhöhung des Lungengefäßwiderstandes).

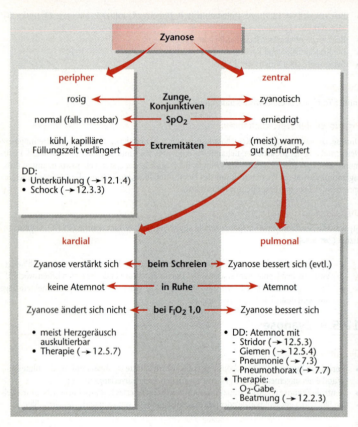

Abb. 12.12 Algorithmus für das zyanotische Kind [A300–190]

Symptomatik
Bei Dekompensation, oft im Rahmen eines Infektes, Zunahme der Zyanose.

Kurzanamnese
- Art des Herzfehlers den Eltern in der Regel bekannt, ebenso wie der übliche Grad der Zyanose, evtl. auch übliche Sauerstoffsättigungen (im Einzelfall sind diese Kinder an Sättigungen bis 70 % adaptiert).

Spezielle Kindernotfälle nach Leitsymptomen

- Zustände, die den pulmonalarteriellen Widerstand erhöhen (z. B. Hypoxie) oder den systemischen Widerstand senken (z. B. Hypovolämie durch Gastroenteritis mit Flüssigkeitsverlusten, Infekt mit Fieber) führen zu einer Zunahme des Rechts-links-Shunts und damit der Zyanose.

Sofortdiagnostik

- Basischeck (☞ 4.1.2).
- Puls, SpO_2, EKG, RR.
- Auskultation: Evtl. vitientypisches Geräusch.
- Zeichen der Exsikkose: Hautturgor ↓ (stehende Hautfalten), Fontanelle eingesunken?
- Zeichen chronischer Hypoxie: Trommelschlägelfinger, Uhrglasnägel?

Sofortmaßnahmen

Algorithmus ☞ Abb. 12.12.
- O_2-Gabe (☞ 12.2.3).
- I.v. Zugang (☞ 12.1.5) mit Infusion (☞ 12.1.6) bei Anzeichen von Dehydratation. Die Volumengabe führt bei den üblichen primär zyanotischen Herzfehlern zu rascher Verbesserung der Symptomatik. Man muss keine Angst vor einem Herzversagen haben.
- Antipyretika bei Fieber, z. B. Paracetamol (ben-u-ron®) Supp. (☞ 12.5.5).
- Bei Schock (☞ 12.3.3).
- Bei Kreislaufstillstand Reanimation (☞ 12.4).

Sonderfall Fallot-Tetralogie

Ausgeprägte zyanotische Anfälle bei Fallot-Tetralogie, die manchmal nicht selbst limitierend sind. Auslösefaktoren sind eine Zunahme der Obstruktion des rechtsventrikulären Ausflusstraktes, niedriger peripherer Widerstand (beim Schreien, nach dem Essen, nach der Defäkation) und ein verringerter venöser Rückstrom. Diese Anfälle sind selten geworden aufgrund der frühzeitigen operativen Korrektur des Vitiums, gelegentlich aber anzutreffen bei Kindern aus medizinisch weniger gut versorgten Ländern.

Sofortmaßnahmen bei zyanotischem Anfall bei Fallot-Tetralogie

- Hockstellung (erhöht den systemischen Widerstand) bzw. Knie an die Brust pressen auch im Liegen oder auf dem Schoß eines Elternteils.
- O_2-Gabe (☞ 12.2.3), wenn angenehm und beruhigendes Einwirken.
- Bei Versagen der nichtinvasiven Maßnahmen Morphin 0,1 mg/kg KG langsam/fraktioniert i.v. (auch s.c. oder i.m. möglich).
- Bei Versagen i.v. Flüssigkeitsbolus (☞ 12.3.3).
- Bei Versagen und ausreichendem Flüssigkeitsstatus Esmolol (Brevibloc®) 0,5 mg/kg KG i.v. über 1 Min., evtl. gefolgt von 0,2 mg/kg KG i.v. über 2 Min.
- **!** Kontraindiziert sind bei der Fallot-Tetralogie β-Sympatomimetika, da sie die Obstruktion des rechtsventrikulären Ausflusstraktes verstärken können. Bei weiterhin vitaler Bedrohung: Noradrenalin (Arterenol®) 0,005-mg-weise i.v.

Transport
Immer Transport in die nächste Kinderklinik.

Prinzipien der Weiterbehandlung
Korrektur der Dehydratation, Behandlung eines evtl. zugrunde liegenden Infektes (z. B. Pneumonie), evtl. operative Korrektur des Vitiums.

Differenzialdiagnose der pulmonal bedingten Zyanose
- Zyanose mit Fieber: V.a. Infektion, z. B. Pneumonie, obstruktive Bronchitis, infektinduziertes Asthma (☞ 12.5.4).
- Zyanose mit Husten: V.a. Pneumonie oder Fremdkörperaspiration (☞ 12.5.3).
- Zyanose mit Röcheln: V.a. Fremdkörperaspiration (☞ 12.5.3).
- Zyanose mit inspiratorischem Stridor: V.a. Krupp-Syndrom, Epiglottitis (☞ 12.5.3).
- Zyanose mit Giemen/exspiratorischem Stridor: V.a. obstruktive Bronchitis, Asthma bronchiale (☞ 12.5.4).

💣 Bei Patienten mit intrakardialem Rechts-links-Shunt Lufteinschlüsse in der Infusionsleitung streng vermeiden, da das venöse Blut hier ohne Filterung durch die Lunge wieder in den großen Kreislauf gelangt (Gefahr der Luftembolie).

12.5.9 Verdacht auf Misshandlung

> Körperliche Misshandlung liegt vor, wenn durch körperliche Gewaltanwendung Kindern ernsthafte, vorübergehende oder bleibende Verletzungen oder der Tod zugefügt werden. Sexueller Missbrauch ist die Ausbeutung der körperlichen, emotionalen und entwicklungsbedingten Abhängigkeit eines Kindes durch sexuelle Handlungen Erwachsener oder Jugendlicher mit einer Altersdifferenz von wenigstens 5 Jahren zur sexuellen Befriedigung des Missbrauchenden.

Symptomatik
Unterschiedliche Verletzungen, z. B.:
- Shaken baby syndrome: Hirnödem mit oder ohne Subarachnoidalblutung (☞ 12.5.2) nach heftigem Schütteln des Säuglings („damit er endlich still ist"), häufig auch retinale Einblutungen mit folgender Blindheit. Kind ist komatös oder krampfend, oft ateminsuffizient, wird fälschlich für schlafend gehalten.
- Polytrauma (☞ 12.5.1).
- Schädel-Hirn-Trauma (☞ 12.5.2).
- Bewusstlosigkeit (☞ 12.5.6).
- V.a. plötzlichen Kindstod (☞ 12.5.11).
- Vergiftungen (☞ 9).
- Verbrennungen (☞ 11.10).

Spezielle Kindernotfälle nach Leitsymptomen

Hinweise aus Anamnese und Untersuchungsbefund

Von Seiten der Eltern oder Betreuenden

- Zeitverzögerung zwischen Arztalarmierung und Verletzung (häufig abends, nachts).
- Auffällig heftig besorgtes Verhalten der Eltern.
- Auffällig ungefragtes Erklären der Verletzung, Diskrepanz zwischen vorliegendem Befund und der dazu gegebenen Erklärung.
- Eltern wollen bei der körperlichen Untersuchung unbedingt dabei sein, wollen sich nicht vom Kind trennen lassen.
- Verschweigen vorangegangener Verletzungen und entsprechender ärztlicher Behandlungen.

Von Seiten des Kindes

(☞ Abb. 12.13)
- Angegriffener Zustand, halonierte Augen, bleiche Hautfarbe.
- Verwahrloste Kleidung, Hygiene, Haare.
- Untergewicht, Kleinwuchs.
- An der Haut: Schürfwunden, frisch und verschorft, Schwellungen, Petechien, multiple Hämatome unterschiedlichen Alters, striemen- oder handförmige Hämatome, Griffmarken, offene Wunden, Verbrennungen und Verbrühungen.
- An den Genitalien: Rötungen, Schwellungen, Bissmarken, Kratzspuren, Hämatome, Narben, Einrisse an Penis oder Scheideneingang, zirkuläre Einschnürungen am Penis, Klaffen des Sphinkters, Fissuren, intravaginale oder anale Fremdkörper.
- Multiple Frakturen.
- Zeichen stumpfer Gewalteinwirkung an Kopf, Thorax, Abdomen.
- Die Kinder sind oft extrem ängstlich, machen ungefragt kaum Mitteilungen.

! Misshandlungstypische Verletzungsmuster sind

- Doppelseitige bzw. symmetrische Lokalisationen (z. B. Griffmarken an den Armen oder am Brustkorb).
- Gruppierung von Einzelverletzungen in derselben Körperregion.

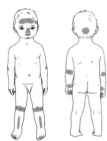

Typische Lokalisationen von Sturzverletzungen

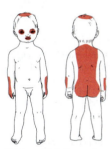

Verletzungslokalisationen, die auf Misshandlung verdächtig sind

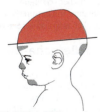

Verdächtig auf Schlag- und Hiebverletzung sind Läsionen oberhalb einer gedachten Hutkrempenlinie, an geschützten Stellen (Augen, Wangen) und doppelseitige Verletzungen.
Typische Sturzverletzungen sind unterhalb dieser Linie lokalisiert und meist einseitig.

Abb. 12.13 Hinweise auf Misshandlungsverletzungen [A300–215]

- Nebeneinanderbestehen frischer (z. B. Hämatom) und alter (z. B. Narben) Verletzungen (Kindesmisshandlung ist ein typisches Wiederholungsdelikt bzw. „chronische Krankheit"!).
- Doppelstriemenförmige Hautunterblutungen (durch Stock, Gürtel, evtl. Finger).
- Geformte Hämatome mit Hinweis auf die Geometrie des Schlagwerkzeuges (Kochlöffel, Gürtelschnalle, Schuhsohle) oder auf Bissspuren (ovale oder halbmondförmige Zahnabdrücke).
- Verborgene Verletzungslokalisationen: Narben im Haarbereich nach Kopfplatzwunden, umschriebene Alopezien, retroaurikuläre Hämatome und Hautrisse (z. B. nach Zerren an den Ohren), Verletzungen an der Mundschleimhaut, punktförmige Blutungen an den Lidern und Bindehäuten bei Strangulationsmechanismen (Strangulationsmarken und Würgemale können bei Kindern fehlen!).

- Angaben von Eltern zur Verletzungsursache (z. B. Sturz vom Wickeltisch oder WC, Prügelei mit anderen Kindern) nie kritiklos übernehmen.
- Keine Äußerung des Misshandlungsverdachtes gegenüber den Eltern (nur durch entsprechend erfahrenen Arzt nach Verdichtung der hinweisenden Momente).

Vorgehen bei Verdacht auf Kindesmisshandlung oder -missbrauch

Nach entsprechender Versorgung des Kindes zusätzlich:
- Informationen über den Unfallort sammeln, genauen Unfallhergang schildern lassen.
- Gründliche Dokumentation der Angaben der Eltern und der Verletzungen des Kindes.
- Verdacht bei Klinikeinweisung unbedingt angeben.
- Schriftliche Dokumentation des Verdachts.

Transport

Immer Transport in die nächste geeignete Klinik (je nach Verletzungsmuster des Kindes).

Prinzipien der Weiterbehandlung

Nach medizinischer Versorgung des Kindes zunächst intensives Gespräch mit den Erziehenden, Kontaktaufnahme mit entsprechenden Beratungsstellen, Meldung beim Jugendamt; Strafanzeige kann, muss aber aufgrund der Schweigepflicht nicht erstattet werden.

12.5.10 Beinahe-Kindstod (Near miss SID)

Plötzlicher Kindstod (SID) ☞ 12.5.11.
Near miss SID (sudden infant death), ALTE (apparent life threatening event), ALE (anscheinend lebensbedrohliches Ereignis): Erschreckende Episode mit Apnoe und Begleitsymptomen, die aktive Wiederbelebungsmaßnahmen erfordert.

Symptomatik
- Apnoe über mindestens 20 s.
- Zyanose/Blässe.
- Bradykardie.

Sofortdiagnostik
- Basischeck (☞ 4.1.2).
- Puls, SpO_2, EKG, RR.

Sofortmaßnahmen

Reanimation (☞ 12.4).

Transport

Immer Transport in die nächste Kinderklinik.

Prinzipien der Weiterbehandlung

In ca. 50 % der Fälle lässt sich eine Ursache für das Ereignis finden, z. B. Krampfanfall, Keuchhusten, Aspiration, die sich entsprechend behandeln lässt. Findet sich dagegen keine eindeutige Erklärung für das Ereignis, so besteht für das Kind ein erhöhtes Risiko für plötzlichen Kindstod. In diesen Fällen wird ein Heimmonitoring empfohlen (allerdings bisher keine nachgewiesene Effektivität).

Differenzialdiagnose

Kindesmisshandlung (☞ 12.5.9).

> Gibt es Zwillinge oder nachgeborene Geschwister des „beinahe verstorbenen" Kindes, müssen die Eltern auf ein u.U. erhöhtes Risiko bezüglich eines SID für diese Kinder hingewiesen werden. Diese sollten noch am gleichen Tag in einer pädiatrischen Praxis oder Kinderklinik vorgestellt werden.

12.5.11 Plötzlicher Kindstod (SID)

SID (sudden infant death), Plötzlicher Kindstod, Krippentod: Plötzlicher Tod eines Säuglings, der aufgrund der Vorgeschichte unerwartet eintritt, und bei dem eine sorgfältige Obduktion keine adäquate Todesursache erbringt (häufigste Todesursache zwischen 1. Lebenswoche und 1. Lebensjahr).

Kurzanamnese

- Vorerkrankungen, Fehlbildungen, Medikamente.
- Atemwegsinfekt?
- Bauchlage?
- Überwärmtes Zimmer?
- Risikofaktoren:
  - Ehemalige Frühgeborene, besonders bei Geburtsgewicht < 1 500 g, bronchopulmonaler Dysplasie, symptomatischen Apnoen und Bradykardien.
  - Säuglinge drogenabhängiger oder stark rauchender Mütter (während und nach der Schwangerschaft).
  - Säuglinge mit anfallsartigem Schwitzen im Schlaf.
  - Bruder/Schwester am plötzlichen Kindstod gestorben.
  - Z.n. near miss SID (☞ 12.5.10).
  - Niedriger sozioökonomischer Status der Familie.
  - Mehrlinge.

Symptomatik
Atem-Kreislaufstillstand.

Sofortdiagnostik
- Basischeck (☞ 4.1.2).
- Puls, SpO_2, EKG.

Sofortmaßnahmen
Reanimation (☞ 12.4) nur, wenn keine eindeutigen Todeszeichen (☞ 1.15) vorhanden sind.

!
- Reanimationsmaßnahmen sind nur selten erfolgreich, da das Ereignis meist nicht sofort bemerkt wird.
- Eltern vom Reanimationsgeschehen nicht ausschließen.

Vorgehen nach erfolgloser Reanimation bzw. bei Vorliegen sicherer Todeszeichen

! Der NA muss formal-juristisch korrekt vorgehen und gleichzeitig durch die Erstbetreuung der verzweifelten Eltern die spätere Bewältigung des Verlustes erleichtern.

- Kind vollständig ausziehen und gründliche Leichenschau einschließlich rektaler Temperaturmessung vornehmen und sorgfältig dokumentieren.
- Ergibt die leere Anamnese bzw. die Leichenschau den V.a. SID, auf dem Leichenschauschein „Todesursache nicht geklärt" ankreuzen. In Leichenschauscheinen, in denen dieser Terminus nicht vorkommt, handschriftlichen Eintrag „Unklare Todesart" vornehmen (☞ 1.15).
- Die Polizei muss wegen „nicht geklärter Todesursache" verständigt werden.

! Ob es sich definitiv um einen Plötzlichen Kindstod (oder vielleicht doch um eine Kindsmisshandlung) handelt, kann vom Notarzt nicht entschieden werden und muss daher einer rechtsmedizinischen Untersuchung überlassen bleiben.

Umgang mit den Eltern
- Eltern von der Leichenschau nicht ausschließen.
- Todesmitteilung in einfachen, direkten und unmissverständlichen Worten („Ihr Kind ist tot/lebt nicht mehr"). Ruhig und langsam sprechen, ggf. wiederholen. Keine verklausulierten Todesmitteilungen („Bedauerlicherweise waren unsere Reanimationsbemühungen vergeblich").
- Die eigene Betroffenheit und emotionale Belastung nicht unterdrücken. Lieber schweigen, als krampfhaft Mitgefühl zu bekunden.
- Unbedachte und oberflächliche Bemerkungen unbedingt vermeiden („Sie werden sicher bald wieder ein Kind bekommen").

- Eltern darüber aufklären, dass:
- Vermutlich ein Plötzlicher Kindstod vorliegt, dass der NA aber mit den ihm zur Verfügung stehenden Mitteln die Todesart nicht sicher bestimmen kann.
- Das Ankreuzen des Feldes „Todesursache nicht geklärt" im Leichenschauschein nicht mit Vorwürfen gegen die Eltern („Kind erstickt, weil die Eltern nicht rechtzeitig nach ihm geschaut haben") oder gegen einen evtl. vorbehandelnden Arzt („Hätte der Kinderarzt den Infekt richtig behandelt") verbunden ist („Man kann für den Plötzlichen Kindstod keine Ursache angeben").
- Eltern Informationen zum SID geben:
- SID ist immer ein unvorhersehbares Ereignis.
- SID lässt sich eindeutig nur aufgrund einer Obduktion sichern.
- Eltern erklären, dass bei ungeklärten Todesfällen prinzipiell die Polizei hinzuzuziehen ist.
- Nach Möglichkeit bis zum Eintreffen der Polizei oder besser während deren Ermittlungen vor Ort bleiben, um die Familie in dieser psychisch extrem belastenden Situation durch Anwesenheit zu unterstützen.
- Eltern erklären, dass die Staatsanwaltschaft evtl. eine Obduktion (kostenfrei) anordnen wird. Eltern können auch eine freiwillige Obduktion bei einem pathologischen oder rechtsmedizinischen Institut veranlassen (kostenpflichtig).
- Eltern über Sinn einer Obduktion aufklären:
- Ausschluss einer möglichen Infektionskrankheit (z. B. Meningokokkensepsis), die für die Familie und das Umfeld gefährlich sein könnte.
- Ausschluss einer Gewalttat oder einer anderen Todesursache; wissenschaftliche Suche nach möglichen Gründen für SID.
- Für die Eltern ist es langfristig hilfreich, die wahre Todesursache ihres Kindes zu kennen. Bei nicht durchgeführter Obduktion kann es zu Spekulationen und Vorwürfen (Selbstvorwürfe oder evtl. z. B. gegen den Kinderarzt) kommen.
- Durch eine Obduktion können evtl. auch für eine weitere Familienplanung erbliche Krankheiten ausgeschlossen werden.
- Der ganzen Familie die Möglichkeit geben, von ihrem Kind in Ruhe Abschied zu nehmen.
- Vorher ggf. Reanimationsspuren beseitigen.
- Ansprechadressen organisierter Elternselbsthilfen, z. B. „Initiative Regenbogen", „Gemeinsame Elterninitiative Plötzlicher Kindstod" (☞ 21.9.4).
- Ggf. Hinweis, zum Abstillen Frauenarzt aufzusuchen.
- Familie möglichst nicht alleine zurücklassen, sondern anregen, Verwandte, Freunde oder Nachbarn anzurufen, evtl. Kontaktvermittlung zu einem Pfarrer.

! Durch frühzeitige objektive Information des Umfeldes der Familie über den Plötzlichen Kindstod können Missverständnisse, Vorurteile und Diskriminierungen (Polizeieinsatz) der Familie entscheidend reduziert werden.

- Geschwister:
- Gibt es Zwillinge des verstorbenen Kindes, müssen die Eltern auf ein erhöhtes Risiko bezüglich eines SID für diese Kinder hingewiesen werden. Zwillingskinder sollten noch am gleichen Tag in einer pädiatrischen Praxis oder Kinderklinik vorgestellt werden. Evtl. Heimmonitoring (allerdings bisher keine nachgewiesene Effektivität).
- Eltern beruhigen, dass ältere Geschwister nicht SID-gefährdet sind.

Gynäkologische Notfälle 13

Inhalt

NORBERT BAUER

- 505 **13.1 Vaginale Blutungen**
- 506 13.1.1 Karzinomblutung
- 508 13.1.2 Verletzungen
- 509 13.1.3 Abortblutung
- 511 13.1.4 Sonstige vaginale Blutungen
- 512 **13.2 Gynäkologisch bedingte Schmerzen**
- 512 13.2.1 Starke Dysmenorrhoe, zyklischer Schmerz
- 514 13.2.2 Entzündungen, Infektionen
- 515 13.2.3 Adhäsionen
- 516 13.2.4 Ovarialzystenruptur
- 517 13.2.5 Überstimulationssyndrom
- 518 13.2.6 Stieldrehung
- 519 13.2.7 Extrauterinschwangerschaft (EUG)
- 521 **13.3 Notzuchtdelikte**

13 Gynäkologische Notfälle

> **Besonderheiten gynäkologischer Notfälle**
> - Die **meisten Notärzte** besitzen **geringe praktische Erfahrungen** in diesem Fachbereich.
> - Es besteht **bei männlichen Kollegen häufig Angst** vor Kontakt mit dieser **Tabuzone** des weiblichen Körpers. Im Notfall müssen jedoch derartige „psychische Handicaps" unbedingt überwunden werden. Die Patientin hat ein **Anrecht** auf eine der Situation angemessene Diagnostik und Therapie. Ihr dürfen nicht aus falsch verstandenem Schamgefühl notwendige diagnostische und therapeutische Maßnahmen vorenthalten werden. Diese müssen aber auf das erforderliche Mindestmaß beschränkt bleiben.
> - Wichtig ist ein sachlich korrektes, ruhiges Auftreten.
> - Auf die Psyche der Patientin in besonderem Maße Rücksicht nehmen!
> - Sollte die Patientin Hilfe **trotz entsprechender Aufklärung** ablehnen, muss der NA dies **akzeptieren** (Dokumentation).
> - In der Regel keine vaginale Untersuchung durch den Ungeübten (Gefahr einer Zystenruptur, Blutung oder Infektion, selten verwertbare diagnostische Aussage).

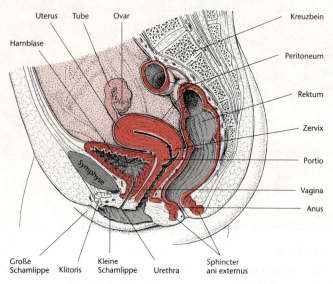

Abb. 13.1 Anatomie der weiblichen Genitalorgane [A300–106]

!
- Gynäkologische Notfälle treten unter den **Leitsymptomen „vaginale Blutung"** oder **„abdominale Schmerzen"** auf.
- **Alle gynäkologischen Krankheitsbilder** können **auch bei schwangeren Patientinnen** auftreten (Ektropiumblutung, Varizenblutung und Myomnekrose sogar bevorzugt).

13 Vaginale Blutungen

- Bei verlängerter Zyklusdauer, schwächeren oder ausgebliebenen Menstruationsblutungen immer an Möglichkeit einer Schwangerschaft denken, auch wenn dies von der Patientin entschieden verneint wird!
- Akute Erkrankungen der Schwangerschaft bis zur 24. SSW (Uterusfundus in Nabelhöhe zu tasten; ☞ Abb. 14.2) wurden unter gynäkologischen Notfällen eingeordnet, da erst ab diesem Zeitpunkt eine Überlebensmöglichkeit des Feten beginnt.

Kurzanamnese

Immer nach 1. Tag der letzten Menstruationsblutung, Zyklusdauer, Menstruationsdauer und Kontrazeptionsmethode fragen.

13.1 Vaginale Blutungen

Tab. 13.1 Differenzialdiagnose gynäkologischer Blutungen

Blutungen	Schmerzen	Besonderheiten	Verdachtsdiagnose
+ Rezidivierend, über Monate zunehmend, evtl. verstärkt nach Kohabitation	o	Letzte Vorsorgeuntersuchung Jahre zurückliegend	Karzinomblutung (☞ 13.1.1)
+	+	Unfallanamnese	Verletzungen (☞ 13.1.2)
o/+	o/+	Vergewaltigung	Notzuchtdelikte (☞ 13.3)
+	o/+ Ziehende Unterbauch-/Kreuzschmerzen	Ausgebliebene Menstruation oder unregelmäßige Blutungen	Extrauteringravidität (☞ 13.2.7) Abortblutung (☞ 13.1.3)
+	+ Regelmäßig bei Menstruation	–	Dysmenorrhoe (☞ 13.2.1)
+	+ Kolikartig, Flankenklopfschmerz, evtl. Schmerzen beim Wasserlassen	–	An Nierenkolik und Pyelonephritis mit unabhängiger vaginaler Blutung denken (☞ 16.2, 16.4)
+	+ Kolikartig, diffus	Verstärkte Darmgeräusche auskultierbar, evtl. tympanitischer Klopfschall	An Darmkolik mit unabhängiger vaginaler Blutung denken (☞ 15.2)

Symptom vorhanden: o (nein), + (ja)

13 Gynäkologische Notfälle

13.1

! Jede vaginale Blutung in der Frühschwangerschaft gilt bis zum Beweis des Gegenteils als EUG-Blutung!

13.1.1 Karzinomblutung

Ätiologie
Nach außen bluten können: Korpuskarzinom, Zervixkarzinom, Vaginalkarzinom (selten), Vulvakarzinom.

Symptomatik
Meist schmerzlose, rezidivierende Blutungen im Vulvabereich oder aus der Scheide, ggf. massive Blutung aus arrodierten Gefäßen.

Kurzanamnese
- Zyklusanamnese, Blutungsanamnese: Unregelmäßige **Zwischenblutungen oder Kontaktblutungen** nach Kohabitation (Zervix- oder Vaginalkarzinom), **Blutungen nach der Menopause** (Korpuskarzinom).
- Letzte Krebsvorsorgeuntersuchung Jahre zurückliegend.
- **Korpuskarzinom:** Meist postmenopausale Patientinnen, oft vergesellschaftet mit Adipositas, Hypertonie und Diabetes mellitus.
- **Zervixkarzinom:** Als Risikofaktoren gelten frühe und häufige Kohabitationen, häufig wechselnde Sexualpartner, hohe Parität, häufige Schwangerschaftsabbrüche und eine schlechte soziale Situation.

Sofortdiagnostik
- Basischeck (☞ 4.1.2).
- RR, Puls, SpO_2, EKG.
- Schockzeichen (☞ 5.9)?
- Inspektion von Vulva und äußerem Genitale, um **Blutungsquelle und -stärke** abzuklären:
 - Blutung oder blutig tingierter, fleischwasserfarbener Ausfluss, evtl. als Kontaktblutung nach Geschlechtsverkehr (Zervix- oder Vaginalkarzinom).
 - Vulvakarzinom als Tumorkrater oder arrodierter Exophyt zu erkennen.

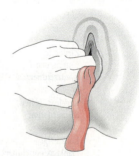

Abb. 13.2 Scheidentamponade [A300–190]

Sofortmaßnahmen
- Ggf. Schocklagerung (☞ 2.5).
- I.v. Zugang mit Infusion (z. B. Ringer-Lösung, ggf. HÄS).
- Ggf. O_2-Gabe (☞ 1.7.3).
- Tumor oder Tumorkrater der Vulva steril abdecken.

Vaginale Blutungen

- Bei stark blutendem Vulvatumor ggf. **Kompression** durch mehrere Kompressen und Druck eines fest sitzenden Slips.
- Bei **dringendem** Verdacht auf das Vorliegen eines **Zervix- oder Vaginalkarzinoms** (prämenopausale Patientin, seit Monaten stärker werdender fleischwasserfarbener Ausfluss oder Blutungen, Kontaktblutungen, Jahre zurückliegende Krebsvorsorgeuntersuchung, fauliger Geruch, kein Hinweis auf andere Blutungsursache) und **starker Blutung mit der Gefahr eines Volumenmangelschocks** wird eine **Scheidentamponade** empfohlen (☞ Abb. 13.2).

Scheidentamponade
- Für den Ungeübten und ohne Spekula schwierig durchzuführen.
- Auf jeden Fall **sehr fest tamponieren.**
- Keine falsche Rücksichtnahme (lockere Tamponade würde die Blutung lediglich aufsaugen).
- Analgesie meist nicht erforderlich.
- **Technik:** Mit Zeigefinger und Mittelfinger der nicht dominanten Hand tief in die Scheide eingehen, bis man auf das Scheidenende trifft (höckeriger Tumor an der Scheide oder am Muttermund tastbar). Daumen außen auf den Damm in Richtung Steißbein legen, Finger spreizen. Mit anatomischer Pinzette zwischen den Fingern eine abgerollte breite Mullbinde tief und fest einführen. Dabei alle Richtungen austamponieren. Weiter benötigte Mullbinden mit der vorhergehenden zusammenknüpfen, damit beim Entfernen keine Binde vergessen werden kann.

Fritsche-Lagerung
Zur Beurteilung der Blutungsstärke im Verlauf: Der Patientin in Rückenlage beide Gesäßbacken nach kaudal herunter streichen und die gestreckten Beine übereinander legen (im Dreieck zwischen Schamgebiet und den beiden Oberschenkeln sammeln sich ca. 500 ml); eine Blutstillung ist dadurch nicht möglich.

Transport
- Fritsche-Lagerung (☞ Abb. 13.3).
- Je nach Blutungsstärke ggf. notfallmäßiger Transport in die nächste Frauenklinik.
- Bei leichter Blutung evtl. Vorstellung beim Frauenarzt.

Prinzipien der Weiterbehandlung

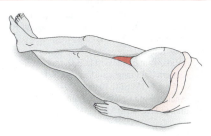

Abb. 13.3 Fritsche-Lagerung [A300–190]

Abklärung der Blutungsursache, Histologie, suffiziente Scheidentamponade mit Hämostyptika. Stabilisierung der Patientin. Definitive Behandlung durch Operation, Radiatio, Chemotherapie, Hormontherapie.

13 Gynäkologische Notfälle

13.1.2 Verletzungen

Symptomatik
- Blutung im Vulvabereich, Blutung aus der Scheide.
- Schmerzen im Vulva-, Scheidenbereich.

Kurzanamnese
Verletzungsablauf: Fremdkörper, Kohabitationsverletzung, Unfälle mit z. B. Pfählungsverletzung, Notzuchtdelikte (☞ 13.3).

Sofortdiagnostik
- Basischeck (☞ 4.1.2).
- Puls, RR, SpO_2, EKG.
- Schockzeichen (☞ 5.9)?
- Inspektion von Vulva und äußerem Genitale, um **Blutungsquelle und -stärke** abzuklären. Besonders **Klitoriseinrisse können äußerst stark bluten.** Unkontrollierter **Abgang von Urin oder Stuhl** bei Mitverletzung von Harnwegen (☞ 16.6) oder Darm (☞ 11.4).
- **Peritoneale Symptomatik** (abdominale Abwehrspannung, Schmerzen) bei abdominaler Blutung oder Infektion (☞ 15.1).
- Weitere Verletzungen?

Sofortmaßnahmen
- Ggf. Schocklagerung (☞ 2.5).
- Steriles Abdecken der Vulvaverletzungen.
- Bei stärkerer Blutung **Kompression** einer Vulvaverletzung mit mehreren Kompressen und Druck eines fest sitzenden Slips.
- Fritsche-Lagerung, falls das Verletzungsmuster dies zulässt (☞ Abb. 13.3).
- I.v. Zugang mit Infusion (z. B. Ringer-Lösung, ggf. HÄS).
- Ggf. O_2-Gabe (☞ 1.7.3).
- Ggf. Sedierung:
  - 5 mg Midazolam fraktioniert (z. B. Dormicum®) oder 5–10 mg Diazepam (z. B. Valium®) i.v.
  - Bei Kindern (falls möglich) Diazepam-Rektiole (z. B. Diazepam Desitin rectal tube®): 10–15 kg KG: 5 mg, > 15 kg KG: 10 mg.
- Ggf. Analgesie mit Opioid, z. B. Tramadol (z. B. Tramal®) 1–2 mg/kg KG langsam i.v., oder S-Ketamin (z. B. Ketanest® S) 0,25–0,5 mg/kg KG i.v. bzw. 1–2 mg/kg KG i.m.

Transport
- Fritsche-Lagerung (☞ Abb. 13.3).
- Je nach Blutungsstärke ggf. notfallmäßiger Transport in die nächste Frauenklinik, falls nicht andere Verletzungen überwiegen oder primär eine chirurgische Versorgung erfordern.
- Nur bei ausschließlich leichten Verletzungen am äußeren Genitale evtl. Vorstellung beim Frauenarzt.

Vaginale Blutungen

Prinzipien der Weiterbehandlung

- Vaginale Untersuchung zur Identifizierung der Blutungsquellen und Versorgung der Wunden.
- Ggf. Abklärung der Nachbarorgane, z. B. Harnwege, Darm, Parametrien und Abdomen (Urogramm, Zystoskopie, Rektoskopie, Laparoskopie, Laparotomie).
- Tetanusprophylaxe.

- **Keine vaginale Untersuchung am Notfallort** (vaginale Verletzungen könnten vergrößert werden).
- **Fremdkörper** nach Möglichkeit **in situ belassen!**
- Auch bei Kindern ist eine Untersuchung in der Klinik mit schmalem Vaginoskop, evtl. unter Sedierung, schonender als eine unzureichende Untersuchung am Notfallort.
- **Cave:** Reflektorischer Harnverhalt insbesondere bei Kindern möglich.

13.1.3 Abortblutung

Definitionen

- **Fehlgeburt:** Ausstoßen einer toten Frucht mit einem Gewicht unter 500 g.
- **Totgeburt:** Gewicht über 500 g. Ist dem Standesamt zu melden und ordnungsgemäß zu bestatten.
- Finden sich Lebenszeichen bei der Geburt (Herzschlag, Pulsieren der Nabelschnur oder Spontanatmung), so ist der Fetus als Frühgeborenes anzusehen und ebenfalls dem Standesamt zu melden (Versorgung Frühgeborener ☞ 14.3.4).
- **Abortus imminens:** Drohende Fehlgeburt. Die Versorgung der Frucht ist erhalten. Die Schwangerschaft kann unter günstigen Umständen weiter bestehen.
- **Abortus incipiens:** Beginnende Fehlgeburt. Die Frucht ist abgestorben, aber noch nicht ausgestoßen.
- **Abortus incompletus:** Frucht und Plazenta sind teilweise ausgestoßen.
- **Abortus completus:** Frucht und Plazenta sind vollständig ausgestoßen.
- **Fieberhafter Abort:** Lokale Infektion von Uterus, Adnexen, Pelveoperitoneum.
- **Septischer Abort:** Allgemeininfektion mit großer Gefahr eines septischen Schocks und von Gerinnungsstörungen.

Symptomatik

- Vaginale Blutung unterschiedlicher Stärke, evtl. mit Koageln, Fruchtwasser oder Gewebsteilen.
- Ziehende Unterbauchschmerzen, ziehende Kreuzschmerzen.

Kurzanamnese

- Dauer und Menge des Blutverlustes? Vorausgegangener Unfall?
- Regelanamnese: Bestehende Schwangerschaft bekannt? Mutterpass bereits vorhanden? Abstand zum ersten Tag der letzten Menstruationsblutung? Zyklusunregelmäßigkeiten (Abschätzen des Schwangerschaftsalters)?
- Erhöhte Temperatur (febriler Abort)?

13 Gynäkologische Notfälle

13.1

Sofortdiagnostik
- Basischeck (☞ 4.1.2).
- RR, Puls, SpO$_2$, EKG.
- Schockzeichen (☞ 5.9)?
- Inspektion von Vulva und äußerem Genitale (Blutung aus der Scheide).
- Kurze, vorsichtige abdominale Palpation zur Schmerzlokalisation, Abschätzen des Schwangerschaftsalters durch die Uterusgröße (☞ Abb. 14.2).
- Auffindbare Abortreste?

Sofortmaßnahmen
- Fritsche-Lagerung zum Abschätzen der Blutungsmenge (☞ Abb. 13.3).
- I.v. Zugang mit Infusion (z. B. Ringer-Lösung, ggf. HÄS).
- Ggf. O$_2$-Gabe (☞ 1.7.3).
- Ggf. Sedierung mit Diazepam (z. B. Valium®) 5–10 mg i.v., Midazolam (z. B. Dormicum®) 5 mg fraktioniert i.v.
- Ggf. Analgesie mit Opioid, z. B. Tramadol (z. B. Tramal®) 1–2 mg/kg KG langsam i.v.

Transport
- Asservierung von auffindbaren Abortresten in einem Plastikbeutel zur Mitnahme in die Klinik.
- Mutterpass mitnehmen, falls schon vorhanden.
- Immer schonender Transport im Liegen in die nächste gynäkologische Klinik, ggf. notfallmäßig.

Prinzipien der Weiterbehandlung
- Abklärung der Blutungsquelle durch Spekulumeinstellung.
- Sonographische Abklärung der Blutungsursache und Suche nach Vitalitätszeichen der Frucht.
- In Abhängigkeit vom Befund: Bettruhe, Aborteinleitung, Kürettage und Histologie, Antibiose, Rhesusprophylaxe.

!
- Bis zum sicheren Ausschluss an eine **extrauterine Schwangerschaft** (☞ 13.2.7) denken (besonders bei stärkeren Schmerzen oder Schock).
- Bei Abortus imminens kann die Schwangerschaft möglicherweise erhalten bleiben.
- Bei Hinweis auf Abruptioversuch an Möglichkeit einer inneren Blutung mit Schockgefahr (☞ 5.9) denken!

Kontraindiziert
- **Azetylsalizylsäure** (z. B. Aspisol®) ist kontraindiziert (Thrombozytenaggregationshemmer)!
- **Ketamin** (z. B. Ketanest®) ist kontraindiziert (verstärkt Uteruskontraktionen)!

13.1.4 Sonstige vaginale Blutungen

Ätiologie
Weitere Ursachen von vaginalen Blutungen können sein: Starke oder verlängerte Menstruationsblutungen, Zwischenblutungen, Ektropiumblutungen oder variköse Blutungen (jeweils besonders während der Schwangerschaft), Zervixpolypen und ein Uterus myomatosus, Extrauteringravidität (EUG, ☞ 13.2.7).

Symptomatik
Vaginale Blutung mit oder ohne Schmerzen.

Kurzanamnese
- Zyklusanamnese, Blutungsanamnese, Schmerzanamnese.
- Letzte Krebsvorsorgeuntersuchung.

Sofortdiagnostik
- Basischeck (☞ 4.1.2).
- Inspektion von Vulva und äußerem Genitale, um **Blutungsquelle und -stärke** abzuklären.
- RR, Puls, SpO_2, EKG.
- Schockzeichen (☞ 5.9)?

Sofortmaßnahmen
- Ggf. Schocklagerung (☞ 2.5).
- Fritsche-Lagerung zum Abschätzen der Blutungsmenge (☞ Abb. 13.3).
- I.v. Zugang mit Infusion (z. B. Ringer-Lösung, ggf. HÄS).
- Ggf. O_2-Gabe (☞ 1.7.3).
- Bei Schmerzen Analgesie mit Opioiden, z. B. Tramadol (z. B. Tramal®) 1–2 mg/kg KG langsam i.v.
- Bei krampfartigen Schmerzen Spasmolyse mit Butylscopolamin (z. B. Buscopan®) 20–40 mg **oder** Metamizol (z. B. Novalgin®) 1 000 mg i.v.
- Ggf. Sedierung, z. B. mit Diazepam (z. B. Valium®) 5–10 mg i.v.

Transport
- Transport in die nächste Frauenklinik.
- Bei leichteren Blutungen evtl. Vorstellung beim Frauenarzt.

Prinzipien der Weiterbehandlung
Abklärung der Blutungsursache und entsprechende spezifische Therapie.

13 Gynäkologische Notfälle

13.2 Gynäkologisch bedingte Schmerzen

Differenzialdiagnose

Gynäkologische Schmerzen ☞ Tab. 13.2.
Nichtgynäkologische Schmerzursachen: Appendizitis, Divertikulitis, Hernien, Darmkoliken, Ileus, Peritonitis (☞ 15.2), Harnwegsinfekte oder -steine (☞ 16.2), LWS-Syndrom (☞ 18.2.2).

Tab. 13.2 Differenzialdiagnose gynäkologischer Schmerzen

Schmerz-charakter	Besonderheiten	Verdachtsdiagnose
Regelmäßiges Auftreten, krampfartig	Zusammen mit Menstruation	Dysmenorrhoe, Endometriose (☞ 13.2.1)
	Etwa monatliche Abstände, **ohne** Menstruation, während Pubertät (9.–16. LJ)	Gynatresie (☞ 13.2.1)
Dauerschmerz	Fluor, erhöhte Temperatur Beginn oft nach Menses, Abort, Abrasio; liegende Spirale	Entzündung, Infektion (☞ 13.2.2)
	Nach Stimulation bei Sterilität; Brechreiz, Dyspnoe, reduzierter AZ, Bauchumfangszunahme	Überstimulationssyndrom (☞ 13.2.5)
Unregelmäßiges Auftreten, chronisch	Z.T. bei bestimmten Bewegungen oder in bestimmten Situationen, bei bekannter Endometriose, Z.n. OP, Unfall, Unterbauchentzündung	Adhäsionen (☞ 13.2.3)
Plötzlich einsetzend, oft spontane Besserung	Z.B. in Zyklusmitte, evtl. Peritonismus	Zystenruptur (☞ 13.2.4)
Plötzlich einsetzend, zunehmend	Nach Sport, Tanz oder schneller Drehung sich verschlechternder AZ	Stieldrehung (☞ 13.2.6)
Wehenartig oder plötzlich einsetzend, meist einseitig	Amenorrhoedauer von 5–9 Wochen, evtl. leichte vaginale Blutung, teils rezidivierend, evtl. Schock	Extrauteringravidität (☞ 13.2.7)

13.2.1 Starke Dysmenorrhoe, zyklischer Schmerz

Ätiologie

Mögliche Ursachen:
- **Endometriose:** Gebärmutterschleimhaut befindet sich an Stellen außerhalb des Cavum uteri, wo sie nicht problemlos zyklisch abbluten kann. Krampfartige Schmerzen durch Kapselspannung der Endometrioseherde und Prostaglandinausschüttung.

Gynäkologisch bedingte Schmerzen

- **Gynatresien:** Das Menstrualblut kann durch Verschluss oder hochgradige Einengung von Uterus, Zervix, Vagina oder Hymen (☞ Abb. 13.4) nicht ungestört abfließen → Stauung in Vagina, Cavum uteri und Tuben (Dehnung) → retrograde Menstruation in die Bauchhöhle (peritoneale Reizung). Die dazugehörige Beschwerdesymptomatik wird als **Molimina menstrualia** bezeichnet.
- Psychosomatische oder ungeklärte Genese.

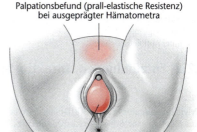

Abb. 13.4 Hymenalatresie [A300–190]

Symptomatik
- Regelmäßig oder unregelmäßig um den Menstruationszeitraum wiederkehrende **krampfartige Schmerzen** bis hin zum akuten Abdomen.
- Gynatresien: Die Menstruationsblutung fehlt meist, der Menstruationszeitraum lässt sich an **monatlich wiederkehrender Schmerzverstärkung** in der Pubertät erkennen.

Kurzanamnese
Krampfartige Unterbauchschmerzen kurz vor und/oder während des Menstruationszeitraumes bzw. monatlich wiederkehrend; ohne Blutung bei Gynatresien.

Sofortdiagnostik
- Basischeck (☞ 4.1.2).
- RR, Puls, SpO_2, EKG.
- Schockzeichen (☞ 5.9)?
- Inspektion: Bläulich-dunkle Vorwölbung des Hymens bei Hymenalatresie.
- Abdominale Auskultation und Palpation zum Ausschluss von Darmkoliken und Appendizitis (☞ 15.2).
- Perkussion der Nierenlager zum Ausschluss einer Nierenkolik (☞ 16.2).
- Keine erhöhte Temperatur.

Sofortmaßnahmen
- Entspannte Lagerung mit angewinkelten Beinen.
- I.v. Zugang mit Infusion (z. B. Ringer-Lösung, ggf. HÄS).
- Butylscopolamin (Buscopan®) 20–40 mg langsam i.v.

Transport
Transport in die nächste gynäkologische Klinik oder bei weniger dringlichen Fällen Vorstellung beim Frauenarzt.

Prinzipien der Weiterbehandlung
Genaue Abklärung der Schmerzursache mit gynäkologischer Untersuchung, Ultraschall und evtl. Laparoskopie. Ggf. operative Therapie einer Gynatresie; bei Hymenalatresie Resektion des Hymens unter Antibiotikaschutz.

13.2.2 Entzündungen, Infektionen

Definitionen
- **Pelvic inflammatory disease (PID):** Endomyometritis und Parametritis (insbesondere im Anschluss an eine Schwangerschaft), Adnexitis, Tuboovarialabszess, (Pelveo-)Peritonitis, septischer Abort (☞ 13.1.3).
- **Toxic-shock-Syndrom:** Anreicherung von Staphylococcus aureus in hochsaugfähigen Tampons und Aufnahme von Toxin in die Blutbahn.
- **Bartholinitis:** Meist durch Anaerobier, Gonokokken, Kolibakterien oder Staphylokokken hervorgerufene Entzündung der Bartholini-Drüse oder deren Ausführungsganges.

Symptomatik
- Evtl. reduzierter AZ.
- Schmerzen im Vulvabereich (Bartholinitis) oder Unterbauch (pelvic inflammatory disease), evtl. akutes Abdomen mit Druckschmerz oder Abwehrspannung.
- Fieber.
- Fötider Ausfluss: Septischer Abort (☞ 13.1.3) oder pelvic inflammatory disease.
- Beim Toxic-shock-Syndrom plötzlich auftretender Schock und generalisiertes, scharlachartiges Exanthem mit Neigung zur Erythrodermie, palmoplantares Erythem, Schleimhautentzündung, Eintrübung, Myalgien.
- Übelkeit und Erbrechen bei Begleitperitonitis.
- Bei Bartholinitis: Schwellung, Rötung und starker Schmerz (besonders beim Sitzen und Gehen) im dorsalen Drittel von kleiner oder großer Labie in Höhe der Scheidenmündung.

Kurzanamnese
- Schmerzen:
  - Im Unterbauch im Anschluss an Menses, Abort, Abrasio oder bei liegender Spirale → V.a. pelvic inflammatory disease.
  - Am äußeren Genitale → Bartholinitis.
- Fluor.
- Letzte Periode:
  - Noch bestehend → V.a. Toxic-shock-Syndrome.
  - Kurz zuvor → V.a. pelvic inflammatory disease.

Sofortdiagnostik
- Basischeck (☞ 4.1.2).
- RR, Puls, SpO$_2$, EKG.
- Schockzeichen (☞ 5.9)?

Gynäkologisch bedingte Schmerzen

- Abdominale Auskultation und Palpation (Schmerzlokalisation, Abwehrspannung, Peristaltik?). Druckschmerz meist unterhalb des McBurney-Punktes (☞ 15.1.1), evtl. diffus im Unterbauch, beidseitiges Auftreten → V.a. pelvic inflammatory disease.
- Vulva-Inspektion: Tampon (toxic shock), Ausfluss (septischer Abort ☞ 13.1.3, Adnexitis, toxic shock), Schwellung und Rötung d. Labien (Bartholinitis).
- Scharlachartiges Exanthem (toxic shock).
- Erhöhte Temperatur.

Sofortmaßnahmen

- Ggf. Schocklage (☞ 2.5), ggf. Beine anziehen lassen (Schmerzlinderung).
- O_2-Gabe (☞ 1.7.3).
- Beim **Toxic-shock-Syndrom** Entfernung des Tampons und wenn möglich Asservierung in steriler Tüte (z. B. Verpackung von Spritze, Infusionsbesteck o. Ä.) zur bakteriologischen Untersuchung durch Aufnahmeklinik.
- I.v. Zugang mit Infusion (z. B. Ringer-Lösung, ggf. HÄS).
- Butylscopolamin (z. B. Buscopan®) 20–40 mg langsam i.v. oder Metamizol (z. B. Novalgin®) 500–1 000 mg langsam als Kurzinfusion.
- Bei Übelkeit Metoclopramid (z. B. Paspertin®) 10 mg i.v.

Transport

(Ggf. notfallmäßiger) Transport in nächste Frauenklinik.

Prinzipien der Weiterbehandlung

Genaue klinische Abklärung der Schmerzursache mit gynäkologischer Untersuchung, Ultraschall. Zur Abklärung abdominaler Beschwerden ist meist eine Laparoskopie erforderlich, ggf. Herdsanierung, bakteriologischer Abstrich.

! Drohende Komplikationen: Paralytischer Ileus, intravasale Gerinnungsstörungen, septischer Schock, Sterilität.

Wegen der Gefahr der Verschleierung der Symptomatik zentral wirksame Analgetika zurückhaltend einsetzen.

13.2.3 Adhäsionen

☞ auch 15.2.

Ätiologie

Endometriose, Tumoren, Infektionen, Operationen, Traumen.

Symptomatik

Meist chronische Abdominalschmerzen, bei typischen Bewegungen oder unregelmäßig wiederkehrend, schwer zu lokalisieren.

 Drohende Komplikation: Bridenileus (☞ 15.2).

13.2.4 Ovarialzystenruptur

Ätiologie
- Ovulation, Follikel- oder Corpus-luteum-Ruptur: Eine entstehende intraabdominale Blutung kommt in der Regel spontan zum Stillstand.
- Auch andere Ovarialzysten können rupturieren, z. B. bei einer Stieldrehung (☞ 13.2.6).

Symptomatik
- Meist **plötzlich einsetzende, heftige Bauchschmerzen,** in der Regel **einseitig.**
- Eventuell Abwehrspannung (oft rasche Spontanbesserung).

Kurzanamnese
- Schmerzen zwischen zwei Menstruationsblutungen (Follikelruptur, Ovulation, Corpus-luteum-Ruptur) oder in der Frühschwangerschaft (Corpus-luteum-Ruptur).
- Evtl. andere Zysten bekannt.
- Antikoagulanzien-Medikation. **Cave:** Ausgedehntere Blutung?

Sofortdiagnostik
- Basischeck (☞ 4.1.2).
- RR, Puls, SpO$_2$, EKG.
- Schockzeichen (☞ 5.9)?
- Abdominale Auskultation und Palpation: Evtl. Abwehrspannung, evtl. peritonealer Schock.

Sofortmaßnahmen
- Ggf. Schocklagerung, angewinkelte Beine (Schmerzlinderung).
- Ggf. O$_2$-Gabe (☞ 1.7.3).
- I. v. Zugang mit Infusion (z. B. Ringer-Lösung, ggf. HÄS).
- Ggf. Analgesie mit zentral wirksamen Analgetika, z. B. 1–2 mg/kg KG Tramadol (z. B. Tramal®) langsam i. v.

Transport
- Nach Möglichkeit immer Klinikeinweisung, Transport in die nächste Frauenklinik.
- Bei Besserung der Beschwerden evtl. Vorstellung beim Frauenarzt.

Prinzipien der Weiterbehandlung
Diagnosesicherung durch gynäkologische Untersuchung und Ultraschall (Flüssigkeit im Douglas), Schmerztherapie, Beobachtung oder Entlassung je nach Beschwerdebild.

! Drohende Komplikationen: Blutungen aus den Zysten mit Volumenmangelschock.

13.2.5 Überstimulationssyndrom

Ätiologie
Durch Gabe von Antiöstrogenen (z. B. Clomifen) und Gonadotropinen (HMG, HCG) im Rahmen einer Sterilitätstherapie vergrößerte Ovarien (evtl. jeweils > 10 cm), bei zusätzlicher Hämokonzentration mit Aszites, Pleuraergüssen oder Anasarka.

Symptomatik
Bauchschmerzen, Brechreiz und seit 1–2 Tagen bestehende Übelkeit, Dyspnoe, reduzierter AZ, Bauchumfangszunahme.

Kurzanamnese
3–13 Tage zurückliegende HCG-Gabe mit oder ohne Follikelpunktion während eines stimulierten Zyklus.

Sofortdiagnostik
- Basischeck (☞ 4.1.2).
- RR, Puls, SpO$_2$, EKG.
- Schockzeichen (☞ 5.9)?
- Abdominale Auskultation, Palpation, Perkussion: **Abwehrspannung,** prall gespannter Bauch, Aszitesdämpfung.
- Hinweise auf Thrombose, Embolie (☞ 6.1, 6.2)?
- Keine erhöhte Temperatur.

Sofortmaßnahmen
- Entspanntes Liegen mit angewinkelten Beinen.
- I.v. Zugang mit Infusion (z. B. Ringer-Lösung, ggf. HÄS).
- Beruhigung und Sedierung mit 5–10 mg Diazepam (z. B. Valium®) i.v.
- Bei Anzeichen von Thrombose oder Embolie: Heparin (z. B. Liquemin N®) 5 000–10 000 IE i.v.

Transport
Transport im Liegen, falls möglich zur Frauenklinik, in der die Sterilitätstherapie durchgeführt wurde.

Prinzipien der Weiterbehandlung
Hämodilution durch Gabe von Elektrolytlösungen, Glukoselösungen und Humanalbumin, Elektrolytausgleich, Thromboseprophylaxe und Kontrolle der Gerinnungsparameter, Inganghalten der Diurese, Bettruhe.

! Drohende Komplikationen: **Zystenruptur** und **Stieldrehung** der vergrößerten Ovarien, **Thrombose und Embolie** durch Hämokonzentration und Gerinnungsstörungen, Nierenversagen, Elektrolytverschiebungen, **Ateminsuffizienz, psychische Dekompensation.**

13.2.6 Stieldrehung

Ätiologie
Torsion des Gefäßstiels eines Tumors oder Organs, z.B. eines Uterusmyoms oder Ovarialtumors (☞ Abb. 13.5). Besonders beim abrupten Stoppen schneller Bewegungen.

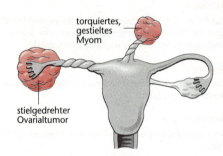

Abb. 13.5 Stieldrehung [A300–190]

Symptomatik
Meist **plötzlich einsetzende, heftige Unterbauchschmerzen,** in der Regel zu Beginn einseitig, aber zunehmend und sich ausbreitend. Später übergehend in peritonealen Schock mit Brechreiz, Abwehrspannung und Kreislaufsymptomatik.

Kurzanamnese
- Ovarialzyste, -tumor oder Uterus myomatosus bekannt? Sterilitätspatientin mit medikamentöser Stimulation?
- Plötzliches Auftreten bei Tanzveranstaltung oder Sport?

Sofortdiagnostik
- Basischeck (☞ 4.1.2).
- RR, Puls, SpO$_2$, EKG.
- Schockzeichen (☞ 5.9)?
- Abdominale Auskultation und Palpation: Schmerzhafter Tumor tastbar oder schon Abwehrspannung?

Sofortmaßnahmen
- Entspannte Lagerung mit angewinkelten Beinen, ggf. Schocklage (☞ 2.5).
- I.v. Zugang mit Infusion (z.B. Ringer-Lösung, ggf. HÄS).
- Ggf. O$_2$-Gabe (☞ 1.7.3).
- Analgesie mit zentral wirksamen Analgetika, z.B. Tramadol (z.B. Tramal®) 1–2 mg/kg KG langsam i.v., S-Ketamin (z.B. Ketanest® S) 0,125 mg/kg KG i.v.

Transport
Immer notfallmäßiger Transport in die nächste Frauenklinik.

Prinzipien der Weiterbehandlung

Laparoskopie oder Laparotomie, Rückdrehung, Entfernung von nekrotischen Bezirken und Tumoren, nach Möglichkeit Erhaltung von Ovarresten zur Sicherstellung der Reproduktionsfähigkeit.

! Drohende Komplikationen: **Ruptur** von Gefäßen und **Blutung** in den Tumor oder die Bauchhöhle. Bei längerem Bestehen **Nekrose** z. B. des Ovars mit **Verschlechterung der Reproduktionsfähigkeit,** Entwicklung eines **peritonealen Schocks** mit entsprechenden Folgen.

13.2.7 Extrauterinschwangerschaft (EUG)

Ätiologie

Nidation einer befruchteten Eizelle außerhalb des Cavum uteri. Lokalisation fast immer in der Tube (☞ Abb. 13.6).
- **Tubarruptur:** Einriss der Tubenwand, meist schwere intraabdominale Blutung.
- **Tubarabort:** Ablösung der Frucht von der Tubenwand und wehenartiges Ausstoßen in den Bauchraum.

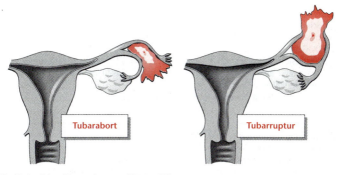

Abb. 13.6 Tubarabort und -ruptur [A300–190]

Symptomatik
- Einseitige, wehenartige Unterbauchschmerzen.
- Leichte vaginale Blutung (nicht obligat).
- Evtl. Schockzeichen (☞ 5.9)?
- Tubarabort (90 %): Eher später auftretend (ab 7.–9. SSW post menstruationem), zunehmende Beschwerden (krampfartige, meist einseitige Unterbauchschmerzen), rezidivierende Blutungen.
- Tubarruptur (10 %): Eher früher auftretend (5.–6. SSW post menstruationem), plötzlicher Beginn, stärkster einseitiger Unterbauchschmerz. Vaginale Blutung kann fehlen.

Kurzanamnese

- Schmerzen: Dauer (seit längerem rezidivierend oder plötzlich?), Stärke, Art (Krämpfe) und Lokalisation (einseitig im Unterbauch).
- Äußerer Blutverlust: Dauer und Menge.
- Regelanamnese: Schwangerschaft bekannt? Mutterpass bereits vorhanden? Letzte Menstruationsblutung vor 5–9 Wochen.
- Subjektive Schwangerschaftszeichen: Übelkeit, Erbrechen, Pollakisurie, Spannungsgefühl in der Brust.
- Risikofaktoren: Früher bereits extrauterine Schwangerschaften, Aborte, Eileiterentzündungen oder schmerzhafte Menstruationsblutungen (Endometriose)? Früher oder derzeit intrauterine Spirale? Z. n. Sterilitätsbehandlung?

Sofortdiagnostik

- Basischeck (☞ 4.1.2).
- Puls, RR, SpO$_2$, EKG.
- **Schockzeichen** (☞ 5.9)?
- Vorsichtige abdominale Palpation (Punctum maximum des Schmerzes), akutes Abdomen?
- Inspektion der Vulva (Blutung?).

Sofortmaßnahmen

- Ggf. Schocklagerung (☞ 2.5).
- I.v. Zugang mit Infusion (z. B. Ringer-Lösung, ggf. HÄS).
- Ggf. O$_2$-Gabe (☞ 1.7.3).
- Ggf. Analgesie mit Opioiden, z. B. Tramadol (z. B. Tramal®) 1–2 mg/kg KG langsam i.v.
- Ggf. Spasmolyse mit Butylscopolamin (z. B. Buscopan®) 20–40 mg i.v. **oder** Metamizol (z. B. Novalgin®) 1 000 mg als Kurzinfusion.
- Ggf. Sedierung z. B. mit Diazepam (z. B. Valium®) 5–10 mg i.v.

Transport

- Mutterpass mitnehmen, falls vorhanden.
- Immer Transport in gynäkologische Klinik:
- – Bei plötzlichem Auftreten von Blutung und Schmerzen oder Schocksymptomatik notfallmäßiger Transport in die nächste gynäkologische Klinik mit Voranmeldung!
- – Bei langer und geringer Schmerz- und Blutungsanamnese und fehlender Schocksymptomatik Transport in Klinik mit Möglichkeit zur operativen Laparoskopie.

Prinzipien der Weiterbehandlung

Abklärung der Blutungsursache durch Spekulumeinstellung, gynäkologische Palpation, Ultraschall und Laborkontrollen (β-HCG, kleines Blutbild), Douglaspunktion, Laparoskopie oder Laparotomie (bei starkem Blutverlust). Funktionsfähige Organerhaltung (Eileiter) wird heute angestrebt.

- ! - Bei Tubarruptur **Verblutungstod innerhalb weniger Minuten möglich!**
  - Jede vaginale Blutung in der Frühschwangerschaft gilt bis zum Beweis des Gegenteils als EU-Blutung.
  - Die nach außen zu beobachtende vaginale Blutung stellt nur eine Hormonmangelblutung des Endometriums dar. Die eigentliche Blutung aus der Tube findet zum Abdominalraum hin statt.
  - Aus der Stärke der vaginalen Blutung darf keinesfalls auf die Stärke der inneren Blutung geschlossen werden!

Ketamin (z. B. Ketanest®) wegen Erhöhung des Muskeltonus zur Analgesie ungeeignet.

13.3 Notzuchtdelikte

Sofortmaßnahmen

Das prinzipielle Vorgehen entspricht dem bei Scheidenverletzungen (☞ 13.1.2).

- Jede Vergewaltigung ist eine äußerst entwürdigende Demütigung (es entsteht ein Gefühl von Angst, Ohnmacht, Kontrollverlust über das eigene Leben, Beschmutzung, Wut) → **ganz besondere Rücksichtnahme auf die Psyche** der Patientin.
- Nach Möglichkeit weibliche Betreuung (z. B. Notärztin, Rettungsassistentin) hinzuziehen.
- Ruhige, sachliche, behutsame und verständnisvolle Anamnese; kurze Beschreibung des Überfalls → Hinweise auf mögliche Verletzungen.
- Glaubwürdigkeit der Patientin nicht in Frage stellen.
- Ziel und Zweck der einzelnen Schritte des Untersuchungsablaufs und der Sofortmaßnahmen vorher genau besprechen und erklären.
- Keine vaginale Untersuchung!
- Patientin möglichst nicht duschen oder waschen lassen und erklären warum (Spurensicherung).
- **Kleidung, Wäsche, Bettwäsche** etc. in sauberer Plastiktüte **asservieren** oder durch Polizei asservieren lassen.
- **Ausführliche Aufzeichnungen** über Tatzeit, Tatort, Tathergang und Untersuchungsergebnisse (z. B. Verletzungsmuster).
- Patientin auf die Möglichkeit einer **Anzeige** aufmerksam machen. Bei **konkretem** V. a. Gefährdung weiterer Personen in Abwägung zur ärztlichen Schweigepflicht evtl. auch selbst Anzeige erstatten. Die Polizei wird dann in Zusammenarbeit mit der Staatsanwaltschaft eine gynäkologische Untersuchung unter Anwesenheit eines Gerichtsmediziners veranlassen.
- Bei Kindsmissbrauch (☞ 12.5.9) anstatt Anzeige auch Einschaltung des Jugendamtes möglich.
- Bei bewusstloser oder nicht zurechnungsfähiger Patientin selbst Anzeige bei der Polizei erstatten.
- Patientin auf **Notruf der Frauenhäuser** hinweisen. Es gibt dort Beratung, Informationen und psychische Betreuung für die Patientin, bei Bedarf auch Übernachtungsmöglichkeit.

Transport

Falls vom Verletzungsmuster möglich, in Absprache mit der Patientin Transport zum nächstgeeigneten Gynäkologen (oder, wenn Patientin dies wünscht, zu einer Gynäkologin), der/die mit Notzuchtdelikten Erfahrung hat. Bei gynäkologischer Klinik entsprechende(n) Gynäkologin/Gynäkologen erfragen.

Prinzipien der Weiterbehandlung

Zyklusanamnese, Kohabitationsanamnese, letzte gynäkologische Untersuchung. Ausführliche allgemeine und gynäkologische Untersuchung, einschließlich Dokumentation und Fotodokumentation. Scheidenabstriche, bakteriologische und serologische Untersuchungen (Spermanachweis, Spurensicherung, Lues, Gonorrhoe, HIV). Schwangerschaftstest, schwangerschaftsverhütende Maßnahmen („morning after pill"), desinfizierende Maßnahmen. Ggf. weitere psychologische Betreuung.

! Physisches und psychisches Trauma, dessen Verarbeitung vieler Jahre bedarf. Als Dauerschäden häufig Ängste, Depressionen, Suizid(-versuche), psychosomatische Beschwerden, sexuelle Probleme und Beziehungsschwierigkeiten.

Notfälle in Schwangerschaft und Geburtshilfe

14

Inhalt

NORBERT BAUER _ WERNER HINRICHS

- 527 **14.1 Notfälle in der Schwangerschaft ab 24. SSW**
- 527 14.1.1 Unfälle
- 529 14.1.2 Vena-cava-Kompressionssyndrom
- 530 14.1.3 Hypertensive Erkrankungen in der Schwangerschaft (HES), Eklampsie
- 532 14.1.4 Blutungen in der Spätschwangerschaft
- 537 14.1.5 Blasensprung, Nabelschnurvorfall, Armvorfall
- 539 14.1.6 Vorzeitige Wehentätigkeit, drohende Frühgeburt
- 540 14.1.7 Coma in graviditate
- 540 14.1.8 Akutes Abdomen in der Schwangerschaft
- 541 **14.2 Spontangeburt**
- 541 14.2.1 Entbindungsbesteck
- 543 14.2.2 Eröffnungsperiode
- 544 14.2.3 Pressperiode
- 547 14.2.4 Versorgung des Kindes
- 548 14.2.5 Plazentarperiode (Nachgeburtsperiode)
- 550 14.2.6 Neugeborenentransport
- 550 **14.3 Komplikationen unter der Geburt**
- 550 14.3.1 Nabelschnurumschlingung
- 551 14.3.2 Geburtsstillstand in der Pressperiode, Schulterdystokie
- 553 14.3.3 Wehensturm, Uterusruptur
- 554 14.3.4 Frühgeburt, Mangelgeburt
- 556 14.3.5 Mehrlinge
- 557 14.3.6 Regelwidrige Kopflagen
- 558 14.3.7 Beckenendlage
- 563 14.3.8 Querlage
- 564 14.3.9 Notsectio
- 564 **14.4 Kindliche Notfälle nach der Geburt**
- 565 14.4.1 Reanimation des Neugeborenen, Asphyxie
- 574 14.4.2 Atemstörungen
- 575 14.4.3 Herz-Kreislaufstörungen
- 576 14.4.4 Zyanose
- 576 14.4.5 Blässe
- 577 14.4.6 Hämatome
- 577 14.4.7 Anfälle
- 578 14.4.8 Fehlbildungen
- 579 14.4.9 Geburtsverletzungen
- 580 **14.5 Notfälle der Mutter nach Entbindung**
- 581 14.5.1 Postpartale Blutungen
- 582 14.5.2 Fruchtwasserembolie
- 583 14.5.3 Puerperalfieber
- 584 14.5.4 Wochenbettpsychose

14 Notfälle in Schwangerschaft und Geburtshilfe

Norbert Bauer

> **Besonderheiten geburtshilflicher Notfälle**
> - Eine Schwangerschaft kann auch vorliegen, wenn die Patientin dies (insbesondere vor anderen Personen) entschieden verneint → ggf. genaue Regelanamnese unter Ausschluss Dritter.
> - **Verantwortung für 2 Patienten gleichzeitig (Mutter und Kind).** Ein Interessenkonflikt kann auftreten, wenn eine für das Kind erforderliche Therapie (z. B. Wehenhemmung) bei der Mutter eine Kontraindikation (z. B. schwere Herzerkrankung) darstellt. Im Zweifelsfall muss für die Mutter entschieden werden, zumal das Kind ohne Mutter nicht lebensfähig ist.
> - Eine Notfallsituation bedeutet für die Schwangere meist extremen Stress und ist mit großer Angst um das Kind verbunden. Daher sind kompetentes Auftreten und beruhigender Zuspruch des Notarztes besonders wichtig. **Cave:** Starke Unruhe der Schwangeren kann auch auf drohende Eklampsie oder Uterusruptur hinweisen.
> - Die Chance, eine Frühgeburt zu überleben, beginnt für das Kind mit der sich entwickelnden **Lungenreife ab der 24. SSW** post menstruationem. Notfälle vor dieser Zeit gelten deshalb als gynäkologische Notfälle (13).
> - Vaginale Untersuchungen sollten vom Ungeübten i. d. R. unterlassen werden (Ausnahme: Nabelschnurvorfall), da dies die Notfallsituation verschlechtern kann (Verstärkung einer Blutung, Gefahr einer Infektion, Auslösen von Wehen). Zudem tastet der Unerfahrene meist nicht mehr als nur „feucht, warm und weich".
> - **Ist die Geburt während des Transportes zu erwarten, muss die Patientin mit den Füßen in Fahrtrichtung eingeladen werden,** da nur in dieser Lage die Versorgung des Kindes erfolgen kann. Dabei **Linksseitenlage,** um eine Vena-cava-Kompressionssyndrom zu vermeiden (14.1.2).

Mutterpass

Reisepassformat, Farbe hellblau. Enthält alle wichtigen Daten zum Schwangerschaftsverlauf. Der Mutterpass besteht seit 1985 aus zwei identischen Hälften zur Dokumentation von 2 Schwangerschaftsverläufen (S. 1–16 bzw. 17–32). Seit 1996 gibt es eine neue Aufteilung des Mutterpasses. Die folgenden Seitenangaben beziehen sich auf die Neuauflage.

Wichtig für den Notarzt sind folgende Seiten:
- Seite **4** (bzw. **20**): **Vorangegangene Schwangerschaften und Entbindungen**, evtl. auch Aborte oder Extrauteringraviditäten, die Rückschlüsse auf mögliche Komplikationen während dieser Schwangerschaft oder Entbindung ziehen lassen.
- Seite **5/6** (bzw. **21/22**): Daten zu **auffälliger Anamnese, Besonderheiten der jetzigen Schwangerschaft,** Angaben zur **Terminbestimmung**. Die **Schwangerschaftsdauer** beträgt durchschnittlich 40 Wochen, vom ersten Tag der letzten Menstruationsblutung (LP) ab gerechnet. Sollte der Entbindungstermin (ET) nicht eingetragen sein, so kann er zur Abschätzung einer Frühgeburtlichkeit (vor vollendeter 37. SSW) oder Übertragung (ab 10 Tage nach Entbindungstermin) berechnet werden:
  - Nach der Naegele-Regel aus dem ersten Tag der letzten Menstruationsblutung (LP) und der Zykluslänge in Tagen:
    ET = LP + 1 Jahr – 3 Monate + 7 Tage (+ Zyklus – 28 Tage).
  - Bei bekanntem Konzeptionstermin (KT) gilt:
    ET = KT + 1 Jahr – 3 Monate – 7 Tage.

Notfälle in Schwangerschaft und Geburtshilfe

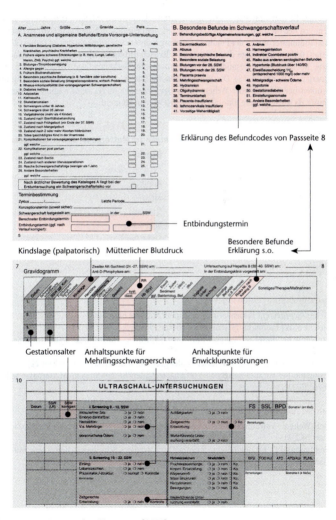

Abb. 14.1 Auszüge aus dem Mutterpass [A300]

14 Notfälle in Schwangerschaft und Geburtshilfe

- Seite **7–14** (bzw. **23–30**): **Schwangerschaftsverlauf**. In der 24. SSW (beginnende Lungenreife) ist der Uterus mit seinem höchsten Teil, dem Fundus, in Nabelhöhe (Nb) zu tasten. Am Entbindungstermin ist der Fundus 2 Querfinger unter dem Rippenbogen zu tasten (Rb – 2).
- Seite **10** (bzw. **26**): **Lage des Feten** und **Ultraschalldiagnostik**. Normal: Schädellage (SL) bzw. Kopflage (KL). Besondere Gefahrenmomente: Beckenendlage (BEL ☞ 14.3.7) und Querlage (QL ☞ 14.3.8). Die Placenta praevia (☞ 14.1.4) bedeutet besondere Aufmerksamkeit bei Blutung oder Wehen. **Cave:** Bei Placenta praevia keine vaginale Tastuntersuchung, da sonst schwere Blutungen ausgelöst werden können!

Tab. 14.1 Abkürzungen im Mutterpass

Abkürzung	Begriff
BEL	Beckenendlage
KL	Kopflage
M	Mens
QL	Querlage
SL	Schädellage
Sp	Spontangeburt
SSW	Schwangerschaftswoche
VE	Vakuumextraktion

Kurzanamnese bei Schwangeren

- Wehen/Schmerzen? Blasensprung? Zeichnen? Stärkere Blutung?
- Welche SSW? Entbindungstermin? Mutterpass: Seiten 5, 7 (bzw. 21, 23).
- Probleme bei dieser Schwangerschaft, Lage, Mehrlinge, Plazentalage? Mutterpass: Seiten 6–14 (22–30).
- Wievielte Schwangerschaft? Wieviel Kinder geboren? Mutterpass: Seite 5 (bzw. 21).
- Probleme bei vorausgegangenen Schwangerschaften/Entbindungen? Mutterpass: Seite 4/5 (bzw. 20/21).

Kurzuntersuchung der Schwangeren

- **Bei Wehen:** Vulvainspektion in der Wehe zum Abschätzen des Geburtsfortschrittes (☞ 14.2.2).
- Fundusstand (1. Leopoldhandgriff) zum Abschätzen des Schwangerschaftsalters: Mit beiden Handkanten den Uterusfundus umfassen.

14 Notfälle in der Schwangerschaft ab 24. SSW

Typische Fundusstände:		Symphysen-Fundus-Abstand in cm:
40. SSW:	2 QF unterhalb des Rippenbogens	36
36. SSW:	am Rippenbogen (höchster Stand)	34
32. SSW:	zwischen Nabel und Xiphoid	29
28 SSW:	3 QF oberhalb des Nabels	26
24. SSW:	am Nabel	22
20. SSW:	3 QF unterhalb des Nabels	17
16. SSW:	2 QF über der Symphyse	6
12. SSW:	obere Symphysenkante	0

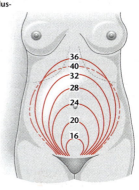

Abb. 14.2 Fundusstände [A300–157]

Norbert Bauer

14.1 Notfälle in der Schwangerschaft ab 24. SSW

14.1.1 Unfälle

Symptomatik
Abhängig von der Art des Unfalls (Verkehrsunfälle, Stürze, Sportverletzungen, tätliche Auseinandersetzungen) und dem Verletzungsmuster (☞ 11).

Kurzanamnese
- Art und Heftigkeit des Unfalles.
- Atemnot? Schmerzen?
- Abdominale Schmerzen (geburtshilfliche, chirurgische, urologische Verletzungen)?
- Fruchtwasserabgang (vorzeitiger Blasensprung)? Vaginale Blutung (vorzeitige Plazentalösung, Placenta praevia, Insertio velamentosa, Uterusruptur)?
- Schwangerschaftskurzanamnese (Geburtsbeginn? Schwangerschaftsalter, Besonderheiten, Mutterpass, s. o.).

Sofortdiagnostik
- Puls, SpO_2, RR, EKG.
- Schockzeichen (intraabdominale Blutung, z. B. bei Uterusruptur oder Verletzung parenchymatöser Organe)?

14 Notfälle in Schwangerschaft und Geburtshilfe

14.1

- Prellmarken über dem Uterus (Kontusion)?
- Inspektion der Vulva: Abgang von Blut (vorzeitige Plazentalösung, Placenta praevia, Insertio velamentosa, Uterusruptur, ☞ 14.1.4) oder Fruchtwasser (Flüssigkeit an Vulva oder Slip, die nicht nach Urin riecht: Vorzeitiger Blasensprung ☞ 14.1.5)?
- Palpation: Abdominale Schmerzen (chirurgische, geburtshilfliche, urologische Verletzungen) oder Holzuterus (schmerzhafte, tastbare Dauerkontraktion: Vorzeitige Plazentalösung ☞ 14.1.4)?
- ! Keine vaginale Untersuchung (Verschlimmerung von Verletzungen oder plazentaren Blutungen, Infektionsgefahr).

Sofortmaßnahmen

- Bei V.a. HWS-Verletzung Halskrause (z. B. Stifneck®) anlegen, ggf. Vakuummatratze.
- Lagerung in Seitenlage, falls möglich in **Linksseitenlage** (☞ 14.1.2), ggf. Schocklage (☞ 2.5).
- Blutende Wunden versorgen (☞ 2.6).
- ! Keine Blutstillung uteriner Blutungen.
- I.v. Zugang mit Infusion (z. B. Ringer-Lösung, ggf. HÄS).
- Ggf. O_2-Gabe (☞ 1.7.3).
- Ggf. Analgesie mit Opioid, z. B. 100 mg Tramadol (Tramal®) i.v.
- Ggf. Sedierung z. B. mit Diazepam (Valium®) 5–10 mg i.v.
- Falls erforderlich Intubation (☞ 3.4.4) und Beatmung (☞ 3.4.8):
  - Bei Intubation **Tubus mit kleinerem Durchmesser** (ID 7,0) verwenden (Schwellung der Trachealschleimhaut in der Schwangerschaft → Verkleinerung des Trachealquerschnittes).
  - Bei kontrollierter Beatmung Atemfrequenz auf 14/Min. und Atemzugvolumen auf 12 ml/kg KG erhöhen (alveoläre Ventilation bei Schwangeren bis zu 50 % erhöht); Ziel-pCO_2: 35–45 mm Hg.
- Narkoseeinleitung (☞ 3.3) mit Thiopental (z. B. Trapanal®) 4–5 mg/kg KG i.v. (**cave:** Atemdepression des Neugeborenen möglich).
- Narkosefortführung (☞ 3.3) mit:
  - **Sedativum:** Diazepam (z. B. Valium®) 10 mg i.v., ggf. Wiederholung; (**cave:** Atemdepression des Neugeborenen möglich).
  - **Analgetikum:** Opioid, z. B. Fentanyl 0,1–0,2 mg i.v. (**cave:** Atemdepression des Neugeborenen möglich).
  - **Relaxans:** Vecuronium (z. B. Norcuron®) 6 mg i.v., ggf. Wiederholung mit 2 mg.
  - **Im Schock:** Zur **Narkoseeinleitung** als Sedativum und Analgetikum Ketamin (z. B. Ketanest®) 0,5–1 mg/kg KG i.v. und Diazepam (z. B. Valium®) 5 mg i.v., zur **Narkosefortführung** S-Ketamin (z. B. Ketanest® S) 0,25 mg/kg KG i.v. und Diazepam (z. B. Valium®) 2,5 mg i.v., ggf. Wiederholung; **cave:** Verstärkung des Uterustonus durch Ketamin.
- Bei mütterlichen Verletzungen, die nicht mit dem Leben vereinbar sind oder bei Reanimationsabbruch, sollte bei einem Gestationsalter ab der 25. SSW immer eine frühest mögliche Schnittentbindung angestrebt werden, ggf. Notsectio (☞ 14.3.9).

Transport

- Mutterpass mitnehmen.
- Immer je nach Verletzungsmuster evtl. notfallmäßiger Transport in Chirurgie mit Voranmeldung. Primärer Transport in Frauenklinik, wenn für die Mutter keine vital bedrohlichen chirurgischen Verletzungen bestehen.

Prinzipien der Weiterbehandlung

- Versorgung der akut lebensbedrohlichen Verletzungen.
- Überprüfung der fetalen Situation, Sectio bei vorzeitiger Plazentalösung oder Uterusruptur.

> - Die Versorgung der Mutter und die Sicherstellung ihrer Vitalfunktionen hat Vorrang.
> - Verzögerte Entstehung von Plazentalösung und Uterusruptur sind möglich. Eine direkte Verletzung des Feten ist selten, da dieser durch die Bauchdecke der Mutter, den Uterus und das Fruchtwasser gut geschützt ist.

- Bei Anlage einer Bülau-Thoraxdrainage (☞ 2.9.1) muss bei einer Schwangeren 1 oder 2 Interkostalräume höher (3.–4. ICR) eingegangen werden (Zwerchfellhochstand, Abflachung der Rippenstellung).
- Acetylsalicylsäure (z. B. Aspisol®) ist kontraindiziert (Thrombozytenaggregationshemmer).
- Ketamin (z. B. Ketanest®) meiden (Uteruskontraktionen).
- Fachärztliche Abklärung der fetalen Situation auch bei leichterem Verletzungsmuster.

14.1.2 Vena-cava-Kompressionssyndrom

In Rückenlage der Patientin Kompression der V. cava inf. durch den schwangeren Uterus → Abflussbehinderung aus den distalen Gefäßgebieten (Beingefäße und utero-plazentare Gefäße) → verminderter venöser Rückfluss zum Herzen → relativer Volumenmangel mit Minderperfusion u. a. des mütterlichen Gehirns und der Plazenta.

Symptomatik

In der Spätschwangerschaft bei Rückenlage der Patientin: Hypotonie, Tachykardie, Blässe, Zyanose, Kaltschweißigkeit, Schwindel, Schwächegefühl, Übelkeit, Schock, Bewusstlosigkeit.

Sofortdiagnostik

- Basischeck (☞ 4.1.2).
- Bestätigung der Verdachtsdiagnose durch den Erfolg der Sofortmaßnahmen (Linksseitenlage).

Sofortmaßnahmen

- **Unverzüglich Seitenlage,** nach Möglichkeit Linksseitenlage. Sollte nur Rechtsseitenlage möglich sein, so muss die Schwangere ganz auf die Seite gedreht werden.
- Falls keine Besserung innerhalb 1 Minute:
- Puls, SpO$_2$, RR, EKG.
- O$_2$-Gabe (☞ 1.7.3).
- Venöser Zugang mit Infusion (z. B. Ringer-Lösung).
- Coma in graviditate ☞ 14.1.7.

14 Notfälle in Schwangerschaft und Geburtshilfe

Transport
- Mutterpass mitnehmen.
- Immer Transport in die nächste Frauenklinik.

Prinzipien der Weiterbehandlung
Überprüfung der Diagnose und der Vitalität des Feten, allgemeine Vorsorgeuntersuchung zum Ausschluss anderer Erkrankungen, wie z. B. Gestose, vorzeitige Plazentalösung.

Differenzialdiagnose
- Drohende Eklampsie, Eklampsie (☞ 14.1.3): RR-Erhöhungen, Gesichtsödem, Unterschenkelödem, tonisch-klonische Krämpfe, gesteigerte und verbreiterte Reflexe, Oberbauchbeschwerden, Übelkeit, Unruhe, Kopfschmerzen, Augenflimmern, Parästhesien.
- Volumenmangelschock bei vorzeitiger Plazentalösung oder Placenta-praevia-Blutung.
- Orthostatischer Kollaps.
- Internistische oder neurologische Erkrankungen.

! Zur Prophylaxe eines Vena-cava-Kompressionssyndroms Transport jeder Schwangeren in der 2. Schwangerschaftshälfte in Linksseitenlage!

14.1.3 Hypertensive Erkrankungen in der Schwangerschaft (HES), Eklampsie

Ätiologie
Weitgehend ungeklärt. Generalisierte Vasospasmen mit Endothelschädigung und erhöhte Gerinnungsaktivität → Mikrozirkulationsstörung → Hypertonie. Auftreten einer Spätgestose oder Eklampsie in der Spätschwangerschaft, aber auch in den ersten Wochenbetttagen möglich. Risikogruppe: Sehr junge (< 16 J.) und ältere (> 35 J.) Erstgravidae, Mehrlingsschwangerschaft, Diabetes mell., Hypertonie, Nierenerkrankungen, positive Familienanamnese.

Symptomatik
- **Schwangerschaftsinduzierte Hypertonie (SIH):** RR-Anstieg ≥ 140/90 mm Hg nach der 20. SSW bei zuvor normotensiven Frauen.
- **Präeklampsie (Gestose):** RR↑ (≥ 140/90 mm Hg) und Proteinurie (> 0,5 g/l; ☞ Mutterpass). **HELLP-Syndrom:** (Hämolysis, elevated liver enzymes, low platelet count) Verlaufsform der Gestose, bei der Laborveränderungen im Vordergrund stehen. Beim reinen „isolierten" HELLP-Syndrom fehlt der Hypertonus. Wird daher häufig erst im Stadium der drohenden Eklampsie, besonders mit Oberbauchschmerzen, Übelkeit und Erbrechen erkannt.
- **Schwere Präeklampsie (drohende Eklampsie):** Zentrale Symptomatik mit Kopfschmerzen, Augenflimmern, Gesichtsfeldausfällen, Ohrensausen, Schwindelgefühl, motorische Unruhe, Oberbauchbeschwerden (insbesondere beim HELLP-Syndrom), Übelkeit und Erbrechen, Parästhesien an den Händen. Die Reflexzonen sind verbreitert und die Reflexe verstärkt und klonisch. Evtl. Lungenödem.

Notfälle in der Schwangerschaft ab 24. SSW

14.1

- **Eklampsie:** Tonisch-klonische Krämpfe im Zusammenhang mit einer Schwangerschaftshypertonie oder Präklampsie. Typische Prodromi: Starre Blickrichtung mit weiten Pupillen und Zuckungen der Gesichtsmuskulatur. Beginn des Krampfanfalls meist an den Extremitäten mit Ausbreitung über den Stamm kranialwärts. Danach Bewusstlosigkeit und Zyanose.

Kurzanamnese
- Frage nach Oberbauchschmerzen, Übelkeit, Parästhesien in den Händen, Kopfschmerzen, Augenflimmern (Bejahung bedeutet höchste Gefahr eines eklamptischen Anfalls).
- Suche nach Gestosevorboten im Mutterpass Seite 6 (bzw. 22) Ziff. 46–48, sowie unter „stationäre Aufenthalte" Seite 9 (bzw. 25). Auf Seiten 7 u. 8 (bzw. 23 u. 24) die Spalten: Ödeme, Gewicht, RR, Eiweiß im Urin und sonstige Befunde.

Sofortdiagnostik
- Basischeck (☞ 4.1.2).
- Bewusstlosigkeit? Tonisch-klonische Krämpfe (☞ 8.2.4)? Zungenbiss? Schaum vor dem Mund?
- Puls, SpO_2, RR, EKG.
- Reflexstatus verbreitert, gesteigert (☞ 8.1.6).

Sofortmaßnahmen

Im eklamptischen Anfall
- Oberkörperhochlagerung.
- ! Harte Gegenstände entfernen oder mit Kissen abpolstern, grelles Licht abdunkeln (auch im NAW), für Ruhe sorgen, nur unbedingt erforderliche Manipulationen an der Patientin vornehmen.
- I.v. Zugang mit langsamer Infusion (z. B. Ringer-Lösung).
- Intubationsbereitschaft (einschließlich Hypnotikum Thiopental, z. B. Trapanal®, 250 mg = 10 ml und Muskelrelaxans).
- Magnesiumsulfat (z. B. Cormagnesin®) 1 g langsam über 5 Min. i.v.; bei Wirkungslosigkeit Wiederholung bis zur Gesamtmenge von 4 g möglich. **Cave:** Atemstillstand bei Überdosierung → Kalziumglukonat als Antidot (10 ml einer 10 %igen Lösung) langsam über 3 Min. i.v.
- Alternativ bzw. zusätzlich: Sedierung z. B. mit Valium (Diazepam® sehr langsam 10–20(–40) mg i.v. **Cave:** Atemdepression!
- Antihypertensive Therapie bei Hypertonus **nach** Sistieren des Anfalls (s. u.).

Bei drohender Eklampsie
- Oberkörperhochlagerung.
- ! Grelles Licht abdunkeln, für Ruhe sorgen, nur unbedingt erforderliche Manipulationen an der Patientin vornehmen.
- I.v. Zugang mit langsamer Infusion (z. B. Ringer-Lösung).
- Intubationsbereitschaft (einschließlich Hypnotikum und Muskelrelaxans).
- Magnesiumsulfat (z. B. Cormagnesin®) 1 g langsam über 5 Min. i.v. unter gleichzeitiger Kontrolle des Patellarsehnenreflexes. Bei Wirkungslosigkeit Wiederholung bis zur Gesamtmenge von 4 g möglich. **Cave:** Überdosierung: Patellarsehnenreflex nicht mehr normal auslösbar

bzw. Atemdepression (Atemfrequenz < 14/Min.) → Kalziumglukonat als Antidot (10 ml einer 10 %igen Lösung) langsam über 3 Min. i.v.
- Alternativ bzw. zusätzlich: Sedierung z. B. mit Valium (Diazepam® sehr langsam 10–20(–40) mg i.v. **Cave:** Atemdepression!
- **RR-Senkung nur bei Werten über 180/110 mm Hg,** max. um 20 % und höchstens auf 160/100 mm Hg, da sonst die Perfusion von Plazenta und mütterlichen Organen gefährdet ist. Z. B. Dihydralazin (Nepresol®) 1/10 Amp. (bis max. ½ Amp.) = 2,5(–12,5) mg langsam i.v., danach 3–5(–12,5) mg/h (bei 25 mg/50 ml: 6–10(–25) ml/h) über Perfusor. Ersatzweise Nifedipin (z. B. Adalat®) 5–10 mg s.l.

Bei isoliertem Hypertonus
Präklinisch nur Therapie bei zerebraler oder kardialer Symptomatik bzw. bei RR ≥ 200/120 mm Hg (Therapie ☞ drohende Eklampsie).

Transport
- Mutterpass mitnehmen.
- Bei Eklampsie und drohender Eklampsie immer sofortiger Transport in Frauenklinik (möglichst in Perinatalzentrum). **Cave:** Zügiger, aber ruhiger Transport ohne Sondersignale.

Prinzipien der Weiterbehandlung
Stabilisierung der Patientin unter Berücksichtigung von Blutdruck, Blutbild, Gerinnung, Eiweißhaushalt, Elektrolythaushalt, Ausscheidung, Leberfunktion, zentraler Symptomatik und fetaler Situation, dann Entbindung ggf. mit Sectio.

! - Jeder Reiz (Licht, Geräusche, unnötige Manipulationen) bedeutet die Gefahr eines eklamptischen Anfalls mit Perfusionsstörungen in den mütterlichen Organen und dem uteroplazentaren Stromgebiet. Es drohen ein Multiorganversagen oder Aspiration bei der Mutter und das Absterben des Feten.
- Durch eklamptische Anfälle mütterliche Mortalität 2–5 %, kindliche Mortalität 10–20 %, vermehrt Plazentainsuffizienz und vorzeitige Plazentalösungen.

Differenzialdiagnose
Epileptischer Anfall (☞ 8.2.4): Anamnese bzw. Fremdanamnese und gleichzeitiges Fehlen der Präeklampsie.

14.1.4 Blutungen in der Spätschwangerschaft

- **Vorzeitige Plazentalösung:** Teilweise oder vollständige Ablösung der normal sitzenden Plazenta vor abgeschlossener Geburt des Kindes. Dabei Ausbildung eines Hämatoms zwischen Plazenta und Uterus auch ohne Blutung nach außen möglich. Mögliche Ursachen: Spätgestose, Diabetes mell. und Traumen. Gehäuft bei älteren Schwangeren und Multipara.
- **Placenta praevia:** Plazenta liegt vor dem inneren Muttermund. Folge: Geburtsweg bei Placenta praevia versperrt, Plazenta löst sich bei Uteruskontraktionen. Dadurch Blutung aus mütterlichen Gefäßen, aber auch kindliche Gefäße können einreißen. Drohender Verblutungstod von Mutter und Kind! Bei der Mutter außerdem Gefahr einer Luftembolie.

Notfälle in der Schwangerschaft ab 24. SSW

14.1

Tab. 14.2 Differenzialdiagnose von Blutungen in der Spätschwangerschaft

Blutungsursache	Wehensturm/ Uterusruptur	Vorzeitige Plazentalösung	Placenta praevia	Insertio velamentosa
Schmerzen	+	+	o	o
Brettharter Uterus, Dauerkontraktion	Wehensturm, nachlassend bei Ruptur	+	o	o
Blutung	+/o	+/o	+	+
Beginn der Blutung mit Blasensprung	o	o	o	+
Nachlassen der Blutung mit Blasensprung	o	o	+	o
Schock	+	+/o	+/o	o

+ = vorhanden, +/o = evtl. vorhanden, o = fehlt

- **Insertio velamentosa:** Aufteilung der Nabelschnurgefäße bereits vor Erreichen der Plazenta mit getrenntem Verlauf in den Eihäuten. Gefäßeinriss beim Blasensprung mit akutem Verblutungstod des Kindes möglich. Dabei AZ der Mutter unbeeinflusst.
- **Uterusruptur** nach Trauma (☞ 14.1.1) oder unter der Geburt (☞ 14.3.3).

Symptomatik

☞ auch Tab. 14.2.

- **Vorzeitige Plazentalösung:** Keine Symptome bis stechende, wehenunabhängige Bauchschmerzen, brettharter Uterus, Schocksymptomatik, vaginale Blutung (**cave:** Kann fehlen, wenn die Blutung nur ins Plazentabett stattfindet, daran denken, wenn AZ ↓ trotz fehlender vaginaler Blutung).
- **Placenta-praevia-Blutung:** Schmerzlos, Uterus nicht bretthart, Schocksymptomatik entspricht dem Blutverlust. Bei Blutungsbeginn intakte Fruchtblase. Oft Nachlassen der Blutung beim Blasensprung.
- **Insertio velamentosa:** Schmerzlos, Uterus nicht bretthart. Keine Schocksymptomatik. Beginn der vaginalen Blutung gleichzeitig mit dem Blasensprung.

14 Notfälle in Schwangerschaft und Geburtshilfe

14.1

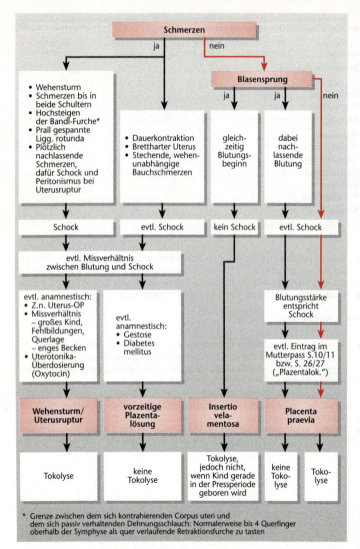

Abb. 14.3 Differenzialdiagnose von Blutungen in der Spätschwangerschaft [A300–190]

Notfälle in der Schwangerschaft ab 24. SSW

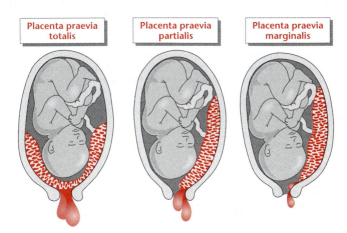

Abb. 14.4 Placenta praevia [A300–157]

Kurzanamnese

- **Schocksymptomatik** je nach Blutverlust (Uterusruptur, Placenta praevia, evtl. vorzeitige Plazentalösung).
- **Schmerzen:**
  - Ja (Wehensturm mit drohender Uterusruptur, vorzeitige Plazentalösung).
  - Nein (Placenta praevia, Insertio velamentosa).
- **Wehen:**
  - Dauerkontraktion (vorzeitige Plazentalösung).
  - Wehensturm (drohende Uterusruptur).
  - Keine oder beginnende Wehen (Placenta praevia).
- **Beginn der Blutung:**
  - Gleichzeitig mit Fruchtwasserabgang (Insertio velamentosa).
  - Sistieren der Blutung mit Fruchtwasserabgang (Placenta praevia).
- Gestose, Diabetes mell. (vorzeitige Plazentalösung).
- Traumen (vorzeitige Plazentalösung, Uterusruptur).
- Z.n. Uterus-OP, Überdosierung von Wehenmitteln (Wehensturm mit drohender Uterusruptur).
- Im Mutterpass Hinweise auf Placenta praevia durch Ultraschallbefunde auf S. 10 (bzw. 26), oder bei vorzeitiger Plazentalösung auf Hypertonus/Gestose auf S. 6/7 (bzw. 22/23), Diabetes mellitus auf S. 5/6 (bzw. 21/22), Z.n. Uterus-OP auf S. 5 (bzw. 21).

Sofortdiagnostik

- Basischeck (☞ 4.1.2).
- Puls, SpO_2, RR, EKG.
- Schockzeichen (Uterusruptur, vorzeitige Plazentalösung, Placenta praevia)?

- Inspektion: Beurteilung der äußeren Blutung an Vulva, Vorlage und Slip. Blut dickflüssig oder wässrig (Blasensprung)?
- Palpation: Weicher Uterus (Placenta praevia, Insertio velamentosa) oder bretthartger, schmerzhafter Uterus (vorzeitige Plazentalösung) oder Peritonismus (Uterusruptur)?
- **!** Keine vaginale Untersuchung! (Verstärkung der Blutung bei Placenta praevia und Insertio velamentosa, keine Zusatzinformation bei vorzeitiger Plazentalösung).

Sofortmaßnahmen

Allgemein
- O_2-Gabe (☞ 1.7.3), falls von der Mutter toleriert.
- I.v. Zugang mit Infusion (z. B. Ringer-Lösung, evtl. HÄS).

Bei vorzeitiger Plazentalösung
- Linksseitenlage.
- **!** Wehenhemmung kontraindiziert!
- Bei Durchschneiden kindlicher Teile durch Introitus schnellstmögliche Entbindung (☞ 14.2.3).

Bei Placenta praevia oder Insertio velamentosa
- Beckenhochlagerung in Linksseitenlage.
- Wehenhemmung (☞ 14.1.5).
- **Ausnahme:** Bei Insertio velamentosa und Durchschneiden kindlicher Teile durch Introitus schnellstmögliche Entbindung (☞ 14.2.3).

Bei Wehensturm/Uterusruptur
- Linksseitenlage.
- Wehenhemmung.

Transport
- Mutterpass mitnehmen.
- Immer notfallmäßiger aber schonender Transport in die nächste Frauenklinik mit Voranmeldung.
- Nach Dringlichkeit und Absprache evtl. Ablieferung im OP-Vorraum, falls dort Ultraschall durchgeführt werden kann.

Prinzipien der Weiterbehandlung

Verifizierung der Verdachtsdiagnose durch Ultraschall und Spiegeleinstellung, Überprüfen der Vitalität des Kindes mittels Ultraschall. Entscheidung über Notsectio oder abwartendes Verhalten.

!
- Neben den o.g. Blutungen der Spätschwangerschaft sind auch gynäkologische Blutungen (☞ 13.1) möglich.
- Eine vorzeitige Plazentalösung muss nicht nach außen bluten!
- Auch bei Normotension der Mutter kann der Fetus im Schock sein.
- Bei vorzeitiger Plazentalösung Gefahr einer disseminierten intravasalen Koagulopathie.
- Bei Placenta praevia Gefahr der Luftembolie.

Notfälle in der Schwangerschaft ab 24. SSW

- Bei Placenta praevia und Insertio velamentosa Wehenhemmung (☞ 14.1.5) durchführen, es sei denn, bei Insertio velamentosa steht die Entwicklung des Kindes unmittelbar bevor. Bei vorzeitiger Plazentalösung ist die Wehenhemmung kontraindiziert. **Im Zweifel Verzicht auf Wehenhemmung!**
- **Cave:** Keinesfalls Tamponade legen (dadurch keine Blutstillung möglich, jedoch Gefahr der Blutungssteigerung).

14.1.5 Blasensprung, Nabelschnurvorfall, Armvorfall

Ätiologie
Hat das führende kindliche Teil vor oder während der Eröffnungsperiode noch zu wenig Beziehung zum mütterlichen Becken, so besteht beim Blasensprung die Gefahr eines Nabelschnurvorfalls oder Armvorfalls.

Symptomatik
Blasensprung: Schwallartiger Abgang von Fruchtwasser (ohne Uringeruch) etwa in der Menge einer Tassenfüllung.
Nabelschnurvorfall: Nabelschnur vor der Vulva zu sehen (☞ Abb. 14.5).
Armvorfall: Arm vor der Vulva zu sehen (☞ Abb. 14.6).

Kurzanamnese
Abgang von Fruchtwasser im Schwall? Menge etwa einer Tassenfüllung entsprechend? Wann?

Sofortdiagnostik
- Basischeck (☞ 4.1.2).
- Inspektion: Vulva und Slip bzw. Vorlage (Flüssigkeit ohne Uringeruch, Nabelschnur, Arm sichtbar?), grünes Fruchtwasser (kindliche Asphyxie?)
- Bei sichtbarer Nabelschnur: Pulsation (Vitalität des Kindes)?
- Vaginale Untersuchung nach Blasensprung nur unter sterilen Kautelen und bei entsprechender Vorerfahrung zur Palpation von Nabelschnur, kindlichen Teilen und Muttermundsweite.

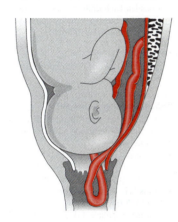

Abb. 14.5 Nabelschnurvorfall [A300–157]

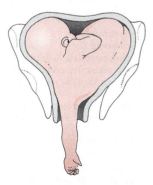

Abb. 14.6 Armvorfall [A300–157]

Sofortmaßnahmen
I.v. Zugang mit Infusion (z. B. Ringer-Lösung).

Blasensprung
Patientin **nicht mehr aufstehen lassen** (Gefahr des Nabelschnurvorfalls), Linksseitenlage.

Nabelschnurvorfall
- Linksseitenlage und Beckenhochlagerung oder Knie-Ellenbogenlage.
- Nabelschnur dekomprimieren: Mit der dominanten Hand in die Scheide eingehen und vorangehenden Teil hochdrängen, so dass die Nabelschnur wieder pulsieren kann. **Cave:** Die Hand darf erst wieder bei der Entwicklung des Kindes während der Sectio zurückgezogen werden.
- Wehenhemmung (☞ Kasten).

Armvorfall
- Linksseitenlage und Beckenhochlagerung oder Knie-Ellenbogen-Lage.
- Wehenhemmung:

Wehenhemmung (Tokolyse)
- Fenoterol-Spray (z. B. Berotec® N 100-Spray): Beginn mit 2 Hüben alle 5 Min. über Inhalierhilfe, Wiederholung oder Dosissteigerung nach Wirkung und Nebenwirkung (Tachykardie) **oder**
- Fenoterol (z. B. Partusisten intrapartal®) 0,025–0,04 mg langsam über 2–3 Min. i.v., danach über Perfusor 24–6 ml/h (bei 1 Amp. à 0,5 mg z. B. Partusisten® auf 50 ml Elektrolytlösung). Mit hoher Dosierung beginnen.
- Falls kein Perfusor vorhanden: 4 Amp. Fenoterol à 0,5 mg auf 500 ml Ringer-Lösung → 20–5 Tropfen/Min.
- **Cave:** Bei kardialer Erkrankung der Mutter vorsichtige Dosierung und engmaschige Kreislaufüberwachung. Risiko eines Lungenödems bei Wehenhemmung und reichlicher Flüssigkeitsgabe. Kontrolle von Puls, RR und Atmung!

Transport
- Mutterpass mitnehmen.
- **Bei Blasensprung:** Zügiger Transport in die nächste Frauenklinik in Linksseitenlage.
- **Bei Nabelschnurvorfall:** Notfallmäßiger Transport in Beckenhochlagerung und Linksseitenlage in die nächste Frauenklinik mit Voranmeldung. Nabelschnur ununterbrochen dekomprimieren. Nach Absprache evtl. Ablieferung im OP-Vorraum, falls dort Ultraschall durchgeführt werden kann.
- **Armvorfall:** Notfallmäßiger Transport in Beckenhochlagerung, Linksseitenlage und Wehenhemmung in die nächste Frauenklinik mit Voranmeldung.

Prinzipien der Weiterbehandlung
- Bei Blasensprung Überprüfung der kindlichen Herztöne und Anstreben einer Spontangeburt je nach kindlicher Reife.
- Bei Nabelschnurvorfall und vitalem Kind Notsectio.
- Bei Armvorfall Versuch der Reposition, falls keine Uterusruptur besteht. Anstreben einer Spontangeburt, falls keine Anomalien, sonst Sectio.

Notfälle in der Schwangerschaft ab 24. SSW

!
- Der Armvorfall deutet gleichzeitig auf eine Lageanomalie des Kindes oder auf ein enges mütterlicher Becken hin. Es droht der Geburtsstillstand mit Uterusruptur.
- Wird die Nabelschnur durch die Wehen zwischen führendem kindlichem Teil und mütterlichem Becken eingeklemmt, droht der Erstickungstod des Kindes.
- Ein Nabelschnur- oder Armvorfall kann auch innerhalb der Scheide bestehen, ohne visuell erkennbar zu sein.

14.1.6 Vorzeitige Wehentätigkeit, drohende Frühgeburt

Eröffnungswehen vor der vollendeten 37. SSW. post menstruationem (bis zu 10 Wehen am Tag während der Schwangerschaft sind normal). Selten kann eine Frühgeburt auch ohne Wehentätigkeit durch eine Zervixinsuffizienz verursacht werden.

Symptomatik
- Regelmäßige Wehentätigkeit vor der vollendeten 37. SSW.
- Blasensprung mit Fruchtwasserabgang.
- Zeichnen (Abgang von blutig tingiertem Schleim aus der Zervix).

Kurzanamnese
- Wehentätigkeit über das gewohnte Maß hinaus?
- Blutig tingierter Schleim abgegangen (Zeichnen)?
- Fruchtwasser im Schwall abgegangen? Menge einer Tasse (Blasensprung)?
- Druck nach unten? Pressdrang?
- Welche Schwangerschaftswoche? Mutterpass Seite 5/7 (bzw. 21/23).

Sofortdiagnostik
- Basischeck (☞ 4.1.2).
- Inspektion von Vulva und Slip bzw. Vorlage: Klaffender After, klaffende Vulva (→ Pressperiode, ☞ 14.2.3). Blutig tingierter Schleim (Zeichnen → Eröffnungsperiode, ☞ 14.2.2), Flüssigkeit (Blasensprung → Eröffnungsperiode)?
- Komplikationen: Nabelschnur oder kindlicher Arm sichtbar (Vorfall, ☞ 14.1.5)?

Sofortmaßnahmen
- In der Eröffnungsperiode Wehenhemmung (☞ 14.2.2), um die drohende Entbindung in ein perinatologisches Zentrum zu verschieben.
- In der Pressperiode Geburt durchführen (☞ 14.2.3).

Transport
- Mutterpass mitnehmen.
- Immer Transport in Linksseitenlage möglichst in Perinatalzentrum, falls in erreichbarer Nähe, sonst in die nächste Frauenklinik.

Prinzipien der Weiterbehandlung

Suche nach der Ursache der vorzeitigen Wehentätigkeit. Wenn Kind vital, ausreichend versorgt und keine Infektionszeichen vorhanden, Wehenhemmung und Versuch zumindest die 35. SSW zu erreichen.

! Bei Frühgeburtlichkeit Gefahr von Atemnotsyndrom, Hirnblutungen und Infektion beim Kind. Für das Kind ist der beste Transportbehälter der flüssigkeitsgefüllte Uterus, da hier auf das kindliche Köpfchen keine vertikalen Beschleunigungen wie im NAW-Inkubator einwirken. Deshalb Transport in Perinatalzentrum mit Möglichkeit der Weiterbetreuung des Kindes.

14.1.7 Coma in graviditate

Differenzialdiagnose

- **Eklampsie:** RR erhöht, Mutterpasseintragungen (Seiten 6/7 bzw. 22/23) über RR-Erhöhung, Proteinurie, Gewichtszunahme > 500 g/Woche (Gestose ☞ 14.1.3).
- **Epilepsie, neurologische Ursachen:** Meist bereits vor der Schwangerschaft bekannt (☞ 8.2.4).
- **Hyperventilationstetanie:** Begleitumstände (☞ 7.6).
- **Schädel-Hirn-Trauma:** Verletzungsmuster (☞ 11.2).
- **Stoffwechselentgleisung** mit Koma (☞ 8.2.1): Anamnestische Angaben, Blutzuckerbestimmung.
- **Vergiftung** (suizidal, kriminell, akzidentell): Begleitumstände (☞ 9.).
- **Kardiale Synkopen:** Anamnestische Angaben über Herzerkrankungen, EKG (☞ 5.4).

14.1.8 Akutes Abdomen in der Schwangerschaft

Differenzialdiagnose

- **Geburtswehen:** Krampfartiger Schmerz mit Ausstrahlung in Rücken, Pressdrang, evtl. Blasensprung (☞ 14.1.5).
- **Drohende Eklampsie:** Oberbauchschmerzen (☞ 14.1.3).
- **Vorzeitige Plazentalösung** ohne/mit Blutung: Brettharter, druckschmerzhafter, dauerkontrahierter Uterus, Schock (☞ 14.1.4).
- **Stieldrehung** einer Ovarialzyste oder eines gestielten Myoms: Plötzlich eintretende, lokalisierte Schmerzen, einseitig, evtl. Schock (☞ 13.2.6).
- **Myomerweichung:** Langsam entstehender lokalisierter Schmerz, evtl. Schock.
- **Uterusruptur:** Wehen bis zum Wehensturm, sich steigernder suprasymphysärer Schmerz, der plötzlich verschwindet, danach Schock (☞ 14.3.3).
- **Appendizitis:** In der Regel rechtsseitig, kann bis unter der Leber lokalisiert sein, Entzündungszeichen (☞ 15.2).

Norbert Bauer

14.2 Spontangeburt

! Komplikationen unter der Geburt können plötzlich und unvermutet auftreten. Deshalb immer Entbindung in der Klinik anstreben. Nur wenn sich die Patientin in der Pressperiode befindet, darf eine Entbindung nicht mehr verzögert werden.

Normale Geburt: 38.–42. SSW, vordere Hinterhauptslage (kindliches Köpfchen geht mit Hinterhaupt in Führung, Gesicht zeigt zum Rücken der Mutter).

Geburtsdauer

Zeitraum vom Beginn der Geburt bis zur vollständigen Entwicklung des Kindes (☞ Abb. 14.7). Bei Erstgebärenden durchschnittlich 12 h, bei Mehrgebärenden durchschnittlich 8 h.

- Beginn der Geburt bei:
- Auftreten regelmäßiger Wehen mindestens alle 10 Min. über mindestens 30 Min. oder
- Eintreten eines Blasensprungs oder
- Zeichnen (Abgang von Schleim, der blutig tingiert sein kann und bei der Eröffnung der Zervix abgeht).
- **Überstürzte Geburt:** Geburtsdauer < 2 h. Meist jüngere Mehrgebärende.
- **Sturzgeburt:** Kind stürzt bei der Geburt nach unten, z. B. auf der Toilette.

Geburtsphasen

- **Eröffnungsperiode** (☞ 14.2.2): Transport in Klinik.
- **Pressperiode** (☞ 14.2.3): Geburt nicht aufzuhalten, Entbindung an Ort und Stelle erforderlich.
- Bei einer Entbindung zuhause oder im NAW ggf. Versuch, Hebamme oder Geburtshelfer nachkommen zu lassen, evtl. Telefonkonsil mit betreuendem Gynäkologen. Ggf. Anforderung des Baby-NAW.

14.2.1 Entbindungsbesteck

Steril verpackte Nierenschale mit:
- Mehreren weichen Tüchern.
- Mehreren Tupfern.
- Episiotomieschere.
- Orosauger Ch 10.
- 2 Nabelschnurklemmen (z. B. Pean-Klemmen).
- Nabelschnurschere.
- Alufolie mit Kapuze (z. B. Silver Swaddler®).

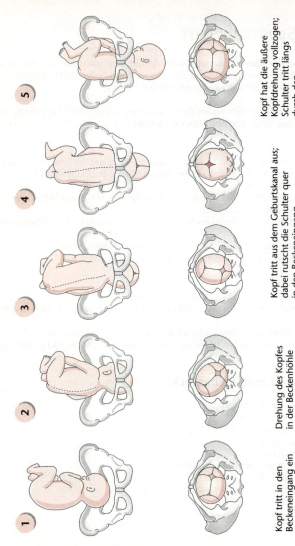

Abb. 14.7 Geburtsmechanismus [A300–157]

Außerdem Reanimationsinstrumentarium bereithalten:
- O_2-Quelle, Flow einstellbar bis 10 l/Min.
- Kinderbeatmungsbeutel mit Reservoir.
- Beatmungsmasken der Größen 00, 0, 1, 2.
- Muldenförmige Liegefläche für das Kind, Windzug-geschützt.
- Beleuchtung, Uhr.
- Stethoskop.
- Sterile Handschuhe.
- Blutzuckerstix.
- Laryngoskopgriff und -spatel der Größen 0 (bis 3 000 g KG) und 1 (ab 3 000 g KG). Batterieladezustand überprüfen (Licht hell?).
- Endotrachealtuben der Größen 2,0–4,0 mm ID.
- Absaugkatheter der Größen 5, 6, 8 und 10 F.
- Kinder-Magill-Zange.
- Venenverweilkanülen der Größen 24 (gelb) und 26 G (violett).
- Befestigungsmaterial für Trachealtuben und venöse Zugänge.
- Pulsoxymeter mit Neugeborenensensor.

14.2.2 Eröffnungsperiode

Beginn mit den ersten regelmäßigen Eröffnungs- oder Geburtswehen. Ende bei völliger Eröffnung des äußeren Muttermundes.

Symptomatik
- Regelmäßige Wehen mindestens alle 10 Min., meist in kürzeren Abständen (alle 3–5 Min.).
- Blasensprung mit Fruchtwasserabgang.
- Zeichen (Abgang von blutig tingiertem Zervixschleim).
- Übelkeit.
- Kein Pressdrang, kein heftiges Atmen, kein Druck nach unten.

Kurzanamnese
- Wehen? Fruchtwasserabgang? Zeichen? Übelkeit? Stärkere Blutung (☞ 14.1.4)?
- Kein Pressdrang (sonst Pressperiode, ☞ 14.2.3).
- Kind reif (> 37. SSW post menstruationem)? Mutterpass Seite 5/7 (bzw. 21/23).
- Lage des Kindes? Mehrlinge? Probleme in dieser Schwangerschaft? Mutterpass Seite 6–10 (bzw. 22–26). Liegende Cerclage? (Wehenhemmung ☞ 14.1.5).
- Sitz der Plazenta? Mutterpass Seite 10 (bzw. 26), bei Placenta praevia (☞ 14.1.4).
- Mehrgebärende? Verlauf der vorausgegangenen Geburten? Mutterpass Seite 4 (bzw. 20).

Sofortdiagnostik
- Basischeck (☞ 4.1.2).
- Vulva und After in der Wehe geschlossen.
- Fruchtwasserabgang? Zeichen? Stärkere Blutung?
- In der Wehenpause: Puls, RR, SpO_2, EKG.

Sofortmaßnahmen

- I.v. Zugang mit Infusion (z. B. Ringer-Lösung).
- Ggf. Schmerzlinderung mit zentral wirksamem Analgetikum, z. B. Tramadol (Tramal®) 50 mg i.v. (**cave:** RR-Abfall bei der Mutter, Anpassungsstörung beim Kind durch Atemdepression bei Überdosierung) oder Butylscopolamin (Buscopan®) 2 Amp. in 500 ml Ringer-Lösung (**cave:** Stärkere Nachblutung durch Uterusatonie in der Plazentar- und Postplazentarperiode möglich).
- Harnblase entleeren lassen. Wenn Wasserlassen trotz gefüllter Blase nicht möglich, katheterisieren (☞ 2.9.4).
- Lagerung: Linksseitenlage.
- Wagen heizen.
- Geburtsbesteck vorbereiten (☞ 14.2.1).

Transport

- Mutterpass mitnehmen.
- Immer Transport in die nächste Entbindungsklinik, ggf. nach Voranmeldung.

Prinzipien der Weiterbehandlung

- Vaginale Untersuchung zur Beurteilung des Geburtsfortschrittes.
- Überprüfen der Herztöne des Kindes, CTG (Kardiotokogramm).
- Ultraschalluntersuchung zur Beurteilung der Lage und Größe des Kindes und der Plazenta.
- Vorbereitung der Mutter zur Geburt.

! Nach Blasensprung absolute Bettruhe der Mutter in Linksseitenlage zur Vermeidung eines Nabelschnurvorfalls.

14.2.3 Pressperiode

Geburtsarbeit nicht mehr allein durch uterine Wehen, sondern zusätzlich mit Hilfe der Bauchpresse.
Die Pressperiode sollte einige Presswehen lang dauern, 30 Min. aber möglichst nicht überschreiten (**cave:** Erschöpfung der Mutter).

> Wenn eine Geburt so rasch fortschreitet, dass sie zum Notfall wird, kann i. d. R. auch mit einer problemlosen, zügigen Entwicklung gerechnet werden. Eine **Spontangeburt** gelingt in der Regel ohne großes Eingreifen des Geburtshelfers.
> Wichtig ist die Beruhigung der Mutter durch Zuspruch und kompetentes, ruhiges Auftreten, um ihr die Angst vor Schmerzen und dem Misslingen der Geburt zu nehmen.

Symptomatik

- Druck nach unten. Presswehen alle 2–3 Min.: Patientin fühlt, dass sie mitpressen muss und kann nur noch sehr schwer davon abgehalten werden.
- Heftiges Atmen, evtl. Schreien.
- After und Vulva klaffen in der Wehe.
- Evtl. kindliches Köpfchen erkennbar.

Kurzanamnese

- Kind reif (> 37. SSW post menstruationem)? Mutterpass Seite 5/7 (21/23).
- Lage des Kindes? Mehrlinge? Probleme in dieser Schwangerschaft? Mutterpass Seite 6–10 (22–26). Liegende Cerclage? (Wehenhemmung ☞ 14.1.5).
- Mehrgebärende? Verlauf der vorausgegangenen Geburten? Mutterpass Seite 4 (20).

Sofortdiagnostik

- Basischeck (☞ 4.1.2).
- Inspektion: Vulva und After klaffen in der Wehe (☞ Abb. 14.8).
- In der Wehenpause, falls erforderlich: Puls, SpO$_2$, RR.

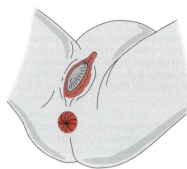

Abb. 14.8 Vulva- und Analbefund in der Pressperiode [A300–157]

Sofortmaßnahmen

- **Sofortige Unterbrechung der Fahrt.**
- Patientin **einige Wehen verhecheln lassen,** bis Vorbereitungen getroffen sind:
- Lagerung: Füße der Patientin in Fahrtrichtung.
- Inkubator bestellen lassen.
- Wagen oder Raum aufheizen lassen.

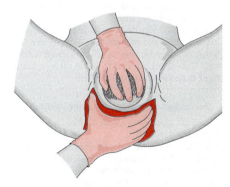

Abb. 14.9 Dammschutz [A300–157]

- Geburtsbesteck herrichten (☞ 14.2.1), Kinderbeatmungsbeutel und Masken der Größen 00/0/1.
- Patientin untere Körperhälfte frei machen lassen und in Rückenlage legen lassen.
- Sterile Unterlage unter Becken legen.
- I.v. Zugang mit Infusion (z. B. Ringer-Lösung).
- In der Wehenpause tief in den Bauch atmen lassen. Harnblase entleeren lassen. Wenn Wasserlassen trotz gefüllter Blase nicht möglich, katheterisieren (☞ 2.9.4).
- Wehe richtig kommen lassen, dann Beine anziehen und Oberschenkel von außen umgreifen lassen, tief einatmen lassen, Kopf auf die Brust nehmen lassen (evtl. mit Unterstützung des Ehemannes oder eines Helfers), Augen und Mund schließen lassen und wie beim Stuhlgang lang und fest nach unten pressen lassen (2–3 ×/Wehe), dazwischen kurz Luft holen lassen.
- Bei Austritt des kindlichen Köpfchens („Durchschneiden") **Dammschutz** (s. Kasten und Abb. 14.9) durchführen.

Dammschutz
(☞ Abb. 14.9)
Linke Hand auf kindliches Köpfchen legen. Mit der rechten Hand ein steriles Tuch auf den Damm legen, so dass Dammrand noch sichtbar bleibt. Mit Daumen rechts am Damm und Fingern links am Damm diesen zusammenziehen. Dadurch ein Einreißen der Geburtswege verhindern und den Kopfaustritt bremsen (auch zur Vermeidung kindlicher Hirnblutungen).
Cave: Schmerzhafter Klitoriseinriss mit starker Blutung bei zu starkem Dammschutz.

- Bei blass werdendem Damm, der einzureißen droht, verzögertem Kopfdurchtritt (Köpfchen tritt in der Wehenpause auch nach mehreren Wehen immer wieder in die alte Position zurück) und allen Geburtsanomalien (z. B. Frühgeburten, Beckenendlage, großes Kind, regelwidrige Kopflagen) **mediolaterale Episiotomie** (s. u.) durchführen.

Episiotomie
(☞ Abb. 14.10)
In der Wehe bei entsprechender Dehnung des Dammes auch ohne Lokalanästhesie fast schmerzlos. Ggf. vor Episiotomie Lokalinfiltration z. B. mit 10 ml Lidocain (Xylocain®). **Cave:** Verletzung kindlicher Teile.
Zeigefinger und Mittelfinger der linken Hand dorsal nach rechts in die Scheide einführen und kindliche Teile und mütterlichen Darm aus der Schnittrichtung wegdrängen. Schnitt mit Schere zwischen den Fingern, Schnittrichtung: Von der Mitte der hinteren Komissur in Richtung Sitzbeinhöcker (ca. 45 °), vorbei am M. sphincter ani. Länge etwa 3 cm, notfalls auch mehr. **Cave:** Verletzung kindlicher Teile.

- Bei verzögertem Kopfdurchtritt Kristeller-Handgriff anwenden.

Kristeller-Handgriff
Ein Helfer steht in Höhe des Oberbauches links neben der Patientin und drückt mit beiden Händen in der Wehe auf den Uterusfundus in Richtung Becken. Alternativ greift der Helfer über sie hinweg ein gegenüberliegendes Lakenteil und drückt in der Wehe mit dem flachen Teil des Unterarms auf den Uterusfundus in Richtung Becken. **Cave:** Leberrupturen bei falscher Druckrichtung.

- Entwicklung des Köpfchens erst um die Symphyse, dann über den Damm.
- **Kurze Presspause** (max. 1 Min.). Fruchtblase aufreißen, falls noch nicht gesprungen (selten). Kindliches Gesicht abwischen, Mund mit Orosauger absaugen. Dann vorsichtig dosiert weiterpressen lassen.
- **Äußere Drehung des Köpfchens** (findet Richtung selbst. **Cave:** Nicht in Gegenrichtung drehen!), es schaut danach zur Seite.
- Entwicklung erst der vorderen Schulter um die Symphyse, dann der hinteren Schulter über den Damm (☞ Abb. 14.11).
- Kind langsam kommen lassen, nur leicht pressen lassen.

- Mutter zu schönem Kind gratulieren, Geschlecht mitteilen.
- Genaue Uhrzeit und Standort festhalten.
- Herztöne auskultieren, Kind trockenreiben, evtl. Atmung am Rücken „anreiben".
- Bei grünem Fruchtwasser oder bei unreifen, nicht vitalen Kindern Mund mit Orosauger absaugen.
- Bei blassem Kind Nabelschnur zum Kind hin ausstreichen. **Cave:** Plethora.
- **Abnabeln:** Ca. 10 cm vom kindlichen Ende entfernt 2 Klemmen setzen und dazwischen mit Schere durchtrennen.
- Kind nochmals trocken reiben (Käseschmiere belassen) und mit trockenem Tuch warm einwickeln.
- Wenn Atmung des Kindes regelmäßig und Herzfrequenz > 100 kann es vor der Versorgung für kurze Zeit (höchstens 1 Min.) auf den Bauch der Mutter gelegt werden. Vorsicht, dass es nicht hinunterfällt.

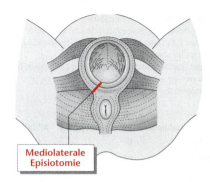

Abb. 14.10 Episiotomie [A300–157]

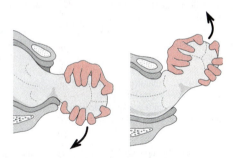

Abb. 14.11 Entwickeln der Schulter bei normalem Geburtsverlauf [A300–157]

14.2.4 Versorgung des Kindes

- Bei entsprechender Indikation (grünes Fruchtwasser, unreifes, nicht vitales Kind) **Absaugen des Mundes** (Orosauger, bzw. max. 200 cm H_2O, 200 mbar, 20 kPa), sowie nasal bis zum Magen (cave: Herzfrequenzabfall möglich). Bei Reifgeborenen 10 F, bei Frühgeborenen 8 F.
- Bestimmung des **Apgar-Scores** nach 1, 5 und 10 Min. (Tab. 14.3), grobe Durchuntersuchung des Kindes zum Erkennen von Fehlbildungen, Geburtsverletzungen und Nervenschädigungen (14.4.8, 14.4.9).
- Beurteilung der Herzfrequenz durch Auskultation des Spitzenstoßes oder Fühlen an der Brachialarterie.
- Vorgehen bei deprimiertem Kind oder Erkrankungen des Kindes → kindliche Notfälle 14.4.

- Kind erneut trocken reiben (Käseschmiere belassen) und in frische, warme, trockene Tücher einwickeln, in Alufolie einwickeln und der Mutter auf den Bauch (**cave:** Herunterfallen) oder in den Inkubator legen (regelmäßig beobachten). Wiederaufwärmung nach Unterkühlung nur im Inkubator ohne Alufolie möglich.
- **Cave:** Unterkühlung des Kindes führt zu Hypoxie, Hypoglykämie, Azidose und Surfactantinaktivierung in der Lunge.
- Transport des Neugeborenen ☞ 14.2.6.

Tab. 14.3 APGAR-Index

Punkte	0	1	2
Atmung	Keine	Schnappatmung oder unregelmäßig oder langsam (< 30/Min.)	Regelmäßig, kräftig schreiend
Puls	Keiner	< 100/Min.	> 100/Min.
Grundtonus (Muskeltonus)	Schlaff	Mittel, träge, reduziert	Gut, Spontanbewegungen
Aussehen (Hautfarbe)	Blau oder weiß	Stamm rosig, Extremitäten blau	Rosig
Reflexe (beim Absaugen)	Keine	„Grimassen"	Husten oder Niesen

10–7 Punkte	lebensfrisch
6–5 Punkte	leichte Depression
4–3 Punkte	mittelgradige Depression
2–0 Punkte	schwere Depression

- Beim Absaugen des Kindes nicht die elektrische Saugung für Erwachsene verwenden, wenn sich der Sog nicht auf 200 cm H₂O (200 mbar, 20 kPa) begrenzen lässt.
- Bei Neugeborenen sollte der Absaugvorgang nur wenige Sekunden dauern. **Cave:** Besonders bei tiefem, frühzeitigen Absaugen Gefahr von Herzfrequenzabfall und Apnoe durch Vagusreiz!

14.2.5 Plazentarperiode (Nachgeburtsperiode)

Die Nachgeburt sollte in 20 bis 30 Min. nach Entwicklung des Kindes geboren sein.

- Uterusfundus halten lassen, indem ein Helfer mit der flachen Hand von kranial auf den Uterus drückt oder über dem Uterus mit der flachen Hand Wehen anreiben lassen.
- 10 IE Oxytocin (Syntocinon® oder Orasthin®) in 500 ml Elektrolytlösung vor und nach Plazentageburt infundieren, bei starker Blutung im Schuss. Alternativ Patientin Brustwarzen zur endogenen Oxytozinausschüttung reiben lassen. **Cave:** Wehenkrämpfe.
- Nabelschnurblut durch Punktion gewinnen zur Laboruntersuchung in der Klinik.
- Bei lange zurückliegender Blasenentleerung, diese erneut entleeren lassen bzw. katheterisieren.

Spontangeburt

14.2

- Es darf **nur ein vorsichtiger Zug an der Nabelschnur** zur Gewinnung der Plazenta erfolgen, da sonst die Nabelschnur einreißt.
- **Nabelschnurzeichen** als Hinweis auf stattgefundene Plazentalösung:
  - Nach Ahlfeld: Markierung an der Nabelschnur (z. B. durch Faden) entfernt sich vom Vulvaniveau. Vollständige Lösung der Plazenta kann bei 10 cm Entfernung angenommen werden.
  - Nach Küstner: Beim Eindrücken von Bauchdecken und Uterus suprasymphysär zieht sich die Nabelschnur in die Scheide zurück, wenn die Plazenta noch nicht gelöst ist.
  - Nach Straßmann: Klopfbewegungen auf den Uterusfundus übertragen sich bei noch nicht gelöster Plazenta auf die Nabelschnur.
- Gewinnung der Eihäute durch Drehung der Plazenta zu festem Bündel.
- 10 ml Nabelschnurblut abpunktieren (Serum-Monovette).
- Bei ausbleibender Plazentageburt und starker Blutung (wenn mehr als 500 ml in 2 h zu erwarten sind, Abschätzen der Blutungsintensität durch Fritsche-Lagerung ☞ 13.1.1) notfallmäßiger Transport in die nächste Frauenklinik zur Plazentagewinnung.
- Wenn sich die Plazenta bei starker Blutung trotz Oxytocin-Infusion nicht löst und die nächste Frauenklinik nicht schnell genug erreicht werden kann, manuelle Plazentalösung unter möglichst sterilen Bedingungen durchführen: Analgosedierung mit 5–10 mg Diazepam (z. B. Valium®) und Ketamin (z. B. Ketanest®) 0,5–1 mg/kg KG i.v. Mit der nicht dominanten Hand Nabelschnur halten, mit der dominanten Hand entlang der Nabelschnur in Scheide und Uterus eingehen und Plazenta vom Uterus ablösen.
- Nach Geburt der Plazenta weiter für Wehen sorgen (s. o.), um Blutung gering zu halten.
- Plazenta in Plastikbeutel legen und in die Klinik mitnehmen.

! Bei kurzer Entfernung zur Klinik und mäßiger vaginaler Blutung Plazentageburt in der Klinik anstreben.

Transport

- Mutterpass mitnehmen.
- Bei starker vaginaler Blutung (☞ 14.1.4) notfallmäßiger Transport unter Wehenstimulation in die nächste Frauenklinik mit Voranmeldung.
- Bei deprimiertem Kind und gutem AZ der Mutter notfallmäßiger Transport in die nächste Kinderklinik mit Neonatologie nach Voranmeldung.
- Bei kindlichen und mütterlichen Problemen Transport beider Patienten in die nächste Entbindungsklinik nach Voranmeldung (ein hinzugerufener Neonatologe kann dort für das Neugeborene sorgen).

Prinzipien der Weiterbehandlung

- Untersuchung des Kindes auf Vitalfunktionen und Fehlbildungen, endgültige Versorgung.
- Überprüfung der Plazenta auf Vollständigkeit.
- Untersuchung der Mutter: RR, Puls, Temperatur, Uteruskontraktion, Verletzungen der Geburtswege, ggf. Versorgung von Verletzungen der Geburtswege oder einer Episiotomie.

! Blasen- und Darmentleerung vor der Pressperiode (oder nach der Geburt) erleichtert Entbindung, Plazentagewinnung und Kontraktion des Uterus wesentlich.

14.2.6 Neugeborenentransport

Nach jeder Entbindung Transport von Mutter und Kind in Entbindungsklinik zur eingehenden Untersuchung. Bei Ablehnung der Mutter und gesundem, reifem Neugeborenem eine Hebamme und einen Gynäkologen hinzuziehen. Frühgeborene, Mangelgeborene und kranke Neugeborene grundsätzlich in perinatologisches Zentrum bringen.

- Mutterpass mitnehmen.
- Plazenta mitnehmen (Plastikbeutel).
- Falls das Kind reif und vital ist und der Geburtsverlauf problemlos war, kann der Transport des Kindes bei warmer Umgebungstemperatur auf dem Bauch der Mutter erfolgen.
- Bei Frühgeburten, Mangelgeburten, fehlgebildeten oder deprimierten Kindern Transport im Inkubator, ggf. in Kinderklinik nach Voranmeldung. 10 ml Nabelschnurblut an der Plazenta abnehmen (Serum-Monovette) sowie 10–20 ml mütterliches Blut.
- Inkubator sollte auf 39 °C vorgewärmt sein, Einstellung dann auf 32–36 °C (reife Neugeborene – Frühgeborene). Änderung je nach rektaler Körpertemperatur des Kindes. Bei Bedarf Anreicherung der Inkubatorluft mit O_2. Falls kein Inkubator zur Verfügung steht, Kind in Alufolie einwickeln (zusätzlich zu den trockenen, vorgewärmten Tüchern).
- **Cave:** Gefahr von Infektionen bei Unterkühlung (v. a. bei Frühgeborenen).
- Köpfchen sorgfältig lagern und gegen vertikale und horizontale Beschleunigung sichern (seitlich polstern mit Kissen, Decken, Vakuummatratze des Inkubators). **Cave:** Gesicht nicht auf das Kissen legen (Atemwegsverlegung).
- Vorsichtige Fahrt, um vertikale Beschleunigungen zu reduzieren (Gefahr von Hirnblutungen).
- Möglichst kurze Wegstrecke (nächstgeeignete Klinik).

Norbert Bauer

14.3 Komplikationen unter der Geburt

14.3.1 Nabelschnurumschlingung

! Die Nabelschnur ist bei 20–40 % aller Geburten ein- oder mehrmals, meist um den Hals des Kindes geschlungen; selten wesentliches Geburtshindernis.

Symptomatik
Nach Entwicklung des Kopfes Nabelschnur um den Hals sichtbar oder tastbar.

Sofortmaßnahmen
- Wenn leicht möglich, **Nabelschnur über den Kopf des Kindes streifen.**
- Bei sehr straffer Nabelschnur und erschwerter Entwicklung des Rumpfes (Dauer von mehreren Presswehen ohne Geburtsfortschritt) als **ultima ratio** Durchtrennung der Nabelschnur zwischen 2 Klemmen oder primäre Durchtrennung der Nabelschnur und sofort danach Klemmen setzen (zuerst am kindlichen, dann am mütterlichen Teil). Die Entwicklung des Kindes muss dann sehr schnell erfolgen.

Komplikationen unter der Geburt

- Bei allen Manipulationen nicht stark an der Nabelschnur ziehen!
- **Bei Einriss der Nabelschnur Verblutung des Feten** möglich. Klemme, Schnürsenkel oder Ähnliches zuerst am fetalen Teil der Nabelschnur setzen, danach am mütterlichen.
- Bei Nabelschnurumschlingung gelegentlich Asphyxie des Kindes durch Kompression der Nabelschnurgefäße oder erschwerte Entwicklung des kindlichen Rumpfes.

14.3.2 Geburtsstillstand in der Pressperiode, Schulterdystokie

Definitionen
- **Geburtsstillstand:** Bedingt durch Wehenschwäche, Erschöpfung der Mutter, regelwidrige Kopfeinstellung oder -haltung, Weichteil- oder Knochenwiderstände.
- **Hohe Schulterdystokie:** Die kindliche Schulter steht im querovalen Beckeneingang gerade, also senkrecht zur größten Ausdehnung des Beckeneingangs.
- **Tiefe Schulterdystokie:** Die kindliche Schulter steht im längsovalen Beckenausgang queroval, also senkrecht zur größten Ausdehnung des Beckenausgangs.

Symptomatik
- **Geburtsstillstand:** Pressperiode (klaffender After, kindliches Köpfchen in der Vulva sichtbar, unwiderstehlicher Pressdrang, heftiges Atmen), kindliches Köpfchen tritt trotz mehrerer Presswehen nicht tiefer oder rutscht auch nach mehreren Wehen immer wieder in die Ausgangslage zurück.
- **Hohe Schulterdystokie:** Kindliches Köpfchen bleibt in der Vulva stecken und tritt trotz Presswehen nicht tiefer. Zur Kopfentwicklung muss die Vulva über das kindliche Köpfchen gestreift werden.
- **Tiefe Schulterdystokie:** Kindliches Köpfchen ist geboren und sieht zum Rücken der Mutter (bzw. zum Bauch der Mutter bei regelwidrigen Kopflagen), ohne dass die Schulter nachfolgt (Drehung bleibt aus).

Sofortmaßnahmen

Geburtsstillstand
- Kristeller-Handgriff durch Helfer (☞ 14.2.3).
- Große Episiotomie in der Wehe (☞ 14.2.3), falls möglich nach vorheriger Lokalinfiltration mit z. B. 10 ml Lidocain (Xylocain®) in der Wehenpause (**cave:** Verletzung des Kindes).
- Wenn Wehen nur sehr schwach oder sistieren: Wehenunterstützung mit Oxytocin durch Perfusor: 3 IE Oxytocin (z. B. Syntocinon®) in 50 ml, davon 1,5–9,0 ml/h. **Cave:** Gefahr eines Wehensturms (☞ 14.3.3) mit Wehen über 1 Min. Dauer oder Wehenpausen unter 1 Min. Dauer mit Gefahr kindlicher Asphyxie oder Uterusruptur.

Hohe Schulterdystokie
- Wenn das Köpfchen trotz guter Wehen, Kristellern und ausgiebiger Episiotomie in der Vulva stecken bleibt, muss von einer hohen Schulterdystokie ausgegangen werden.
- Kristellern abbrechen.

- In einer Wehenpause mütterliche Beine im Hüftgelenk nach dorsal über die Horizontale hinaus überstrecken, danach stark beugen, evtl. mehrmals wiederholen.
- Nach Möglichkeit **Narkose und Relaxation** der Mutter (☞ 14.1.1).
- **Bei Dauerkontraktion des Uterus** Wehenhemmung mit Fenoterol (2 Hübe Berotec® N-100-Spray oder 0,025 mg Partusisten intrapartal® langsam i.v.).
- Kindliches Köpfchen seitlich flach mit beiden Händen fassen und vorsichtig drehen, so dass das Gesicht zum Rücken der Mutter zeigt, und etwas darüber hinaus, jedoch immer ohne Zug.
- Falls noch kein Erfolg: Kindliche Schulter durch Helfer von außen suprasymphysär in die Richtung, in die das kindliche Köpfchen gedreht wurde, drücken lassen.
- Falls noch kein Erfolg: Vor dem kindlichen Köpfchen mit zwei Fingern der Hand, zu der das Kind zuvor sah, in das hintere Scheidengewölbe eingehen und Drehung der hinteren Schulter, so dass der kindliche Rücken zur Bauchseite der Mutter kommt.
- Falls noch kein Erfolg: Herunterholen des hinteren Armes vor die Vulva mit zwei Fingern der anderen Hand (Gefahr von Oberarmfraktur und Plexusschädigung).
- **Ultima ratio:** Brechen der kindlichen Klavikulae durch Druck mit einem Finger und Herausholen der kindlichen Arme (Gefahr von Oberarmfraktur und Plexusschädigung).
- Wenn der Beckeneingang überwunden ist, muss zum Beckenausgang wieder entgegengesetzt gedreht werden.

! Niemals am Köpfchen ziehen. Erst wieder Kristellern, wenn die Schulterdystokie überwunden ist.

Tiefe Schulterdystokie
- Wenn dem geborenen Köpfchen trotz guter Wehen, Kristellern und ausgiebiger Episiotomie die Schulter nicht folgt, muss von einer tiefen Schulterdystokie ausgegangen werden.
- Kristellern nach wenigen Wehen abbrechen.
- In einer Wehenpause mütterliche Beine im Hüftgelenk nach dorsal über die Horizontale hinaus überstrecken, danach stark beugen, evtl. mehrmals wiederholen.
- Nach Möglichkeit **Narkose und Relaxation** der Mutter (☞ 14.1.1).
- **Bei Dauerkontraktion des Uterus** Wehenhemmung mit Fenoterol (2 Hübe Berotec® N-100-Spray oder 0,025 mg Partusisten intrapartal® langsam i.v.).
- Kindliches Köpfchen flach mit beiden Händen seitlich fassen und vorsichtig drehen, so dass das Gesicht wieder in die Richtung zeigt, in die es zuvor schaute, jedoch immer ohne Zug. Anschließend Köpfchen zum mütterlichen Rücken senken.
- Erneutes Kristellern.
- Falls noch kein Erfolg: Mit zwei Fingern der Hand, die dem kindlichen Gesicht abgewandt war, am kindlichen Rücken eingehen und die Schulter in die Richtung drehen, in die das Köpfchen gedreht wurde, so dass diese Schulter zum Rücken der Mutter kommt.
- **Ultima ratio:** Brechen der kindlichen Klavikulae durch Druck mit einem Finger und Herausholen der kindlichen Arme (Gefahr von Oberarmfraktur und Plexusschädigung).

! Niemals am Köpfchen ziehen. Erst wieder Kristellern, wenn die Schulterdystokie überwunden ist.

Transport

- Mutterpass mitnehmen.
- Immer Transport in die nächste Frauenklinik nach Abschluss der Entbindung.

Prinzipien der Weiterbehandlung

Wie nach jeder Entbindung (☞ 14.2). Abklärung von kindlichen und mütterlichen Verletzungen.

🩸 Schulterdystokien sind selten und die Manöver schwierig durchzuführen. Das Verletzungsrisiko für Mutter und Kind ist groß. Zur Vermeidung hypoxischer Hirnschäden beim Kind ist jedoch ein rasches Eingreifen erforderlich. Der Transport in die Klinik zur endgültigen Entbindung könnte den Tod des Kindes durch Asphyxie bedeuten.

14.3.3 Wehensturm, Uterusruptur

Die Wehen sollten in der Pressperiode etwa 1 Min. anhalten und alle 2–3 Min. auftreten. Die Ursachen für einen Wehensturm liegen oft in einem unüberwindbaren Geburtshindernis (z. B. ein Missverhältnis bei engem Becken oder großem vorangehenden kindlichen Teil, Hydrozephalus, Querlage, Armvorfall ☞ 14.3.8) oder in der Überdosierung von Wehenmitteln.

Symptomatik

Wehensturm
- Wehen, die häufiger als alle 2 Minuten auftreten oder sich bis zur Dauerkontraktion steigern.
- Unerträgliche Wehenschmerzen mit Todesangst.

Uterusruptur
- Evtl. akuter Schmerz im Unterbauch mit Ausstrahlung in die Schulter.
- Plötzlich nachlassende Wehen und nachlassender Schmerz, dafür Schockzeichen, evtl. Einsetzen einer äußeren Blutung. Auch stille Ruptur mit Kollaps ohne vorhergehende Schmerzsymptomatik möglich.
- Progredienter Peritonismus.

Kurzanamnese

Hinweise auf ein erhöhtes Risiko im Mutterpass: Z. n. OP am Uterus, z. B. Myom, Kaiserschnitt (Seite 5 bzw. 21), Schwierigkeiten bei vorausgegangenen Entbindungen (Seite 4 bzw. 20); Lageanomalien, kindliche Fehlbildungen in jetziger Gravidität (Seite 6/10 bzw. 22/26)?

Sofortdiagnostik

- Basischeck (☞ 4.1.2).
- Puls, SpO_2, RR, EKG.
- Deutliche Druckempfindlichkeit und Spannung zwischen Symphyse und Nabel.
- Prall gespannte Ligg. rotunda durch die Bauchdecke seitlich des Uterus tastbar.
- Hochsteigen der Bandl-Furche (Kontraktionsring in Höhe des unteren Uterinsegmentes) bis über Nabelhöhe durch die Bauchdecke tastbar.
- Schockzeichen, Blutung, Peritonismus nach Uterusruptur?

Sofortmaßnahmen
- I.v. Zugang mit Infusion (z. B. Ringer-Lösung, evtl. HÄS).
- O$_2$-Gabe (☞ 1.7.3).
- **Wehenhemmung** (☞ 14.1.5).

Transport
- Mutterpass mitnehmen.
- Immer notfallmäßiger, aber schonender Transport in die nächste gynäkologische Klinik.

Prinzipien der Weiterbehandlung
Sectio caesarea, ggf. Uterusexstirpation.

> !
> - Bei Wehensturm droht eine Mangelversorgung des Kindes mit Asphyxie und eine Uterusruptur mit Gefahr des Verblutungstodes → sofortige Wehenhemmung (☞ 14.1.5).
> - Jeder unklare Schockzustand mit nachlassender Wehentätigkeit während oder nach der Geburt ist verdächtig auf eine Uterusruptur.

Differenzialdiagnose
- Vorzeitige Plazentalösung (☞ 14.1.4): Gesamter Uterus bretthart und schmerzhaft. Meist Blutung gleichzeitig mit Schmerzen.
- Akutes Abdomen (☞ 14.1.8).

14.3.4 Frühgeburt, Mangelgeburt

Definitionen
- **Frühgeburt:** Geburt vor der vollendeten 37. SSW post menstruationem. Die Lungenreife ist erst mit der 24. SSW soweit ausgebildet, dass für das Frühgeborene eine Lebenschance beginnt.
- **Mangelgeburt:** Unterhalb der 10. Perzentile der Standardgewichtskurve, am Entbindungstermin unter 2 500 g.

Symptomatik
Relativ kleiner Bauch, sonst vor Entbindung nur durch Anamnese/Mutterpass (Seite 10/11 bzw. 26/27) erkennbar.

Kurzanamnese
- Wehen? Fruchtwasserabgang? Zeichnen? Übelkeit? Stärkere Blutung?
- Pressdrang?
- Wievielte Schwangerschaftswoche (< 37. SSW, Mutterpass Seite 6/7 bzw. 22/23)?
- Lage des Kindes? Mehrlinge? Probleme in dieser Schwangerschaft? Mutterpass Seite 6–10 (bzw. 22–26).
- Sitz der Plazenta? Mutterpass Seite 10 (bzw. 26).
- Mehrgebärende? Verlauf der vorausgegangenen Geburten? Mutterpass Seite 4 (bzw. 20).

Sofortdiagnostik
- Basischeck (☞ 4.1.2).
- Geburtsphase feststellen (☞ 14.2).

Sofortmaßnahmen

! Wegen der schwierigen Entbindungssituation Klinikentbindung anstreben. Wenn nicht möglich, versuchen, einen erfahrenen Geburtshelfer oder Hebamme nachzufordern.

Prinzipielles Vorgehen wie bei Spontangeburt (☞ 14.2), hier besonders wichtig: Umgebungstemperatur anheben, Inkubator (evtl. Baby-NAW) anfordern, Reanimationsbereitschaft (☞ 14.4.1).
In der **Pressperiode** (☞ 14.2.3):
- ! Keine atemdepressorischen Analgetika geben, statt dessen Butylscopolamin (Buscopan®) 2 Amp. in 500 ml Ringer-Lösung.
- Vorsichtig pressen lassen, ggf. Patientin hecheln lassen.
- Große Episiotomie (☞ 14.2.3).
- ! Hand ab der ersten Presswehe **ständig** dicht vor die Vulva halten, um ein unerwartet plötzliches Herausschnellen des Kindes (Gefahr von Hirnblutungen) zu verhindern.

Transport
- Mutterpass mitnehmen.
- Immer vorsichtiger Inkubatortransport in das nächste Perinatalzentrum (☞ 14.2.6).

Prinzipien der Weiterbehandlung
Sicherstellung der Vitalfunktionen des Kindes; Blutzucker-, Elektrolyt-, Gerinnungs-, Infektionskontrollen beim Kind. Wärmeausgleich, Behandlung von Atemnotsyndrom und Hyperbilirubinämie. Inkubatorpflege, evtl. mit Intubation, Beatmung und künstlicher Ernährung. Weitere Untersuchungen wie nach jeder Entbindung (☞ 14.2.4).

- ! Im Zweifelsfall kann die Versorgung des Kindes auch in einer Entbindungsklinik nach Voranmeldung (→ Verständigung eines Neonatologen) erfolgen.
- Fehlbildungsrate bei Früh-/Mangelgeborenen erhöht.
- Nach der Geburt des Kindes Gefahr von:
  - Wärmeverlust mit erhöhter Infektionsgefahr (möglichst Inkubator, notfalls zugfreier Raum).
  - Hypoxie, Azidose und Surfactantinaktivierung (Intubation und Beatmung bis zur 28. SSW obligat, ☞ 14.4.1).
  - Hypoglykämie → 5 % Glukose 5 ml/kg KG i.v.
  - Medikamente wegen des empfindlichen Gehirns nur sehr langsam injizieren.
- „Minimal handling", um Stress und Infektionsgefahr zu reduzieren.
- ! Gefahr von Hirnblutungen durch starke vertikale Beschleunigungen des kindlichen Köpfchens beim Transport → verhaltene Fahrweise, Köpfchen gut abpolstern, jedoch Gesicht nicht auf dickes Kissen legen (Gefahr der Atemwegsverlegung).
- ! O_2-/CO_2-Schwankungen bei Frühgeborenen können wegen noch schwach ausgeprägter Autoregulation der Hirndurchblutung leicht zu Hirnblutungen führen.

14.3.5 Mehrlinge

> ! Eine Zwillingsschwangerschaft, bei der sich das erste Kind in Schädellage befindet, kann spontan entbunden werden. Alle anderen Mehrlingsschwangerschaften müssen per Sectio entbunden werden. Die Kinder könnten sich sonst unter der Geburt verkeilen.

Symptomatik
- Bauchumfang auffallend groß (am Geburtstermin über 100 cm).
- 20–30 Min. nach Geburt eines Kindes erneut einsetzende Presswehen.
- Entbindung bei Zwillingen meist einige Wochen vor dem eigentlichen Geburtstermin, bei Drillingen meist 2 Monate zu früh.

Kurzanamnese
- Wie bei Spontangeburt (☞ 14.2).
- Mehrlingsgravidität in der Regel bekannt: Eintrag im Mutterpass Seite 6 (bzw. 22) Ziff. B 35, sowie Ultraschallbefund Seite 10 (bzw. 26). Lage der Zwillinge?

Sofortdiagnostik
- Basischeck (☞ 4.1.2).
- Feststellen der Geburtsphase wie bei Spontangeburt (☞ 14.2).
- Puls, RR, SpO_2 in der Wehenpause, falls erforderlich.

Sofortmaßnahmen

> ! Wegen der schwierigen Entbindungssituation unbedingt Klinikentbindung anstreben. Wenn nicht möglich, versuchen, einen erfahrenen Geburtshelfer oder Hebamme nachzufordern.

Auch nach Geburt des ersten Mehrlings sollte noch eine Klinikentbindung angestrebt werden, wenn die Klinik in etwa 15 Min. erreichbar ist.
Maßnahmen entsprechen grundsätzlich denen bei Spontangeburt (☞ 14.2). Besonderheiten:
- **Nabelschnur des ersten Kindes auch zur Mutter hin gut abklemmen,** da bei eineiigen Zwillingen ein gemeinsamer Blutkreislauf bestehen kann.
- Nach Versorgung des ersten Kindes Entbindung des zweiten Kindes in nächster Entbindungsklinik anstreben, falls keine Presswehen vorhanden.
- Versuchen, das zweite Kind manuell von außen in eine Längslage zu bringen und zu halten.
- Bei einsetzender Geburt des zweiten Kindes entsprechendes Verhalten wie bei Spontangeburt (☞ 14.2), Beckenendlagengeburt (☞ 14.3.7), Querlage (☞ 14.3.8) oder Nabelschnurvorfall (☞ 14.1.5).
- Nach Entbindung des 2. Zwillings Oxytocin (Syntocinon®) 10 IE in 500 ml Ringer-Lösung. Bei starker Blutung im Schuss (**cave:** Wehenkrämpfe). Alternativ Patientin zur endogenen Oxytocinausschüttung Brustwarzen reiben lassen.

Komplikationen unter der Geburt

Transport
- Mutterpass mitnehmen.
- Immer Transport in die nächste Entbindungsklinik.

! Komplikationen
- Abnormale Haltung der Kinder mit Verkeilung → Wehenhemmung (☞ 14.1.5).
- Wehenschwäche und verzögerte Entwicklung mit Asphyxie besonders des zweiten Kindes → Wehenunterstützung (☞ 14.3.2).
- Nabelschnurvorfall nach Blasensprung (☞ 14.1.5).
- Ausstoßung der Plazenta vor Geburt des zweiten Kindes → Wehenunterstützung (☞ 14.3.2).
- Uterusatonien in der Nachgeburtsperiode oder Postplazentarperiode mit starken Blutungen und Volumenmangelschock (☞ 14.2.5) → Wehenunterstützung (☞ 14.3.2).

14.3.6 Regelwidrige Kopflagen

- **Normalfall: Vordere Hinterhauptlage.** Hier geht das kindliche Köpfchen mit dem Hinterhaupt in Führung, das Gesicht zeigt zum Rücken der Mutter. Die Durchtrittsebene des kindlichen Köpfchens ist mit ca. 32 cm Umfang am kleinsten und die Beckenebenen können am leichtesten überwunden werden.
- In 2 % der Geburten regelwidrige Kopflage (☞ Abb. 14.12).
- Die leichteste Abweichung stellt die **hintere Hinterhauptlage** dar. Hier führt ebenfalls das Hinterhaupt, jedoch schaut das kindliche Gesicht zur Bauchseite der Mutter.
- Auch bei der **Vorderhauptlage** (Umfang 34 cm) schaut das kindliche Gesicht meist zur Bauchseite der Mutter. Hier führt das Vorderhaupt.
- Die Entbindung der **Stirnlage** (Umfang 36 cm) und der **Gesichtslage** (Umfang 35 cm) ist nur möglich, wenn das kindliche Köpfchen zur Bauchseite der Mutter sieht.

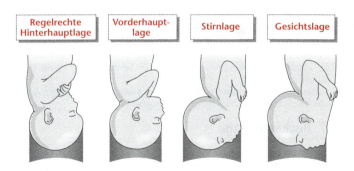

Abb. 14.12 Regelwidrige Kopflagen [A300–157]

Symptomatik
Bei der Geburt ist im Scheideneingang nicht das Hinterhaupt zuerst zu sehen, sondern Vorderhaupt, Stirn oder das Gesicht.

Kurzanamnese
Wie bei Spontangeburt (☞ 14.2).

Sofortdiagnostik
- Basischeck (☞ 4.1.2).
- Feststellen von Kopflage und Geburtsperiode (☞ 14.2).

Sofortmaßnahmen

! Wegen der schwierigen Entbindungssituation unbedingt Klinikentbindung anstreben. Wenn nicht möglich, versuchen, einen erfahrenen Geburtshelfer nachzufordern.

- Bei geburtsunmöglicher Lage (Stirnlage und Gesichtslage mit kindlichem Gesicht zum Rücken der Mutter) in jedem Fall Wehenhemmung (☞ 14.1.5) und schnellstmöglicher Transport in Entbindungsklinik in Beckenhochlagerung.
- Bei fortgeschrittener Geburtsphase Vorgehen wie bei Spontangeburt (☞ 14.2). Die Geburt wird aber langwieriger verlaufen.
- Großzügige Episiotomie (☞ 14.2.3) und Dammschutz (☞ 14.2.3) besonders wichtig.
- Bei Wehensturm (☞ 14.3.3) Wehenhemmung (☞ 14.1.5).

Transport
- Mutterpass mitnehmen.
- Immer Transport in die nächste Entbindungsklinik.

Prinzipien der Weiterbehandlung
Wie nach Spontangeburt (☞ 14.2).

!
- Durch die vergrößerte Durchtrittsebene des kindlichen Köpfchens ist die Verletzungsgefahr der Geburtswege besonders groß → müssen nach der Geburt unbedingt klinisch überprüft und ggf. versorgt werden.
- Als Ursache für regelwidrige Kopflagen finden sich häufig Beckenverengungen der Mutter oder Fehlbildungen des Kindes, Frühgeburten, Totgeburten.

14.3.7 Beckenendlage

Bei Beckenendlagen (☞ Abb. 14.13) muss der Schädel zum Schluss der Entbindung nochmals Dehnungsarbeit im Geburtskanal leisten. Gleichzeitig wird mit Eintritt des Schädels ins kleine Becken aber auch die Nabelschnur abgedrückt.

Komplikationen unter der Geburt

14.3

Am ungünstigsten ist die **vollkommene Fußlage**, bei der am wenigsten Dehnungsvorarbeit geleistet wird. Zunehmend besser wird das Verhältnis bei **unvollkommener Fußlage, reiner Steißlage, vollkommener Steiß-Fußlage.**

Symptomatik

- Mekoniumabgang (grüner oder schwärzlicher Brei) nach Blasensprung.
- Erscheinen von Steiß und/oder Füßen in der Vulva.

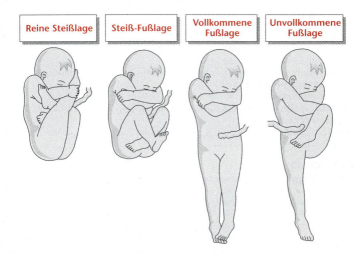

Abb. 14.13 Beckenendlagen [A300–157]

Kurzanamnese

- Wie bei Spontangeburt (☞ 14.2).
- Beckenendlage meist bekannt.
- Mutterpasseintrag Seite 6 (bzw. 22) Ziff. B.51, Seite 7 (bzw. 23) Spalte Kindslage oder Seite 10 (bzw. 26) Ultraschalldiagnostik: „Lage".

Sofortdiagnostik

- Basischeck (☞ 4.1.2).
- Feststellen von Kindslage (☞ Symptomatik) und Geburtsperiode (☞ 14.2).

14 Notfälle in Schwangerschaft und Geburtshilfe

Sofortmaßnahmen

! In der Eröffnungsperiode (☞ 14.2.2) wegen der schwierigen Entbindungssituation unbedingt Transport in die nächste Entbindungsklinik. Wenn Steiß bereits durchschneidet, versuchen, einen erfahrenen Geburtshelfer und Hebamme nachzufordern und vor Ort entbinden.

Phase 1 (langsam)
Streng abwartendes Verhalten bis zum Erscheinen des kindlichen Nabels. Die Geburtswege müssen viel Zeit zur Dehnung erhalten, die für den späteren, schnell erforderlichen Durchtritt des kindlichen Kopfes wichtig ist.
- I.v. Zugang mit Infusion (z. B. Ringer-Lösung).
- Entleerung der mütterlichen Harnblase (ggf. katheterisieren).
- Vorbereitungen für Phase 2 treffen:
- Entbindungsbesteck vorbereiten (☞ 14.2.1).
- Oxytocin-Perfusor: 3 IE Oxytocin (Syntocinon®) in 50 ml NaCl oder Ringerlösung.
- Zwei zusätzliche sterile Tücher.
- Reanimationsbereitschaft für Kind herstellen (☞ 14.4.1).
- Wenn kein spontaner Blasensprung bei Durchtritt des Steißes, Fruchtblase durch vorsichtiges Anritzen mit Kanüle eröffnen.
- **Bei Durchtritt des Steißes großzügiger Dammschnitt** (☞ 14.2.3). **Cave:** Verletzung von Kind (z. B. Hoden) oder Nabelschnur.

Phase 2 (schnell)
Schnellstes Eingreifen ab Erscheinen des Nabels. Jetzt droht durch Einklemmung der Nabelschnur zwischen mütterlichem Becken und kindlichem Kopf die kindliche Asphyxie. Das Kind muss innerhalb von 3–5 Min. vollständig geboren sein.
Cave: Nicht am Kind ziehen! Der erforderliche Druck muss durch die mütterlichen Presswehen (☞ 14.2.3) und durch kräftiges Kristellern (☞ 14.2.3) eines Helfers von oben erfolgen. Durch Ziehen am Kind Gefahr von Verletzungen der HWS und des Hochschlagens der kindlichen Arme mit weiterer Vergrößerung der Durchtrittsebene des kindlichen Kopfes. Es sind dann komplizierte Armlösungen (s. u.) unter Zeitdruck erforderlich.
- **Bracht-Handgriff** (☞ Abb. 14.14): Die Mutter muss bis an den Rand der Liege gerutscht sein. Der Geburtshelfer sitzt zwischen den Beinen der Mutter. Über einer Plastikschürze Tuch zum Einwickeln des Kindes. Mit einem zusätzlichen Tuch wird das Kind von unten her gefasst:
- Die Daumen dorsal auf kindliche Oberschenkel legen, mit den übrigen Fingern auf den Rücken des Kindes greifen.
- Steiß langsam anheben und in einem Kreisbogen um die Symphyse herum auf den Bauch der Mutter drehen. Nicht ziehen, nur führen!
- Ggf. Oxytocin-Perfusor auf 1,5–9 ml/h einstellen (3 IE Oxytocin, z. B. Syntocinon®, in 50 ml). Alternativ Patientin Brustwarzen zur endogenen Oxytocinausschüttung reiben lassen. Vor Entwicklung des Kopfes Wehenanregung beenden.
- Wenn Schultern und Arme des Kindes nicht spontan folgen, dann **Armlösung nach Bickenbach** (☞ Abb.14.15):
- Kindliche Knöchel mit der Hand, die der Bauchseite des Kindes zugewandt ist, fassen. Kind weit symphysenwärts anheben.

- Mit mindestens zwei Fingern der anderen Hand entlang des kindlichen Rückens in die Vagina eingehen. Hinteren Oberarm entlang des kindlichen Bauches herausstreifen.
- Kindliche Beine absenken, bis die vordere Schulter unter der Symphyse sichtbar wird.
- Erneut mit mindestens zwei Fingern entlang des kindlichen Rückens in die Vagina eingehen und vorderen Oberarm entlang des kindlichen Bauches herausführen.
- Bei einem oder beiden **in den Nacken** geschlagenen Armen wird auch dies nicht gelingen. Dann Oxytocin-Perfusor abstellen. Beginn mit der Lösung des vorderen Armes, falls dieser noch nicht entwickelt ist (☞ Abb. 14.16):
- Das Kind unter stopfenden Bewegungen um ca. 180° in die Richtung drehen, dass der kindliche Bauch vorübergehend zur Bauchseite der Mutter zeigt.
- Mit zwei Fingern entlang des kindlichen Rückens in die Vagina eingehen und den Arm aus der Kreuzbeinhöhle entlang des kindlichen Bauches herausstreifen.
- Muss der andere Arm (der jetzt vorne liegt) ebenfalls gelöst werden, so muss die Drehbewegung nochmals rückwärts durchgeführt werden:
- Das Kind unter stopfenden Bewegungen um ca. 180° zurückdrehen, so dass der kindliche Bauch vorübergehend wieder zur Bauchseite der Mutter zeigt.
- Erneut mit zwei Fingern entlang des kindlichen Rückens in die Vagina eingehen und den jetzt in der Kreuzbeinhöhle liegenden Arm entlang des kindlichen Bauches herausführen.
- Muss nur der hintere Arm gelöst werden, so muss das Kind unter stopfenden Bewegungen vor der Armlösung um ca. 180° in die Richtung gedreht werden, dass der kindliche Rücken vorübergehend zur Bauchseite der Mutter zeigt.

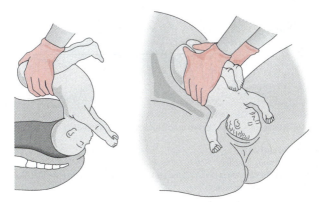

Abb. 14.14 Bracht-Handgriff [A300–157]

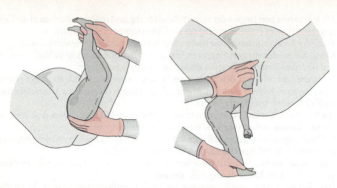

Abb. 14.15 Armlösung nach Bickenbach [A300–157]

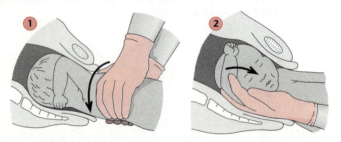

Abb. 14.16 Lösen eines in den Nacken geschlagenen Armes [A300–157]

Phase 3 (langsam)
- Oxytocin-Perfusor abstellen.
- Kopf langsam durchtreten lassen. Verhaltenes Pressen und Kristellern (☞ 14.2.3), ggf. selbst mit den Unterarmen regulieren.

Abnabelung, Versorgung des Kindes und der Mutter (☞ 14.2.4).

Transport
- Mutterpass mitnehmen.
- Immer Transport in die nächste Entbindungsklinik.

Prinzipien der Weiterbehandlung
Wie nach Spontangeburt (☞ 14.2).

14.3.8 Querlage

 Die Querlage ist eine gebärunfähige Lage.

Symptomatik
- Mütterlicher Leib mehr quer als längs vergrößert.
- Fundus uteri auffallend tief, oft nur wenig über Nabelhöhe.

Kurzanamnese
- Wie bei Spontangeburt (☞ 14.2).
- Querlage meist bekannt.
- Mutterpasseintrag Seite 6 (bzw. 22) Ziff. B.51, Seite 7 (bzw. 23) Spalte Kindslage oder Seite 10 (bzw. 26) Ultraschalldiagnostik: „Lage".
- Eröffnungsperiode? (Wehen mindestens alle 10 Min., Blasensprung oder Zeichnen).

Sofortdiagnostik
- Basischeck (☞ 4.1.2).
- Feststellen der Geburtsperiode durch Inspektion der Vulva: Fruchtwasser- oder Schleimpfropfabgang (Eröffnungsperiode), After oder Vulva klaffen (Pressperiode).
- Arm-, Bein- oder Nabelschnurvorfall (☞ 14.1.5)?

Sofortmaßnahmen
- Beckenhochlagerung und Linksseitenlage.
- **Wehenhemmung** (☞ 14.1.5).

Transport
- Mutterpass mitnehmen.
- Immer notfallmäßiger Transport in Linksseitenlage und Beckenhochlagerung in die nächste Entbindungsklinik.

Prinzipien der Weiterbehandlung
Sectio caesarea.

Komplikationen
- Nabelschnurvorfall.
- Schultereinkeilung nach Blasensprung und Armvorfall mit nachfolgender Uterusruptur.
- Absterben des Kindes durch schlechte Plazentahämodynamik und Dauerkontraktionen.

14.3.9 Notsectio

In ganz extremen Fällen, d.h. bei absolut infauster Prognose der Mutter, kann ab der 25. SSW (Uterusfundus in Nabelhöhe) eine Notsectio vor Ort durchgeführt werden.

Indikationen
- Unfälle oder schwerste Erkrankung der Mutter, die mit dem Leben nicht vereinbar sind.
- Vor Abbruch der Reanimation.

Sofortmaßnahmen
- Medianer Unterbauch-Längsschnitt von der Symphyse über den Nabel hinaus evtl. bis zum Rippenbogen. Dabei kranial Darmgewebe möglichst weg halten.
- Uterus-Längsschnitt von der Zervix oberhalb der Blasenfalte bis zum Fundus.
- Kind entwickeln, absaugen lassen, Nabelschnur mit 2 Klemmen abklemmen, dazwischen durchtrennen. Weitere Versorgung des Kindes ☞ 14.2.4.

!
- Wird eine Schwangere reanimiert, sollte bei einem Gestationsalter ab der 25. SSW immer eine Schnittentbindung zum frühestmöglichen Zeitpunkt angestrebt werden (ggf. auch umgehender Transport unter laufender Reanimation in die Klinik zur dortigen Sectio), da ein Fetus unter diesen Umständen ggf. den Tod der Mutter überleben kann.
- Eine Reanimation bei einer Schwangeren sollte immer solange durchgeführt werden, wie auch nur im entferntesten Hoffnung auf Erfolg besteht!

Norbert Bauer und Werner Hinrichs

14.4 Kindliche Notfälle nach der Geburt

Tab. 14.4 Leitsymptome kindlicher Notfälle nach der Geburt

Leitsymptom	Mögliche Ursachen
Bradykardie: Frequenz < 100/Min.	Asphyxie (☞ 14.4.1)
Tachykardie: Frequenz > 160/Min.	Schock (☞ 14.4.3) Aspiration (☞ 14.4.1), Atemnotsyndrom (☞ 14.4.2)
Apnoe: Ausbleiben der Spontanatmung > 60 s nach der Geburt. Unregelmäßige Atmung. Bradypnoe < 30/Min.	Atemdepression (☞ 14.4.2) Asphyxie (☞ 14.4.1) Narkotika- oder Analgetikawirkung (☞ 14.4.2)

Tab. 14.4 Fortsetzung

Leitsymptom	Mögliche Ursachen
Tachypnoe > 60/Min.	Aspiration (☞ 14.4.2) Schock (☞ 14.4.3) Unterkühlung (☞ 14.4.3) Hirnblutung (☞ 14.4.2) Atemnotsyndrom (☞ 14.4.2) Fehlbildungen von Herz, Lunge, Gefäßen, verzögerte Fruchtwasserresorption, Mekoniumaspiration, β-Mimetikagabe an Mutter vor Geburt (Tokolyse)
Zentrale Zyanose	Asphyxie (☞ 14.4.1), Atemnotsyndrom (☞ 14.4.2)
Hochgradige Blässe	Schwere Asphyxie (☞ 14.4.1)
Krämpfe	Asphyxie (☞ 14.4.1) Hypoglykämie (☞ 14.4.7)
Hämatome	Geburtsverletzungen (☞ 14.4.9) Gerinnungsstörungen (☞ 14.4.6)

Definitionen

- **Asphyxie:** Bradykardie und Bradypnoe mit Hypoxie, Hyperkapnie, Azidose und Zyanose.
- **Atemnotsyndrom** (pulmonale Unreife, z. B. vor 36. SSW, bzw. bei Diabetes mell. der Mutter auch reiferer Kinder): Tachypnoe > 60/Min. mit Zyanose, Nasenflügeln, inspiratorischen thorakalen Einziehungen, exspiratorischem Stöhnen (Knorksen, Knören).
- ! Hautfarbe bei Frühgeborenen wirkt trotz Asphyxie häufig rosig.

Norbert Bauer

14.4.1 Reanimation des Neugeborenen, Asphyxie

Spezielles Reanimationsinstrumentarium ☞ 14.2.1.

Kurzanamnese

- Mekoniumabgang?
- Blasensprung längere Zeit vor der Geburt (Gefahr der Amnioninfektion)?
- Frühgeburtlichkeit? (Intubation und Beatmung bis zur 28. SSW meistens, bis zur 32. SSW oft erforderlich).
- Narkotika- oder Analgetikagabe an die Mutter unter der Geburt?
- Fehlbildungen oder Arrhythmien bereits pränatal bekannt (☞ Mutterpass)?

Sofortdiagnostik

- Basischeck (☞ 4.1.2).
- APGAR-Schema (☞ Tab. 14.3): Auskultation von Atmung (unregelmäßig, < 30/Min., > 60/Min.) und Herzaktion (< 100/Min., > 160/Min.), evtl. Palpation des Pulses an der A. brachialis im Sulcus bicipitalis medialis, Hautfarbe, Muskeltonus, Reflexe beim Absaugen (☞ 14.2.4).
- SpO_2 (Ziel: 85–95 %), EKG.

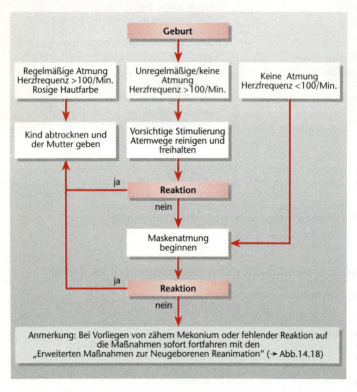

Abb. 14.17 Maßnahmen zur Neugeborenenreanimation [A300–190]

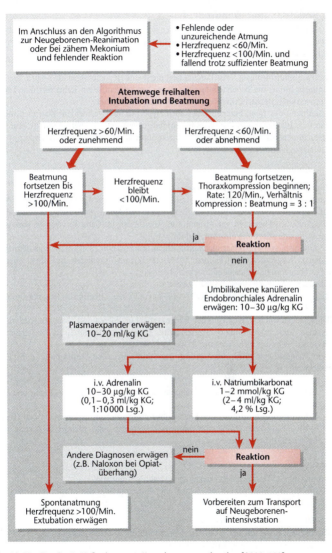

Abb. 14.18 Erweiterte Maßnahmen zur Neugeborenenreanimation [A300–190]

Technik der Reanimation Neugeborener

Bei vitalen Störungen des Neugeborenen immer Reanimation einleiten, wenn nicht schon ein intrauteriner Fruchttod bekannt oder das Kind bereits mazeriert ist (Haut grau-weiß oder hebt sich in Blasen oder Fetzen ab).

! Herz-Kreislaufstörungen Neugeborener liegt meist eine Hypoxie zugrunde → primäre Maßnahme ist immer die Sicherstellung einer ausreichenden Ventilation. Keine verfrühte Thoraxkompression („Herzdruckmassage") oder Medikamentengabe!
Auskühlung des Neugeborenen (aber auch Hyperthermie) vermeiden: Zugfreier, warmer Platz (z. B. Inkubator oder Platz vorwärmen) mit angewärmten Tüchern, Kind trockenreiben, Käseschmiere belassen, nasse Tücher ersetzen. Sonst droht Surfactantinaktivierung → Hypoxie, Hypoglykämie, Azidose.

A: Absaugen

- Mund öffnen (ggf. Esmarch-Handgriff; ☞ 3.4.1).
- Mundhöhle, Nase, Rachen und Magen (falls Zeit) mit Orosauger für max. 5 s absaugen (**cave:** Gefahr eines vagovasalen Reflexes mit Bradykardie und Apnoe → Verzicht auf Magenabsaugung, mit Maske beatmen, ggf. Atropin, s. u.). Gleichzeitig O_2-Gabe über vor die Nase gehaltene O_2-Sonde mit einem Flow von 5 l/Min.
- Bei Absaugen von erbsbreiartigem, grünlichem Fruchtwasser (Mekonium) aus dem Hypopharynx Neugeborenes mit kleinem Tubus (ID 2,5 mm) intubieren und direkt über den Tubus ohne Absaugkatheter endotracheal absaugen:
- Tubus unter Saugung langsam zurückziehen.
- Mit reduziertem Sog von 150 cm H_2O (= 150 mbar, 15 kPa, 110 mm Hg) bzw. mit Orosauger arbeiten.
- Bei Absaugen von Mekonium aus der Trachea erneut intubieren und Absaugen wiederholen, bis kein weiteres Mekonium aspiriert wird. **Cave:** Hypoxie durch zu lang dauerndes Absaugen → besser mehrfach kurz als wenige Male lang absaugen.
- Wenn möglich, eine Probe des Aspirates zur bakteriologischen Bestimmung in der Klinik asservieren.

!
- Gefürchtete Komplikation der Mekoniumaspiration: Pneumothorax, Pneumonie und Atemnotsyndrom.
- Bei angestrengter Atmung des Kindes ohne entsprechende Luftbewegung bzw. Thoraxexkursionen (obstruktive Apnoe) müssen die Atemwege wegen Atemwegsverlegung umgehend freigemacht werden.

B: Beatmung

- Atmung durch Massage am Rücken anreiben (taktile Stimulation).
- 5 l/Min. O_2 (O_2-Sonde vor die Nase halten, aber Luftstrom über den Körper vermeiden, Auskühlung!). Ziel: SpO_2 = 85 %, bzw. rosiges Aussehen.

Bessert sich die Situation nicht innerhalb von 10–15 s:
- **Maskenbeatmung** mit 100 % O_2; Reservoir am Beatmungsbeutel anschließen.
- Bei ausbleibender Erholung **Intubation** (s. u.).
- Bei frustranen Intubationsversuchen ggf. Larynxmaske anwenden.

Kindliche Notfälle nach der Geburt

14.4

Maskenbeatmung

Indikation: Bradypnoe (< 30/Min.), Bradykardie (< 100/Min.) oder zentrale Zyanose.

Kontraindikationen für Maskenbeatmung (dann primär intubieren, falls Beatmung erforderlich):

- Mekoniumaspiration (Absaugen grünlichen Sekretes aus der Trachea).
- Ammnioninfektion (infiziertes, stinkendes Fruchtwasser).
- Zwerchfellhernie (eingesunkene Bauchdecke, „Kahnbauch", zentrale Zyanose, unwesentliche Besserung auf O_2-Gabe, Dyspnoe; evtl. Mutterpass S. 6, 11 bzw. 22, 27).
- Bauchwandhernien (Vorwölbung).
- Intestinale Obstruktionen (fehlende Magensaftaspiration beim Absaugen; evtl. im Mutterpass Hinweis auf Hydramnion, S. 6, 11 bzw. 22, 27).

Durchführung: Maske ggf. mit beiden Händen halten und abdichten, jedoch nicht zu fest aufdrücken (Atemwegsverlegung).

Cave: Fingerspitzen nicht in den Mundboden bohren, nur an der Mandibula halten. Kopf nicht überstrecken (Neutralstellung).

Tab. 14.5 Maskengrößen für Neugeborene

Körpergewicht	< 800 g (26. SSW)	< 2 500 g (35. SSW)	> 2 500 g (35. SSW)	> 4 000 g (Makrosomie)
Maskengröße	00	0	1	2

Intubation des Neugeborenen

Indikation: Schock, anhaltende Apnoe, Bradypnoe < 30/Min., Bradykardie < 100/Min. oder Zyanose unter Maskenbeatmung, Frühgeburt vor der 29. SSW post menstruationem. Vor längerem Transport bei orofazialen Fehlbildungen mit möglicher Atembehinderung.

Durchführung: In der Regel orotracheale Intubation, bei entsprechender Erfahrung nasotracheale Intubation vorteilhaft (dann Magill-Zange für Kinder verwenden) mit Kinderspatel (Größe 0/1).

- Tubusdurchmesser entspricht dem Durchmesser des Nasenloches bzw. des kleinen Fingers des Kindes (☞ Tab. 14.6).
- **Intubationstiefe:** Ende der schwarzen Tubusspitzenmarkierung auf Stimmbandniveau.
- **Intubationstechnik** entspricht der bei Kindern (☞ 12.2.3). **Cave:** Bei Beatmung und endotrachealen Manövern Kopf nur mäßig reklinieren!
- Kontrolle der Tubuslage:
  – Lungenauskultation nach Intubation (Atemgeräusche in beiden Axillen gleich laut). Abdomenauskultation unauffällig.
  – Weitere Zeichen einer korrekten endotrachealen Intubation: Brustkorb hebt sich beidseits gleich, Herzfrequenz steigt, Hautfarbe wird rosig.

Tab. 14.6 Endotrachealtuben und Absaugkatheter für Neugeborene

Körpergewicht		< 800 g (26. SSW)	< 1 800 g (32. SSW)	< 2 700 g (36. SSW)	> 2 700 g (36. SSW)	> 4 000 g (Makrosomie)
Endotrachealtubus	ID	2,0	2,5	3,0	3,5	4,0
	Ch	10	12	14	16	18
Absaugkatheter	Ch	5 (grau)	5 (grau)	6 (grün)	8 (blau)	10 (schwarz)

Tab. 14.7 Intubationstiefe bei Neugeborenen

Körpergewicht in g	Intubationstiefe in cm	
	Orotracheal ab Zahnreihe (6 cm + KG in kg)	Nasotracheal ab Naseneingang (8 cm + KG in kg)
1 000 (27. SSW)	7	9
2 000 (33. SSW)	8	10
3 000 (37. SSW)	9	11
4 000 (Makrosomie)	10	12

Beatmungstechnik

Zur Lungenentfaltung Beatmungsdruck von ca. 40 (max. 60) cm H_2O für 4–5 langsame Hübe über je 2–3 s mit 100 % O_2. Bei Mekoniumaspiration (ungleichmäßige Luftverteilung → Pneugefahr!) auch zur Lungenentfaltung immer minimalen Beatmungsdruck anstreben.

- Überdruckventil geschlossen halten oder auf 60 cm H_2O stellen:
  - Reife Neugeborene: Daumen und 3 Finger am Beatmungsbeutel.
  - Frühgeborene: Daumen und 2 Finger am Beatmungsbeutel.
- Kontrolle der beidseitigen Lungenentfaltung durch Inspektion der Thoraxexkursion und Auskultation. Bei ausbleibender Lungenentfaltung erneut absaugen, ggf. laryngoskopische Kontrolle der oberen Luftwege und der Tubuslage.

Danach: Beatmungsdruck 20 cm H_2O mit einer Frequenz von 40–60/Min. und ≤ 100 % O_2, Ziel SpO_2 > 90 % bzw. rosiges Hautkolorit, PEEP 4 cm H_2O.

- Überdruckventil geöffnet.
- AZV 6–10 ml/kg KG, Atemfrequenz 40/Min., AMV 240–400 ml/kg KG, Inspiration : Exspiration = 1 : 1.
- Reife Neugeborene: Daumen und 2 Finger am Beatmungsbeutel.
- Frühgeborene: Daumen und 1 Finger am Beatmungsbeutel.
- Nach Maskenbeatmung Magensonde legen zur Entlastung des geblähten Magens.

Mögliche Ursachen einer ausbleibenden Besserung:

- Inkorrekte Tubuslage → Auskultation, Laryngoskopie; ggf. Tubus zurückziehen bzw. Neuintubation.
- Diskonnektion.

Kindliche Notfälle nach der Geburt

14.4

- O$_2$-Flow zu niedrig.
- Spannungspneu (Auskultation, besser Diaphanoskopie im Seitenvergleich) → Punktion im 2. ICR in der Medioklavikularlinie mit 25-G-Butterfly (orange) und angeschlossener 5-ml-Spritze mit 2 ml NaCl 0,9 % unter Aspiration → Erfolgskontrolle durch Luftaspiration.
- Hypovolämischer Schock → Volumensubstitution (s. u.).
- Schwere perinatale Asphyxie.
- Fehlbildungen, z. B. Lungenhypoplasie (kleiner Thorax, „gealtertes Gesicht" bei Potter-Sequenz), Oligohydramnion, Zwerchfellhernie („Kahnbauch", großer Thorax).
- Pleuraerguss.

! Solange beatmen, bis das Kind rosig und gut durchblutet ist und selbst regelmäßig zu atmen beginnt.
Der wichtigste Monitor zur Überwachung der Effektivität der Eigenatmung oder Beatmung ist die Herzfrequenz.

C: Thoraxkompression („Herzdruckmassage", circulation)

Indikation: Asystolie, Tachykardie > 220–250/Min., anhaltende Bradykardie < 80/Min. oder < 100/Min. und fallend trotz Beatmung über 15–30 s (selten erforderlich, da eine Depression meist pulmonal verursacht). Thoraxkompression erst, wenn keine Besserung durch suffiziente Beatmung eintritt.

Durchführung:
- **Frequenz** 120/Min. = 2/s.
- **Druckpunkt:** Sternum direkt unterhalb der Intermamillarlinie. Dabei Kind mit beiden Händen umfassen und Druck mit den Daumen auf Sternum (☞ Abb. 12.9).
- Drucktiefe 1–2 cm, d. h. ⅓ des anterior-posterioren Thoraxdurchmessers.
- Verhältnis HDM : Beatmung = 3 : 1 (Zweihelfermethode) bzw. 15 : 3 (Einhelfermethode), Beatmung zwischen den Thoraxkompressionen interponieren.
- Beine leicht anheben lassen.
- Kontrolle der Herzfrequenz nach 30 s.
- Thoraxkompression beenden bei einer Spontanfrequenz von 100/Min. und weiterem Anstieg.

D: Zugangswege für Medikamente (drugs)

Indikation: Herzfrequenz < 60/Min. trotz ausreichender Beatmung mit 100 % O$_2$ und Thoraxkompression über 30 s.

Venenpunktion beim Neugeborenen

- Punktionsmaterial für periphere Punktionen: Teflonkanülen von 26 G (schwarz) oder 24 G (gelb), ggf. Butterfly 25 G (orange).
- Zur Punktion geeignete Venen sind Vv. temporales superficiales (Skalpvenen), Handrückenvenen, V. saphena am Innenknöchel, V. jugularis ext. (☞ 12.1.5).

Katheterisierung der Nabelvene (größtes der 3 Nabelgefäße)

(☞ Abb. 14.19)
- Katheterisierung höchstens innerhalb der ersten 5 Lebenstage möglich.
- Falls vorhanden: 4,5–5-F-Nabelvenenkatheter, sonst Erwachsenen-ZVK (16 G) oder notfalls 16-G-Venenverweilkanüle (grau, Stahlnadel entfernen). Kurzes Schlauchzwischenstück und 3-Wege-Hahn anschließen und entlüften.

- Bei Frühgeborenen Venenverweilkatheter 18–20 G verwenden.
- Nabel sorgfältig desinfizieren, absolut steril arbeiten.
- Nabelschnur auf 2 cm kürzen und komprimieren.
- Erneut desinfizieren.
- Nabelschnur mit 2 chirurgischen Pinzetten spreizen.
- Ggf. Thromben aus der Vene mit steriler Pinzette entfernen.
- ZVK bzw. Venenverweilkanüle 60° erhoben nach kranial bis knapp unter Hautniveau in die Nabelvene vorschieben. → Fixieren mit Ligatur um Nabel und Katheteransatz.

💣 Adrenalin oder NaHCO$_3$ über Nabelvene nur langsam injizieren und mit 2 ml NaCl 0,9 % nachspülen (Gefahr von Thrombosen oder Lebernekrosen).

Intraossärer Zugang
Bei Nichtgelingen eines venösen Zugangs mit intraossärer Punktionskanüle (18 G), notfalls auch mit Stahlnadel einer Venenverweilkanüle, unterhalb der Tuberositas tibiae anteromedial in Fußrichtung punktieren (genaue Technik ☞ 12.1.5). **Cave:** Hypertone Lösungen (z. B. NaHCO$_3$) nicht unverdünnt infundieren.

Endobronchiale Medikamentenapplikation
(☞ 3.4.13)
Geeignete Medikamente: Adrenalin (z. B. Suprarenin®) und Atropin.

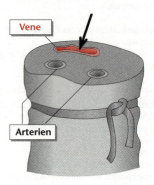

Abb. 14.19 Katheterisierung der Nabelvene [A300–190]

Volumenersatz und Medikamentengabe

! Katecholamine bzw. Atropin erst, wenn keine Besserung durch suffiziente Beatmung eintritt.

- Zur Ermittlung von Dosierungen Abschätzen des Gewichtes des Neugeborenen anhand des Schwangerschaftsalters (☞ Tab. 14.8).
- Infusion von Glukose 10 % oder Pädiafusin I® 10 ml/kg KG langsam über 5 Min. i.v. **Cave:** Hirnödem nach Reanimation wird durch hohe Infusionsrate verstärkt.
- Bei **Schock** (schlechte Stabilisierung nach adäquater Beatmung, Hautblässe, schwache kapilläre Wiederauffüllung, blutleere Nabelschnur, Tachykardie, leise Herztöne, nicht tastbarer Puls bei guter Herzaktion, Tachypnoe, vorausgehende Blutung aus fetalen Gefäßen): Humanalbumin 5 %, ersatzweise Ringerlösung 5 ml/kg KG langsam über 5 Min. i.v., danach 15 ml/kg KG/h.
- Nach längerer erfolgloser **Reanimation:** NaHCO$_3$ 8,4 % 1 mval/kg KG (= 1 ml/kg KG) verdünnt mit identischer Menge Aqua ad inject. langsam über 3 Min. i.v. (= 2 ml/kg KG), ggf. Wiederholung alle 10 Min. (**cave:** Zu schnelle Infusion → CO$_2$↑ → intrazerebrale Azidose → intrazerebrale Blutung). **Cave:** Adrenalin nicht gleichzeitig mit NaHCO$_3$ geben (Ausflockungen).

Kindliche Notfälle nach der Geburt

14.4

- Bei **Herzstillstand oder anhaltender Bradykardie** unter 80/Min. oder < 100/Min. und fallend **trotz** suffizienter Beatmung und Thoraxkompression: Adrenalin (z. B. Suprarenin®. Verdünnung von 1 ml der Lösung 1 : 1 000 (1 mg/ml) mit 9 ml 0,9 % NaCl auf 1 : 10 000 (100 µg/ml). Dosierung: 0,1 ml/kg KG i.v. bzw. 0,3 ml/kg KG endobronchial. Ggf. Wiederholung alle 3–5 Min. Bei unzureichendem Effekt ggf. Dosiserhöhung auf 1 ml/kg KG.

Tab. 14.8 Gewicht zeitgerecht entwickelter Neu-/Frühgeborener

24. SSW	500 g
28. SSW	1 100 g
32. SSW	1 800 g
36. SSW	2 700 g
40. SSW	3 400 g

Tab. 14.9 Medikamente zur Neugeborenenreanimation

Medikament	Initialdosis	Wiederholungsdosis
NaCl 0,9 % bzw. Ringer-Laktat	10 ml/kg KG über 5 Min.	Max. 20 ml/kg KG/h
Human-Albumin 5 %	5 ml/kg KG über 5 Min.	15 ml/kg KG pro h
Natriumbicarbonat 8,4 %	1 ml/kg KG + 1 ml/kg KG Glukose 5 % über 3 Min.	Ggf. Initialdosis alle 10 Min.
Adrenalin 1 : 1 000 = 1 mg/1 ml auf 10 ml verdünnt (0,1 mg/ml)	I.v.: 0,1–0,3(–1,0) ml/kg KG (lt. ILCOR) Endobronchial: 0,3 ml/kg KG (lt. DIVI)	Ggf. Initialdosis alle 3–5 Min.
Atropin 0,5 mg auf 5 ml verdünnt (0,1 mg/ml)	I.v.: 0,1 ml/kg KG Endobronchial: 0,2 ml/kg KG	
Naloxon 0,4 mg auf 4 ml verdünnt (0,1 mg/ml)	I.v., i.m., s.c., endobronchial: 0,1 ml/kg KG	Ggf. Initialdosis erneut nach 3–5 Min.
Glukose 20 %	2 ml/kg KG	
Dopamin 50 mg/5 ml auf 50 ml verdünnt (1 mg/ml)	0,3–1,2 ml/kg KG/h nach Wirkung über Perfusor	
Cave: Alle Dosisangaben beziehen sich auf die verdünnten Lösungen		

- Bei anhaltend instabilem Kreislauf Adrenalinperfusor (3 ml Adrenalin 1 : 1 000 auf 47 ml NaCl 0,9 %): Initial 0,1 ml/kg KG/h, ggf. erhöhen (je nach Effekt).
- **Bei anhaltender Bradykardie < 80/Min.:** Atropin. Verdünnung von 1 ml (0,5 mg) mit 4 ml 0,9 % NaCl (0,1 mg/ml). Dosierung: 0,1 ml/kg KG i.v. bzw. 0,2 ml/kg KG endobronchial.
- **Bei Atemdepression durch Opioidgaben an die Mutter** unter der Geburt, d. h. entsprechend Neugeborenen, die nach Reanimation rosig werden und eine ausreichende Herz-Kreis-

lauf-Situation zeigen, aber nicht richtig zu atmen beginnen: Naloxon (z. B. Narcanti®) nach eingeleiteter Beatmung. Verdünnung von 1 ml (0,4 mg) mit 3 ml 0,9 % NaCl (0,1 mg/ml). Dosierung: 0,1–1,0 ml/kg KG i.v., s.c., i.m. oder endobronchial, ggf. Wiederholung alle 3 Min.

- Atmung weiter kontrollieren, da Wirkzeit von Naloxon evtl. kürzer als die des Opioides. Kindern opioidabhängiger Mütter kein Naloxon geben (Entzug)!
- Bei Hypoglykämie z. B. nach Reanimation, bei Frühgeborenen/Mangelgeborenen, Kindern diabetischer Mütter: Glukose 20 % i.v. Ziel: Glukosespiegel im Blut von 40–100 mg%.
- Bei ausbleibender Besserung Beatmungstechnik überprüfen.

E: Elektrotherapie (sehr selten erforderlich)

Indikation: Kammerflimmern, persistierende Tachykardie > 250/Min. mit Zyanose.
Defibrillation erst mit 2 J/kg KG über Kinderpaddel, bei Erfolglosigkeit mit 4 J/kg KG wiederholen.

Transport

Notfallmäßiger, aber schonender Transport im Inkubator oder notfalls in Alufolie in nächstes Perinatalzentrum mit freiem Intensivbehandlungsbett (Rückfrage!). **Cave:** Hirnblutungen durch Erschütterungen des kindlichen Kopfes möglich → Köpfchen seitlich und nach unten gut abpolstern. Transport ggf. durch Neugeborenen-NA.
Bei mütterlichen Problemen in entsprechende geburtshilfliche Klinik, ebenfalls nach Abklärung, ob auch für das Kind ein Intensivbett vorhanden ist und ein Neonatologe zugezogen werden kann.
Abbrechen der Reanimation nach ca. 30 Min. suffizienter, aber erfolgloser Durchführung.

Werner Hinrichs
14.4.2 Atemstörungen

Bradypnoe

Ätiologie

Mütterliche Medikamente (Sedativa, Analgetika, Muskelrelaxanzien) oder Drogen, Adaptationsstörung, Hirnblutung (zentrale Atemstörung), angeborene Muskelerkrankungen (periphere Atemstörung).

Symptomatik

- Bradykardie.
- Adynamie.
- Zyanose.

Sofortmaßnahmen

- Beatmung (☞ 14.4.1).
- Ggf. Naloxon (z. B. Narcanti®).

Tachypnoe

Ätiologie

Verzögerte Fruchtwasserresorption („wet lung"), Mekoniumaspiration, Sepsis (Amnioninfektion), Adaptationsstörung, Atemnotsyndrom (Unreife), Herzfehler, Pneumothorax, pulmonale Fehlbildungen, Fehlbildungen der oberen Luftwege (funktionelle oder anatomische Stenosen), Zwerchfellhernie, Unterkühlung (z. B. Hausgeburt).

Symptomatik

- Stöhnen, Knören, Nasenflügeln.
- Einziehungen des Thorax.
- Ggf. Zyanose.

Trotz Unterkühlung kein Kältezittern bei Neugeborenen!

Sofortmaßnahmen

- Wärme, O_2-Dusche.
- Bei ausreichender Klinik (rosige Haut) bzw. $SpO_2 > 85\,\%$: Zuwarten, ansonsten O_2-Therapie unter SpO_2-Kontrolle.
- Bei massiver Klinik (z. B. Mekoniumaspiration, Atemnotsyndrom): Beatmung (☞ 14.4.1).

Werner Hinrichs

14.4.3 Herz-Kreislaufstörungen

Bradykardie

Ätiologie

Hypoxie infolge z. B. perinataler Asphyxie (Nabelschnur- oder Plazentakomplikationen), Ventilationsstörung durch anatomische bzw. funktionelle Atemwegsverlegung (z. B. Robin-Syndrom bzw. Schleimobstruktion) oder zentrale Atemantriebsstörung (mütterliche atemdepressive Medikamente oder Drogen).

Symptomatik

- Zyanose.
- Exzitation (bei vorhandenem Atemantrieb aber verlegtem Atemweg).

Sofortmaßnahmen

- Beseitigung der Atemwegsobstruktion durch Absaugung oder Intubation (☞ 14.4.1).
- Beatmung (☞ 14.4.1).

Tachykardie

Ätiologie
Stress, Adaptationsstörung, Infektionen, mütterliche Medikamente (Tokolytika), Hypovolämie, Kälte, angeborene Herzrhythmusstörungen.

Symptomatik
- Puls ↑.
- Blässe.
- Bei längerem Bestehen Zeichen der kardialen Insuffizienz (Leberschwellung).

Sofortmaßnahmen
- Wärme, O_2-Dusche.
- Bei klarer Ursache entsprechendes Vorgehen (z. B. Volumensubstitution).
- Bei unklarer Ursache:
- Spateldruck auf Zungengrund, Diving-Versuch (eiskalter Waschlappen auf das Gesicht). **Cave:** Bulbusdruck → Linsenschlottern!
- Bei unbeeinflussbarer Tachykardie (f > 250) und längerem Transportweg: Defibrillation (1–2 J/kg KG).

Werner Hinrichs
14.4.4 Zyanose

Ätiologie
Kardiale (s. o.) und respiratorische Störungen (s. o.), Polyglobulie.

Symptomatik
- Hautkolorit.
- SpO_2 ↓.

Sofortmaßnahmen
O_2-Dusche bzw. bedarfsadaptierte Therapie (Beseitigung eines Atemwegshindernisses, Beatmung, ☞ 14.4.1).

Werner Hinrichs
14.4.5 Blässe

Ätiologie
Geburtstraumatisch bedingte Blutung (z. B. Hirn- oder Milzblutung, Kephalhämatom), Plazentalösung, Nabelschnurabriss, fetomaternale oder bei Zwillingen fetofetale Transfusion, Sepsis, Herzfehler, Asphyxie.

Symptomatik

- Hautkolorit.
- Tachypnoe.
- Ggf. Puls ↑.

Sofortmaßnahmen

- Volumensubstitution (z. B. mit HA 5 %).
- Bei stark ausgeprägter Klinik O_2-Gabe, ggf. Intubation und Beatmung (☞ 14.4.1).
- Ggf. bei vorhandener BGA Azidoseausgleich mit $NaHCO_3$ (☞ 14.4.1).

Norbert Bauer und Werner Hinrichs
14.4.6 Hämatome

Ätiologie
Geburtstrauma, angeborene Blutungsneigung, Vitamin-K-Mangel.

Symptomatik

- Blässe bis Schock.
- Ggf. Puls ↑.
- Evtl. zerebrale Krampfanfälle.

Sofortmaßnahmen

- Bei relevanter Klinik: Volumensubstitution.
- Bei stark ausgeprägter Klinik O_2-Gabe, ggf. Intubation und Beatmung (☞ 14.4.1).

Norbert Bauer und Werner Hinrichs
14.4.7 Anfälle

Ätiologie
Hirnblutung oder -fehlbildung, Hirnschädigung durch Infektion während der Schwangerschaft, Sepsis, Hypoxie, metabolische Störung (z. B. Elektrolyte, Glukose), Entzugssymptomatik bei Drogenabhängigkeit der Mutter.

Symptomatik

- Klonie mit oder ohne Seitenbetonung.
- Z. T. nur subtile Symptomatik (z. B. Schmatzen, Blinzeln).
- Ggf. SpO_2 ↓.
- Puls ↓.

Sofortmaßnahmen

- Bei Hypoxie: Beatmung (☞ 14.4.1).
- Ggf. Infusion mit 5 ml/kg KG/h Glukose 10 % (Kataboliereduktion).
- Ansonsten bei stark ausgeprägter Klinik: Phenobarbital (z. B. Luminal®) 10 mg/kg KG i.v., notfalls Diazepam (z. B. Stesolid®) 0,1–0,2 mg/kg KG i.v. oder bei Versagen Clonazepam (z. B. Rivotril®) 0,05–0,1 mg/kg KG.

Norbert Bauer

14.4.8 Fehlbildungen

Tab. 14.10 Fehlbildungen

Fehlbildung	Symptomatik	Maßnahmen
Ösophagusatresie	<ul><li>Bei tiefem Absaugen kann kein Magensaft aspiriert werden</li><li>Stopp des Katheters bei 10–20 cm (**cave:** Katheter kann sich in der Mundhöhle aufrollen)</li><li>Vermehrte Salivation mit Husten und Würgereiz</li><li>Hydramnion bekannt (Mutterpass)</li></ul>	Wegen Aspirationsgefahr:<ul><li>In Bauchlage transportieren</li><li>Kind nicht stillen oder füttern lassen</li></ul>
Spaltbildungen	<ul><li>Vorwölbung von Teilen: – Des Gehirns (Enzephalozele) – Des Rückenmarks (Myelozele) – Der Hirnhäute (Meningozele)</li><li>Spaltbildungen des Schädels oder der Wirbelbögen (Rachischisis)</li><li>Blasenekstrophie</li><li>Nabelschnurbruch (Omphalocele)</li><li>Echte Bauchwandlücke (Gastroschisis)</li><li>Sternumspalte</li></ul>	<ul><li>Offene Läsionen steril abdecken mit in 0,9 % NaCl-Lösung getränkten Kompressen, darüber Plastikfolie (zur Vermeidung von Unterkühlung durch Verdunstung)</li><li>Eihäute in 0,9 % NaCl-Lösung asservieren zwischen Tüchern (Verwendung zur plastischen Deckung)</li><li>Bei Reanimation bei Gastroschisis keine Maskenbeatmung, sofortige Intubation</li></ul>
	<ul><li>Lippen-Kiefer-Gaumen-Spalte</li></ul>	Wegen Aspirationsgefahr:<ul><li>Kind nicht stillen lassen</li><li>In Bauchlage transportieren</li></ul>Bei Atembehinderung intubieren

Norbert Bauer

14.4.9 Geburtsverletzungen

Tab. 14.11 Geburtsverletzungen

Geburtsverletzung	Symptomatik	Maßnahmen
Caput succedaneum, Kephalhämatom	Schwellung über der Schädelkalotte	Harmlos, keine Therapie erforderlich. **Cave:** Nicht punktieren, Infektionsgefahr
Klavikulafraktur	Schmerzempfindlichkeit und Krepitation bei Palpation, geringere Motilität der betroffenen Seite	Stabilisierung der HWS z. B. mit der Vakuummatratze des Inkubators und z. B. Stifneck Baby-No-Neck®
Humerusfraktur, Epiphysenlösung am Humerus	Schonhaltung und Einschränkung der passiven Beweglichkeit der Schulter bei freier Beweglichkeit des Unterarmes	Arm am Brustkorb fixieren, Lagerung auf die gesunde Seite
Obere Plexuslähmung	<ul><li>Schulter steht tiefer</li><li>Arm schlaff in Pronation und Innenrotation</li><li>Unterarm leicht gebeugt</li></ul>	
Untere Plexuslähmung	<ul><li>Fallhand</li><li>Unterarm leicht gebeugt</li><li>Lähmung der Extensoren und Flexoren der Finger</li></ul>	

Norbert Bauer

14.5 Notfälle der Mutter nach Entbindung

Tab. 14.12 Notfälle der Mutter nach Entbindung

Leitsymptom	Zusätzliche Befunde	Verdachtsdiagnose
Vaginale Blutung > 250 ml/h	Uterus weich und groß (oberhalb des Nabels) tastbar	Verletzung der Geburtswege (☞ 14.5.1) Atonische Nachblutung (☞ 14.5.1) Gerinnungsstörung (☞ 14.5.1)
Plötzlich auftretend ♦ Schwindel ♦ Dyspnoe ♦ Schock	♦ Zyanose ♦ Angina pectoris ♦ Tachypnoe ♦ Tachykardie	Fruchtwasserembolie (☞ 14.5.2)
♦ Fieber ♦ AZ ↓ ♦ Rezidivierende Schüttelfröste	♦ Einige Tage nach der Geburt ♦ Glieder- und Gelenkschmerzen ♦ Ikterus ♦ Stirnkopfschmerz	Puerperalfieber (☞ 14.5.3)
Phlegmasia coerulea dolens am Bein ♦ Reißende Schmerzen ♦ Dunkel-zyanotische Verfärbung ♦ Ödembildung	♦ Druckschmerz in der Leiste und über den großen Beinvenen ♦ Umgehungskreislauf im Bereich der V. epigastrica superficialis ♦ Schock ♦ Temperaturerhöhung	Beckenvenenthrombose (☞ 6.2.1)
Starke Erregungszustände	♦ Meist am 3.–4. Wochenbettstag ♦ Paranoide, halluzinatorische und manische Phänomene	Wochenbettpsychose (☞ 14.5.4)
Depressionen	♦ Meist 2. Woche postpartal	Wochenbettpsychose (☞ 14.5.4)

14.5.1 Postpartale Blutungen

Ätiologie

- **Verletzungen der Geburtswege:** Uterusruptur, Zervixriss, Scheidenverletzungen, Vulvaverletzungen, Dammrisse und Episiotomien.
- **Atonische Nachblutungen:** Harnverhalt verhindert die Uteruskontraktion, Uterusüberdehnungen bei Hydramnion oder Mehrlingen, Plazentaretention (Plazenta nach 30 Min. noch nicht gelöst) oder Retention von Plazentaresten verhindert die Uteruskontraktion.
- **Gerinnungsstörungen.**

Symptomatik

Blutverlust > 250 ml/h post partum. Abschätzen der Blutungsintensität durch Lagerung nach Fritsch (☞ 13.1).

Kurzanamnese

- Wann wurde die Harnblase zuletzt entleert?
- Schwere Geburt, Lageanomalien des Kindes (Verletzung der Geburtswege)?

Sofortdiagnostik

- Basischeck (☞ 4.1.2).
- Palpation des Uterusfundus: Weich und oberhalb des Nabels tastbar (sollte normal relativ hart und deutlich unterhalb des Nabels getastet werden können).
- Verwechslung mit der prall gefüllten Harnblase möglich.
- Inspektion der Vulva auf Geburtsverletzungen: Klitorisriss, Vulvaverletzungen, Dammriss, Episiotomie.
- Puls, SpO_2, RR, EKG.
- Schockzeichen?

Sofortmaßnahmen

- Entleerung der Harnblase, falls spontan nicht möglich Katheterisierung.
- Förderung der Uteruskontraktion:
- Wehen anreiben durch kreisende Bewegungen über dem Uterusfundus.
- **Credé-Handgriff** (☞ Abb. 14.20): Uterusfundus durch die Bauchdecke fassen, so dass der Daumen der Uterusvorderwand, die Finger der Uterushinterwand anliegen, dann Blutkoagel sakralwärts ausdrücken. **Cave:** Schmerzhaft. Danach Uterusfundus weiterhin von oben halten.
- I.v. Zugang mit Infusion von 10 IE Oxytocin (z. B. Syntocinon® oder Orasthin®) in 500 ml Ringer-Lösung im Schuss.
- Alternativ Patientin an den Brustwarzen reiben lassen, zur endogenen Ausschüttung von Oxytocin.
- Als **ultima ratio** Aortenkompression: Eine Hand zur Faust ballen und diese mit der anderen Hand umgreifen, in Nabelhöhe tief (bis auf die Wirbelsäule) eindrücken.
- Vulvaverletzungen oder Episiotomiewunde mit steriler Kompresse komprimieren.
- Bei Schockzeichen: Schocklagerung, O_2-Gabe (☞ 1.7.3), großzügige Volumengabe (z. B. HÄS).

- Bei Plazentaretention (☞ 14.2.5) zusätzlich Injektion von 10 IE Oxytocin (z. B. Syntocinon® oder Orasthin®), verdünnt auf 10 ml Elektrolytlösung in Nabelschnurgefäß. **Vorsichtiger** Zug an der Nabelschnur. **Cave:** Nabelschnurabriss leicht möglich, auch innerhalb der Geburtswege, so dass ein Abklemmen nicht mehr möglich ist.

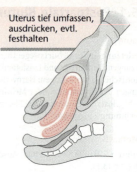

Transport
- Kind (Inkubator), Plazenta und Mutterpass nicht vergessen.
- Immer notfallmäßiger Transport in die nächste gynäkologische Klinik nach Voranmeldung.

Abb. 14.20 Credé-Handgriff [A300–157]

Prinzipien der Weiterbehandlung
Schocktherapie, Harnblasenentleerung, Überprüfen der Vollständigkeit der Plazenta und ggf. Uteruskürettage, Förderung der Uteruskontraktion, Inspektion und Versorgung der Geburtswege, Gerinnungsdiagnostik, Versorgen des Kindes.

! Methylergometrin (Methergin®) sollte nur zweitrangig gegeben werden, da es auch die Zervix verengt und so operative Eingriffe oder das Abfließen von Sekreten aus dem Uterus erschwert.

14.5.2 Fruchtwasserembolie

☞ auch 7.4.

Symptomatik
- Bei Wehentätigkeit oder Fruchtblasensprung bzw. erst postpartal.
- Ohne Vorboten plötzlich Schwindel, Schwarzwerden vor den Augen, starke Dyspnoe, Tachypnoe, Husten, blutiger Auswurf, Zyanose, Angina pectoris, Tachykardie, Schock, Kaltschweißigkeit.

Kurzanamnese
Z.n. schwerer Geburt, evtl. mit kräftigem Kristellern?

Sofortdiagnostik
- Basischeck (☞ 4.1.2).
- Puls, SpO_2 (↓), RR (↓), EKG.
- Schockzeichen?
- Einflussstauung.
- Lungen- (evtl. Lungenödem) und Herzauskultation (evtl. kratzendes Geräusch).

Sofortmaßnahmen

- I.v. Zugang mit Infusion (z. B. Ringer-Lösung).
- O_2-Gabe 6–8 l/Min (☞ 1.7.3).
- Katecholamine, Heparin 5 000 IE im Bolus, Sedierung mit 5–10 mg Diazepam (z. B. Valium®) i.v., Analgesie mit 50–100 mg Tramadol (z. B. Tramal®) i.v. **Cave:** RR-Abfall.
- Ggf. Intubation (☞ 3.4.4), Beatmung (☞ 3.4.8) mit 100 % O_2, PEEP 5 cm H_2O.

Transport

Immer notfallmäßiger Transport in die nächste **chirurgische** Intensivstation.

Prinzipien der Weiterbehandlung

Intensivtherapie mit Schockbekämpfung und Therapie der Koagulopathie.

Differenzialdiagnose

Thromboembolie, Uterusruptur (Unterbauchschmerzen, Blutung). Luftembolie (v. a. bei Placenta praevia).

14.5.3 Puerperalfieber

Von Geburtswunden ausgehende Infektion.

Kurzanamnese

Einige Tage zurückliegende Entbindung, evtl. primäres Abstillen.

Symptomatik

- Fieber.
- Beeinträchtigter Allgemeinzustand.
- Rezidivierende Schüttelfröste.
- Stirnkopfschmerz.
- Evtl. Glieder- und Gelenkschmerzen, Ikterus.

Sofortdiagnostik

- Basischeck (☞ 4.1.2).
- Puls ↑, SpO_2, RR, EKG.
- Schockzeichen (☞ 5.9).
- Temperatur ↑.
- Übelriechende Lochien.
- Uteruskantenschmerz bei Subinvolutio (Fundus über Nabelhöhe).
- Peritonismus.

Sofortmaßnahmen

- Bei Schock ☞ 5.9.
- I.v. Zugang mit Infusion (z. B. Ringer-Lösung, ggf. HÄS).
- Oxytocin (z. B. Syntocinon®) 10 IE in 500 ml Ringer-Lösung.

- Bei Ateminsuffizienz O$_2$-Gabe, Intubation (☞ 3.4.4) und Beatmung (☞ 3.4.8).
- Bei Peritonismus Magensonde legen (☞ 2.9.3).

Transport
Zügiger Transport in die nächste gynäkologische Klinik.

Prinzipien der Weiterbehandlung
Stabilisierung der Vitalfunktionen, Uterotonika, Antibiotika, Herdsanierung.

Differenzialdiagnose
Mastitis puerperalis, Thrombose, Atemwegs- oder Harnwegsinfekt.

 Septischer Schock mit Herz-Kreislauf-Versagen innerhalb von Stunden möglich.

14.5.4 Wochenbettpsychose

Durch die endokrine Umstellung im Wochenbett ausgelöst. Gelegentlich auch rein psychogen nach Adoption von Säuglingen.

Symptomatik
- Starke Erregungszustände mit paranoiden und halluzinatorischen Phänomenen, manische Zyklothymien besonders am 3.–4. Wochenbettstag.
- Endogene Depressionen mit Suizidgefahr besonders in der 2. Woche.

Kurzanamnese
Depressionen? Manien? Paranoia? Suizidgedanken?

Sofortmaßnahmen
Falls kurzfristig erforderlich: I.v. Zugang mit Infusion (z. B. Ringer-Lösung), Sedierung z. B. mit Diazepam (z. B. Valium®) 10 mg langsam i.v. oder Triflupromazin (z. B. Psyquil®) 5–10 mg langsam i.v. oder Haloperidol (z. B. Haldol®) 5 mg (1 Amp.) i.m.

Transport
- Postpartal in Gynäkologie zur Abklärung der geburtshilflichen Situation.
- Im weiteren Verlauf des Wochenbettes, wenn die geburtshilfliche Situation bereits abgeklärt ist, in psychiatrische Klinik.
- **Zwangseinweisung bei Eigengefährdung** oder Fremdgefährdung (z. B. Kind) unter Hinzuziehung der Polizei (☞ 10.2).

Prinzipien der Weiterbehandlung
Abklärung der geburtshilflichen Situation, Hinzuziehung eines Psychiaters oder Verlegung in Psychiatrie.

 Suizidgefahr nicht unterschätzen.

Abdominale und gastrointestinale Notfälle

15

Inhalt

ULRICH V. HINTZENSTERN

586	**15.1 Leitsymptome**	588	15.1.4 Blutung
586	15.1.1 Schmerz	588	15.1.5 Diarrhoe
587	15.1.2 Abwehrspannung/Peritoneale Reizung	588	**15.2 Akutes Abdomen**
		599	**15.3 Gastrointestinale Blutungen**
588	15.1.3 Übelkeit/Erbrechen	599	15.3.1 Leitsymptome

15 Abdominale und gastrointestinale Notfälle

Besonderheiten abdominaler und gastrointestinaler Notfälle
Präklinisch sehr geringer Spielraum hinsichtlich Diagnostik (genaue Lokalisation des betroffenen Organs praktisch nicht möglich) und Therapie (fast ausschließlich Sicherung der Vitalfunktionen und Analgesie).

15.1 Leitsymptome

15.1.1 Schmerz

Schmerzlokalisation

Schmerzlokalisation → möglicher Hinweis auf das betroffene Organ.

Tab. 15.1 Typische Schmerzlokalisationen beim akuten Abdomen

Rechts	Rechts oder links	Links
Oberbauch		
Cholezystitis	Pankreatitis	Milzruptur, -infarkt
Cholelithiasis	Ulkus (-perforation)	
Appendizitis	Nephrolithiasis	
Akute Hepatitis	Pneumonie, Pleuritis	
	Myokardinfarkt	
	Ileus	
Unterbauch		
Appendizitis	Adnexitis	Divertikulitis
	Extrauteringravidität	
	Ureterolithiasis	
	Inkarzerierte Hernie	
	Ileus	
	Mesenterialinfarkt	
	Harnverhalt	

- Wandernder Schmerz bei Appendizitis: Beginn (bei Kindern) anfangs oft im Epigastrium oder rechten Oberbauch, innerhalb von Stunden Verlagerung unter Schmerzzunahme in den rechten Unterbauch.
- Schmerzausstrahlung: Hyperästhetische Hautfelder (Head-Zonen).
- Vom linken Oberbauch in die linke Schulter ziehend bei akuter Pankreatitis.
- Gürtelförmig in den Rücken bei Pankreatitis oder perforiertem abdominalen Aortenaneurysma.
- In die rechte Schulter bei Gallenwegserkrankungen, Extrauterin-Schwangerschaft.
- In die rechte Axilla und Schulter bei Ulcus duodeni.
- In Skrotum bzw. Labien bei Nierenkolik.

Schmerzqualität

- Viszeraler „Eingeweideschmerz": Diffus, schlecht lokalisierbar, bohrender Charakter, z. B. bei Darmischämie oder Strangulation.
- Somatischer (parietaler) Schmerz: „Heller" Schmerz, lokalisierbar, stechender Charakter. Bei peritonealer Reizung, z. B. bei fortgeschrittener Appendizitis.

Tab. 15.2 Schmerzqualität beim akuten Abdomen

Schmerz	Viszeraler Schmerz	Somatischer Schmerz
Ursprung	Abdominale Hohlorgane	Peritoneum parietale
Leitung	Bilateral durch N. splanchnici	Unilateral durch N. spinalis
Ursache	Dehnung und Spasmus	Dehnung oder Gewebsschädigung
Sensation	Dumpfer, bohrender oder nagender Schmerz, Kolik	Scharfer, schneidender Dauerschmerz
Lokalisation	Unbestimmt im Mittelbauch (Nabelgegend) Patient deutet grob mit flacher Hand	Begrenzt umschrieben, seitenbezogen Patient zeigt genau mit Fingerspitze
Begleitsymptome	Unruhe, Erbrechen, Schweißausbruch, Schwindel	
Abnahme	Bei Bewegung	Durch Schonhaltung, Oberflächenatmung
Zunahme	In Ruhe	Durch Bewegung, Erschütterung, Husten, Niesen

Schmerzcharakter

- **Kolik:** Krampfartig, intermittierend auftretend. Bei Verschluss eines Hohlorgans, z. B. Gallen- oder Uretersteinkolik, mechanischer Ileus.
- **Anhaltender Vernichtungsschmerz:** Messerstichartig, perakut einsetzend, z. B. bei Perforation, Aneurysma dissecans, Pankreatitis, Herzinfarkt.
- **Vernichtungsschmerz mit befristeter Besserung:** Darmischämie durch Strangulation einer Dünndarmschlinge oder Mesenterialinfarkt. Typisch: Symptomfreies Zeitfenster.
- **Krescendoschmerz:** kontinuierlich zunehmend. Bei Entzündung, z. B. Appendizitis, Cholezystitis, Salpingitis, Divertikulitis, Pankreatitis, Peritonitis.

15.1.2 Abwehrspannung/Peritoneale Reizung

- Lokal gespannt: Umschriebener Krankheitsprozess (z. B. beginnende Peritonitis).
- Leichte bis mäßige, generalisierte Abwehrspannung mit diffusem Druckschmerz, z. B. bei akuter Pankreatitis („Gummibauch"), Mesenterialinfarkt, Blutung in die Bauchhöhle, Enteritis oder extraperitonealen Erkrankungen (z. B. Herzinfarkt, basale Pneumonie, Wirbelfrakturen).
- „Bretthartes" Abdomen: Generalisierte Peritonitis (z. B. nach Perforation).

15.1.3 Übelkeit/Erbrechen

- Singultus ist häufig das erste Zeichen einer beeinträchtigten intestinalen Peristaltik.
- Reflektorisches Erbrechen nach Schmerzattacken (Koliken), bei beginnender Entzündung (Appendizitis, Peritonitis), Perforation oder Verschlüssen (Ileus).
- Überlauferbrechen bei vollständigem Verschluss (mechanischer Ileus) oder Darmatonie (paralytischer Ileus):
  - Hoher Ileus: Frühzeitiges und intensives Erbrechen.
  - Dickdarmileus: Gelegentlich erst nach 2–3 Wochen Miserere (Koterbrechen).

15.1.4 Blutung

Bluterbrechen

- Blutungsquelle ist meist der Magen (Ulzera) oder das Duodenum (Ulzera), seltener der Ösophagus (z. B. Refluxösophagitis, Divertikel).
- Massive orale Blutungen sind primär immer verdächtig auf Ösophagusvarizenblutung.
- Immer auch an Blutungen aus Mund-, Rachen- oder Nasenraum denken.
- Ursprung einer oralen Blutung ist meist der HNO-Bereich.

Anale Blutung

- Abgang von rotem Blut (auf den Stuhl aufgelagert) hat meist lokale Ursachen (Rektum-Ca, Hämorrhoiden, Polypen).
- Teerstuhl weist auf den Kontakt von Hämoglobin mit Magensäure im Darm hin (Sickerblutung, z. B. Ulkus, Erosion), das meist aus Magen oder Duodenum stammt.
- Stärkere Blutungen mit Abgang von Blut und/oder Koageln stammen meist von Hämorrhoiden oder Karzinomen im Kolon. Heftige gastrointestinale Blutungen (Magen, Duodenum) können aber auch als hellroter Stuhlabgang imponieren.

15.1.5 Diarrhoe

- Meist infektiös bedingt (Enteritis):
  - Hinweise auf Genuss verdorbener oder infizierter Lebensmittel, z. B. Majonnaise (Kartoffelsalat), Sahneprodukte (Desserts, Softeis), mit rohen Eiern zubereitete Produkte (Cremes, Tiramisu).
  - Evtl. exotische Erreger (z. B. Amöben) nach Urlaub in südlichen Ländern.
- Seltener bei Darmirritation, z. B. Appendizitis, Invagination, Divertikulitis, chron. entzündliche Darmerkrankungen.

15.2 Akutes Abdomen

Sammelbegriff für unterschiedlichste Krankheitsbilder mit dem Kardinalsymptom Abdominalschmerz, die eine sofortige diagnostische bzw. therapeutische Intervention erfordern.

Akutes Abdomen

Symptomatik

- Abdominaler Spontanschmerz (☞ 15.1.1), oberflächliche, schmerzhafte Atemexkursionen, Dyspnoe, Schweißausbruch.
- Angstgefühl, Lethargie, Bewusstseinstrübung.
- Blässe, kalte Akren, Lippenzyanose, Tachypnoe (Schockzeichen).
- Hyperventilation, Fieber, Schüttelfrost (bei Sepsis).
- Übelkeit, Erbrechen: Klare oder grünliche Flüssigkeit → Kolik, Koterbrechen (Miserere) → tiefer gelegener Darmverschluss.
- Perakutes Abdomen: Trias mit Vernichtungsschmerz, brettharter Bauchdeckenspannung und Schock.

Kurzanamnese

- Schmerzanamnese (☞ 15.1.1):
  - Schmerzbeginn: Zeitpunkt, Charakter, Lokalisation.
  - Aktueller Schmerz: Lokalisation, Charakter, Ausstrahlung?
- Präexistente Erkrankungen:
  - Abdominal: Ulkusleiden → Perforation. Cholezystolithiasis, Nephrolithiasis → Kolik.
  - Kardial: Angina pectoris → Myokardinfarkt. Vitien, Rhythmusstörungen → Mesenterialinfarkt.
  - Systemisch: Diabetes → Ketoazidose.
- Z.n. (auch länger zurückliegender) abdominaler OP → Bridenileus.
- Medikamente:
  - Antazida → Ulkusleiden (Perforation).
  - Chronischer Laxanzienabusus → Kolondivertikel (Divertikulitis), Ileus.
  - Kortison, Antiphlogistika → Ulkusperforation.
  - Antikoagulanzien → Blutung. NW Übelkeit und Erbrechen.
- Alkoholabusus → Pankreatitis.
- Fieber → Divertikulitis, Peritonitis.
- Bei Frauen:
  - Zyklus: Dysmenorrhoe, durch Eisprung bedingter Mittelschmerz (☞ 13.2.1).
  - Letzte Regel: Extrauteringravidität (☞ 13.2.7).
- Familienanamnese: familiäres Mittelmeerfieber, Thalassämie, Sichelzellanämie, Porphyrie.
- Stuhlgang: Letzter Stuhlgang, Obstipation (Ileus), Diarrhoe (Enteritis), Blutbeimengungen (Enteritis, Ca), Teerstuhl (Ca, Ulkusleiden).
- Letzte Miktion (Harnverhalt, Oligo- bzw. Anurie bei septischem Schock).
- Intoxikation: Verdorbene Lebensmittel (Z.n. Reise in wärmere Region?), Schwermetalle, pflanzliche Gifte, Pflanzenschutzmittel (☞ 9.6.1).
- Perorale Verätzung (☞ 11.11.2).

Sofortdiagnostik

- Basischeck (☞ 4.1.2).
- Puls, SpO$_2$, RR, EKG.
- Kapilläre Füllungszeit verlängert (> 2 s)?
- BZ-Stix.

- Inspektion:
  - Patient liegt ruhig (somatischer Schmerz) mit angezogenen Beinen (Schonhaltung) bzw. wälzt und krümmt sich im Bett (viszeraler Schmerz).
  - Facies abdominalis: Blasse Gesichtsfarbe, eingefallene Wangen, spitze Nase, große halonierte Augen.
  - Trockene, borkenbelegte Zunge, verminderter Hautturgor (Exsikkose).
  - Laparatomienarben, ausgetretener Bruch (Bridenileus, Hernieninkarzeration).
  - Foetor ex ore: Alkohol, Azeton (diabetische Ketoazidose).
- Palpation (möglichst bei leerer Blase, flache Lagerung mit Kissen unter dem Kopf, Hände neben dem Bauch, mit warmen Händen vorsichtig zum Schmerzzentrum vortasten):
  - Zeichen peritonealer Reizung: Muskuläre Abwehrspannung, (kontralateraler) Loslassschmerz, Klopfschmerz und Schmerzintensivierung durch Husten (erlaubt manchmal genaue Schmerzlokalisation).
  - Untersuchung der Bruchpforten (Linea alba, paraumbilikal, Leisten, Hoden, prox. med. Oberschenkel).
  - Resistenzen, z. B. Divertikulitis (li Unterbauch), Invagination (re Unterbauch), Aortenaneurysma (pulsierend, Mittelbauch), Harnblase (Unterbauch).
  - Wirbelsäule: Druck-, Klopf- oder Stauchungsschmerz → Bandscheibenvorfall (☞ 18.2.2), Interkostalneuralgie.
- Auskultation (über allen 4 Quadranten):
  - Hochgestellte, klingende oder spritzende (Hyperperistaltik der Intestinalmuskulatur bei Stenose oder Hindernis) bzw. metallisch klingende Darmgeräusche (mit Luft und Flüssigkeit gefüllte Darmschlingen) → mechanischer Ileus.
  - Plätschernde, amphorisch klingende Darmgeräusche oder „Totenstille im Abdomen" (verminderte oder aufgehobene Peristaltik bei Erschöpfung der Darmmuskulatur bzw. Durchwanderungsperitonitis) → paralytischer Ileus.
  - Gefäßgeräusche, z. B. Aortenaneurysma.
  - Thorax: RG bzw. Hinweise auf Pneumonie (☞ 7.3)?
  - Herz: Vitium bzw. absolute Arrhythmie → Mesenterialinfarkt.
- Rektaldigitale Untersuchung:
  - Druckschmerz im Douglasraum → Entzündung (z. B. Appendizitis, Adnexitis).
  - Fluktuation im Douglasraum → Flüssigkeitsansammlung (Blut, Abszess).
  - Resistenz in der Ampulle, z. B. Rektum-Ca, Polyp, Kotstein?
  - Blut am Handschuh: Kinder → Invagination, Erwachsene → Mesenterialinfarkt, Kolitis, Ileus, Ca.
- Perkussion: Abdomen gebläht, Meteorismus, Harnblasenfüllung (Harnverhalt).
- Temperatur rektal und axillär (Differenz > 0,8 °C z. B. bei Appendizitis).

Sofortmaßnahmen

- O_2-Gabe (☞ 1.7.3).
- Oberkörperflachlagerung mit Knierolle, bei Schocksymptomatik leichte Kopftieflage.
- Mindestens (je nach Kreislaufsymptomatik) 1 großlumiger i.v. Zugang mit Infusion (z. B. Ringer-Lösung, ggf. HÄS).
- Spasmolyse mit 20 mg Butylscopolamin (z. B. Buscopan®) i.v., ggf. Wiederholung. Falls nicht ausreichend: Analgesie mit fraktionierten Gaben von z. B. 0,05 mg Fentanyl® i.v.
- Ggf. vorsichtige Sedierung mit Boli von z. B. 1 mg Midazolam (z. B. Dormicum®) i.v.

Akutes Abdomen

- Bei V.a. mechanischen Ileus (vor Gabe eines Sedativums!): Magensonde (☞ 2.9.3) → Dekompression des Gastrointestinaltraktes, Senkung des Aspirationsrisikos.
- Bei Schocksymptomatik (☞ 5.9) massive Volumensubstitution, ggf. Intubation (☞ 3.4.4) und Beatmung (☞ 3.4.8), bei zusätzlicher Herzinsuffizienz Katecholamingabe (☞ 5.9).
- Differenzialdiagnostik mittels Spasmolytikum: Sistieren der Schmerzen nach 10–20 mg Butylscopolamin (z.B. Buscopan®) i.v. → Hinweis auf Cholezysto-, Choledocho- oder Nephrolithiasis oder Tenesmen.

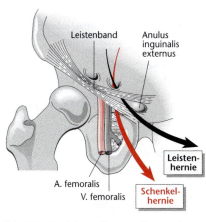

Abb. 15.1 Bruchpforten [A300–190]

Transport
Immer möglichst zügiger arztbegleiteter Transport in die nächste internistische Notaufnahme mit Voranmeldung.

Prinzipien der Weiterbehandlung
Sono, Rö-Thorax, Abdomen-Übersicht, EKG, evtl. gynäkologisches Konsil, ggf. Urogramm, CT, Endoskopie, Laparotomie.

> - Bei Kindern häufig Symptome eines akuten Abdomens aufgrund von Infekten der Luftwege, der Ohren oder des Magen-Darm-Bereichs.
> - Bei alten Menschen, Diabetikern oder psychiatrischen Patienten oft geringe Symptomatik (z.B. fehlende Abwehrspannung) trotz hochakutem Krankheitsbild.
> - Appendizitis:
>   - Die „klassische" Symptomkonstellation ist selten.
>   - Bei Gravidität Verlagerung der Appendix und damit der Symptomatik nach kranial.

- Absolute Nahrungs- und Flüssigkeitskarenz (Aspirationsrisiko bei Narkose).
- Keine Analgesie mit Azetylsalizylsäure (Blutungsrisiko bei OP).

Tab. 15.3 Differenzialdiagnose des akuten Abdomens

Verdachtsdiagnose	Untersuchungsbefunde	Anamnese	Zusatzsymptome
Diffuser Schmerz			
Koprostase	♦ Kotballen im Enddarm (Skybala) ♦ Evtl. durch die Bauchdecke tastbare Resistenz (Koprom)	♦ Meist höheres Lebensalter ♦ Letzter Stuhlgang? ♦ Immobilität	♦ Schmerzen im Unter- und Mittelbauch
Divertikulitis	♦ Druckschmerz im linken Unterbauch („Links-Appendizitis") ♦ Lokalisierte Abwehrspannung ♦ Loslassschmerz ♦ Evtl. tastbare Resistenz	♦ Mittleres bis höheres Alter	♦ Schmerzen im linken Unterbauch ♦ Zunächst Obstipation, gelegentlich Diarrhoen subfebrile Temperaturen ♦ Später Meteorismus, Stuhlverhalt, Erbrechen, hohes Fieber ♦ Selten untere gastrointestinale Blutung (☞ 15.3) ♦ Evtl. Schüttelfrost
Harnverhalt (☞ 16.3.1)	♦ Harnblase über Symphyse palpabel	♦ Prostataadenom?	♦ Schmerzen im Unterbauch mit Ausstrahlung in Skrotum bzw. Labien ♦ Harndrang ♦ Evtl. Kaltschweißigkeit, Schock
Paralytischer Ileus	♦ Stark aufgetriebenes Abdomen („Trommelbauch") ♦ Diffus druckempfindlicher Leib	♦ Ausgeprägte Appetitlosigkeit	♦ Übelkeit, später Erbrechen ♦ Häufig Singultus ♦ Exsikkose

Akutes Abdomen

Tab. 15.3 Fortsetzung

Verdachtsdiagnose	Untersuchungsbefunde	Anamnese	Zusatzsymptome
Pankreatitis	◆ Abdomen meist gering gespannt ◆ Subileus (Darmgeräusche ↓)	◆ Evtl. bekanntes Gallensteinleiden ◆ Z.n. „Opulenter" Mahlzeit oder Alkoholexzess	◆ Plötzlicher Beginn, oft gürtelförmig in Flanke oder Thorax ausstrahlend ◆ Übelkeit, Erbrechen, Meteorismus ◆ Evtl. Gesichtsrötung (flush) ◆ Schweißausbruch ◆ Bei schwerem Verlauf Schock- und Sepsiszeichen
Generalisierte Peritonitis	◆ Zunächst bretthartes Abdomen ◆ Druck- und Klopfempfindlichkeit ◆ Loslassschmerz ◆ Später paralytischer Ileus	◆ Evtl. Ulkusleiden (Perforation?) ◆ Infektiöse Erkrankung des Bauchraumes ◆ M. Crohn?	◆ Aufgetriebener Leib ◆ Stuhl- und Windverhalt ◆ Fieber ◆ Übelkeit und Erbrechen ◆ Schock, Schüttelfrost ◆ Evtl. Fieber
Appendizitis	◆ Schmerzen beim Gehen und max. Hüftbeugung ◆ „Klassische Druckpunkte": ◆ McBurney-Punkt (Mitte zwischen Nabel und Spina iliaca ant. sup. rechts) ◆ Lanz-Punkt (rechtes Drittel zwischen den beiden Spinae) ◆ Blumberg-Zeichen (ipsi- und kontralateraler Loslassschmerz)	◆ Meist Kinder und Jugendliche ◆ Rezidivierende Unterbauchschmerzen?	◆ Zunächst epigastrischer Schmerz ◆ Später Verlagerung in re. Unterbauch ◆ Übelkeit, Erbrechen, Appetitlosigkeit (bei Kindern evtl. der entscheidende Hinweis) ◆ Evtl. Durchfall, geblähtes Abdomen ◆ Leichtes Fieber < 39 °C

15 Abdominale und gastrointestinale Notfälle

Tab. 15.3 Differenzialdiagnose des akuten Abdomens (Fortsetzung)

Verdachtsdiagnose	Untersuchungsbefunde	Anamnese	Zusatzsymptome
Toxisches Megakolon	• Massiv geblähter Bauch • Peranale Blutung • Gespanntes Abdomen • Evtl. generalisierte Peritonitis	• Bekannte Colitis ulcerosa	• Allgemeinzustand ↓ • Evtl. Schock
Rektushämatom, retroperitoneale Blutung	• Schmerzen beim Aufsitzen • Druck- und Klopfschmerz in den Flanken	• „Gefäß-Patienten" mit Antikoagulanzientherapie	• Gelegentlich einseitige, schmerzhafte Bauchdeckenschwellung
Milz- und/oder Leberruptur (☞ 11.4)	• Druckschmerz in re. bzw. li. Oberbauch • Aufgetriebenes Abdomen	• Z.n. stumpfem Bauchtrauma • Rippenfraktur	• Schmerzen im re. (Leber) bzw. li. (Milz) Oberbauch • Evtl. Ausstrahlung in li. Schulter (Milz) • Evtl. Flankenschmerz • Schock
Nierenruptur (☞ 16.6.1)	• Prellmarke oder Vorwölbung in der Flanke • Nierenlager klopfschmerzhaft • Hämaturie	• Z.n. stumpfem Bauchtrauma	• Flankenschmerz
Rupturiertes Bauchaortenaneurysma (☞ 6.5)	• RR-Differenz zwischen oberen und unteren Extremitäten	• Dezelerationstrauma • Selten Ruptur bei arteriosklerotisch veränderter Aorta (pAVK, KHK?)	• Schmerzen im Mittelbauch mit Ausstrahlung in Rücken und/oder Schulter • Schock
Adnexitis (☞ 13.2.2)	• Einseitiger Druckschmerz im Unterbauch		• Unterbauchschmerz, meist einseitig • Evtl. Fieber

Akutes Abdomen

Tab. 15.3 Fortsetzung

Verdachtsdiagnose	Untersuchungsbefunde	Anamnese	Zusatzsymptome
Hodentorsion (☞ 16.5.1)	◆ Keine Schmerzlinderung bei Hodenanhebung ◆ Evtl. palpable Torquierung des Samenstranges	◆ Meist Kinder oder Jugendliche nach Sport	◆ Schmerzen im Skrotum mit Ausstrahlung in Leiste und Unterbauch
Epididymitis (☞ 16.5.2)	◆ Schmerzlinderung bei Hodenanhebung	◆ Z.n. Prostatektomie ◆ Z.n. Harnwegsinfekt	◆ Schmerzen im Skrotum mit Ausstrahlung in Leiste und Unterbauch ◆ Evtl. gerötetes vergrößertes Skrotum
Myokardinfarkt (☞ 5.2)	◆ EKG	◆ Angina pectoris, KHK? ◆ Nach körperlicher Anstrengung	◆ Schmerzen im Oberbauch und/oder li. Thorax ◆ Evtl. Ausstrahlung in li. Schulter/Arm oder Rücken
Basale Pleuropneumonie (☞ 7.3)	◆ Verschärftes Atemgeräusch ◆ Dämpfung bei Erguss	◆ Grippaler Infekt der Atemwege ◆ Abwehrschwäche (Alter, Kortikoid-, Zytostatikatherapie, Tumorleiden)	◆ Dyspnoe, Husten ◆ Fieber
Akute Rechtsherzinsuffizienz, z.B. nach Lungenembolie (☞ 7.4)	◆ Periphere Ödeme ◆ Halsvenenstauung ◆ Hepatosplenomegalie	◆ Bekannte Herzinsuffizienz ◆ Nach körperlicher Anstrengung ◆ Im Rahmen eines Infektes	◆ Dyspnoe, Zyanose
Spontanpneumothorax (☞ 7.7)	◆ Einseitig aufgehobenes Atemgeräusch ◆ Einseitig hypersonorer Klopfschall	◆ Bronchiektasen bekannt?	◆ Dyspnoe, Zyanose ◆ Thoraxschmerz, meist re.

Tab. 15.3 Differenzialdiagnose des akuten Abdomens (Fortsetzung)

Verdachtsdiagnose	Untersuchungsbefunde	Anamnese	Zusatzsymptome
Kolikschmerz			
Gallenkolik	<ul><li>Druck- und Klopfschmerz über der Gallenblase</li><li>Evtl. Temperatur bis 38 °C</li></ul>	<ul><li>Evtl. Steinleiden bekannt</li><li>Z. n. fetter Mahlzeit</li></ul>	<ul><li>Im rechten Mittel- und Oberbauch, evtl. mit Ausstrahlung in die rechte Schulter</li><li>Übelkeit, Völlegefühl</li><li>Ikterus</li></ul>
Cholezystitis	<ul><li>Gallenblase gelegentlich tastbar und druckschmerzhaft</li><li>Fieber > 38 °C</li></ul>	<ul><li>Evtl. Steinleiden bekannt</li></ul>	<ul><li>Schmerzen im rechten Oberbauch</li><li>Schüttelfrost</li><li>Übelkeit, Erbrechen</li><li>Evtl. Ikterus</li></ul>
Mechanischer Ileus	<ul><li>Evtl. äußerlich erkennbare Darmsteifungen</li><li>Hochgestellte, evtl. spritzende Darmgeräusche</li><li>Bei Dickdarmverschluss massiv geblähtes Abdomen</li></ul>	<ul><li>Evtl. Z. n. Laparotomie (Bridenileus)</li></ul>	<ul><li>Wind- und Stuhlverhalt</li><li>Erbrechen</li></ul>
Nierenkolik (☞ 16.2)	<ul><li>Nierenlagerklopfschmerz</li></ul>	<ul><li>Evtl. Steinleiden bekannt</li></ul>	<ul><li>Flankenschmerz mit Ausstrahlung in Leiste, ggf. Skrotum bzw. Labien</li><li>Evtl. leichte Hämaturie</li></ul>

Tab. 15.3 Fortsetzung

Verdachtsdiagnose	Untersuchungsbefunde	Anamnese	Zusatzsymptome
Krampfartiger Schmerz			
Gastroenteritis	◆ Weiches, höchstens mäßig gespanntes Abdomen ◆ Hyperperistaltische Darmgeräusche	◆ Medikamente, z. B. Antiphlogistika, Zytostatika, Antibiotika, orale Antidiabetika, Hormonpräparate, Diuretika ◆ Lebensmittelvergiftung, z. B. Roheiprodukte, Geflügel, Speiseeis	◆ Übelkeit und Erbrechen ◆ Evtl. wässrige oder blutige Diarrhoe ◆ Evtl. Exsikkose und Schockzeichen
Invagination	◆ Weiches, eingesunkenes Abdomen ◆ Invaginationstumor meist im rechten Unterbauch tastbar ◆ Rektaler Blutabgang (spät)	◆ Meist Kinder < 2 J.	◆ Plötzliche heftigste Schmerzen ◆ Erbrechen ◆ Schreiattacken ◆ Grau-blasses Aussehen
Diabetische Ketoazidose	◆ Hyperglykämie ◆ Azetongeruch	◆ Typ-I-Diabetes	◆ Oberbauchkrämpfe ◆ Erbrechen ◆ „Pseudoperitonitis" ◆ Immer Tachypnoe
Inkarzerierte Hernie	◆ Tastbare Bruchpforte oder -geschwulst	◆ Evtl. Z.n. Laparotomie	◆ Vorwölbung oder Schwellung ◆ Übelkeit, Erbrechen
Tubarabort (☞ 13.2.7)	◆ Einseitiger Druckschmerz im Unterbauch	◆ Regel ausgeblieben? ◆ Frühere Aborte, Adnexitis, Sterilitätsbehandlung, Eileitergravidität?	◆ Unterbauchschmerz, meist einseitig

15 Abdominale und gastrointestinale Notfälle

Tab. 15.3 Differenzialdiagnose des akuten Abdomens (Fortsetzung)

Verdachtsdiagnose	Untersuchungsbefunde	Anamnese	Zusatzsymptome
Starker, stechender Schmerz			
Mesenterialinfarkt	<ul><li>Meteorismus</li><li>Evtl. nur minimale Abwehrspannung (auffallende Diskrepanz zu schlechtem Allgemeinbefinden)</li><li>Im weiteren Verlauf paralytischer Ileus und Peritonitis-Entwicklung</li></ul>	<ul><li>Meist höheres Lebensalter</li><li>KHK oder pAVK</li><li>Evtl. Z.n. Myokardinfarkt</li></ul>	<ul><li>Heftiger, schlagartig einsetzender Schmerz</li><li>AZ ↓</li><li>Nach freiem Schmerzintervall (< 12 h) diffuse abdominelle Beschwerden</li><li>Erbrechen</li><li>Oft absolute Arrhythmie, Herzvitien</li><li>Evtl. blutiger Stuhl</li></ul>
Ulkusperforation, -penetration	<ul><li>Eingefallene, brettharte Bauchdecke</li></ul>	<ul><li>Evtl. bekanntes Ulkusleiden</li><li>Medikamente, z.B. Antiphlogistika</li></ul>	<ul><li>Heftigste, messerstichartige Bauchschmerzen</li><li>Erbrechen</li><li>Schock</li></ul>
Tubarruptur (☞ 13.2.7)	<ul><li>Einseitiger Druckschmerz im Unterbauch</li></ul>	<ul><li>Regel ausgeblieben?</li><li>Frühere Aborte, Adnexitis, Sterilitätsbehandlung, Eileitergravidität?</li></ul>	<ul><li>Plötzlich auftretender Unterbauchschmerz, meist einseitig</li><li>Schock</li></ul>

15.3 Gastrointestinale Blutungen

15.3.1 Leitsymptome

Hämatemesis, Meläna, Hämatochezie

Definitionen

Hämatemesis
Bei Blutungen proximal des Duodenumendes meist „kaffeesatzartiges" Bluterbrechen. Bei massiver Blutung oder Anazidität (z. B. medikamentös bedingt) rotes Bluterbrechen.

Meläna
Teerstuhl: Schwarzer, glänzender Stuhl, 5–10 h nach Blutung. Fällt schon bei relativ geringer Blutmenge (> 50 ml) auf.

Hämatochezie
Peranaler Abgang von rotem Blut.

Symptomatik
- Erbrechen oder peranaler Abgang von Blut. Bei Ösophagusvarizen: Oft schwallartige orale Blutung mit abruptem Beginn.
- Schwäche, Schwindel, Luftnot, Blässe (Anämie).
- Durst, Kaltschweißigkeit, Frieren, Unruhe, Bewusstseinsverlust, Schocksymptomatik, Müdigkeit.

Kurzanamnese
- Relevante Vorerkrankungen (Ulkusleiden, bekannte Lebererkrankungen, Gerinnungsstörungen, Infektionen, Tumorleiden)?
- Menge und Art des (letzten) Blutabgangs.
- Epigastrische Schmerzen (Ulkus).
- Z. n. heftigem Erbrechen (Mallory-Weiss-Syndrom).
- Medikamente: Antazida bzw. Antikoagulanzien und nichtsteroidale Antiphlogistika.
- Durchfall (z. B. bei Colitis ulcerosa).
- Alkoholabusus, Leberzirrhose (Ösophagusvarizen).
- Stuhlveränderungen (z. B. bei Kolon-Ca)?

Sofortdiagnostik
- Basischeck (☞ 4.1.2).
- Puls, SpO_2, RR, EKG.
- Kapilläre Füllungszeit verlängert (> 2 s)?
- Rektaldigitale Untersuchung: Teerstuhl oder Blutauflagerungen; Fissuren, Hämorrhoidalknoten, Rektum-Ca?

- Inspektion:
  - Leberhautzeichen (Spider naevi, Palmarerythem, vermehrte Venenzeichnung der Bauchwand → Ösophagusvarizen).
  - Teleangiektasien in der Mundschleimhaut (M. Osler).
  - Bei Hämatemesis: Ausschluss von Blutung aus dem Nasenrachenraum.
- Palpation: Abwehrspannung, Darmwalze (Invagination), tastbarer Tumor (Divertikulitis), Lebergröße, Aszites (Ösophagusvarizen)?
- Auskultation: Aspiration, Hämatoptyse (oft feuchte RG).

Sofortmaßnahmen

- O₂-Gabe (1.7.3).
- Oberkörperhochlagerung bei Hämatemesis (zur Verminderung des Aspirationsrisikos) oder Seitenlagerung (bei Schockgefahr).
- Mindestens (je nach Kreislaufsymptomatik) 1 großlumiger i.v. Zugang mit Infusion (z.B. Ringer-Lösung, ggf. HÄS).
- Bei entsprechender Schocksymptomatik (5.9): Massive Volumensubstitution, ggf. Intubation (3.4.4, **cave:** Aspiration!) und Beatmung (3.4.8), bei zusätzlicher Herzinsuffizienz Katecholamingabe (5.9).
- Bei V.a. Ösophagusvarizenblutung 10 mg Metoclopramid (z.B. Paspertin®) i.v.
- Bei Hämatemesis erbrochenen Mageninhalt und Blut ständig absaugen oder manuell entfernen (Aspirationsgefahr).
- Ggf. vorsichtige Sedierung mit fraktionierten Gaben von z.B. 1 mg Midazolam (z.B. Dormicum®) i.v.
- Bei stärkerer Hämorrhoidalblutung evtl. Mullstreifentamponade.
- Bei massiver Ösophagusvarizenblutung, vitaler Indikation und längerer Transportzeit Ösophaguskompressionssonde (2.9.2) nach vorheriger Intubation.

Transport

Immer unverzüglicher Transport in die nächste gastroenterologische oder chirurgische Abteilung, bei schwerer Blutung mit Voranmeldung.

Prinzipien der Weiterbehandlung

Endoskopie, bei Ösophagusvarizen Sklerosierung. Ggf. chirurgische Intervention (Laparotomie, Übernähung, Resektion).

- Keine Magensonde zur Blutabsaugung legen: Gefahr der Auslösung weiterer Blutungen bzw. Risiko der Aspiration.
- Absolute Nahrungs- und Flüssigkeitskarenz (Aspirationsrisiko bei Narkose).
- Schwarzer Stuhl auch bei oraler Eisentherapie, Kohletabletten, Wismut, Blaubeeren, rote Beete.
- Gastrointestinale Blutungen können spontan sistieren, aber auch innerhalb von wenigen Minuten zum schweren hämorrhagischen Schock führen → auch bei kleineren Blutungen engmaschige Kreislaufkontrolle. Immer Diagnostik „erzwingen".
- Junge Menschen können auch große Volumenverluste relativ lange kompensieren → plötzlich abrupte Dekompensation.

Gastrointestinale Blutungen

Tab. 15.4 Differenzialdiagnose der gastrointestinalen Blutung

Leitsymptom	Zusatzbefunde, Anamnese	Verdachtsdiagnose
Hämatemesis	◆ Massive Blutung ◆ Chron. Alkoholabusus	Ösophagusvarizenblutung
	◆ Massive Blutung ◆ Ulkusleiden	Ulkusblutung
	◆ Dyspnoe ◆ Blut evtl. schaumig ◆ Bronchial-Ca	Arrosionsblutung bei Bronchial-Ca
	Z.n. starkem Erbrechen	Mallory-Weiss-Syndrom, Boerhaave-Syndrom
Meläna	Ulkusleiden	Ulkus-Sickerblutung
	Medikation: Kortikoide, Antiphlogistika	Ulkus-Sickerblutung Erosionsblutung
Hämatochezie	Hämorrhoidalleiden	Hämorrhoidalblutung
	◆ Häufige Durchfälle ◆ Meteorismus	Chron. entzündliche Darmerkrankungen
	Resistenz in der Ampulle	Rektumpolyp, Karzinom
	Z.n. proktologischem Eingriff	Postop. Nachblutung
	Resistenz im re. Unterbauch	Invagination
	Medikation: Chron. Laxanzienabusus	Divertikulitis

Urologisch-nephrologische Notfälle

16

Inhalt

HARTWIG-RICHARD NÜRNBERGER _ ULRICH V. HINTZENSTERN _ STEPHAN HORN

- 604 **16.1 Urologisch-nephrologische Notfalluntersuchung**
- 606 **16.2 Nieren-/Harnleiterkolik**
- 608 **16.3 Blasenentleerungsstörungen (Harnverhalt)**
- 608 16.3.1 Akuter Harnverhalt (Ischurie)
- 609 16.3.2 Blasentamponade
- 610 **16.4 Entzündungen der ableitenden Harnwege**
- 610 16.4.1 Akute Pyelonephritis
- 611 16.4.2 Urosepsis
- 613 **16.5 Hodenschmerz und Hodenschwellung**
- 613 16.5.1 Hodentorsion
- 614 16.5.2 Akute Epididymitis
- 615 16.5.3 Akute Orchitis
- 616 **16.6 Verletzungen des Urogenitalsystems**
- 616 16.6.1 Nierentrauma
- 618 16.6.2 Blasenperforation
- 619 16.6.3 Harnröhrenruptur
- 620 16.6.4 Penistrauma
- 621 16.6.5 Verletzungen von Hoden und Skrotum
- 622 **16.7 Paraphimose**
- 623 **16.8 Priapismus**
- 624 **16.9 Fournier-Gangrän**
- 625 **16.10 Notfälle bei Dialysepatienten**
- 626 16.10.1 Leitsymptom Dyspnoe
- 627 16.10.2 Leitsymptom Shuntblutung
- 628 16.10.3 Leitsymptom abdominelle Schmerzen (Peritonitis) bei Peritonealdialyse

16 Urologisch-nephrologische Notfälle

> **Besonderheiten urologisch-nephrologischer Notfälle**
> Notfälle der Nieren und ableitenden Harnwege sind eine seltene Indikation für NA-Einsätze. Außer bei Verletzungen in diesem Bereich ergeben sich häufig diagnostische Schwierigkeiten, da ähnliche Symptome auch von topographisch benachbarten Organen (gastrointestinal, gynäkologisch, orthopädisch, angiologisch) hervorgerufen werden können, z.T. sogar unter sekundärer Miteinbeziehung des Urogenitaltrakts.

Hartwig-Richard Nürnberger und Ulrich v. Hintzenstern

16.1 Urologisch-nephrologische Notfalluntersuchung

Inspektion und Anamnese

- **Exsikkosezeichen:**
  - „Stehende" Hautfalten, trockene Schleimhäute, borkige Zunge.
  - Verwirrtheit.
  - Anämie.
- **Peritonitiszeichen:**
  - Beine angezogen (zur Schmerzentlastung des Peritoneums), Bettlägerigkeit (dagegen bei Koliken agitierter, unruhiger Patient).
  - Schock.
  - Stuhlverhaltung, Übelkeit, Erbrechen, Meteorismus und aufgetriebenes Abdomen. Faustregel zur DD: Fett, Foetus, Faeces, Flatus (Luft), Flüssigkeit (Aszites) und Tumor.
  - Perkussionsklopfschmerz.
- **Nephritische Zeichen:**
  - Bluthochdruck.
  - Periphere Ödeme (Knöchel, Augenlider).
  - Fieber (Pyelonephritis).
  - Hämaturie (Glomerulonephritis, Kontusion).
- **Hautkolorit:**
  - Blässe (Anämie).
  - Gelb-grünlich tingierte Hautfarbe (Ablagerung von Urochromen bei chron. Niereninsuffizienz).

Schmerzcharakter
☞ auch 15.1.1.
- **Dumpfer Dauerschmerz:** Hauptsächlich durch Kapselspannung bei Organschwellung oder durch Dehnung des Nierenbeckenkelchsystems (Obstruktion der ableitenden Harnwege, entzündlichen Erkrankungen des Nierenparenchyms). DD: Generalisierte Peritonitis, Appendizitis, Divertikulitis, Kolitis, M. Crohn.
- **Kolikschmerzen** (wellenförmig, krampfartig wiederkehrende, stärkste Schmerzen, häufig mit Erbrechen und Darmatonie): Bei Irritationen der ableitenden Harnwege, meist aufgrund einer Obstruktion (z.B. Nierenbecken- und Uretersteine, Koagel). DD: Mechanischer Ileus,

Mesenterialinfarkt, perforiertes Magen- oder Dünndarmulkus, akute Pankreatitis, Gallenkolik, stielgedrehte Ovarialzyste, Adnexitis, Follikelsprung.

Auskultation

- Auch nach Druckstimulation fehlende Darmgeräusche („Totenstille") → paralytischer Ileus.
- Gesteigerte, hochgestellte, spritzende, metallisch klingende Darmgeräusche; kolikartige Schmerzen → mechanischer Ileus.
- **Strömungsgeräusch** → Hinweis auf Nierenarterienstenose oder Aneurysma aortae dissecans.
- **Lungenödem** bei dekompensierter Niereninsuffizienz.

Perkussion

- Klopfschall über Abdomen: Tympanitisch (Normalbefund) oder gedämpft (Organvergrößerung oder freie Flüssigkeit).
- Perkussionsklopfschmerz: Zeichen eines Peritonismus.
- Aszites-Nachweis durch Perkussion und Palpation der fortgeleiteten Flüssigkeitswelle.

Palpation

- Beginn im schmerzarmen Bereich.
- Druckschmerz, Resistenzen verschieblich, schmerzhaft?
- **Bauchdecke:** Abwehrspannung, Loslassschmerz, Klopfschmerz (entzündlicher abdominaler Prozess, intraabdominale Blutung, Perforation).
- **Bruchpforten:** Leisten-/Schenkelbruch? Inkarzeration?
- **Nieren:** Nierenlager-Klopfschmerz (Pyelonephritis).
- **Harnblase:**
- Nur bei max. Füllung als prallelastische Resistenz oberhalb der Symphyse palpabel (DD: Harnverhalt, Blasentamponade, Tumor).
- Zur genaueren Lokalisation perkutorische Bestimmung des Oberrandes (Blase gedämpft, Darm tympanitisch).
- **Penis:** Vollständige Untersuchung nur bei zurückgestreiftem Präputium möglich. Sekretion aus der Harnröhre (Infekt, Blutung), Meatusstenose (Harnverhalt), Oberflächenveränderungen (Balanitis)? Fremdkörper in der Harnröhre?
- **Skrotum:** Ödem, Rötung, Schmerzhaftigkeit, (Hautinfekt, z. B. Pilze), Vergrößerung (Hydrozele).
- **Samenstrang:** Vorsichtig mit 2 Fingern palpieren. Verdickung, Torquierung (Entzündung, Hodentorsion, Skrotalhernie).
- **Hoden und Nebenhoden:**
- Schwellung bei Entzündung und Hodentorsion, bei Epididymitis Nebenhoden evtl. abgrenzbar.
- Untersuchung bimanuell im Seitenvergleich. Wegen erheblicher Schmerzen oft nicht möglich.
- Diaphanoskopie (z. B. mit Untersuchungslampe oder Laryngoskopgriff) positiv bei Hydrozele.
- Hodenhochstand (Hodentorsion).
- Bei Hodenanhebung Schmerzzunahme (→ Hodentorsion) bzw. Schmerzlinderung (→ Epididymitis).
- **Regionäre Lymphknoten (Leiste):** Vergrößert (Infektion)?

Digital-rektale Untersuchung
- Fixierte, indurierte Schleimhaut (Ca).
- Resistenzen oder Raumforderungen in der Ampulla recti (thrombosierte Hämorrhoiden, Ca, Polypen).
- Douglas-Raum: Druckdolent (z. B. Appendizitis) oder vorgewölbt, fluktuierend (Douglas-Abszess).
- Tastbare Samenblase (Entzündung).
- Prostata:
  - Vergrößert (normal ca. kastaniengroß), Sulkus verstrichen (Prostataadenom).
  - Oberfläche höckrig, derb (Konsistenz normal wie Daumenballen), asymmetrisch, unscharfe Grenzen (Prostata-Ca).
- Finger zurückziehen: Blut am Fingerling (Hämorrhoiden, Rektumkarzinom, Polypen, M. Crohn, Colitis ulcerosa), Teerstuhl?

! Reflektorisch können andere Organsysteme betroffen sein (z. B. Magen-Darm-Atonie).

Hartwig-Richard Nürnberger und Ulrich v. Hintzenstern

16.2 Nieren-/Harnleiterkolik

Symptomatik
- Plötzlich einsetzende, schwerste Kolikschmerzen in Flanken und Rücken, evtl. Ausstrahlung in Skrotum bzw. Labien. Evtl. Schmerzen an der Penisspitze.
- Bei länger bestehender Obstruktion der ableitenden Harnwege entwickelt sich evtl. langsam ein dumpfer Dauerschmerz.
- Unruhe.
- Erbrechen, Meteorismus, reflektorische Darmatonie.
- Harndranggefühl (bei prävesikalem Stein häufig).

Kurzanamnese
- Oft fehlgedeutete frühere Schmerzattacken (Rückenschmerzen).
- Bereits bekannte Steinabgänge.
- Medikamente (alkalisierende Substanzen, Vitamin-D-Präparate).
- Erhöhte Flüssigkeitsverluste oder Exsikkose, Dünn-/Dickdarmerkrankungen.
- Längere Immobilisation.
- Bekannte Harnsäureerhöhung.

Sofortdiagnostik
- Basischeck (☞ 4.1.2).
- Puls, SpO_2, RR, EKG.
- Palpation: Positiver Nierenlagerklopfschmerz (Harnstauung, Entzündung), Abwehrspannung, Bruchpforten?
- Die Schmerzausstrahlung ist häufig ein Hinweis auf Lokalisation eines Konkrementes:
  - Schmerzmaximum in der Nierengegend → Konkrement in Nierenkelch oder -becken.

- Schmerzmaximum vom Rücken in Mittel- und Unterbauch strahlend → hoher oder mittlerer Harnleiterstein.
- Schmerzmaximum vom Mittel- oder Unterbauch in Blase, Labien oder Hoden ausstrahlend → tiefer Ureterstein.
- Auskultation des Abdomens: Reflektorische Darmatonie?

Sofortmaßnahmen

- O$_2$-Gabe (☞ 1.7.3).
- I.v. Zugang mit Infusion (z. B. Ringer-Lösung).
- Spasmolytikum: N-Butylscopolamin 20 mg i.v (z. B. Buscopan®) oder Metamizol (z. B. Novalgin®) 1–2,5 g.
- Bei hochsitzendem Ureterstein (vorwiegend Flankenssschmerz) Versuch mit Nitroglyzerin (z. B. 2 Hub Nitrolingual®-Spray).
- Evtl. Sedierung: Fraktioniert Midazolam 5 mg i.v. (z. B. Dormicum®) oder Diazepam 10 mg i.v. (z. B. Valium®).

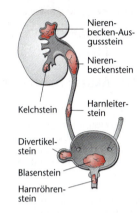

Abb. 16.1   Urolithiasis [A300–190]

Transport

- Transport in die nächste internistische oder urologische Fachabteilung.
- In leichteren Fällen evtl. Vorstellung beim Urologen.

Prinzipien der Weiterbehandlung

Konservative Therapie, solange keine Komplikationen oder Fieber auftreten. Orale Litholyse bei Harnsäure-, Zystinsteinen; extrakorporale Stoßwellenlithotripsie (ESWL). Bei Komplikationen (Fornixruptur, akute Pyelonephritis mit Fieber/Schüttelfrost bis zur Urosepsis, Niereninsuffizienz) operative Steinentfernung.

Differenzialdiagnose

Gallenwegserkrankungen (Erbrechen, Ikterus), Pankreatitis (gürtelförmiger Schmerz, Oberbauchperitonismus), perforiertes Magen- oder Zwölffingerdarmulkus (brettharter Bauch, Mälena, Hämatemesis), Appendizitis, Adnexitis (lokale Abwehrspannung), Sigmadivertikulitis (Schmerzen im linken Unterbauch), mechanischer Ileus (z. B. Rektumkarzinom, inkarzerierte Hernie).

! **Opioide** erhöhen den Tonus der glatten Sphinktermuskulatur! Ausnahme: Pethidin (z. B. Dolantin®). Daher nur in Verbindung mit N-Butylscopolamin (z. B. Buscopan®) oder Metamizol (z. B. Novalgin®) geben.

Hartwig-Richard Nürnberger und Ulrich v. Hintzenstern

16.3 Blasenentleerungsstörungen (Harnverhalt)

16.3.1 Akuter Harnverhalt (Ischurie)

Symptomatik
- Unruhiger Patient mit quälendem Harndrang und stärksten Unterbauchschmerzen.
- Kaltschweißigkeit, Blässe, Tachykardie.
- Evtl. Übelkeit und Erbrechen.
- Evtl. Harnträufeln (Versagen der Schließmuskulatur bei maximaler Blasendehnung).

Kurzanamnese
- Subjektiv plötzliches Unvermögen, die volle Harnblase zu entleeren (Transportstörung).
- Evtl. schon des Öfteren Blasenentleerungsstörungen aufgetreten (Nachträufeln, Urinflecken in der Unterwäsche), Harnwegsinfekte.
- Bekannte Vorerkrankungen:
  - Vesikal: Blasentumor mit funktionellem Ventilmechanismus durch Obstruktion der Urethra.
  - Infravesikal: Prostataadenom/-karzinom, Prostatitis/Prostataabszess (junge Erwachsene!), Harnröhrenstrikturen/-trauma, Fremdkörper (z. B. Steineinklemmung), Veränderungen der Miktion, frühere Katheterisierungen.
  - Neurogen: Diskusprolaps (L1–L5), Konus-Kauda-Syndrom, Polyradikulitis, Tumor.

Sofortdiagnostik
- Basischeck (☞ 4.1.2).
- Puls, SpO_2, RR, EKG.
- Inspektion: Bis zum Nabel hoch stehender Blasenfundus („Tumor" im Unterbauch).
- Palpation: Abwehrspannung des Abdomens, Resistenzen?
- Perkussion: Typische Dämpfung im Unterbauch (Blase) gegenüber dem lufthaltigen Darm.
- Auskultation: Paralytischer Ileus?

Sofortmaßnahmen
- O_2-Gabe (☞ 1.7.3).
- I.v. Zugang mit Infusion (z. B. Ringer-Lösung).
- Bei langem Transportweg Harnblasenkatheter oder suprapubische Zystostomie (☞ 2.9.4), notfalls suprapubische perkutane Blasenpunktion mit 1er Nadel (gelb).
- Analgesie: Metamizol 0,5 g i.v. (z. B. Novalgin®, auch spasmolytisch) **und** Tramadol 100 mg i.v. (z. B. Tramal®).
- Evtl. Sedierung: Fraktioniert Midazolam 5 mg i.v. (z. B. Dormicum®) oder Diazepam 10 mg i.v. (z. B. Valium®).

Blasenentleerungsstörungen (Harnverhalt)

Transport

Bei erstmaligem Auftreten Vorstellung beim Urologen ausreichend, sonst und bei V.a. Verletzungen der Urethra, bei kreislaufinstabilem Patienten und Zeichen der Urosepsis immer Klinikeinweisung in chirurgische oder urologische Fachabteilung.

Prinzipien der Weiterbehandlung

Sonographie, Urethro-/Zystoskopie.

Differenzialdiagnose

Blasentamponade, Blasenstein, gestielter Blasentumor, Fremdkörper, akuter Harnwegsinfekt.

! Komplikationen

Blasenruptur (meist intraperitoneal), Herzrhythmusstörungen, Ateminsuffizienz, mechanischer Ileus.

- Nur geringer Dehnungsschmerz beim akuten neurogenen Harnverhalt, führt zur Gefahr der Verkennung.
- Bei Urinmengen ≥ 600 ml Urin fraktioniert ablassen (Gefahr einer Blutung ex vacuo).

16.3.2 Blasentamponade

Ausfüllung der gesamten Blase mit Koageln und Verstopfung des Blasenausgangs.

Symptomatik

- Akuter Harnverhalt bei schmerzhaftem Unterbauchtumor.
- **Makrohämaturie.**
- Blässe, Kaltschweißigkeit, Unruhe.

Kurzanamnese

- Blutungsursachen: Varizen beim Prostataadenom (am häufigsten), Blasentumor, Zystitis (nach Radiatio/Chemotherapie).
- Z.n. instrumentellen Eingriffen oder traumatischen Verletzungen der supravesikal ableitenden Harnwege oder nach Blasen-/Prostataoperationen.

Sofortdiagnostik

- Basischeck (☞ 4.1.2).
- Puls, SpO$_2$, RR, EKG.
- Palpation: Unterbauchtumor?
- Perkussion: Typische Dämpfung gegenüber dem lufthaltigen Darm.
- Auskultation: Paralytischer Ileus?

Sofortmaßnahmen
- O_2-Gabe (☞ 1.7.3).
- Patient flach lagern, Beine hoch.
- I.v. Zugang mit Infusion (z. B. Ringer-Lösung).
- Analgesie: Metamizol 1 g i.v. (z. B. Novalgin®), bei ungenügender Schmerzlinderung zusätzlich Tramadol 100 mg i.v. (z. B. Tramal®).

Transport
Immer Transport in die nächste chirurgische oder urologische Fachabteilung.

Prinzipien der Weiterbehandlung
Sonographie, Spül-Saug-Behandlung, Zystoskopie zur Identifikation der Blutungsquelle, Dauerspülung.

Differenzialdiagnose
Akuter Harnverhalt, Unterbauchtumor (Kolon, Uterus).

Hartwig-Richard Nürnberger und Ulrich v. Hintzenstern

16.4 Entzündungen der ableitenden Harnwege

16.4.1 Akute Pyelonephritis

Symptomatik
- Plötzlicher Erkrankungsbeginn mit schwerem Krankheitsgefühl, Übelkeit, Erbrechen, Abgeschlagenheit, Fieber und Schüttelfrost.
- Zunehmende Rückenschmerzen.
- Pollakisurie (häufig und wenig), Dysurie (schmerzhaft).

Kurzanamnese
- Nephrolithiasis (rezidivierende Steinabgänge), Harnwegsobstruktion (Prostata, Z.n. Harnblasenkatheter).
- Risikofaktoren: Gravidität, Diabetes mell., zytostatische Therapie, Kokkeninfektion (Nasennebenhöhlen, Zahngranulome, Otitis media), neurogene Blasenentleerungsstörungen.
- Schmerzmittelabusus (Phenazetine) bekannt?
- Kindliche Pyelonephritis: Hinweisendes Symptom ist Enuresis mit Fieber (urogenitale Fehlbildungen, vesikorenaler Reflux).

Sofortdiagnostik

- Basischeck (☞ 4.1.2).
- Puls, SpO$_2$, RR, EKG.
- Palpation: Rücken- und Flankenschmerz, Nierenlagerklopfschmerz häufig einseitig positiv.
- Evtl. palpable Resistenz in der Flanke, Hautrötung, Schonhaltung (ipsilaterales Bein angewinkelt zur Entspannung des Psoas, verstärkte Lendenlordose zur erkrankten Seite) → V.a. Abszessbildung.
- Temperatur ↑.
- Auskultation des Abdomens: Reflektorische Magen-Darm-Atonie bis zum paralytischen Ileus.

Sofortmaßnahmen

- O$_2$-Gabe (☞ 1.7.3).
- I.v. Zugang mit Infusion (z. B. Ringer-Lösung).
- Analgesie: Tramadol 100 mg i.v. (z. B. Tramal®), evtl. Metamizol 1 g i.v. (z. B. Novalgin®, auch antipyretisch).

Transport

Immer Transport in eine internistische oder urologische Fachabteilung.

Prinzipien der Weiterbehandlung

Antibiose, parenterale Flüssigkeitszufuhr (ZVD), ggf. Beseitigung einer Obstruktion.

Differenzialdiagnose

Basale Pneumonie, Pankreatitis, Cholezystitis, Appendizitis, Divertikulitis, Prostatitis, Epididymitis, Salpingitis.

 Oft akutes Rezidiv einer chronisch rezidivierenden Infektion.

16.4.2 Urosepsis

Symptomatik

- Fieber, Schüttelfrost.
- Hyperventilation, Unruhe, Angst.
- Bewusstseinseintrübung bis zum Koma.
- Brechreiz bis zum paralytischen Ileus (reflektorische Magen-Darm-Atonie).

Kurzanamnese

- Nephrolithiasis (rezidivierende Steinabgänge), Harnwegsobstruktion (Prostata!), weitere Erkrankungen der Prostata, Genitalinfektionen.
- Risikofaktoren: Gravidität, Diabetes mell., zytostatische Therapie, Kokkeninfektion (Nasennebenhöhlen, Zahngranulome, Otitis media), Oligurie bzw. Anurie, Dauerkatheter-Träger, Bettlägrigkeit.

Urologisch-nephrologische Notfälle

Sofortdiagnostik
- Basischeck (☞ 4.1.2).
- Puls, SpO$_2$, RR, EKG.
- Periphere Kapillarfüllung (capillary refill): Verzögert bei Schock.
- Inspektion: Schleimhäute (Anämie), Genitalien.
- Palpation: Nierenlagerklopfschmerz häufig einseitig positiv.
- Auskultation: Pneumonie, paralytischer Ileus?
- Rektale Untersuchung: Schmerzhaft vergrößerte Prostata?
- Blutzuckerstix (Hypoglykämie?).

Sofortmaßnahmen
- Patient flach lagern, Beine hoch.
- O$_2$-Gabe (☞ 1.7.3), evtl. Intubation (☞ 3.4.4) und Beatmung (☞ 3.4.8).
- Mindestens 2 großlumige i.v. Zugänge mit Infusion (Ringer-Lösung, ggf. HÄS): Massive Volumensubstitution (die benötigten Flüssigkeitsmengen werden regelmäßig weit unterschätzt).
- Ggf. Analgesie: Tramadol 100 mg i.v. (z. B. Tramal®).
- Evtl. Sedierung: Fraktioniert Midazolam 5 mg i.v. (z. B. Dormicum®) oder Diazepam 10 mg i.v. (z. B. Valium®).

Transport
Immer unverzügliche Einlieferung in internistische oder urologische Fachabteilung mit Vorankündigung und Anforderung eines Intensivplatzes.

Prinzipien der Weiterbehandlung
Zunächst intensivmedizinische Stabilisierung der Vitalfunktionen, Sonographie, Antibiose, Ausschaltung des Infektionsherdes, evtl. Dialysebehandlung.

Differenzialdiagnose
Nekrotisierende Pankreatitis, eitrige Cholangitis, abszedierende Appendizitis, abszedierende Pneumonie, eitrige Adnexitis.

- Kreislaufregulation (Objektivierung der Sepsisparameter nur durch Pulmonaliskatheter!):
  - In der Frühphase hyperdynam: Warme, trockene Extremitäten, gerötete Haut trotz arterieller Hypotension.
  - Später hypodynam: Periphere Zyanose, Kaltschweißigkeit, Desorientiertheit.
- Keine vasoaktiven Substanzen zur „Blutdruck-Kosmetik" (Erhöhung des O$_2$-Verbrauchs).

16.5 Hodenschmerz und Hodenschwellung

Hartwig-Richard Nürnberger und Ulrich v. Hintzenstern

Tab. 16.1 Differenzialdiagnose des akuten Skrotums	
Begleitbefund	**Verdachtsdiagnose**
Leitsymptom Schmerz	
• Subakuter bis akuter Beginn • Fieber • Evtl. skrotale Rötung • Schmerzbesserung bei Hodenanhebung • Alter meist > 18 J.	Epididymitis (☞ 16.5.2)
• Akuter Beginn, häufig nach Sport oder nachts • Übelkeit, evtl. Erbrechen • Extrem starker „Vernichtungsschmerz" • Keine Schmerzbesserung bei Hodenanhebung • Alter: Neugeborene, Kinder 10–14 J.	Hodentorsion (☞ 16.5.1)
• Evtl. Prellmarke, bläuliche Färbung • Fluktuation	Hämatom nach Trauma
Leitsymptom Rötung	
s. o.	Epididymitis (☞ 16.5.2)
• Schmerzhafte Hodenschwellung • Fieber • Parotitis (Mumps)	Orchitis (☞ 16.5.3)
• Perineale und skrotale Schwellung • Evtl. Fistelung und Sekretion • AZ ↓, Fieber • Z. n. Eingriffen am Genitale oder Leistenregion	Fournier-Gangrän (☞ 16.9)
Leitsymptom Schwellung	
• Offene Bruchpforte • Darmgeräusche über Skrotum auskultierbar	Skrotalhernie
• Diaphanoskopie positiv	Hydrozele
• Z. n. Trauma	Hämatozele
• Kachexie	Tumor

16.5.1 Hodentorsion

Symptomatik

- Plötzlich auftretende, stärkste Schmerzen („Vernichtungsschmerz") bis in die Leiste ziehend, evtl. mit Abdominalsymptomatik (Übelkeit, Erbrechen), evtl. Schock.
- Bei Kleinkindern Bauchschmerzen und Koliken.

Kurzanamnese

- Prädilektionsalter 1. Lebensjahr, junge Männer in der Pubertät, evtl. bekannter Pendelhoden.
- Plötzliches Auftreten, evtl. bei Hodentrauma oder Sport, aber auch nachts.

Sofortdiagnostik

- Basischeck (☞ 4.1.2).
- Puls, SpO_2, RR, EKG.
- Inspektion: Leicht gerötete und ödematös geschwollene Skrotalhaut, später Anschwellen von Skrotalhaut und -inhalt.
- Palpation: Weiche Bauchdecke, sehr stark druckdolenter Tumor im Skrotum, initial elastisch fixierter Hodenhochstand (Brunzel-Zeichen), Verdrehung oft palpabel.
- Bei Hodenanhebung Schmerzzunahme.
- Diaphanoskopie negativ.

Sofortmaßnahmen

- O_2-Gabe (☞ 1.7.3).
- I.v. Zugang mit Infusion (z. B. Ringer-Lösung).
- Analgesie: Tramadol 1,5 mg/kg KG i.v. (z. B. Tramal®), evtl. zusätzlich Metamizol 10–20 mg/kg KG (z. B. Novalgin®).

Transport

Immer sofortiger Transport in die nächste chirurgische oder urologische Fachabteilung.

Prinzipien der Weiterbehandlung

(Doppler-)Sonographie, Operative Freilegung innerhalb von 4–6 h mit Detorsion und Orchidopexie, sonst akute Gefahr einer Hodenatrophie mit irreversibler Schädigung der Spermiogenese.

Differenzialdiagnose

Hydatidentorsion (am oberen Hodenpol tastbarer kugeliger, erbsgroßer, sehr schmerzhafter Tumor), inkarzerierte Hernie (Bruchpforte tastbar), Epididymitis (Schmerzlinderung bei Hodenanhebung, Fieber), Appendizitis, Harnleiterstein.

16.5.2 Akute Epididymitis

Symptomatik

- Fieber mit Schüttelfrost.
- Zunehmend starke Schmerzen, in die Leistenbeuge ausstrahlend.
- Oft Pollakisurie/Dysurie.

Kurzanamnese

Frühere Harnwegsinfekte, urogenitale Fehlbildungen, instrumentelle Untersuchungen, Harnblasenkatheter.

Sofortdiagnostik

- Basischeck (☞ 4.1.2).
- Puls, SpO$_2$, RR.
- Inspektion: Skrotum gerötet.
- Palpation: Druckdolenz von Nebenhoden und Samenstrang, Schwellung des Nebenhodens mit unklarer Abgrenzbarkeit zu Hoden, ödematös-entzündlich verdickter Samenstrang, Bruchpforten offen?
- Schmerzlinderung durch Hodenanhebung.
- Diaphanoskopie: Oft entzündliche Begleithydrozele.

Sofortmaßnahmen

- O$_2$-Gabe (☞ 1.7.3).
- I.v. Zugang mit Infusion (z. B. Ringer-Lösung).
- Analgesie: Metamizol 0,5 g i.v. (z. B. Novalgin®), bei ungenügender Schmerzlinderung zusätzlich Tramadol 100 mg i.v. (z. B. Tramal®).
- Hodenhochlagerung, Kühlung (Umschlag mit feuchten Kompressen).

Transport

Immer Transport in die nächste urologische Fachklinik.

Prinzipien der Weiterbehandlung

Bettruhe, Antibiose, Kühlung, Hochlagerung, evtl. Infiltration des Samenstranges mit Lokalanästhetikum.

Differenzialdiagnose

Hodentorsion, Orchitis, Insektenstich, Skrotalhautphlegmone bei Follikulitis.

16.5.3 Akute Orchitis

Symptomatik

- Schmerzhafte Hodenschwellung.
- Klinisch stark fiebrig.

Kurzanamnese

Bakterielle Allgemeinerkrankungen, Parotitis (Mumpsorchitis), Z.n. direktem Trauma.

Sofortdiagnostik

- Basischeck (☞ 4.1.2).
- Puls, SpO$_2$, RR, EKG.
- Inspektion: Rötung und Schwellung des Skrotums.
- Palpation: Vergrößerter und druckdolenter Hoden.
- Temperatur ↑.

Sofortmaßnahmen

- O$_2$-Gabe (☞ 1.7.3).
- I.v. Zugang mit Infusion (z. B. Ringer-Lösung).
- Analgesie: Metamizol 0,5 g i.v. (z. B. Novalgin®), bei ungenügender Schmerzlinderung zusätzlich Tramadol 100 mg i.v. (z. B. Tramal®).
- Hodenhochlagerung, Kühlung (Umschlag mit feuchten Kompressen).

Transport

Immer Transport in die nächste urologische Fachabteilung.

Prinzipien der Weiterbehandlung

Bettruhe, Antibiose, Kühlung, Hochlagerung, Sonographie, evtl. Abszessentlastung.

Differenzialdiagnose

Hodentorsion, Epididymitis, Insektenstich, Skrotalhautphlegmone bei Follikulitis.

Hartwig-Richard Nürnberger und Ulrich v. Hintzenstern

16.6 Verletzungen des Urogenitalsystems

16.6.1 Nierentrauma

Symptomatik

- Flankenschmerz.
- Flankentumor, hämatombedingte Schwellung.
- Makrohämaturie.
- Reflektorischer Peritonismus.
- Blässe, Kaltschweißigkeit, Tachykardie (hypovolämischer Schock).

Kurzanamnese

- Offenes oder perforierendes Nierentrauma (5 %): Häufig durch schwere Verkehrsunfälle, Stich-, Schuss- oder Pfählungstrauma.
- **Stumpfes Nierentrauma (95 %):** Meist durch Arbeits-, Verkehrs- oder Sportunfall.

Sofortdiagnostik

- Basischeck (☞ 4.1.2).
- Puls, SpO$_2$, RR, EKG.
- Periphere Kapillarfüllung (capillary refill) verzögert bei schwerer Blutung.
- Inspektion: Prellmarken und Wunden, Schleimhäute (Anämie) blass, urethrale Blutung.
- Palpation: Nierenlagerklopfschmerz.
- Auf Begleitverletzungen achten: Wirbelsäulentrauma (Druck-, Bewegungsschmerz), Rippenfraktur (Thoraxkompressionsschmerz), Leber-, Milzruptur (Schock), intraabdominale Blutung (Abwehrspannung, Schock), Beckenfraktur (Beckenkompressionsschmerz).

Verletzungen des Urogenitalsystems

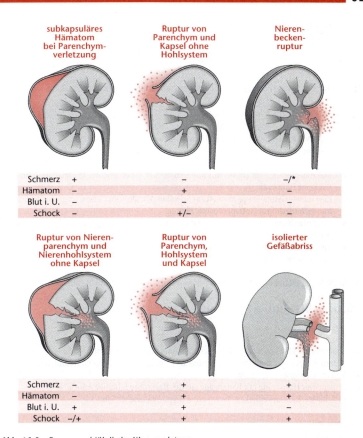

Abb. 16.2 Formen und Klinik der Nierenverletzung
Schmerz = starke Schmerzen in der Nierenregion
Hämatom = extrarenales Hämatom in der Nierenloge
Blut i. U. = Makrohämaturie, d.h. Blut ist mit bloßem Auge sichtbar
* späte Flankenschmerzen infolge des Urinoms [A300–190]

Sofortmaßnahmen

- Mindestens 2 großlumige i.v. Zugänge mit Infusion (z.B. Ringer-Lösung, ggf. HÄS).
- O_2-Gabe (☞ 1.7.3), evtl. Intubation (☞ 3.4.4) und Beatmung (☞ 3.4.8).
- Analgesie: Tramadol 100 mg i.v. (z.B. Tramal®), bei ungenügender Schmerzlinderung 0,1 mg Fentanyl i.v., ggf. Wiederholung.

- Sedierung: Fraktioniert Midazolam 5 mg i.v. (z. B. Dormicum®) oder Diazepam 10 mg i.v. (z. B. Valium®).
- Wundversorgung: Sterile Wundabdeckung und Polsterung.

Transport
Immer Transport in die nächstgelegene chirurgische oder urologische Fachabteilung.

Prinzipien der Weiterbehandlung
Nierenkontusion und Nierenruptur mit geringem Hämatom: Schockbekämpfung, Antibiose, Bettruhe. Schwere Nierenverletzungen: Hämatomausräumung, Rekonstruktion, Revision der Wundhöhle, evtl. Nephrektomie.

- Makrohämaturie kein Zeichen für Schweregrad der Verletzung, z. B. bei Nierengefäßstielabriss keine Hämaturie.
- Eine intakte Gerota-Faszie führt oft zur Selbsttamponade, daher ist ein progredienter Schock immer verdächtig auf intraperitoneale Blutung.
- Kindliche Nieren sind besonders gefährdet durch ihre physiologisch relativ große Organmasse.
- Mehrtägiges symptomfreies Intervall zwischen Unfallzeitpunkt und Auftritt der Beschwerdesymptomatik möglich.

 Keine Manipulationen in der Wunde, perforierende Gegenstände nicht entfernen.

16.6.2 Blasenperforation

Symptomatik
- Bauchdecke evtl. vorgewölbt infolge des Hämatoms oder Urinaustritts.
- Unterbauchperitonismus (bei intraperitonealer Ruptur ausgeprägter) mit Abwehrspannung.
- Makrohämaturie.
- Imperativer Harndrang mit Blutabgang aus der Harnröhre („blutige Anurie").
- Evtl. Blässe, Kaltschweißigkeit, Tachykardie (hypovolämischer Schock).

Kurzanamnese
- Offene Verletzung: Stich-, Schuss- und Pfählungsverletzungen.
- Geschlossene Verletzung:
  - **Extraperitoneale Blasenruptur** (70 %): Meist in Zusammenhang mit Beckenringfrakturen (Perforation der Blase durch Knochensplitter).
  - **Intraperitoneale Blasenrupturen** (25 %): Bei Abdominaltrauma mit plötzlicher Druckerhöhung (Sicherheitsgurt) oder Dezeleration (senkrechter Sturz auf das Steißbein) bei voller Blase.
  - Sonderform (5 %): **Spontane Blasenruptur** bei vorgeschädigter Blase.

Sofortdiagnostik

- Basischeck (☞ 4.1.2).
- Puls, SpO$_2$, RR, EKG.
- Periphere Kapillarfüllung (capillary refill): Verzögert.
- Inspektion: Zeichen eines Peritonismus, Hämatome (suprasymphysär, perineal), Prellmarken, Blut am Meatus externus.
- Beckenkompressionsschmerz (Beckenfraktur)?
- Rektale Untersuchung: Vorwölbung des Douglasraumes (freie Flüssigkeit).

Sofortmaßnahmen

- O$_2$-Gabe (☞ 1.7.3).
- Großlumiger i.v. Zugang mit Infusion (z. B. Ringer-Lösung, ggf. HÄS).
- Analgesie: Tramadol 100 mg i.v. (z. B. Tramal®).
- Evtl. Sedierung: fraktioniert Midazolam 5 mg i.v. (z. B. Dormicum®) oder Diazepam 10 mg i.v. (z. B. Valium®).

Transport

Immer Transport in die nächste chirurgische oder urologische Fachabteilung.

Prinzipien der Weiterbehandlung

Bei kleiner Perforation Versuch der konservativen Behandlung mit Antibiose und Blasendrainage. Bei intraperitonealer Ruptur operative Freilegung (sectio alta) und Übernähung.

> ! 10–20 % aller Patienten mit einer Beckenringfraktur haben gleichzeitig eine Verletzung des unteren Urogenitaltraktes.

16.6.3 Harnröhrenruptur

Symptomatik

- Blutung aus der Harnröhre, Harndrang („blutige Pseudoanurie") bei voller Blase (hoch stehender Blasenfundus).
- Starke Schmerzen im Unterbauch.

Kurzanamnese

- Häufig bei polytraumatisierten Patienten: Harnröhrenabriss bei Beckenfrakturen.
- Harnröhrenverletzungen bei direkter Gewalteinwirkung auf den Damm z. B.:
- Fahrrad- oder Motorradunfall.
- Fall aus großer Höhe (Straddle-Verletzung).
- Perforierende Verletzungen (Messerstich, autoerotisch, via falsa bei Katheterisierungsversuch).

Sofortdiagnostik

- Basischeck (☞ 4.1.2).
- Puls, SpO$_2$, RR, EKG.
- Inspektion: Hämatom an Damm, Penis, Skrotum (infradiaphragmale bzw. extrapelvine Verletzung) oder Unterbauch, Blutung aus der Harnröhre?
- Palpation des Abdomens (Peritonismus? **Cave:** Wirbelsäulenverletzungen).
- Rektale Untersuchung: Dislokation von Blase und Prostata nach kranial (supradiaphragmale bzw. intrapelvine Verletzung), weiche Resistenz (Hämatom).

Sofortmaßnahmen

- O$_2$-Gabe (☞ 1.7.3).
- I.v. Zugang mit Infusion (z. B. Ringer-Lösung).
- Analgesie: Tramadol 100 mg i.v. (z. B. Tramal®).

Transport

Immer Transport in die nächste chirurgische oder urologische Fachabteilung.

Prinzipien der Weiterbehandlung

Bei partiellen Harnröhrenrupturen mit Kontinuitätserhaltung suprapubische perkutane Zystostomie, bei kompletten supradiaphragmalen Rupturen operative Adaptation (Auffädelung von Prostata und Blase) mittels transurethralem Katheter unter manueller Kontrolle im Rahmen der operativen Versorgung einer Beckenfraktur, bei kompletten infradiaphragmalen Rupturen operative Freilegung und End-zu-End-Anastomose.

 Bei V.a. Harnröhrenverletzung ist eine präklinische Katheterisierung kontraindiziert.

16.6.4 Penistrauma

Symptomatik

- Ausgeprägtes Penoskrotalhämatom, Penisödem.
- Akute Blutung aus Penisarterien (mögliche Schocksymptomatik).
- Penisdeviation, Priapismus.
- Bei ausgedehnten Verletzungen schmerzbedingte Harnverhaltung.

Kurzanamnese

- **Äußere Penisverletzungen** bei deviatem Sexualverhalten (Penisringe, Einführen des Penis in Flaschenhälse, Staubsaugerstutzen, Bissverletzungen).
- **Perforierende Verletzung** durch Einführen von Gegenständen in die Harnröhre.
- **Penisablederung** durch stumpfes Trauma (Tritt, Sturz) oder -amputation durch Arbeits- oder Verkehrsunfälle.
- **Penisfraktur:** Einriss der Tunica albuginea durch Scherkräfte bei erigiertem Penis.

Sofortdiagnostik

- Basischeck (☞ 4.1.2).
- Puls, RR, SpO$_2$, EKG.
- Inspektion:
- Verletzungszeichen.
- Evtl. bereits eingetretene Infektion (wegen Schamgefühl späte ärztliche Vorstellung): Rötung, Ödem, Überwärmung, Hautulzeration.
- Palpation: Inguinale Lymphknotenvergrößerungen.

Sofortmaßnahmen

- O$_2$-Gabe (☞ 1.7.3).
- I.v. Zugang mit Infusion (z. B. Ringer-Lösung).
- Analgesie: Tramadol 100 mg i.v. (z. B. Tramal®).
- Wundversorgung: Sterile Wundabdeckung und Polsterung, bei stärkerer Blutung manuelle Kompression.
- Amputatversorgung (☞ 11.7.6).

Transport

Immer Transport in die nächste chirurgische oder urologische Fachabteilung.

Prinzipien der Weiterbehandlung

Bei leichten Verletzungen: Wundversorgung, Entfernung von Fremdkörpern, Kompressionsverband, bei schweren Verletzungen immer suprapubische Zystostomie, sofortige operative Revision mit Blutstillung, evtl. Penisteilamputation, selten mikrochirurgische Replantation möglich.

- Penisverletzungen können sehr stark bluten, daher Kreislaufsituation beachten (Hypovolämie?).
- Sorgfältige und einfühlende Anamneseerhebung. Schamgefühl des Patienten beachten.
- Keine Manipulationen in der Wunde, perforierende Gegenstände nicht entfernen.

16.6.5 Verletzungen von Hoden und Skrotum

Symptomatik

- Ausgeprägtes peritestikuläres Hämatom, offene Verletzung.
- Starke Schmerzen (Dehnungsschmerz der rigiden Tunica albuginea).

Kurzanamnese

- Meist stumpfe Traumen bei Verkehrsunfällen.
- Sportverletzungen.
- Evtl. durch Sexualpraktiken.
- Selten offene Verletzungen durch Stich-, Pfählungs- oder Schussverletzung.

Sofortdiagnostik

- Basischeck (☞ 4.1.2).
- Puls, SpO$_2$, RR, EKG.
- Inspektion: Prellmarken, Hämatome, Wunden?
- Palpation: Hoden und Nebenhoden abgrenzbar, prallelastische Resistenz?

Sofortmaßnahmen

- O$_2$-Gabe (☞ 1.7.3).
- I.v. Zugang mit Infusion (z. B. Ringer-Lösung).
- Analgesie: Tramadol 100 mg i.v. (z. B. Tramal®).
- Hodenhochlagerung, steriler Wundverband.

Transport

- Möglichst immer Transport in die nächste chirurgische oder urologische Fachabteilung.
- Evtl. bei unkomplizierten Prellungen und Schürfungen Vorstellung beim Urologen oder Chirurgen.

Prinzipien der Weiterbehandlung

Bei leichten Hodentraumata Wunddebridement, Kühlung. Bei schweren Hodentraumata Hodenfreilegung mit Revision, selten operative Semikastratio notwendig.

Hartwig-Richard Nürnberger und Ulrich v. Hintzenstern

16.7 Paraphimose

Symptomatik

Schmerzhaft-ödematöse Schwellung der Glans penis und des Präputiums.

Kurzanamnese

- Bekannte Einengung der Vorhaut, entzündliche Veränderungen/Erkrankungen.
- Häufig während oder nach Koitus.

Sofortdiagnostik

- Basischeck (☞ 4.1.2).
- Puls, SpO$_2$, RR, EKG.
- Typischer Befund eines **„spanischen Kragens"**.
- Stauungsbedingt blaurot verfärbte Glans penis.

Sofortmaßnahmen

- O$_2$-Gabe (☞ 1.7.3).
- I.v. Zugang mit Infusion (z. B. Ringer-Lösung).
- Analgesie: Metamizol 0,5 g i.v. (z. B. Novalgin®), falls nicht ausreichend, zusätzlich Tramadol 100 mg i.v. (z. B. Tramal®).

- Ggf. Infiltration der Peniswurzel mit 10 ml Lidocain 1 % (z. B. Xylocain®).
- Reposition: Ödem der Glans penis bimanuell ausdrücken, dann vorsichtiger Repositionsversuch. Bei Katheterträgern sollte dieser ggf. zur besseren Handhabung vorher entfernt werden.

Transport
Immer Einweisung in chirurgische oder besser urologische Fachabteilung (unabhängig vom Erfolg der Erstmaßnahmen).

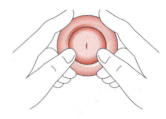

Abb. 16.3 Reposition einer Paraphimose [A300–190]

Prinzipien der Weiterbehandlung
Dorsale Inzision des Schnürrings und Zirkumzision.

! Bei Fortbestehen Gefahr der Gangrän der Glans penis.

Hartwig-Richard Nürnberger und Ulrich v. Hintzenstern

16.8 Priapismus

Symptomatik
- Akut auftretende schmerzhafte Dauererektion ohne vorherige sexuelle Stimulation und ohne Ejakulation.
- Schmerzhafter Harnverhalt.

Kurzanamnese
- Stoffwechselerkrankungen: Z. B. Diabetes mell.
- Paraneoplastisch: Leukämie (Leucostase-Syndrom), Anämie, Myelom.
- Nach Thrombosen im Penis/kleinen Becken.
- Neurogen: Periphere entzündliche Erkrankungen des Beckens, zentrale Erkrankungen (Tumor, Entzündung, Trauma, Psychosen, Angst).
- Sexualanamnese (deviate Sexualpraktiken, Penisringe, eingeführte Gegenstände in die Harnröhre).
- Medikamentös: Schwellkörperautoinjektionstherapie (SKAT) zur Impotenzbehandlung (Papaverin-Phentolamin, Prostaglandin E_1).

Sofortdiagnostik
- Basischeck (☞ 4.1.2).
- Puls, SpO_2, RR, EKG.
- Häufig Penisverkrümmung nach oben.

- Nach Stunden blau-violette Verfärbung des Präputiums, der Glans penis und später des gesamten Penis.
- Palpation: Glans penis und Corpus spongiosum schlaff.

Sofortmaßnahmen

- O$_2$-Gabe (☞ 1.7.3).
- I.v. Zugang mit Infusion (z. B. Ringer-Lösung).
- Analgesie: Metamizol 0,5 g i.v. (z. B. Novalgin®) **und** Tramadol 100 mg i.v. (z. B. Tramal®).
- Evtl. Sedierung: Fraktioniert Midazolam 5 mg i.v. (z. B. Dormicum®) oder Diazepam 10 mg i.v. (z. B. Valium®).

Transport

Immer Transport in urologische Fachabteilung.

Prinzipien der Weiterbehandlung

- Punktion des Corpus cavernosum und Ablassen von 100–150 ml Blut.
- Medikamentös: Punktion der Corpora cavernosa und fraktionierte Gabe von α-Sympathomimetika.
- Stanzanastomose zwischen Corpora cavernosa und Corpus spongiosum bei Versagen der medikamentösen Therapie.
- Operative Shuntanlage zur Entlastung der Corpora cavernosa.

!
- Behandlungserfolg nur bei Therapiebeginn innerhalb von 24 h, sonst Fibrosierung mit erektiler Impotenz möglich.
- Schamgefühl des Patienten beachten.

Hartwig-Richard Nürnberger und Ulrich v. Hintzenstern

16.9 Fournier-Gangrän

Rasch progrediente Gangrän an Skrotum und Penis.

Symptomatik

- Zunächst kurzfristiges Prodromalstadium mit Fieber, Schmerzen, Rötung, Krepitus des Skrotums oder Perineums.
- Dann Übergang in foudroyante, übelriechende Gangrän bis zum Vollbild eines septischen Schocks.

Kurzanamnese

- Harnwegsobstruktionen (Strikturen, Adenom, Karzinom).
- Infektionen (Harnwege, ischiorektal).
- Operationen (Vasektomie, plastische Rekonstruktionen), Injektionen in die Femoralgefäße.
- Diabetes mell., chron. Alkoholabusus.

Sofortdiagnostik

- Basischeck (☞ 4.1.2).
- Puls, SpO_2, RR, EKG.
- Kapilläre Füllungszeit (Capillary refill): Verzögert bei Schock.
- Inspektion: Rötung, Ulzerationen, Sekretion, Ausdehnung, Injektionsverletzungen.

Sofortmaßnahmen

- Mindestens 1 großlumiger i.v. Zugang mit Infusion (z. B. Ringer-Lösung, ggf. HÄS).
- O_2 (☞ 1.7.3), ggf. Intubation (☞ 3.4.4) und Beatmung (☞ 3.4.8).
- Analgesie: Tramadol 100 mg i.v. (z. B. Tramal®).

Transport

Immer sofortiger Transport in die nächste chirurgische oder urologische Fachabteilung.

Prinzipien der Weiterbehandlung

Chirurgische Herdsanierung mit radikaler Nekrosenabtragung, hochdosierte Antibiose, intensivmedizinische Überwachung, evtl. später plastische Wunddeckung.

Differenzialdiagnose

Gasbrand.

> **! Komplikationen**
> Sepsis, Hodenverlust, Beteiligung von Penis/Perineum/Bauchwand, rektale Fisteln, anale Sphinkterinsuffizienz. Exitus in bis zu 50 %.

Stephan Horn

16.10 Notfälle bei Dialysepatienten

> **Dialysepatienten sind „normale" Patienten mit primär „normalen" Krankheitsbildern!**
> Woran kann man Dialysepatienten erkennen?
> - Shunt am Unter- bzw. Oberarm mit entsprechenden Einstichstellen.
> - Atypische Shuntlokalisationen am Oberschenkel oder oberen Thorax („subclavia loop").
> - Permanenter Kunststoffdialysekatheter (Demers-Katheter) z. B. über die V. jugularis.
> - Peritonealdialysekatheter (z. B. Tenckhoff-Katheter, Oreopoulos-Katheter).
> - Gräulich-blasses bis fahl-gelbliches Hautkolorit, Juckreiz mit Kratzspuren, evtl. Foetor uraemicus.

16 Urologisch-nephrologische Notfälle

16.10.1 Leitsymptom Dyspnoe

Symptomatik
- Lufthunger, Orthopnoe, Tachypnoe, Azidoseatmung (hyperkaliämische Azidose!).
- Husten, schaumiger Auswurf, Zyanose.
- Angst, ggf. thorakale Schmerzen.

Kurzanamnese
- Zeitpunkt der letzten Dialyse (Überwässerung v.a nach dem „langen" Dialyseintervall).
- Restausscheidung: Noch vorhanden? Plötzliche Veränderung?
- Übermäßige Flüssigkeitszufuhr (um ehrliche Auskunft bitten!)?
- Besonderheiten beim Verlauf der letzten Dialyse/Dialysen: Wurde das Trockengewicht erreicht? Gab es Shuntprobleme, die zu einer mangelhaften Kaliumelimination durch die Dialyse geführt haben könnten?
- Muskelschwäche, Muskelschmerzen, Parästhesien, Taubheitsgefühl als Hinweis für Hyperkaliämie?
- Ursache der Niereninsuffizienz bekannt, z. B. Diabetes, Analgetika-Nephropathie?
- Akute, potenziell nephrotoxische Ereignisse, z. B. Einnahme von NSAR (Knochenschmerzen bei renaler Osteopathie!), evtl. nephrotoxischen Antibiotika (Aminoglykosidantibiotika, ältere Cephalosporine) oder Röntgenuntersuchung mit i.v. Kontrastmittelgabe?
- Medikamentenplan (falls vorhanden)?
- Diätfehler: Hyperkaliämie, z. B. durch Bananen, Trockenobst, Gemüse, Nüsse, Diätsalz (enthält KCl!). Nicht jeder Patient ist wirklich ausreichend über diätetische Maßnahmen informiert!

Sofortdiagnostik
- Basischeck (☞ 4.1.2).
- RR, Puls, SpO$_2$.
- EKG: Brady- bzw. Tachykardie, Verbreiterung der ORS-Komplexe und T-Deformierungen als Hinweise auf Elektrolytentgleisungen (nicht obligat auftretend)?
- Inspektion des Gefäßzugangs bzw. Dialysekatheters.
- Hinweise für Blutverluste (Hämatom im Bereich des Shunts, Makrohämaturie bei Zystennieren → gehäufte Inzidenz von intestinalen Angiodysplasien, weitere, auch nicht nephrologische Blutungsquellen)?
- Fieber (Pneumonie, Infekt der ableitenden Harnwege, infizierte Gangrän bei Diabetikern, Shuntinfekt, Katheterinfekt)?
- Zeichen der Überwässerung: Ödeme, obere Einflussstauung, Rasselgeräusche über der Lunge? **Cave:** Unauffälliger Auskultationsbefund bei interstitiellem Lungenödem!
- Immer auch an Herzinfarkt, dekompensierte Klappenvitien, Lungenembolie, hypertensive Krise etc. als DD denken!

Sofortmaßnahmen

Klinisch Überwässerung
- O$_2$-Gabe (☞ 1.7.3).
- Bei vorhandener Restausscheidung: Versuch mit Furosemid (z. B. Lasix®) 40–120 mg i.v.

- Bei hypertensiver Entgleisung: Nitrospray 1–2 Hub s.l. initial, weitere Therapie wie beim Lungenödem (☞ 7.5).

Klinisch Herzrhythmusstörungen
- Häufigste Ursache: Hyperkaliämie (Ursachen s. Kurzanamnese).
- Dialysepatienten tolerieren hyperkaliämische Werte (K > 6 mmol/l) oft erstaunlich gut. Typische EKG-Veränderungen i.S. einer Hyperkaliämie sagen über die Bedrohlichkeit der Situation mehr aus, als der absolute Kaliumspiegel.
- Bei lebensbedrohlichen Herzrhythmusstörungen und V.a. Hyperkaliämie (EKG, Klinik) medikamentöse Maßnahmen bereits im NAW:
  - Ca-Gluconat 10 % 10 ml langsam i.v.
  - NaCl 10 % 10–30 ml i.v.
  - 250 ml Glukose 20 % + 20 IE Insulin (**cave:** Überwässerung), Wirkeintritt nach 10–20 Min.

💣 Bei gleichzeitiger Gabe von Ca-Gluconat und Natriumbicarbonat besteht die Gefahr von Haut- und Gefäßnekrosen.

Transport
Rascher Transport mit Arztbegleitung in nephrologisches Zentrum mit Möglichkeit zur Dialyse/Hämofiltration mit Volumenentzug.

16.10.2 Leitsymptom Shuntblutung

Symptomatik
Blutung aus dem Dialyseshunt, meist im Anschluss an Hämodialyse. Ursache: Meist Folge der noch nachwirkenden Heparinisierung, gelegentlich auch Ruptur eines Shuntaneurysmas.

Kurzanamnese
- Zeitpunkt der letzten Dialyse?
- War langes Abdrücken des Dialyseshunts bereits häufiger notwendig? Möglicher Hinweis auf zentrale Stenose der abführenden Shuntvene, die evtl. stationär behandelt werden muss (OP, PTA).

Sofortmaßnahmen
- Kompression der Blutung lokal über der Blutungs-/Punktionsstelle mit sterilem Tupfer, zunächst kontrolliert mit dem Finger, erst danach Anlage eines Druckverbandes.
- Ausreichend lange Kompressionszeit: Bei Kunststoff-PTFE-Shuntkonstruktionen bis zu 45 Min.

Transport
Bei unstillbarer oder schwerer Blutung Transport in chirurgische Klinik.

💣 Wegen der Gefahr des thrombotischen Verschlusses des Dialyseshunts, Tourniquet nur im äußersten Notfall am Shuntarm anlegen.

16.10.3 Leitsymptom abdominelle Schmerzen (Peritonitis) bei Peritonealdialyse

Symptomatik
- Abdominelle Schmerzen.
- Fieber.
- Übelkeit, Erbrechen, Obstipation, aber auch Diarrhoe.

Kurzanamnese
- Abnahme der Ultrafiltrationsleistung?
- Trübung des Dialysatauslaufs?
- Schmerzen beim Dialysatein- bzw. -auslauf?
- Verlängerte Ein- bzw. Auslaufzeit?
- Peritonitische Ereignisse in der Vorgeschichte?

! Eine Trübung des Dialysats mit Erhöhung der Zellzahl (pathologisch > 100–200 Leukozyten/µl) tritt nicht nur bei einer Infektion auf, sondern kann im Rahmen eines akuten Abdomens immer vorkommen (z. B. auch bei Pankreatitis, Divertikulitis, Appendizitis mit oder ohne Perforation).

Sofortdiagnostik
Inspektion des Bauchdialysekatheters:
- Exit-Infekt: Rötung, Schwellung, Eiter-/Fibrinbeläge bzw. Sekretion am Katheteraustritt.
- Tunnelinfekt: Schmerzhafte Rötung bzw. Schwellung oder Fluktuation im subkutanen Verlauf des Katheters; oft Folge eines Exit-Infekts.
- Muffenprolaps: Dacron-Muffen des Katheters werden sichtbar.

Sofortmaßnahmen
Symptomatisch, ggf. Butylscopolamin (z. B. Buscopan®) 20 mg i.v.

Transport
Einweisung in nephrologisches Zentrum zur Diagnosesicherung.

Prinzipien der Weiterbehandlung
Zytologie und Kulturen aus dem Dialysat und Therapieeinleitung. Kausale Therapie bei chirurgischem „akutem Abdomen", antibiotische Therapie, ggf. Katheterentfernung und -wechsel.

Differenzialdiagnose
- Alle Ursachen des akuten Abdomens (☞ 15.2).
- Blutzuckerentgleisung wegen erhöhter peritonealer Aufnahme von Glukose aus dem Dialysat. Ultrafiltrationsverlust mit konsekutiver Überwässerung; peritonitische Symptomatik i. d. R. milder als bei chirurgischem „akutem Abdomen".
- Bei Frauen: Zyklusbeschwerden; während der Ovulation (sofern bei chronisch niereninsuffizienten Patientinnen überhaupt vorhanden) evtl. blutige Färbung des Dialysats, im Rahmen der Menstruation evtl. Trübung.

"Kopf"-Notfälle

17

Inhalt

GERHARD WAITZ _ TIM KRAFFT _ JOSEF WEINDLER _ ULRICH V. HINTZENSTERN _
KLAUS WILHELM RUPRECHT _ GUNTHER WIESNER

- 630 **17.1 Ophthalmologische Notfälle**
- 630 17.1.1 Untersuchungstechniken
- 635 17.1.2 Leitsymptome
- 638 17.1.3 Akuter Sehverlust ohne Schmerzen
- 642 17.1.4 Akuter Sehverlust mit Schmerzen und rotem Auge
- 646 17.1.5 Verätzung und Verbrennung
- 649 17.1.6 Verletzungen
- 654 **17.2 HNO-Notfälle**
- 654 17.2.1 Blutung aus der Nase
- 657 17.2.2 Blutung aus Mundhöhle, Oro- und Hypopharynx
- 659 17.2.3 Blutung aus dem Ohr
- 661 17.2.4 Traumata
- 664 17.2.5 Fremdkörper
- 671 17.2.6 Infektionen und hypererge Schleimhautreaktionen
- 675 17.2.7 Notfälle bei Patienten mit Tracheostoma
- 678 **17.3 Mund-, kiefer-, gesichtschirurgische und zahnärztliche Notfälle**
- 678 17.3.1 Traumata und Kiefergelenkluxationen
- 685 17.3.2 Zahntrauma
- 686 17.3.3 Zahnschmerz
- 687 17.3.4 Blutung nach zahnärztlicher Behandlung
- 688 17.3.5 Infektionen und Abszesse

Josef Weindler, Klaus Wilhelm Ruprecht und Ulrich v. Hintzenstern

17.1 Ophthalmologische Notfälle

Besonderheiten ophthalmologischer Notfälle
- Die subjektive Beschwerdesymptomatik (z. B. Hornhautfremdkörper) des Patienten kann stark von der tatsächlichen Bedrohung seines Augenlichts differieren.
- Hauptaufgabe des Notarztes, der relativ selten mit derartigen Situationen konfrontiert wird, ist es, mit einfach durchzuführenden Untersuchungsschritten die Gefahr für das Sehvermögen zu erkennen und zu entscheiden, ob der Patient einem Augenarzt oder sofort einer Klinik zugeführt werden muss.
- Ophthalmologische Notfälle, bei denen bereits vor Ort eine gezielte Therapie eingeleitet werden muss: Verätzung, Verbrennung, Zentralarterienverschluss (akuter Glaukomanfall).

17.1.1 Untersuchungstechniken

Sehschärfe (Visus)

Bei jedem Krankheitsprozess am Auge ist eine orientierende Untersuchung der bestehenden Sehschärfe obligat: Der Patient deckt das nicht zu untersuchende Auge durch Vorhalten seiner Hand zu. Mit Hilfe der Visustafel (☞ Abb. 17.2) wird die Sehschärfe ermittelt: Tafel in 1 m Abstand vom Patienten halten (auf gute Beleuchtung achten). Sehschärfe am linken Rand der gerade noch erkannten Zeichenreihe ablesen.

Bei ausgeprägter Reduzierung der Sehschärfe (Visus < 0,1) untersucht man, ob noch Finger gezählt oder Handbewegungen erkannt werden. Ist dies nicht der Fall, so prüft man, ob noch Lichtschein (Taschenlampe) erkannt wird.

Ophthalmologische Notfälle

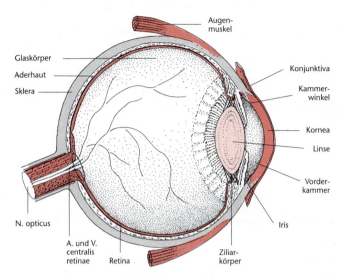

Abb. 17.1 Anatomie des Auges [A300–106]

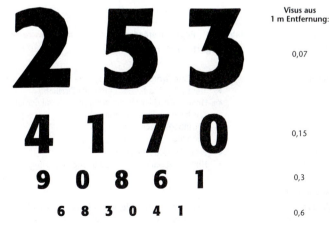

Abb. 17.2 Visustafel [A300]

"Kopf"-Notfälle

Gesichtsfeld

Fingerperimetrie: Der Kopf des Arztes und des Patienten befinden sich im Abstand von einer Armlänge gegenüber in gleicher Höhe. Nun bedecken beide ein jeweils gegenüberliegendes Auge (Patient rechts/Arzt links und umgekehrt) mit der Hand. Der Patient fixiert dann mit seinem offenen Auge das offene Auge des Arztes. Nun führt der Arzt aus verschiedenen Richtungen von außen seine Finger in das gemeinsame Gesichtsfeld. Der Patient gibt an, wann er die Finger erstmals auftauchen sieht. Ein Vergleich mit der eigenen Wahrnehmung ergibt Anhaltspunkte für gröbere Gesichtsfeldeinschränkungen des Patienten: Konzentrische Einengung, Hemianopsie, Quadrantenanopsie.

Pupille

Weite, Form, und Reaktion immer im Seitenvergleich beurteilen.

Pupillenweite

- Pupillenweite schätzen (Genauigkeit ca. 1 mm). Die normale Pupillenweite beträgt 2–5 mm.
- Seitenunterschiede der Pupillenweite (Anisokorie) > 1 mm sind meist pathologisch (z.B. SHT mit intrakranialer Drucksteigerung, Glaukom, Iritis, sehr selten angeboren).

Pupillenform

Die Pupillen können physiologisch eine geringe Entrundung zeigen. Stärkere Entrundungen kommen vor nach medikamentöser Pupillenerweiterung, bei Bewegungsstörungen der Pupille und vor allem durch mechanische Veränderungen (Verwachsungen, Verletzungen, Z.n. Operation).

Tab. 17.1 Pupillenveränderungen

Veränderung	Mögliche Ursache
Form	
Entrundet	<ul><li>Glaukom (Druckschädigung)</li><li>Trauma (Abriss der Iris, Einriss der Pupille)</li><li>Hintere Synechien (Verwachsung der Iris mit der Linse: Z.B. bei Iritis, Endophthalmitis)</li><li>Z.n. intraokularem Eingriff</li><li>Neurolues</li></ul>
Verzogen	<ul><li>Penetrierende Verletzung</li><li>Hintere Synechien (Z.n. Entzündung, Verletzung)</li></ul>
Größe	
Beidseitig: Isokorie	
Miosis (eng)	<ul><li>Medikamente (Opioide, Sympathikolytika, Parasympathikomimetika, Cholinesterasehemmer)</li><li>Neurolues</li><li>Enzephalitis, Meningitis</li><li>Tetanus</li></ul>

Tab. 17.1 Fortsetzung

Veränderung	Mögliche Ursache
Mydriasis (weit)	◆ Medikamente (Atropin, Kokain, Alkohol, Sympathikomimetika, Antihistaminika, Botulismus) ◆ Trauma ◆ Zerebraler Insult, subdurale Blutung ◆ Mittelhirnsyndrom, Koma
Einseitig (Anisokorie, cave: Glasauge)	
Miosis (eng)	◆ Horner-Syndrom (mit Ptosis, Enophthalmus) ◆ Trauma ◆ Karotisaneurysma ◆ Lokale Medikamentenapplikation (Pilocarpin) ◆ Orbitainfektion, intraokulare Entzündung (Iritis, Keratitis) ◆ ZNS: Raumforderung, Insult, Entzündung
Mydriasis (weit)	◆ Amaurose ◆ Trauma ◆ Lokale Medikamentenapplikation (Atropin, Alkohol, Mydriatikum) ◆ Intraokulare Entzündung ◆ Läsion oder Entzündung des Ganglion ciliare ◆ Sympathikusirritation ◆ Akuter Glaukomanfall ◆ Okulomotoriusparese

Pupillenreaktion

- **Lichtreaktion** möglichst bei etwas abgedunkelter Umgebung prüfen:
- Direkte Lichtreaktion: Mit heller Lichtquelle von vorne beleuchten → Pupille verengt sich.
- Indirekte (konsensuelle) Lichtreaktion: Pupille des zu prüfenden Auges verengt sich bei Beleuchtung des anderen Auges.
- **Akkommodation/Konvergenzreaktion:** Vom Patienten einen Gegenstand (z. B. Finger des Untersuchers) fixieren lassen und bis auf etwa 15 cm in Richtung auf seine Nasenspitze annähern. Die hierbei auftretende Pupillenverengung hält so lange an, wie das nahe Objekt fixiert wird. Bei anschließendem Blick in die Ferne Wiedererweiterung der Pupillen.

Augendruck

Der Patient blickt nach unten. Beide Zeigefinger dicht nebeneinander vertikal auf das gesenkte Oberlid legen und den Bulbus palpieren, indem man mit einem Zeigefinger **vorsichtig** den Bulbusinhalt dem anderen Zeigefinger entgegendrückt. Bei vermindertem Augendruck fühlt sich das Auge weich an; ist er stark erhöht, erscheint das Auge hart (akutes Glaukom). Ggf. zum Vergleich die eigenen Augen oder die einer anderen gesunden Person palpieren.

17 „Kopf"-Notfälle

Bulbusmotilität

Der Patient fixiert mit beiden Augen zuerst bei Geradeausblick einen Gegenstand in ca. 80 cm Abstand (z. B. Finger des Untersuchers oder Lämpchen). Dieser Gegenstand wird dann von innen in verschiedene Richtungen nach außen bewegt. Der Patient soll den Bewegungen des Gegenstandes mit beiden Augen folgen, ohne den Kopf zu bewegen.

- Doppelbilder → einseitige Bewegungseinschränkung des Bulbus (Verletzung, SHT, angeboren).
- Beidseitige, gleichsinnige Motilitätsstörungen → zerebrale Ursachen (z. B. Hemisphärenblutungen, zentrale Blutungen, Mittelhirnprozesse).

Inspektion

Zuerst Inspektion des gesunden Auges, dann im Seitenvergleich des erkrankten Auges.

- **Orbita:** Rötung, Schwellung, Hämatom (Orbitafraktur).
- **Lider:** Schwellung, Rötung (Infektion, Allergie, Verletzung), Hämatom, Verletzung, Lidspaltenbreite (Ptosis, Enophthalmus mit V.a. Orbitafraktur). Tränenträufeln (Verletzung der Tränenwege?).
- **Bulbus:** Parallelstellung, Strabismus (Schielen), z. B. bei Augenmuskellähmung durch Verletzung oder Intoxikation, Enophthalmus (Zurücksinken des Bulbus in die Orbita → V.a. Orbitafraktur), Exophthalmus (Vordrängen des Augapfels, z. B. durch retrobulbäres Hämatom, av-Fistel).
- **Sklera und Bindehaut:** Zur Inspektion Unterlid leicht herabdrücken bzw. Oberlid hochziehen, evtl. ektropionieren (s.u.). Rötung (Entzündung), Hyposphagma (Blutungen), Perforationen von Bindehaut und/oder Sklera.
- **Hornhaut:** Fremdkörper (weißgraue bis schwarze Flecken), Verletzungen, Trübungen (Verletzung, Entzündung, Ulkus), Perforation.
- **Vorderkammer** (am besten bei frontaler und seitlicher Beleuchtung betrachten): Trübung (Entzündung, Verletzung, Z.n. Operation), Blutung (Hyphaema, z. B. bei Trauma, Diabetes), Hypopyon (Eiterspiegel kaudal). Wenn Pupille bedeckt, dann deutliche Visusverminderung. Abflachung bei penetrierenden Verletzungen.

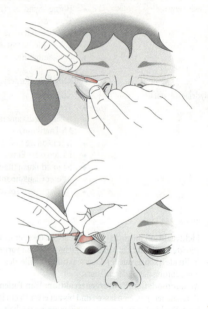

Abb. 17.3 Ektropionieren [A300-190]

Ophthalmologische Notfälle

Palpation

Orbitarand und Lider **vorsichtig** palpieren (Seitenvergleich). Dabei achten auf Druckschmerz (Kontusion, Fraktur), Parästhesien (Nervenläsion), Schwellungen (Kontusion, Hämatom), Luftemphysem (Fraktur), Knochenstufen (Fraktur).

Ektropionieren

Indikation:
- Verdacht auf Fremdkörper unter Oberlid.
- Säuberung der oberen Umschlagfalte bei Verätzung und Verbrennung.
- Beurteilung von Bindehaut und Sklera.

> **Ektropionieren des Oberlides**
> (☞ Abb. 17.3)
> Evtl. vorher Lokalanästhetikum tropfen!
> Patienten nach **unten** blicken lassen! Mit einer Hand die Wimpern des Oberlides fassen, das Oberlid etwas nach unten vorne ziehen und vom Bulbus abheben. Gleichzeitig mit der anderen Hand mit einem Stäbchen (z. B. Q-Tip o. Ä.) das Oberlid oberhalb des Lidknorpels eindrücken und durch Zug an den Wimpern über das Stäbchen nach oben klappen. Stäbchen seitlich herausziehen. Den Patienten nun zur vollständigen Inspektion Blickbewegungen in alle Richtungen durchführen lassen. Ggf. mit der freien Hand Fremdkörper mit Wattestäbchen oder Kompressenzipfel entfernen.

- Nicht ektropionieren bei V.a. penetrierende Verletzung, da Gefahr der Expression von intraokularem Gewebe.
- Bei Verletzungen und bei ausgeprägtem Lidkrampf ist oft ein Ektropionieren des Oberlides nicht möglich. Ggf. zuerst ein Lokalanästhetikum, z.B. Oxybuprocain (z.B. Conjuncain EDO®) oder notfalls Lidocain (z.B. Xylocain®) einbringen.

17.1.2 Leitsymptome

Visusverlust

Zur differenzialdiagnostischen Abklärung ist es wichtig, folgende Charakteristika des Sehverlustes zu erfragen:
- Eintreten: Plötzlich (z. B. bei Zentralarterienverschluss) oder allmählich (z. B. bei Glaukomanfall).
- Auftreten: Ein- oder beidseitig (einseitig bei Verletzungen; beidseitig bei Verblitzung).
- Art der Sehstörung (☞ Tab. 17.2).
- Ausmaß des Visusverlustes (partiell bei penetrierenden Verletzungen; vollständig bei Optikusabriss).

17 „Kopf"-Notfälle

Tab. 17.2 Sehstörungen

Sehstörungen	Lokalisation (Ursache)
Farbringe um Lichtquelle, Schleiersehen (Nebel)	Hornhaut (Epithelödem, Stromatrübung, akutes Glaukom)
Schleier, Nebel, diffuser Schatten	Vorderkammer (Blutung, Entzündung), auch zentrale Ursache möglich (Retrobulbärneuritis) Selten: Linse (Trübung, Quellung)
Nebel, dunkle Flecken oder Schlieren, Spinnen, Rußregen	Glaskörper (Blutung, Abhebung, Entzündung)
Funken, Blitze, aufsteigende Wand, dunkle Fläche, seitlicher Vorhang	Netzhaut (Traktion, Riss, Ablösung)
Verzerrtsehen, Mikropsie, Makropsie, zentraler Schatten	Zentrale Netzhaut/Makula (Ödem, Blutung)
Zentraler grauer Schleier, Gesichtsfeldausfälle: Einseitige Hemianopsie oder Quadrantenanopsie	Nervus opticus (Entzündung, Ischämie, Verletzung, Kompression)
Beidseitige Gesichtsfeldausfälle: Hemianopsie, Quadrantenanopsie	Aufsteigende Sehbahn (Kompression, Blutung, Ischämie z. B. bei Apoplex)
Doppelbilder (Kopfzwangshaltung)	Augenmuskelparese (myogene oder neurogene Parese, Entzündung, Verletzung)

Schmerz
(☞ Tab. 17.3)

Tab. 17.3 Differenzialdiagnose des Augenschmerzes

Schmerzlokalisation	Schmerzcharakter	Mögliche Ursache
Lid	Ziehen und Brennen bei Berührung und Druck	<ul><li>Entzündungen der Lidhaut</li><li>Ekzem</li><li>Lidabszess</li><li>Herpes simplex</li><li>Zoster ophthalmicus</li><li>Mitbeteiligung bei Allgemeininfektion</li><li>Hordeolum (Gerstenkorn)</li><li>Chalazion (Hagelkorn, indolent!)</li><li>Verletzung</li></ul>

Tab. 17.3 Fortsetzung

Schmerzlokalisation	Schmerzcharakter	Mögliche Ursache
Äußerer Lidwinkel (oben)	Ziehen und Brennen bei Berührung und Druck	♦ Dacryoadenitis acuta (Entzündung der Tränendrüse): Paragraphenform der Lidspalte ♦ DD: Hordeolum, Sinusitis frontalis, Konjunktivitis, Orbitaphlegmone
Innerer Lidwinkel (unten)	Ziehen und Brennen bei Druck	♦ Dakryozystitis acuta (Schwellung, Rötung) ♦ Verletzung
Oberflächliche Schmerzen von Bindehaut und Hornhaut	Brennen, Stechen, Kratzen, Fremdkörpergefühl, Jucken, v. a. bei Lidbewegungen, Blendungsschmerz (spontane Besserung durch topische Lokalanästhetika!)	♦ Hornhautfremdkörper ♦ Hornhautepithelschädigung (Erosio) ♦ Oberflächliche Augenverletzung (Konjunktivitis) ♦ Blepharitis (Lidrandentzündung)
Tiefer Augenschmerz (subjektive Lokalisierung im Bulbus)	Bohrend, ziehend, meist mit Ausstrahlung in Umgebung des Auges (Stirn, Schläfe, Oberkiefer, Zähne) und Blendungsschmerz	♦ Akute Iritis ♦ Akutes Glaukom (mit Übelkeit) ♦ Penetrierende Bulbusverletzung ♦ DD: Sinusitis, Trigeminusneuralgie, Migräne, intrakranieller Prozess
Retrobulbär	Bohrend, ziehend, verstärkt durch Druck auf Bulbus und Bulbusbewegungen	♦ Neuritis nervi optici ♦ Beginnende Orbitaphlegmone ♦ Okuläre Myositis ♦ DD: Sinusitis, Trigeminusneuralgie, Migräne, intrakranieller Prozess

Rotes Auge

- **Konjunktivale Hyperämie:** Injektion der Bindehautgefäße. Limbus weiß, Gefäße nicht erkennbar. Meist geringe bis mäßige Bindehautchemosis (Ödem). Vorkommen: Bei jeder konjunktivalen Entzündung oder Verletzung; oft bei Entzündungen der Lider oder Tränenwege.
- **Ziliäre Hyperämie:** Selektive Injektion der limbalen Gefäße. Nur Limbus rot. Vorkommen: Entzündungen oder Verletzungen der Hornhaut.

- **Gemischte Hyperämie:** Konjunktivale und limbale Injektion. Vorkommen: Entzündung oder Verletzung der Hornhaut und/oder intraokularen Gewebes; Keratitis, Keratokonjunktivitis, Iritis, Uveitis.

17.1.3 Akuter Sehverlust ohne Schmerzen

Ätiologie
Meist Störungen der Netzhaut, des Nervus opticus oder der Sehbahn. Der Sehverlust tritt meist plötzlich (innerhalb von Sekunden) ein und ist häufig dramatisch. Der sehr aufgeregte Patient macht oft verwirrte Angaben zur Vorgeschichte (→ gezielte Anamnese erfragen).

Entscheidende Sofortdiagnostik
Folgende Symptome weisen auf einen Zentralarterienverschluss hin (Notfall, Sofortmaßnahmen s. u.). Alle anderen Erkrankungen mit schmerzlosem Visusverlust (☞ Tab. 17.4) erfordern keine spezifischen Sofortmaßnahmen.
- Visus: Nur Lichtscheinwahrnehmung oder Amaurose, fast immer einseitig.
- Pupillenform: Normal.
- Pupillenreaktion: Direkte Lichtreaktion aufgehoben, indirekt regelrecht.

Zentralarterienverschluss

Ätiologie
Verschluss der Zentralarterie im Niveau der Lamina cribrosa (arteriosklerotisch, embolisch, entzündlich, kompressiv oder spastisch).

Symptomatik
- Schlagartige Erblindung („Sehsturz").
- Auch innerhalb von Stunden keine Besserung der Sehkraft.
- Fast immer einseitig.

Kurzanamnese
- Bevorzugt höheres Lebensalter.
- Hinweise auf Grunderkrankungen: Diabetes, Hypertonus, Arteriosklerose, Hyperlipidämie.
- Anamnestisch häufig vorangegangene Amaurosis fugax.

Sofortdiagnostik
- Puls, RR, SpO_2.
- **Inspektion und Palpation:** Äußeres Auge unauffällig.
- **Visus:** Lichtscheinwahrnehmung oder Amaurose.
- **Pupillenreaktion:** Direkte Pupillenreaktion meist aufgehoben: Amaurotische Pupillenstarre! (indirekt regelrecht).
- **Gesichtsfeld:** Meist vollständiger Ausfall. Bei Verschluss nur eines Arteriolenastes nur Ausfall des entsprechenden Sektors (besserer Visus!).

Sofortmaßnahmen

- Ggf. Blutdrucksenkung mit z. B. 10 mg Nifedipin (z. B. Adalat®) subl.

> **Bulbusmassage**
> - Flache Lagerung, evtl. Kopftieflagerung.
> - Patienten nach unten blicken lassen. Beide Hände an der Stirn des Patienten abstützen, zwei Finger dicht nebeneinander auf das geschlossene Oberlid legen und langsam den Bulbus kräftig in die Orbita drücken (Blick nach unten). Dies kann für den Patienten unangenehm sein.
> - Nach ca. 5 s schlagartig loslassen und nach wenigen Sekunden Vorgang wiederholen.
> - Bulbusmassage für 5–10 Min. durchführen und dann nach jeweils einer Pause von 5–10 Min. mehrmals wiederholen, ggf. durch Patienten selbst.

- I.v. Zugang mit Infusion (z. B. Ringer-Lösung oder HÄS).
- 500 mg Acetazolamid i.v. (z. B. Diamox®), alternativ β-Blocker (z. B. Dociton® 1 mg langsam i.v. oder Clonidin (z. B. Catapresan® 0,15 mg auf 10 ml NaCl langsam i.v.).
- Vorsichtige Sedierung mit z. B. 0,5–1 mg Midazolam i.v. (z. B. Dormicum®) oder 1–2 mg Diazepam i.v. (z. B. Valium®); ggf. Wiederholung nach 5–10 Min.
- O_2-Gabe (☞ 1.7.3).

Transport

Immer umgehender Transport in eine Augenabteilung, möglichst mit Weiterverlegungsmöglichkeit in eine internistische Intensivstation (systemische Lyse) oder neuroradiologische Abteilung (lokale Lyse).

Prinzipien der Weiterbehandlung

Innerhalb der ersten 4–6 h systemische oder lokale Lysetherapie möglich. Später Versuch einer rheologischen Therapie mit HÄS und/oder Pentoxifyllin (z. B. Trental®).

Differenzialdiagnose

Arteriitis temporalis, traumatische Optikusschädigung.

!
- Ernste Prognose! Meist bleibende, hochgradige Visusminderung, außer bei erfolgreicher Lyse innerhalb der ersten 6 h.
- Spätkomplikation: Sekundärglaukom (selten).
- Selten Erkrankung des 2. Auges.

Weitere Ursachen für schmerzlosen Visusverlust

(☞ Tab. 17.4)

Sofortdiagnostik

- Basischeck (☞ 4.1.2).
- Puls, SpO_2, RR, EKG.
- Ophthalmologische Notfalluntersuchung (☞ 17.1.1).

17 „Kopf"-Notfälle

Sofortmaßnahmen

- O$_2$-Gabe (☞ 1.7.3).
- Oberkörperhochlagerung (**Ausnahme:** Arteriitis temporalis → Flachlagerung).
- Ggf. Blutdrucksenkung mit z. B. 10 mg Nifedipin (z. B. Adalat®) subl.
- Evtl. i.v. Zugang mit Infusion (z. B. Ringer-Lösung).
- Ggf. vorsichtige Sedierung, z. B. mit 0,5–1 mg Midazolam (z. B. Dormicum®) oder 1–2 mg Diazepam (z. B. Valium®); ggf. Wiederholung nach 5–10 Min.
- Bei Photophobie oder Doppelbildern mit Schwindel/Übelkeit paretisches Auge abdecken, wenn erfolglos Antiemetika, z. B. 5–10 mg Metoclopramid (z. B. Paspertin®).

Tab. 17.4 Differenzialdiagnose des schmerzlosen Visusverlustes

Symptomatik/Anamnese	Untersuchung	Verdachtsdiagnose
Schlagartiger, meist einseitiger, totaler Visusverlust Höheres Lebensalter, Diabetes, Hypertonie, Arteriosklerose, Amaurosis fugax in der Vorgeschichte	• Visus: Meist Erblindung (Fingerzählen bis Amaurose) • Pupillenreaktion: Direkte Lichtreaktion meist aufgehoben, indirekt unauffällig • Inspektion und Palpation: Unauffällig	Zentralarterienverschluss (s. o.)
Plötzlicher einseitiger Visusverlust, (ohne Therapie innerhalb von Tagen beidseitig), Nacken-, Schulter-, Kopfschmerzen, Schmerzen beim Kauen, depressive Verstimmungen, Übelkeit; meist > 65 J., oft Rheuma oder Myalgie	• Visus: Deutliche Reduktion (meist < 0,1) • Inspektion und Palpation: Evtl. harte, nicht pulsierende, schmerzhafte A. temporalis • Pupillenreaktion: Fehlende bis träge direkte Lichtreaktion	Riesenzellarteriitis (Arteriitis temporalis, Morbus Horton)
Doppelbilder, Kopfzwangshaltung, Orientierungsschwierigkeiten, Schwindel; anamnestisch evtl. vaskuläre oder Infektionskrankheiten oder Trauma (blow-out-fracture)	• Bulbusmotilität: Eingeschränkt • Inspektion und Palpation: Verletzung, Entzündung? • Monokular keine Visusminderung	Akute Diplopie/ Augenmuskelparese

Tab. 17.4 Fortsetzung

Symptomatik/Anamnese	Untersuchung	Verdachtsdiagnose
Blitz- oder Funkensehen, dann schwarze Flecken (mouches volantes), Rußregen oder schwarzer Vorhang	<ul><li>Visus: Geringe bis starke Reduktion</li><li>Gesichtsfeld: Zuerst periphere Ausfälle, später Totalausfall</li><li>Augendruck: Bulbus oft hypoton</li><li>Pupillenreaktion: Evtl. träge direkte Pupillenreaktion, aber indirekt prompt</li></ul>	Amotio retinae (Netzhautablösung)
Zunehmender grauer, zentraler Schleier, anamnestisch evtl. Hypertonie, Arteriosklerose, Stoffwechselerkrankungen, jüngere Frauen (Nikotin und orale Kontrazeption)	Visus: Mäßig bis stark reduziert	Zentralvenenverschluss
Plötzliche und einseitige Visusherabsetzung; anamnestisch meist Hypertonus, Nikotinabusus, Hyperlipidämie; > 65 J.	<ul><li>Visus: Fingerzählen immer möglich (oft > 0,1); Finger/Zahlen werden halb gesehen</li><li>Gesichtsfeld: Meist Defekt der unteren Gesichtsfeldhälfte, seltener obere Hälfte</li></ul>	Akute ischämische Optikusneuropathie (AION)
Einseitige, über Stunden oder Tage zunehmende Visusminderung, Nebel- oder Schleierwahrnehmung, dumpfe, retrobulbäre Schmerzen; oft entzündliche Vorerkrankungen	<ul><li>Visus: 0,1–0,8, selten niedriger</li><li>Gesichtsfeld: Meist Zentralskotom</li><li>Pupillenreaktion: Verminderte Reaktion auf Licht der erkrankten Seite</li><li>Palpation: Typischer Bewegungs- oder Druckschmerz des befallenen Auges</li></ul>	Neuritis nervi optici (Retrobulbärneuritis)
Blitzähnliche Lichterscheinungen, Sehen von Flecken oder Spinnen, die vor dem Auge schwimmen	Visus: Geringe oder keine Verminderung	Glaskörperabhebung

17 "Kopf"-Notfälle

Tab. 17.4 Differenzialdiagnose des schmerzlosen Visusverlustes (Fortsetzung)

Symptomatik/Anamnese	Untersuchung	Verdachtsdiagnose
Einseitiger, rascher Visusverlust innerhalb von Stunden, zunehmende Verdunklung (Schlierensehen, Rußregen vor dem Auge, mit z. T. Rotfärbung der Sehwahrnehmung)	Visus: Geringe bis sehr starke Verminderung (evtl. nur Lichtscheinwahrnehmung)	Glaskörperblutung
Einseitiges Verschwommensehen, meist mit Verkleinerung des Bildes und Verzerrtsehen; häufig nach Stresssituationen und bei Rauchern. < 50 J.	Visus: Geringe Verminderung (0,8–0,3)	Retinopathia centralis serosa
Plötzliche kurzfristige Erblindung oder Verschwommensehen mit „grauer Wolke", einseitig	Visus: Für Sekunden bis mehrere Min. deutlich reduziert bis zur Amaurose	Amaurosis fugax

Transport

Vorstellung in Augenabteilung (bei weiterer Entfernung evtl. beim Augenarzt) zur Abklärung. Bei V.a. Arteriitis temporalis sofortige Klinikeinweisung.

! Amaurosis fugax ist häufig Vorbote eines zerebralen Insults → sofortige neurologische Abklärung erforderlich.

17.1.4 Akuter Sehverlust mit Schmerzen und rotem Auge

Die Sehminderung ist meist nicht so akut und ausgeprägt wie bei Visusverlust ohne Rötung und Schmerzen (meist langsam über Stunden), aber immer mit der **Symptom-Trias** Epiphora (Augentränen), Photophobie (Lichtscheu) und Blepharospasmus (Lidkrampf).

! Ein rotes Auge mit Pupillenstörung (Form, Reaktion) ist eine ernste Erkrankung, ein rotes Auge ohne Pupillenstörung ist meist harmlos.

Entscheidende Sofortdiagnostik

Folgende Symptome weisen auf einen Glaukomanfall hin (Notfall, Sofortmaßnahmen s.u.). Alle anderen Erkrankungen mit Visusverlust, Schmerzen und rotem Auge (☞ Tab. 17.5) erfordern keine spezifischen Sofortmaßnahmen.
- Bulbus: Augendruck erhöht (hart), gerötet, Hornhaut getrübt, Vorderkammer flach.
- Sehschärfe: Visus mäßig bis stark reduziert.

- Pupille: Oft mittelweit, entrundet; träge oder fehlende Lichtreaktion.
- AZ: Reduziert, Kopfschmerzen, Übelkeit.

Akutes Winkelblockglaukom (akutes Glaukom)

Ätiologie
Erhöhung des pupillaren Widerstandes (zwischen Linsenvorderfläche und Iris) → Vorwölbung der Iris → Verlegung der Abflusswege des Kammerwassers im Kammerwinkel → plötzlicher Anstieg des Augendruckes.

Symptomatik
- **Prodromalsymptome** (ca. 50 %):
  - Wahrnehmung von Farbringen um Lichtquellen, Nebelsehen.
  - Anfallsweise Sehstörungen (nicht immer typisch).
  - Druckgefühl oder neuralgiforme Schmerzen im Auge, um das Auge oder über dem Auge, der Frontal- und Temporalregion.
  - Abdominalbeschwerden mit Übelkeit und Erbrechen.
- **Hauptsymptome:**
  - Heftigste Schmerzen.
  - Episklerale Hyperämie (rotes Auge).
  - Hornhautödem (trübe Hornhaut).
  - Pupille lichtstarr, etwas entrundet und über mittelweit (Druckschädigung des M. sphincter pupillae).
- „Steinharter Bulbus".
- **Nebensymptome:** Vermehrtes Tränen, Blepharospamus; flache, oft getrübte Vorderkammer.

Kurzanamnese
- Häufiger Frauen, Häufigkeitsmaximum 7. Lebensjahrzehnt.
- Meist bestehende Weitsichtigkeit (kurzes Auge).
- Jahreszeitlicher Gipfel in den Monaten Oktober/November.
- Gelegentlich in der Vorgeschichte Episoden von anfallsartigen Kopfschmerzen (meist einseitig, selten beidseitig) als Zeichen subakuter Glaukomanfälle.
- Auslösende Faktoren (Pupillenerweiterung): Z. B. Aufenthalt im Dunkeln, psychische Erregung, Alkohol- oder Kaffeegenuss, medikamentöse Pupillenerweiterung, Wetterfronten (Frühjahrs-, Herbstgipfel).

Sofortdiagnostik
- Basischeck (☞ 4.1.2).
- Augendruck: Harter Bulbus.
- Puls, SpO_2, RR, EKG.
- Sehschärfe: Deutliche Visusreduktion.
- Inspektion: Rotes Auge mit trüber Hornhaut und flacher Vorderkammer.
- Pupillenform: Erweiterte, meist entrundete Pupille.
- Pupillenreaktion: Fehlende Pupillenreaktion.

Sofortmaßnahmen

Therapieziel: Senkung des intraokularen Druckes, um eine Schädigung des Sehnervs zu vermeiden (Gefahr der Erblindung innerhalb von Stunden!):
- Oberkörperhochlagerung.
- I.v. Zugang mit Infusion (z. B. Ringer-Lösung).
- Hemmung der Kammerwasserproduktion durch 500–1 000 mg Diamox® i.v., alternativ β-Blocker (z. B. Dociton® 1 mg langsam i.v.) oder Clonidin (z. B. Catapresan® 0,15 mg auf 10 ml NaCl langsam i.v.).
- Ggf. Analgesie mit 5–10 mg Morphin i.v. oder 100 mg Tramadol i.v. (z. B. Tramal®).
- Sedierung, z. B. mit 0,5–1,5 mg Midazolam (z. B. Dormicum®) oder 2,5 mg Diazepam (z. B. Valium®).
- Ggf. Blutdrucksenkung, z. B. mit Nitroglycerin (z. B. 2 Hübe Nitrolingual®-Spray oder 1 Nitrolingual-Zerbeißkapsel).
- O₂-Gabe (☞ 1.7.3).

Transport

Immer Transport in Augenabteilung mit Voranmeldung.

Prinzipien der Weiterbehandlung

Medikamentöse Senkung des Augendruckes. Bei therapieresistenten Situationen Infusionen von Mannit oder Sorbit. Danach Eröffnung der peripheren Iris mit Laser (Iridotomie) oder durch Operation (Iridektomie), um direkte Verbindung von Hinter- zur Vorderkammer zu erreichen.

Differenzialdiagnose

Migräne, Sinusitis, grippaler Infekt, Oberbaucherkrankung, Trigeminusneuralgie, Zahnschmerzen, Hypertonie, intrazerebraler Prozess, Arteriitis temporalis, psychiatrische Erkrankung.

- Aufgrund der schweren Beeinträchtigung des Allgemeinbefindens bleibt die Sehverschlechterung nicht selten unbemerkt (Fehldiagnose: Akutes Abdomen).
- Nicht immer muss der Schmerz Leitsymptom sein, gelegentlich steht die gemischte Injektion der Bindehaut im Vordergrund.
- Kein Nifedipin (z. B. Adalat®) zur RR-Senkung verwenden (Kontraindikation für die in der Klinik ggf. erforderliche lokale β-Blockergabe).
- Keine Azetylsalizylsäure zur Analgesie, da Blutungsgefahr bei ggf. erforderlicher Operation.

Weitere Ursachen für akuten Visusverlust mit Schmerzen und rotem Auge

(☞ Tab. 17.5)

Sofortdiagnostik

- Basischeck (☞ 4.1.2).
- Puls, SpO₂, RR, EKG.
- Ophthalmologische Notfalluntersuchung (☞ 17.1.1).

Ophthalmologische Notfälle

Sofortmaßnahmen

- O_2-Gabe (☞ 1.7.3).
- Oberkörperhochlagerung.
- Steriler Augenverband.
- Ggf. Lokalanästhesie, z. B. mit Oxybuprocain-Tropfen (z. B. Conjuncain-EDO®) oder notfalls mit Lidocain (z. B. Xylocain®).
- Evtl. i.v. Zugang mit Infusion (z. B. Ringer-Lösung).
- Ggf. Analgesie, z. B. mit 50 mg Tramadol i.v. (z. B. Tramal®).
- Ggf. vorsichtige Sedierung, z. B. mit 1,25 mg Midazolam i.v. (z. B. Dormicum®) oder 2,5 mg Diazepam (z. B. Valium®).

Transport

Vorstellung in Augenabteilung (bei weiterer Entfernung evtl. beim Augenarzt) zur Abklärung.

Tab. 17.5 Differenzialdiagnose des Visusverlustes mit Schmerzen und rotem Auge

Symptomatik/Anamnese	Untersuchung	Verdachtsdiagnose
AZ reduziert (Erbrechen, Kopfschmerzen), meist Weitsichtigkeit, jahreszeitlicher Gipfel im Spätherbst	<ul><li>Palpation: Harter Bulbus</li><li>Pupillenreaktion: Fehlt</li><li>Pupille: Entrundet, mittelweit</li></ul>	Akuter Glaukomanfall (s. o.)
Einseitiger Exophthalmus, Chemosis; Schwellung, Rötung und Druckschmerz der Lider. Häufig Ptosis und Doppelbilder. Z. n. Augentrauma, Sinusitis oder Sepsis	Inspektion und Palpation: Auge und Lider druckschmerzhaft, starker Bewegungsschmerz, ausgeprägte Bindehautchemose, Lidschwellung, Exophthalmus, Motilitätseinschränkung	Orbitaphlegmone
Plötzliche Rötung (ziliare Injektion) und starke Schmerzen eines Auges, Lichtscheu, Blepharospasmus, Augentränen	<ul><li>Inspektion und Palpation: Rotes, schmerzhaftes Auge mit vermehrtem Tränen, evtl. erkennbare Vorderkammertrübung, starke ziliare oder gemischte Injektion</li><li>Pupillenform: Eng</li><li>Pupillenreaktion: Nur geringe Lichtreaktion</li></ul>	Akute Iritis
Anamnestisch starke UV-Einwirkung vor 6–8 h (Schweißen, Höhensonne), meist beidseits Blepharospasmus, Augentränen, Lichtscheu, Fremdkörpergefühl	Visus: Je nach Stadium vermindert	Keratitis photoelectrica (Verblitzung, Schneeblindheit)

17 „Kopf"-Notfälle

Tab. 17.5 Fortsetzung

Symptomatik/Anamnese	Untersuchung	Verdachtsdiagnose
Lichtscheu, Blepharospasmus, Augentränen. Symptomatik entwickelt sich über Stunden bis Tage	◆ Inspektion: Erkennbare, umschriebene Hornhauttrübungen, in fortgeschrittenem Stadium Hypopyon (Eiter in der Vorderkammer), rotes Auge ◆ Visus: Reduziert	Ulcus corneae
Deutlicher Exophthalmus, Augentränen, Doppelbilder, Ptosis; allg. Krankheitsgefühl, Bewegungsschmerz	◆ Inspektion und Palpation: Exophthalmus, geringes Lid- und Bindehautödem, orbitaler und periorbitaler Schmerz ◆ Visus: Sehminderung in fortgeschrittenem Stadium ◆ Bulbusmotilität: Einschränkung mit Bewegungsschmerz	Okuläre Myositis

17.1.5 Verätzung und Verbrennung

Verätzung

Symptomatik
- Stärkste Augenschmerzen.
- Tränen.
- Lichtscheu.
- Massiver Blepharospasmus (Lidkrampf).

Kurzanamnese
- Arbeits- oder Haushaltsunfall?
- Unfallhergang?
- Ätzende Substanz?

Sofortdiagnostik
- Basischeck (☞ 4.1.2).
- Inspektion: Rotes Auge.
- Leichte Verätzung: Bindehaut teils hyperämisch (Rötung), teils ischämisch (blass), Blepharospasmus.

- Schwere Verätzung: Partielle oder totale Hornhauteintrübung („gekochtes Fischauge").
- Häufig sind die Lider und die Gesichtshaut durch Spritzer der ätzenden Substanz ebenfalls verletzt.
♦ Sehschärfe: Visusreduktion abhängig von Hornhauttrübung.
♦ Puls, SpO$_2$, RR, EKG.

Tab. 17.6 Stadien der Augenverätzung

Schweregrad 1	Geringe Schädigung des Hornhautepithels, Hornhaut klar, Bindehauthyperämie, keine konjunktivale Ischämie
Schweregrad 2	Geringe Hornhauttrübung, geringe Konjunktivalbeteiligung, konjunktivale ischämische Sektoren weiß (< ⅓ Limbus)
Schweregrad 3	Totaler Hornhautepithelverlust, Hornhauttrübung, konjunktivale Ischämie: ⅓–½, Irisdetails verschwommen
Schweregrad 4	Kornea undurchsichtig (gekochtes Fischauge), ausgeprägte Konjunktival-Ischämie (weiße Bindehaut), Nekrosen, Ulzerationen

Sofortmaßnahmen

Bei Verätzung muss die Augenspülung sofort am Unfallort als erste Maßnahme erfolgen, ggf. Kurznarkose, z. B. mit Ketamin (z. B. Ketanest®).

Augenspülung

Motto: „Spül mir das Lid noch einmal …"
(☞ Abb. 17.4)
- Handschuhe anziehen (Eigenschutz), eigene Augen vor Spritzern schützen (Brille, Abstand).
- Ggf. Lokalanästhesie, z. B. mit Oxybuprocain-Tropfen (z. B. Conjuncain-EDO®) oder notfalls mit Lidocain (z. B. Xylocain®).
- Grobe Partikel mit Kompressenzipfel oder Wattestäbchen entfernen.
- Bei Kalkverätzungen: Trocken austupfen und dann nachspülen oder, wenn vorhanden, mit Öl ausspülen. Entscheidend ist die schnelle Dekontamination (notfalls auch mit Wasser), da durch die Reizsekretion des Auges die Kalkverätzung unterhalten wird.
- Kopf zum verletzten Auge neigen lassen. Auge öffnen und offen halten. Oft müssen die Augenlider von einem Helfer mit Gewalt geöffnet werden.
- Mit Isogutt®, notfalls auch mit anderer Flüssigkeit (z. B. Ringer-Lösung), aus Plastiksprühflasche oder Infusionsschlauch über Hornhaut und Bindehaut spülen.
- **Cave:** Keine Spülflüssigkeit ins Gegenauge gelangen lassen.
- Patienten in alle vier Hauptrichtungen blicken lassen.
- Oberen und unteren Bindehautfornix mit 10- oder 20-ml-Spritze mit aufgesetzter Plastikverweilkanüle vorsichtig ausspülen.
- Zur besseren Exposition der Bindehaut Oberlid ektropionieren.
- Fortführen der Spülung während der Fahrt zur Klinik: Spülschale mit Dauerinfusion (Elektrolytlösung) oder 5-minütliches Tropfen mit Isogutt®-Augentropfen.
- Notfalls ist auch die Spülung des Auges unter laufendem Wasserstrahl am Waschbecken möglich.

17 „Kopf"-Notfälle

17.1

Eine sehr gute Alternative ist der Einsatz einer Spüllinse (z. B. Morgan medi-FLOW®-Lens, ☞ Abb. 17.5):
- Einsetzen:
  - Lokalanästhesie, z. B. mit Oxybuprocain-Tropfen (z. B. Conjuncain-EDO®) oder notfalls mit Lidocain (z. B. Xylocain®).
  - Spüllösung (z. B. NaCl 0,9 %) mit Infusionssystem an die Linse anschließen und langsam tropfen lassen.
  - Patienten nach unten blicken lassen, Linse unter das Oberlid einsetzen, Patienten nach oben blicken lassen, Unterlid zurückziehen, Linse endgültig platzieren.
- Spülen:
  - Kopf zur erkrankten Seite lagern.
  - Spülflüssigkeit auffangen (untergelegtes Tuch, Papier, Spülschale).
  - Anfangs schneller spülen (3 Tropfen/s), dann Dauerspülung mit 1 Tropfen/s.
  - Linse bis zur Klinikübergabe belassen.
- Entfernen:
  - Patienten nach oben blicken lassen, Unterlid zurückziehen.
  - Linse herausziehen.

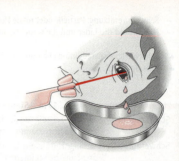

Abb. 17.4 Augenspülung [A300–190]

Weitere Maßnahmen:
- I.v. Zugang mit Infusion (z. B. Ringer-Lösung).
- Ggf. Analgesie, mit z. B. 5–10 mg Morphin i.v. oder 100 mg Tramadol i.v. (z. B. Tramal®).
- Sedierung, z. B. mit 1,25 mg Midazolam i.v. (Dormicum®) oder 2,5 mg Diazepam i.v. (Valium®).
- O_2-Gabe (☞ 1.7.3).
- Ätzende Substanz und Behältnisse asservieren.

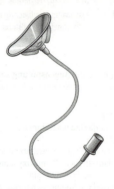

Abb. 17.5 Spüllinse [A300–190]

Transport

Bei Stadium I Vorstellung beim Augenarzt ausreichend, ansonsten immer Transport in Augenabteilung (Stadium II–IV).

Prinzipien der Weiterbehandlung

Dauerspülung bis zu 24 h. Topische Kortikosteroide und/oder Cyclosporin A. Später: Operative Entfernung der Nekrosen mit plastischer Deckung. Evtl. Hornhauttransplantation.

- **Säureverätzung:** Koagulationsnekrose. Entstehung eines oberflächlichen Ätzschorfes verhindert Tiefenwirkung.

- **Laugenverätzung:** Kolliquationsnekrose. Rasches Vordringen in tiefere Gewebsschichten → Gefahr der Penetration in Kammerwasser und Glaskörper, Perforationsgefahr.

Verbrennungen

Symptomatik
- Versengte Augenbrauen und Wimpern.
- Verbrennungen 1.–3. Grades (Rötung, Blasenbildung, Nekrosen) der Lid- und Bindehaut.
- Erosion bis zu tiefen Gewebsnekrosen der Hornhaut.

Kurzanamnese
Hitzeexposition, z. B. durch Stichflamme, heiße Dämpfe oder Gase, kochendes Wasser, glühendes Metall, Starkstrom, Explosion, heißes Öl/Fett.

Sofortdiagnostik
Wie bei Verätzung (s. o.).

Sofortmaßnahmen
Wie bei Verätzung (s. o.).

Transport
Immer Transport in Augenabteilung.

17.1.6 Verletzungen

Bulbus-, Orbita- oder Schädeltrauma. Charakteristische Augensymptome mit erheblichem Visusverlust auch bei kopffernem Trauma möglich.

Stumpfe Bulbusverletzung

Symptomatik
- Rotes Auge.
- Schmerzen.
- Doppelbilder bei Blow-out-Fraktur (☞ 17.1.2).

Kurzanamnese
- Arbeits-, Sport- oder Autounfall, Schlägerei.
- Dokumentation des genauen Unfallhergangs.

Sofortdiagnostik
- Basischeck (☞ 4.1.2).
- Periorbital: Hämatom, Lidschwellung.

- Bulbus: Gemischte Injektion, diffuse Chemosis oder Unterblutung der Bindehaut. Bei schwerem Trauma Hornhauttrübung. Sichtbare Wundöffnung. Bei gedeckter Perforation meist dunkel erscheinendes, prolabiertes intraokulares Gewebe unter der Bindehaut.
- Vorderkammer: Abgeflacht oder aufgehoben, Einblutung.
- Pupille: Entrundet, fehlende Lichtreaktion.
- Sehschärfe: Minderung, Amaurose bei massiver Einblutung oder Optikusabriss.
- Puls, SpO_2, RR, EKG.

Sofortmaßnahmen

- Oberkörperhochlagerung.
- I.v. Zugang mit Infusion (z. B. Ringer-Lösung).
- Ggf. Analgesie mit z. B. 5–10 mg Morphin i.v. oder 100 mg Tramadol i.v. (z. B. Tramal®).
- Sedierung, z. B. mit 1,25 mg Midazolam i.v. (z. B. Dormicum®) oder 2,5 mg Diazepam i.v. (z. B. Valium®).
- O_2-Gabe (☞ 1.7.3).
- Steriler Verband, ggf. doppelseitiger Verband zur Ruhigstellung.

Transport

Immer Transport in Augenabteilung.

Prinzipien der Weiterbehandlung

Röntgenaufnahmen, operative Revision bei Verdacht auf Bulbusruptur.

Differenzialdiagnose

Orbitafraktur, Schädelbasisbruch.

Spätfolgen: Sekundäres Glaukom, Netzhautablösung, Phthisis bulbi (Schrumpfung des Bulbus).

Zur Analgesie keine Azetylsalizylsäure wegen evtl. erforderlicher OP.

Penetrierende Bulbusverletzung

Symptomatik

- **Kleine Penetration:** Zur Perforationsstelle hin verzogene Pupille (oft einziges Zeichen!).
- **Schwere Penetration:**
  - Eingefallener hypotoner Bulbus.
  - Erkennbarer Uvea- und Glaskörpervorfall.
  - Bei Hornhautpenetration sichtbare Hornhautwunde mit meist aufgehobener vorderer Augenkammer und Verziehung der Pupille zur Penetrationsstelle hin.

Kurzanamnese

- Unfälle im Straßenverkehr (Windschutzscheibenverletzungen) oder am Arbeitsplatz (z. B. Metallsplitter beim Bohren, Hämmern, Fräsen, Schleifen).
- Stich- oder Schnittverletzungen.

Ophthalmologische Notfälle

17.1

Sofortdiagnostik

- Basischeck (☞ 4.1.2).
- ! Bei V.a. penetrierende Verletzung Bulbus nicht palpieren, nicht ektropionieren.
- Sehschärfe: Herabgesetzt.
- Augendruck: Erniedrigt (vorsichtige Palpation).
- Pupillenform: Entrundet.
- Pupillenreaktion: Keine.
- Inspektion: Veränderte Augenvorderkammer, sichtbare Wundöffnungen von Hornhaut oder Sklera, Prolaps von Augengewebe (Linse, Glaskörper, Netzhaut), diffuse Chemosis mit Unterblutung der Bindehaut.
- Puls, SpO$_2$, RR, EKG.

Sofortmaßnahmen

- Oberkörperhochlagerung.
- Trockener, steriler, ggf. doppelseitiger Verband zur Ruhigstellung. **Cave:** Verband locker anlegen, so dass kein Druck auf den Bulbus entsteht.
- I.v. Zugang mit Infusion (z. B. Ringer-Lösung).
- Ggf. Analgesie mit z. B. 100 mg Tramadol i.v. (z. B. Tramal®).
- Sedierung, z. B. mit 1,25 mg Midazolam i.v. (z. B. Dormicum®) oder 2,5 mg Diazepam i.v. (z. B. Valium®).
- O$_2$-Gabe (☞ 1.7.3).

Transport

Immer Transport in Augenabteilung.

Prinzipien der Weiterbehandlung

Operative Versorgung mit Entfernung von Fremdkörpern, evtl. Vitrektomie, Plombenaufnähung, Gas- oder Silikonölinstillation.

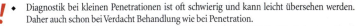

- Diagnostik bei kleinen Penetrationen ist oft schwierig und kann leicht übersehen werden. Daher auch schon bei Verdacht Behandlung wie bei Penetration.
- Bei penetrierenden spitzen Gegenstände (Nadeln, Kanülen, Metallsplitter) deren weiteres Eindringen verhindern (Vorsicht beim Umlagern des Patienten, längere Gegenstände stabilisieren).

- Bei penetrierenden Verletzungen Augenlider vorsichtig öffnen und Auge besonders schonend untersuchen (bei reaktivem Lidkrampf oder Druck auf Bulbus zusätzliche Schädigung des Auges möglich).
- Keine Manipulation am verletzten Auge.
- Keine Erstbehandlung in Form von Salben (Kunstfehler!).
- Keine Tropfenapplikation (z. B. Lokalanästhetikum) wegen möglichem Einbringen von Verunreinigungen in das Auge.
- Fremdkörper nicht entfernen, größere stehende Fremdkörper stabilisieren.

„Kopf"-Notfälle

Verletzungen der Orbita

Symptomatik
- Stichwunden: Meist kleine Eintrittspforte, die rasch wieder verkleben kann.
- Pfählungsverletzungen: Eindringen eines größeren spitzen Gegenstandes seitlich neben dem Bulbus.

Kurzanamnese
- Genauer Unfallhergang?
- V.a. intraorbitalen Fremdkörper, Verletzung mit Splitter oder durch Stich?

Sofortdiagnostik
- Basischeck (☞ 4.1.2).
- Inspektion und Palpation: Ex-/Enophthalmus, bei medialer oder Orbitabodenfraktur (Blow-out-Fraktur) oft Luftemphysem (Verbindung zu NNH); meist druckschmerzhafte knöcherne Stufe am Orbitarand tastbar.
- Sehschärfe: Normal oder mäßig vermindert.
- Bulbusmotilität: Doppelbilder beim Blick nach oben oder unten, selten bei Seitenblick.
- Puls, SpO$_2$, RR, EKG.

Sofortmaßnahmen
- Oberkörperhochlagerung.
- Steriler Verband.
- Luftemphysem: Schneuzverbot.

Transport
Immer Transport in Augenabteilung.

- Gefahr der Orbitaphlegmone durch infektiöses Material (z. B. Holzsplitter).
- Bei Mitbeteiligung der vorderen Schädelgrube Meningitisgefahr.

Penetrierende Gegenstände nicht herausziehen, größere stehende Fremdkörper stabilisieren.

Bindehaut- und Hornhautfremdkörper

Symptomatik
- Anfangs mäßige, später zunehmende Schmerzen.
- Rotes Auge.
- Starkes Tränen.
- Evtl. Blepharospasmus.
- Evtl. Visusabfall.

Ophthalmologische Notfälle

Kurzanamnese

Beim Schleifen, Hämmern, Sägen o. ä. „ist etwas ins Auge geflogen", Anwesenheit in einer Werkstatt oder auf einer Baustelle, Gartenarbeit, Straßenverkehr (v. a. Fahrradfahrer).

Sofortdiagnostik

- Inspektion:
  - Bei fokaler (seitlicher) Beleuchtung Fremdkörper meist als schwarzer oder weißlicher Fleck im Hornhautniveau erkennbar.
  - Hinweise auf Penetration (Eintrittspforte, austretender, meist dunkel erscheinender Augeninhalt?).
  - Bei Fremdkörper unter dem Oberlid (Schmerzen v. a. beim Lidschlag) und fehlendem Hinweis auf Penetration ektropionieren (17.1.1).
- Sehschärfe: Meist reduziert.
- Puls, SpO$_2$, RR.

Sofortmaßnahmen

- Lokalanästhesie z. B. mit Oxybuprocain-Tropfen (z. B. Conjuncain-EDO®) oder notfalls mit Lidocain (z. B. Xylocain®).
- Evtl. Spülung des Bindehautsackes (17.1.5).
- Ggf. i.v. Zugang mit Infusion (z. B. Ringer-Lösung).
- Ggf. Analgesie mit z. B. 100 mg Tramadol i.v. (z. B. Tramal®).
- Steriler Augenverband, bei stärkeren Beschwerden zur Ruhigstellung beidseitig.

Transport

Bei einfachem Fremdkörper Vorstellung beim Augenarzt ausreichend. Bei V.a. Penetration Transport in Augenabteilung.

Prinzipien der Weiterbehandlung

Oft Abrasio des geschädigten Epithels erforderlich. Bei metallischen Hornhautfremdkörpern Ausfräsen des Rosthofs. Ausschluss einer möglichen Penetration. Ausschluss eines intraokularen Fremdkörpers.

- Entfernung des Hornhautfremdkörpers am besten durch Augenarzt unter spaltlampenmikroskopischer Kontrolle, d. h. keine Manipulationsversuche.
- Keine symptomatische Verordnung von Lokalanästhetika in Tropfen- oder Salbenform (Gefahr von Hornhautdauerschäden bei mehrmaliger Anwendung).

17 „Kopf"-Notfälle

Gerhard Waitz und Gunther Wiesner

17.2 HNO-Notfälle

> **Besonderheiten bei HNO-Notfällen**
> - Notfallsituationen im HNO-Bereich entstehen durch Verlegung der Engstellen im oberen Luft- und Verdauungstrakt durch Blutung, Tumor, Ödem (entzündlich, allergisch, toxisch), Trauma oder Fremdkörperinkorporation.
> - Lebensbedrohliche Notfallsituationen im HNO-Bereich entstehen durch Massenblutungen oder durch Verlegung der Atemwege (drohender Verblutungs- oder Erstickungstod).
> - Wichtige Hilfsmittel bei Notfällen im HNO-Bereich für Untersuchung bzw. Therapie (evtl. NAW-Ausrüstung ergänzen):
>   – Spatel und Lichtquelle (Laryngoskop) für Mundhöhle, Oro-, Hypopharynx und Larynx.
>   – Mittellanges Nasenspekulum für Ohr, Nase und Tracheostoma.
>   – Starres, großlumiges Absaugrohr (Tonsillektomie-Saugeransatz) für die schwierige Intubation, bei Fremdkörpern und enoraler Blutung.
>   – Pneumatische Nasentamponade bei schweren Nasenblutungen (☞ Abb. 17.6).

Gerhard Waitz

17.2.1 Blutung aus der Nase

Leichte Blutung aus der Nase
Venöse Blutung aus den vorderen Nasenabschnitten (L. Kiesselbach des Septums).

Symptomatik
Blutung meist einseitig, sickernd bis träufelnd.

Kurzanamnese
- Banales Trauma (Nasenbohren).
- Infekt.
- Rhinitis sicca.
- Hypertonie bekannt?

Sofortdiagnostik
- Basischeck (☞ 4.1.2).
- Puls, SpO_2, RR, EKG.
- Inspektion von Nase und Rachen (Blutfluss nach vorn).

Sofortmaßnamen
- Oberkörperhochlagerung.
- Eiskrawatte oder nasskalten Lappen in Nacken und auf Stirn.
- Kompression der Nasenflügel für 5–10 Min.
- Entfernen von Koageln. Abschwellende Nasenspray/-tropfen (z. B. Otriven®).
- Bei Hypertonie RR-Senkung, z. B. mit Nifedipin (z. B. Adalat®) 10–20 mg subl. (☞ 5.7).

HNO-Notfälle

Transport
Vorstellung beim HNO-Arzt. Bei hypertensiver Krise Transport in Innere Abteilung.

Prinzipien der Weiterbehandlung
Blutstillung durch lokale Maßnahmen.

! Blutkontamination von Gesicht, Händen und Kleidung täuscht oft unrealistisch großen Blutverlust vor.

Schwere Blutung aus der Nase
Meist arterielle Blutung aus den hinteren Nasenabschnitten (A. sphenopalatina ← A. maxillaris ← A. carotis externa).

Symptomatik
- Kräftige, hellrote, oft beidseitige Blutung aus Nase und Rachen.
- Blutungspersistenz in den Rachen bei Kompression der Nasenflügel.
- Regurgitation großer Blutkoagel.

Kurzanamnese
- Hypertonie, hypertensive Krise, Arteriosklerose.
- Gerinnungsstörungen (z. B. Antikoagulanzientherapie).
- Angiopathien (M. Osler).
- Traumen.
- Tumoren.
- Postoperativ (z. B. Konchotomie, Siebbein-OP).

Sofortdiagnostik
- Basischeck (☞ 4.1.2).
- Puls, SpO_2, RR, EKG.
- Inspektion von Nase und Rachen, Lokalisation der Blutungsquelle (oft kräftiger Blutfluss in den Rachen).

Sofortmaßnahmen
- O_2-Gabe (☞ 1.7.3).
- Oberkörperhochlagerung.
- Eiskrawatte oder nasskalten Lappen in Nacken und auf Stirn.
- Nasenflügel kräftig komprimieren.
- Koagel entfernen.
- Abschwellende Nasenspray/-tropfen (z. B. Otriven®).
- I.v. Zugang mit Infusion (z. B. Ringer-Lösung).
- Bei Hypertonie RR-Senkung, z. B. mit Nifedipin (z. B. Adalat®) 10–20 mg subl. (☞ 5.7).
- **Nasentamponade.**

> **Technik der pneumatischen Nasentamponade**
> Material: Z.B. Xomed Epistat® (Abb. 17.6).
> - Katheter durch den unteren Nasengang bis zum Anschlag einführen.
> - Hinteren Ballon mit kalter Flüssigkeit (ca. 10 ml) auffüllen.
> - Katheter nach vorne ziehen, bis hinterer Ballon an Choane anstößt (federnder Widerstand).
> - Vorderen Ballon (ca. 30 ml) auffüllen.

Bei Persistenz der Blutung:
- Blockungsvolumen beider Ballons erhöhen.
- Beidseitige pneumatische Tamponade.

Weniger effiziente **Alternativmöglichkeiten zur pneumatischen Nasentamponade:**
- Statt pneumatischer Nasentamponade Endotrachealtubus (Tubusdurchmesser etwa Kleinfingerdicke des Patienten) oder Blasenkatheter in Nase einführen, blocken und unter Zug halten lassen (Helfer oder Patient selbst).
- Zusätzlich vordere Nasenabschnitte mit Mullstreifen ausstopfen.

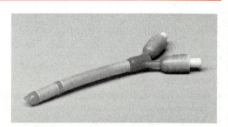

Abb. 17.6 Pneumatische Nasentamponade (Xomed Epistat®)

Transport

Vorstellung beim nächstgelegenen HNO-Arzt mit OP-Abteilung (Belegarzt, HNO-Abteilung).

Prinzipien der Weiterbehandlung

Definitive Tamponade, ggf. operative Versorgung/Embolisation.

- **Bei Mittelgesichtsfrakturen** (17.3.1) heftiges Nasenbluten durch Abriss der A. maxillaris möglich. Therapie: Reposition des eingeschobenen Mittelgesichts und beidseitige pneumatische Nasentamponade.
- **Geblockte Nasentamponaden** nach 60 Min. probatorisch entblocken (Gefahr der Septumdrucknekrose).

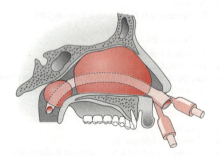

Abb. 17.7 Pneumatische Nasentamponade in situ [A300–190]

Arterielle Massenblutung aus der Nase

Ruptur bzw. Arrosion der Arteria carotis interna an der Seitenwand der Keilbeinhöhle.

Symptomatik
- Sprudelnd-spritzende Massenblutung aus Nase und Mundhöhle.
- Volumenmangelschock.
- Ggf. zentralnervöse Symptomatik durch Subarachnoidalblutung.
- Asphyxie durch Blutaspiration.

Kurzanamnese
- Z.n. Operation oder Tumor an der Rhinobasis.
- Nach körperlicher Anstrengung oder spontan (Ruptur eines infraklinoidalen Karotisaneurysmas).

Sofortdiagnostik
- Basischeck (☞ 4.1.2).
- Puls, SpO$_2$, RR, EKG.

Sofortmaßnahmen
- Kompression der A. carotis communis auf der homolateralen Halsseite.
- Beidseitige pneumatische Nasentamponade mit maximaler Blockung (s. o.).
- Mindestens 2 großlumige i.v. Zugänge mit Infusion (z. B. HÄS).
- Orotracheale Intubation (☞ 3.4.4).
- Tracheobronchiale Absaugung.
- Straffe Pharynxtamponade (☞ Abb. 17.8).

Transport
Schnellstmöglicher Transport in ein Zentrum mit HNO-Abteilung, Neuroradiologie, Neurochirurgie (Sondersignale, ggf. Hubschrauber).

Prinzipien der Weiterbehandlung
Nach provisorischer Versorgung Notfallangiographie, ggf. Ballonokklusion oder Embolisation; operative Versorgung durch Neuroradiologie, HNO, Neurochirurgie.

Gerhard Waitz

17.2.2 Blutung aus Mundhöhle, Oro- und Hypopharynx

Leichtere und schwere Blutungen aus Mundhöhle, Oro- und Hypopharynx

Symptomatik
- Ausspucken frischen oder geronnenen Blutes.
- Blutverschmiertes Gesicht und Mund.
- Seltener auch Bluthusten, Bluterbrechen.
- Asphyxie durch Blutaspiration (häufigste Todesursache nach Tonsillektomie).

Kurzanamnese

- Postoperativer Zustand (z. B. Tonsillektomie, meist 6.–10. postoperativer Tag).
- Tumorarrosion.
- Trauma (Pfählungsverletzungen, Mittelgesichtsfraktur, Unterkieferfraktur ☞ 17.3.1).
- Gerinnungsstörung, Angiopathie.
- Blutung nach zahnärztlicher Behandlung ☞ 17.3.4.

Sofortdiagnostik

- Basischeck (☞ 4.1.2).
- Puls, SpO$_2$, RR, EKG.
- Inspektion der Mundhöhle (Wundbetten, postoperative Residuen) zur Lokalisation der Blutungsquelle.

Sofortmaßnahmen

- Mindestens 2 großlumige i.v. Zugänge mit Infusion (z. B. Ringer-Lösung, ggf. HÄS).
- Koagel entfernen.
- Oberkörperhochlagerung.
- O$_2$-Gabe (☞ 1.7.3).
- Kompression der Blutungsquelle von innen (Finger, tupferarmierte Klemme) und außen.
- Blutung nach Mittelgesichtsfraktur (☞ 17.3.1): Mit Zeige- und Mittelfinger enoral im Bereich des weichen Gaumens von dorsal und mit dem Daumen im Frontzahnbereich fassen → bewegliche Maxilla nach ventral ziehen und nach kranial gegen das Gesichtsskelett pressen. Maxilla durch straffen Kopf-Kinn-Verband fixieren.

Transport

- Nach Möglichkeit immer Klinikeinweisung (nächste HNO-Abteilung).
- Bei leichteren Blutungen evtl. Vorstellung beim HNO-Arzt bzw. nach zahnärztlichen Eingriffen beim Zahnarzt.

Differenzialdiagnose

Ösophageale, gastrointestinale Blutung (Mallory-Weiss-Syndrom, Ösophagusvarizenblutung); Ausschluss durch Inspektion der Mundhöhle (anamnestische Hinweise auf portale Hypertension, Alkoholabusus?). Bronchiale Blutung bei Gefäßarrosion durch Tumor (Bronchial-Ca bekannt?).

Eingespießte Fremdkörper belassen (☞ 17.3.1).

Arterielle Massenblutung aus Mundhöhle, Oro- und Hypopharynx

Blutung aus A. carotis und ihren Ästen.

Symptomatik

- Sprudelnd spritzende, arterielle Blutung aus der Mundhöhle.
- Schocksymptomatik.
- Asphyxie durch Blutaspiration.

Kurzanamnese

- Pfählungsverletzung (☞ 17.3.1).
- Oropharyngealer Tumor.
- Z.n. Operation (z. B. enorale Tumorresektion).

Sofortdiagnostik

- Basischeck (☞ 4.1.2).
- Puls, SpO$_2$, RR, EKG.
- Inspektion der Mundhöhle.
- Lokalisation der Blutungsquelle.

Sofortmaßnahmen

- Entfernen von Koageln.
- O$_2$-Gabe (☞ 1.7.3).
- Kompression der Blutungsquelle von innen (Finger, tupferarmierte Klemme) und außen.
- Digitale Kompression der A. carotis communis an homolateraler Halsseite.
- Mindestens 2 großlumige i.v. Zugänge mit Infusion (z. B. HÄS).
- Orotracheale Intubation (☞ 3.4.4) oder als ultima ratio Koniotomie (☞ 3.4.7).
- Tracheobronchiale Absaugung.
- Straffe Pharynxtamponade mit breiter Mullbinde (☞ Abb. 17.8).

Abb. 17.8 Technik der Pharynxtamponade beim intubierten Patienten [A300–190]

Transport

Schnellstmöglicher Transport in das nächstgelegene Klinikum mit HNO- oder MKG-Abteilung (Sondersignale, ggf. Hubschrauber).

Prinzipien der Weiterbehandlung

Transfusionen, chirurgische oder angiographische Blutstillung.

- Ohne Sicherung der Atemwege (Intubation) und anschließende Pharynxtamponade ist die Blutung nicht beherrschbar.
- Verzicht auf Maximaltherapie nur bei **gesichert** finalem Zustand eines Tumorpatienten (Patient dem Notarzt bekannt); dann ausreichende Analgosedierung.

Gerhard Waitz

17.2.3 Blutung aus dem Ohr

Symptomatik

- Blutung aus Gehörgang unterschiedlicher Stärke.
- Ggf. Beimengung von Liquor oder Hirnsubstanz.
- Ggf. Schwindel, Nystagmus, Nausea, Ertaubung, Fazialisparese.

Kurzanamnese

- Trauma:
  - Pfählungsverletzung (Ohrstäbchen, Stricknadel).
  - Ohrmuschelverletzung.
  - Sturz auf Kinn (Kiefergelenks- oder Gehörgangsfraktur).
  - Z.n. SHT (Felsenbeinlängsfraktur, offene otobasale Trümmerfraktur).
- Grippeotitis.
- Selten: Tumoren, Gefäßerkrankungen, Koagulopathien.

Sofortdiagnostik

- Basischeck (☞ 4.1.2).
- Puls, SpO_2, RR, EKG.
- Bewusstseinsstatus?
- Säuberung des periaurikulären Gewebes und Inspektion: Blutungsquelle im Gehörgang oder Blutkontamination von außen?
- Beimengung von Liquor oder Hirnsubstanz?
- Fazialisfunktion: Sofortparese (entscheidend für Prognose und operative Revision)?
- Spontannystagmus? Hörverlust?

Sofortmaßnahmen

- Ggf. O_2-Gabe (☞ 1.7.3).
- Mindestens 1 großlumiger i.v. Zugang mit Infusion (z. B. Ringer-Lösung, ggf. HÄS).
- Ggf. Beatmung.
- Ohrmuschel steril abdecken.

Transport

- Nach Möglichkeit immer Klinikeinweisung, außer bei leichteren Blutungen evtl. Vorstellung beim HNO-Arzt.
- Bei SHT: Schnellstmöglicher Transport in das nächste Zentrum mit Neurochirurgie, Neuroradiologie und HNO.
- Bei Traumen der Ohrmuschel, des Gehörgangs oder Mittelohrs: Transport in die nächste HNO-Abteilung.

Prinzipien der Weiterbehandlung

Behandlung der zentralnervösen Störungen, Wundversorgung. Danach ggf.: Liquorfisteldeckung, Fazialisdekompression, Mittelohrrekonstruktion.

- Nichts in den Gehörgang stecken.
- Fremdkörper belassen, allenfalls auf Transportmaß kürzen.
- Bei offenen Hirnverletzungen keine Hirnsubstanz entfernen, steril abdecken mit feuchter Kompresse.

Gerhard Waitz

17.2.4 Traumata

Abrissverletzung von Ohrmuschel, Nase oder Lippen
Komplette oder partielle Abtrennung von Ohrmuschel, Nase oder Lippen.

Symptomatik
- Blutende Wunde.
- Schmerz.

Kurzanamnese
Trauma, Bissverletzung.

Sofortdiagnostik
- Basischeck (☞ 4.1.2).
- Puls, SpO_2, RR, EKG.

Sofortmaßnahmen
- Wunde mit leichter Kompression steril abdecken.
- Pendulierende Reste belassen und durch Verband stabilisieren. Ggf. strangulierende Rotationsfehlstellungen aufheben.
- Abgetrennte Anteile asservieren und in physiologischer Kochsalzlösung (besser Eiweißlösung) mitnehmen.
- I.v. Zugang mit Infusion (z. B. Ringer-Lösung).
- Ggf. Analgesie, z. B. mit 100 mg Tramadol i.v. (z. B. Tramal®).
- Ggf. Sedierung mit 2,5 mg Midazolam i.v. (z. B. Dormicum®).

Transport
- Nach Möglichkeit immer Klinikeinweisung in die nächste HNO-, MKG- oder plastische Chirurgie-Abteilung ohne Sondersignale.
- Bei leichteren Verletzungen evtl. Vorstellung bei HNO-Arzt, MKG- oder plastischem Chirurgen.

Prinzipien der Weiterbehandlung
Plastische Rekonstruktion, ggf. in mehreren Schritten.

! Auch grob verschmutzte und verunstaltete Anteile können zur Rekonstruktion verwandt werden.

Othämatom
Subperichondrales Hämatom/Serom der Ohrmuschelvorderfläche nach stumpfer Ohrmuschelverletzung.

Symptomatik
Prallelastische Vorwölbung auf der Ohrmuschelvorderfläche.

Kurzanamnese
Stumpfes Trauma.

Sofortdiagnostik
- Basischeck (☞ 4.1.2).
- Puls, SpO$_2$, RR, EKG.
- Inspektion.
- Palpation.

Sofortmaßnahmen
Ggf. Analgesie, z. B. mit 100 mg Tramadol i.v. (z. B. Tramal®).

Transport
Klinikeinweisung in die nächste chirurgische oder HNO-Abteilung oder Vorstellung beim HNO-Arzt ohne Sondersignale.

Prinzipien der Weiterbehandlung
Dringliche Hämatomentlastung (Gefahr der Knorpelnekrose).

Stumpfes Halstrauma (Kehlkopffraktur)
Fraktur von Schild- oder Ringknorpel mit möglicher Stenosierung des Atemweges durch: Fragmentdislokation, Blut, Hämatom, Ödem oder neurogene Läsion.

Symptomatik
- Schmerz.
- Hämoptoe.
- Inspiratorischer Stridor.
- Heiserkeit.
- Dysphagie.

Kurzanamnese
Direkte Gewalteinwirkung auf den Hals.

Sofortdiagnostik
- Basischeck (☞ 4.1.2).
- Puls, SpO$_2$, RR, EKG.
- Inspektion: Äußere Prellmarken bzw. offene Verletzungen.
- Palpation: Krepitation, Emphysem, Hämatom.
- Auskultation von Kehlkopf, Trachea und Lunge (scharfes, evtl. pfeifendes Atemgeräusch: Eingrenzung der Läsionsstelle, Ausschluss bronchopulmonaler Verletzungen).

Sofortmaßnahmen

- Oberkörperhochlagerung.
- O_2-Gabe (☞ 1.7.3).
- I.v. Zugang mit Infusion (z. B. Ringer-Lösung).
- Bei drohender Asphyxie orotracheale Intubation (☞ 3.4.4).
- Falls unmöglich: Koniotomie (☞ 3.4.7).
- Bei offenen Läsionen Intubation über den Traumazugang.
- Hochdosiert Prednisolon i.v. (z. B. 10 mg/kg KG Solu-Decortin H®) bei ausgeprägtem endolaryngealen Ödem.

Transport

- Nach Möglichkeit immer Klinikeinweisung, außer bei leichteren Fällen Vorstellung beim HNO-Arzt – Transport in die nächste HNO-Abteilung.
- Dringlichkeit des Transports in Abhängigkeit vom Grad der Dyspnoe.

Prinzipien der Weiterbehandlung

Lupenlaryngoskopie, Tracheoskopie, ggf. Röntgendiagnostik, Sonographie, ggf. rekonstruktive Chirurgie.

Differenzialdiagnose

Trachealverletzungen, Fremdkörper, Tumoren, Schwellungen der oberen Atemwege.

Trachealabriss

Abriss der Trachea vom Larynx bzw. Durchtrennung der zervikalen Trachea mit meist progredienter Ateminsuffizienz:
Endotracheale Blutung → Hustenreiz → Halsemphysem → Dislokation und Kompression der Tracheastümpfe → Asphyxie.

Symptomatik

- Schmerz.
- Hustenreiz, Hämoptoe.
- Prellmarke am Hals oder offene Halswunde mit Austritt von Atemluft.
- Halsemphysem.
- Evtl. Heiserkeit (Rekurrensläsion).
- Inspiratorischer und exspiratorischer Stridor.
- Progrediente Dyspnoe, Schnappatmung, Asphyxie.

Kurzanamnese

- Direkte Gewalteinwirkung (stumpf, scharf).
- HWS-Hyperextensionstrauma.

Sofortdiagnostik

- Basischeck (☞ 4.1.2).
- Puls, SpO_2, RR, EKG.

- Palpation: Krepitation, Stufenbildung zwischen Larynx und Trachea (bei größerer Emphysemausdehnung u. U. nicht tastbar), knisterndes, raumforderndes Halsemphysem.
- Maskenbeatmung u. U. nicht möglich.
- Beim Intubationsversuch Glottis einstellbar, aber Tubus nicht vorschiebbar.

Sofortmaßnahmen

- O_2-Gabe (☞ 1.7.3).
- I.v. Zugang mit Infusion (z. B. Ringer-Lösung).
- Orotrachealer Intubationsversuch (☞ 3.4.4). Bei subglottischem Stopp keine Gewaltanwendung!

Falls Intubation nicht möglich:
- **Bei geschlossenen Trachealverletzungen:**
  - Emphysemhöhle durch kurzen Hautschnitt längs der Trachea eröffnen.
  - Kaudalen Trachealstumpf aufsuchen (Luftblasen, Hämoptoe) und intubieren.
- **Bei offenen Trachealverletzungen:**
  - Wunde austasten, ggf. durch kurzen Hautschnitt erweitern.
  - Subkutan mit Klemme oder dem Finger stumpf präparieren, kaudalen Trachealstumpf (Luftblasen, Hämoptoe) aufsuchen und intubieren.
- Tracheobronchial absaugen.
- Tubus gut blocken und fixieren (Aspirations- und Dislokationsgefahr).

Transport

Schnellstmöglicher Transport in die nächste Klinik mit HNO- und thoraxchirurgischer Abteilung (ggf. Sondersignale, Hubschrauber).

Prinzipien der Weiterbehandlung

Trachearekonstruktion durch HNO- bzw. Thoraxchirurgie.

> Beim geschlossenen Trachealabriss (Symptomentrias: Zervikale Prellmarke, Halsemphysem, Dyspnoe) kommt es fast immer zur progredienten Verschlechterung von Atmung und anatomischen Verhältnissen, so dass entschlossenes Handeln (Eröffnen der Emphysemhöhle, Intubation des Trachealstumpfs) geboten ist.

Gerhard Waitz und Gunther Wiesner

17.2.5 Fremdkörper

Nasale Fremdkörper

Symptomatik

- Einseitige Nasenatmungsbehinderung.
- Nasenbluten (einseitig).
- Schleimfluss (einseitig).
- Sichtbarer Fremdkörper.
- Bei frontobasaler Perforation ggf. Liquorrhoe, ZNS-Symptomatik (☞ 11.2).

HNO-Notfälle

Kurzanamnese
Steckenbleiben eines Fremdkörpers in der Nase (meist spielende Kleinkinder).

Sofortdiagnostik
- Basischeck (☞ 4.1.2).
- Puls, SpO_2, RR, EKG.
- Inspektion der Nase mit Nasenspekulum und Lichtquelle.
- Ausschluss tief sitzender Atemwegsfremdkörper (Hypopharynx, Ösophagus, Larynx, Trachea s. u.).
- Bei Abwehr (Kleinkinder) keine Diagnose erzwingen, sondern zum HNO-Arzt fahren.

Sofortmaßnahmen
Ggf. abschwellender Nasenspray/-tropfen (z. B. Otriven®).

Transport
- Vorstellung beim HNO-Arzt.
- Bei V.a. Frontobasisverletzung Klinikeinweisung (möglichst mit HNO- und neurochirurgischer Abteilung).
- Nur bei zentralnervöser Symptomatik dringlicher Transport.

Prinzipien der Weiterbehandlung
Fremdkörperextraktion durch den HNO-Arzt. Bei Frontobasisverletzung Duraplastik (Neurochirurgie und HNO).

Hypopharynx- und Ösophagusfremdkörper

Symptomatik
- Schmerzen im Jugulum.
- Später ggf. Symptomatik der **Komplikationen:** Halsemphysem, Mediastinitis, Pneumothorax (☞ 7.7), Aspirationspneumonie (☞ 7.3).

Kurzanamnese
- Kinder (Spielzeug, Münzen, o. Ä.).
- Geriatrische Patienten (sensible Kontrolle des Bolus bei Prothesenträgern gestört).
- Psychiatrische Patienten.
- Patienten mit Ösophagusstenosen.

Sofortdiagnostik
- Basischeck (☞ 4.1.2).
- Puls, SpO_2, RR, EKG.
- Auskultation, Palpation und Perkussion von Lunge und zervikalen Weichteilen zum Ausschluss ernster Komplikationen (☞ Symptomatik).

Sofortmaßnahmen

- I.v. Zugang mit Infusion (z. B. Ringer-Lösung).
- Ggf. Fremdkörperextraktion mit Laryngoskop und Magill-Zange (☞ Abb. 17.9).

Transport

- Immer Transport in die nächste HNO-Abteilung (starre, eingekeilte Fremdkörper, z. B. Zahnprothese) oder internistisch-endoskopische Abteilung (weiche Fremdkörper, z. B. Fleischbrocken).
- Bei Dyspnoe dringlicher Transport, ggf. Sondersignale.

Prinzipien der Weiterbehandlung

Ggf. Röntgen-Diagnostik; Ösophagoskopie mit Fremdkörperentfernung; ggf. Therapie der Komplikationen.

!
- Bei großen Boli ggf. Ateminsuffizienz durch Trachealkompression.
- Komplikationen: Perforation, Blutung, Mediastinitis, Pneumothorax, ösophagotracheale Fistel.

Gefahr der Perforation, Blutung und Schwellung bei Extraktionsversuchen → eingekeilte Fremdkörper belassen! (Kinder ☞ 12.5.3).

Laryngeale Fremdkörper

Symptomatik

- Luftringen mit überwiegend frustranen Atemexkursionen.
- Husten.
- Heiserkeit.
- Stridor.

Kurzanamnese

- Z.n. Verschlucken eines Fremdkörpers (Prothesenträger, Kinder, geriatrische u. psychiatrische Patienten).
- Suizidversuch.

Sofortdiagnostik

- Basischeck (☞ 4.1.2).
- Puls, SpO_2, RR, EKG.
- Auskultation von Larynx, Trachea, Lunge (scharfes Atemgeräusch in Stenosehöhe).

Sofortmaßnahmen

- O_2-Gabe (☞ 1.7.3).
- I.v. Zugang mit Infusion (z. B. Ringer-Lösung).
- Vorgehen in Abhängigkeit von der Atmung (suffizient vs. insuffizient).
- Ggf. Laryngoskopie in Rachenschleimhautanästhesie (z. B. Xylocain®-Spray, sofern vorhanden).
- Ggf. Entfernen unverkeilter Fremdkörper mit der Magill-Zange (wie bei Hypopharynx-Fremdkörper, ☞ Abb. 17.9).

- Ggf. Notkoniotomie.
- Ggf. Transport mit liegendem Fremdkörper unter Schwellungsprophylaxe, z. B. mit Prednisolon i.v. in hoher Dosierung (z. B. 10 mg/kg KG Solu-Decortin H®) und in Koniotomiebereitschaft (☞ 3.4.7).

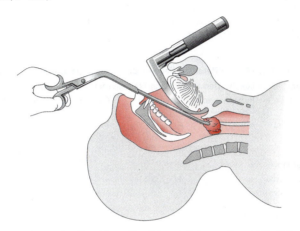

Abb. 17.9 Entfernen eines Hypopharynx-Fremdkörpers mit Laryngoskop und Magill-Zange [A300–190]

Transport
- Immer Transport in die nächste HNO-Abteilung oder in endoskopisches Zentrum.
- Bei Dyspnoe dringlicher Transport, ggf. Sondersignale.

Prinzipien der Weiterbehandlung
Ggf. Röntgendiagnostik; Mikrolaryngoskopie mit Fremdkörperentfernung, Tracheo- und Bronchoskopie.

💣 Eingekeilte Fremdkörper (Gebissprothesen, Knochen) belassen (Gefahr der Perforation, Blutung, zunehmenden Schwellung).

Differenzialdiagnose
Sonstige Atemwegsfremdkörper, Epiglottitis, stenosierende Laryngo-Tracheitis, Laryngospasmus.

Trachealfremdkörper
Kinder ☞ 12.5.3.

Symptomatik

(☞ Tab. 17.7)
- Initial Atemnot und heftiger Hustenanfall.
- Heftiges Luftringen mit überwiegend frustranen Atemexkursionen.
- Zunehmende Ateminsuffizienz (Zyanose).
- Evtl. hörbares Anschlagen des Fremdkörpers an Glottis oder Carina.
- Ggf. plötzliche komplette Asphyxie.

Tab. 17.7 Differenzialdiagnose der Fremdkörperaspiration

Symptom	Lokalisation extranasaler Fremdkörper			
	Hypopharynx/Ösophagus	Larynx	Trachea	Bronchien
Schmerzen im Jugulum	+	–	–	–
Dysphagie	+	+/–	–	–
Hypersalivation	+	+	–	–
Kloßige Sprache	+	+/–	–	–
Initialer Hustenreiz	+	+ +	+ + +	+
Heiserkeit	–	+	–	–
Dyspnoe	+/–	+	+ + +	+
Inspiratorischer Stridor	(+)/–	+	+	–
Exspiratorischer Stridor	–	–	+	+
Hämatopnoe	–	–	–	+

Symptom: – nein, +/– evtl. vorhanden, + ja, + + stark, + + + sehr stark

Kurzanamnese

- Aspiration eines größeren Fremdkörpers (z. B. im Mund gehaltener Gegenstände).
- Aspiration von Zahnmaterial (nach Rasanztraumen oder zahnärztlicher Behandlung).

Sofortdiagnostik

- Basischeck (☞ 4.1.2).
- Puls, SpO$_2$, RR, EKG.
- Auskultation von Larynx, Trachea, Lunge: Inspirium und Exspirium hörbar behindert bzw. fehlendes Atemgeräusch bei vollständiger Atemwegsverlegung.

Sofortmaßnahmen

Bei erhaltener suffizienter Atmung:
- O$_2$-Gabe (☞ 1.7.3).

- I.v. Zugang mit Infusion (z. B. Ringer-Lösung).
- Transport in Intubationsbereitschaft.

Bei insuffizienter Atmung:
- Direkte Laryngoskopie mit Intubationsspatel in Rachensprühanästhesie (z. B. Xylocain®-Spray, sofern vorhanden). **Cave:** Auslösen von Erbrechen möglich, Aspirationsgefahr.
- Falls möglich Fremdkörperentfernung (extrem selten durchführbar).
- Bei wiedereinsetzender Spontanatmung O_2-Gabe (☞ 1.7.3).
- Wenn Fremdkörperentfernung nicht möglich bzw. bei komplettem Trachealverschluss oder Asphyxie:
  - Orotracheale Intubation (☞ 3.4.4).
  - Beatmungsversuch (meist frustran).
  - Fremdkörper mit Tubus oder Mandrin in einen Hauptbronchus vorschieben, bis wieder eine einseitige Beatmung möglich wird (☞ Abb. 17.10).
- Tubus zurückziehen, blocken.
- Beatmung mit 100 % O_2 (☞ 1.7.3).

Externe Fremdkörper-Dislokationsversuche (Heimlich-Manöver) nur bei vitaler Indikation und wenn es keine sofortige Intubationsmöglichkeit gibt (Erfolgsaussichten gering):
- Technik bei nicht bewusstlosen Patienten: Stehenden oder sitzenden Patienten von hinten umfassen, eine zur Faust geballte Hand zwischen epigastrischen Winkel und Nabel platzieren; Faust mit der anderen Hand umgreifen und kräftig in Richtung Zwerchfell drücken.
- Technik bei bewusstlosen Patienten: Über Patienten in Rückenlage knien und die Hände zwischen epigastrischem Winkel und Nabel übereinander legen; kräftig in Richtung Zwerchfell drücken.
- Heimlich-Manöver bis zu 5 Mal anwenden, dann erneute Inspektion des Mund-/Rachenraumes.
- Kontraindiziert bei Polytrauma und instabilem Thorax.
- Bei fortgeschrittener Schwangerschaft bzw. extremer Adipositas: Bei nicht bewusstlosen Patienten Thorax von hinten im Stehen oder Sitzen umfassen und komprimieren bzw. bei bewusstlosen Patienten Thorax komprimieren wie bei Thoraxkompression („Herzdruckmassage").
- Komplikationsmöglichkeiten des Heimlich-Manövers: Ruptur intraabdominaler Organe, Rippenfrakturen, Erbrechen.

Transport

Dringlicher Transport in die nächste HNO- oder endoskopische Abteilung (ggf. Sondersignale).

Prinzipien der Weiterbehandlung

Tracheo-Bronchoskopie mit Fremdkörperentfernung, ggf. Röntgendiagnostik, ggf. Therapie der Komplikationen (z. B. Trachealperforation).

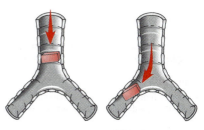

Abb. 17.10 Umwandeln eines trachealen in einen bronchialen Fremdkörper [A300–190]

"Kopf"-Notfälle

Differenzialdiagnose
Sonstige Atemwegsfremdkörper und stenosierende Atemwegserkrankungen.

> Durch Fremdkörperdislokation oder Begleitödem kann sich eine subtotale Trachealverlegung schlagartig in einen kompletten Trachealverschluss verwandeln.

Bronchialfremdkörper
Kinder ☞ 12.5.3.

Symptomatik
- Initial: Hustenreiz, Hämoptoe.
- Dann: Exspiratorischer Stridor, einseitige Lungenüberblähung bei homolateralen Rasselgeräuschen; später rezidivierende Broncho-Pneumonien mit Hustenattacken.

Kurzanamnese
- Aspiration eines kleinen Fremdkörpers (z. B. Erdnuss, Zahnmaterial, nach zahnärztlicher Behandlung).
- Blut- bzw. Schleimaspiration.
- Später: Rezidivierende Broncho-Pneumonien, eitriger Auswurf, Lungen- oder Lappenatelektase.

Sofortdiagnostik
- Basischeck (☞ 4.1.2).
- Puls, SpO_2, RR, EKG.
- Auskultation von Larynx, Trachea, Lunge:
  - Normales, vesikuläres Atemgeräusch bei kleinen Fremdkörpern in der Peripherie.
  - Einseitig fehlendes Atemgeräusch bei Verschluss eines Hauptbronchus.
  - Giemen, Pfeifen, Brummen (trockene RG) bei Fremdkörpern im Bronchialsystem.
  - Bronchialatmen, z. B. bei Pneumonie nach Aspiration eines Fremdkörpers vor längerer Zeit.
- Perkussion der Lunge: Hypersonorer Klopfschall bei Ventilmechanismus durch den Fremdkörper mit Überblähung der homolateralen Lunge.

Sofortmaßnahmen
- O_2-Gabe (☞ 1.7.3).
- I.v. Zugang mit Infusion (z. B. Ringer-Lösung).
- Ggf. Intubation und Beatmung mit 100 % O_2.

Transport
- Immer Transport in die nächste internistische oder HNO-Abteilung.
- Bei Dyspnoe dringlicher Transport (ggf. Sondersignale).

Prinzipien der Weiterbehandlung
Röntgendiagnostik, Tracheo-Bronchoskopie mit Fremdkörperentfernung.

Gehörgangsfremdkörper
(☞ 17.2.4)

Gerhard Waitz

17.2.6 Infektionen und hyperge Schleimhautreaktionen

Akute Epiglottitis
Kinder ☞ 12.5.3.
Durch Haemophilus influenzae verursachte entzündliche Auftreibung der Epiglottis (oft mit Abszedierung) im Rahmen eines Infekts der oberen Luftwege.

Symptomatik
- Kloßige Sprache.
- Dysphagie.
- Hypersalivation.
- Inspiratorischer Stridor.
- Allgemeine Infektzeichen (Fieber, Tachykardie, Hypotonie, Abgeschlagenheit).
- Fauliger Mundgeruch.

Kurzanamnese
Atemwegsinfekt? Husten?

Sofortdiagnostik
- Basischeck (☞ 4.1.2).
- Puls, SpO_2, RR, EKG.
- Inspektion der Mundhöhle:
 – Entzündliche Schwellung des Zungengrunds.
 – Fauliger Foetor ex ore.
 – Schleimhautrötung.
- Schwellung der zervikalen Lymphknoten und der Halsweichteile.
- Temperatur ↑.

Sofortmaßnahmen
- Oberkörperhochlagerung.
- O_2-Gabe (☞ 1.7.3).
- Topisches Sympathomimetikum (z. B. Adrenalin Medihaler® 2–4 Hübe).
- I.v. Zugang mit Infusion (z. B. Ringer-Lösung).
- Prednisolon in hoher Dosierung i.v. (z. B. 10 mg/kg KG mg Solu-Decortin H®).
- Bei drohender Asphyxie: Intubationsversuch (schwierig!).
- Nach frustranen Intubationsversuchen keine Zeit verlieren und umgehend koniotomieren (☞ 3.4.7).

Transport
Dringlicher Transport in die nächste Klinik mit HNO-Abteilung oder -Konsiliarius (ggf. Sondersignale).

Prinzipien der Weiterbehandlung
Antibiotische, antiödematöse Therapie.

- In der Regel bessert sich der Zustand, so dass riskante Intubationsversuche entbehrlich sind.
- Niemals „prophylaktisch" intubieren (Gefahr der iatrogenen Schwellungsprogression, Blutung, Abszessentleerung mit Aspiration).

Stenosierende Laryngo-Tracheitis
Subglottische und tracheale Ödeme und Verborkung im Rahmen eines viralen oder bakteriellen Atemwegsinfekts, bei Exsikkose oder nach Radiatio.

Symptomatik
- Bellender Husten (meist nachts).
- Infektzeichen.
- Langsam progrediente Dyspnoe.
- Inspiratorischer Stridor.

Kurzanamnese
- Vorausgegangener „grippaler" Infekt (Abgeschlagenheit, Gliederschmerzen, Fieber, Schnupfen, Husten).
- Evtl. bekannte Stenose der Trachea.
- Schwerer Nikotinabusus.
- Ggf. vorbestehende Sicca-Symptomatik (Exsikkose nach Radiatio, M. Sjögren).

Sofortdiagnostik
- Basischeck (4.1.2).
- Puls, SpO_2, RR, EKG.
- Auskultation von Larynx, Trachea, Lunge zum Ausschluss primär bronchopulmonaler Erkrankungen und zur Lokalisation der Läsionsstelle (scharfes Stenosegeräusch).
- Temperatur ↑.

Sofortmaßnahmen
- Oberkörperhochlagerung.
- O_2-Gabe (1.7.3).
- I.v. Zugang mit Infusion (z. B. Ringer-Lösung).
- Topisches Sympathomimetikum (z. B. Adrenalin-Medihaler® 2–4 Hübe).
- Bei schwerer Symptomatik Prednisolon in hoher Dosierung i.v. (z. B. 10 mg/kg KG Solu-Decortin H®).

Transport

Dringlicher Transport in die nächste internistische bzw. pädiatrische Abteilung mit HNO-Konsiliarius (ggf. Sondersignale).

Prinzipien der Weiterbehandlung

Inhalationstherapie, Antibiose, Mukolyse.

Atemwegsstenose durch Insektenstich

Schleimhautschwellung der oberen Luftwege (Zunge, Zungengrund, Gaumen, Tonsille, Pharynxwand; sehr selten: Glottis, Subglottis, Trachea oder Bronchien).

Symptomatik

- Dysphagie.
- Kloßige Sprache.
- Häufig begleitendes Hyperventilationssyndrom.
- Selten Dyspnoe, inspiratorischer Stridor, Kreislaufreaktionen.

Kurzanamnese

- Z.n. Verschlucken einer Wespe, Biene, Hummel o. Ä.
- Schmerzhafter Stich beim Schlucken.
- Manchmal genaue Lokalisationsangabe möglich.

Sofortdiagnostik

- Basischeck (☞ 4.1.2).
- Puls, SpO$_2$, RR, EKG.
- Inspektion von Mundhöhle und Oropharynx.

Sofortmaßnahmen

- Oberkörperhochlagerung.
- O$_2$-Gabe (☞ 1.7.3).
- I.v. Zugang mit Infusion (z. B. Ringer-Lösung).
- Bei Stridor:
  - Topisches Sympathomimetikum (z. B. Adrenalin Medihaler® 2–4 Hübe).
  - Topisches Kortikoid (z. B. Pulmicort® Spray 2–4 Hübe).
  - Prednisolon in hoher Dosierung i.v. (z. B. 10 mg/kg KG Solu-Decortin H®).
- Bei drohender Asphyxie orotracheale Intubation (☞ 3.4.4).
- Wenn Intubation nicht möglich → Koniotomie (☞ 3.4.7).
- Bei Kreislaufkomplikationen oder anaphylaktischem Schock ☞ 5.9.

Transport

- In schweren Fällen dringlicher Transport in die nächste Klinik mit HNO-Abteilung oder -Konsiliarius (ggf. Sondersignale).
- In leichteren Fällen Vorstellung beim HNO-Arzt.

„Kopf"-Notfälle

Prinzipien der Weiterbehandlung
Topisch und systemisch antiödematös, ggf. antiallergisch.

! Oft extreme Erstickungsangst (Hyperventilation) trotz geringen objektiven Befunds.

Quincke-Ödem
Schwellungsneigung des oberen Aerodigestivtrakts aufgrund einer allergischen Reaktion (☞ 19.1) oder eines hereditären Enzymdefekts im Komplementsystem.

Symptomatik
- Blass-livide Schwellung von Lidern, Lippen, Zunge (evtl. monströs), Supraglottis und Mundschleimhaut.
- Spannungsschmerz im Gesicht.
- Evtl. Stridor, Dyspnoe.
- Evtl. gastrointestinale Koliken.

Kurzanamnese
- Bekannter Enzymdefekt.
- Z.n. Stress, Trauma.
- Allergische Reaktion (☞ auch 19.1) nach Nahrungsaufnahme (z.B. Schalentiere) oder Medikamenten (z.B. ACE-Hemmer).

Sofortdiagnostik
- Basischeck (☞ 4.1.2).
- Puls, SpO_2, RR, EKG.
- Inspektion der Mundhöhle.
- Temperatur: Kein Fieber.

Sofortmaßnahmen
- Oberkörperhochlagerung.
- O_2-Gabe (☞ 1.7.3).
- Möglichst großlumiger i.v. Zugang mit Infusion (z.B. Ringer-Lösung).
- Topisches Sympathomimetikum (z.B. Adrenalin Medihaler® 2–4 Hübe).
- Prednisolon in hoher Dosierung i.v. (z.B. 10 mg/kg KG Solu-Decortin H®).
- Antihistaminikum, z.B. Clemastin (z.B. Tavegil®) 4 mg i.v.
- Bei drohender Asphyxie: Intubationsversuch (☞ 3.3.4), ggf. Koniotomie (☞ 3.4.7).

Transport
- In leichten Fällen: Vorstellung beim Haut- oder HNO-Arzt.
- Bei Dyspnoe dringlicher Transport in die nächste Klinik mit HNO-Abteilung, bei weiterer Entfernung in die nächste chirurgische Abteilung (ggf. Sondersignale).

Prinzipien der Weiterbehandlung

Symptomatische Therapie, ggf. Tracheotomie, Koniotomie. Enzymdiagnostik, ggf. Enzymsubstitution, Aufklärung des Patienten und seiner Angehörigen über die Frühsymptome des Larynxödems sowie das entsprechende Vorgehen. Allergenaustestung.

Gerhard Waitz

17.2.7 Notfälle bei Patienten mit Tracheostoma

Kanülenarten
- **Ungeblockte Kanülen** (Silber, Kunststoffe), z. T. mit herausnehmbarem Innenteil („Seele") für eine erleichterte Reinigung; evtl. mit Sprechventil.
- **Geblockte Kanülen** bei Langzeitbeatmung und Aspiration.
- **Silikon-T-Tubes (Montgomery-Röhrchen)** bei Trachealstenose. Diese Kanülen schienen die Trachea, der Schenkel zum Stoma ist mit Stöpsel verschlossen und wird nur zur Reinigung geöffnet.

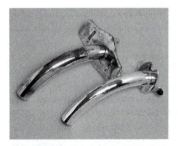

Ungeblockte Dauerkanüle mit „Seele"

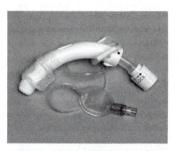

Blockbare Kanüle

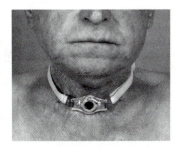

Tracheostomie-Kanüle in situ

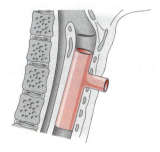

Silikon-T-Tube (Montgomery-Röhrchen)

Abb. 17.11 Kanülenarten beim Tracheostoma [A300–190]

Atemnot bei Patienten mit Tracheostoma

Verlegung der Kanüle oder des Tracheostomas durch Schleim oder Borken aufgrund der fehlenden Atemluftbefeuchtung; seltener durch Tumorwachstum, Schleimhautödem oder fehlplatzierte Kanüle.

Symptomatik
- Ruhedyspnoe.
- Inspiratorischer, gelegentlich auch exspiratorischer Stridor.

Kurzanamnese
Z.n. Tracheotomie.

Sofortdiagnostik
- Basischeck (☞ 4.1.2).
- Puls, SpO$_2$, RR, EKG.
- Inspektion von Tracheostoma und Kanüle:
- Schleim, Borken in der Kanüle.
- Tumor/Granulationen im Tracheostoma oder in der Trachea.
- Kanülendislokation.
- Auskultation (Stenosegeräusche?).

Sofortmaßnahmen
- Kanüle und Trachea mit dicklumigem, flexiblen Absaugkatheter säubern, ggf. Innenteil entfernen.
- Falls keine Besserung: Kanüle entfernen, nochmals absaugen.
- Falls keine Besserung: Ca. 20 ml NaCl 0,9 % in das Tracheostoma spritzen, abhusten lassen.
- Falls keine Besserung: V.a. tumoröse/ödematöse Trachealstenose.
- Gereinigte Kanüle wiedereinsetzen.
- O$_2$-Gabe (☞ 1.7.3) über das Tracheostoma.
- Wenn über das Stoma keine ausreichende Spontanventilation möglich ist, Intubation über das Stoma, am besten über Führungsstab (ggf. Kindertubus verwenden).
- I.v. Zugang mit Infusion (z.B: Ringer-Lösung).
- Prednisolon in hoher Dosierung i.v. (z.B. 10 mg/kg KG Solu-Decortin H®).

Transport
- In schweren Fällen Transport in die nächste Klinik mit HNO-Abteilung, in dringenden Fällen in die nächste chirurgische Abteilung (ggf. Sondersignale).
- Sonst evtl. Vorstellung beim HNO-Arzt.

HNO-Notfälle

Prinzipien der Weiterbehandlung

Endoskopische Kontrolle der Trachea und ggf. Weiterbehandlung.

- Erstickungszustände beim tracheotomierten Patienten resultieren fast immer aus einer Verlegung in Höhe des Tracheostomas (Kanüle, Stoma, Trachea).
- Orotracheale Intubationsversuche sind häufig kontraindiziert (z. B. laryngektomierter Patient).
- Frisch angelegte Tracheostomata kollabieren bei Entfernung der Trachealkanüle → Weichteile z. B. mit Nasenspekulum, Klemme o. Ä. offen halten.
- Zur Absaugung von Silikon-T-Tubes (Montgomery-Röhrchen) Stöpsel entfernen und äußeren Schenkel nach oben kippen.
- Irreversibel verstopfte Silikon-T-Tubes (Montgomery-Röhrchen) am Stomaschenkel fassen (ggf. mit Klemme) und herausreißen (evtl. größerer Kraftaufwand erforderlich).
- Trachealkanülen-Träger bedecken die Kanüle häufig mit einem Schal. Sie ist dann nicht sofort zu sehen.

Tracheostomablutung

Ätiologie

Blutung aus dem Tracheostomakanal bei:
- Tumorrezidiv.
- Arrosion von Schilddrüsengefäßen.
- Arterielle Massenblutung bei Arrosion des Truncus brachiocephalicus durch scheuerndes Kanülenende.

Symptomatik

- Blutung aus dem Tracheostomakanal.
- Hämoptoe.
- Dyspnoe durch Aspiration.

Bei Trunkusarrosion rapide einsetzender Volumenmangelschock, Herz-Kreislaufstillstand, Asphyxie durch Aspiration.

Kurzanamnese

Z.n. nach Tracheotomie.

Sofortdiagnostik

- Basischeck (☞ 4.1.2).
- Puls, SpO$_2$, RR, EKG.
- Inspektion des Tracheostomas.

Sofortmaßnahmen

- Tracheobronchial absaugen.
- O$_2$-Gabe (☞ 1.7.3) über Tracheostoma.
- Trachea und Stoma neben der liegenden Kanüle mit Mullstreifen austamponieren (Nasenspekulum hilfreich).

Bei Trunkusarrosionsblutung:
- Trachealkanüle entfernen.
- Endotrachealtubus durch das Stoma weit in Trachea einführen, stramm blocken und zurückziehen, bis die Blutung etwas nachlässt.
- Trachea und Stoma mit Mullstreifen austamponieren.
- Aspiriertes Blut absaugen.
- O$_2$-Gabe (☞ 1.7.3).
- Mindestens 2 großlumige i.v. Zugänge mit Infusion (z. B. Ringer-Lösung, ggf. HÄS).

Transport
Immer Transport in die nächste Klinik mit HNO-Abteilung, bei längeren Anfahrtswegen in die nächste chirurgische Abteilung.

Prinzipien der Weiterbehandlung
Versorgung mäßig starker Blutungen durch HNO-Abteilung. Bei Trunkusarrosionsblutungen Versorgung durch HNO, interventionelle Radiologie, Thorax-/Gefäßchirurgie.

Tim Krafft

17.3 Mund-, kiefer-, gesichtschirurgische und zahnärztliche Notfälle

> **Besonderheiten bei MKG-Notfällen**
> - Lebensbedrohliche Notfallsituationen im MKG-Bereich entstehen durch Verlegung der Atemwege aufgrund von Frakturen, Ödem, Tumor, Fremdkörper oder Blutungen aus einem intraoralen Tumor.
> - Wichtigste Hilfsmittel bei Notfällen im MKG-Bereich für Untersuchung bzw. Therapie:
>   - Spatel und Lichtquelle (Laryngoskop).
>   - Möglichst großlumiger Absaugkatheter.

17.3.1 Traumata und Kiefergelenkluxationen

Ablederungsverletzungen

Symptomatik
- Schmerzen.
- Blutung im Bereich der offenen Ablederung.
- Bei geschlossener Ablederung Hämatom mit massiver Schwellung und Fluktuation.
- Ggf. Bewusstseinsstörung (☞ 11.2).

Sofortdiagnostik
- Basischeck (☞ 4.1.2).
- Puls, SpO$_2$, RR, EKG.

- Atemwege frei?
- Inspektion:
- – Teilabriss von Gesichts-(und Schädel-)haut.
- – Sickerblutung, selten spritzende Blutung aus mittelgroßem Gefäß.
- Schockzeichen?

Sofortmaßnahmen

- O_2-Gabe (1.7.3), ggf. Atemwege sichern (3.4.4).
- Oberkörperhochlagerung, ggf. Schocklagerung (2.5).
- I.v. Zugang mit Infusion (z. B. Ringer-Lösung).
- Analgesie, z. B. mit 100 mg Tramadol (z. B. Tramal®) i.v.
- Ggf. Sedierung mit 2,5 mg Midazolam (z. B. Dormicum®) i.v.
- Wundversorgung:
- – Verschmutzungen nur grob entfernen.
- – Weichteile annähernd in ihre ursprüngliche Lage zurückbringen.
- – Bissverletzungen steril abdecken.
- – Sickerblutungen mit breitflächigem Druck (Verband) vermindern.
- – Spritzende Blutung lokal komprimieren. Wenn kein Stillstand der Blutung nach 5 Min. zu erzielen ist, Blutgefäß ligieren oder mit Klemme verschließen.
- – Vollständig abgetrennte Hautteile, z. B. Skalpierungsverletzung, wie abgetrennte Gliedmaßen behandeln und asservieren (11.7.6).
- Bei Bissverletzungen Hund ggf. durch Polizei „asservieren" lassen und Amtsarzt verständigen (Tollwut?).

Transport

In MKG-Klinik oder bei weiterer Entfernung in die nächste chirurgische Klinik, bei Schocksymptomatik mit Sondersignalen.

Prinzipien der Weiterbehandlung

Antibiose, Tetanusprophylaxe, sofortige, möglichst definitive operative Versorgung zur Verminderung von entstellenden Narben, mikrochirurgische Versorgung abgetrennter Hautpartien, ggf. Tollwutimpfung.

Enorale Weichteilverletzungen

Symptomatik

Schmerzen, evtl. Blutung.

Kurzanamnese

- Unfall (z. B. Sturz oder direktes Anpralltrauma).
- Krampfanfall (Zungenbiss, Sturzverletzung).

Sofortdiagnostik

- Basischeck (4.1.2).
- Puls, SpO_2, RR, EKG.

- Atemwege frei?
- Inspektion der Mundhöhle: Klaffende Wunden der Wangenschleimhaut oder der Zunge mit oder ohne Fremdkörper. Begleitende Zahnschäden?

Sofortmaßnahmen

- O$_2$-Gabe (☞ 1.7.3), ggf. Atemwege sichern (☞ 3.4.4).
- Oberkörperhochlagerung, ggf. Schocklagerung (☞ 2.5).
- I.v. Zugang mit Infusion (z. B. Ringer-Lösung).
- Analgesie, z. B. mit 100 mg Tramadol (z. B. Tramal®) i.v.
- Ggf. Sedierung mit 2,5 mg Midazolam (z. B. Dormicum®) i.v.
- Vorgehen bei Blutungen:
- **Wangenwunde:** Enorale Kompression durch Einpressen einer Tamponade zwischen Zähne und Wangenschleimhaut bei geschlossenen Zahnreihen.
- **Zungenwunde:** Enorale Kompression durch bimanuelles (eine Hand im Mund, die andere am Mundboden) Einpressen einer Tamponade.
- **Mundboden** (Mundbodenhämatom → Mundbodenweichteile übersteigen die Schneidekante der Unterkieferzähne): Bei Atembehinderung sofortige Intubation (☞ 3.4.4) zur Sicherung der Atemwege.
- Bei stärkeren, nicht lokalisierbaren Blutungen im Rachenraum nach Intubation den gesamten Mundraum mit Kompressen austamponieren und den Unterkiefer mit einem straffen Kopf-Kinn-Verband fixieren.

Transport

Transport in MKG-Klinik oder bei weiterer Entfernung in die nächste chirurgische Klinik, ggf. mit Sondersignalen.

Prinzipien der Weiterbehandlung

Antibiose, Tetanusprophylaxe, Wundversorgung und ggf. Fremdkörperentfernung.

- Bei erschwerter Intubation, z. B. bei Mundbodenhämatom an Koniotomie (☞ 3.4.7) denken!
- Fremdkörper nicht entfernen, Wunden nicht sondieren.

Pfählungsverletzung

Sonderfall: Schussverletzungen.

Symptomatik

Schmerzen, Blutung.

Sofortdiagnostik

- Basischeck (☞ 4.1.2).
- Puls, SpO$_2$, RR, EKG.
- Atemwege frei?
- Inspektion:
- In Weichteile eingedrungene Gegenstände (z. B. Teile des KFZ-Steuerrades, Ast, Zahnbürste).

- Rachenraum: Enorale Wunden bzw. Perforation?
- Begleitende Zahnschäden?
- Wegen intrakraniellen Begleitverletzungen orientierend Neurostatus erheben (☞ 8.1.8).

Sofortmaßnahmen

- O_2-Gabe (☞ 1.7.3), ggf. Atemwege sichern (☞ 3.4.4).
- Oberkörperhochlagerung.
- I.v. Zugang mit Infusion (z. B. Ringer-Lösung).
- Analgesie, z. B. mit 100 mg Tramadol (z. B. Tramal®) i.v.
- Ggf. Sedierung mit 2,5 mg Midazolam (z. B. Dormicum®) i.v.
- Fremdkörper belassen, notfalls auf Transportmaß kürzen. Feststehende Fremdkörper (z. B. Zaun, Wasserhahn) von Feuerwehr absägen lassen.
- Schusskanäle und Bissverletzungen steril abdecken.

Transport

Transport in MKG-Klinik oder bei weiterer Entfernung in die nächste chirurgische Klinik, ggf. mit Sondersignalen.

Prinzipien der Weiterbehandlung

Antibiose, Tetanusprophylaxe, Entfernung des Fremdkörpers, ggf. in Zusammenarbeit mit HNO, Neurochirurgie und Kieferchirurgie, Wundversorgung.

> **!**
> - Schusskanal am Unfallort nicht sondieren.
> - Eine Intubation kann durch den enoralen Fremdkörper erschwert oder unmöglich sein, Analgetika und Sedativa daher sehr vorsichtig dosieren (Atemdepression).
> - Meist erschwerte Intubation → an Koniotomie (☞ 3.4.7) denken!

Mittelgesichtsfraktur

Symptomatik

- Schmerzen, enorale Blutung.
- Evtl. Bewusstseinsstörung (☞ 11.2).

Kurzanamnese

Verkehrsunfall, Sturz aus größerer Höhe, Pferdetritt, Kollision beim Kampfspiel (z. B. Fußball), Schlägerei.

Sofortdiagnostik

- Basischeck (☞ 4.1.2).
- Puls, SpO_2, RR, EKG.
- Atemwege frei?
- Inspektion:
  - Weichteilverletzungen, Prellmarke, Hämatom, Schwellung.
  - Monokel-, Brillenhämatom.
  - Rachenraum (ggf. vorher absaugen): Prothese, Knochen- und Zahnfragmente, Blutung (☞ 17.2.2)?

- Mittelgesichtsskelett auf Frakturhinweise (Fehlstellungen) überprüfen (Abb. 17.13):
- Periorbitale Stufen.
- Inkongruenz der Zahnreihen gegeneinander und in sich.
- Abnorme Beweglichkeit z. B. der Maxilla gegenüber dem Schädel (mit der rechten Hand die Oberkiefer-Frontzähne fassen und die Maxilla bewegen, mit der linken die Stirn fixieren) oder verschiedener Kieferabschnitte gegeneinander.
- Starkes Nasenbluten bei Abriss des A. sphenopalatina (17.2.1).
- Sensibilitätsstörungen im Wangenbereich (Nervenläsion).
- Doppelbilder (Orbitabeteiligung, z. B. blow-out-fracture, evtl. mit Visusminderung).

Sofortmaßnahmen

- O_2-Gabe (1.7.3), ggf. Atemwege sichern (3.4.4).
- Oberkörperhochlagerung.
- I.v. Zugang mit Infusion (z. B. Ringer-Lösung).
- Analgesie, z. B. mit 100 mg Tramadol (z. B. Tramal®) i.v.
- Ggf. Sedierung mit 2,5 mg Midazolam (z. B. Dormicum®) i.v.
- Bei schweren Verletzungen der Weichteile und Instabilität der Kiefer Intubation (3.4.4).
- Bei starkem Nasenbluten 17.2.1.
- Straffen Kopf-Kinn-Verband anlegen (Abb. 17.12).
- Bei starkem Nasenbluten Nasentamponade (17.2.1).
- Ggf. luxierte Zähne und Knochenteile asservieren (17.3.2).

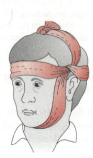

Abb. 17.12 Kopf-Kinn-Verband [A300–190]

Transport

Transport in MKG-Klinik oder bei weiterer Entfernung in die nächste chirurgische Klinik, ggf. mit Sondersignalen.

Prinzipien der Weiterbehandlung

Röntgendiagnostik, Antibiose, Tetanusprophylaxe, operative Versorgung der Weichteilverletzungen und der Frakturen, bei aufgeschobener Versorgung Ruhigstellung der Frakturen.

! Komplikationen

- Bei V.a. hohe Fraktur (Le Fort III; Brillenhämatom) Schädelbasisfraktur mit Liquorrhoe möglich (11.2).
- Bei Nasentamponade wegen starker Blutung und Schädelbasisfraktur besteht die Gefahr, die Tamponade in die vordere Schädelgrube zu schieben.
- Aspiration von Zahn- oder Prothesenteilen.

Unterkiefer- und Kiefergelenkfraktur

Symptomatik

- Schmerzen im Unterkiefer.
- Beweglichkeit des Unterkiefers eingeschränkt oder aufgehoben.
- Evtl. sichtbare Deformität, Prellmarke, Weichteilverletzung.

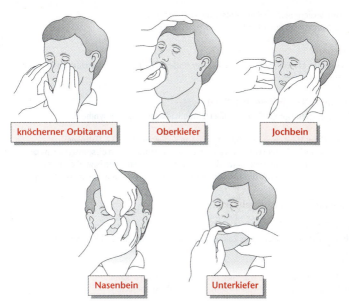

Abb. 17.13 Prüfung auf Gesichtsschädelfraktur [A300–190]

Sofortdiagnostik

- Basischeck (☞ 4.1.2).
- Puls, SpO$_2$, RR, EKG.
- Schwellung und sichtbares Hämatom (Fraktur im vorderen oder mittleren Anteil des Unterkiefers).
- Inkongruenz der Zahnreihen, Stufe in der Zahnreihe, Zahnluxation oder -fraktur (☞ 17.3.2).
- Gestörte Okklusion: Unterkieferfragmente lassen sich gegeneinander bewegen, offener Biss (beim Zusammenbeißen ist die Verzahnung der Front offen, während die Backenzähne aufeinander beißen → Kiefergelenkfraktur).
- Mundöffnung behindert und Seitenabweichung des Unterkiefers bei Mundöffnung → Kiefergelenkfraktur (keine Schwellung, kein Hämatom sichtbar!).

Sofortmaßnahmen

- O$_2$-Gabe (☞ 1.7.3).
- Bei ausgedehnter Unterkiefer-Trümmerfraktur Intubation zur Sicherung der Atemwege.
- Oberkörperhochlagerung.
- I.v. Zugang mit Infusion (z. B. Ringer-Lösung).
- Analgesie, z. B. mit 100 mg Tramadol (z. B. Tramal®) i.v.

- Ggf. Sedierung mit 2,5 mg Midazolam (z. B. Dormicum®) i.v.
- Ggf. nicht allzu fester Kopf-Kinn-Verband (☞ Abb. 17.12).

Transport
Transport in MKG-Klinik oder bei weiterer Entfernung in die nächste chirurgische Klinik, ggf. mit Sondersignalen.

Prinzipien der Weiterbehandlung
Antibiose, Tetanusprophylaxe, detaillierte Traumadiagnostik, Osteosynthese.

> ! - **Cave:** Meist erschwerte Intubation → an Koniotomie (☞ 3.4.7) denken!
> - Bei lückenhaftem Gebiss nach verlorenen Zähnen fragen und diese asservieren (☞ 17.3.2).
> - Eine Intubation kann durch die evtl. verminderte Unterkieferbeweglichkeit erschwert oder unmöglich sein, Analgetika und Sedativa daher sehr vorsichtig dosieren (Atemdepression).

Luxation des Kiefergelenkes

Symptomatik
Schmerzhafte Kiefersperre (die Zahnreihen können nicht mehr geschlossen werden).

Kurzanamnese
- Habituelle Luxation: Luxationen bereits anamnestisch bekannt.
- Trauma, forciertes Abbeißen, Gähnen, nach Zahnarztbesuch.

Sofortdiagnostik
- Basischeck (☞ 4.1.2).
- Puls, SpO$_2$, RR, EKG.
- Inspektion: Abweichen der Unterkiefermitte zur nicht betroffenen Seite bei einseitiger Luxation.
- Unterkiefer mit der Hand führen: Zahnreihen lassen sich nicht schließen.

Sofortmaßnahmen
- Ggf. O$_2$-Gabe (☞ 1.7.3).
- Oberkörperhochlagerung.
- I.v. Zugang mit Infusion (z. B. Ringer-Lösung).
- Ggf. Analgesie, z. B. mit 50 mg Tramadol (z. B. Tramal®) i.v.
- Ggf. Sedierung mit 2,5 mg Midazolam (z. B. Dormicum®) i.v.
- Nur bei habitueller Kiefergelenkluxation **Reposition nach Hippokrates:** Mit beiden Daumen auf die Molaren im Unterkiefer drücken, mit den anderen Fingern den Kieferwinkel umfassen. Durch konstanten Zug den Unterkiefer nach kaudal-ventral ziehen. Nach Dehnung der Weichteile Unterkiefer nach kaudal-dorsal drehen bis das Tuberculum articulare überwunden ist (spürbares „Einrasten").

Transport
- Ohne Sondersignal in MKG-Klinik oder bei weiterer Entfernung in die nächste chir. Klinik.
- Im Sitzen transportieren.

Prinzipien der Weiterbehandlung

Ausschluss einer Kiefergelenkfraktur, Einrenken nach Hippokrates, Ruhigstellung mit Kopf-Kinn-Verband. Ggf. Operation.

Differenzialdiagnose

Kiefergelenkfraktur (s. o.).

> Keine Repositionsversuche bei nicht habitueller Luxation, da die Reposition schwierig ist und bei bestehender Kiefergelenkfraktur ein zusätzlicher Schaden entstehen kann.

17.3.2 Zahntrauma

Symptomatik

- Spontanschmerzen oder Berührungsschmerzen an bestimmten Zähnen.
- Patient kann ungewohnte Zahnlücken oder -fehlstellungen mit der Zunge ertasten.
- Evtl. enorale Blutung (z. B. aus der Alveole).

Kurzanamnese

- Unfallhergang (Art und Richtung der Gewalteinwirkung → evtl. Begleitverletzungen).
- Aspiration oder Verschlucken von Zahnanteilen bemerkt?

Sofortdiagnostik

- Basischeck (☞ 4.1.2).
- Puls, SpO₂, RR, EKG.
- Mit Finger oder Spatel Zähne auf Lockerung untersuchen (meist Oberkieferfrontzähne).
- Zahnluxation:
- – Zahn beweglich, aber noch in Alveole.
- – Zahn mit Wurzel außerhalb der Alveole, haftet aber noch am Zahnfleischrand.
- – Zahn vollständig von Knochen und Weichteilen gelöst im oder außerhalb des Mundes (leere Alveole).
- Zahnfraktur: Bruchkanten im Kronen- oder Zahnhalsbereich tastbar.

Sofortmaßnahmen

- Ggf. O₂-Gabe (☞ 1.7.3).
- Oberkörperhochlagerung.
- I. v. Zugang mit Infusion (z. B. Ringer-Lösung).
- Analgesie, z. B. mit 50–100 mg Tramadol (z. B. Tramal®) i. v.
- Bei Zahnluxation:
- – Zahn, der noch nicht an der Schleimhaut befestigt ist, unter Erhalt der Weichteilverbindung in die Alveole zurückstecken. Zur Stabilisierung des Zahnes befeuchtete Kompresse auf die betroffene Zahnreihe legen und Patient bis zur Klinikeinweisung darauf beißen lassen.
- – Kann die Alveole den Zahn nicht mehr aufnehmen (Zerstörung einer oder mehrerer Alveolarwände) oder besteht keine Weichteilverbindung mehr, Zahn asservieren (s. u.).
- – Vollständig luxierte Zähne suchen und (trotz Verschmutzung) asservieren (s. u.).

Asservieren vollständig luxierter Zähne

- Einen Zahn, der nicht mehr am Zahnfleisch befestigt ist und nicht mehr in der Alveole hält, aus dem Mund nehmen (Aspirationsgefahr).
- Zahn möglichst nur einmal und nicht an der Wurzel anfassen (z. B. mit Magill-Zange, nicht mit Pinzette, weil Zahn leicht entgleiten kann).
- Zahn auf sterile Kompresse legen und mit etwas von der gerade verwendeten Infusionslösung befeuchten.
- Aufbewahrung: Mit Infusionslösung oder Speichel des Patienten gefüllte Spritze (kennzeichnen), Infusionsflasche (kennzeichnen) mit physiologischer Lösung oder besser H-Milch, Asservatbeutel (z. B. Dento-Safe®). Äußere Eiskühlung ist nützlich aber nicht unbedingt erforderlich.

!
- Auch verschmutzte Zähne oder Zähne, die schon längere Zeit außerhalb der Alveole waren (z. B. mehrere Stunden im Schwimmbecken) oder ausgetrocknet sind, könnten nach der Reimplantation für eine begrenzte Zeit fest werden.
- Bei Zusatzverletzungen Zähne an die weiterversorgende Klinik mitgeben mit dem Hinweis, einen Kieferchirurgen oder Zahnarzt sofort zu verständigen.

Transport

- Luxation (partiell oder vollständig): Einweisung in eine MKG-Klinik, kein Transport im RTW erforderlich.
- Fraktur (Kronen, Schmelzabsprengungen): Patienten zum Zahnarzt bzw. zahnärztlichen Notdienst schicken.

Prinzipien der Weiterbehandlung

Tetanusprohylaxis; nach vorsichtiger Säuberung Reimplantation der vollständig luxierten und asservierten Zähne in ihre Alveolen und Ruhigstellung mittels Schienung.

! Vollständig luxierte Zähne und Zahnfragmente können im Rachenraum liegen und aspiriert werden!

- Zwischen Krone und Wurzel gebrochene luxierte Zähne müssen nicht asserviert werden.
- Luxierte Zähne nicht trocken werden lassen.
- Zahnwurzel nicht desinfizieren.
- Niemals Leitungswasser zur Befeuchtung des luxierten Zahnes verwenden.

17.3.3 Zahnschmerz

Symptomatik

- Starke bis unerträgliche Schmerzen eines oder mehrerer Zähne.
- Evtl. Kieferklemme.
- Patient kann auf den betroffenen Zähnen schmerzbedingt nicht beißen/kauen.
- Evtl. subjektives Gefühl, dass der betroffene Zahn „länger geworden" sei (Entzündung).

Kurzanamnese
Anamnestisch (auf nachdrückliches Befragen) meist schon länger Zahnschmerzen.

Sofortdiagnostik
- Basischeck (☞ 4.1.2).
- Puls, SpO$_2$, RR, EKG.
- Mundinspektion: Kariöse Zähne (dunkel verfärbte Stellen), fehlende Füllungsteile, entzündete Schleimhaut (Rötung, Schwellung).
- Mit Metallinstrument (z. B. Stiel des Reflexhammers, Laryngoskopspatel) auf den Zahn aufklopfen: Zahn klopfempfindlich.

Sofortmaßnahmen
- Ggf. O$_2$-Gabe (☞ 1.7.3).
- **Bei nicht infizierter Gingiva** (keine Rötung oder Schwellung):
  - Lokalanästhesie: Z. B. 2 ml Lidocain (z. B. Xylocain® 2 %) in die Schleimhaut seitlich an den Alveolarknochen in Projektion auf die Zahnwurzel des betroffenen Zahnes injizieren.
  - Extraorale Eiskühlung als vorübergehende Maßnahme zur Schmerzbekämpfung bis zur Behandlung.
- **Bei entzündeter Gingiva** (Rötung, Schwellung):
  - Analgesie, z. B. mit 50 mg Tramadol (z. B. Tramal®) i.v.
  - Eiskühlung von extraoral.

Transport
Transport zum zahnärztlichen Notdienst z. B. mit Taxi. Kein Transport im RTW erforderlich.

Prinzipien der Weiterbehandlung
Füllungen und Karies entfernen und ggf. Ausräumung des Zahnmarks der betroffenen Zähne; provisorische Versorgung der dann schmerzfreien Zähne.

17.3.4 Blutung nach zahnärztlicher Behandlung

Symptomatik
- Blutverschmierte Lippen und Gesicht.
- Wenig (oder keine) Schmerzen.

Kurzanamnese
- Zahnärztliche Behandlung (Extraktion, Osteotomie) vor 12–36 h.
- Ggf. Koagulationshemmung, z. B. durch Dicumarol (z. B. Marcumar®) oder Azetylsalizylsäure (z. B. Aspirin®).

Sofortdiagnostik
- Basischeck (☞ 4.1.2).
- Puls, SpO$_2$, RR, EKG.

- Inspektion (nach Absaugen der Koagel):
  - Meist koagelumgebene, leere Alveole oder frische Gingivalnähte mit diffuser Sickerblutung.
  - Manchmal kleine, spritzende Gefäße des Gingivasaumes.

Sofortmaßnahmen

- O_2-Gabe (☞ 1.7.3).
- Oberkörperhochlagerung.
- Absaugen/beseitigen aller Koagel.
- Kompression: Gefaltete, sterile Kompresse auf den Blutungsherd auflegen, Patienten zubeißen lassen und Unterkiefer des Patienten 5–10 Min. gegen den Oberkiefer pressen.
- Bei größerem Blutverlust i.v. Zugang mit Infusion (z. B. Ringer-Lösung).
- Ggf. Analgesie, z. B. mit 50 mg Tramadol (z. B. Tramal®) i.v.
- Ggf. Sedierung mit 2,5 mg Midazolam (z. B. Dormicum®) i.v.

Transport

Transport zum zahnärztlichen Notdienst oder in Zahnklinik.

Prinzipien der Weiterbehandlung

Entfernen aller Koagel und Kompression. Bei Fortbestehen der Blutung: Umstechung der Blutungsquelle, ggf. Schienenverband. Hb-Bestimmung aus forensischen Gründen.

Differenzialdiagnose

Blutung aus enoralem Tumor, Ösophagusvarizenblutung, Nasenbluten.

> Kompression der Wunde durch den Patienten selbst: Meist „herumkauen" auf der Kompresse → intermittierender Sog auf die Schleimhaut → Verstärkung der Blutung.

17.3.5 Infektionen und Abszesse

Lokale Entzündungen und Abszesse

Symptomatik

Schmerzen (meistens einseitig und auf eine Kieferhälfte beschränkt).

Kurzanamnese

Ggf. anamnestisch (auf genaueres Nachfragen) schon seit längerer Zeit Zahnschmerzen.

Sofortdiagnostik

- Basischeck (☞ 4.1.2).
- Puls, SpO_2, RR, EKG.
- Inspektion:
  - Oberkiefer: Zugeschwollenes Auge, starke Wangenschwellung.
  - Unterkiefer: Asymmetrie der Unterkieferweichteile.
  - Mund: Evtl. kariös zerstörte Zahnkrone.

- Palpation: Schmerzhafte, nicht verschiebliche Schwellung am Kieferknochen (knöcherner Unterkieferrand nicht mehr tastbar).
- Ggf. Kieferklemme (insbesondere bei dorsaler Lokalisation der Beschwerden).

Sofortmaßnahmen
- Ggf. O_2-Gabe (☞ 1.7.3).
- Oberkörperhochlagerung.
- I.v. Zugang mit Infusion (z. B. Ringer-Lösung).
- Analgesie, z. B. mit 100 mg Tramadol (z. B. Tramal®) i.v.
- Ggf. Sedierung mit 2,5 mg Midazolam (z. B. Dormicum®) i.v.

Transport
Sitzender Transport in MKG-Klinik oder bei weiterer Entfernung in die nächste chirurgische Klinik. Keine Sondersignale.

Prinzipien der Weiterbehandlung
Insbesondere bei Mittelgesichtsabszedierungen parenterale Antibiose (Gefahr der Keimaszendierung über die V. angularis zu den Meningen), Abszesseröffnung.

Differenzialdiagnose
Lymphknotenschwellung anderer Genese.

Mundbodenphlegmone

Symptomatik
- Abgeschlagenheit, Fieber.
- Klosige, kaum verständliche Sprache.
- Inspiratorischer Stridor (fortgeschrittenes Stadium).

Kurzanamnese
Oftmals vorangegangene Zahnschmerzen.

Sofortdiagnostik
- Basischeck (☞ 4.1.2).
- Puls, SpO_2, RR, EKG.
- Inspektion:
- Mundboden: Livide Verfärbung und Schwellung. Weichteile übersteigen die Schneidekanten der Unterkieferfrontzähne.
- Lippen können nicht über der geschwollenen Zunge geschlossen werden (fortgeschrittenes Stadium).

Sofortmaßnahmen

- O_2-Gabe (☞ 1.7.3).
- Oberkörperhochlagerung.
- I.v. Zugang mit Infusion (z. B. Ringer-Lösung).
- Analgesie, z. B. mit 100 mg Tramadol (z. B. Tramal®) i.v.
- Ggf. Sedierung mit 2,5 mg Midazolam (z. B. Dormicum®) i.v.
- Bei starker Schwellung mit drohender Atemwegsverlegung Kortison, z. B. 250 mg Prednisolon (z. B. Solu-Decortin H®) i.v.
- Ggf. Intubation (☞ 3.4.4).

Transport

Umgehender Transport in mund-, kiefer-, gesichtschirurgische oder HNO-Klinik oder bei weiterer Entfernung in die nächste chirurgische Klinik. Bei drohender Dyspnoe mit Sondersignalen.

Prinzipien der Weiterbehandlung

Umgehende Inzision und Entlastung der Phlegmone. Hochdosierte Antibiose, abschwellende Maßnahmen (ggf. unter Sicherung der Atemwege durch Intubation); Beseitigung der Ursache (meist Zahnextraktion).

Differenzialdiagnose

Lymphknotenschwellung anderer Genese (Infekt, Lymphome), Tumor oder Epidermoidzyste des Mundbodens, infizierte mediane Halszyste, Tonsillitis, Sialadenitis submandibularis.

💣 Erschwerte Intubation bei Mundbodenphlegmone → an Koniotomie (☞ 3.4.7) denken!

Orthopädische Notfälle

18

Inhalt

KRISCHAN V. HINTZENSTERN _ STEFAN SELL

- 692 **18.1 Akuter Nackenschmerz/ Akuter Nackenarmschmerz**
- 694 **18.2 Akuter Kreuzschmerz**
- 694 18.2.1 Akute Lumbago
- 695 18.2.2 Lumbale Wurzelkompressionssyndrome
- 697 18.2.3 Kaudasyndrom
- 698 **18.3 Eitrige Arthritis des Erwachsenen**
- 699 **18.4 Septische Arthritis des Säuglings**

18 Orthopädische Notfälle

18.1 Akuter Nackenschmerz/Akuter Nackenarmschmerz

Symptomatik
- Schonhaltung: Steifhaltung des Halses, Schultern oft hochgezogen; Beschwerden positionsabhängig und bei bestimmten Bewegungen.
- Patient dreht sich mit dem Rumpf, um Rotationsbewegungen der HWS zu vermeiden.
- **Lokales Zervikalsyndrom:** Schulter-Nacken-Schmerz, paravertebrale Muskulatur verspannt, HWS-Beweglichkeit schmerzhaft eingeschränkt.
- **Akuter Schiefhals (Tortikollis):** HWS vollständig blockiert, Fehlhaltung, Beschwerdebesserung unter Extension; bei Kindern und jungen Erwachsenen können Schmerzen fehlen.
- **Zervikobrachiales Syndrom:** Von der HWS ausstrahlende Schmerzen und z. T. Sensibilitätsstörungen in den Nacken-Arm- bzw. Arm-Hand-Bereich. Bei Bandscheibenprozess ausgeprägte Fehlhaltung des Kopfes und radikuläre Symptomatik (dermatogene Schmerzen, neurologische Ausfälle, ☞ Tab. 18.1).
- **Zervikozephales Syndrom:** Lokales Zervikalsyndrom, zusätzlich Kopfschmerzen, Schwindelattacken, Hör-, Seh-, Schluckstörungen. Intermittierendes Auftreten der Symptome in Abhängigkeit von Kopf- und Halsbewegungen.

Tab. 18.1 Neurologische Ausfälle im HWS-Bereich

Wurzel	Schmerzen, Par- und Hypästhesien	Motorische Störung	Reflexabschwächung bzw. -ausfall
C5	Oberarmaußenseite	M. deltoideus: Schulterabduktion	Bizepssehnenreflex
C6	Nacken, Schulter, Arm, **Daumen**	Mm. bizeps u. brachioradialis: Ellenbogenbeuger	Bizepssehnen- und Radiusperiostreflex
C7	Nacken, Schulter, Arm, **Mittelfinger**	Mm. triceps u. pronator teres: Ellenbogen extension und Handgelenkflexion	Trizepssehnenreflex
C8	Nacken, Schulter, Arm, **Kleinfinger**	Kleine Handmuskeln: Fingerbeuger und -strecker	Trizepssehnenreflex

Kurzanamnese
- Plötzliches Auftreten, akutes Einsetzen der Beschwerden.
- Kein Trauma vorgängig.
- Auslösend sind oft abrupte Drehbewegungen oder längere Haltung in ungünstiger Position (z. B. Schreibtischarbeit).
- Evtl. Unterkühlung und Zugluft (z. B. Autofahren).

Akuter Nackenschmerz/Akuter Nackenarmschmerz

Sofortdiagnostik

- Basischeck (☞ 4.1.2).
- Inspektion: Entlastungshaltung (Seitneigung und Rotation).
- Palpation: Druck- und Klopfschmerzhaftigkeit der Dornfortsätze und der paravertebralen Muskulatur.
- Funktionsprüfung: Einschränkung der Beweglichkeit.
- Kompressionstest: Schmerzverstärkung bei axialem Druck auf den Kopf (Diskushernie).
- Extensionstest: Nachlassen des Schulter-Arm-Schmerzes bei axialem Zug auf die HWS.

Sofortmaßnahmen

- Halskrawatte bringt Immobilisation, Wärme und Entlastung.
- Analgetika, z. B. Tramadol (Tramal®): 50–100 mg i.v.
- Myotonolytika, z. B. Diazepam (Valium®): 5–10 mg i.m.

Transport

- Neurologische Ausfälle oder V.a. Spontanfraktur (z. B. bei Tumorpatienten): Transport in orthopädische, neurologische Klinik oder chirurgische Klinik.
- Bei Querschnittsymptomatik Neurochirurgie, operative Orthopädie oder Unfallchirurgie.
- Wenn keine stationäre Einweisung erforderlich ist, ambulante orthopädische Vorstellung veranlassen.
- Schonender Transport ohne Sondersignale.

Prinzipien der Weiterbehandlung

- Röntgen: HWS a.p. und seitlich, Schrägaufnahmen (Einengung der Foramina intervertebralia), Deklination-/Reklination-Funktionsaufnahmen (Instabilität).
- CT, MRT, Myelographie bei speziellen Fragestellungen, neurologische Abklärung bei Ausfällen.
- Massage, Elektrotherapie, Extension, therapeutische Lokalinfiltration.
- Dopplersonographie, Angiographie bei V.a. zervikozephales Syndrom.
- Ggf. operative Intervention (Dekompression, Spondylodese).

Differenzialdiagnose

- HWS-Distorsion (Schleudertrauma ☞ 11.6).
- Entzündliche Erkrankungen der HWS (Spondylitis tuberculosa, unspezifische und rheumatische Entzündungen). Beginn selten akut.
- Knochenmetastasen, primäre Tumoren (Metastasenschmerz, Spontanfraktur).
- Dyskinetisches Syndrom nach Neuroleptikagabe (Anamnese! ☞ 10.4.1).
- **Zervikozephales Syndrom:**
  - DD Kopfschmerz: Migräne (meist mit Übelkeit, HWS aber frei beweglich; ☞ 8.2.6).
  - DD Schwindel, Morbus Menière (meist mit Erbrechen, HWS aber frei beweglich; ☞ 8.2.7).

! Bei medialem Bandscheibenvorfall ist Querschnittsymptomatik durch Rückenmarkkompression sehr selten, aber prinzipiell möglich! Gesteigerte Eigenreflexe, Blasenlähmung, Spastik. Sofortige Klinikeinweisung (Neurochirurgie, operative Orthopädie) zur operativen Dekompression.

18.2 Akuter Kreuzschmerz

> **Differenzialdiagnose**
> - **Akute Lumbago** (☞ 18.2.1): Akut einsetzender, in der Regel in der unteren LWS lokalisierter, meist stechender Schmerz („Hexenschuss").
> - **Lumbale Wurzelkompressionssyndrome** (☞ 18.2.2): Kreuzschmerz mit radikulärer Ausstrahlung in die untere Extremität („Ischias").
> - **Kaudasyndrom** (☞ 18.2.3): Kreuzschmerz mit Sensibilitätsstörungen vom Reithosentyp, Lähmungen der kleinen Fußmuskeln sowie Urin- und Stuhlinkontinenz.

18.2.1 Akute Lumbago

Symptomatik
- Schonhaltung: Schmerzreflektorische skoliotische Fehlhaltung bzw. bewegungsunfähiger Patient mit nach vorne gebücktem Oberkörper.
- Hochgradige Verspannung der paravertebralen Muskulatur.
- Hauptschmerzzone: Untere Lumbalregion und über dem Kreuzbein.
- Ggf. pseudoradikuläre Schmerzausstrahlung.

Kurzanamnese
- Bücken, Verhebetrauma mit nach vornüber gebeugtem Oberkörper.
- Blitzartig einschießender Kreuzschmerz, plötzliche Bewegungsunfähigkeit.

Sofortdiagnostik
- Basischeck (☞ 4.1.2).
- Bewegungsprüfung der LWS nicht möglich aufgrund des protektiven Muskelspasmus.
- Druck- und Klopfschmerz der Dornfortsätze der unteren LWS.
- Evtl. Schmerzverstärkung nach Niesen oder Husten.
- ! Keine radikuläre Symptomatik, keine neurologischen Ausfälle.

Sofortmaßnahmen
- Analgetika in ausreichender Dosierung, z. B. Tramadol (Tramal): 50–100 mg i.v. oder Fentanyl 0,1 mg i.v.
- Lagerung in schmerzgünstiger Position (wie der Patient es wünscht), harte Unterlage, evtl. Stufenbett.
- Myotonolytika, z. B. Diazepam (Valium®): 5–10 mg i.m.

Transport
Nach sicherem Ausschluss (**cave**: Sphinktertonus!) eines Wurzelkompressionssyndroms (neurologische Ausfälle, ☞ 8.1.5, 8.1.7) ist in der Regel eine Klinikeinweisung nicht notwendig. Vorstellung bei einem Orthopäden oder Neurologen ausreichend. Im Zweifelsfall Transport in neurologische oder orthopädische, evtl. auch chirurgische Klinik.

Prinzipien der Weiterbehandlung

- Diagnostik: Röntgen LWS a.p. und seitlich.
- Bettruhe, konservative Therapie; bei Beschwerdepersistenz: Weiterführende Diagnostik (CT, MRT, Myelographie).

Differenzialdiagnose

- Lumboischialgie bzw. lumbales Wurzelkompressionssyndrom (☞ 18.2.2).
- Entzündliche Erkrankungen der LWS (Spondylitis tuberculosa, unspezifische und rheumatische Entzündungen). Beginn selten akut.
- Knochenmetastasen, primäre Tumoren.
- Akut einsetzende Meningitis: Nackensteifigkeit, Kernig-Zeichen (☞ 8.1.4), Brudzinski-Zeichen (☞ 8.1.4).

18.2.2 Lumbale Wurzelkompressionssyndrome

Symptomatik

- Lokale Schmerzsymptomatik der unteren LWS (Klopfschmerz).
- Ziehender, stechender oder bohrender Kreuzschmerz mit Ausstrahlung in Gesäß und Bein (**Ausstrahlung des Schmerzes** kann Hinweise auf die betroffene Nervenwurzel geben, ☞ Tab. 18.2).
- Schmerzskoliose (reflektorisches Ausweichen zur Entlastung der Nervenwurzel).
- Typische Beinhaltung: Hüft- und Kniegelenk leicht gebeugt, Spitzfußstellung.
- Sensible und motorische Störungen, Reflexabschwächungen bzw. -ausfälle.

Kurzanamnese

- Beginn akut oder schleichend möglich.
- Meist plötzlich auftretender Rückenschmerz nach Verhebetrauma oder seitlichen Drehbewegungen.
- Evtl. Verschlimmerung der Schmerzen und Fehlhaltung innerhalb weniger Stunden (Aufquellen des Bandscheibengewebes im Wirbelkanal).
- Patienten berichten häufig über ähnliche bereits durchgemachte Beschwerden.

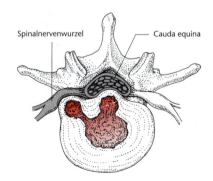

Abb. 18.1 Bandscheibenvorfall [A300–106]

Sofortdiagnostik

- Basischeck (☞ 4.1.2).
- Leitsymptom ist der in das Versorgungsgebiet der betroffenen Wurzel ausstrahlende Schmerz.

- Positives **Lasègue-Zeichen** (☞ 8.1.4), zusätzlich **Bragard-Zeichen** (☞ 8.1.4).
- Husten-, Nies- und Pressschmerz.
- Reflexe, Sensibilität und Motorik überprüfen.
- Miktions- (Harnverhalt) und Defäkationsstörungen (ungewollter Stuhlabgang) eruieren, Kaudasyndrom (☞ 18.2.3).
- L5-Syndrom: Meist betonte Fehlhaltung mit Vorneigung des Rumpfes.
- S1-Syndrom: Hauptanteil der Ischialgien, z.T. auch ohne Kreuzschmerzen, Lasègue und Ischiasskoliose gelegentlich weniger ausgeprägt. Dornfortsatzklopfschmerz häufig 3-Finger-breit unter der Darmbeinkammlinie.

Tab. 18.2 Neurologische Ausfälle im LWS-Bereich

Wurzel-kompression	Schmerzen, Hyp- und Parästhesien	Motorische Störung	Reflexausfall bzw. -abschwächung
L3	Vorderseite Oberschenkel	M. quadrizeps (Kniestrecker)	
L4	Vorderaußenseite Oberschenkel, Innenseite Unterschenkel u. Fuß	M. quadrizeps (Kniestrecker) M. tibialis post. (Fuß-Supination)	Patellarsehnenreflex
L5	Außenseite Ober- u. Unterschenkel, Fußrücken, Großzehe	Fuß- u. Zehenheberschwäche, Hackengang erschwert	Tibialis-posterior-Reflex
S1	Hinterseite des Ober- und Unterschenkels, Ferse, Fußaußenrand	Fußsenkerschwäche, Vorfußpronation, Zehengang erschwert	Achillessehnenreflex

Sofortmaßnahmen

- Ggf. Analgesie mit 50–100 mg Tramadol (Tramal®), bei sehr starken Schmerzen 5–10 mg Morphin oder 0,1 mg Fentanyl i.v.
- Myotonolytika, z.B. Diazepam (Valium®): 5–10 mg i.m.
- Lagerung: Entscheidend ist die subjektiv angenehmste Position des Patienten. Harte Unterlage, evtl. Hochlagern der Beine bzw. Stufenbettlagerung.

Transport

- Bei Ausfällen Transport in eine Klinik mit der Möglichkeit zur weiterführenden Diagnostik (CT, MRT, Myelographie).
- Bei massiven Ausfällen Einweisung in eine Klinik mit der Möglichkeit der operativen Dekompression (Orthopädie, Neurochirurgie, ggf. Unfallchirurgie).
- Schonender Transport ohne Sondersignale.

Prinzipien der Weiterbehandlung

- Röntgen LWS a.p. und seitlich, CT, MRT, und Myelographie (Wurzelkompression).
- Konservative Therapie: Strenge Bettruhe, analgetisch-antiphlogistische Medikation über Wochen.

- OP bei zunehmenden Beschwerden bzw. motorischen Ausfällen trotz konservativer Therapie.
- Ggf. Chemonukleolyse oder perkutane Diskektomie, ggf. mikroskopische Sequestrotomie.
- Operative Dekompression: Hemilaminektomie, totale Laminektomie.

Differenzialdiagnose

- Akute Lumbago: Keine segmentale Ausstrahlung des Schmerzes, keine radikuläre Symptomatik.
- Hüftschmerzen (oft Koxarthrosen): Bewegungsschmerz und endgradige Bewegungseinschränkung im Hüftgelenk.
- Entzündliche und tumoröse Erkrankungen der LWS mit begleitender Wurzelkompression: Stärkere Lokalschmerzen an der Wirbelsäule selbst. Beginn selten akut.
- Periphere Durchblutungsstörungen: Keine segmentale Ausstrahlung des Schmerzes, keine radikuläre Symptomatik.
- Radikulitis durch Borrelieninfektion (z. B. nach Zeckenbiss). Typisch: Allmählich sich ausbreitende Hautrötung in der Region des Zeckenbisses (Erythema migrans) sowie wandernde Gelenkschmerzen (Lyme-Arthritis).

Als absolute Operationsindikation gilt das Kaudasyndrom (Urin- und Stuhlinkontinenz). Eine operative Versorgung innerhalb von 6 Stunden ist obligat.

18.2.3 Kaudasyndrom

Kompression der Cauda equina unterhab des 1. Lendenwirbelkörpers, meist durch medialen Prolaps der Bandscheibe L3/4 oder L4/5 (☞ Abb. 18.1).

Symptomatik

- Kreuzschmerz mit rezidivierenden radikulären Schmerzen mit Seitenwechsel.
- Radikuläre Sensibilitätsstörungen vom Reithosentyp (Perineum, Gesäßbacken, Oberschenkelinnenseiten).
- Schließmuskelinsuffizienz von Blase und Mastdarm, d. h. Urin- und Stuhlinkontinenz, häufig auch Harnverhalt.
- Lähmung der kleinen Fußmuskeln.

Kurzanamnese

- Wie beim Bandscheibenvorfall (☞ 18.2.2).
- Sobald das Lähmungsstadium erreicht ist, verschwindet häufig die initiale Schmerzsymptomatik („Wurzeltod").

Sofortdiagnostik

- Basischeck (☞ 4.1.2).
- Neurologische Untersuchung: Prüfung der Sensibilität der Perianalregion und der Motorik (rektale Untersuchung: Testen der Schließmuskelfunktion).
- Oft beidseitiges Fehlen des Achillessehnenreflexes.
- Weitere periphere sensible und motorische Störungen (je nach Lokalisation des Bandscheibenvorfalles; ☞ Tab. 18.2).

Sofortmaßnahmen

- Lagerung in schmerzgünstiger Position (wie der Patient es wünscht), harte Unterlage, evtl. „Stufenbett".
- Ggf. Analgesie mit 100 mg Tramadol (Tramal®), bei sehr starken Schmerzen 5–10 mg Morphin oder 0,1 mg Fentanyl i.v.
- **Unverzügliche Klinikeinweisung!**

Transport

Jeder Patient mit V. a. Kaudasyndrom muss sofort in eine Klinik mit der Möglichkeit der operativen Dekompression transportiert werden (Orthopädie, Neurochirurgie, ggf. Unfallchirurgie).

Prinzipien der Weiterbehandlung

- CT, MRT, ggf. Myelographie.
- Nach Diagnosesicherung sofortige operative Dekompression.

Differenzialdiagnose

Schleichend progrediente Kaudakompression: Oft tumorbedingt.

> Irreversibilität der Symptomatik (Blasen- und Mastdarmentleerungsstörungen) bei nicht rechtzeitiger Diagnosestellung und Intervention!

18.3 Eitrige Arthritis des Erwachsenen

Überwiegend monoartikulär. Meist exogen durch Trauma, postoperativ oder durch intraartikuläre Injektionen (Kortikoide!). Auch hämatogen fortgeleitete Infektion möglich. Betroffen sind vor allem das Knie-, Schulter- und Hüftgelenk.

Symptomatik

- Starker Bewegungsschmerz, Entlastungsstellung (Hüftgelenk: Leichte Abduktion und Außenrotation. Kniegelenk: Leichte Beugestellung).
- Rötung, Schwellung, Überwärmung.
- Gelenkerguss, evtl. synoviale Schwellung.
- Hohes Fieber, evtl. reduzierter Allgemeinzustand.

Kurzanamnese

- Z.n. OP, Z.n. Injektion, Z.n. Trauma.
- Prädisposition: Diab. mell., chron. Alkoholismus, chron. Polyarthritis, Arthritis urica (Gicht), Steroidtherapie.

Sofortdiagnostik

- Basischeck (☞ 4.1.2).
- Durch Symptomatik und Anamnese.

Sofortmaßnahmen

- Bei septischem Schock (☞ 5.9).
- Schonende Lagerung des Gelenkes in Entlastungsstellung (Hüftgelenk: Leichte Abduktion und Außenrotation. Kniegelenk: Leichte Beugestellung).
- Kühlung (kalter, feuchter Umschlag).

Transport

- **Bei jedem Verdacht auf eitrige Arthritis sofortige Klinikeinweisung** in orthopädische oder chirurgische Klinik mit den Möglichkeiten der operativen Revision des Gelenkes.
- Schonender Transport ohne Sondersignale.

Prinzipien der Weiterbehandlung

- Labor (BSG, CRP, Diff.-BB), Gelenkpunktion, Blutkultur, Antibiogramm.
- Sono (Gelenkerguss), Röntgen (Verbreiterung des Gelenkspaltes, später: Lysezeichen).
- Operative Behandlung: Arthroskopie, Arthrotomie, Synovektomie, ggf. lokale Antibiotikaträger.
- Antibiose (systemisch).

Differenzialdiagnose

- DD eitrige Arthritis – aktivierte Arthrose klinisch oft nicht klärbar!
- Akuter Schub einer entzündlichen rheumatischen Gelenkerkrankung (Anamnese).
- Gichtanfall: Meist fulminante Schmerzentwicklung am Fuß, oft über Nacht. Schwellung, Rötung und massive Druckdolenz im Großzehengrundgelenk. Harnsäure?
- Reaktive Arthritiden: Infekt vorausgegangen?

! Komplikationen
Sepsis, Destruktion des Gelenkes, Ankylose, Übergang in chronische Verlaufsform.

Antibiotika erst **nach** Punktion und Blutkultur geben!

18.4 Septische Arthritis des Säuglings

Überwiegend monoartikulär. Meist hämatogene Osteomyelitis mit Übergreifen auf ein benachbartes Gelenk. Betroffen ist vor allem die Hüfte (Metaphyse intrakapsulär), seltener Ellenbogen, Knie etc.

Symptomatik

- Bewegungsschmerz.
- Rötung, Schwellung, Überwärmung.
- Entlastungsstellung (schmerzbedingte Schonhaltung: Hüfte in Abduktion/Außenrotation, Knie in leichter Beugung) und Scheinlähmung.
- Gelenkerguss.
- Evtl. septische Temperaturen; z. T. jedoch überdeckt das septische Bild die Gelenksymptomatik.

Kurzanamnese

- Vorerkrankungen (z. B. Osteomyelitis, Nabelinfekt).
- Infektionskrankheit (z. B. im HNO-Bereich, Pneumonie, Harnwegsinfekt).

Sofortdiagnostik

- Basischeck (4.1.2).
- Diagnose durch Symptomatik und Anamnese (s. o.).

Sofortmaßnahmen

- Bei septischem Schock (5.9).
- Schonende Lagerung des Gelenkes (Entspannung der Kapsel). **Hüftgelenk:** Leichte Abduktion und Außenrotation. **Kniegelenk:** Leichte Beugestellung.
- Kühlung.

Transport

Bei jedem Verdacht auf Gelenkinfektion sofortige Klinikeinweisung in ein orthopädisches oder (kinder-)chirurgisches Zentrum mit der Möglichkeit der operativen Revision des Gelenkes.

Prinzipien der Weiterbehandlung

- Diagnostische Abklärung: Labor, Gelenkpunktion, Blutkultur, Antibiogramm, Sono, Röntgen.
- Operative Revision des Gelenkes, Arthroskopie, Arthrotomie, Antibiose.

Differenzialdiagnose

Andere septische Bilder und Infektionskrankheiten.

! Komplikationen

- Sepsis.
- Destruktion des Gelenkes, Luxation, Ankylose.
- Zerstörung der Wachstumsfugen (führt zu Deformitäten mit Verkürzung der Extremität).
- Übergang in chronische Verlaufsform.
- Deshalb: Stets auf Gelenksymptome mit Ergussbildung achten!

 Antibiotika erst **nach** Punktion und Blutkultur geben!

Dermatologische Notfälle

19

JUTTA V. HINTZENSTERN _ ULRICH V. HINTZENSTERN

702 **19.1 Anaphylaktoide Reaktion**

703 **19.2 Toxische epidermale Nekrolyse**

19.1 Anaphylaktoide Reaktion

Definition
Akute Unverträglichkeitsreaktion mit den Symptomen einer allergischen Sofortreaktion mit Beteiligung des gesamten Organismus.

Symptomatik
Ausprägung der Symptomatik abhängig vom Schweregrad der anaphylaktoiden Reaktion:
- Juckreiz an Handflächen, Fußsohlen, Kopfhaut, Genitalbereich; Kribbeln am weichen Gaumen, an der Zunge und in der Nase.
- Hitzegefühl, Schwindel.
- Unruhe.
- Kopfschmerz.
- Flush.
- Generalisierte Urtikaria.
- Unförmige Hautschwellung (Angio- oder Quinckeödem, Lokalisation im oberen Aerodigestivtrakt ☞ 17.2.6).
- Übelkeit, abdominale Krämpfe.
- Rhinorrhoe, Heiserkeit, Dyspnoe.
- Erbrechen, Defäkation, Urinabgang.
- Bronchospasmus, Ödem des oberen Aerodigestivtraktes (☞ 17.2.6).
- Bewusstseinstrübung.
- Atem-, Herzstillstand (☞ 3.5.2).

Kurzanamnese
Einwirken eines potenziellen Auslösers Minuten bis Stunden vor dem Ereignis:
- Arzneimittel, Impfstoffe, s.c. Hyposensibilisierungsbehandlung, Nahrungsmittel.
- Aeroallergene, Kontaktallergene (z. B. Latexhandschuhe).
- Insektenstiche.
- Anstrengung, Stress.

Sofortdiagnostik
- Basischeck (☞ 4.1.2).
- Puls (↑), SpO_2, RR (anfangs evtl. ↑, dann ↓), EKG (evtl. Arrhythmie).
- Schockzeichen (☞ 5.9).
- Auskultation: Bronchospasmus.

Sofortmaßnahmen
- Sofortige Beendigung der Zufuhr des mutmaßlichen Auslösers (z. B. Latexhandschuhe des Patienten ausziehen).
- Flachlagerung, ggf. Schocklagerung (☞ 2.5).
- O_2-Gabe (☞ 1.7.3).
- Möglichst großlumiger i.v. Zugang mit Infusion (z. B. Ringer-Lösung, ggf. HÄS).

- Bei Insektenstich oder s.c. Hyposensibilisierungsbehandlung 0,1–0,2 mg Adrenalin (z.B. Suprarenin®) s.c. um die Einstichstelle.
- **Bei progredienter kutaner Symptomatik:** 50–125 mg Prednisolon (z.B. Solu-Decortin® H) i.v.
- **Bei pulmonaler Symptomatik:** Dosieraerosol mit β_2-Mimetika, z.B. Fenoterol (z.B. Berotec®-Spray); Dosierung bis zum Auftreten von Tachykardie und Tremor möglich. 250–500 mg Prednisolon (z.B. Solu-Decortin® H) i.v.
- **Bei kardiovaskulärer Symptomatik:** Großzügige Volumensubstitution (z.B. Ringer-Lösung, ggf. HÄS), ggf. über mehrere großlumige i.v. Zugänge. Bei zunehmender Hypotension trotz adäquater Volumengabe fraktionierte langsame i.v. Gabe von Adrenalin (z.B. Suprarenin® nach Verdünnung einer Ampulle (1 mg) mit 9 ml NaCl 0,9 % auf 10 ml: Max. 0,1 mg/Min., d.h. 1 ml der verdünnten Lösung; insgesamt in der Regel nicht mehr als 1 mg); alternativ: Dopamin (35–70 µg/kg KG/Min., d.h. 2,5–5 mg/70 kg KG/Min.)
- **Bei ausbleibendem unmittelbaren Erfolg** der Primärtherapie: H_1-Antagonisten i.v.: Z.B. 8 mg Dimetinden (z.B. Fenistil®) und H_2-Antagonisten i.v.: Z.B. 400 mg Cimetidin (z.B. Tagamet®).
- Therapie einer bedrohlichen Allgemeinreaktion: Z.B. Schock (ggf. small-volume-Resuscitation erwägen, ☞ 5.9), Bronchospasmus (☞ 7.2) oder Bewusstseinstrübung (☞ 8.2.1).

Transport
Immer Transport in die nächste pädiatrische bzw. internistische Fachabteilung.

Prinzipien der Weiterbehandlung
Pharmakotherapie, genaue Anamnese, nach Refraktärzeit Allergiediagnostik, ggf. Meiden des Auslösers bzw. Hyposensibilisierung.

Differenzialdiagnose
Vasovagale Synkope (☞ 5.8), epileptischer Anfall (☞ 8.2.4).

19.2 Toxische epidermale Nekrolyse

Definition
Medikamentöses bzw. staphylogenes Lyell-Syndrom. Maximalvariante eines Exanthems mit hochakutem Verlauf.

Symptomatik
Charakteristisches Hautbild mit starken Schmerzen im Bereich der betroffenen Hautareale:
- Frühstadium:
  - **Staphylogenes Lyell-Syndrom:** Fleckiges Exanthem mit zunächst periorifiziellem Beginn, später in den Leisten und an den Beugeseiten der Extremitäten.
  - **Medikamentöses Lyell-Syndrom:** Fleckiges Exanthem im Gesicht, am Rumpf und an den Streckseiten der Extremitäten. Mitbeteiligung von Bindehaut, Mund- und Genitalschleimhäuten (entzündliche Rötung, Erosionen).

- Fortgeschrittenes Stadium: Großflächige Konfluierung mit Bildung von großen Blasen, dann flächenhafte Ablösung der Epidermis („Syndrom der verbrühten Haut").
- Stark gestörtes Allgemeinbefinden, Fieber.
- Ggf. Somnolenz.

Kurzanamnese

Medikamentöses Lyell-Syndrom
- Meist Erwachsene betroffen.
- Unklarer fieberhafter Infekt, Rhinitis, Konjunktivitis, evtl. Arthralgien.
- Erstmalige Arzneimittelzufuhr (v. a. Pyrazolone, Antibiotika, Allopurinol, Antikonvulsiva) häufig ca. 1–3 Wochen vor Beginn der Symptomatik.

Staphylogenes Lyell-Syndrom
- Meist Neugeborene, Kleinkinder oder abwehrgeschwächte Erwachsene betroffen.
- Eitrige Konjunktivitis, Otitis, Pharyngitis.

Sofortdiagnostik
- Basischeck (☞ 4.1.2).
- Puls, SpO$_2$, RR, EKG.
- Temperatur (hohes Fieber).

Sofortmaßnahmen
- O$_2$-Gabe (☞ 1.7.3).
- Möglichst großlumiger i.v. Zugang mit Infusion (z. B. Ringer-Lösung, ggf. HÄS) entsprechend den Richtlinien zur Verbrennungsbehandlung (☞ 11.10).
- Kleidung entfernen.
- Wunden steril abdecken, Patienten in Alufolie einwickeln.
- Analgesie, z. B. mit S-Ketamin i.v. (z. B. Ketanest®S) 0,125 mg/kg KG oder Morphin 2–5 mg i.v.
- Ggf. Sedierung:
  - Erwachsene: 2,5 mg Midazolam i.v. (z. B. Dormicum®), ggf. Wiederholung.
  - Kinder: Diazepam rektal (z. B. Stesolid® Rektal Tube) Neugeborene 2,5 mg, Säuglinge und Kleinkinder < 10 kg KG 5 mg, Kleinkinder > 10 kg KG 10 mg.

Transport
Immer Transport in die nächste chirurgische bzw. pädiatrische Klinik.

Prinzipien der Weiterbehandlung
Weiterverlegung in dermatologische Klinik oder Brandverletztenzentrum. Biopsie. Intensivtherapie. Antibiose bei staphylogenem Lyell-Syndrom.

! Das medikamentöse Lyell-Syndrom verläuft in 30–40 % der Fälle letal!

💣 Präklinisch keine Kortisongabe (Wirkung umstritten, kontraindiziert bei staphylogenem Lyell-Syndrom)!

Notfallmedikamente 20

ULRICH V. HINTZENSTERN _ DANIELA OLENIK _ PETER PLANTIKO _ UWE HERRMANN

709	**20.1 Medikamente**	751	20.3.3 Dopamin 200 mg
744	**20.2 Antidota**	752	20.3.4 Dopamin 250 mg
750	**20.3 Dosierungstabellen für Spritzenpumpen**	752	20.3.5 Dobutamin 250 mg
750	20.3.1 Adrenalin 3 mg	753	20.3.6 Noradrenalin 3 mg
751	20.3.2 Adrenalin 5 mg	753	20.3.7 Noradrenalin 5 mg

20 Notfallmedikamente

> Sämtliche Angaben über Wirkung, Indikation, Dosierung, Nebenwirkungen und Probleme sowie sonstige Hinweise beziehen sich ausschließlich auf den Einsatz in der präklinischen Notfallmedizin („Einmaldosis", vitale Bedrohung des Patienten) und gelten daher nicht für eine Daueranwendung!
>
> Die angegebenen Handelspräparate haben nur beispielhaften Charakter. Die individuelle Ausstattung kann je nach Rettungsorganisation und Standort verschieden sein.

Tab. 20.1 Handels- und Freinamen von Notfallmedikamenten

Handelsname (®)	Freiname (generic)
Actilyse	rt-PA
Actosolv	Urokinase
Adalat	Nifedipin
Adrekar	Adenosin
Adrenalin-Medihaler	Adrenalin
AeroBec	Beclometason-Spray (Antidot)
Akineton	Biperiden (Antidot)
Akrinor	Cafedrin/Theodrenalin
Alupent	Orciprenalin
Anexate	Flumazenil (Antidot)
Anticholium	Physostigmin (Antidot)
Arterenol	Noradrenalin
Aspisol	Acetylsalicylsäure
Atosil	Promethazin
Atropin	Atropin
Atrovent	Ipratropium
Bayotensin akut	Nitrendipin
Beloc	Metoprolol
ben-u-ron	Paracetamol
Bentonit SF	Aluminiumsilicat-Absorbens (Antidot)
Berotec	Fenoterol
Brevibloc	Esmolol
Brevimytal	Methohexital
Bricanyl	Terbutalin
Bronchoparat	Theophyllin
Bronchospasmin	Reproterol
Buscopan	Butylscopolamin
Catapresan	Clonidin
Chloralhydrat	Chloralhydrat
Conjuncain	Oxybuprocain

Tab. 20.1 Fortsetzung

Handelsname (®)	Freiname (generic)
Cordarex	Amiodaron
Cyanokit	Hydroxocobalamin
Decadron-Phosphat	Dexamethason
Diamox	Acetazolamid
Digimerck	Digitoxin
Dipidolor	Piritramid
Disoprivan	Propofol
4-DMAP	4-Dimethylaminophenol (Antidot)
Dobutrex	Dobutamin
Dolantin	Pethidin
Dormicum	Midazolam
Ebrantil	Urapidil
Effortil	Etilefrin
Eminase	APSAC
Esmeron	Rocuronium
Fenistil	Dimetinden
Fentanyl	Fentanyl
Fluimucil	Acetylcystein (Antidot)
Fortecortin	Dexamethason
Gilurytmal	Ajmalin
Haldol	Haloperidol
Hypnomidate	Etomidat
Isogutt	Natriumphosphatpuffer (Antidot)
Isoptin	Verapamil
Kabikinase	Streptokinase
Ketanest S	(S)-Ketamin
Kohle	Med. Kohle
Lanicor	Digoxin
Lasix	Furosemid
Lysthenon	Succinylcholin
Mestinon	Pyridostigmin (Antidot)
Mivacron	Mivacurium
Narcanti	Naloxon (Antidot)
Nepresol	Dihydralazin
Nimbex	Cisatracurium
Nitrolingual	Glycerolnitrat

20 Notfallmedikamente

Tab. 20.1 Handels- und Freinamen von Notfallmedikamenten (Fortsetzung)

Handelsname (®)	Freiname (generic)
Norcuron	Vecuronium
Novalgin	Metamizol
Partusisten	Fenoterol
Paspertin	Metoclopramid
Phenhydan	Diphenylhydantoin
Prostigmin	Neostigmin (Antidot)
Rapilysin	Reteplase
Rectodelt	Prednison
Rivotril	Clonazepam
Roticlean	Polyäthylenglykol (Antidot)
Rytmonorm	Propafenon
Sab simplex	Dimeticon (Antidot)
Silomat	Clobutinol (Antidot)
Solu-Decortin H	Prednisolon
Suprarenin	Adrenalin
Syntocinon	Oxytocin
Tagamet	Cimetidin
Tavegil	Clemastin
Thrombophob	Heparin
Toluidinblau	Tolonium (Antidot)
Toxogonin	Obidoxim (Antidot)
Tracrium	Atracurium
Tramal	Tramadol
Trapanal	Thiopental
Urbason	Methylprednisolon
Valium	Diazepam
Visken	Pindolol
Xylocain	Lidocain

Daniela Olenik und Ulrich v. Hintzenstern

20.1 Medikamente

Acetazolamid
Diamox®: 1 Inj.-Fl. à 500 mg Trockensubstanz und 1 Amp. à 5 ml Lösungsmittel.

Wirkung
Karboanhydrasehemmer.

Indikation und Dosierung
Glaukomanfall: i.v. 1 Amp. à 500 mg.

Bemerkungen
NW: Sensibilitätsstörungen, Schwindel, Kopfschmerzen, Übelkeit.

Azetylsalizylsäure
Aspisol®: 1 Inj.-Fl. à 500 mg ASS.

Wirkung
- Thrombozytenaggregationshemmung, Antiphlogistikum, Antipyretikum, schwaches Analgetikum.
- Wirkdauer: Ca. 2–3 h, Thrombozytenaggregationshemmung 2–4 d.

Indikation und Dosierung
Indikation:
- Thrombozytenaggregationshemmung beim akuten Myokardinfarkt.
- Analgetikum bei Migräneanfall.
- Antipyretikum.

Dosierung:
- Zur Thrombozytenaggregationshemmung 250–500 mg langsam i.v.
- Als Analgetikum 1 000 mg als Kurzinfusion i.v.

Bemerkungen
- Als Analgetikum bei Trauma zu schwach.
- Bronchokonstriktion bei Patienten mit hyperreagiblem Bronchialsystem.
- Nicht anwenden im letzten Trimenon der Schwangerschaft (Verschluss des Ductus Botalli möglich).
- Keine Anwendung bei Kindern unter 12 Jahren (Auslösung eines Reye-Syndroms möglich).
- Hemmung der Thrombozytenaggregation → Blutungsrisiko ↑.
- 1 g Aspisol® enthalten nur 500 mg ASS.

Adenosin
Adrekar®: 1 Inj.-Fl. à 2 ml = 6 mg.

Wirkung
Antiarrhythmikum.

Indikation und Dosierung
- Paroxysmale supraventrikuläre Tachykardie, AV-Knoten-Tachykardie.
- I.v.: 3 mg sehr schnell, ggf. Wiederholung mit jeweils 6, 9 und 12 mg.

Bemerkungen
- NW: Stenokardie, Flush, Dyspnoe, Bronchospasmus, Übelkeit, Schwindel (jeweils nur von kurzer Dauer). Asystolie bis zu 10 s möglich, nur bei Reanimationsmöglichkeit anwenden.
- Nicht bei Vorhofflimmern, -flattern oder Asthma bronchiale geben.

Adrenalin (Epinephrin)
Suprarenin®: 1 Amp. à 1 ml = 1 mg (1 : 1 000 Lösung) bzw. 1 Inj.-Fl. à 25 ml = 25 mg.

Wirkung
Katecholamin: In niedriger Dosierung positiv inotrop, chronotrop (Puls ↑), dromotrop, bathmodrop; bronchodilatatorisch. In höherer Dosierung peripher vasokonstriktiv.

Indikation und Dosierung
- Reanimation:
  - I.v.: 1 Amp. à 1 mg; später ggf. höhere Dosierung (☞ 3.3).
  - E.t.: 3 Amp. à 1 mg 3 : 10 mit Aqua dest. verdünnt.
- Anaphylaktischer Schock, Status asthmaticus (nur i.v.):
  - I.v.: 1 ml einer 1 : 10 mit NaCl 0,9 % verdünnten Lösung (= 0,1 mg); später ggf. höhere Dosierung (☞ 5.9).
  - S.c.: 1 Amp. à 1 mg 1 : 10 mit NaCl 0,9 % verdünnt: Insekten- bzw. Hyposensibilisierungseinstichstelle mit 1–2 ml umspritzen.
- Pseudokrupp, ösophagopharyngeale Schwellung mit Stridor: Inhalator: 3–5 Amp. à 1 mg in den Inhalator geben.
- Kardiogener Schock: Perfusor: 5 mg mit NaCl 0,9 % auf 50 ml: 0,5–15 ml/h bei 70 kg KG (0,01–0,4 µg/kg KG/Min.).

Bemerkungen
- Maximale Myokardstimulation und entsprechender Anstieg des O_2-Verbrauchs: Tachykardie, Extrasystolie, Kammerflimmern, Hypertonie, Angina pectoris.
- NW: Hypertensive Hirnmassenblutung, Angstzustand, Tremor.
- Keine s.c. Injektion an Akren (Nekrosegefahr).
- Dekompensation einer obstruktiven Kardiomyopathie möglich.
- Bei Vorbehandlung mit β-Blockern: Reine α-Wirkung mit Bradykardie und Hypertonus.
- Synergismus mit Antidepressiva.
- Saure Lösung, lichtempfindlich.
- Keine Mischung mit $NaHCO_3$.

Ajmalin
Gilurytmal®10: 1 Amp. à 10 ml = 50 mg bzw. Gilurytmal® 2: 1 Amp. à 2 ml = 50 mg.

Wirkung
Antiarrhythmikum (Klasse Ia).

Indikation und Dosierung
- Supraventrikuläre und ventrikuläre tachykarde Arrhythmien.
- WPW-Syndrom: I.v.: 1 mg/kg KG über 5 Min.
- Perfusor: 5 Amp. à 50 mg (ggf. mit NaCl 0,9 % auf 50 ml): 15 ml/h bei 70 kg KG (1 mg/kg KG); nach Wirkungseintritt Rezidivprophylaxe mit 3 ml/h.

Bemerkungen
! Negative Inotropie und Bradykardie.
- Zeitnahe, zusätzliche Verwendung anderer Antiarrhythmika → u.U. Asystolie.
- Überdosierung → Bradyarrhythmie und Verbreiterung des QRS-Komplexes.
- Saure Lösung, flockt im alkalischen Milieu aus (z. B. $NaHCO_3$).
- KI: Hypertrophe Kardiomyopathie.

Amiodaron
Cordarex® 1 Amp. a 3 ml = 150 mg.

Wirkung
Antiarrhythmikum (Klasse III).

Indikation und Dosierung
- Symptomatische supraventrikuläre und ventrikuläre Tachykardien, Kammerflimmern.
- 5 mg/kg KG über mind. 3 Min.
- Danach Dauerinfusion 10–20 mg/kg KG über 24 h. Bei Unwirksamkeit kann der Bolus (5 mg/kg KG) nach 15 Min. wiederholt werden.

Bemerkungen
! Torsade de Pointes, QT-Verlängerung.
! AV-Überleitungsstörungen.
! Wirkungsverstärkung anderer Antiarrhythmika (Bradykadie!).
- Kontraindikation: Jodallergie, Hyperthyreose.

APSAC (Anistreplase)
Eminase®: 1 Amp. à 30 IE = 30 mg Trockensubstanz sowie 1 Amp. à 5 ml Lösungsmittel.

Wirkung
Fibrinolytikum.

Indikation und Dosierung
Akuter Myokardinfarkt: I.v. 30 mg in 5 Min.

Bemerkungen
- NW: RR ↓, selten anaphylaktische Reaktion.
- KI ☞ 5.10.

- Zur Allergieprophylaxe 50 mg Prednisolon (z. B. Solu Decortin® H) i.v.
- Trockensubstanz im Kühlschrank aufbewahren.

Atracurium
Tracrium®: 1 Amp. à 2,5 ml = 25 mg bzw. 1 Amp. à 5 ml = 50 mg.

Wirkung
- Nicht-depolarisierende Muskelrelaxation.
- Wirkungseintritt nach ca. 1–2 Min.
- Wirkungsdauer: Ca. 30 Min.

Indikation und Dosierung
- Präkurarisierung vor Succinylcholingabe: 0,05–0,1 mg/kg KG (5 mg/70 kg KG).
- Muskelrelaxation zu maschineller Beatmung nach erfolgter Intubation:
  - Initial 0,3–0,6 mg/kg KG i.v. (30 mg/70 kg KG).
  - Repetitionsdosis 0,1–0,2 mg/kg KG i.v. (10–15 mg/70 kg KG).

Bemerkungen
- Blutdruckabfall.
- Histaminliberation mit Bronchospasmus und Tachykardie bis hin zur anaphylaktischen Reaktion mit Laryngospasmus.
- Inaktivierung durch alkalische Substanzen (z. B. Thiopental) → zwischen den Medikamentengaben mit Infusionslösung spülen.

Atropin
Atropinsulfat: 1 Amp. à 1 ml = 0,5 mg bzw. 1 Amp. à 10 ml = 100 mg.

Wirkung
Parasympathikolytikum, Anticholinergikum: Vagolyse (Puls↑), Sekretionshemmung.

Indikation und Dosierung
- Bradykardie:
  - I.v.: 1 Amp. à 0,5 mg; bei Bradykardie bis zu einer Gesamtdosis von 3 mg wiederholbar.
  - E.t.: 3 Amp. à 0,5 mg 3 : 10 mit NaCl 0,9 % verdünnt.
- Fakultativ vor Narkoseeinleitung, vor Magenspülung oder Absaugen i.v.: 1 Amp. à 0,5 mg.
- Vergiftung mit Alkylphosphaten oder Parasympathikomimetika: Dosierung nach Wirkung (Reduktion von Speichelfluss und Bronchospastik); Beginn mit 3 mg; ggf. Boli von 5–10 mg.

Bemerkungen
- Auslösung eines Glaukomanfalls möglich (bei gut eingestellten Glaukompatienten sind Dosen von 0,5 mg ungefährlich).
- Paradoxe Bradykardie möglich, speziell bei Dosen < 0,5 mg.
- Nicht alle Bradykardien sprechen auf Atropin an.
- Bei Säuglingen evtl. Temperatur ↑.
- Ggf. lästige Akkommodationsstörungen, Mundtrockenheit, Harnverhalt, Übelkeit.
- **Cave:** Zentral anticholinerges Syndrom möglich bei wiederholter Boli-Gabe.

Beclomethason

AeroBec®, Junik®, Ventiolair®-Dosieraerosol: 1 Hub = 0,1 mg.

Wirkung
Antiphlogistisch, antiödematös.

Indikation und Dosierung
- Asthmaanfall: 2–4 Hübe.
- V.a. Rauchgasinhalation: Initial 4 Hübe, dann alle 2 h 4 Hübe bis zum Abklingen der Beschwerden.

Bemerkungen
Einsatz bei Rauchgasinhalation z. T. kontrovers diskutiert; kontraindiziert bei thermischen Inhalationstrauma.

Butylscopolamin

Buscopan®: 1 Amp. à 1 ml = 20 mg.

Wirkung
Anticholinergikum: Spasmolyse, Motilitätsminderung glatter Muskulatur.

Indikation und Dosierung
Koliken von Darm, Gallen-, Harnwegen: I.v. 1 Amp. à 20 mg, ggf. Wiederholung bis zu einem wesentlichen Anstieg der Herzfrequenz möglich.

Bemerkungen
- Atropinartige NW: Tachykardie (**cave:** KHK), Akkommodationsstörungen, trockener Mund.
- Bei Koliken des distalen Ureters unwirksam.
- Die von Opioiden verursachte Tonuserhöhung des Sphincter Oddi wird durch die Butylscopolaminwirkung verhindert → nach Gabe von Butylscopolamin ist die Analgesie mit Opioiden, z. B. bei einer Gallenkolik, ungefährlich.
- **Cave:** Wegen erhöhtem NW-Risiko vorsichtig dosieren bei Blasenentleerungsstörungen.

Cafedrin/Theodrenalin

Akrinor®: 1 Amp. à 2 ml = 200 mg Cafedrin und 10 mg Theodrenalin.

Wirkung
Katecholamin: Kreislaufstimulation.

Indikation und Dosierung
Orthostatische Hypotonie: I.v. 1 Amp. mit NaCl auf 10 ml verdünnen: Jeweils 2 ml nach Wirkung.

Bemerkungen
- NW: Tachykardie, Extrasystolie; Stenokardie.
- Bei Hypotonie aufgrund Volumenmangels nicht indiziert.

Chloralhydrat
Chloralhydrat-Rectiole®, 1 Miniklistier = 0,6 g Chloralhydrat.

Wirkung
Hypnotikum.

Indikation und Dosierung
Indikation:
- Sedierung im Kleinkindalter z. B. für Diagnostik und Transport.
- Kindliche Krampfanfälle (z. B. Fieberkrampf).

Dosierung:
- Säugling ½–1 Rectiole.
- Kleinkind 1–2 Rectiolen.
- Schulkind 2–3 Rectiolen.

Bemerkungen
- Herzrhythmusstörungen möglich.
- Nicht anwenden bei schwerer Herzinsuffizienz, schweren Leber- und Nierenfunktionsstörungen.
- Wegen teilweise schwerer Herzrhythmusstörungen sorgfältige kardiologische Überwachung notwendig.

Cimetidin
Tagamet®: 1 Amp. à 2 ml = 200 mg bzw. 1 Amp. à 4 ml = 400 mg bzw. 1 Amp. à 10 ml = 1 000 mg.

Wirkung
Blockade des Histamin-2-Rezeptors.

Indikation und Dosierung
Anaphylaktoide Reaktion: I.v. 400 mg sehr langsam bei 70 kg KG (Kurzinfusion über 5 Min.).

Bemerkungen
- Kein Mittel der 1. Wahl bei schweren kardiovaskulären Reaktionen.
- Zusätzlich H_1-Antagonisten (z. B. Dimetinden).

Cisatracurium
Nimbex®: 1 Amp. à 2,5 ml = 5 mg bzw. 1 Amp. à 5 ml = 10 mg.

Wirkung
- Nicht-depolarisierende Muskelrelaxation.
- Wirkungseintritt: Nach 3–4 Min.
- Wirkungsdauer: Ca. 45 Min.

Indikation und Dosierung
- Präkurarisierung vor Succinylcholingabe: 0,01 mg/kg KG (0,7 mg/70 kg).

- Muskelrelaxation zu maschineller Beatmung nach erfolgter Intubation:
  - Initial 0,1 mg/kg KG (7 mg/70 kg KG).
  - Repetitionsdosis: 0,03 mg/kg KG (2 mg/70 kg KG).

Bemerkungen
- Geringe Vagolyse (dosisabhängig Herzfrequenz ↑).
- Die Substanz muss gekühlt und lichtgeschützt aufbewahrt werden.

Clemastin
Tavegil®: 1 Amp. à 5 ml = 2 mg.

Wirkung
Blockade des Histamin-1-Rezeptors.

Indikation und Dosierung
Anaphylaktoide Reaktion: I.v. 3–4 mg sehr langsam (Kurzinfusion über 5 Min.).

Bemerkungen
- Kein Mittel der 1. Wahl bei schweren kardiovaskulären Reaktionen.
- Zusätzlich H_2-Antagonisten (z. B. Cimetidin) i.v.
- Atropinartige NW: Tachykardie, Mundtrockenheit, Akkommodationsstörungen, Müdigkeit, Sedation.
- ! Bei Kleinkindern sehr vorsichtig dosieren, Erregungszustände möglich.
- Antidot: Physostigmin.

Clonazepam
Rivotril®: 1 Amp. à 1 ml = 1 mg, zusätzlich 1 Amp. à 1 ml Lösungsmittel.

Wirkung
Antiepileptikum (Benzodiazepin).

Indikation und Dosierung
Status epilepticus (v. a. bei Kindern): I.v. 0,5–1 mg langsam, ggf. mehrfache Wiederholung, bis die Krämpfe sistieren.

Bemerkungen
- NW: Erschlaffung der Pharynxmuskulatur, Atemwegsobstruktion, periphere und zentrale Atemdepression; verwaschene Sprache, Ataxie, Verlust der Kooperationsfähigkeit.
- Ob Clonazepam im Status epilepticus gegenüber anderen Benzodiazepinen Vorteile bietet, ist nicht gesichert.
- Injektion schmerzhaft, bei paravenöser oder intraarterieller Injektion evtl. Nekrosen.
- I.m. Injektion weitgehend unwirksam.
- Bei Kindern gelegentlich Zunahme der bronchialen Sekretion.

Clonidin
Catapresan®: 1 Amp. à 1 ml = 0,15 mg.

Wirkung
Zentrale und periphere α_2-Rezeptorenstimulation: RR ↓, Puls ↓.

Indikation und Dosierung
- Hypertonie (v. a. in Verbindung mit Tachykardie): Langsam i.v. 0,075 mg, ggf. Wiederholung nach 10 Min.
- Entzugssyndrome: Langsam i.v. 1–2 Amp. à 0,15 mg. Danach Perfusor: 6 Amp. à 0,15 mg mit NaCl 0,9 % auf 50 ml: Beginn mit 2 ml/h, Dosierung nach Wirkung bzw. NW (Puls ↓, RR ↓).

Bemerkungen
- Puls ↓, Sedation, Mundtrockenheit.
- Kurzfristiger Blutdruckanstieg (und Bradykardie) bei i.v. Bolusgabe.
- ! Wegen erhöhtem NW-Risiko vorsichtig dosieren bei Bradykardie, AV-Überleitungsstörungen oder Vorbehandlung mit β-Blockern oder Verapamil.

Dexamethason
Fortecortin®, Decadron® in verschiedenen Konzentrationen: 1 Amp. à 5 ml = 40 mg bzw. 1 Amp. à 10 ml = 100 mg.

Wirkung
Antiphlogistisch, antiödematös.

Indikation und Dosierung
- Anaphylaktischer Schock: 1 mg/kg KG.
- Asthmaanfall: 1 mg/kg KG.
- Perifokales Ödem bei Hirnmetastasen: I.v. 10 mg.

Bemerkungen
- NW: Erbrechen, Juckreiz, Bewusstseinsbeeinträchtigung.
- Kardiovaskuläre Dysregulationen im Rahmen einer anaphylaktoiden Reaktion stellen keine Indikation für Kortikoide dar.
- Notfalls auch orale Gabe möglich.

Diazepam
Diazepam®-Lipuro: 1 Amp à 2 ml = 10 mg bzw. Diazepam Desitin® rectal tube: 1 Tube à 2,5 ml = 5 bzw. 10 mg.

Wirkung
- Benzodiazepin: Sedation, zentrale Muskelrelaxation, Antikonvulsion, Anxiolyse.
- Wirkungseintritt nach ca. 1–2 Min.
- Wirkungsdauer: Ca. 15 Min.–3 h (und länger).

Indikation und Dosierung
Indikation:
- Krampfanfälle.
- Akute Angst-, Spannungs-, Erregungs- und Unruhezustände.
- Fieberkrämpfe (rektale Applikation).

Dosierung (immer individuell nach Wirkung):
- 0,05–0,5 mg/kg KG langsam i.v.
- Bei Kindern rektal 0,5 mg/kg KG (Säugling 2,5–5 mg, Kleinkind 5–10 mg, Schulkind 10–20 mg).

Bemerkungen
- Atemdepression (v. a. bei zu rascher Injektion).
- Blutdruckabfall (v. a. in Kombination mit Opioiden).
- Anterograde Amnesie.
- Gelegentlich paradoxe Reaktionen bei älteren Patienten.
- Venenreizung und Thrombophlebitis bei i.v. Injektion, deshalb Präparate auf Sojabohnenölbasis bevorzugen.
- Valium® MM Roche darf wegen seines Gehaltes an Natriumdisulfit nicht beim Asthmatiker mit Sulfitüberempfindlichkeit angewandt werden.
- Dosisreduktion bei Hypoproteinämie, Kachexie, alten Patienten, Schock.
- Große therapeutische Breite.

Digitoxin

Digimerck®: 1 Amp. à 1 ml = 0,1 mg bzw. 1 Amp. à 1 ml = 0,25 mg.

Wirkung
Positiv inotrop, negativ dromotrop.

Indikation und Dosierung
Absolute Tachyarrhythmie: I.v. 0,25 mg langsam, ggf. Wiederholung nach 30 Min.

Bemerkungen
- Nicht sinnvoll bei Sinusknotensyndrom, Bradykardie, AV-Block II° und III°, ventrikulärer Tachykardie, WPW-Syndrom.
- NW: Übelkeit, Erbrechen, Bradykardie, paroxysmale Tachykardie mit Block (evtl. Digitalisüberdosierung), ventrikuläre Extrasystolen, ZNS-Symptome (z. B. Farbsehstörungen, Kopfschmerzen, Halluzinationen).
- ! Wegen erhöhtem NW-Risiko vorsichtig dosieren bei Vorbehandlung mit Digitalis.

Digoxin

Novodigal®: 1 Amp. à 1 ml = 0,2 mg bzw. 1 Amp. à 2 ml = 0,4 mg.

Wirkung
Digitalis: Positiv inotrop, negativ dromotrop.

Indikation und Dosierung
Absolute Arrhythmie mit schneller Überleitung: I.v. 0,4 mg langsam, ggf. Wiederholung nach 30 Min.

Bemerkungen
- Nicht sinnvoll bei Sinusknotensyndrom, Bradykardie, AV-Block II° und III°, ventrikuläre Tachykardie, WPW-Syndrom.

- NW: Übelkeit, Erbrechen, Bradykardie, paroxysmale Tachykardie mit Block (evtl. Digitalisüberdosierung), ventrikuläre Extrasystolen, ZNS-Symptome (z. B. Farbsehstörungen, Kopfschmerzen, Halluzinationen).
! Wegen erhöhtem NW-Risiko vorsichtig dosieren bei Vorbehandlung mit Digitalis.

Dihydralazin

Nepresol®: 1 Amp. à 25 mg Trockensubstanz, zusätzlich 1 Amp. à 2 ml Lösungsmittel; günstiger: Lösung mit 10 ml NaCl 0,9 %.

Wirkung
Antihypertensivum.

Indikation und Dosierung
Eklampsie, sonstiger Hypertonus in der Schwangerschaft: I.v. ⅕ Amp. = 5 mg; ggf. Wiederholung nach 10 Min.

Bemerkungen
- NW: Sehr häufig: Reflextachykardie, Angina pectoris, Kopfschmerz, Schwindel, Übelkeit.
! Lange Wirkdauer.

Dimetinden

Fenistil®: 1 Amp. à 4 ml = 4 mg.

Wirkung
Blockade des Histamin-1-Rezeptors.

Indikation und Dosierung
Anaphylaktoide Reaktion: I.v. 0,1 mg/kg KG sehr langsam (Kurzinfusion über 5 Min.).

Bemerkungen
- Kein Mittel der 1. Wahl bei schweren kardiovaskulären Reaktionen.
- Atropinartige NW: Tachykardie, Mundtrockenheit, Akkommodationsstörungen, Müdigkeit, Sedation.
! Bei Kleinkindern sehr vorsichtig dosieren: Erregungszustände möglich.
- Zusätzlich H_2-Antagonisten (z. B. Cimetidin).

Diphenylhydantoin

Phenhydan®: 1 Amp. à 5 ml = 250 mg bzw. 50 ml = 750 mg.

Wirkung
Antiepileptikum, Antiarrhythmikum.

Indikation und Dosierung
- Krampfanfälle: I.v. 150–350 mg bei 70 kg KG (2–5 mg/kg KG) sehr langsam (max. 50 mg/Min.) unter Monitorkontrolle, Wirkungseintritt nach 20 Minuten, danach ggf. wiederholbar.
- Ventrikuläre Extrasystolen bei Digitalisintoxikation.

Bemerkungen
- NW: Häufig, besonders bei rascher Injektion: RR ↓ und Puls ↓ (bis zum Herzstillstand!).
- ! Allergie, Bradykardie, Hypotonie, AV-Block.
- Nur mit NaCl 0,9 % kompatibel; fällt bei Mischung mit praktisch allen Pharmaka weißlich aus; i.v. Zugang vor und nach der Injektion mit NaCl 0,9 % spülen.

Dobutamin
Dobutrex®: 1 Inj.-Fl. à 250 mg Trockensubstanz bzw. Dobutrex® liquid 1 Inj.-Fl. à 20 ml = 250 mg Infusionslösungskonzentrat.

Wirkung
Katecholamin: Vor allem positiv inotrop, auch vorlastsenkend.

Indikation und Dosierung
Myokardiale Insuffizienz: Perfusor mit 250 mg mit NaCl 0,9 % auf 50 ml: 2–17 ml/h bei 70 kg KG (2,5–20 µg/kg KG/Min.).

Bemerkungen
- NW: Tachykardie, Extrasystolen, Kammerflimmern (v. a. bei Myokardischämie), Angina pectoris.
- Nach Vorbehandlung mit β-Blockern verminderte Wirksamkeit.
- Inkompatibel mit Alkohol und Natriumbisulfit (häufige Hilfsstoffe), sollte daher nicht mit anderen Pharmaka laufen.

Dopamin
Dopamin-[Hersteller]®: Amp. u. a. mit 200 und 250 mg.

Wirkung
Dosisabhängig unterschiedliche Wirkung:
- Bei Dosierung 3–10 µg/kg KG/Min.: Positiv inotrop und chronotrop.
- Bei Dosierung > 10 µg/kg KG/Min.: Überwiegend Vasokonstriktion.

Indikation und Dosierung
Kardiogener Schock: 250 mg mit NaCl 0,9 % auf 50 ml: Bei 70 kg KG.
- Positiv inotrop und chronotrop: 3–8 ml/h (3–10 µg/kg KG/Min.) über Perfusor.
- Vasokonstriktion: > 8 ml/h (> 10 µg/kg KG/Min.) über Perfusor.

Bemerkungen
- NW: Tachykardie, Extrasystolen, Kammerflimmern (insbesondere bei Myokardischämie), Angina pectoris.
- Inkompatibel in alkalischen Lösungen. Paravenöse Injektion kann zu Nekrosen führen: Sicherer venöser Zugang, ggf. zentraler Zugang.
- Positive renale Wirkung fraglich.
- Dopamin ist nur noch 2. Wahl nach Dobutamin.

Etilefrin
Effortil: 1 Amp. à 1 ml = 10 mg.

Wirkung
Sympathikomimetikum: Kreislaufstimulation.

Indikation und Dosierung
Orthostatische Hypotonie: 1 Amp. mit NaCl 0,9 % auf 10 ml verdünnen: Jeweils 5 ml nach Wirkung.

Bemerkungen
- NW: Tachykardie, Extrasystolie, Stenokardie.
- Bei Hypotonie aufgrund von Volumenmangel nicht indiziert.

Esmolol
Brevibloc®: 1 Amp. a 10 ml = 100 mg.

Wirkung
- β-Blocker; negativ inotrop und chronotrop.
- Wirkungsdauer: 5 Min.

Indikation und Dosierung
Symptomatische supraventrikuläre Tachykardie. 0,5 mg/kg KG i.v. sehr langsam. Kann alle 5 Min. wiederholt werden.

Bemerkungen
NW: Bradykardie, Hypotonie.

Etomidat
Hypnomidate®, Etomidat®-Lipuro: 1 Amp à 10 ml = 20 mg.

Wirkung
- Hypnotikum.
- Wirkungseintritt nach ca. 15–20 s.
- Wirkungsdauer: Ca. 2–3 Min.

Indikation und Dosierung
- Narkoseeinleitung.
- Narkotikum für Kardioversion oder Repositionen (in Kombination mit einem Analgetikum).

Einleitungsdosis: 0,15–0,3 mg/kg KG (10–20 mg) i.v.
Nachinjektion: Wirkungsabhängig bis zu max. 80 mg Höchstdosis.

Bemerkungen
- Schmerzen bei der i.v. Injektion (geringer bei Etomidat-Lipuro®).
- Myoklonien und Dsykinesien möglich. Evtl. Prophylaxe durch vorangehende Gabe von Fentanyl oder eines Benzodiazepins.

- Dosisabhängige Atemdepression.
- Geringe Senkung des intrakraniellen Drucks.
- Injektionsnarkotikum mit den geringsten hämodynamisch bedeutsamen NW.

Fenoterol

Berotec® 100 bzw. 200 Dosieraerosol: 1 Hub à = 0,1 bzw. 0,2 mg.
Partusisten® intrapartal: 1 Amp. à 1 ml = 0,025 mg.
Partusisten®: 1 Amp. à 10 ml = 0,5 mg.

Wirkung

β_2-Mimetikum: Bronchodilatation, Tokolyse.

Indikation und Dosierung

- Asthma bronchiale: 2 Hübe à 0,1 mg bzw. 1 Hub à 0,2 mg; ggf. Wiederholung nach 5 Min. Bis zu 20 Hübe/h.
- Vorzeitige Wehen:
- Spray: 3–6 Hübe à 0,2 mg.
- 1 Amp. Partusisten® intrapartal à 0,025 mg mit 4 ml NaCl 0,9 % verdünnt langsam i.v.
- Dauer-Tokolyse: 2 mg mit NaCl 0,9 % auf 50 ml. 2 ml/h bei 70 kg KG (0,02 mg/kg KG/Min.) über Perfusor.

Bemerkungen

- NW: Tachykardie, Unruhe, Tremor, Angina pectoris, Herzrhythmusstörungen.
- Spray: Zweckmäßig ist ein vorgeschalteter „Tot"-Raum (Spacer) um bessere bronchiale Deposition zu erreichen. Kann auch über Tubus appliziert werden (2–4 Hübe).

Fentanyl

Fentanyl-Janssen®: 1 Amp. à 2 ml = 0,1 mg bzw. 1 Amp. à 10 ml = 0,5 mg.

Wirkung

- Opioidanalgetikum.
- Wirkungseintritt nach ca. 20–30 s.
- Wirkungsdauer: Ca. 20–40 Min.

Indikation und Dosierung

Indikation:
- Stärkste Schmerzzustände.
- Analgetikum für die Narkose.

Dosierung:
- Zur Analgesie ohne Intubation: 0,025–0,1 mg i.v.
- Bei Narkoseeinleitung: 0,1–0,2 mg i.v.
- Zur Narkoseaufrechterhaltung: 0,1–0,2 mg i.v. alle 20–30 Min.

Bemerkungen
- Unterliegt der BtMVV.
- Atemdepression bis zur Apnoe → Pulsoxymeter anlegen.
- Sedierung bis zur Somnolenz, gelegentlich auch Dysphorie und Erregungszustände.
- Ausgeprägte Bradykardie und Erbrechen (bes. bei zu rascher Injektion).
- Gelegentlich Thoraxrigidität bei zu schneller Injektion.
- Steigerung des intrakraniellen Druckes (durch Hypoventilation).
- Verstärkung des sedierenden und atemdepressiven Effektes zentral wirksamer Substanzen (Medikamente, Alkohol).

Furosemid
Lasix®: 1 Amp. à 2 ml = 20 mg bzw. à 4 ml = 40 mg.

Wirkung
Diuretikum.

Indikation und Dosierung
Herzinsuffizienz, Hypertonie, Lungenödem: I.v. initial 20–40 mg, ggf. Wiederholung.

Bemerkungen
- Kollapsneigung, Hypotonie.
- Wegen erhöhtem NW-Risiko vorsichtig dosieren bei Volumenmangel.
- Bei Blasenentleerungsstörungen auf volle Blase achten → ggf. Katheterisierung.
- Mit vielen anderen Medikamenten inkompatibel, stets allein verabreichen.

Glukose
Glukose, Dextrose. Lösungen mit 5 % (isoton), 10 %, 20 %, 40 % und 50 %.

Wirkung
Energielieferndes Substrat für alle Zellen, BZ-Steigerung (insulinabhängig).

Indikation und Dosierung
Hypoglykämischer Schock: 20–60 ml Glukose 40 % i.v., ggf. Wiederholung bis zum Verschwinden der Bewusstseinstrübung bzw. der zentral-nervösen Symptomatik.

Bemerkungen
- Hypertone Lösung (> 10 %) brennt heftig und ist venenwandschädigend.
- Nach erfolgreicher Behandlung unbedingt Glukose in geringerer Konzentration und Menge weiter geben, z. B. Glukose 10 % als Infusion, um erneutem Absinken des BZ vorzubeugen.

Glycerolnitrat
Nitrolingual®, Perlinganit®, Nitro-Pohl®:
- Spray: 1 Hub = 0,4 mg.
- Zerbeißkapsel = 0,8 bzw. 1,2 mg.
- 1 Amp. à 5 ml = 5 mg bzw. à 10 ml = 10 mg bzw. Inj.-Fl. 50 ml = 50 mg.

Wirkung
Direkte Relaxation glatter Muskulatur (u. a. venöse Gefäße, Gallenwege, distaler Ureter).

Indikation und Dosierung
- Angina pectoris, Myokardinfarkt, Herzinsuffizienz, Lungenödem, hypertensiver Notfall mit kardialen Symptomen:
  - Kapsel: 1 Kps. subl., ggf. nach 5–10 Min. wiederholen.
  - Spray: 3 Hübe à 0,4 mg, ggf. nach 15 Min. wiederholen.
  - Perfusor: 50 mg auf 50 ml: 1-ml-Bolus, dann 1,5 ml/h bei 70 kg KG (0,35 µg/kg KG/Min.), ggf. Dosis alle 5 Min. um 1–2 ml/h steigern, bis Beschwerdefreiheit oder RR < 100 mm Hg bzw. f > 110/Min.
- Gallen- und Nierensteinkoliken: Dosierung wie bei Angina pectoris (s. o.).

Bemerkungen
- NW: Kopfschmerzen, Reflextachykardie, Hypotension, SpO_2 ↓ (venöses Pooling).
- Nach Glycerolnitratgabe RR engmaschig kontrollieren.
- Kombination mit β-Blocker, Verapamil oder Diltiazem bei Reflextachykardie sinnvoll.
- Bei Lungenödem Kombination mit Dopamin, Dobutrex und Furosemid sinnvoll.
- ! Puls ↓ und RR ↓ bei V.a. Herzinfarkt und Glycerolnitratanwendung → Perfusor abstellen, Beine hochlagern, bei Bradykardie Atropin, evtl. vorsichtige Volumenzufuhr.

Haloperidol
Haldol®: 1 Amp à 1 ml = 5 mg.

Wirkung
- Neuroleptikum: Stark antipsychotisch, gering sedierend, antiemetisch.
- Wirkungseintritt nach ca. 10 Min.
- Wirkungsdauer: Ca. 5–8 h.

Indikation und Dosierung
Indikation:
- Akute Psychosen.
- Unruhezustände, auch bei alkoholisierten Patienten und Polytoxikomanen.
- Alkoholisch bedingte Erregungszustände.
- Psychomotorische Erregungszustände.
- Hyperkinesien.

Dosierung: 5–10 mg langsam i.v. (bei älteren Patienten initial nur 2,5 mg).

Bemerkungen
- Dyskinesien (Schluck- und Schlundkrämpfe, kloßige Sprache, dystone Bewegungen).
- Hypotonie (insbesondere bei vorbestehendem Volumenmangel).
- Orthostatische Dysregulationen.
- Erregungsleitungsstörungen (AV-Block, Schenkelblock).
- Große therapeutische Breite.
- Antidot bei Frühdyskinesien: Biperiden (z. B. Akineton 1 Amp. = 5 mg i.v.).

Notfallmedikamente

Heparin

Thrombophob®: 1 Amp. à 1 ml = 5 000 IE bzw. à 5 ml = 25 000 IE.

Wirkung
Antikoagulans.

Indikation und Dosierung
Indikation:
- Lungenembolie.
- Arterieller und venöser Gefäßverschluss.
- Herzinfarkt.

Dosierung: I.v.: Initialer Bolus von 100 IE/kg KG. Schwangere nur 5 000 IE.

Bemerkungen
- NW: Blutungen (z. B. aus Einstichstellen), anaphylaktoide Reaktion.
- Gefäßpunktionen möglichst nur an Hand und Unterarm, nicht in der Leiste, keine i.m. Injektion, keine ZVK-Anlage.
- KI: Schwere Gerinnungsstörungen, V.a. Malignom mit zerebraler Metastasierung, Hirnblutung, drohender Abort, Heparinallergie.

Ipratropium

Atrovent® Dosieraerosol: 1 Hub = 0,02 mg.
Itrop®: 1 Amp. à 1 ml = 0,5 mg.

Wirkung
- Inhalativ: Bronchodilatation.
- I.v.: Vagolyse (Puls ↑).

Indikation und Dosierung
Bradykardie, Asthma bronchiale (zusätzliche Therapie):
- Spray: 2 Hübe à 0,02 mg, ggf. Wiederholung bis 10 Hübe.
- I.v.: 0,5–1mg.

Bemerkungen
- NW: Akkommodationsstörungen, Mundtrockenheit, gastrointestinale Beschwerden, Harnverhalt.
- Wirksamer als Atropin.

Kaliumchlorid

Kaliumchlorid-[Hersteller]® 7,45 %, meist 1 Amp. à 20 ml = 20 mmol K^+ bzw. Inzolen-HK®: 1 Amp. à 20 ml = 20 mmol K^+ und 10 mmol Mg^{2+}.

Wirkung
Erhöhung des Kaliumspiegels.

Indikation und Dosierung
KCl nur als ultima ratio bei therapieresistenter ventrikulärer Rhythmusstörung (Kaliummangel bei Diuretika-, Digitaliseinnahme): 20 mval **sehr langsam** i.v. oder 40 mval auf 500 ml Infusion (z. B. Ringer-Lösung)/h bei 70 kg KG.

Bemerkungen
Cave: Keine Bolusgabe → evtl. Herzstillstand.

S-Ketamin
Ketanest® S 1 Amp. à 5 ml = 25 mg bzw. 1 Amp. à 2 ml = 50 mg bzw. 1 Amp. oder Inj.-Fl. à 10 ml = 250 mg bzw. 1 Inj.-Fl. à 20 ml = 100 mg bzw. 1 Inj.-Fl. à 50 ml = 1250 mg.

Wirkung
- Analgetikum (in niedriger Dosierung), Hypnotikum (in höherer Dosierung).
- Wirkungseintritt nach ca. 30 s (i.v.) bzw. 5 Min. (i.m.).
- Wirkungsdauer: Ca. 10–20 Min.

Indikation und Dosierung
Indikation:
- Analgesie und Sedierung nicht bewusstloser Patienten für technische Rettung und Lagerung.
- Narkoseeinleitung bei Polytraumatisierten nach Rettung und Lagerung.
- Therapieresistenter Status asthmaticus.

Dosierung (immer Anpassung der Dosis an ein ggf. reduziertes zirkulierendes Blutvolumen):
- Zur Analgesie und Sedierung max. 0,125–0,25 mg/kg KG i.v.
- Zur Narkoseeinleitung 0,25–1,0 mg/kg KG i.v. (Intubation erforderlich).
- Zur Narkoseeinleitung beim Status asthmaticus: 1,5 mg/kg KG i.v.
- Traumatisierte, nicht bewusstseinsgestörte Kinder für Rettung und Transport: 0,5–1,5 mg/kg KG i.m.

Bemerkungen
- Sympathikusstimulation mit RR-Anstieg, Tachykardie und dadurch bedingtem Anstieg des myokardialen O_2-Verbrauchs, Bronchodilatation, Anstieg des Uterustonus und der Wehenfrequenz, intrakranieller und intraokularer Druckanstieg.
- Hypersalivation mit Gefahr des reflektorischen Laryngospasmus.
- Bei rascher Injektion und in hoher Dosierung Atemdepression bis Apnoe.
- Halluzinationen (nur in der Aufwachphase relevant), delirante Erregung (v. a. bei Ketamin, bei S-Ketamin wesentlich seltener).
- Nicht anwenden bei hypertonen Kreislaufverhältnissen.
- SHT: Ketamin-Gabe bei kontrollierter Beatmung (pCO_2 ca. 35 mm Hg) möglich.
- Bei Kindern nach i.m. Injektion nach Wirkungseintritt immer i.v. Zugang legen.

Lidocain
Xylocain® 1 Amp. à 5 ml = 100 mg (2 %) bzw. 1 Amp. à 5 ml = 1 000 mg (20 %).

Wirkung
Antiarrhythmikum (Klasse I b), Lokalanästhetikum.

Indikation und Dosierung
- Medikament der 2. Wahl (Medikament der 1. Wahl: Amiodaron) bei ventrikulären Extrasystolen, Kammerarrhythmien, Kammerflimmern unter Reanimation, Prophylaxe des Kammerflimmerns (v. a. bei kardialer Hypoxie):
  - I.v.: Bolus 100 mg bei 70 kg KG (1,5 mg/kg KG), ggf. Nachinjektion nach 5–10 Min. von 0,5 mg/kg KG. Maximaldosis 3 mg/kg KG.
  - E.t.: 300 mg bei 70 kg KG.
  - Perfusor: 1 000 mg mit NaCl 0,9 % auf 50 ml: 4–10 ml/h bei 70 kg KG (20–50 µg/kg KG/Min.).
- Lokalanästhesie: Je nach Anwendungsart bis zu 40 ml einer 1 %igen Lösung.

Bemerkungen
- NW: Herzinsuffizienz, Sinusarrest, höhergradige AV-Blockierungen; Schwindel, Benommenheit, Übelkeit, taube Zunge, Ohrgeräusche (frühe Zeichen der Überdosierung), Tremor, Krämpfe, Koma (späte Zeichen der Überdosierung).
- Dosierung stets nach Normalgewicht, nicht nach tatsächlichem Gewicht.
- Leichte ZNS-Symptome → Perfusor ausschalten!
- ! Wegen erhöhtem NW-Risiko vorsichtig dosieren bei AV-Block mit ventrikulärem Ersatzrhythmus, Unruhezuständen, Krämpfen.
- Verlängerte Halbwertszeit nach Schockzuständen → keine Perfusorgabe, nur Einzelgaben nach Wirkung.
- Muss der Perfusor höher eingestellt werden, stets 0,5 mg/kg KG Bolus dazu geben, sonst stellt sich neues Plateau erst nach Stunden ein.

Magnesiumsulfat-Lösung
Cormagnesin®: 1 Amp. à 10 ml = 1 000 mg bzw. 1 Amp. à 10 ml = 2 000 mg; 1 000 mg = 8 mval = 4 mmol.

Wirkung
Antiarrhythmikum in hohen Dosen (funktioneller Kalziumantagonist → „anti-ischämisch"), Vasodilatation, Tokolyse.

Indikation und Dosierung
„Torsade des pointes" („Spitzenumkehrtachykardie"), eklamptischer Krampfanfall: I.v. 2 000 mg langsam bei 70 kg KG (30 mg/kg KG).

Bemerkungen
- NW: RR ↓, Übelkeit, Erbrechen, Wärmegefühl, Schwindel, Atemdepression, Puls ↓.
- Höher konzentrierte Magnesiumpräparate (z. B. 50 %) nur verdünnt geben (NaCl 0,9 % oder Glukose 5 %).
- Die Infusion kann trotz Verdünnung schmerzhaft sein.
- Bei Überdosierung genügt es meist, die Zufuhr zu unterbrechen, ggf. Calciumgluconat als Antidot verwenden.

Metamizol

Novalgin®: 1 Amp. à 2 ml = 1 000 mg bzw. 1 Amp. à 5 ml = 2 500 mg.

Wirkung
- Analgetikum, Antipyretikum, in höherer Dosierung auch spasmolytisch.
- Wirkungseintritt nach ca. 1–8 Min.
- Wirkungsdauer: Ca. 3–5 h.

Indikation und Dosierung
Starke Schmerzzustände, v. a. Koliken: 1–2,5 g extrem langsam (max. 0,5 ml/Min.) i.v., dabei Atmungs- und Kreislaufkontrolle.

Bemerkungen
- Häufig gravierende Blutdruckabfälle, deshalb Vorsicht bei Hypotonie, Hypovolämie und instabilen Kreislaufverhältnissen.
- Metamizol kann einen anaphylaktischen Schock auslösen.
- Lebensbedrohliche Unverträglichkeitsreaktionen können noch 1 h nach i.v. Injektion auftreten, v. a. bei Dosierungen > 1 g.
- Nicht anwenden bei allergischer Disposition jeder Art (auch Heuschnupfen, Tierhaar- oder Lebensmittelallergie).
- Bei Anwendung in den letzten 6 Wochen der Schwangerschaft ist ein vorzeitiger Verschluss des Ductus Botalli möglich.

Methohexital

Brevimytal®: 1 Inj.-Fl. = 100 mg bzw. 500 mg.

Wirkung
- Hypnotikum (Barbiturat).
- Wirkungseintritt nach ca. 10–40 s.
- Wirkungsdauer: Ca. 5–15 Min.

Indikation und Dosierung
Narkoseeinleitung: 1–1,5 mg/kg KG langsam i.v.

Bemerkungen
- Dosisabhängige kardiovaskuläre Depression mit RR ↓ durch Vasodilatation und Abnahme des HZV.
- Dosisabhängige Atemdepression bis hin zur Apnoe.
- Histaminliberation, Husten, Laryngospasmus, Bronchospasmus.
- Singultus.
- Motorische Unruhe bei der Narkoseeinleitung.
- Bei Schock oder manifester Herzinsuffizienz massive Dosisreduktion bzw. besser Etomidat verwenden.
- KI: Schwere obstruktive Lungenerkrankung oder Status asthmaticus.
- Dosisreduktion bei Hypovolämie, Hypoxie, Ileus, Kachexie, alten Patienten.

- Bei versehentlicher paravenöser Injektion Schmerzen, Schwellungen, Nervenschäden, Ulzerationen und Nekrosen.
- Bei versehentlicher arterieller Injektion Gangrän einer Extremität, die eine Amputation erfordern kann.
- Anwendung als 1-%-Lösung, als Lösungsmittel nur Aqua dest., NaCl 0,9 % oder Glucose 5 % verwenden.

Methylprednisolon

Urbason® solubile forte: 1 Amp. à 250 mg Trockensubstanz und 1 Amp. à 5 ml Lösungsmittel bzw. Urbason® solubile forte 1 000: 1 Amp. à 1 000 mg Trockensubstanz und 1 Amp. à 10 ml Lösungsmittel.

Wirkung
Antiphlogistisch, antiödematös.

Indikation und Dosierung
- Anaphylaktoide Reaktion, Asthmaanfall: I.v. je nach Schweregrad der Symptomatik 250–1 000 mg.
- Rückenmarktrauma: I.v. 30 mg/kg KG Bolus.
- Perifokales Ödem bei Hirnmetastasen: I.v. 25–100 mg.

Bemerkungen
- NW Erbrechen.
- Die Gabe bei V.a. Rückenmarktrauma sollte innerhalb der ersten 8 h nach Trauma erfolgen, d. h. ist auch in der Klinik möglich.

Metoclopramid

Paspertin®: 1 Amp. à 2 ml = 10 mg.

Wirkung
Zentraler Dopamin-Antagonist: Erhöhung des unteren Ösophagussphinktertonus sowie der Magen- und Dünndarmmotilität.

Indikation und Dosierung
- 5–10 Min. vor Narkoseeinleitung bei Aspirationsgefahr i.v. 1 Amp. à 10 mg.
- Übelkeit und Erbrechen (auch nach Opioidgabe): I.v. 1 Amp. à 10 mg.

Bemerkungen
- NW: Müdigkeit, bei Kindern unter 14 J. häufig extrapyramidale Nebenwirkungen.
- ! Wegen erhöhtem NW-Risiko vorsichtig dosieren bei Neugeborenen, Säuglingen, Kleinkindern, mechanischem Ileus, extrapyramidaler Symptomatik und Krampfleiden.
- Antagonist: Atropin.
- Wirkungsverstärkung mit zentral dämpfenden Medikamenten.
- Trizyklische Antidepressiva, Neuroleptika verstärken die extrapyramidalen Nebenwirkungen.
- Extrapyramidale Nebenwirkungen mit Biperiden (z. B. Akineton®) behandelbar.

Metoprolol

Beloc®: 1 Amp. à 5 ml = 5 mg.

Wirkung
- β-Blocker: Negativ inotrop und chronotrop.
- Wirkdauer: 8–15 h.

Indikation und Dosierung
Supraventrikuläre Tachykardie, -arrhythmie und Extrasystolie. Reflextachykardie bei Nitroglycerinanwendung, instabile Angina pectoris: I.v.: 3,5 mg bei 70 kg KG (0,05 mg/kg KG) **sehr langsam**, ggf. Wiederholung nach 5 Min. Höchstdosis: 20 mg bei 70 kg KG (0,3 mg/kg KG).

Bemerkungen
- NW: Bradykardie, Herzinsuffizienz, Hypotonie, Bronchokonstriktion, Schwindel, Kopfschmerz.
- ! Wegen erhöhtem NW-Risiko vorsichtig dosieren bei Asthma bronchiale und obstruktiven Lungenkrankheiten, symptomatischer Tachykardie bei Sepsis, Volumenmangel, Herzinsuffizienz, Bradykardie, AV-Block II und III, Sinusknotensyndrom, schwerer AVK.
- WW: In Kombination mit Verapamil oder Diltiazem Asystolie, Verstärkung blutdrucksenkender Effekte, z. B. von Nifedipin oder Clonidin, Bradykardie mit Digitalis; Wirkungsabschwächung von Dobutamin und Dopamin, vasokonstriktorische Effekte durch Adrenalin (Adrenalinumkehr).
- Maskierung von Hypoglykämiesymptomatik bei behandelten Diabetikern, Gefahr der Hypoglykämie jedoch erhöht.
- Allergische Reaktionen werden verstärkt.

Midazolam

Dormicum® 5/1: 1 Amp. à 1 ml = 5 mg bzw. Dormicum®15/3: 1 Amp. à 3 ml = 15 mg bzw. Dormicum®V5/5: 1 Amp. à 5 ml = 5 mg.

Wirkung
- Sedativum (Benzodiazepin).
- Wirkungseintritt nach ca. 3 Min.
- Wirkungsdauer: Ca. 45–90 Min.

Indikation und Dosierung
- Sedierung: 0,025–0,15 mg/kg KG i.v., dabei langsame und individuelle Dosierung (Verdünnung mit NaCl 0,9 % auf 1mg/ml und jeweils 1-mg-Boli applizieren).
- Narkoseeinleitung: 0,1–0,25 mg/kg KG i.v.
- Narkoseaufrechterhaltung: individuell nach Wirkung dosieren (5–10-mg-Boli).
- Notfalls rektale Applikation möglich: 0,2–0,3 mg/kg KG (Maximaldosis = 15 mg) mit NaCl verdünnt applizieren.

Bemerkungen
- Atemdepression bis Atemstillstand (bes. bei schneller Injektion).
- Blutdruckabfall (vorher Volumenmangel ausgleichen).

- Gelegentlich paradoxe Reaktion bei älteren Patienten (Hypoxie?).
- Resorption nach i.m. Applikation fast genauso schnell wie nach i.v. Gabe → bei Patienten im Erregungszustand oder bei Krampfanfall ggf. i.m. Verabreichung, wenn i.v. Injektion schwierig.
- Keine analgetische Wirkung.
- Keine Anwendung bei Frühgeborenen (zerebrale Krampfanfälle).
- Dosisreduktion bei Kachexie, alten Patienten.
- Doppelte Wirkstärke und kürzere Wirkdauer im Vergleich zu Diazepam.
- Verursacht anterograde Amnesie.

Mivacurium

Mivacron®: 1 Amp. à 5 ml = 10 mg bzw. 1 Amp. à 10 ml = 20 mg.

Wirkung
- Nicht-depolarisierende Muskelrelaxation.
- Wirkungseintritt: Nach 2–4 Min.
- Wirkungsdauer: Ca. 15–20 Min.

Indikation und Dosierung
- Präkurarisierung vor Succinylcholingabe: 0,015 mg/kg KG (1 mg/70 kg KG).
- Muskelrelaxation zu maschineller Beatmung nach erfolgter Intubation:
  - Initial 0,1–0,2 mg/kg KG (10 mg/70 kg KG).
  - Repetitionsdosis: 0,05–0,1 mg/kg KG (5 mg/70 kg KG).

Bemerkungen
- Blutdruckabfall bei rascher Injektion.
- Dosisabhängige Histaminliberation, vor allem bei zu rascher Injektion.

Morphin

Morphin Merck®: 1 Amp. à 1 ml = 10 bzw. 20 mg.

Wirkung
- Opioid-Agonist: Analgetisch und sedierend, euphorisierend. Pulmonalarterieller Druck ↓.
- Wirkungseintritt nach ca. 5–10 Min.
- Wirkungsdauer: Ca. 3–4 h.

Indikation und Dosierung
- Stärkste Schmerzzustände, insbesondere bei Herzinfarkt.
- Kardial bedingtes Lungenödem.
- Dosierung abhängig vom Schweregrad der Schmerzen: Mit NaCl 0,9 % auf 10 ml verdünnen und Boli à 2 mg bis zum Eintritt der gewünschten Wirkung langsam i.v. applizieren (5–10 mg).

Bemerkungen
! Unterliegt der BtMVV.

Neben-/Wechselwirkungen:
- Atemdepression bis zur Apnoe, v. a. nach schneller i.v. Gabe.
- Histaminfreisetzung und Auslösung allergischer Reaktionen. **Cave:** Asthmaanfall bei entsprechender Prädisposition.
- Zentral bedingte Vagusstimulation mit Miosis, Bradykardie, Übelkeit und Erbrechen.
- Sedierung bis zur Somnolenz, gelegentlich auch Dysphorie und Erregungszustände.
- Tonuserhöhung der glatten Muskulatur (Sphinkteren) → KI: Koliken, Pankreatitis.
- Verstärkung des blutdrucksenkenden Effektes bei gleichzeitiger Gabe von Antihypertensiva und Phenothiazin-Neuroleptika.
- Verstärkung des sedierenden und atemdepressiven Effektes zentral wirksamer Substanzen (Medikamente, Alkohol).

Natriumbikarbonat

Natriumhydrogencarbonat-Lösung 8,4 Köhler®.

Wirkung
Azidoseausgleich.

Indikation und Dosierung
- Ggf. bei länger andauernder Reanimation: Initial 1 ml = 1 mmol = 1 mval NaHCO$_3$ 8,4 %/kg KG, ggf. Wiederholung nach 10 Min.
- Metabolische Azidose (BGA): Basenüberschuss (BE) × 0,3 × kg KG/2.

Bemerkungen
Inkompatibel mit anderen Medikamenten (keine Mischinfusion, über eigenen Zugang laufen lassen).

Nifedipin

Adalat®: 1 Kps. = 5 mg bzw. 1 Kps. = 10 mg.

Wirkung
Kalziumantagonist: Blutdrucksenkung.

Indikation und Dosierung
Hypertonie, insbesondere bei zerebraler Symptomatik: 5–10 mg zerkaut mit etwas Flüssigkeit schlucken lassen, ggf. Wiederholung nach 15 Min.

Bemerkungen
- NW: Reflextachykardie, Hitzegefühl, Magenbeschwerden, Flush, Kopfschmerzen, Blutdruckabfall.
- ! Wegen erhöhtem NW-Risiko vorsichtig dosieren bei Herzinsuffizienz, Schwangerschaft. Kontraindiziert bei instabiler Angina pectoris und akutem Myokardinfarkt.

Nitrendipin

Bayotensin: 1 Phiole à 5 mg.

Wirkung
Antihypertensivum.

Indikation und Dosierung
Hypertensiver Notfall (mit zerebraler Symptomatik): 1 Phiole à 5 mg in den Mund hinein ausdrücken und schlucken lassen; ggf. Wiederholung nach 30 Min.

Bemerkungen
NW: Flush, Kopfschmerzen.

Noradrenalin
Arterenol®: 1 Amp. à 1 ml = 1mg (1 : 1 000).

Wirkung
Katecholamin: Periphere Vasokonstriktion und positive Inotropie.

Indikation und Dosierung
Septischer Schock (bei fehlendem peripheren Widerstand): 5 mg mit NaCl 0,9 % auf 50 ml. 4 ml/h bei 70 kg KG (0,1 µg/kg KG/Min.) über Perfusor, Steigerung nach Wirkung.

Bemerkungen
NW: Auslösung von Koronarspasmen, Zunahme des myokardialen Sauerstoffverbrauchs, Abnahme der peripheren Durchblutung und von Organen (Nieren, Darm), Nekrosen bei paravenöser Injektion.
- Inaktivierung durch alkalisches Milieu (z. B. NaHCO$_3$).
- Bei spinalem Schock Verstärkung einer Bradykardie.

Orciprenalin
Alupent®: 1 Amp. à 1 ml = 0,5 mg bzw. 1 Amp. à 10 ml = 5 mg.

Wirkung
β-Mimetikum: Puls ↑, positive Inotropie.

Indikation und Dosierung
Bradykardie, absolute Bradyarrhythmie, Adam-Stokes-Anfall, falls Atropin nicht ausreichend. Intoxikation mit β-Blockern:
- I.v.: 1 Amp. à 0,5 mg 1 : 10 mit NaCl 0,9 % verdünnt sehr langsam nach Wirkung.
- Perfusor: 5 mg mit NaCl 0,9 % auf 50 ml. 6–17 ml/h bei 70 kg KG (0,15–0,4 µg/kg KG/Min.).

Bemerkungen
- NW: Tremor, Angst, Unruhe, Tachykardie, Arrhythmien, Hypotonie, Angina pectoris, Myokardischämie, Wehentätigkeit ↑, Erhöhung des myokardialen Sauerstoffverbrauchs, Abfall diastol. Blutdrucks, lange Halbwertszeit (90 Min.), relativ ungünstiges Wirkungsprofil, nur selten indiziert.
! Frischer Herzinfarkt, Schwangerschaft.

Oxybuprocain
Conjuncain-EDO® sine, Novesine® 0,4 %, Oxbarukain®-Augentropfen.

Wirkung
Lokalanästhetikum (Estertyp).

Indikation und Dosierung
Oberflächenanästhesie des Auges: 3–10 Tropfen in den Bindehautsack im Abstand von 30 s.

Bemerkungen
- NW: Anaphylaktoide Reaktion.
- Alternative: 1–2 Tropfen Lidocain (Amidtyp).

Oxytocin
Syntocinon®: 1 Amp. à 1 ml = 3 bzw. 10 IE.

Wirkung
Wehensteigerung, Uteruskontraktion.

Indikation und Dosierung
Geburtsstillstand, Nachgeburtsperiode, postpartale Blutung: i.v. 3–5 IE.

Bemerkungen
NW: Auslösung eines Tetanus uteri, Erbrechen, Übelkeit, Tachykardie, Hypertonus, selten Angina pectoris, auch Hypotonie möglich.

Pancuronium
Pancuronium Organon®: 1 Amp. = 2 ml = 4 mg.

Wirkung
- Nicht-depolarisierende Muskelrelaxation.
- Wirkungseintritt: Nach 3–4 Min.
- Wirkungsdauer: Ca. 45–75 Min.

Indikation und Dosierung
- Präkurarisierung vor Succinylcholingabe: 0,004–0,008 mg/kg KG (0,5 mg/70 kg KG).
- Muskelrelaxation zu maschineller Beatmung nach erfolgter Intubation:
- Initial 0,04–0,08 mg/kg KG (4 mg/70 kg KG).
- Repetitionsdosis: 0,01–0,02 mg/kg KG (1 mg/70 kg KG).

Bemerkungen
- Tachykardie durch Vagolyse, evtl. RR-Anstieg.
- Die Substanz muss gekühlt aufbewahrt werden.

Paracetamol
ben-u-ron®: 1 Supp. = 125, 250, 500 bzw. 1 000 mg.

Wirkung
Antipyretikum, Analgetikum.

Indikation und Dosierung
Fieberhafte Zustände, v. a. bei Kindern: 10–15 mg/kg KG rektal.

Pethidin
Dolantin®: 1 Amp. à 1 ml = 50 mg bzw. 1 Amp. à 2 ml = 100 mg.

Wirkung
- Opioidagonist: Analgetisch und sedierend.
- Wirkungseintritt nach ca. 5 Min.
- Wirkungsdauer: Ca. 2–4 h.

Indikation und Dosierung
Akute schwere Schmerzzustände: 25–50 mg langsam in 1–2 Min. i.v., evtl. Wiederholung nach 5–10 Min.

Bemerkungen
- ! Unterliegt der BtMVV.
- Vasodilatation mit Blutdruckabfall und reflektorischer Tachykardie bei zu rascher i.v. Gabe. Nicht bei Hypovolämie einsetzen.
- Histaminliberation.
- Nicht bei gleichzeitiger Therapie mit MAO-Hemmern einsetzen.
- In äquipotenter Dosierung gleiche Atemdepression wie bei Morphin, aber mehr kardiozirkulatorische Nebenwirkungen.
- Sedierung, in hohen Dosen Exzitation.
- Übelkeit, Erbrechen.

Pindolol
Visken®: 1 Amp. à 2 ml = 0,4 mg.

Wirkung
β-Rezeptorblocker mit intrinsischer Aktivität.

Indikation und Dosierung
Supraventrikuläre Tachykardien (u. a. Reflextachykardie bei Nitrogycerin): I.v. 1 Amp. à 0,4 mg mit NaCl auf 10 ml verdünnt: Langsam nach Wirkung.

Bemerkungen
- Anwendung bringt keinen Vorteil gegenüber Betablocker ohne intrinsische Aktivität (z. B. Metoprolol), günstige Wirkung von Betablockern beim Herzinfarkt gilt nur für solche ohne intrinsische Aktivität.
- NW: Bronchokonstriktion, Herzinsuffizienz, Schwindel, Kopfschmerz.
- ! Asthma bronchiale und obstruktive Lungenkrankheiten, symptomatische Tachykardie bei Sepsis, Volumenmangel, Herzinsuffizienz.

- WW: In Kombination mit Verapamil oder Diltiazem Asystolie, Verstärkung blutdrucksenkender Effekte, z. B. von Nifedipin oder Clonidin, Bradykardie mit Digitalis, Wirkungsabschwächung von Dobutamin und Dopamin, alleinige vasokonstriktorische Effekte durch Adrenalin (Adrenalinumkehr).

Piritramid
Dipidolor®: 1 Amp. à 2 ml = 15 mg.

Wirkung
- Opioidagonist: Analgetisch und sedierend.
- Wirkungseintritt nach ca. 5–10 Min.
- Wirkungsdauer: Ca. 6 h.

Indikation und Wirkung
Starke und sehr starke Schmerzzustände: 0,1–0,3 mg/kg KG langsam i.v. (max. 10 mg/Min.).

Bemerkungen
! Unterliegt der BtMVV.
- In äquipotenter Dosierung gleiche Atemdepression wie Morphin.
- Weniger emetisch wirksam als Morphin.
- Bei zu rascher i.v. Gabe Hypotonie und Bradykardie.

Prednisolon
Solu Decortin® H: 1 Amp. = 10, 25, 50 mg (Lösungsmittel 1ml), 250 mg (Lösungsmittel 5 ml) bzw. 1 000 mg Trockensubstanz (Lösungsmittel 10 ml). Klismacort®-Rektalkapseln: 100 mg.

Wirkung
Antiphlogistisch, antiödematös.

Indikation und Dosierung
- Anaphylaktoide Reaktion, Asthmaanfall: I.v. je nach Schweregrad 250–1 000 mg.
- Stenosierende Laryngotracheitis (Krupp-Syndrom) bei Kindern: 2–4 mg/kg KG i.v.

Bemerkungen
- Kardiovaskuläre Dysregulationen im Rahmen einer anaphylaktoiden Reaktion stellen keine Indikation für Kortikoide dar.
- Klismacort®-Rektalkapseln sind hitzebeständig.

Prednison
Rectodelt® Supp.: 5, 10 u. 100 mg.

Wirkung
Antiphlogistisch, antiödematös.

Indikation und Dosierung
Bei Kindern:

- Stenosierende Laryngotracheitis (Krupp-Syndrom).
- Anaphylaktoide Reaktionen.
- Asthmaanfall.

Dosierung: 5–20 mg/kg KG (auf ganze Zäpfchen aufrunden).

Promethazin

Atosil®: 1 Amp. à 2 ml = 50 mg.

Wirkung
- Neuroleptikum: Sedierend, nur schwach antipsychotisch wirksam, antiemetisch, antihistaminerg (H1-Blocker).
- Wirkungseintritt nach ca. 15–30 Min.
- Wirkungsdauer: Ca. 4–6 h.

Indikation und Dosierung
Sedierung bei Unruhezuständen, Asthma bronchiale, Antiemetikum: 25–50 mg langsam i.v.

Bemerkungen
- Hypotonie durch zentrale Sympathikolyse.
- Atemdepression.

Propafenon

Rytmonorm®: 1 Amp. à 20 ml = 70 mg.

Wirkung
Antiarrhythmikum (Klasse I c).

Indikation und Dosierung
Indikation:
- Tachykardien bei Präexzitationssyndromen.
- Ventrikuläre Extrasystolie und Tachykardie.
- Supraventrikuläre Tachykardie und Tachyarrhythmien.

Dosierung i.v.: 35–100 mg bei 70 kg KG (0,5–1,5 mg/kg KG) langsam nach Wirkung.

Bemerkungen
- NW: Orthostaseneigung, selten ZNS-Symptome (Tremor, Kopfschmerz etc.).
- WW: In Kombination mit anderen Antiarrhythmika (z. B. β-Blocker) evtl. totaler AV-Block.

Propofol

Disoprivan®: 1 Amp à 20 ml = 200 mg.

Wirkung
- Hypnotikum.
- Wirkungseintritt nach ca. 30–45 s.
- Wirkungsdauer: Ca. 5 Min.

Indikation und Dosierung

Narkoseeinleitung und -aufrechterhaltung:
- Einleitungsdosis: 1–2 mg/kg KG langsam i.v.
- Narkoseaufrechterhaltung: 10–30-mg-Boli (je nach Klinik ca. alle 5 Min.).

Bemerkungen

- Ausgeprägte Blutdrucksenkung.
- Atemdepression bis hin zur Apnoe.
- Exzitatorische Bewegungen möglich.
- Nicht anwenden bei dekompensierten kardiopulmonalen Erkrankungen.

Reproterol

Bronchospasmin®: 1 Amp. à 1 ml = 0,09 mg.

Wirkung

β_2-Mimetikum: Bronchodilatation, Wehenhemmung.

Indikation und Dosierung

Indikation:
- Asthma bronchiale, wenn Behandlung mit β_2-Mimetikum als Dosieraerosol nicht möglich, wirksam oder ausreichend ist (silent asthma).
- Vorzeitige Wehen.

Dosierung i.v.: 1 Amp. mit NaCl 0,9 % auf 10 ml verdünnt langsam; ggf. Wiederholung nach 10 Min.

Bemerkungen

- NW: Unruhe, Tremor, Angst, Herzklopfen, Tachykardie, Kammerflimmern, Hypotonie, Angina pectoris.
! Wegen erhöhtem NW-Risiko vorsichtig dosieren bei akutem Rechtsherzversagen, Tachykardie, KHK.
- Bei i.v. Injektion von β_2-Agonisten erheblich häufiger Nebenwirkungen als bei Inhalation.

Reteplase

Rapilysin®: 10 U Trockensubstanz sowie 10 ml Lösungsmittel.

Wirkung

Fibrinolytikum.

Indikation und Dosierung

Akuter Myokardinfarkt, massive Lungenembolie:
- Heparin-Bolus von 60 IE/kg KG (max. 4 000 IE) sowie Azetylsalizylsäure i.v. vor Therapiebeginn.
- Initial 10 U als Bolus über 1–2 Min.
- Nach 30 Min. erneuter Bolus von 10 U über 1–2 Min.

Bemerkungen
- NW: RR↓, Arrhythmien.
- KI ☞ 5.10.
- Reteplase ist inkompatibel mit anderen Medikamenten, insbesondere mit Heparin → nicht gleichzeitig injizieren, Zugang nach Injektion gründlich mit NaCl 0,9 % spülen.

Rocuronium
Esmeron®: 1 Amp. à 5 ml = 50 mg bzw. 1 Amp. à 10 ml = 100 mg.

Wirkung
- Nicht-depolarisierende Muskelrelaxation.
- Wirkungseintritt: Nach 1–2 Min.
- Wirkungsdauer: Ca. 30–50 Min.

Indikation und Dosierung
- Präkurarisierung vor Succinylcholingabe: 0,06–0,12 mg/kg KG (5 mg/70 kg KG).
- Muskelrelaxation zu maschineller Beatmung nach erfolgter Intubation:
- Initial 0,45–0,6 mg/kg KG (35 mg/70 kg KG).
- Repetitionsdosis: 0,1–0,15 mg/kg KG (10 mg/70 kg KG).

Bemerkungen
- Geringe Vagolyse (dosisabhängig Herzfrequenz ↑).
- Die Substanz muss gekühlt aufbewahrt werden.

rt-PA (Alteplase)
Actilyse®: 1 Inj.-Fl. mit 10, 20 bzw. 50 mg Trockensubstanz sowie 10, 20 bzw. 50 ml Lösungsmittel.

Wirkung
Fibrinolytikum.

Indikation und Dosierung
- Heparin-Bolus von 60 IE/kg KG (max. 4 000 IE) vor Therapiebeginn.
- Akuter Myokardinfarkt: insgesamt 100 mg/90 Min., verteilt auf zwei Perfusorspritzen à 50 ml:
- Initial 15 mg (= 15 ml) als Bolus über 1–2 Min.
- Dann für 30 Min. 100 ml/h (50 mg), danach für 60 Min. 35 ml/h (= 35 mg).
- Lungenembolie ab Stadium III: Insgesamt 100 mg/120 Min., verteilt auf 2 Perfusorspritzen à 50 ml:
- Initial 10 mg (= 10 ml) als Bolus über 1–2 Min.
- Danach für 120 Min. 45 ml/h (90 mg).

Bemerkungen
- NW: RR ↓, Übelkeit, Erbrechen.
- KI ☞ 5.10.

Streptokinase

Kabikinase® 1 Inj.-Fl. mit 250 000, 750 000 bzw. 1,5 Mio. IE Trockensubstanz.

Wirkung
Fibrinolytikum.

Indikation und Dosierung
- Akuter Myokardinfarkt 1,5 Mio. IE in 60 Min. Perfusor: 1,5 Mio. I.E. mit NaCl 0,9 % auf 50 ml: 50 ml/h.
- Lungenembolie ab Stadium III: 1,5 Mio. IE in 30 Min. Perfusor: 1,5 Mio. I.E. mit NaCl 0,9 % auf 50 ml: 100 ml/h.

Bemerkungen
- NW: RR ↓, Übelkeit, Erbrechen, Kopfschmerzen, Dyspnoe, selten anaphylaktische Reaktion.
- KI ☞ 5.10.
- Zur Allergieprophylaxe 50 mg Prednisolon (z.B. Solu Decortin® H) i.v.

Succinylcholin (Suxamethonium)

Lysthenon®: 1 Amp. 1 % à 5 ml = 50 mg bzw. 1 Amp. 2 % à 5 ml = 100 mg; Lysthenon® siccum: 1 Inj.-Fl. à 500 mg Trockensubstanz.

Wirkung
- Depolarisierende Muskelrelaxation.
- Wirkungseintritt nach ca. 30–60 s.
- Wirkungsdauer: Ca. 5 Min.

Indikation und Dosierung
Kurzfristige Relaxierung zur Intubation:
- Einzeldosis zur Intubation: 1–2 mg/kg KG (100 mg/70 kg KG).
- Möglichst keine Nachinjektionen.

Bemerkungen
- Im Rettungsdienst weiterhin Mittel der Wahl bei der Notfallintubation.
- Zur Vermeidung von initialen Muskelfaszikulationen Präkurarisierung mit einem nicht depolarisierenden Muskelrelaxans in niedriger Dosis.
- Initial Bradykardie und Hypotension, später Tachykardie.
- Hypersalivation und vermehrte Bronchialsekretion.
- Hyperkaliämie durch Kaliumverschiebung nach extrazellulär.
- Erhöhung des Augeninnendruckes und des Druckes im GI-Trakt (**cave:** Aspirationsgefahr bei Hochschwangeren, Adipositas permagna, Patienten mit Ileus oder Zwerchfellhernie).
- Relativ kontraindiziert bei perforierenden Augenverletzungen, erhöhtem intrakraniellem Druck und Sepsis.
- Histaminfreisetzung mit der Gefahr eines Bronchospasmus.
- Bei elektiver und vermutlich einfacher Intubation wegen seltener Zwischenfälle (K ↑, Asystolie, maligne Hyperthermie) Einsatz eines nicht-depolarisierenden Muskelrelaxans erwägen.
- Anwendung bei frischen Lähmungen und Verbrennungen in den ersten 24 h noch möglich, danach kontraindiziert.

Tenecteplase
Metalyse®: 1 Inj.-Fl. mit 40 bzw. 50 mg Trockensubstanz sowie 8 bzw. 10 ml Lösungsmittel.

Wirkung
Fibrinolytikum.

Indikation und Dosierung
- Heparin-Bolus von max. 4 000 IE vor Therapiebeginn.
- Akuter Myokardinfarkt: Einfach-Bolus innerhalb von 10 s:
  - < 60 kg KG: 30 mg.
  - 60–70 kg KG: 35 mg.
  - 70–80 kg KG: 40 mg.
  - 80–90 kg KG: 45 mg.
  - > 90 kg KG: 50 mg.

Terbutalin
Bricanyl®: 1 Amp. à 1 ml = 0,5 mg.

Wirkung
β_2-Mimetikum.

Indikation und Dosierung
Indikation:
- Asthma bronchiale.
- (Tokolyse).

Dosierung s.c.: 0,3–0,6 mg bei 70 kg KG (4–8 µg/kg KG).

Bemerkungen
- Nur zur subkutanen Injektion zugelassen (und unverdünnt auch nicht anders anwendbar).
- Nach Verdünnung (z. B. 20 ml) kann die gleiche Dosis auch **sehr langsam** intravenös gespritzt werden.
- NW: Unruhe, Tremor, Angst, Herzklopfen, Tachykardie, Kammerflimmern, Hypotonie, Angina pectoris.

🔴 Wegen erhöhtem NW-Risiko vorsichtige Dosierung bei akutem Rechtsherzversagen, Tachykardie, KHK.

- Bei i.v. Injektion von β_2-Agonisten erheblich häufiger Nebenwirkungen als bei Inhalation.
- Versehentliche rasche intravenöse Gabe einer Ampulle Terbutalin führt meist zu Kammerflimmern.

Theophyllin
Bronchoparat®: 1 Amp. à 10 ml = 200 mg.

Wirkung
Bronchodilatation.

Indikation und Dosierung
Schwerer Asthmaanfall: 350 mg bei 70 kg KG (5 mg/kg KG, bei damit vorbehandelten Patienten 2 mg/kg KG) sehr langsam i.v.

Bemerkungen
- Ampulleninhalt kann auch oral gegeben werden (enteral gute Resorption, sehr schlechter Geschmack).
- NW: Magenschmerzen, Übelkeit, Erbrechen, Ruhelosigkeit, Tremor, Schlafstörungen, Krämpfe, Tachykardie, Extrasystolie.
- ! Wegen erhöhtem NW-Risiko vorsichtig dosieren bei frischem Herzinfarkt, Epilepsie, Hyperthyreose.
- Nach Einnahme retardierter Theophyllinpräparate nach 2–8 h nur Erhaltungsdosis geben, unbedingt nachfragen, verwirrend viele Präparate im Handel.
- Geringe therapeutische Breite. Rasche intravenöse Injektion kann tachykarde Rhythmusstörungen und/oder Krämpfe auslösen.

Thiopental
Trapanal®: 1 Inj.-Fl. = 0,5 bzw. 1 g Trockensubstanz.

Wirkung
- Thiobarbiturat (Hypnotikum).
- Wirkungseintritt nach ca. 10–40 s.
- Wirkungsdauer: Ca. 5–15 Min.

Indikation und Dosierung
Narkoseeinleitung: 3–5 mg/kg KG langsam i.v.

Bemerkungen
- Dosisabhängige kardiovaskuläre Depression mit RR ↓ durch Vasodilatation und Abnahme des HZV.
- Dosisabhängige Atemdepression bis hin zur Apnoe.
- Histaminliberation, Husten, Laryngospasmus, Bronchospasmus.
- Singultus.
- Bei Schock oder manifester Herzinsuffizienz massive Dosisreduktion, besser Etomidat verwenden.
- KI: Schwere obstruktive Lungenerkrankungen und Status asthmaticus.
- Dosisreduktion bei Hypovolämie, Hypoxie, Ileus, Kachexie, alten Patienten.
- Bei versehentlicher paravenöser Injektion Schmerzen, Schwellungen, Nervenschäden, Ulzerationen und Nekrosen.
- Bei versehentlicher arterieller Injektion Gangrän der Extremität, die eine Amputation erfordern kann → Vorgabe einer Testdosis von 25–50 mg.

- Anwendung als 2,5-%-Lösung. Lösung nur mit Wasser für Injektionszwecke herstellen, keine Volumenersatzmittel oder sauren Lösungen verwenden, da eine chemische Inkompatibilität bestehen kann.

Tramadol

Tramal®: 1 Amp. à 1 ml = 50 mg bzw. 1 Amp. à 2 ml = 100 mg.

Wirkung
- Opioidanalgetikum.
- Wirkungseintritt nach 5–10 Min.
- Wirkungsdauer: Ca. 2–4 h.

Indikation und Dosierung
Schmerzzustände:
- Erw.: 50–100 mg langsam i.v. als Einzeldosis.
- Kinder (ab 1 Jahr): 1–2 mg/kg KG.

Bemerkungen
- ZNS-Irritationen, Schwindel, Benommenheit.
- Übelkeit, Brechreiz, Erbrechen besonders bei unruhigen Patienten.
- Orthostatische Dysregulation.
- Tachykardie.

Urapidil

Ebrantil®: 1 Amp. à 5 ml = 25 mg bzw. 1 Amp. à 10 ml = 50 mg.

Wirkung
Zentral wirkendes Antihypertensivum.

Indikation und Dosierung
Hypertonus (v. a. bei zerebralen Symptomen): I.v. 25 mg langsam, ggf. Wiederholung nach 10 Min.

Bemerkungen
NW: Müdigkeit, Schwindel, Übelkeit und Erbrechen, Tachykardie.

Urokinase

Actosolv®: 1 Inj.-Fl. mit 25 000, 100 000 bzw. 600 000 IE Trockensubstanz.

Wirkung
Fibrinolytikum.

Indikation und Dosierung
- Heparin-Bolus von 60 IE/kg KG (max. 4 000 IE) vor Therapiebeginn.
- Akuter Myokardinfarkt: 2–3 Mio. IE in 60 Min. Perfusor: 2–3 Mio. IE mit NaCl 0,9 % auf 50 ml: 50 ml/h.
- Lungenembolie ab Stadium III: 1,5–2 Mio. IE als Bolus.

Bemerkungen
- NW: RR ↓, Dyspnoe, sehr selten allergische Reaktion, Fieber.
- KI ☞ 5.10.
- Lagerungs- und Aufbewahrungshinweise beachten (z. T. Kühlschranklagerung erforderlich).

Vecuronium
Norcuron®: 1 Amp. = 4 mg Trockensubstanz und 1 Amp. Lösungsmittel à 1 ml, 1 Stechampulle = 10 mg Trockensubstanz und 1 Amp. Lösungsmittel à 10 ml.

Wirkung
- Nicht-depolarisierende Muskelrelaxation.
- Wirkungseintritt nach ca. 1–3 Min.
- Wirkungsdauer: Ca. 30–40 Min.

Indikation und Dosierung
- Präkurarisierung vor Succinylcholingabe: 0,01–0,02 mg/kg KG (1 mg/70 kg KG).
- Muskelrelaxation zu maschineller Beatmung nach erfolgter Intubation:
  - Initial 0,08–0,15 mg/kg KG (7 mg/70 kg KG).
  - Repetitionsdosis 0,02–0,05 mg/kg KG (1,5–3,5 mg/70 kg KG).

Bemerkungen
- Löslich in 0,9-%-NaCl, Ringer- oder 5-%- Glukoselösung.
- Verstärkung der neuromuskulären Blockade durch Thiopental, Ketamin, Fentanyl, Etomidat, Ca-Antagonisten, β-Blocker, Schleifendiuretika, Lokalanästhetika.

Verapamil
Isoptin®: 1 Amp. à 5 ml = 5 mg.

Wirkung
Antiarrhythmikum (Klasse IV).

Indikation und Dosierung
Tachykarde, supraventrikuläre Rhythmusstörungen mit schneller Überleitung (z. B. schnelle Überleitung bei Vorhofflimmern): I.v. 1 Amp. à 5 mg mit NaCl 0,9 % auf 10 ml verdünnt; sehr langsam, ggf. Wiederholung nach 5–10 Min.

Bemerkungen
- NW: AV-Block, Bradykardie, Asystolie, Hypotonie, Herzinsuffizienz, Schwindel, Benommenheit, Kopfschmerzen.
- ! Wegen erhöhtem NW-Risiko vorsichtig dosieren bei Herzinsuffizienz NYHA III u. IV, Bradykardie, Hypotonie, akutem Herzinfarkt, Vorhofflimmern/flattern bei WPW-Syndrom (Kammertachykardie).
- Injektion nur unter EKG-Kontrolle.
- Kombination mit Betablockern kann zur Asystolie führen → niemals Verapamil und Betablocker intravenös nacheinander.
- WW: Wirkungsverstärkung mit Antihypertensiva oder Antiarrhythmika.
- Ausfällung in alkalischen Lösungen.

Ulrich v. Hintzenstern

20.2 Antidota

Acetylcystein
Fluimucil Antidot®: 1 Inj.-Fl. à 25 ml = 5 g.

Wirkung
Metabolitreduktion.

Indikation und Dosierung
Intoxikation mit Paracetamol, Meth- bzw. Acrylnitril, Methylbromid: 150 mg/kg KG in 200 ml Glukose 5 % i.v. (bei 70 kg KG; bei leichteren Patienten oder Kindern Glukose-Infusionsmenge entsprechend verringern) über 30 Min. (ansonsten Gefahr anaphylaktoider Reaktionen). Nach der Loading-dose weiter mit 50 mg/kg KG über 3–4 h, dann 100 mg/kg KG über 16 h (→ Gesamtdosis über 20 h: 300 mg/kg KG).

Bemerkungen
NW: Selten anaphylaktoide Reaktionen.

Apomorphin
Apomorphin 1 Amp. à 1 ml = 10 mg.

Wirkung
- Emetikum.
- Wirkungseintritt nach ca. 5 Min.

Indikation und Dosierung
Intoxikation mit Giften, die eine rasche Magenentleerung erfordern: 0,1 mg/kg KG i.m., wenn andere Verfahren nicht möglich (ultima ratio).

Bemerkungen
- NW: RR ↓, Müdigkeit, unstillbares Erbrechen, Atemdepression (Antidot: Naloxon).
- Zur Prophylaxe von Kreislaufreaktionen in Mischspritze mit z. B. Norfenefrin geben.
- KI ☞ 9.3.1.

Äthanol
1 Fl. à 50 ml Äthanol 96 %.

Wirkung
Behinderung des Methanolabbaus durch kompetitive Konkurrenz um Alkoholdehydrogenase.

Indikation und Dosierung
Intoxikation mit Methanol, Glykol: 50 ml verdünnt mit 200 ml NaCl 0,9 % i.v.

Bemerkungen
Ersatzweise können auch 150 ml Schnaps (z. B. Himbeergeist) oral zugeführt werden.

Atropin
(☞ 20.1)

Biperiden
Akineton®: 1 Amp. à 1 ml = 5 mg.

Wirkung
Anticholinergikum.

Indikation und Dosierung
Intoxikation mit Neuroleptika, extrapyramidale Symptomatik: 2,5–5 mg langsam i.v.

Bemerkungen
- NW: Puls ↑, RR ↓, Müdigkeit, Schwindel; bei Überdosierung Unruhe, Psychose.
- Antidot: Physostigmin.

4-Dimethyl-aminophenol (DMAP)
4-DMAP: 1 Amp. à 5 ml = 0,25 g.

Wirkung
Met-Hb-Bildner.

Indikation und Dosierung
Zyanidintoxikation: Bei mittelschwerer Intoxikation 0,5–1 mg/kg KG, bei schwerer Intoxikation max. 3 mg/kg KG i.v.

Bemerkungen
- NW: Hämolyse.
- Antidot: Tolonium.
- Endgültige Giftelimination nur durch die folgende Gabe von Natriumthiosulfat.
- Max. 1 Amp. (beim erwachsenen Patienten) geben, sonst Gefahr der Hämolyse!

Dimeticon
Sab simplex®: 1 Fl. à 30 ml.

Wirkung
Abbau der Grenzflächenspannung von Schaumblasen → Entschäumung.

Indikation und Dosierung
Intoxikation mit Tensiden, Wasch- und Spülmitteln: Erwachsene 30 ml, Kinder 10–30 ml p.o.

Diphenylhydantoin
(☞ 20.1)

Flumazenil

Anexate® 0,5 bzw. 1,0: 1 Amp. à 5 ml = 0,5 mg bzw. 1 Amp. à 10 ml = 1 mg.

Wirkung
- Kompetitiver Antagonist am Benzodiazepinrezeptor.
- Wirkungseintritt nach ca. 3–5 Min.
- Wirkungsdauer 1–2 h.

Indikation und Dosierung
V.a. schwere Benzodiazepinintoxikation zur DD: Initial 0,2 mg (= 2 ml) Bolus i.v., dann 0,1 mg/Min. bis der Patient wacher wird (max. Dosis: 1 mg).

Bemerkungen
- NW: Übelkeit, Erbrechen, Angstgefühle, Puls ↑, Krampfanfälle, evtl. Entzugssymptomatik.
- HWZ wesentlich kürzer als die aller Benzodiazepine.

Hydroxocobalamin

Cyanokit®: 2,5 g Trockensubstanz sowie 100 ml Lösungsmittel.

Wirkung
Irreversible Bindung des Zyanidions unter Bildung ungiftigen Zyanocobalamins.

Indikation und Dosierung
- Mischintoxikation von Ruß, CO und Zyanid: 70 mg/kg KG (→ Initialdosis bei Erwachsenen: 5 g).
- Ein- bis zweimalige Wiederholung der Dosis in Abhängigkeit vom klinischen Verlauf.

Bemerkungen
Wirkung bei reiner Zyanidvergiftung zu langsam.

Kalziumglukonat

Calcium gluconicum „Eifelfango"®: 1 Amp. 10 % = 10 ml.

Wirkung
Bindung der F-Ionen bei Fluoridvergiftungen.

Indikation und Dosierung
- Intoxikation mit Fluor oder Oxalsäure: 1–2 Amp. à 10 ml i.v.
- Lokal: Getränkte Tupfer auflegen, evtl. lokale Umspritzung in Xylocain (1 : 1).
- Als Zusatz zur Magenspülung.

Medizinische Kohle (Carbo medicinalis, Aktivkohle)

Kohle-Pulvis: 1 Dose à 100 g.

Wirkung
Adsorption und enterale Resorptionshemmung.

Indikation und Dosierung
Orale Intoxikation z. B. mit Nahrungs- und Arzneimitteln, Pestiziden: Mit NaCl 0,9 % aufschlämmen und 30–40 g trinken lassen bzw. per Magensonde.

Naloxon
Narcanti®: 1 Amp. à 1 ml = 0,4 mg.

Wirkung
- Opioidantagonist.
- Wirkungseintritt nach ca. 1–2 Min.
- Wirkungsdauer: Ca. 15–90 Min.

Indikation und Dosierung
Opioidintoxikation: 0,1-mg-Boli bis 2 mg langsam i.v.; ggf. Wiederholung.

Bemerkungen
- NW: Puls ↑, RR ↑, Schwindel, Erbrechen, Schwitzen, Krampfanfall, Asystolie, Entzugssyndrom.
- Bei Nefopam (z. B. Ajan®) nicht indiziert.
- HWZ viel kürzer als die der eingenommenen Opioide.
- Bei Ateminsuffizienz immer primäre Intubation.

Natriumsulfat
Glaubersalz.

Wirkung
Diarrhoe.

Indikation und Dosierung
Abführmaßnahme nach Gabe von Adsorbenzien: 2 Esslöffel (20–30 g) in 100 ml Wasser gelöst.

Natriumthiosulfat
Natriumthiosulfat 1 Amp. à 10 ml = 1 g.

Wirkung
Bildung ungiftiger Schwefelverbindungen.

Indikation und Dosierung
Intoxikation durch Blausäure, Rauchgas, N-Lost (Alkylanzien), Stickoxide, aliphatische und aromatische Nitroverbindungen, Oxidationsmittel, Quecksilbersalze:
- Sofort nach Gabe von 4-DMAP i.v.: 6–12 g (6–12 Amp.) bzw. nach schwerer Zyanidintoxikation langsam bzw. 200–500 mg/kg KG (Alkylanzienintoxikation).
- Zur Magenspülung bei oralen Vergiftungen mit Bromat oder Jod 8 Amp. p.o.

Bemerkungen
- NW: RR ↓.

- Im Gegensatz zu 4-DMAP auch bei Mischintoxikation mit CO anwendbar.
- Relativ ungiftiges Antidot → auch in hohen Dosierungen geringe Risiken.
- ! Zu schnelle Infusion → RR ↓, u.U. allergische Reaktionen auf den Hilfsstoff Natriumdisulfit.

Obidoxim

Toxogonin®: 1 Amp. à 0,25 g.

Wirkung
Cholinesterasereaktivator.

Indikation und Dosierung
Intoxikation mit Phosphorsäureestern (Insektizide mit der chem. Bezeichnung „xy-phosph-z"), z. B. Dimethoat (z. B. Roxion®) oder Parathion (z. B. E 605): 5 Min. nach Gabe von Atropin 1 Amp. à 0,25 g langsam i.v. im Anschluss an Bolusgabe 3 Amp. (0,75 g) als Dauerinfusion über 24 h, dito an Tag 2 und 3 (Kontrolle der Leberwerte).

Bemerkungen
- NW: Puls ↑, Übelkeit, Hitze- und Spannungsgefühl im Kopf.
- KI: Intoxikation mit Karbamaten (Insektizide mit der chem. Bezeichnung „xy-car-ba-z"), z. B. Aldicarb (z. B. Temik®) oder Barban (z. B. Carbyne®) oder Intoxikation länger als 12 h zurückliegend.

Physostigmin

Anticholium®: 1 Amp. à 5 ml = 2 mg.

Wirkung
- ZNS-gängiges Parasympathikomimetikum (direkter Cholinesterasehemmer).
- Wirkungseintritt nach ca. 2–5–15 Min.
- Wirkungsdauer: Ca. 20–45 Min.

Indikation und Dosierung
Intoxikation mit anticholinergen Substanzen, zentrales anticholinerges Syndrom (ZAS): Parasympathikolytika, Neuroleptika auf Phenothiazinbasis, Antidepressiva, Antihistaminika, Alkohol: Initial 1 Amp. à 2 mg langsam i.v.; ggf. Nachinjektion von 1–4 mg/20 Min.

Bemerkungen
NW: Anaphylaktoide Reaktion; bei Überdosierung: Bradykardie, Speichelfluss, Erbrechen, Krampfanfall, Salivation, Miosis.

Polyäthylenglykol

Roticlean®, Lutrol®.

Wirkung
Haut-Dekontaminierung.

Indikation und Dosierung
Hautkontakt mit fettlöslichen Giften: Betroffenes Hautareal mit getränktem Lappen abwischen, mit Wasser und Seife nachspülen.

Pyridostigmin
Mestinon®: 5 Inj.-Lsg. à 5 ml = 25 mg.

Wirkung
Cholinergikum, Antagonisierung von nicht-depolarisierenden Muskelrelaxanzien.

Indikation und Dosierung
- Myasthene Krise.
- Aufhebung einer Rest-Muskelrelaxation: 5 mg i.v. und 5 mg i.m.

Bemerkungen
Zusätzlich 0,5 mg Atropin i.v. zur Reduktion der Nebenwirkungen (Puls ↓, Speichelsekretion ↑).

Tolonium
Toluidinblau 1 Amp. à 10 ml = 300 mg.

Wirkung
Methämoglobinreduktion.

Indikation und Dosierung
Intoxikation mit Methämoglobinbildnern (z. B. Überdosierung von 4-DMAP), Nitraten, Nitriten, aromatischen Aminen: Initial 2–4 mg/kg KG i.v., ggf. Wiederholung mit 2 mg/kg KG nach 30 Min.

Bemerkungen
NW: Eigenfarbe kann Zyanose vortäuschen.

Ulrich v. Hintzenstern und Uwe Herrmann

20.3 Dosierungstabellen für Spritzenpumpen

20.3.1 Adrenalin 3 mg

Tab. 20.2 Spritzenpumpeneinstellungen für Adrenalin 3 mg [ml/h]

Konzentration: 3 mg auf 50 ml → 1 ml = 0,06 mg

Dosierung [μg/kg KG/Min.]	Körpergewicht [kg]						
	40	50	60	70	80	90	100
0,01	0,4	0,5	0,6	0,7	0,8	0,9	1,0
0,05	2,0	2,5	3,0	3,5	4,0	4,5	5,0
0,1	4,0	5,0	6,0	7,0	8,0	9,0	10,0
0,2	8,0	10,0	12,0	14,0	16,0	18,0	20,0
0,3	12,0	15,0	18,0	21,0	24,0	27,0	30,0
0,4	16,0	20,0	24,0	28,0	32,0	36,0	40,0
0,5	20,0	25,0	30,0	35,0	40,0	45,0	50,0
0,6	24,0	30,0	36,0	42,0	48,0	54,0	60,0
0,7	28,0	35,0	42,0	49,0	56,0	63,0	70,0
0,8	32,0	40,0	48,0	56,0	64,0	72,0	80,0
0,9	36,0	45,0	54,0	63,0	72,0	81,0	90,0
1,0	40,0	50,0	60,0	70,0	80,0	90,0	100,0

20.3.2 Adrenalin 5 mg

Tab. 20.3 Spritzenpumpeneinstellungen für Adrenalin 5 mg [ml/h]

Konzentration: 5 mg auf 50 ml → 1 ml = 0,1 mg

Dosierung [μg/kg KG/Min.]	Körpergewicht [kg]						
	40	50	60	70	80	90	100
0,01	0,2	0,3	0,4	0,4	0,5	0,5	0,6
0,05	1,2	1,5	1,8	2,1	2,4	2,7	3,0
0,1	2,4	3,0	3,6	4,2	4,8	5,4	6,0
0,2	4,8	6,0	7,2	8,4	9,6	10,8	12,0
0,3	7,2	9,0	10,8	12,6	14,4	16,2	18,0
0,4	9,6	12,0	14,4	16,8	19,2	21,6	24,0
0,5	12,0	15,0	18,0	21,0	24,0	27,0	30,0
0,6	14,4	18,0	21,6	25,2	28,8	32,4	36,0
0,7	16,8	21,0	25,2	29,4	33,6	37,8	42,0
0,8	19,2	24,0	28,8	33,6	38,4	43,2	48,0
0,9	21,6	27,0	32,4	37,8	43,2	48,6	54,0
1,0	24,0	30,0	36,0	42,0	48,0	54,0	60,0

20.3.3 Dopamin 200 mg

Tab. 20.4 Spritzenpumpeneinstellungen für Dopamin 200 mg [ml/h]

Konzentration: 200 mg auf 50 ml → 1 ml = 4 mg

Dosierung [μg/kg KG/Min.]	Körpergewicht [kg]						
	40	50	60	70	80	90	100
1,0	0,6	0,8	0,9	1,1	1,2	1,4	1,5
2,0	1,2	1,5	1,8	2,1	2,4	2,7	3,0
3,0	1,8	2,3	2,7	3,2	3,6	4,1	4,5
4,0	2,4	3,0	3,6	4,2	4,8	5,4	6,0
5,0	3,0	3,8	4,5	5,3	6,0	6,8	7,5
6,0	3,6	4,5	5,4	6,3	7,2	8,1	9,0
7,0	4,2	5,3	6,3	7,4	8,4	9,5	10,5
8,0	4,8	6	7,2	8,4	9,6	10,8	12,0
9,0	5,4	6,8	8,1	9,5	10,8	12,2	13,5
10,0	6,0	7,5	9,0	10,5	12,0	13,5	15,0
15,0	9,0	11,3	13,5	15,8	18,0	20,3	22,5
25,0	15,0	18,8	22,5	26,3	30,0	33,8	37,5

20.3.4 Dopamin 250 mg

Tab. 20.5 Spritzenpumpeneinstellungen für Dopamin 250 mg [ml/h]

Konzentration: 250 mg auf 50 ml → 1 ml = 5 mg

Dosierung [µg/kg KG/Min.]	Körpergewicht [kg]						
	40	50	60	70	80	90	100
1,0	0,5	0,6	0,7	0,8	1,0	1,1	1,2
2,0	1,0	1,2	1,4	1,7	1,9	2,2	2,4
3,0	1,4	1,8	2,2	2,5	2,9	3,2	3,6
4,0	1,9	2,4	2,9	3,4	3,8	4,3	4,8
5,0	2,4	3,0	3,6	4,2	4,8	5,4	6,0
6,0	2,9	3,6	4,3	5,0	5,8	6,5	7,2
7,0	3,4	4,2	5,0	5,9	6,7	7,6	8,4
8,0	3,8	4,8	5,8	6,7	7,7	8,6	9,6
9,0	4,3	5,4	6,5	7,6	8,6	9,7	10,8
10,0	4,8	6,0	7,2	8,4	9,6	10,8	12,0
15,0	7,2	9,0	10,8	12,6	14,4	16,2	18,0
25,0	12,0	15,0	18,0	21,0	24,0	27,0	30,0

20.3.5 Dobutamin 250 mg

Tab. 20.6 Spritzenpumpeneinstellungen für Dobutamin 250 mg [ml/h]

Konzentration: 250 mg auf 50 ml → 1 ml = 5 mg

Dosierung [µg/kg KG/Min.]	Körpergewicht [kg]						
	40	50	60	70	80	90	100
2,5	1,2	1,5	1,8	2,1	2,4	2,7	3,0
5,0	2,4	3,0	3,6	4,2	4,8	5,4	6,0
7,5	3,6	4,5	5,4	6,3	7,2	8,1	9,0
10,0	4,8	6,0	7,2	8,4	9,6	10,8	12,0
12,5	6,0	7,5	9,0	10,5	12,0	13,5	15,0
15,0	7,2	9,0	10,8	12,6	14,4	16,2	18,0
17,5	8,4	10,5	12,6	14,7	16,8	18,9	21,0
20,0	9,6	12,0	14,4	16,8	19,2	21,6	24,0
22,5	10,8	13,5	16,2	18,9	21,6	24,3	27,0
25,0	12,0	15,0	18,0	21,0	24,0	27,0	30,0

20.3.6 Noradrenalin 3 mg

Tab. 20.7 Spritzenpumpeneinstellungen für Noradrenalin 3 mg [ml/h]

Konzentration: 3 mg auf 50 ml → 1 ml = 0,06 mg

Dosierung [µg/kg KG/Min.]	Körpergewicht [kg]						
	40	50	60	70	80	90	100
0,01	0,4	0,5	0,6	0,7	0,8	0,9	1,0
0,05	2,0	2,5	3,0	3,5	4,0	4,5	5,0
0,1	4,0	5,0	6,0	7,0	8,0	9,0	10,0
0,2	8,0	10,0	12,0	14,0	16,0	18,0	20,0
0,3	12,0	15,0	18,0	21,0	24,0	27,0	30,0
0,4	16,0	20,0	24,0	28,0	32,0	36,0	40,0
0,5	20,0	25,0	30,0	35,0	40,0	45,0	50,0
0,6	24,0	30,0	36,0	42,0	48,0	54,0	60,0
0,7	28,0	35,0	42,0	49,0	56,0	63,0	70,0
0,8	32,0	40,0	48,0	56,0	64,0	72,0	80,0
0,9	36,0	45,0	54,0	63,0	72,0	81,0	90,0
1,0	40,0	50,0	60,0	70,0	80,0	90,0	100,0

20.3.7 Noradrenalin 5 mg

Tab. 20.8 Spritzenpumpeneinstellungen für Noradrenalin 5 mg [ml/h]

Konzentration: 5 mg auf 50 ml → 1 ml = 0,1 mg

Dosierung [µg/kg KG/Min.]	Körpergewicht [kg]						
	40	50	60	70	80	90	100
0,01	0,2	0,3	0,4	0,4	0,5	0,5	0,6
0,05	1,2	1,5	1,8	2,1	2,4	2,7	3,0
0,1	2,4	3,0	3,6	4,2	4,8	5,4	6,0
0,2	4,8	6,0	7,2	8,4	9,6	10,8	12,0
0,3	7,2	9,0	10,8	12,6	14,4	16,2	18,0
0,4	9,6	12,0	14,4	16,8	19,2	21,6	24,0
0,5	12,0	15,0	18,0	21,0	24,0	27,0	30,0
0,6	14,4	18,0	21,6	25,2	28,8	32,4	36,0
0,7	16,8	21,0	25,2	29,4	33,6	37,8	42,0
0,8	19,2	24,0	28,8	33,6	38,4	43,2	48,0
0,9	21,6	27,0	32,4	37,8	43,2	48,6	54,0
1,0	24,0	30,0	36,0	42,0	48,0	54,0	60,0

Adressen, Telefonnummern, Internet

21

Inhalt

ULRICH V. HINTZENSTERN _ HARALD STRAUSS _ PETER SEFRIN

756	**21.1**	**RTH-Stationen**	772	21.8.3 Arbeitskreis Ärztlicher Leiter Rettungsdienst
756	21.1.1	RTH-Stationen in Deutschland		
757	21.1.2	RTH-Stationen in Österreich	772	**21.9** **Weitere Adressen**
757	21.1.3	RTH-Stationen in der Schweiz	772	21.9.1 Rettungsorganisationen
758	**21.2**	**Standorte der deutschen SAR-Einrichtungen**	776	21.9.2 Fachgremien für Notfallmedizin
			777	21.9.3 Notfallseelsorge und Stressbearbeitung
759	**21.3**	**Giftinformationszentralen**	777	21.9.4 Sonstige Adressen
760	**21.4**	**Verbrennungszentren**	781	**21.10** **Zulässige Grenzwerte für Strahlenbelastung**
763	**21.5**	**Strahlenunfallzentren**		
765	**21.6**	**Stationäre Druckkammern**	782	**21.11** **Gefahrgut**
765	21.6.1	Stationäre Druckkammern in Deutschland	782	21.11.1 Grundlagen der Gefahrgutkennzeichnung
768	21.6.2	Stationäre Druckkammern in Österreich	782	21.11.2 Kennzeichnung gefährlicher Güter bei Transporten
769	21.6.3	Stationäre Druckkammern in der Schweiz	785	21.11.3 Kennzeichnung gefährlicher Stoffe in Betrieben
769	**21.7**	**Ärztliche Vereinigungen**	787	**21.12** **Transport-Unfall-Informations- und Hilfeleistungssystem (TUIS) der chemischen Industrie**
770	**21.8**	**Notarzt-Arbeitsgemeinschaften**		
770	21.8.1	Bundesvereinigung der Arbeitsgemeinschaften Notärzte Deutschlands (BAND)	787	**21.13** **Notfall- und Rettungsmedizin im Internet**
771	21.8.2	Regionale Notarztarbeitsgemeinschaften	787	21.13.1 www.notarztleitfaden.de
			787	21.13.2 www.mediclink.de

Ulrich v. Hintzenstern und Harald Strauss

21.1 RTH-Stationen

21.1.1 RTH-Stationen in Deutschland

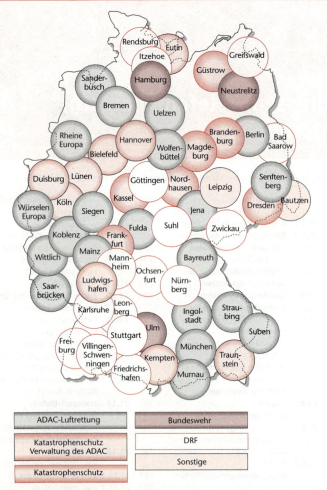

Abb. 21.1 RTH-Stationen in Deutschland (☞ auch www.adac.de/luftrettung) [A300–157]

21.1.2 RTH-Stationen in Österreich

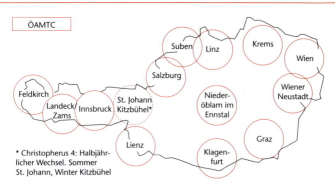

Abb. 21.2   RTH-Stationen in Österreich (☞ auch www.oeamtc.at) [A300–157]

21.1.3 RTH-Stationen in der Schweiz

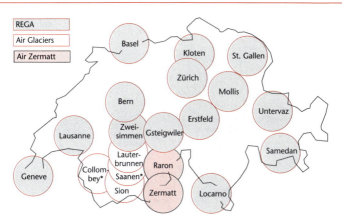

* Basis Collombey und Basis Saanen-Gstaad: jeweils nur von Mitte Dezember bis Ende März

Abb. 21.3   RTH-Stationen in der Schweiz (☞ auch www.rega.ch, www.air-glaciers.ch, www.air-zermatt.ch) [A300–157]

Ulrich v. Hintzenstern und Harald Strauss

21.2 Standorte der deutschen SAR-Einrichtungen

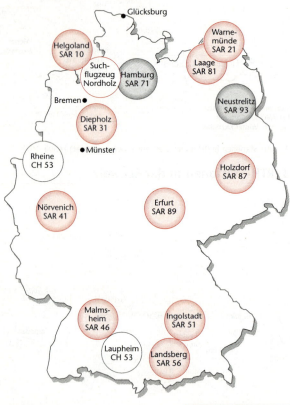

Abb. 21.4 SAR-Stationen (auch www.rcc-muenster.aero) [A300–157]

Ulrich v. Hintzenstern und Harald Strauss

21.3 Giftinformationszentralen

Tab. 21.1 Giftinformationszentralen

Stadt	Giftinformationszentrum	Giftnotruf (Telefon)
Berlin	Beratungsstelle für Vergiftungserscheinungen	0 30/1 92 40
Berlin (Behandlungszentrum)	Station 43 des Universitätsklinikums Rudolf Virchow	0 30/45 05–35 55
Bonn	Informationszentrale gegen Vergiftungen (Zentrum für Kinderheilkunde)	02 28/1 92 40
Erfurt	Gemeinsames Giftinformationszentrum Mecklenburg-Vorpommern, Sachsen, Sachsen-Anhalt, Thüringen	03 61/73 07 30
Freiburg	Informationszentrale für Vergiftungsfälle (Universitätskinderklinik)	07 61/1 92 40
Göttingen	Giftinformationszentrum Nord Bremen, Hamburg, Niedersachsen, Schleswig-Holstein (Zentrum für Toxikologie)	05 51/1 92 40
Homburg/Saar	Informations- und Beratungszentrum für Vergiftungsfälle	0 68 41/1 92 40
Mainz	Beratungsstelle bei Vergiftungen (Universität Mainz)	0 61 31/1 92 40
München	Giftnotruf München (Toxikologische Abt. der II. Med. Klinik)	0 89/1 92 40
Nürnberg	Toxikologische Intensivstation der II. Med. Klinik des Städtischen Krankenhauses	09 11/3 98–24 51
Wien	Vergiftungsinformationszentrale (Allg. Krankenhaus Wien)	+43 (0) 1/4 06–43 43
Zürich	Schweizerisches Toxikologisches Informationszentrum	+41(0)1/251–51 51

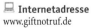
 Internetadresse
www.giftnotruf.de

Ulrich v. Hintzenstern und Harald Strauss

21.4 Verbrennungszentren

Zentrale Bettenauskunft (nur Information über freie Betten, keine organisatorische Hilfe): Tel. 0 40/4 28 51-39 98 bzw. -39 99, Fax 0 40/4 28 51-42 69 (☞ auch www.feuerwehr.hamburg.de/brandbetten).

Tab. 21.2 Zentren für Schwerbrandverletzte

Ort	Klinik	Tel.
Aachen	Universitätsklinikum Aachen Klinik für Verbrennungschirurgie Pauwelsstr. 30	02 41/80 89-7 00 oder -7 77
Berlin (+ K)	Unfallkrankenhaus Berlin-Marzahn Zentrum für Brandverletzte Warener Str. 7	0 30/56 81-0 Durchwahl 0 30/56 81-27 27
Bochum	BG Kliniken Bergmannsheil Klinik für Plastische Chirurgie Bürkle-de-la-Camp-Platz 1	02 34/3 02-0 Durchwahl 02 34/3 02-68 58 oder -68 59
Bochum (K)	St. Josef-Hospital Universitätskinderklinik Alexandrinenstr. 5	02 34/50 9-6 00 oder -20 33
Dortmund	Städt. Kliniken Dortmund Klinikzentrum Nord Münsterstr. 240	02 31/9 53-1 84 81 oder -1 84 86
Dresden (K)	Universitätsklinikum Carl Gustav Carus Klinik für Kinderchirurgie Fetscherstr. 74	03 51/4 58-0 Durchwahl 03 51/4 58-27 80
Duisburg	BG Unfallklinik Duisburg-Buchholz Intensivabt. f. Schwerbrandverletzte Großbaumerallee 250	02 03/76 88-0 Durchwahl 02 03/76 88-32 37
Erfurt (K)	Helios-Klinikum Erfurt Kinderchirurgie Nordhäuser Str. 74	03 61/7 81-0 Durchwahl 03 61/7 81-23 01
Gelsenkirchen	Knappschafts-Krankenhaus Bergmannsheil Buer Scherner Weg 4	02 09/59 02-0 Durchwahl 02 09/59 02-5 47/8
Halle	BG Kliniken Bergmanntrost Merseburger Str. 165	03 45/13 26-0 Durchwahl 03 45/13 26-30 6

Tab. 21.2 Fortsetzung

Ort	Klinik	Tel.
Halle (K)	Medizinische Fakultät der Martin-Luther-Universität Klinik für Kinderchirurgie Ernst-Grube-Str. 40	03 45/5 57–0 Durchwahl 03 45/5 57–24 94
Halle (K)	St. Barbara-Krankenhaus Kinderchirurgie Barbarastr. 2 a – 5	03 45/48 25–0 Durchwahl 03 45/48 25–50 12
Hamburg	BG Unfallkrankenhaus Hamburg Bergedorfer Str. 10	0 40/73 06–0 Durchwahl 0 40/73 06–39 16
Hamburg (K)	Kinderkrankenhaus Wilhelmsstift Liliencronstr. 130	0 40/6 73 77–0 Durchwahl 0 40/6 73 77–2 60
Hamm (K)	Ev. Krankenhaus Hamm Kinderklinik Nordenwall 22	0 23 81/5 89–32 11 oder -31 00
Hannover	Klinik für Plastische- und Wiederherstellungschirurgie der Medizinischen Hochschule Hannover im Krankenhaus Oststadt Podbielskistr. 380	05 11/9 06–0 Durchwahl 05 11/9 06–37 68 oder -37 69
Hannover (K)	Kinderkrankenhaus Auf der Bult Kinderchirurgische Abt. Janusz-Korczak-Allee 12	05 11/81 15–0 Durchwahl 05 11/81 15–2 11
Kassel (K)	Kinderkrankenhaus Park-Schönefeld des Deutschen Ev. Frauenbundes Frankfurter Str. 167	05 61/9 28 85–0 Durchwahl 05 61/9 28 85–1 24
Koblenz	Bundeswehr Zentralkrankenhaus Koblenz Abt. Unfallchirurgie und -Verbrennungsmedizin Rübenacher Str. 170	02 61/2 81–1 Durchwahl 02 61/2 81–34 24
Köln (K)	Kinderchirurgische Klinik des Städtischen Kinderkrankenhauses Köln Amsterdamer Str. 59	02 21/89 07–0 Durchwahl 02 21/89 07–52 22
Köln	Klinikum Köln/Merheim Klinik für Plastische Chirurgie Schwerstverbranntenzentrum Ostmerheimer Str. 200	02 21/89 07–0 Durchwahl 02 21/89 07–38 81

Tab. 21.2 Zentren für Schwerbrandverletzte (Fortsetzung)

Ort	Klinik	Tel.
Leipzig	Städt. Klinikum St. Georg Klinik für Plastische und Handchirurgie Delitzscher Str. 141	03 41/9 09–0 Durchwahl 03 41/9 09–22 90
Leipzig (K)	Klinik für Kinderchirurgie der Universität Leipzig Oststr. 21–25	03 41/9 71 09 oder /97 26–4 24
Ludwigshafen- Oggersheim	BG Unfallklinik Ludwigshafen Abt. für Schwerbrandverletzte Ludwig-Guttmann-Str. 13	06 21/68 10–0 Durchwahl 06 21/68 10–23 68
Lübeck	Klinik für Plastische Chirurgie der Medizinischen Universität Lübeck Ratzeburger Allee 160	04 51/5 00–0 Durchwahl 04 51/5 00–33 78
Lübeck (K)	Klinik für Kinderchirurgie der Medizinischen Universität Lübeck Ratzeburger Allee 160	04 51/5 00–0 Durchwahl 04 51/5 00–26 48
Mainz (K)	Klinikum der Johannes-Gutenberg-Universität Kinderklinik Langenbeckstr. 1	0 61 31/17–0 Durchwahl 0 61 31/17–27 86
Mannheim (K)	Kinderchirurgische Klinik im Städtischen Klinikum Mannheim Theodor-Kutzer-Ufer	06 21/3 83–0 Durchwahl 06 21/3 83–23 20
München (K)	Dr. v. Haunersches Kinderspital der Ludwig- Maximilians-Universität München Interne Intensivstation Lindwurmstr. 4	0 89/51 60–0 Durchwahl 0 89/51 60–28 74
München	Städt. Krankenhaus München-Bogenhausen Englschalkinger Str. 77	0 89/92 70–0 Durchwahl 0 89/92 70–21 60
München (K)	Städt. Krankenhaus München-Schwabing Kölner Platz 1	0 89/30 68–0 Durchwahl 0 89/30 68–24 59
Murnau/ Staffelsee	BG Unfallklinik Murnau Prof.-Küntscher-Str. 8	0 88 41/48–0 Durchwahl 0 88 41/48–26 30
Nürnberg	Klinikum Süd der Stadt Nürnberg Breslauer Str. 201	09 11/3 98–0 Durchwahl 09 11/3 98–56 03 oder -56 04

Tab. 21.2 Fortsetzung

Ort	Klinik	Tel.
Offenbach/Main	Städt. Kliniken Offenbach Abt. für Schwerverbrannte Starkenburgring 66	0 69/84 05–0 Durchwahl 0 69/84 05–41 64
Stuttgart	Marienhospital Stuttgart Abt. f. Anästhesiologie Böheimstr. 37	07 11/64 89–0 Durchwahl 07 11/64 89–24 01
Stuttgart (K)	Olgahospital Bismarckstr. 8	07 11/9 92–0 Durchwahl 07 11/9 92–25 80 oder -25 81
Tübingen	BG Unfallklinik Schnarrenbergstr. 95	0 70 71/6 06–0 Durchwahl 0 70 71/6 06–14 12

Ohne Kennzeichnung = Erwachsene; (K) = Kinder; (+K) = Erwachsene und Kinder über 1 Jahr

Ulrich v. Hintzenstern und Harald Strauss

21.5 Strahlenunfallzentren

Für weitere Hinweise steht auch das Institut für Strahlenschutz (Tel.: 02 21/37 78–0 bzw. -4 23, Fax: 02 21/37 78–4 24, e-mail: strahlen2@bgfue.de) der Berufsgenossenschaft der Feinmechanik und Elektrotechnik und der Berufsgenossenschaft der chemischen Industrie sowie zuständige Länderbehörden (Landesämter) zur Verfügung.

Tab. 21.3 Regionale Strahlenschutzzentren

Strahlenschutzzentrum	Institution	Tel.
Berlin	Uniklinikum Benjamin Franklin Abteilung für Nuklearmedizin Hindenburgdamm 30	0 30/84 45–21 71 außerhalb der Dienstzeiten 0 30/84 45–39 92
Dresden	Uni-Klinikum „Carl Gustav Carus" der TU Klinik für Nuklearmedizin Fetscherstr. 74	03 51/4 58–22 26
Greifswald	Ernst-Moritz-Arndt-Universität Klinik für Radiologie Fleischmannstr. 42/44	0 38 34/88–69 74

Tab. 21.3 Fortsetzung

Ort	Klinik	Tel.
Hamburg	Allgemeines Krankenhaus St. Georg Abt. Nuklearmedizin Lohmühlenstr. 5	0 40/28 90–23 71 außerhalb der Dienstzeiten 0 40/28 90–22 56
Hannover	Medizinische Hochschule Hannover Abt. IV: Nuklearmedizin und spezielle Biophysik Karl-Neuberg-Str. 1	05 11/5 32–31 97
Homburg/Saar	Universitätskliniken des Saarlandes Abt. für Nuklearmedizin der Radiologischen Klinik, Gebäude 50	0 68 41/16–22 01 außerhalb der Dienstzeiten 0 68 41/16–33 05
Jülich	Heinrich Heine Universität Düsseldorf Nuklearmedizinische Klinik auf dem Gelände des Forschungszentrums Jülich GmbH Leo-Brand-Str.	0 24 61/61–57 63 außerhalb der Dienstzeiten 0 24 61/61–52 22
Karlsruhe	Kernforschungszentrum Karlsruhe Medizinische Abteilung Hermann-von-Helmholtz-Platz 1	0 72 47/82–33 33
München	Städtisches Krankenhaus Schwabing Institut für Medizinische Physik Kölner Platz 1	0 89/30 68–5 41 außerhalb der Dienstzeiten 0 89/30 68–0
Nürnberg	Städtisches Klinikum Nürnberg-Nord Institut für Medizinische Physik Prof.-Ernst-Nathan-Str. 1	09 11/3 98–23 03 außerhalb der Dienstzeiten 09 11/3 98–31 10
Oberschleißheim	GSF Forschungszentrum für Umwelt und Gesundheit GmbH Institut für Strahlenschutz Ingolstädter-Landstr. 1, Neuherberg	0 89/31 87–3 33
Würzburg	Universitätsklinik für Nuklearmedizin Luitpold-Krankenhaus Bau 9 Josef-Schneider-Str. 2	09 31/2 01–58 77

Ulrich v. Hintzenstern und Harald Strauss

21.6 Stationäre Druckkammern

Druckkammeranlagen (Mehrplatzkammern) mit gesicherter 24-Stunden-Bereitschaft für die hyperbare Sauerstofftherapie bei Notfällen einschließlich Telefonberatung. Telefonische Kontaktaufnahme vor Anfahrt/Flug zur jeweiligen Druckkammer unbedingt erforderlich.

> **Tauchunfall-Hotlines/Divers Alert Network (DAN) Europe**
> - Hotline für Unfälle in Deutschland: 04 31/54 09–0 („Tauchunfall").
> - Zentrale Europa-Hotline für Tauchfälle und Notrufe weltweit +39 (0) 39/6 05 78 58.

21.6.1 Stationäre Druckkammern in Deutschland

☞ auch www.gtuem.de.

> Nach Postleitzahlen geordnet.

Halle

Druckkammer Universitätsklinik Halle, Anästhesiologie und operative Intensivmedizin
Dryanderstr. 4–7
06 110 Halle
Tel.: 03 45/5 57–43 50

Berlin

Sektion für hyperbare Sauerstofftherapie und Tauchmedizin im Klinikum Friedrichshain
Matthiasstraße 7
10 249 Berlin
Tel.: 0 30/4 21 087 50
Notruf: 0 30/42 21–15 02

Kronshagen/Kiel

Schifffahrtmedizinisches Institut der Marine, Druckkammeranlage Hydra 2000
Kopperpahler Allee 120
24 119 Kronshagen (bei Kiel)
Tel.: 04 31/54 09–17 82
Notruf: 04 31/5 40 90

Bremen

ZETÜM – Zentrum für Tauch- und Überdruckmedizin
Ermlandstr. 55
28 777 Bremen
Tel.: 04 21/6 00–75 77
Notruf: 01 71/7 82 25 97

Hannover

Druckkammerzentrum Hannover, Lister Krankenhaus
Lister Kirchweg 43
30163 Hannover
Tel.: 05 11/9 65–66 10
Notruf: 05 11/1 92 22 (Rettungsleitstelle)

Minden

Medicox Hyperbares Sauerstoff-Therapie-Zentrum
Gustav-Adolf-Str. 1a
32423 Minden
Tel.: 05 71/82 84 90
Notruf: 01 71/4 50 84 03

Bielefeld

Druckkammerzentrum Bielefeld
Heidsieker Heide 114
33739 Bielefeld
Tel.: 0 52 06/83 63
Notruf: 01 60/1 55 91 81 oder 01 77/2 58 20 91

Düsseldorf

Sauerstoff-Therapiezentrum Düsseldorf, ORL-Vitamed GmbH & Co KG
Hansaallee 30
40547 Düsseldorf
Tel.: 02 11/5 70–5 83
Notruf: 01 79/6 41 76 57

Duisburg

Katholisches Klinikum Duisburg, St. Joseph-Hospital Laar
Ahrstr. 100
47139 Duisburg
Tel.: 02 03/8 00–16 20
Notruf: 02 03/8 00–10

Aachen

HBO-Zentrum Euregio Aachen
Kackertstr. 11
52072 Aachen
Tel.: 02 41/8 40 44
Notruf: 01 80/5 23 42 34

Mainz

Universitätsklinik Mainz, Klinik für Anästhesiologie
Langenbeckstr. 1
55131 Mainz
Tel.: 0 61 31/17 73 66
Notruf: 0 61 31/1 70

Frankfurt

Branddirektion Frankfurt, Mobile Behandlungsdruckkammer, Feuer- und Rettungswache 2
Franziusstr. 8
60314 Frankfurt/Main
Tel.: 0 69/21 27–22 70
Notruf: 0 69/21 27–21 70

Stuttgart

HBO-Zentrum Stuttgart

König-Karl-Str. 66
70372 Stuttgart
Tel.: 07 11/5 09–44 53
Notruf: 07 11/1 92 22 (Rettungsleitstelle)

DCS 1, Druckkamer-Centrum-Stuttgart

Heilbronner Str. 300
70469 Stuttgart
Tel.: 07 11/85 10 32
Notruf: 07 11/1 92 22 (Rettungsleitstelle)

Freiburg

Druckkammerzentrum Freiburg GmbH am St. Josefkrankenhaus
Habsburger Str. 116
79104 Freiburg
Tel.: 07 61/38 20 18
Notruf: 01 70/2 02 61 11

München

Hyperbares Sauerstoff-Zentrum GmbH

Karlstr. 42
80333 München
Tel.: 0 89/54 82–31 22
Notruf: 01 71/3 55 65 87

Druckkammer Feuerwache 5, Branddirektion München

Anzinger Str. 41
81671 München
Tel.: 0 89/23 53–0 05
Notruf: 0 89/40 66 55 (Rettungsleitstelle Feuerwache)

Murnau

Berufsgenossenschaftlichen Unfallklinik Murnau
Prof.-Küntscher -Str. 8
82418 Murnau
Tel.: 0 88 41/48 29 02 oder 48 22 30
Notruf: 0 88 41/48 26 86

Traunstein

Druckkammerzentrum Traunstein
Cuno-Niggl-Str. 3
83 278 Traunstein
Tel.: 08 61/1 59 67 oder 70 50
Notruf: 08 61/1 92 22 (Rettungsleitstelle)

Ulm

HBO-Zentrum Ulm GmbH, Tagesklinik Söflingen
Magirusstr. 35/4
89 077 Ulm
Tel.: 09 32/93 20
Notruf: 09 32/93 20

Bundeswehrkrankenhaus Ulm, Abt. X – Anästhesiologie und Intensivmedizin
Oberer Eselsberg 40
89 081 Ulm
Tel.: 07 31/17 10–0 oder -20 54
Notruf: 07 31/17 10 20 55

21.6.2 Stationäre Druckkammern in Österreich

Wien

Druckkammerzentrum, Medizinische Universität Wien, Klinik für Anästhesie und Intensivmedizin
Währinger Gürtel 18–20
1090 Wien
Tel.:+43 (0) 1/4 04 00–67 62
Notruf: +43 (0) 1/404 00–10 01

Graz

Druckkammer Graz, Universitätsklinikum, Landeskrankenhaus Graz, Klinische Abteilung für Thorax- und Hyperbare Therapie
Auenbrugger Platz 29
8036 Graz
Tel.:+43 (0) 3 16/3 85–20 56
Notruf: +43 (0) 3 16/3 85–28 03

21.6.3 Stationäre Druckkammern in der Schweiz

Lausanne
HBO-Zentrum Universität Lausanne, Div. Soins intensifs de médecin
Rue du Bugnon 46
1011 Lausanne
Tel.: +41 (0) 21/3 14–16 32
Notruf: +41 (0) 21/3 14–11 11

Genf
HBO-Zentrum Universität Genf
Rue Micheli-du-Crest 14
1211 Genève 4
Tel.: +41 (0) 22/3 72–71 45
Notruf: +41 (0) 22/3 72–67 50

Basel
HBO-Zentrum Basel
Kleinhüninger Straße 177
4057 Basel
Tel.: +41 (0) 61/6 31–30 13
Notruf: +41 (0) 61/2 65–25 25

Ulrich v. Hintzenstern und Harald Strauss
21.7 Ärztliche Vereinigungen

Bundesärztekammer
Herbert-Lewin-Platz 1, 10623 Berlin
Tel.: 0 30/40 04 56–0
Fax: 0 30/40 04 56–3 88
e-mail: info@baek.de
 www.baek.de

Landesärztekammern
 www.baek.de

Kassenärztliche Bundesvereinigung
Herbert-Lewin-Platz 2, 10623 Berlin
Tel.: 0 30/40 05–0
Fax: 0 30/40 05–15 90
e-mail: info@kbv.de
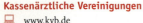 www.kbv.de

Kassenärztliche Vereinigungen
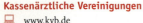 www.kvb.de

Peter Sefrin und Ulrich v. Hintzenstern

21.8 Notarzt-Arbeitsgemeinschaften

Peter Sefrin

21.8.1 Bundesvereinigung der Arbeitsgemeinschaften Notärzte Deutschlands (BAND)

Dachverband der 11 regionalen Notarztgemeinschaften Deutschlands (s. u.).

Ziele und Aufgaben
- Wahrnehmung der überregionalen Interessen aller Mitgliedsarbeitsgemeinschaften als deren einheitliche berufspolitische Vertretung in der Notfallmedizin.
- Koordinierung der Aktivitäten der Mitgliedsarbeitsgemeinschaften in der Notfallmedizin.
- Hinwirkung auf eine kontinuierliche Verbesserung der notfallmedizinischen Versorgung der Bevölkerung und eine bundesweit einheitliche Qualifikation der Notärzte.
- Zentrale Öffentlichkeitsarbeit in der Notfallmedizin für alle Mitgliedsarbeitsgemeinschaften.
- Unterstützung der Vorstände der Mitgliedsarbeitsgemeinschaften bei den vorgenannten Aufgaben.

BAND-Geschäftsstelle
Axel-Springer-Str. 52, 10969 Berlin
Tel. 0 30/25 89–99 86 oder 25 99–72 39
Fax 0 30/56 81–32 50
e-mail: BAND@UKB.de
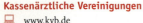 www.BAND-online.de oder www.notarzt.de

Ulrich v. Hintzenstern und Peter Sefrin

21.8.2 Regionale Notarztarbeitsgemeinschaften

Zurzeit gibt es 11 regionale Arbeitsgemeinschaften in Deutschland, die die berufsständischen und fachlichen Interessen der Notärzte auf der Ebene der Bundesländer vertreten. Voraussetzung für eine Mitgliedschaft ist die Approbation als Arzt, Interesse an Notfallmedizin und die Bereitschaft, deren Belange zu unterstützen.

Ziele und Aufgaben

- Interessenvertretung der Notärzte durch Kontakte zu allen Institutionen und Verbänden, die im Rettungsdienst mitwirken.
- Erfahrungs- und Informationsaustausch mit anderen regionalen Notarztarbeitsgemeinschaften (z. B. in Form von eigenen Bereichsgruppen) und wissenschaftlichen Institutionen.
- Anlaufstelle für alle im Notarztdienst und der Notfallmedizin auftauchenden medizinischen und organisatorischen Fragen.
- Veranstaltung von Fortbildungstagungen mit interdisziplinärem Charakter, sowie Seminaren und Praxiskursen.
- Möglichst schnelle Umsetzung neuer wissenschaftlicher Erkenntnisse durch Schaffung der erforderlichen technischen und organisatorischen Voraussetzungen.

Tab. 21.4 Regionale Notarztarbeitsgemeinschaften

agbn Arbeitsgemeinschaft der in Bayern tätigen Notärzte e.V. www.agbn.de	**AGBrN** Arbeitsgemeinschaft in Brandenburg tätiger Notärzte e.V. www.band-online.de/agbrn/html/agbrn_fr.html
AGHN Arbeitsgemeinschaft in Hessen tätiger Notärzte e.V. www.aghn.org	**AGMN** Arbeitsgemeinschaft der in Mecklenburg-Vorpommern tätigen Notärzte e.V. www.band-online.de/agmn/html/agmn_fr.html
AGNB Arbeitsgemeinschaft Notarzt Berlin e.V. www.band-online.de/agnb/html/agnb_fr.html	**AGNN** Arbeitsgemeinschaft in Norddeutschland tätiger Notärzte e.V. www.agnn.com
AGN-NW Arbeitsgemeinschaft Notärzte in Nordrhein-Westfalen e.V. www.agnnw.de	**AGSAN** Arbeitsgemeinschaft in Sachsen-Anhalt tätiger Notärzte e.V. www.agsan.de
AGSN Arbeitsgemeinschaft Sächsischer Notärzte e.V. www.agsn.org	**AGSWN** Arbeitsgemeinschaft Südwestdeutscher Notärzte e.V. www.agswn.de
AGTN Arbeitsgemeinschaft der in Thüringen tätigen Notärzte e.V. www.agtn.de	

Das gemeinsame Informations- und Fortbildungsmittel ist die Zeitschrift „Der Notarzt – Notfallmedizinische Informationen" (Thieme-Verlag).

Ulrich v. Hintzenstern

21.8.3 Arbeitskreis Ärztlicher Leiter Rettungsdienst

Ziel ist der fachliche Austausch zwischen vom Träger beauftragten Ärztlichen Leitern im Rettungsdienst.
Ansprechpartner: Dr. Dr. Alex Lechleuthner, Institut für Notfallmedizin der Berufsfeuerwehr Köln, Scheibenstr. 13, 50737 Köln, Tel.: 02 21/97 48–4 00, Fax: 02 21/97 48–8 88, e-mail: ifn@uni.de.

Ulrich v. Hintzenstern und Harald Strauss

21.9 Weitere Adressen

21.9.1 Rettungsorganisationen

ADAC Luftrettung GmbH

Am Westpark 8, 81 373 München
Tel.: 0 89/76 76–61 60
Fax: 0 89/7 69 33 58
e-mail: sandra.stich@zentrale.adac.de

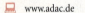 www.adac.de

Arbeiter Samariter Bund Deutschland (ASB)

Bundesverband
Sülzburgstr. 140, 50 937 Köln
Tel.: 02 21/4 76 05–0
Fax: 02 21/4 76 05–2 88
e-mail: asb-bv@asb-online.de

www.asb.de

Bayerisches Rotes Kreuz (BRK)

Landesgeschäftsstelle
Volkartstr. 83, 80 636 München
Tel.: 0 89/92 41–0
Fax: 0 89/92 41–12 00
e-mail: lg@lgst.brk.de

www.brk.de

Bereich Rettungsdienst
Volkartstraße 83, 80636 München
Tel.: 0 89/92 41–14 96
Fax: 0 89/92 41–14 81
e-mail: reindl@lgst.brk.de

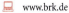 www.brk.de

Bergwacht Bayern

Landesgeschäftsstelle
Am Moosfeld 11, 81829 München
Tel.: 0 89/42 71–8 36
Fax: 0 89/42 71–83 80
e-mail: info@bergwacht-bayern.de

www.bergwacht-bayern.de

Bundesanstalt Technisches Hilfswerk (THW)

Deutschherrenstr. 93–95, 53177 Bonn
Tel.: 02 28/9 40–0
Fax: 02 28/9 40–15 20
e-mail: poststelle@thw.de bzw. poststelle.ltg@thw.de

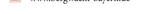 www.thw.de

Unternehmerverband privater Rettungsdienste (BKS)

Postfach 70 13 08, 22013 Hamburg
Tel.: 07 00/1 92 18–0 02
Fax: 07 00/1 92 18–0 03
e-mail: info@bks-rettungsdienst.de

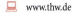 www.bks-rettungsdienst.de

Deutsche Gesellschaft zur Rettung Schiffbrüchiger (DGzRS)

Werderstr. 2, 28199 Bremen
Tel.: 04 21/5 37 07–0
Fax.: 04 21/5 37 07–4 90
e-mail: UFox@DGzRS.de

 www.dgzrs.de

Seenotleitung (MRCC)
Tel.: 04 21/5 36 87–0
Fax.: 04 21/5 36 87–14
Telex: 24 47 54/34 64 66 mrcc d
Deutsches Mobilfunksystem: 124 124
AIS-C Tel.: 0 69/78 07–25 00
AIS-C Fax: 0 69/78 07–25 05

Deutsche Lebens-Rettungs-Gesellschaft (DLRG)

Bundesgeschäftsstelle
Im Niedernfeld 2, 31542 Bad Nenndorf
Tel.: 0 57 23/9 55–0
Fax: 0 57 23/955–9 99
e-mail: info@dlrg.de
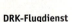 www.dlrg.de

Deutsche Rettungsflugwacht (DRF)

Raiffeisenstr. 32, 70794 Filderstadt
Tel.: 07 11/70 07–0
Fax: 07 71/70 07–23 49
Alarmtelefon: 07 11/70 10 70
Alarmfax: 07 11/70 10 71
e-mail: presse@drf.de
www.drf.de

Deutscher Feuerwehrverband

Bundesgeschäftsstelle
Koblenzer Str. 133, 53 177 Bonn
Tel.: 02 28/9 52 90–0
Fax: 02 28/9 52 90–90
e-mail: dfv.bonn@dfv.org bzw. www.feuerwehrverband.org
www.dfv.org

Deutsches Rotes Kreuz (DRK)

Generalsekretariat
Carstennstr. 58, 12205 Berlin
Tel.: 0 30/8 54 04–0
Fax: 0 30/8 54 04–4 50
e-mail: drk@drk.de
www.drk.de

DRK-Flugdienst
Tel.: 02 28/23 00–23
Fax: 02 28/23 00–27
www.drk-flugdienst.de

Höhlenrettung

(☞ auch www.hoehlenrettung.de)
Alarmierung unter dem Stichwort „Höhlenunfall" über die jeweils zuständige RLSt:
- Südbayern: RLSt München (0 89/23 53–80 00)
- Harz: RLSt Goslar (0 53 21/1 92 22) und RLSt Osterode (0 55 22/1 12)

- Nordbayern (Fränk. Schweiz, Fichtelgebirge, Altmühltal): RLSt Bamberg (09 51/1 92 22)
- Sauerland: RLSt Hagen (0 23 31/37 40) und RLSt Iserlohn (0 23 71/80 66)
- Schwäbische Alb und Karstgebiete in Baden-Württemberg: RLSt Esslingen (0 71 53/1 92 22) und RLSt Göppingen (0 71 61/1 92 22)
- Sachsen: RLSt Dresden (03 51/1 12)

Interhospitaltransfer (Sekundärtransporte)

Spezialisierte RLSt:
- Rheinland-Pfalz: 0 61 31/1 92 22
- Hessen: 0 69/ 44 10 33
- NRW und Niedersachsen: 05 11/9 59 69 79
- Bayern: 0 89/1 92 22

Internationale-Flug-Ambulanz (IFA)

Lohmühlweg 4 a, 91 341 Röttenbach
Tel.: 0 91 95/89 62
Fax: 0 91 95/76 79
e-mail: info@ifa-flugambulanz.de

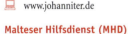 www.ifa-flugambulanz.de

Johanniter-Unfall-Hilfe (JUH)

Bundesgeschäftsstelle
Lützowstr. 94, 10785 Berlin
Tel.: 0 30/2 69 97–0
Fax: 0 30/2 69 97–4 44
e-mail: info@juh.de

www.johanniter.de

Malteser Hilfsdienst (MHD)

Generalsekretariat
Kalker Hauptstr. 22–24, 51 103 Köln
Tel.: 02 21/98 22–0
Fax: 02 21/98 22–3 39
e-mail: rettungsdienst@maltanet.de

www.malteser.de

Wasserwacht Bayern

BRK-Landesgeschäftsstelle
Volkartstr. 83, 80636 München
Tel.: 0 89/92 41–13 24
Fax: 0 89/92 41–13 62
e-mail: rabl@praesidium.brk.de

www.wasserwacht-bayern.de bzw. www.wasserwacht-online.de

Wasserwacht im DRK

Team 27
Carstennstr. 58, 12 205 Berlin
Tel.: 0 30/8 54 04–3 98
Fax: 0 30/8 54 04–4 85
e-mail: ebermann@drk.de

21.9.2 Fachgremien für Notfallmedizin

Deutsche Gesellschaft für Katastrophenmedizin e. V. (DGKM)

Geschäftsstelle c/o Billi Ryska
Kafkastr. 62, 81737 München
Tel.: 0 89/6 70 75 34
Fax: 0 89/67 97 43 68
e-mail: dgkm_ev@t-online.de

 www.dgkm.org

Deutsche Interdisziplinäre Vereinigung für Intensiv- und Notfallmedizin (DIVI)

Sektion für Rettungswesen und Katastrophenmedizin
Vorsitzender: Prof. Dr. Peter Sefrin
Sektion für Präklinische Notfallmedizin der Klinik für Anästhesiologie der Universität Würzburg
Oberdürrbacher Str. 6, 97 080 Würzburg
Tel.: 09 31/2 01-300–30 oder -31 bzw. 01 61/3 90 45 87
Fax: 09 31/2 01-300–33
e-mail: sefrin_p@klinik.uni-wuerzburg.de

 www.divi-org.de

Deutscher Beirat für Erste Hilfe und Wiederbelebung

c/o Bundesärztekammer
Herbert-Lewin-Platz 1, 10 623 Berlin
Tel.: 0 30/40 04 56–4 25
Fax: 0 30/40 04 56–3 85
e-mail: dezernat2@baek.de

Institut für Notfallmedizin

c/o Landesfeuerwehrschule
Bredowstr. 4, 22 113 Hamburg
Tel: 0 40/4 28 51–39 05
Fax: 0 40/4 28 51–39 09
e-mail: ifn01@foni.net

 www.ifn.lbk-hh.de

Österreichische Gesellschaft für Notfall- und Katastrophenmedizin

Univ.-Doz. Dr. Michael Baubin
c/o Uniklinik für Anästhesie
Anichstr. 35, 6020 Innsbruck
Tel.: +43 (0) 5 12/5 04–24 03
Fax: +43 (0) 5 12/5 04–24 50
e-mail: oenk-vorstand@notarzt.at

www.notarzt.at

! Die folgenden Programme bieten eine Erfassung des MIND (minimaler Notarztdatensatz) Software zur Auswertung von DIVI-Einsatzprotokollen:
- NADOK (s.a. www.nadok.de) kann gegen Gebühr angefordert werden bei: Merck Pharma Deutschland – Marketing Service, 64271 Darmstadt; Tel: 0 61 51/72 25 28, Fax: 0 61 51/72 23 35, e-mail: medizinpartner@merck.de.
- NAWdat ist eine Windows-Software zur Dokumentation, Qualitätskontrolle, statistischen Auswertung und automatischen Abrechnung von Notarzteinsätzen. Anforderung bei Dr. M. Reng, Fax: 0 94 05/96 20 71 oder Download unter www.nawdat.de.

21.9.3 Notfallseelsorge und Stressbearbeitung

Arbeitsgemeinschaft Seelsorge in Feuerwehr und Rettungsdienst (AGS)

Koordinator: Pfarrer Hanjo v. Wietersheim
Pfarrgasse 2, 97 355 Wiesenbronn
Tel.: 0 93 25/67 86
Fax: 0 93 25/68 38
e-mail: NotfallseelsorgeBayern@t-online.de

www.notfallseelsorge.de

Stressbearbeitung nach belastenden Ereignissen (SBE)

Ansprechpartner: Oliver Gengenbach
Pferdebachstr. 27–43, 58 455 Witten
Tel.: 0 23 02/1 75–26 08
Fax: 0 23 02/1 75–25 05
e-mail: vorstand@sbe-ev.de

www.sbe-ev.de

21.9.4 Sonstige Adressen

AUDI AG Audi driving experience

I/VM-4, 85045 Ingolstadt
Tel: 08 41/8 93–29 00
Fax: 08 41/8 93–51 46
e-mail: drive@audi.de

www.audi.de/driving

Berufsgenossenschaft für Gesundheitsdienst und Wohlfahrtspflege (BGW)

Beitragsabteilung
Postfach 760 224, 22052 Hamburg
Tel: 0 40/2 02 07–0
Fax: 0 40/2 02 07–9 35
e-mail: info@bgw-online.de
www.bgw-online.de

Bundesanzeiger Verlag

Postfach 100 534, 50 445 Köln
Tel.: 02 21/9 76 68–2 00
Fax: 02 21/9 76 68–1 15/-2 78
e-mail: vertrieb@bundesanzeiger.de
www.bundesanzeiger.de

Bundesinstitut für Arzneimittel und Medizinprodukte (BfArM)

Bundesopiumstelle
Kurt-Georg-Kiesinger-Allee 3, 53175 Bonn
Tel: 02 28/2 07–30
Fax: 02 28/2 07–52 10
e-mail: poststelle@bfarm.de
www.bfarm.de

Bundesinstitut für Risikobewertung (BfR)

Postfach 330013, 14191 Berlin
www.bfr.bund.de

Zentrale Erfassungsstelle für Vergiftungen
Tel: 01 88/84 12–0 bzw. -34 60/-39 04
Fax: 01 88/84 12–39 29
e-mail: giftdok@bfr.bund.de

Pressestelle
Tel: 01 88/84 12–43 00
Fax: 01 88/84 12–49 70
e-mail: pressestelle@bfr.bund.de

Bundesverwaltungsamt – Zentralstelle für Zivilschutz

Deutschherrenstr. 93, 53177 Bonn
Tel.: 01 88/83 58–0
Fax: 01 88/83 58–58 03
e-mail: poststelle.zfz@bva.bund.de
www.bundesverwaltungsamt.de

Deutsche Gesellschaft für Berg- und Expeditionsmedizin

Sekretariat: Dr. A. Karrer
Oberländerstr. 8, 93051 Regensburg
Tel.: 0 89/51 60–75 46
Fax: 0 89/51 60–49 05
e-mail: info@bexmed.org
www.bexmed.de

Funkärztliche Beratung bei Seeunfällen (Telemedical Maritime Assistance Service = TMAS)

TMAS Germany-Medico Cuxhaven am Stadtkrankenhaus Cuxhaven
Altenwalder Chaussee 10–12, 27474 Cuxhaven
Tel.: 0 47 21/78–0 bzw. /78–5 (Notruf)
Fax: 0 47 21/78–15 20
e-mail: medico@tmas-germany.de
www.tmas-germany.de

Gemeinsame Elterninitiative Plötzlicher Säuglingstod (GEPS)

Bundesgeschäftsstelle
Ansprechpartnerin: Simone Beardi
Fallingbosteler Str. 20, 30625 Hannover
Tel. u. Fax: 05 11/8 38 62 02
e-mail: geps-deutschland@t-online.de

Gesellschaft für Tauch- und Überdruckmedizin (GTÜM)

Geschäftsstelle: BG-Unfallklinik Murnau, Frau G. Erhard
Prof.-Küntscher-Str. 8, 82418 Murnau
Tel: 0 88 41/48–21 67
Fax: 0 88 41/48–21 66
e-mail: infog@gtuem.org
www.gtuem.org

Hauptverband der gewerblichen Berufsgenossenschaften

Alte Heerstr. 111, 53757 St. Augustin
Tel.: 0 22 41/2 31–01
Fax: 0 22 41/2 31–13 33
e-mail: info@hvbg.de
www.hvbg.de

Industriegaseverband (IGV)

Komödienstr. 48, 50 667 Köln
Tel.: 02 21/91 25 75–0
Fax: 02 21/91 25 75–15
e-mail: service@industriegaseverband.de bzw. kontakt@industriegaseverband.de
💻 www.industriegaseverband.de

Industrieverband Agrar (IVA)

Referat Information
Karlstr. 21, 60 329 Frankfurt/M.
Tel: 0 69/25 56–12 81
Fax: 0 69/23 67 02
e-mail: kreuz.iva@vci.de
💻 www.iva.de

„Initiative Regenbogen" Glücklose Schwangerschaft

Ansageservice
In der Schweiz 9, 72 636 Frickenhausen
Tel.: 0 55 65/13 64
e-mail: BV@initiative-regenbogen.de
💻 www.initiative-regenbogen.de

Österreichische Gesellschaft für Alpin- und Höhenmedizin

Postfach, A-5710 Kaprun 130
Tel.: +43 (0) 65 47/82 27
Fax: +43 (0) 65 47/77 72
e-mail: bergi@sbg.at
💻 www.alpinmedizin.org

Robert Koch-Institut

Nordufer 20, 13 353 Berlin
Tel.: 0 18 88/7 54–0
Fax: 0 18 88/7 54–23 28
e-mail: info@rki.de
💻 www.rki.de

Abteilung für Infektionskrankheiten
Tel.: 0 18 88/7 54–23 56

Abteilung für Epidemiologie und Gesundheitsberichterstattung
Tel.: 0 18 88/7 54–31 03

Kommunikation, Presse, Öffentlichkeitsarbeit
Tel.: 0 18 88/7 54–22 86

Staatliche Feuerwehrschule Würzburg

Sachgebiet Lehrmittel

Weißenburgstr. 60, 97082 Würzburg
Tel.: 09 31/41 02–3 37
Fax: 09 31/41 02–2 01
e-mail: lehrmittel@sfs-w.bayern.de

 www.sfs-w.de

Telemedizinisches Servicezentrum

Josef-Engert-Straße 9, 93053 Regensburg
Tel: 09 41/9 43–16 00
Fax: 09 41/9 43–16 10
e-mail: info@it-medic.com

 www.it-medic.com

Verband der Chemischen Industrie (VCI)

Öffentlichkeitsarbeit

Postfach 111943, 60054 Frankfurt/M.
Tel.: 0 69/25 56–15 64
Fax: 0 69/25 56–16 12
e-mail: vci@vci.de

 www.vci.de

Ulrich v. Hintzenstern

21.10 Zulässige Grenzwerte für Strahlenbelastung

Verordnung über den Schutz vor Schäden durch ionisierende Strahlen (Strahlenschutzverordnung)

StrlSchV 2001 § 59 Strahlenexposition bei Personengefährdung und Hilfeleistung

(1) Bei Maßnahmen zur Abwehr von Gefahren für Personen ist anzustreben, dass eine effektive Dosis von mehr als 100 mSv nur einmal im Kalenderjahr und eine effektive Dosis von mehr als 250 mSv nur einmal im Leben auftritt.
(2) Die Rettungsmaßnahmen dürfen nur von Freiwilligen über 18 Jahren ausgeführt werden, die zuvor über die Gefahren dieser Maßnahmen unterrichtet worden sind.

StrlSchV 2001 § 56 Berufslebensdosis

Der Grenzwert für die Summe der in allen Kalenderjahren ermittelten effektiven Dosen beruflich strahlenexponierter Personen beträgt 400 Millisievert.

Ulrich v. Hintzenstern und Harald Strauss

21.11 Gefahrgut

🖥 **Internetadresse**
Gefahrstoffdatenbanken: www.hvbg.de/bia/stoffdatenbank

21.11.1 Grundlagen der Gefahrgutkennzeichnung

- Bei der Beförderung gefährlicher Güter ab bestimmten Mindestmengen führen die Fahrzeuge auf der Straße orangefarbene Warntafeln mit oder ohne Kennzeichnungsnummern (s. u.), auf der Schiene immer mit Kennzeichnungsnummern.
- Bei Stückguttransporten auf der Straße sind die Transportfahrzeuge mit Warntafeln ohne Nummer gekennzeichnet (Gefahrzettel an den einzelnen Versandstücken).
- Für den Schiffstransport gelten besondere Kennzeichnungen (s. u.).

❗
- Bei Unfällen mit Hinweisen auf möglicherweise vorhandene gefährliche Stoffe immer **umgehend** die Feuerwehr nachalarmieren.
- Ladung oder Versandstücke können auch unklar oder falsch gekennzeichnet sein.
- Gefahrgüter sind erst ab einer bestimmten stoffabhängigen Mindestmenge kennzeichnungspflichtig → können auch ohne sichtbare Kennzeichnung bei entsprechender Verpackungsweise in größeren Mengen vorhanden sein.

❗ Eine Broschüre zum Thema „Gefährliche Stoffe und Güter" kann bei der Staatlichen Feuerwehrschule Würzburg (☞ 21.9.4) angefordert werden.

21.11.2 Kennzeichnung gefährlicher Güter bei Transporten

Warntafel
(☞ Abb. 21.5)
- Warntafel mit Kennzeichnungsnummer (Anbringung vorn und hinten) bei Beförderung von einem Stoff (Gefahrgut) in Tankfahrzeugen auf Straße oder Schiene.
- Warntafel ohne Kennzeichnungsnummer (Anbringung vorn und hinten):
- Straßenfahrzeuge bei Stückguttransport (Gefahrzettel an den einzelnen Versandstücken).
- Mehrkammertankfahrzeuge beim Transport mehrerer Gefahrgüter gleichzeitig (dann an beiden Seiten jedes Tanks Warntafeln mit Kennzeichnungsnummern).

Oberer Teil: Nummer zur Kennzeichnung der Gefahr (Gefahrnummer).
Unterer Teil zur Kennzeichnung des Stoffes (Stoff-Nummer).

Gefahrnummer

Kennzeichnung der Gefährlichkeit mit 2 oder 3 Ziffern:
- 1. Ziffer Hauptgefahr, 2. und 3. Ziffer zusätzliche Gefahren.
- Verdopplung einer Ziffer → besonders starke Gefährdung.
- 0 als 2. und 3. Ziffer → Gefahr lässt sich durch nur eine Ziffer ausreichend charakterisieren.
- X vor der Zahl → Stoff reagiert in gefährlicher Weise mit Wasser.

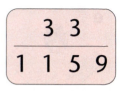

Abb. 21.5 Warntafel [A300]

> 2 Entweichen von Gas durch Druck oder chemische Reaktion.
> 3 Entzündbarkeit von flüssigen Stoffen (Dämpfen) und Gasen oder selbsterhitzungsfähiger flüssiger Stoff.
> 4 Entzündbarkeit von festen Stoffen oder selbsterhitzungsfähiger fester Stoff.
> 5 Oxidierende (brandfördernde) Wirkung.
> 6 Giftigkeit oder Ansteckungsgefahr.
> 7 Radioaktivität.
> 8 Ätzwirkung.
> 9 Gefahr einer spontanen heftigen Reaktion.
> ! Beispiel: X 423 → entzündbarer fester Stoff, der mit Wasser gefährlich reagiert und entzündbare Gase bildet (z. B. Natrium).

Stoff-Nummer

- 4-stellige Zahl zur Kodierung eines Stoffes oder einer Stoffgruppe.
- Beispiel: 1203 = Benzin.

Gefahrzettel

(☞ Abb. 21.6)
Transportfahrzeuge und -verpackungen sind durch daran befestigte Gefahrzettel gekennzeichnet, auf denen die von den gefährlichen Gütern ausgehenden Gefahren durch Symbole dargestellt sind. In der unteren Hälfte kann sich eine Aufschrift befinden, die auf die Art der Gefahr hinweist (z. B. „POISON"). Der Gefahrzettel kann in der unteren Ecke die Gefahrklassennummer enthalten.

Schriftliche Weisungen (Unfallmerkblätter) und Beförderungspapier

Die aktuellen Unfallmerkblätter sind im Führerhaus gemäß GGVS so aufzubewahren, dass sie „leicht auffindbar" sind. Sie sind von nicht zutreffenden Unfallmerkblättern getrennt aufzubewahren. Die Hinweise in diesen Merkblättern sind in erster Linie für den Fahrzeugführer gedacht und nur allgemeiner Natur:

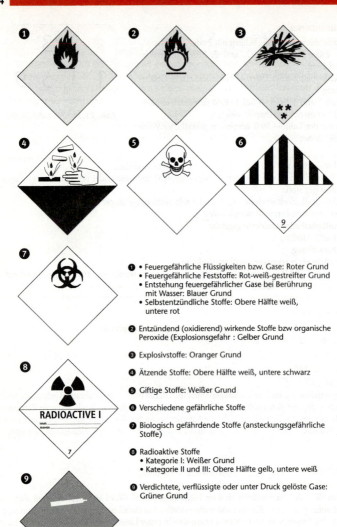

Abb. 21.6 Gefahrzettel [A300]

- Bezeichnung und Eigenschaft der Güter, Angaben zur Ersten Hilfe, Maßnahmen bei Brandausbruch, Maßnahmen bei Ausbreitung infolge Leckage, Maßnahmen bei Gewässergefährdung, zusätzliche Hinweise und Rückfragemöglichkeit.
- Hinweise für das Fahrpersonal über Sofortmaßnahmen bei Unfällen sowie für Polizei und Feuerwehr.
- Aufbewahrung: Im Führerhaus des LKW, im Steuerhaus des Binnenschiffes, im Führerstand der Lok, im Rangierbetrieb beim Fahrdienstleiter.

! Die Unfallmerkblätter müssen in allen Sprachen der Herkunfts-, Transit- und Bestimmungsländer der Sendung sowie in einer Sprache, die der Fahrzeugführer versteht, mitgeführt werden.

Das **Beförderungspapier** enthält u. a. Angaben über Stoff (Name, Gefahr- u. Stoffnummer), Verpackungsart, Gesamtmenge, Absender und Empfänger der geladenen Güter. Evtl. sind auch zur Lokalisierung einzelner Versandstücke Ladelisten verfügbar (v. a. bei Eisenbahn- und Schiffstransport).

Spezielle Kennzeichnung von Binnenschiffen
- Drei blaue Kegel, nachts drei blaue Lichter: Explosionsgefährliche Stoffe.
- Zwei blaue Kegel, nachts zwei blaue Lichter: Ammoniak oder gleichgestellte Stoffe.
- Ein blauer Kegel, nachts ein blaues Licht: Feuergefährliche Stoffe.
- Bei Containerschiffen sind die einzelnen Container ab bestimmten Mengen gefährlicher Stoffe gekennzeichnet. Stauplan und schriftliche Unterlagen im Schiffsführerstand.
- Schallzeichen („Bleib-weg-Signal": Kurz, lang).

Informationsmöglichkeiten bei Transportunfällen
- Stückgüter: Gefahrzettel an den einzelnen Versandstücken (☞ Abb. 21.6).
- Kraftfahrzeuge: Gefahrzettel (☞ Abb. 21.6), Warntafel (ggf. mit Kennzeichnungsnummer, ☞ Abb. 21.5), Beförderungspapiere.
- Eisenbahnwaggons: Gefahrzettel, Warntafel mit Kennzeichnungsnummer (☞ Abb. 21.5), orangefarbener Farbstreifen an Tankwaggons. Unfallmerkblattsammlung und Beförderungspapiere auf der Lok.
- Binnenschiffe: Beförderungspapier, Stauplan, Unfallmerkblätter.

21.11.3 Kennzeichnung gefährlicher Stoffe in Betrieben

Kennzeichnung erfolgt durch Aufkleber auf Gebinden mit gefährlichen Stoffen. Diese enthalten Gefahrensymbole auf orangem Grund mit dazugehörigen Gefahrenbezeichnungen. Die Symbole entsprechen weitgehend denen auf Gefahrzetteln, (☞ Abb. 21.6). Zusätzlich können besondere Gefahren durch R-Nummern (z. B. R12: Hochentzündlich) und Sicherheitsratschläge durch S-Nummern (z. B. S24: Berührung mit der Haut vermeiden) angegeben sein.

Der Stoffname muss auch in Klartext angegeben sein, außerdem der Hersteller bzw. Importeur des Gefahrstoffes, sowie verschiedene Identifizierungsnummern.

Stoffidentifizierung in Gebäuden oder stationären Anlagen

Tab. 21.5 Farbkennzeichnung (alt) von Druckgasbehältern

Gelb	Azetylen
Rot	Brennbare Gase außer Azetylen
Blau	Sauerstoff
Grün	Stickstoff
Grau	Nicht brennbare Gase

- Gefahrenkennzeichnung durch Symbole und Gefahrenbezeichnungen.
- Farbkennzeichnung von Druckgasflaschen durch mind. 5 cm breiten Farbring (☞ Tab. 21.6, 21.8) am Flaschenhals. Seit 1998 existiert eine neue Norm (DIN EN 1089-3) für die Kennzeichnung von Gasflaschen (☞ Tab. 21.7, 21.8). Alle Schulterfarben, die sich gegenüber der bisherigen Farbkennzeichnung verändern, werden in der Übergangszeit bis 30.6.2006 mit einem **N** (= neu), zweimal gegenüberliegend, auf der Flaschenschulter markiert. Gasgemische werden ringförmig mit den Farben der 2 Komponenten gekennzeichnet.

Tab. 21.6 Allgemeine Kennzeichnungsregel (neu) für Gase und Gasgemische

Eigenschaften	Schulterfarbe	
Giftig und/oder korrosiv	Gelb	Neu
Brennbar	Rot	
Oxidierend	Hellblau	Neu
Inert	Leuchtend grün	Neu

Tab. 21.7 Spezielle Kennzeichnung (neu) für gebräuchliche Gase

Gas	Schulterfarbe	
Azetylen	Kastanienbraun	Neu
Sauerstoff	Weiß	Neu
Lachgas	Blau	Neu
Argon	Dunkelgrün	Neu
Stickstoff	Schwarz	Neu
Kohlendioxid	Grau	
Helium	Braun	Neu

! Sicherheitshinweise, Merkblätter etc. zum Umgang mit Gasen können beim Industriegaseverband (☞ 21.9.4) angefordert werden.

Ulrich v. Hintzenstern und Harald Strauss

21.12 Transport-Unfall-Informations- und Hilfeleistungssystem (TUIS) der chemischen Industrie

Bei Unfällen mit chemischen Produkten auf Transporten oder in Lagern kann auf das Fachwissen und die Hilfe von Werkfeuerwehren zahlreicher Chemieunternehmen zurückgegriffen werden. Die möglichen Hilfeleistungen reichen von der telefonischen Beratung (auch per FAX) über den Einsatz eines Fachberaters am Unfallort bis zur technischen Hilfe am Unfallort (Einsatz einer Werkfeuerwehr).

Alarmiert wird i. d. R. die nächstgelegene TUIS-Stelle. Durch die Einbindung in den europäischen Verbund „International Chemical Environment" bestehen auch Kontakte zu ausländischen Herstellern chemischer Produkte. Als internationale Leitstelle fungieren die Leitstelle der Werkfeuerwehr der BASF AG in Ludwigshafen (Tel.: 06 21/6 04 33 33, Fax: 06 21/6 09 26 64) für Deutschland und Österreich, die ggf. an zuständige Stellen weitervermittelt und für die Schweiz die Leitstelle der Werkfeuerwehr der Fa. Novartis (ehemals Ciba Geigy), Basel (Tel.: 00 41/(0) 61/6 96 33 33).

> Weitere Informationen zu diesem Thema enthält die Broschüre „TUIS", die beim Verband der Chemischen Industrie (☞ 21.9.4) angefordert werden kann.

Ulrich v. Hintzenstern

21.13 Notfall- und Rettungsmedizin im Internet

21.13.1 www.notarztleitfaden.de

Unter dieser Internetadresse werden sämtliche „up-dates" (Korrekturen, Aktualisierungen, Ergänzungen etc.) erfasst, die die 4. Auflage des Notarztleitfadens betreffen → der Notarztleitfaden kann bei regelmäßigem Besuch dieser Seite nie veralten!

> **!** Entsprechende Leserhinweise bitte per e-mail an info@notarztleitfaden.de schicken!

21.13.2 www.mediclink.de

Eine Spezialität stellt die regelmäßig aktualisierte und kommentierte Linksammlung www.mediclink.de dar. Wie zu allen Themen findet man im Internet auch zur Notfall- und Rettungsmedizin zahlreiche Quellen. Diese bieten neben den typischen Vorteilen und Möglichkeiten des Internets (einfache Aktualisierung, grenzenlose Verfügbarkeit, beliebige Informationsverknüpfung) auch oft die typischen Nachteile dieser Publikationsform (z. B. rasches Veralten, verfallene Links, unklare Autorenschaft, lange Ladezeiten). Gerade die Kurzlebigkeit vieler Sites im

Internet macht eine professionelle Nutzung des Mediums schwierig. Deshalb werden in der Linksammlung www.mediclink.de nur ausgewählte Sites zum Thema Notfall- und Rettungsmedizin aufgeführt, die bereits längere Zeit bekannt sind und bisher eine regelmäßige Aktualisierung und Inhaltspflege sichergestellt haben. Es werden außerdem nur Websites aufgenommen, die ihre Inhalte vollständig passwortfrei und kostenlos anbieten.

Wichtige fremdsprachliche Redewendungen

22

Wichtige fremdsprachliche Redewendungen

Deutsch	Englisch
Vorstellung	**Introduction**
• Guten Tag, mein Name ist Dr. XY. Ich bin Arzt. • Wir sind gekommen, um zu helfen. • Kann jemand dolmetschen?	• Hello, my name is Dr. XY, I am a doctor. • We are here to help. • Can anybody translate?
Allgemeine Anamnese	**History**
• Haben Sie (das Kind) Schmerzen? • Wo haben Sie (das Kind) Schmerzen? • Seit wie vielen Stunden/Tagen haben Sie (das Kind) diese Beschwerden? • Haben Sie (das Kind) in den letzten Tagen/Wochen Medikamente eingenommen? • Zeigen Sie mir diese Medikamente. • Nehmen Sie Drogen? • Ist Ihnen (dem Kind) schwindelig? • Waren Sie (das Kind) bewusstlos? • Haben Sie (das Kind) eine Allergie? • Sind Sie (das Kind) zuckerkrank?	• Have you (the child) got any pain? • Where exactly is the pain? • How long have you (has the child) had the problem? • Have you (has the child) taken any medication in the past few days/weeks? • Please show me this medication. • Do you take any drugs? • Do you (does the child) feel dizzy? • Have you (has the child) been unconscious? • Do you (does the child) suffer from allergies? • Are you (is the child) diabetic?
Schwangerschaft	**Pregnancy**
• Sind Sie schwanger? • Zeigen Sie mir den Mutterpass.	• Are you pregnant? • Please show me your maternity documents.
Atmung	**Respiration**
• Haben Sie (das Kind) eine Lungenkrankheit? • Asthma, chron. Bronchitis, Lungenentzündung, Pseudo-Krupp? • Haben Sie (das Kind) Luftnot?	• Do you (does the child) suffer from any lung disease? • Asthma, chronic bronchitis, pneumonia, mild croup? • Are you (is the child) short of breath?
Herz-Kreislauf	**Cardiovascular System**
• Haben Sie (das Kind) eine Herzkrankheit? • Herzinfarkt, Herzrhythmusstörungen, Herzfehler, Herzmuskelentzündung, Angina pectoris? • Ist der Blutdruck hoch/niedrig? • Haben Sie (das Kind) Luftnot beim Treppensteigen/bei Anstrengung?	• Have you (has the child) any heart disease? • heart attack, irregular heartbeat, defect of the heart valves, inflammation of the heart muscle, angina? • Is your blood pressure usually high/low? • Are you (is the child) short of breath when you climb (he/she climbs) upstairs/on exertion?
Urogenital	**Urogenital System**
• Haben Sie eine Nierenkrankheit? • Nierensteine, Nierenentzündung, Dialysepflicht? • Haben Sie (das Kind) Schmerzen beim Wasserlassen? • Haben Sie (das Kind) roten/braunen Urin?	• Do you have any problem with your kidneys? • Kidney stones, inflammation of the kidney? • Have you (has the child) any pain when passing water (when urinating)? • Do you (does the child) pass red/brown urine?
Gastrointestinal	**Gastrointestinal Tract**
• Ist Ihnen (dem Kind) übel? • Haben Sie (das Kind) erbrochen? • Vor wie vielen Tagen hatten Sie (das Kind) das letzte Mal Stuhlgang? • Haben Sie (das Kind) Durchfall? • Haben Sie (das Kind) Blut im Stuhl? • Haben Sie (das Kind) eine Magen- oder Darmerkrankung? • Magengeschwür, Gallensteine, Darmentzündung?	• Do you (does the child) feel sick? • Have you (has the child) vomited? • When was the last time you (the child) had a bowel movement? • Have you (has the child) diarrhea? • Have you noticed any blood in your (the child's) stool? • Do you (does the child) suffer from any stomach or intestinal disease? • Stomach ulcers, gall stones, bowel inflammation?
Untersuchung	**Examination**
• Ich untersuche Sie (das Kind). • Ich messe den Blutdruck. • Ich mache ein EKG. • Damit wird der Sauerstoff im Blut gemessen. • Mit offenem Mund tief atmen. • Können Sie mir diese Bewegung nachmachen? • Spüren Sie, wenn ich Sie hier kneife?	• I am going to examine you (the child). • I am going to check your blood pressure. • I am going to take an ECG. • With this instrument, we measure the oxygen in your blood. • Please take some deep breaths with your mouth wide open. • Can you repeat this movement? • Can you feel it when I pinch you here?
Maßnahmen	**Management**
• Keine Angst. • Das tut nicht weh. • Das ist Sauerstoff. • Ich lege eine Infusion. • Ich spritze ein Medikament. • Wir müssen Sie (das Kind) in ein Krankenhaus mitnehmen. • Sollen wir jemanden benachrichtigen?	• Don't worry. • This won't hurt. • This is oxygen. • I am going to put a little tube into your vein for a drip. • I am going to give you an injection. • We must take you (the child) to hospital. • Should we inform anybody?

Wichtige fremdsprachliche Redewendungen

Französisch	Deutsch
Présentation	**Vorstellung**
• Bonjour, je m'appelle . . . Je suis médecin. • Nous sommes venus pour vous aider. • Est-ce que quelqu'un peut traduire/faire l'interprète?	• Guten Tag, mein Name ist Dr. XY. Ich bin Arzt. • Wir sind gekommen, um zu helfen. • Kann jemand dolmetschen?
L'anamnèse générale	**Allgemeine Anamnese**
• Est-ce que vous ressentez (l'enfant ressent) une douleur? • Où est-ce que vous ressentez (l'enfant ressent) la douleur? • Depuis combien de temps est-ce que vous vous portez (l'enfant se porte) mal? • Est-ce que vous avez pris (l'enfant a pris) des médicaments ces derniers jours ou ces dernières semaines? • Montrez-moi ces médicaments. • Est-ce que vous vous droguez? • Est-ce que vous avez (l'enfant) le vertige? • Vous avez (l'enfant) perdu conscience? • Vous avez (l'enfant a) une allergie? • Vous êtes (l'enfant est) diabétique?	• Haben Sie (das Kind) Schmerzen? • Wo haben Sie (das Kind) Schmerzen? • Seit wie vielen Stunden/Tagen haben Sie (das Kind) diese Beschwerden? • Haben Sie (das Kind) in den letzten Tagen/Wochen Medikamente eingenommen? • Zeigen Sie mir diese Medikamente. • Nehmen Sie Drogen? • Ist Ihnen (dem Kind) schwindelig? • Waren Sie (das Kind) bewusstlos? • Haben Sie (das Kind) eine Allergie? • Sind Sie (das Kind) zuckerkrank?
La grossesse	**Schwangerschaft**
• Etes-vous enceinte? • Montrez-moi votre carnet de maternité?	• Sind Sie schwanger? • Zeigen Sie mir den Mutterpass.
La respiration	**Atmung**
• Est-ce que vous avez (l'enfant a) une maladie pulmonaire? • De l'asthme, une bronchite chronique, une congestion pulmonaire, un faux croup. • Est-ce que vous avez (l'enfant a) des problèmes de respiration?	• Haben Sie (das Kind) eine Lungenkrankheit? • Asthma, chron. Bronchitis, Lungenentzündung, Pseudo-Krupp? • Haben Sie (das Kind) Luftnot?
Problèmes cardiaques et circulatoires	**Herz-Kreislauf**
• Avez-vous (l'enfant a) des problèmes cardiaques? • Un infarctus, des troubles du rythme cardiaque, un défaut cardiaque, une myocardite, une angine de poitrine? • Avez-vous l'hypertension ou l'hypotension? • Avez-vous des problèmes de respiration en montant un escalier ou en faisant des efforts corporels?	• Haben Sie (das Kind) eine Herzkrankheit? • Herzinfarkt, Herzrhythmusstörungen, Herzfehler, Herzmuskelentzündung, Angina pectoris? • Ist der Blutdruck hoch/niedrig? • Haben Sie (das Kind) Luftnot beim Treppensteigen/ bei Anstrengung?
Le domaine urogénital	**Urogenital**
• Est-ce que vous avez une maladie de reins? • un calcul rénal, la néphrite, êtes-vous en dialyse? • Ressentez-vous (l'enfant ressent) de la douleur en urinant? • Est-ce que vous avez (l'enfant a) de l'urine de couleur rouge ou marron?	• Haben Sie eine Nierenkrankheit? • Nierensteine, Nierenentzündung, Dialysepflicht? • Haben Sie (das Kind) Schmerzen beim Wasserlassen? • Haben Sie (das Kind) roten/braunen Urin?
Le domaine gastro-intestinal	**Gastrointestinal**
• Est-ce que vous avez (l'enfant a) mal au coeur? • Avez-vous (l'enfant a) vomi? • Quand est-ce que vous êtes allé (l'enfant est) allé à la selle pour la dernière fois? • Avez-vous (l'enfant a) la diarrhée? • Avez-vous (l'enfant a) du sang dans la selle? • Est-ce que vous avez (l'enfant a) une maladie gastro-intestinale? • un ulcère de l'estomac, des calculs biliaires, une inflammation intestinale?	• Ist Ihnen (dem Kind) übel? • Haben Sie (das Kind) erbrochen? • Vor wie vielen Tagen hatten Sie (das Kind) das letzte Mal Stuhlgang? • Haben Sie (das Kind) Durchfall? • Haben Sie (das Kind) Blut im Stuhl? • Haben Sie (das Kind) eine Magen- oder Darmerkrankung? • Magengeschwür, Gallensteine, Darmentzündung?
L'examen médical	**Untersuchung**
• Je vais vous (l'enfant) examiner. • Je contrôle la pression sanguine. • Je vais faire un électrocardiogramme. • C'est pour contrôler la teneur en oxygène dans le sang. • Respirez profondément la bouche ouverte. • Pourriez-vous imiter ce mouvement. • Ressentez-vous que je vous pince ici?	• Ich untersuche Sie (das Kind). • Ich messe den Blutdruck. • Ich mache ein EKG. • Damit wird der Sauerstoff im Blut gemessen. • Mit offenem Mund tief atmen. • Können Sie mir diese Bewegung nachmachen? • Spüren Sie, wenn ich Sie hier kneife?
La prise des mesures	**Maßnahmen**
• N'ayez pas peur/N'aie pas peur. • Cela ne fait pas mal. • C'est de l'oxygène. • Je vais faire une perfusion. • Je vous fais une piqûre avec un médicament. • Il est nécessaire que l'on vous amène (que l'on amène l'enfant) à l'hôpital. • Faut-il informer quelqu'un?	• Keine Angst. • Das tut nicht weh. • Das ist Sauerstoff. • Ich lege eine Infusion. • Ich spritze ein Medikament. • Wir müssen Sie (das Kind) in ein Krankenhaus mitnehmen. • Sollen wir jemanden benachrichtigen?

Wichtige fremdsprachliche Redewendungen

Deutsch	Italienisch
Vorstellung	**Presentazione**
• Guten Tag, mein Name ist Dr. XY. Ich bin Arzt. • Wir sind gekommen, um zu helfen. • Kann jemand dolmetschen?	• Buon giorno, sono il dottor XY. Sono medico. • Siamo venuti per soccorrervi. • C'è qualcuno che può tradurre?
Allgemeine Anamnese	**Anamnesi generale**
• Haben Sie (das Kind) Schmerzen? • Wo haben Sie (das Kind) Schmerzen? • Seit wie vielen Stunden/Tagen haben Sie (das Kind) diese Beschwerden? • Haben Sie (das Kind) in den letzten Tagen/Wochen Medikamente eingenommen? • Zeigen Sie mir diese Medikamente. • Nehmen Sie Drogen? • Ist Ihnen (dem Kind) schwindelig? • Waren Sie (das Kind) bewusstlos? • Haben Sie (das Kind) eine Allergie? • Sind Sie (das Kind) zuckerkrank?	• Ha dolori? / Il bambino ha dolori? • Dove Lei (il bambino) ha dolori? • Da quante ore/quanti giorni Lei (il bambino) ha questi disturbi? • Ha preso medicine negli ultimi giorni/nelle ultime settimane? • Mi faccia vedere queste medicine. • Prende droghe? • Le (al bambino) gira la testa? • Lei (il bambino) è svenuto/a? • Lei (il bambino) ha allergie? • Lei (il bambino) è diabetico/a?
Schwangerschaft	**Gravidanza**
• Sind Sie schwanger? • Zeigen Sie mir den Mutterpass.	• Lei è incinta? • Mi può dare i dati medici della sua gravidanza.
Atmung	**Respirazione**
• Haben Sie (das Kind) eine Lungenkrankheit? • Asthma, chron. Bronchitis, Lungenentzündung, Pseudo-Krupp? • Haben Sie (das Kind) Luftnot?	• Lei (il bambino) ha una malattia pulmonare? • Asma, bronchite cronica, polmonite, pertosse (Pseudo-Krupp)? • Lei (il bambino) ha qualche difficoltà di respirare?
Herz-Kreislauf	**Cuore/circolazione**
• Haben Sie (das Kind) eine Herzkrankheit? • Herzinfarkt, Herzrhythmusstörungen, Herzfehler, Herzmuskelentzündung, Angina pectoris? • Ist der Blutdruck hoch/niedrig? • Haben Sie (das Kind) Luftnot beim Treppensteigen/bei Anstrengung?	• (Il bambino) E' malattia di cuore? • Infarto, aritmia cardiaca, difetti cardiaci, miocardite, angina pectoris? • Ha la pressione alta o bassa? • Fare le scale/Faticare Le da l'affanno? (Fare scale/Faticare l'affanno al bambino?)?
Urogenital	**Reni**
• Haben Sie eine Nierenkrankheit? • Nierensteine, Nierenentzündung, Dialysepflicht? • Haben Sie (das Kind) Schmerzen beim Wasserlassen? • Haben Sie (das Kind) roten/braunen Urin?	• (Il bambino) Ha malattie renali? • Calcoli renali, infiammazione ai reni (nefrite), È costretto/a alla dialisi? • Lei (il bambino) ha dolori urinando? • Di che colore è l'urina, rossa o scura?
Gastrointestinal	**Gastroenterico**
• Ist Ihnen (dem Kind) übel? • Haben Sie (das Kind) erbrochen? • Vor wie vielen Tagen hatten Sie (das Kind) das letzte Mal Stuhlgang? • Haben Sie (das Kind) Durchfall? • Haben Sie (das Kind) Blut im Stuhl? • Haben Sie (das Kind) eine Magen- oder Darmerkrankung? • Magengeschwür, Gallensteine, Darmentzündung?	• Lei (il bambino) ha nausea? • Lei (il bambino) ha vomitato? • Quando è andato di corpo l'ultima volta? • Lei (il bambino) ha la diarrea? • Lei (il bambino) ha sangue nelle feci? • Lei (il bambino) ha qualche malattia allo stomaco o all'intestino? • Ulcera, calcoli biliari, infiammazioni intestinali (enterite)?
Untersuchung	**Visita**
• Ich untersuche Sie (das Kind). • Ich messe den Blutdruck. • Ich mache ein EKG. • Damit wird der Sauerstoff im Blut gemessen. • Mit offenem Mund tief atmen. • Können Sie mir diese Bewegung nachmachen? • Spüren Sie, wenn ich Sie hier kneife?	• Adesso La visito (visito il bambino). • Adesso misuro la pressione del sangue. • Le faccio un'elettrocardiogramma (ECG). • Con questo viene misurato l'ossigeno nel sangue. • Respiri profondamente a bocca aperta. • Riesce a fare questo movimento? • Sente qualcosa se la pizzico qui?
Maßnahmen	**Provvedimenti**
• Keine Angst. • Das tut nicht weh. • Das ist Sauerstoff. • Ich lege eine Infusion. • Ich spritze ein Medikament. • Wir müssen Sie (das Kind) in ein Krankenhaus mitnehmen. • Sollen wir jemanden benachrichtigen?	• Niente paura! • Non fa male! • Questo è ossigeno. • Le faccio una flebo (Faccio una flebo al bambino). • Le faccio un'iniezione (Faccio un'iniezione al bambino). • La dobbiamo portare all'ospedale. / Dobbiamo portare il bambino all'ospedale. • Dobbiamo avvertire qualcuno?

Wichtige fremdsprachliche Redewendungen

Polnisch	Deutsch
Przedstawienie się	**Vorstellung**
• Dzień dobry, jestem lekarzem, nazywam się xy i chcę Pani/Panu pomóc.	• Guten Tag, mein Name ist Dr. XY. Ich bin Arzt.
• Przyszliśmy tutaj żeby pomóc.	• Wir sind gekommen, um zu helfen.
• Czy jest tutaj ktoś, kto mógby tumaczyć?	• Kann jemand dolmetschen?
Wywiad ogólny	**Allgemeine Anamnese**
• Czy Pana/Panią (dziecko) coś boli?	• Haben Sie (das Kind) Schmerzen?
• Gdzie ma Pan/Pani (dziecko) bóle?	• Wo haben Sie (das Kind) Schmerzen?
• Od ilu godzin/dni ma Pan/Pani (dziecko) te dolegliwości?	• Seit wie vielen Stunden/Tagen haben Sie (das Kind) diese Beschwerden?
• Czy zażywa/a Pan/Pani (dziecko) w ostatnich dniach/tygodniach jakieś lekarstwa?	• Haben Sie (das Kind) in den letzten Tagen/Wochen Medikamente eingenommen?
• Proszę mi je pokazać.	• Zeigen Sie mir diese Medikamente.
• Czy zażywa Pan/Pani (dziecko) jakieś narkotyki?	• Nehmen Sie Drogen?
• Czy ma Pan/Pani (dziecko) zawroty gowy?	• Ist Ihnen (dem Kind) schwindelig?
• Czy stracił/a Pan/Pani (dziecko) przytomność?	• Waren Sie (das Kind) bewusstlos?
• Czy jest Pan/Pani (dziecko) na coś uczulony/a?	• Haben Sie (das Kind) eine Allergie?
• Czy jest Pan/Pani (dziecko) chory/a na cukrzycę?	• Sind Sie (das Kind) zuckerkrank?
Ciąża	**Schwangerschaft**
• Czy jest Pani w ciąży?	• Sind Sie schwanger?
• Proszę mi pokazać kartę przebiegu ciąży.	• Zeigen Sie mir den Mutterpass.
Układ oddechowy	**Atmung**
• Czy choruje Pan/Pani (dziecko) na puca lub oskrzela?	• Haben Sie (das Kind) eine Lungenkrankheit?
• Astma, przewleke zapalenie oskrzeli, zapalenie puc, krztusiec.	• Asthma, chron. Bronchitis, Lungenentzündung, Pseudo-Krupp?
• Czy ma Pan/Pani (dziecko) duszności?	• Haben Sie (das Kind) Luftnot?
Serce i układ krążenia	**Herz-Kreislauf**
• Czy ma Pan/Pani (dziecko) jakąś chorobę serca?	• Haben Sie (das Kind) eine Herzkrankheit?
• Zawa serca, zaburzenie rytmu serca, wada serca, choroba wieńcowa serca.	• Herzinfarkt, Herzrhythmusstörungen, Herzfehler, Herzmuskelentzündung, Angina pectoris?
• Czy choruje Pan/Pani (dziecko) na nadciśnienie/niedociśnienie krwi?	• Ist der Blutdruck hoch/niedrig?
• Czy ma Pan/Pani (dziecko) duszność przy wchodzeniu po schodach/wysiku?	• Haben Sie (das Kind) Luftnot beim Treppensteigen/bei Anstrengung?
Układ moczowy	**Urogenital**
• Czy choruje Pan/Pani (dziecko) na nerki?	• Haben Sie eine Nierenkrankheit?
• Kamica nerkowa, zapalenie nerek, leczenie dializą.	• Nierensteine, Nierenentzündung, Dialysepflicht?
• Czy ma Pan/Pani (dziecko) bóle przy oddawaniu moczu?	• Haben Sie (das Kind) Schmerzen beim Wasserlassen?
• Czy Pana/Pani (dziecka) mocz jest zabarwiony na czerwono/brązowo?	• Haben Sie (das Kind) roten/braunen Urin?
Układ pokarmowy	**Gastrointestinal**
• Czy ma Pan/Pani (dziecko) nudności?	• Ist Ihnen (dem Kind) übel?
• Czy Pan/Pani (dziecko) wymiotowa/a?	• Haben Sie (das Kind) erbrochen?
• Przed ilu dniami mia/a Pan/Pani (dziecko) ostatni stolec?	• Vor wie vielen Tagen hatten Sie (das Kind) das letzte Mal Stuhlgang?
• Czy ma Pan/Pani (dziecko) biegunkę?	• Haben Sie (das Kind) Durchfall?
• Czy ma Pan/Pani (dziecko) krew w stolcu?	• Haben Sie (das Kind) Blut im Stuhl?
• Czy choruje Pan/Pani (dziecko) na jakąś chorobę żoądka albo jelit?	• Haben Sie (das Kind) eine Magen- oder Darmerkrankung?
• Choroba wrzodowa żoądka, kamienie żóciowe, zapalenie jelit.	• Magengeschwür, Gallensteine, Darmentzündung?
Badanie	**Untersuchung**
• Chciabym teraz Pana/Panią (dziecko) zbadać.	• Ich untersuche Sie (das Kind).
• Zmierzę teraz ciśnienie krwi.	• Ich messe den Blutdruck.
• Zrobię EKG.	• Ich mache ein EKG.
• Przy pomocy tego jest mierzona zawartość tlenu we krwi.	• Damit wird der Sauerstoff im Blut gemessen.
• Proszę gęboko oddychać przez usta.	• Mit offenem Mund tief atmen.
• Proszę naśladować moje ruchy.	• Können Sie mir diese Bewegung nachmachen?
• Czy czuje Pan/Pani jeśli tu uszczypnę?	• Spüren Sie, wenn ich Sie hier kneife?
Czynności	**Maßnahmen**
• Proszę się nie bać.	• Keine Angst.
• To nie boli.	• Das tut nicht weh.
• To jest tlen.	• Das ist Sauerstoff.
• Podączę teraz kroplówkę.	• Ich lege eine Infusion.
• Teraz wstrzykuję lekarstwo.	• Ich spritze ein Medikament.
• Muszę Pana/Panią (dziecko) zabrać do szpitala.	• Wir müssen Sie (das Kind) in ein Krankenhaus mitnehmen.
• Czy mam kogoś zawiadomić?	• Sollen wir jemanden benachrichtigen?

Wichtige fremdsprachliche Redewendungen

Deutsch	Serbokroatisch
Vorstellung	**Predstavljanje**
• Guten Tag, mein Name ist Dr. XY. Ich bin Arzt. • Wir sind gekommen, um zu helfen. • Kann jemand dolmetschen?	• Dobar dan, ja sam XY, doktor • Mi smo vam došli pomoći. • Može li netko prevoditi?
Allgemeine Anamnese	**Opća anamneza**
• Haben Sie (das Kind) Schmerzen? • Wo haben Sie (das Kind) Schmerzen? • Seit wie vielen Stunden/Tagen haben Sie (das Kind) diese Beschwerden? • Haben Sie (das Kind) in den letzten Tagen/Wochen Medikamente eingenommen? • Zeigen Sie mir diese Medikamente. • Nehmen Sie Drogen? • Ist Ihnen (dem Kind) schwindelig? • Waren Sie (das Kind) bewusstlos? • Haben Sie (das Kind) eine Allergie? • Sind Sie (das Kind) zuckerkrank?	• Imate li bolove? (Ima li dijete bolove?) • Gdje vas (dijete) boli? • Koliko sati/dana imate (ima dijete) tegobe? • Jeste li uzimali (Je li dijete uzimalo) lijekove proteklih dana/tjedana? • Pokažite mi te lijekove. • Uzimate li drogu? • Hvata li vas (dijete) vrtoglavica? • Jeste li bili bez svijesti? (Je li dijete bilo bez svijesti?) • Imate li (Ima li dijete) alergiju? • Imate li (Ima li dijete) šećernu bolest?
Schwangerschaft	**Trudnoća**
• Sind Sie schwanger? • Zeigen Sie mir den Mutterpass.	• Jeste li trudni (Jeste li u drugom stanju)? • Pokažite mi trudničku knjižicu.
Atmung	**Disanje**
• Haben Sie (das Kind) eine Lungenkrankheit? • Asthma, chron. Bronchitis, Lungenentzündung, Pseudo-Krupp? • Haben Sie (das Kind) Luftnot?	• Imate li (Ima li dijete) neku plućnu bolest? • Astma; kronični bronhitis; upalu pluća; pseudo-Krupp? • Da li vas (dijete) nešto guši?
Herz-Kreislauf	**Srce – Krvotok**
• Haben Sie (das Kind) eine Herzkrankheit? • Herzinfarkt, Herzrhythmusstörungen, Herzfehler, Herzmuskelentzündung, Angina pectoris? • Ist der Blutdruck hoch/niedrig? • Haben Sie (das Kind) Luftnot beim Treppensteigen/ bei Anstrengung?	• Imate li (Ima li dijete) neku srčanu bolest? • Srčani udar (infarkt); premećaj srčanog ritma (aritmiju); srčanu manu; upalu srčanog mišića; anginu pektoris? • Imate li visoki/niski krvni tlak? • Da li (dijete) teško dišete/gušite se pri naporu/ penjanju uza stepenice?
Urogenital	**Urogenitalno**
• Haben Sie eine Nierenkrankheit? • Nierensteine, Nierenentzündung, Dialysepflicht? • Haben Sie (das Kind) Schmerzen beim Wasserlassen? • Haben Sie (das Kind) roten/braunen Urin?	• Imate li naku bubrežnu bolest? • Bubrežni kamenac; upala bubrega; morate li ići na dijalizu? • Boli li vas (dijete) pri mokrenju? • Imate li (Ima li dijete) crvenu (smeđu) mokraću?
Gastrointestinal	**Probava**
• Ist Ihnen (dem Kind) übel? • Haben Sie (das Kind) erbrochen? • Vor wie vielen Tagen hatten Sie (das Kind) das letzte Mal Stuhlgang? • Haben Sie (das Kind) Durchfall? • Haben Sie (das Kind) Blut im Stuhl? • Haben Sie (das Kind) eine Magen- oder Darmerkrankung? • Magengeschwür, Gallensteine, Darmentzündung?	• Je li vam (djetetu) zlo? • Jeste li (je li dijete) povraćalo? • Prije koliko dana ste zadnji puta imali stolicu? • Imate li (Ima li dijete) proljev? • Imate li (Ima li dijete) krvi u stolici? • Imate li (Ima li dijete) neku želučanu ili crijevnu bolest? • Čir na želucu; žučni kamenac; crijevna upala?
Untersuchung	**Pregled**
• Ich untersuche Sie (das Kind). • Ich messe den Blutdruck. • Ich mache ein EKG. • Damit wird der Sauerstoff im Blut gemessen. • Mit offenem Mund tief atmen. • Können Sie mir diese Bewegung nachmachen? • Spüren Sie, wenn ich Sie hier kneife?	• Ja ću vas pregledati. • Mjerim krvni tlak. • Radim EKG. • Time mjerimo sadržaj kisika u krvi. • Sa otvorenim ustima duboko disati. • Možete li ovaj pokret ponoviti? • Osjećate li kada ovdje uhvatim?
Maßnahmen	**Mjere**
• Keine Angst. • Das tut nicht weh. • Das ist Sauerstoff. • Ich lege eine Infusion. • Ich spritze ein Medikament. • Wir müssen Sie (das Kind) in ein Krankenhaus mitnehmen. • Sollen wir jemanden benachrichtigen?	• Bez straha. • To ništa ne boli. • Ovo je kisik. • Dajem infuziju. • Dajem (Vam) injekciju. • Moramo Vas (dijete) povesti u bolnicu. • Trebamo li nekoga obavijestiti?

Wichtige fremdsprachliche Redewendungen

Spanisch	Deutsch
Introducción	**Vorstellung**
• Buenos días, me llamo Dr. XY, soy médico. • Hemos venido para ayudarle. • ś Alguien puede hacer de intérprete?	• Guten Tag, mein Name ist Dr. XY. Ich bin Arzt. • Wir sind gekommen, um zu helfen. • Kann jemand dolmetschen?
Anamnesis	**Allgemeine Anamnese**
• ś Le duele algo? • ś Donde le duele? • ś Hace cuantas horas/cuantos días tiene estas molestias? • ś Ha tomado algun medicamento en los ultimos días/semanas? • Enséñeme estos medicamentos. • ś Toma drogas? • ś Tiene vértigos? • ś Ha estado sin conciencia? • ś Tiene alérgias? • ś Tiene problemas con el azucar?	• Haben Sie (das Kind) Schmerzen? • Wo haben Sie (das Kind) Schmerzen? • Seit wie vielen Stunden/Tagen haben Sie (das Kind) diese Beschwerden? • Haben Sie (das Kind) in den letzten Tagen/Wochen Medikamente eingenommen? • Zeigen Sie mir diese Medikamente. • Nehmen Sie Drogen? • Ist Ihnen (dem Kind) schwindelig? • Waren Sie (das Kind) bewusstlos? • Haben Sie (das Kind) eine Allergie? • Sind Sie (das Kind) zuckerkrank?
Embarazo	**Schwangerschaft**
• ś Está embarazada? • Enséñeme la libreta del embarazo.	• Sind Sie schwanger? • Zeigen Sie mir den Mutterpass.
Respiración	**Atmung**
• ś Tiene una enfermedad de los pulmones? • ś Tiene asma, bronquitis crónica, pulmonia, pseudo croup? • ś Tiene problemas de respiración?	• Haben Sie (das Kind) eine Lungenkrankheit? • Asthma, chron. Bronchitis, Lungenentzündung, Pseudo-Krupp? • Haben Sie (das Kind) Luftnot?
Circulación	**Herz-Kreislauf**
• ś Tiene una enfermedad del corazon? • ś Tiene infarto, arritmias, enfermedad cardíaca, una inflamación del músculo cardíaco, una angina de pecho? • ś Tiene la tension alta/baja? • ś Tiene problemas respiratorios al subir escalones, al esfuerzo?	• Haben Sie (das Kind) eine Herzkrankheit? • Herzinfarkt, Herzrhythmusstörungen, Herzfehler, Herzmuskelentzündung, Angina pectoris? • Ist der Blutdruck hoch/niedrig? • Haben Sie (das Kind) Luftnot beim Treppensteigen/bei Anstrengung?
Urogenital	**Urogenital**
• ś Tiene una enfermedad de los riñones? • ś Tiene cálculos renales, una inflamación renal, tiene que ir a diálisis? • ś Tiene dolores al urinar? • ś Tiene la orina roja/marrón?	• Haben Sie eine Nierenkrankheit? • Nierensteine, Nierenentzündung, Dialysepflicht? • Haben Sie (das Kind) Schmerzen beim Wasserlassen? • Haben Sie (das Kind) roten/braunen Urin?
Gastrointestinal	**Gastrointestinal**
• ś Tiene náuseas? • ś Ha vomitado? • ś Hace cuantos días ha tenido las ultimas deposiciones? • ś Tiene diarreas? • ś Tiene sangre en las heces? • ś Tiene una enfermdad del estómago o del intestino? • Úlcera de estómago, cálculos biliares, inflamación intestinal?	• Ist Ihnen (dem Kind) übel? • Haben Sie (das Kind) erbrochen? • Vor wie vielen Tagen hatten Sie (das Kind) das letzte Mal Stuhlgang? • Haben Sie (das Kind) Durchfall? • Haben Sie (das Kind) Blut im Stuhl? • Haben Sie (das Kind) eine Magen- oder Darmerkrankung? • Magengeschwür, Gallensteine, Darmentzündung?
Exploracion	**Untersuchung**
• Le voy a explorar. • Voy a medir la tension arterial. • Voy a hacer un electrocardiograma. • Asi medimos el oxigeno en la sangre. • Respirar con la boca abierta. • ś Puede hacer los mismos movimientos que yo? • ś Lo nota si le pellizco?	• Ich untersuche Sie (das Kind). • Ich messe den Blutdruck. • Ich mache ein EKG. • Damit wird der Sauerstoff im Blut gemessen. • Mit offenem Mund tief atmen. • Können Sie mir diese Bewegung nachmachen? • Spüren Sie, wenn ich Sie hier kneife?
Medidas	**Maßnahmen**
• No tenga miedo. • No va a doler. • Esto es oxígeno. • Voy a ponerle una cánula. • Voy a inyectar un medicamento. • Le tenemos que llevar a un hospital. • ś Quiere que informemos a álguien?	• Keine Angst. • Das tut nicht weh. • Das ist Sauerstoff. • Ich lege eine Infusion. • Ich spritze ein Medikament. • Wir müssen Sie (das Kind) in ein Krankenhaus mitnehmen. • Sollen wir jemanden benachrichtigen?

22 Wichtige fremdsprachliche Redewendungen

Deutsch	Russisch
Vorstellung	**Знакомство**
• Guten Tag, mein Name ist Dr. XY. Ich bin Arzt. • Wir sind gekommen, um zu helfen. • Kann jemand dolmetschen?	• Здравствуйте, я врач, меня зовут . . . ХУ. • Мы пришли для того, чтобы вам оказать помощь. • Может кто-нибудь переводить на немецкий язык?
Allgemeine Anamnese	**Общий опрос**
• Haben Sie (das Kind) Schmerzen? • Wo haben Sie (das Kind) Schmerzen? • Seit wie vielen Stunden/Tagen haben Sie (das Kind) diese Beschwerden? • Haben Sie (das Kind) in den letzten Tagen/Wochen Medikamente eingenommen? • Zeigen Sie mir diese Medikamente. • Nehmen Sie Drogen? • Ist Ihnen (dem Kind) schwindelig? • Waren Sie (das Kind) bewusstlos? • Haben Sie (das Kind) eine Allergie? • Sind Sie (das Kind) zuckerkrank?	• Что вас /вашего ребёнка/беспокоит? • Где у вас /вашего ребёнка/болит? • Сколько часов или дней вы/ваш ребёнок/болеете? • Принимали ли вы/ваш ребёнок/в последние дни медикаменты? • Покажите мне эти медикаменты. • Принимаете вы наркотики? • Кружится у вас/вашего ребёнка/голова? • Теряли вы/ваш ребёнок/сознание? • Страдаете ли вы/ваш ребёнок/аллергией? • Страдаете ли вы/ваш ребёнок/сахарным диабетом?
Schwangerschaft	**Беременность**
• Sind Sie schwanger? • Zeigen Sie mir den Mutterpass.	• Вы беременны? • Покажите пожалуйста вашу карту беременности.
Atmung	**Дыхание**
• Haben Sie (das Kind) eine Lungenkrankheit? • Asthma, chron. Bronchitis, Lungenentzündung, Pseudo-Krupp? • Haben Sie (das Kind) Luftnot?	• Страдаете ли вы/ваш ребёнок/заболеваниями лёгких? • Такие как бронхиальная астма, бронхит, воспаление лёгких, удушье. • Страдаете вы одышкой?
Herz-Kreislauf	**Сердце – Сосуды**
• Haben Sie (das Kind) eine Herzkrankheit? • Herzinfarkt, Herzrhythmusstörungen, Herzfehler, Herzmuskelentzündung, Angina pectoris? • Ist der Blutdruck hoch/niedrig? • Haben Sie (das Kind) Luftnot beim Treppensteigen/bei Anstrengung?	• Страдаете ли вы/ваш ребёнок/заболеваниями сердца? • Инфаркт сердца, нарушение сердечного ритма, порок сердца, воспаление сердечной мышцы-миокардит, стенокардия? • У вас повышенное или пониженное давление? • Появляется у вас/вашего ребёнка/одышка при ходьбе по лестнице вверх при физической нагрузке?
Urogenital	**Мочеполовая система**
• Haben Sie eine Nierenkrankheit? • Nierensteine, Nierenentzündung, Dialysepflicht? • Haben Sie (das Kind) Schmerzen beim Wasserlassen? • Haben Sie (das Kind) roten/braunen Urin?	• Страдаете вы заболеваниями почек? • Камни в почках, воспаление почек, необходимость в подключении к аппарату "искуственная почка"-диализу? • Появляются ли у вас/вашего ребёнка/боли при мочеиспускании? • Бывает ли у вас/вашего ребёнка/моча красного или коричневого цвета?
Gastrointestinal	**Желудочно-кишечный тракт**
• Ist Ihnen (dem Kind) übel? • Haben Sie (das Kind) erbrochen? • Vor wie vielen Tagen hatten Sie (das Kind) das letzte Mal Stuhlgang? • Haben Sie (das Kind) Durchfall? • Haben Sie (das Kind) Blut im Stuhl? • Haben Sie (das Kind) eine Magen- oder Darmerkrankung? • Magengeschwür, Gallensteine, Darmentzündung?	• Тошнит вас/вашего ребёнка/? • Была ли у вас/вашего ребёнка/рвота? • Когда в последний раз вы/ваш ребёнок/ходили по большому в туалет? • Был ли у вас/вашего ребёнка/понос? • Была ли у вас примесь крови в каловых массах? • Страдаете ли вы/ваш ребёнок/заболеванием желудка или кишечника? • Язва желудка, камни в желчном пузыре, воспаление кишечника?
Untersuchung	**Обследование**
• Ich untersuche Sie (das Kind). • Ich messe den Blutdruck. • Ich mache ein EKG. • Damit wird der Sauerstoff im Blut gemessen. • Mit offenem Mund tief atmen. • Können Sie mir diese Bewegung nachmachen? • Spüren Sie, wenn ich Sie hier kneife?	• Я осмотрю вас/вашего ребёнка. • Я измеряю артериальное давление. • Я делаю электрокардиограмму сердца. • С помощью этого будет измерено количество кислорода в крови. • Дышите глубоко с открытым ртом. • Можете вы эти движения за мной повторить? • Чувствуете вы, если я вас здесь щипаю?
Maßnahmen	**Мероприятия**
• Keine Angst. • Das tut nicht weh. • Das ist Sauerstoff. • Ich lege eine Infusion. • Ich spritze ein Medikament. • Wir müssen Sie (das Kind) in ein Krankenhaus mitnehmen. • Sollen wir jemanden benachrichtigen?	• Не бойтесь. • Это не больно. • Это кислород. • Я подключу вам капельницу. • Я делаю укол. • Мы должны вас/вашего ребёнка/положить в больницу. • Должны мы кого-нибудь поставить в известность?a

Wichtige fremdsprachliche Redewendungen

22

Russisch-„Lautschrift"	Deutsch
Snakomstwo	**Vorstellung**
• Sdrawstwuite ja wratsch, menia sowut … xy. • Mi prischli dlja togo stobi okasat pomosch. • Moschet kto-nibut perewodit na nemezki jasik?	• Guten Tag, mein Name ist Dr. XY. Ich bin Arzt. • Wir sind gekommen, um zu helfen. • Kann jemand dolmetschen?
Obschi opros	**Allgemeine Anamnese**
• Sto was/waschego rebjonka/bespokoit? • Gde u was/waschego rebjonka/bolit? • Skolko tschasow ili dnei wi/wasch rebjonok/boleete? • Prinimali wi/wasch rebjonok w poslednie dni ili nedeli tabletki? • Pokaschite mne eti tabletki. • Prinimaete wi narkotiki? • Kruschitsja u was/waschego rebjonka/golowa? • Terjali wi/wasch rebjonok/sosnanie? • Stradaete wi/wasch rebjonok/allergiej? • Stradaete wi/wasch rebjonok/sacharnim diabetom?	• Haben Sie (das Kind) Schmerzen? • Wo haben Sie (das Kind) Schmerzen? • Seit wie vielen Stunden/Tagen haben Sie (das Kind) diese Beschwerden? • Haben Sie (das Kind) in den letzten Tagen/Wochen Medikamente eingenommen? • Zeigen Sie mir diese Medikamente. • Nehmen Sie Drogen? • Ist Ihnen (dem Kind) schwindelig? • Waren Sie (das Kind) bewusstlos? • Haben Sie (das Kind) eine Allergie? • Sind Sie (das Kind) zuckerkrank?
Beremennost	**Schwangerschaft**
• Wi beremenni? • Pokaschite poschaluista waschu kartu/pasport/beremennoi materi.	• Sind Sie schwanger? • Zeigen Sie mir den Mutterpass.
Dichanie	**Atmung**
• Stradaete li wi/wasch rebjonok/sabolewaniem ljogkich? • Takie kak bronchialnaja astma, bronchit, wospalenie ljogkich, uduschje? • Stradaete wi odischkoj?	• Haben Sie (das Kind) eine Lungenkrankheit? • Asthma, chron. Bronchitis, Lungenentzündung, Pseudo-Krupp? • Haben Sie (das Kind) Luftnot?
Serdze-Sosudi	**Herz-Kreislauf**
• Stradaete li wi/wasch rebjonok/sabolewaniem serdza? • Infarkt serdza, naruschenni serdetschnogo ritma, porok serdza, wospalenie serdetschnoi mischzi-miokardit, grudnaja schaba-stenokardia? • U was powischennoe ili ponischnnnoe dawlenie? • Pojawljaetsja li u was/waschego rebjonka/odischka pri chodbe po lestnize wwerch ili pri fisitscheskoj nagruske?	• Haben Sie (das Kind) eine Herzkrankheit? • Herzinfarkt, Herzrhythmusstörungen, Herzfehler, Herzmuskelentzündung, Angina pectoris? • Ist der Blutdruck hoch/niedrig? • Haben Sie (das Kind) Luftnot beim Treppensteigen/ bei Anstrengung?
Motschepolowaja sistema	**Urogenital**
• Stradaete li wi/wasch rebjonok/sabolewaniem potschek? • Kamni w potschkach, wospalenie potschek, neobchodimost w podklutschenii k apparatu „istkustwennaja potschka"-dialisu? • Pojawljaetsja li u was/waschego rebjonka/boli pri motscheispuskanii? • Ne okraschena li u was/waschego rebjonka/motscha w krasni ili Koritschnewi zwet?	• Haben Sie eine Nierenkrankheit? • Nierensteine, Nierenentzündung, Dialysepflicht? • Haben Sie (das Kind) Schmerzen beim Wasserlassen? • Haben Sie (das Kind) roten/braunen Urin?
Scheludotschno-kischetschni trakt	**Gastrointestinal**
• Imeetsa li u was/waschego rebjonka/toschnota? • Bila li u was/waschego rebjonka/rwota? • Kogda w posledni ras wi/wasch rebjonok/chodili po bolschomu w tualet? • Bil li u was/waschego rebjonka/ponos? • Bila li primes krowi w kalowich massach? • Stradaete li wi/wasch rebjonok/sabolewaniem scheludka ili kischetschnika? • Jaswa scheludka, kamni w scheltschnom pusire, wospalenie kischetschnika?	• Ist Ihnen (dem Kind) übel? • Haben Sie (das Kind) erbrochen? • Vor wie vielen Tagen hatten Sie (das Kind) das letzte Mal Stuhlgang? • Haben Sie (das Kind) Durchfall? • Haben Sie (das Kind) Blut im Stuhl? • Haben Sie (das Kind) eine Magen- oder Darmerkrankung? • Magengeschwür, Gallensteine, Darmentzündung?
Obsledowanie	**Untersuchung**
• Ja osmotrju was/waschego rebjonka. • Ja ismerju arterialnoe dawlenie. • Ja delaju elektrokardiogrammu serdza. • Spomoschju etogo budet ismereno kolitschestwo kisloroda w krowi. • Dischite gluboko s otkritim rtom. • Moschete li wi eti dwischenija sa mnoi powtorit? • Tschuwstwuete wi, esli ja was sdes schipaju?	• Ich untersuche Sie (das Kind). • Ich messe den Blutdruck. • Ich mache ein EKG. • Damit wird der Sauerstoff im Blut gemessen. • Mit offenem Mund tief atmen. • Können Sie mir diese Bewegung nachmachen? • Spüren Sie, wenn ich Sie hier kneife?
Meroprijatia	**Maßnahmen**
• Ne boites. • Eto ne bolno. • Eto kislorod. • Ja podklutschu wam kapelnizu. • Ja delaju ukol. • Mi dolschni was/waschego rebjonka/ poloschit w bolnizu. • Dolschni mi kogo-nibut postawit w iswestnost?	• Keine Angst. • Das tut nicht weh. • Das ist Sauerstoff. • Ich lege eine Infusion. • Ich spritze ein Medikament. • Wir müssen Sie (das Kind) in ein Krankenhaus mitnehmen. • Sollen wir jemanden benachrichtigen?

22 Wichtige fremdsprachliche Redewendungen

Deutsch	Türkisch
Vorstellung	
• Guten Tag, mein Name ist Dr. XY. Ich bin Arzt.	• Merhaba, ismim xy, ben Doktorum.
• Wir sind gekommen, um zu helfen.	• Biz yardım etmek için geldik.
• Kann jemand dolmetschen?	• Tercüman varmı?
Allgemeine Anamnese	
• Haben Sie (das Kind) Schmerzen?	• Ağrınız varmı? – Çocuğun ağrısı varmı?
• Wo haben Sie (das Kind) Schmerzen?	• Ağrınız nerede? – Çocuğun ağrısı nerede?
• Seit wie vielen Stunden/Tagen haben Sie (das Kind) diese Beschwerden?	• Ağrınıza kaç saat oluyor? – Çocuğun ağrısına kaç saat oluyor?
• Haben Sie (das Kind) in den letzten Tagen/Wochen Medikamente eingenommen?	• Siz son günlerde/haftalarda ilaç kullandınızmı? – Çocuk son günlerde/haftalarda ilaç kullandımı?
• Zeigen Sie mir diese Medikamente.	• Bana o ilaçları gösterin.
• Nehmen Sie Drogen?	• Uyuşturucu kullanıyormusunuz?
• Ist Ihnen (dem Kind) schwindelig?	• Başınız dönüyormu? – Çocuğun başı dönüyormu?
• Waren Sie (das Kind) bewusstlos?	• Siz bayıldınızmı? – Çocuk bayıldımı?
• Haben Sie (das Kind) eine Allergie?	• Alerjiniz varmı? Çocuğun alerjisi varmı?
• Sind Sie (das Kind) zuckerkrank?	• Şeker hastalığınız varmı? – Çocuğun Şeker hastalığı varmı?
Schwangerschaft	
• Sind Sie schwanger?	• Hamilemisiniz?
• Zeigen Sie mir den Mutterpass.	• Bana Hamilelik Rehberini gösterebilimirsiniz.
Atmung	
• Haben Sie (das Kind) eine Lungenkrankheit?	• Akciğer hastalığınız varmı?
• Asthma, chron. Bronchitis, Lungenentzündung, Pseudo-Krupp?	• Astma, Bronşit, zatürree, kuşpalazı?
• Haben Sie (das Kind) Luftnot?	• Nefes darlığı çekiyormusunuz? – Çocuk nefes darlığı çekiyormu?
Herz-Kreislauf	
• Haben Sie (das Kind) eine Herzkrankheit?	• Kalp hastalığınız varmı? – Çocuğun kalp hastalığı varmı?
• Herzinfarkt, Herzrhythmusstörungen, Herzfehler, Herzmuskelentzündung, Angina pectoris?	• Kalp krizi, ritim bozukluğu, kalp sakatliği, kalp anginı?
• Ist der Blutdruck hoch/niedrig?	• Tansiyon yüksekmi/düşükmü?
• Haben Sie (das Kind) Luftnot beim Treppensteigen/ bei Anstrengung?	• Siz (Çocuk) merdiven çıkarken/yorucu bir işte nefes darlığı çekiyormusunuz?
Urogenital	
• Haben Sie eine Nierenkrankheit?	• Böbrek hastalığınız varmı?
• Nierensteine, Nierenentzündung, Dialysepflicht?	• Böbrek taşı, Böbrek ıltıhabı, dializ ihtiyaci?
• Haben Sie (das Kind) Schmerzen beim Wasserlassen?	• İdrar yaparken ağrınız oluyormu? – Çocuk idrar yaparken ağrısı oluyormu?
• Haben Sie (das Kind) roten/braunen Urin?	• Sizin (Cocuğun) idrar kırmızı/kahverengimi?
Gastrointestinal	
• Ist Ihnen (dem Kind) übel?	• Siz bulanıyormusunuz? – Çocuk Bulanıyormu?
• Haben Sie (das Kind) erbrochen?	• Siz istifrağ ettinizmi? – Çocuk istifrağ etti mi?
• Vor wie vielen Tagen hatten Sie (das Kind) das letzte Mal Stuhlgang?	• Siz son defa ne zaman büyük aptes aldınız? – Çocuk son defa ne zaman büyük aptes aldi?
• Haben Sie (das Kind) Durchfall?	• Sizde (Çocukda) ishal varmı?
• Haben Sie (das Kind) Blut im Stuhl?	• Dıskınızda kan karışımı varmı?
• Haben Sie (das Kind) eine Magen- oder Darmerkrankung?	• Sizde (Çocukta) Mıgde-Bağırsak hastalığı varmı?
• Magengeschwür, Gallensteine, Darmentzündung?	• Migde ünseri, Safra-kesesi taşi, baırsak iltihabi?
Untersuchung	
• Ich untersuche Sie (das Kind).	• Sizi (Çocuğu) muayene ediyorum.
• Ich messe den Blutdruck.	• Tansiyonu ölçüyorum.
• Ich mache ein EKG.	• Ben bir EKG yapıyorum.
• Damit wird der Sauerstoff im Blut gemessen.	• Bunun ile kandaki oxijen ölçülüyor.
• Mit offenem Mund tief atmen.	• Açık ağız ile derin nefes alın.
• Können Sie mir diese Bewegung nachmachen?	• Benim bu yaptığım hareketi tekrarlarmısınız?
• Spüren Sie, wenn ich Sie hier kneife?	• Sizi çimdikleyince hissediyormusunuz?
Maßnahmen	
• Keine Angst.	• Korkma.
• Das tut nicht weh.	• Bu acımıyor.
• Das ist Sauerstoff.	• Bu oxijen.
• Ich lege eine Infusion.	• Ben bir Serum takıyorum.
• Ich spritze ein Medikament.	• Ben bir ilaç veriyorum.
• Wir müssen Sie (das Kind) in ein Krankenhaus mitnehmen.	• Biz sizi (Çocuğu) hastahaneye götürmeliyiz.
• Sollen wir jemanden benachrichtigen?	• Birine haber verelimmi?

Abrechnung ärztlicher Leistungen im Notarztdienst

23

Inhalt

Wolfgang Hetz _ Ulrich v. Hintzenstern

- 801 **23.1 Abrechnung**
- 801 23.1.1 EBM
- 802 23.1.2 GOÄ
- 814 23.1.3 Besondere Kostenträger
- 815 23.1.4 Leichenschau
- 815 **23.2 Beispiele**

23 Abrechnung ärztlicher Leistungen im Notarztdienst

- Angestellte Ärzte (SR 2 c BAT/BAT-O), bei denen die Notarzttätigkeit im NEF oder RTH zur Dienstaufgabe gehört (Kommune ist Träger des NA-Dienstes), erhalten pro Einsatz einen „Einsatzzuschlag" von z. Zt. 15,42 € (BAT-O: 14,25 €). Die Entwicklung dieses Betrages ist an Veränderungen der Stundenvergütung der Gruppe IIa bzw. II gekoppelt.
- Der Arbeitgeber kann diese Einsatzpauschale einbehalten, wenn er für den Angestellten eine Unfallversicherung (meist als Gruppenunfallversicherung) abgeschlossen hat.
- Der Angestellte bekommt den Einsatzzuschlag ausbezahlt, wenn er dem Arbeitgeber nachweisen kann, dass er eine Unfallversicherung mit Leistungen, die mit denen der Gruppenversicherung des Arbeitgebers vergleichbar sind, abgeschlossen hat.
- Für ermächtigte Notärzte (Dienst in der Freizeit) sind folgende Gebührenordnungen maßgebend:
- Einheitlicher Bewertungsmaßstab (EBM).
- Gebührenordnung für Ärzte (GOÄ bzw. UV-GOÄ für Abrechnung mit den gesetzlichen Unfallversicherungsträgern, UV).

! Die Diagnoseverschlüsselung auf der Grundlage der ICD 10 ist mittlerweile verbindlich.

💻 Internetadresse
Notarztrelevante Diagnoseverschlüsselungen finden sich unter:
www.agbn.de und www.kvb.de

Tab. 23.1 Abrechnungsgrundlagen

EBM		GOÄ bzw. UV-GOÄ
Primärkassen: • Allgemeine Ortskrankenkassen (AOK) • Betriebskrankenkassen • Innungskrankenkassen (IKK) • Landwirtschaftliche Krankenkassen (LKK) • Seekasse • Bundesknappschaft	Ersatzkassen: Verband der Angestellten-Krankenkassen (VdAK) bzw. Arbeiter-Ersatz-Versicherungen (AEV); so z. B.: • Barmer Ersatzkasse (BEK) • Deutsche Angestellten Krankenkasse (DAK) • Techniker Krankenkasse (TKK)	Private Krankenversicherungen (PKV), so z. B.: • Hallesche Nationale • Allianz • Continentale
Sozialhilfe	Bereitschaftspolizei Bundeswehr Bundesgrenzschutz Zivildienst	Berufsunfälle (UV)

! Z. Zt. Einnahmen aus Notarzttätigkeiten müssen in der Steuererklärung angegeben werden. Beträge bis 1 848 €/Jahr sind dabei nach § 3 EStG Nr. 26 (Analogie zur „nebenberufliche Pflegetätigkeit kranker Menschen") steuerfrei (Gemeinnütziger Zweck: „Rettung aus Lebensgefahr").

23.1 Abrechnung

23.1.1 EBM

Zur Abrechnung nach EBM ist eine Ermächtigung zur Teilnahme an der ambulanten vertragsärztlichen Versorgung im Rahmen des NA-Dienstes erforderlich. Ein entsprechender Antrag muss an die zuständige Bezirksstelle der Kassenärztlichen Vereinigung gestellt werden, deren Anschrift man von der KV des jeweiligen Landes (☞ 21.7) erfahren kann. Von der Bezirksstelle erhält man eine Arztnummer sowie spezielle Sonderabrechnungsscheine für Notarztwagen. Die ausgefüllten Exemplare werden vierteljährlich gesammelt und unmittelbar nach dem Quartalsende an die zuständige Bezirksstelle der KV gesandt. In manchen Bundesländern existieren abweichende Regelungen.

! Beim Ausfüllen des Personalienfeldes des Abrechnungsscheines sind folgende Angaben zwingend erforderlich:
- Bezeichnung und Ort der Krankenkasse.
- Name, Vorname und Geburtsdatum des Versicherten (Patienten).
- Versichertenstatus (1 = Mitglied, 3 = Familienangehörige, 5 = Rentner und deren Angehörige).

Wenn möglich, die Krankenversichertennummer zusätzlich angeben.
Seit 1.4.2003 ist die notärztliche Vergütung in fast allen Bundesländern pauschaliert.
Exemplarisch für Bayern die Pauschalen im Einzelnen (☞ Tab. 23.2):

Tab. 23.2 EBM-Pauschalen (Bayern)

Nr.	Definition	Vergütung (€)
9601	Einsatz werktags zwischen 8.00 und 20.00 Uhr	81
9601L	Einsatz werktags bei Luftrettung zwischen 8.00 u. 20.00 Uhr	81
9602	Einsatz werktags zwischen 20.00 und 8.00 Uhr sowie Samstag, Sonn- u. Feiertag rund um die Uhr	100,50
9602L	Einsatz werktags bei Luftrettung zwischen 20.00 und 8.00 Uhr sowie Samstag, Sonn- u. Feiertag rund um die Uhr	100,50
9603A	Zuschlag für Gesamteinsatzzeit > 75 Min.	20,70
9603B	Zuschlag für Gesamteinsatzzeit > 90 Min.	41,40
9603C	Zuschlag für Gesamteinsatzzeit > 120 Min.	82,80
9603D	Zuschlag für Gesamteinsatzzeit > 150 Min.	124,20

- Maßgeblich für den Ansatz der Pauschale ist der Zeitpunkt der Alarmierung des Notarztes.
- Die Gesamteinsatzzeit bemisst sich von der Alarmierung des Notarztes bis zur Rückkehr zur Praxis/Standort.

- Neben diesen Pauschalen können außer der Nr. 9100 (DIVI-Notarztprotokoll; 1,75 €) keine weiteren Positionen der EBM abgerechnet werden.
- Die Pauschalen gelten auch für sonstige Kostenträger.

23.1.2 GOÄ

Bei Privatpatienten sowie bei der Abrechnung nach Berufsunfällen (Arbeits- und Wegeunfälle) mit den jeweils zuständigen Unfallversicherungsträgern (z. B. Berufsgenossenschaften) ist der Notarzt bei der Erstellung seiner Liquidation an die GOÄ (☞ Tab. 23.3) gebunden.

Privatpatienten

Nach der Notfallversorgung erhält der Patient eine **Privatrechnung** (☞ Abb. 23.1) unter Angabe von:
- Einsatzdatum.
- Diagnose(n).
- GOÄ-Nummern mit Bezeichnung der einzelnen berechneten Leistungen.
- Dem jeweiligen Steigerungssatz (Multiplikator).
- Dem daraus resultierenden Betrag.

Abrechnung

- Der Punktwert beträgt zur Zeit 5,82873 Cent, d. h. z. B. der 1fache Wert einer Leistung, die in der GOÄ mit 100 Punkten festgelegt ist, beläuft sich auf 5,83 EUR (Bei der Bemessung von Gebühren sind sich ergebende Bruchteile eines Cents unter 0,5 abzurunden und Bruchteile von 0,5 und mehr aufzurunden).

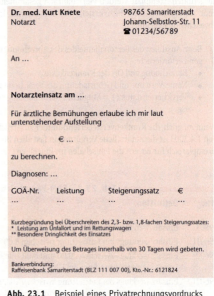

Abb. 23.1 Beispiel eines Privatrechnungsvordrucks [A300]

- In den neuen Bundesländern ist der Punktwert momentan noch reduziert. Z.Zt. wird ein Abschlag von 14 % vorgenommen → Multiplikation der €-Beträge mit dem Faktor 0,86.
- „Übliche" Abrechnung („Standardtarif" mit reduzierten Gebührensätzen):
  - Ärztliche Leistungen: 2,3(1,7)facher Satz.
  - Medizinisch-technische Leistungen (*): 1,8(1,3)facher Satz.
  - Laborleistungen (**): 1,15(1,1)facher Satz.
- „Erhöhte" Abrechnung:
  - Ärztliche Leistungen: 3,5facher Satz.
  - Medizinisch-technische Leistungen (*): 2,5facher Satz.

- Laborleistungen (**): 1,3facher Satz.
- Bei erhöhter Abrechnung ist eine **Begründung** erforderlich, so z. B.:
  - „Leistung am Notfallort und im Rettungstransportwagen".
  - „Besondere Dringlichkeit des Einsatzes".
  - „Technische Schwierigkeit der Versorgung".
  - „Schwere des Notfalls".
  - „Erhöhter Zeitaufwand für Notfallbehandlung".

Unfallversicherungsträger (Arbeits-, Wege- und Schülerunfälle)

Nach der Unfallversorgung erhält der zuständige Unfallversicherungsträger (Adresse beim Hauptverband der gewerblichen Berufsgenossenschaften erfragen; ☞ 21.9.4) vom NA eine Rechnung unter Angabe von:

- Einsatzdatum.
- Name und Geburtsdatum des verunfallten Patienten.
- Unfallbetrieb (Name und Anschrift des Arbeitgebers, des Kindergartens, der Schule oder Hochschule).
- Einsatzort.
- Diagnose(n).
- GOÄ-Nummern nach UV-GOÄ mit Bezeichnung der einzelnen berechneten Leistungen und dem jeweiligen Betrag („Allgemeine Heilbehandlung").

Abrechnung

Der Punktwert der UV-GOÄ beträgt 6,9025 Cent.

23 Abrechnung ärztlicher Leistungen im Notarztdienst

Tab. 23.3 Abrechnungsnummern im Notarztdienst nach GOÄ bzw. UV-GOÄ (Fortsetzung)

Nr. (UV)	Leistung	Punkte (UV)	Gebühr (€) nach: Steigerungssatz (GOÄ) 1	2,3/ 1,8*/ 1,15**	3,5/ 2,5*/ 1,3**	UV-GOÄ
4	Erhebung der Fremdanamnese über einen Pat. und/oder Unterweisung und Führung der Bezugsperson(en). Nicht neben Nr. 801	220	12,82	29,49	44,87	–
7	Vollständige körperliche Untersuchung mindestens eines der folgenden Organsysteme: Stütz- und Bewegungsapparat (Inspektion, Palpation und orientierende Funktionsprüfung der Gelenke und der Wirbelsäule einschl. Prüfung der Reflexe), Brustorgane (Auskultation und Perkussion von Herz und Lunge sowie RR), Bauchorgane (Palpation, Perkussion und Auskultation einschl. palpatorischer Prüfung der Bruchpforten und Nierenlager)	160	9,33	21,46	32,65	15,46
(8)	Vollständige körperliche Untersuchung (vgl. Nr. 7) in der Zeit zwischen 20.00–8.00 Uhr	(389)	–	–	–	27,47
(9)	Vollständige körperliche Untersuchung (vgl. Nr. 7) an Sonn- u. Feiertagen	(252)	–	–	–	17,39
(10)	Vollständige körperliche Untersuchung (vgl. Nr. 7) an Samstagen ab 12 Uhr	(252)	–	–	–	17,39
11 (18)	Rektale Untersuchung	60	3,50	8,05	12,25	4,14
25	Neugeborenenerstuntersuchung – einschließlich Beratung der Bezugsperson	200	11,66	26,82	40,81	–
50	Besuch einschl. Beratung und symptombezogene Untersuchung. Zusätzlich Zuschlag nach E–G (Alarmierungszeit ausschlaggebend; bei der RLSt abfragbar) sowie H und K2	320	18,65	42,89	65,27	–

Tab. 23.3 Fortsetzung

Nr. (UV)	Leistung	Punkte (UV)	Gebühr (€) nach: Steigerungssatz (GOÄ) 1	2,3/ 1,8*/ 1,15**	3,5/ 2,5*/ 1,3**	UV-GOÄ
(50 a)	Besuch, einschließlich Beratung und Untersuchung	(400)	–	–	–	27,61
(50 c)	Besuch (s. Nr. 50 a) in der Zeit zwischen 20–22 u. 6–8 Uhr	(520)	–	–	–	35,89
(50 d)	Besuch (s. Nr. 50 a) in der Zeit zwischen 22–6 Uhr	(690)	–	–	–	47,63
(50 e)	Besuch (s. Nr. 50 a) an Samstagen ab 12 Uhr sowie an Sonn- u. Feiertagen	(440)	–	–	–	30,37
51	Mitbesuch in derselben häuslichen Gemeinschaft – einschließlich Beratung und symptombezogene Untersuchung. Zusätzlich Zuschlag nach E–K2 (E–H nur mit dem halben Gebührensatz berechnungsfähig). Als soziale Gemeinschaft gilt z. B. ein Altenheim. Bei einem Verkehrsunfall ist dagegen bei jedem Verletzten ein voller Besuch abrechnungsfähig	250	14,57	33,51	50,99	17,26
55	Transportbegleitung zur stationären Behandlung. Nicht neben Nr. 56, 60 u. 833	500	29,14	67,02	101,99	34,51
56	Verweilen, ohne Unterbrechung und ohne Erbringung anderer ärztlicher Leistungen – je angefangene halbe Stunde. Das Anlegen einer Infusion ist bereits eine ärztliche Leistung!	180	10,49*	18,88*	26,22*	–
(56)	Verweilgebühr (8–20 Uhr) je angebrochene ½ h	(90)	–	–	–	6,21
(57)	Verweilgebühr (20–8 Uhr) je angebrochene ½ h	(180)	–	–	–	12,42
60	Konsiliarische Erörterung zwischen zwei oder mehr liquidationsberechtigten Ärzten („Konsil mit Dr. XY")	120	7,00	16,1	24,50	–

Tab. 23.3 Abrechnungsnummern im Notarztdienst nach GOÄ bzw. UV-GOÄ (Fortsetzung)

Nr. (UV)	Leistung	Punkte (UV)	Gebühr (€) nach: Steigerungssatz (GOÄ) 1	2,3/ 1,8*/ 1,15**	3,5/ 2,5*/ 1,3**	UV-GOÄ
(60 a)	Patientenübergabe (8–20 Uhr) („Übergabe an Dr. XY")	(120)	–	–	–	8,28
(60 b)	Patientenübergabe (20–8 Uhr) („Übergabe an Dr. XY")	(240)	–	–	–	16,57
E	Zuschlag für NA-Leistungen am Werktag zwischen 8–20 Uhr (mit Nr. 51)	160	9,33 (4,66)	–	–	–
F	Zuschlag für die in der Zeit zwischen 20–22 Uhr oder 6–8 Uhr erbrachten Leistungen (mit Nr. 51)	260	15,16 (7,58)	–	–	–
G	Zuschlag für in der Zeit zwischen 22–6 Uhr erbrachte Leistungen (mit Nr. 51)	450	26,23 (13,11)	–	–	–
H	Zuschlag für an Samstagen, Sonn- oder Feiertagen erbrachte Leistungen (mit Nr. 51)	340	19,82 (9,91)	–	–	–
K2	Zuschlag zu Nr. 50 oder 51 bei Kindern bis zum vollendeten 4. Lj.	120	7,00	–	–	–
70	Kurze Bescheinigung. Z. B. DIVI-Protokoll	40	2,33	5,36	8,15	–
100	Untersuchung eines Toten – einschließlich Feststellung des Todes und Ausstellung eines Leichenschauscheines	250	14,57	33,51	50,99	17,26
200	Verband, ausgenommen Schnell- und Sprühverbände, Augen-, Ohrenklappen oder Dreiecktücher. Mehrfach abrechenbar	45 (47)	2,62	6,03	9,17	3,24
(202)	Halskrause	(95)	–	–	–	6,56
(203 A)	Druckverband	(95)	–	–	–	6,56

Tab. 23.3 Fortsetzung

Nr. (UV)	Leistung	Punkte (UV)	Gebühr (€) nach: Steigerungssatz (GOÄ) 1	2,3/ 1,8*/ 1,15**	3,5/ 2,5*/ 1,3**	UV-GOÄ
204	Zirkulärer Verband des Kopfes oder Rumpfes, stabilisierender Verband des Halses (z. B. Stifneck®), des Schulter- oder Hüftgelenks oder einer Extremität über mindestens 2 große Gelenke, Kompressionsverband	95 (95)	5,54	12,74	19,39	6,56
210	Kleiner Schienenverband, auch als Notverband bei Frakturen	75	4,37	10,05	15,29	5,52
212	Schienenverband mit Einschluss von mindestens 2 großen Gelenken (Schulter-, Ellenbogen-, Hand-, Knie-, Fußgelenk)	160 (158)	9,33	21,46	32,65	10,91
250	Blutentnahme aus der Vene (Laborblut für Klinik)	40 (40)	2,33*	4,19*	5,82*	2,76
252	Injektion s.c., i.c. oder i.m. Nur 1 × abrechenbar	40 (41)	2,33	5,36	8,15	2,76
253	Injektion i.v. Nur 1 × abrechenbar	70	4,08	9,38	14,28	4,83
260	Legen eines arteriellen Katheters oder eines ZVK – einschließlich Fixation	200	11,66	26,82	40,81	13,80
261	Medikamenteninjektion in einen i.v. Zugang. Im Zusammenhang mit einer Narkose nicht berechnungsfähig für Anästhesiemedikamente, aber für Medikamente anderer Gruppen (Medikament angeben)	30	1,75	4,02	6,12	2,07
271	I.v. Infusion < 30 Min. Mehrfach abrechenbar, z. B. bei Polytrauma (Begründung, z. B. „Volumenzufuhr" angeben). Im Zusammenhang mit einer Narkose nicht berechnungsfähig für Anästhesiemedikamente, aber für Medikamente anderer Gruppen (Medikament angeben)	120	7,00	16,10	24,50	8,28

23 Abrechnung ärztlicher Leistungen im Notarztdienst

Tab. 23.3 Abrechnungsnummern im Notarztdienst nach GOÄ bzw. UV-GOÄ (Fortsetzung)

Nr. (UV)	Leistung	Punkte (UV)	Gebühr (€) nach:			UV-GOÄ
			Steigerungssatz (GOÄ)			
			1	2,3/ 1,8*/ 1,15**	3,5/ 2,5*/ 1,3**	
272	I.v. Infusion > 30 Min. Mehrfach abrechenbar, z. B. bei Polytrauma (Begründung, z. B. „Volumenzufuhr" angeben). Im Zusammenhang mit einer Narkose nicht berechnungsfähig für Anästhesiemedikamente aber für Medikamente anderer Gruppen (Medikament angeben)	180	10,49	24,13	36,71	12,42
273	I.v. Infusion bei einem Kind bis zum vollendeten 4. Lj. Mehrfach abrechenbar, z. B. bei Polytrauma (Begründung, z. B. „Volumenzufuhr" angeben). Im Zusammenhang mit einer Narkose nicht berechnungsfähig für Anästhesiemedikamente aber für Medikamente anderer Gruppen (Medikament angeben)	180	10,49	24,13	36,71	12,42
307	Punktion des Pleuraraums	250	14,57	33,51	50,99	17,26
310	Perikardpunktion	350	20,40	46,92	71,40	24,16
427	Assistierte oder kontrollierte apparative Beatmung	150	8,74	20,10	30,59	10,35
429	Wiederbelebungsversuch – einschließlich Intubation, Beatmung und Thoraxkompression	400	23,32	53,64	81,62	27,61
430	Defibrillation oder elektrische Stimulation des Herzens/auch bei mehrfacher Defibrillation nur 1 × berechnungsfähig	400	23,32	53,64	81,62	27,61
431	Elektrokardioskopie	100	5,83	13,41	20,40	6,90
433	Magenspülung	140	8,16	18,77	28,56	9,66
451	I.v. Kurznarkose	121	7,05	16,21	24,67	8,35
452	I.v. Narkose (mehrmalige Verabreichung des Narkotikums). Nicht neben Nr. 451	190	11,08	25,48	38,78	13,11

Tab. 23.3 Fortsetzung

Nr. (UV)	Leistung	Punkte (UV)	Gebühr (€) nach: Steigerungssatz (GOÄ) 1	2,3/ 1,8*/ 1,15**	3,5/ 2,5*/ 1,3**	UV-GOÄ
460	Kombinationsnarkose mit Maske, Gerät – bis zu einer Stunde. Nicht neben Nr. 451 und 452	404	23,55	54,16	82,42	27,89
461	Kombinationsnarkose mit Maske, Gerät – jede weitere angefangene halbe Stunde	202	11,77	27,07	41,19	13,94
462	Kombinationsnarkose mit Intubation – bis zu einer Stunde. Nicht neben Nr. 451, 452 und 460	510	29,73	68,38	104,05	35,20
463	Kombinationsnarkose mit Intubation – jede weitere angefangene halbe Stunde	348	20,28	46,64	70,98	24,02
480	Kontrollierte Blutdrucksenkung während der Narkose	222	12,94	29,76	45,29	15,32
490	Infiltrationsanästhesie kleiner Bezirke	61	3,56	8,19	12,46	4,21
500	Inhalationstherapie. Z. B. O_2-Gabe über Nasensonde, Nitro-Spray oder Suprarenin®-Applikation über den Tubus	38	2,22*	3,40*	5,55*	2,62
530	Kältebehandlung eines Körperteils (z.B. bei Verbrennung)	35	2,04*	3,67*	5,15*	2,42
602	Pulsoxymetrie	152	8,86*	15,94*	22,15*	10,49
617	Kapnometrie	341	19,88*	35,78*	49,70*	23,54
631	Transvenöser Schrittmacher	1110	64,70	148,81	226,45	76,62
648	Messung des zentralen Venen- oder Arteriendrucks – einschließlich Gefäßpunktion und Kathetereinführung	605	35,26	81,10	123,41	41,76
650	EKG < 9 Ableitungen (BG: ≤ 11 Abl.)	152	8,86*	15,95*	22,15*	10,49
651	EKG ≥ 9 Ableitungen	253	14,75*	26,55*	36,87*	17,47
670	Magensonde	120	7,00	16,1	24,50	8,28
681	Fremdkörperentfernung aus Ösophagus	825	48,09	110,61	168,31	56,95

23 Abrechnung ärztlicher Leistungen im Notarztdienst

Tab. 23.3 Abrechnungsnummern im Notarztdienst nach GOÄ bzw. UV-GOÄ (Fortsetzung)

Nr. (UV)	Leistung	Punkte (UV)	Gebühr (€) nach: Steigerungssatz (GOÄ) 1	2,3/ 1,8*/ 1,15**	3,5/ 2,5*/ 1,3**	UV-GOÄ
703	Ösophaguskompressionssonde	500	29,14	67,02	101,99	34,51
800	Eingehende neurologische Untersuchung	195	11,37	26,15	39,79	–
801	Eingehende psychiatrische Untersuchung – ggf. unter Einschaltung der Bezugs- oder Kontaktperson. Nicht neben Nr. 4	250	14,57	33,51	50,99	17,26
812	Psychiatrische Notfallbehandlung bei Suizidversuch oder psychischer Dekompensation durch Intervention und eingehendes Gespräch	500	29,14	67,02	101,99	34,51
833	Begleitung eines psychisch Kranken in die Klinik – einschließlich Ausstellung der notwendigen Bescheinigungen. Nach Ablauf einer halben Stunde zusätzlich Verweilgebühren berechnungsfähig	285	16,61	38,20	58,13	19,68
835	Erhebung der Fremdanamnese über einen psychisch Kranken	64	3,73	8,58	13,05	4,42
836	I.v. Konvulsionstherapie	190	11,08	25,48	38,78	13,11
1022	Beistand bei einer Geburt	1300	75,77	174,27	265,19	89,73
1025	Entbindung durch Manualextraktion am Beckenende	554	32,29	74,27	113,01	38,24
1040	Reanimation eines asphyktischen Neugeborenen – einschließlich Intubation, Beatmung und Thoraxkompression	350	20,40	46,92	71,40	24,16
1051	Beistand bei einer Fehlgeburt	185	10,78	24,79	37,73	12,77
1081	Scheidentamponade	59	3,44	7,91	12,04	4,07
1275	Entfernung von Oberflächenfremdkörpern von der Binde- und/oder Hornhaut	37	2,16	4,97	7,56	2,56

Tab. 23.3 Fortsetzung

Nr. (UV)	Leistung	Punkte (UV)	Gebühr (€) nach: Steigerungssatz (GOÄ) 1	2,3/ 1,8*/ 1,15**	3,5/ 2,5*/ 1,3**	UV-GOÄ
1276	Instrumentelle Entfernung von Fremdkörpern von der Hornhautoberfläche	74	4,31	9,91	15,08	5,11
1427	Entfernung von Fremdkörpern aus dem Naseninnern	95	5,54	12,74	19,39	6,56
1435	Stillung von Nasenbluten mittels Tamponade	91	5,30	12,19	18,55	6,28
1508	Entfernung von eingespießten Fremdkörpern aus Rachen oder Mund	93	5,42	12,47	18,97	6,42
1528	Fremdkörperentfernung aus dem Kehlkopf	554	32,29	74,27	113,01	38,24
1529	Intubation als selbstständige Leistung	152	8,86	20,38	31,01	10,49
1530	Untersuchung des Kehlkopfes mit dem Laryngoskop. Nicht gleichzeitig mit Intubation	182	10,61	24,40	37,13	12,56
1532	Endobronchiale Absaugung. Nicht bei Nr. 462 und 463	182	10,61	24,30	37,13	12,56
1569	Entfernung eines nicht fest sitzenden Fremdkörpers aus dem Gehörgang	74	4,31	9,91	15,08	5,11
1570	Entfernung eines fest sitzenden Fremdkörpers aus dem Gehörgang	148	8,63	19,85	30,20	10,22
1728	Katheterisierung der Harnblase beim Mann	59	3,44	7,91	12,04	4,07
1730	Katheterisierung der Harnblase bei der Frau	37	2,16	4,97	7,56	2,55
1732	Einlegung eines Harnblasenkatheters – ggf. einschließlich Katheterisierung	74	4,31	9,91	15,08	5,11
2000	Erstversorgung einer kleinen Wunde	70	4,08	9,38	14,28	4,83
2003	Erstversorgung einer großen oder stark verunreinigten Wunde	130	7,58	17,43	26,53	8,97
2009	Entfernung eines unter der Haut oder Schleimhaut gelegenen Fremdkörpers	100	5,83	13,41	20,40	6,90

Tab. 23.3 Abrechnungsnummern im Notarztdienst nach GOÄ bzw. UV-GOÄ (Fortsetzung)

Nr. (UV)	Leistung	Punkte (UV)	Gebühr (€) nach: Steigerungssatz (GOÄ) 1	2,3/ 1,8*/ 1,15**	3,5/ 2,5*/ 1,3**	UV-GOÄ
2029	Anlegen einer Blutsperre an einer Extremität	50	2,91	6,69	10,18	3,45
2205	Einrenkung der Luxation eines Finger- oder Zehengelenks	93	5,42	12,47	18,97	6,42
2207	Einrenkung der Luxation eines Daumengelenks	148	8,63	19,85	30,20	10,22
2211	Einrenkung der Luxation eines Hand- oder Fußgelenks	278	16,20	37,26	56,70	19,19
2214	Einrenkung der Luxation eines Ellenbogen- oder Kniegelenks	370	21,57	49,61	75,49	25,54
2217	Einrenkung der Luxation eines Schultergelenks	370	21,57	49,61	75,49	25,54
2221	Einrenkung der Luxation eines Schlüsselbeingelenks oder einer Kniescheibe	111	6,47	14,88	22,64	7,66
2320	Einrichtung der gebrochenen knöchernen Nase einschl. Tamponade und Wundverband	189	11,02	25,35	38,57	13,05
2327	Einrichtung eines gebrochenen OA-Knochens	473	27,57	63,41	96,49	32,65
2328	Einrichtung eines gebrochenen UA-Knochens	341	19,88	45,72	69,58	23,54
2330	Einrichtung eines gebrochenen OS-Knochens	757	44,12	101,48	154,42	52,25
2335	Einrichtung eines gebrochenen US-Knochens oder einer gebrochenen Kniescheibe	473	27,57	63,41	96,49	32,65
2337	Einrichtung gebrochener Fingerendglieder oder Zehenknochen	76	4,43	10,19	15,50	5,25
2338	Einrichtung gebrochener Fingergrund- oder -mittelglieder oder des Großzehenknochens	152	8,86	20,38	31,01	10,49
2680	Einrenkung der Luxation des Unterkiefers	100	5,83	13,41	20,40	6,90

Tab. 23.3 Fortsetzung

Nr. (UV)	Leistung	Punkte (UV)	Gebühr (€) nach: Steigerungssatz (GOÄ)			UV-GOÄ
			1	2,3/ 1,8*/ 1,15**	3,5/ 2,5*/ 1,3**	
2801	Freilegung oder Unterbindung eines Gefäßes an den Gliedmaßen	463	26,99	62,08	94,46	31,96
2803	Freilegung oder Unterbindung eines Blutgefäßes am Hals	1480	86,27	198,42	301,94	102,16
2970	Pleuradrainage	554	32,29	74,27	113,01	38,24
2991	Druckmassage am offenen Herzen	1480	86,27	198,42	301,94	102,16
3012	Kollare Mediastinotomie	554	32,29	74,27	113,01	38,24
3282	Repositionsversuch eines eingeklemmten Bruches	222	12,94	29,76	45,29	15,32
3514	Glukose	70	4,08**	4,69**	5,30**	4,83
3517	Hämoglobin	70	4,08**	4,69**	5,30**	4,83
3519	Kalium	70	4,08**	4,69**	5,30**	4,83

Wegegeld (GOÄ u. UV-GOÄ)

Das Wegegeld (€) ist abhängig von dem Radius (km) um den NEF-Standort und der Tageszeit (8– 20 Uhr: Tag, 20–8 Uhr: Nacht).

Tab. 23.4 Wegegeld bei Abrechnung nach GOÄ u. UV-GOÄ

Kilometer	>2	2–5	5–10	10–25
Tag	3,58	6,64	10,23	15,34
Nacht	7,16	10,23	15,34	25,56

Unfälle ausländischer Arbeitnehmer

- Aufnahme von Name, Geburtsname, Geburtsdatum, Heimatanschrift, Herkunftsland, Anschrift des dortigen Arbeitgebers; nach Möglichkeit Fotokopie der vom jeweiligen ausländischen zuständigen Träger ausgestellten Anspruchsbescheinigung (E 101/111/110/123, D/ISR 101, D/PL 101/123), notfalls vom Ersatzkrankenschein, Sozialversicherungsausweis oder einem personenbezogenen Dokument (z. B. Pass).
- Die zuständige Verbindungsstellen-Berufsgenossenschaft erfährt man beim Hauptverband der gewerblichen Berufsgenossenschaften (☞ 21.9.4).
- Ggf. Privatabrechnung erforderlich.

23.1.3 Besondere Kostenträger

Sozialhilfeverwaltung
Seit 01.01.2004 ist jeder Sozialhilfe-Empfänger Mitglied einer gesetzlichen Krankenkasse. Abrechnung nach EBM (wie ☞ 23.1.1).

Bundesversorgungsgesetz
Bei Patienten, die unter dieses Gesetz fallen (z. B. Kriegsopfer), muss der Abrechnungsvordruck zusätzlich mit dem Kürzel „BVG" gekennzeichnet werden. Die Abrechnung erfolgt dann nach EBM.

Bundeswehr/ Bundesgrenzschutz/ Bereitschaftspolizei
Bei Patienten dieser Organisationen müssen unbedingt folgende Angaben erfragt und festgehalten werden, damit vom zuständigen (Truppen-)Arzt ein Überweisungsschein (Ausstellungsdatum muss mit Behandlungsdatum identisch sein!) angefordert werden kann, der dann an den Abrechnungsschein geheftet wird:
- Dienststelle mit Anschrift.
- Personenkennziffer.
- (Truppen-)Standortarzt.
- Abrechnung nach EBM.

Besucher aus dem Ausland
Bei Patienten, die unter das Sozialversicherungsabkommen fallen, muss dem Abrechnungsvordruck ein Berechtigungsschein („Aushilfskrankenschein" – Formular „E111" – z. B. bei der AOK erhältlich) bzw. ein Ausdruck der Europäischen Krankenversicherungskarte (in Testregionen ab 2004) beigefügt werden. Andere Patienten erhalten eine Privatrechnung.

Postbeamte

Postbeamtenkrankenkasse A
Abrechnung über die Kassenärztliche Vereinigung mit Abrechnungsschein (EBM).

Postbeamtenkrankenkasse B
Abrechnung nach GOÄ:
- Ärztliche Leistungen: 1,9facher Satz.
- Medizinisch-technische Leistungen: 1,5facher Satz.
- Labor: 1,15facher Satz.

Private Studenten-Krankenversicherung (PSKV)
Abrechnung nach GOÄ:
- Ärztliche Leistungen: 1,7facher Satz.
- Medizinisch-technische Leistungen: 1,3facher Satz.
- Labor: 1,15facher Satz.

Bundesbahnbeamte

Beitragsklasse I, II und III
Abrechnung nach GOÄ:
- Ärztliche Leistungen: 2,2facher Satz.
- Medizinisch-technische Leistungen: 1,8facher Satz.
- Labor: 1,15facher Satz.

Beitragsklasse IV
Abrechnung nach GOÄ („volle" Privatpatienten).

23.1.4 Leichenschau

Die **Liquidation der Leichenschau** (☞ 23.2: „Beispiel 2: „Reanimation") erfolgt mittels **Privatrechnung** (GOÄ-Ziffer 100) **an die Angehörigen** (Adresse bereits am Notfallort notieren, bei unbekannter Leiche oder z. B. bei Verkehrsunfällen von der Polizei ermitteln lassen).

23.2 Beispiele

Beispiel 1: „Polytrauma"
Alarm: Samstag, 7.56 Uhr.
Meldebild: „VU, Bundesstraße xy".
Ankunftszeit am Unfallort: 8.12 Uhr.
Lagebild: PKW gegen Baum geprallt, ein eingeklemmter Insasse.
Medizinischer Erstbefund: Jüngerer männlicher Patient, blass, ansprechbar, klagt über starke Schmerzen am Thorax und an beiden unteren Extremitäten, zusätzlich stark blutende Kopfplatzwunde.

Medizinische Erstmaßnahmen:
- Diagnostik: RR = 90/60, Pulsfrequenz = 120.
- Therapie: Druckverband am Kopf, Anlage zweier großlumiger venöser Zugänge am rechten Handrücken und in der linken Ellenbeuge, schnelle Infusion von 1 000 ml HÄS, Gabe von 0,05 mg Fentanyl® i.v., Anlegen einer Halskrause.

Technische Rettung: Befreiung des Patienten durch Feuerwehr mittels Rettungsschere und -spreizer. Es zeigt sich eine massive Einklemmung des Patienten v. a. im Bereich der unteren Extremitäten. Bereits jetzt sind eine dislozierte, offene Unterschenkelfraktur links sowie eine geschlossene Oberschenkelfraktur rechts erkennbar.
Weitere medizinische Versorgung:
Nach Befreiung aus PKW zunächst Lagerung des Patienten auf einer Vakuummatratze. Im NAW dann EKG, O_2-Gabe über Maske, körperliche Untersuchung mit Auskultation von Herz und Lunge sowie kurze Erhebung eines neurologischen Status. Instabiler Thorax links, Hautemphysem, Krepitationen, Bauch hart und gespannt. RR jetzt 80/50, Pulsfrequenz 130. Entschluss zur Intubation. I.v. Injektion von 100 mg Ketanest® und 80 mg Lysthenon®. Intubation um 8.30 Uhr. Endotracheale Absaugung, danach Beatmung mittels Oxylog® mit 9 l O_2/Min. Pulsoxymeter-

Monitoring. Vorsichtige Sedierung mit 5 mg Dormicum® und 0,2 mg Fentanyl®, Relaxierung mit 6 mg Pancuronium®. Anlage eines weiteren großlumigen Zugangs am linken Handrücken, Infusion von Ringer-Lösung. Hautdesinfektion und steriles Abdecken im Bereich der linken Thoraxseite. Anlegen einer Thoraxdrainage und Anbringen eines Heimlich-Ventils. Steriles Abdecken der offenen Unterschenkelfraktur, Reposition und Versorgung mit pneumatischer Schiene. Sicherung des Zugangs in der Ellenbeuge durch Anlegen einer Infusionsschiene. Transport des Patienten in eine weiter entfernte Großklinik. Währenddessen Infusion von 2 l Kristalloiden. Ankunft und Übergabe des Patienten inklusive Durchschlag des NA-Einsatzprotokolls an den diensthabenden Chirurgen um 9.50 Uhr. Rückfahrt, Wiedereintreffen am Standort um 10.30 Uhr.

> **Diagnose**
> Schweres Polytrauma (T07)
>
> **Ausfüllen des Abrechnungsvordrucks (EBM)**
> 9602, 9603D, 9100
>
> **Abrechnungsziffern nach GOÄ**
> 7, 50FH, 55, 70, 200, 2* × 204, 3** × 212, 3 × 272, 427, 462, 463, 500, 602, 650, 2970, 2335; Wegegeld (Erläuterungen für den Leser: *Halskrause, Druckverband am Kopf; **Infusionsschiene, Vakuumbett, pneumatische Schiene).

Beispiel 2: „Reanimation"

Alarm: Mittwoch 16.12 Uhr.
Meldebild: „Bewusstlose Person im Haus, bereits zyanotisch".
Eintreffen am Notfallort: 16.23 Uhr.
Lagebild: Ca. 70 Jahre alter Patient, zusammengekauert auf Lehnstuhl, bewusstlos. Die Angehörigen berichten, er habe beim Zeitunglesen plötzlich keine Luft mehr bekommen, danach „komisch geröchelt" und dann „nichts mehr gesagt". Vor 3 Jahren habe er einen Herzinfarkt erlitten.
Vorgehen: Nach kurzer Untersuchung Diagnose eines Kreislauf-/Atemstillstands. Lagerung des Patienten auf dem Fußboden. Thoraxkompression durch einen RA, Beatmung mit Ambu-Beutel und Maske bei 10 l O_2 durch den NA. Vorbereitung des Intubationsmaterials durch den zweiten RA. Intubation, endotracheale Absaugung, maschinelle Beatmung. EKG-Schnellableitung über Defibrillator-Elektroden: Kammerflimmern → Defibrillation um 16.35 Uhr → bradykarder Kammerrhythmus ohne Karotispuls. Anbringen von Klebeelektroden und Monitor-EKG. Fortführung der Thoraxkompression, Applikation von 2 mg Suprarenin® und 8 ml NaCl endotracheal. Erneut Kammerflimmern → Defibrillationen um 16.40, 16.42 und 16.44 Uhr, Flimmern bleibt jedoch bestehen. Vergebliche Versuche, eine periphere Venenverweilkanüle zu platzieren. Anlegen eines ZVK über die V. subclavia rechts, Anhängen einer Ringer-Laktat-Lösung und Injektion von 100 mg Xylocain® i.v. Erneute Defibrillation um 16.56 wegen fortbestehendem Kammerflimmern. Jetzt im EKG Bild eines AV-Blocks III°, kein Karotispuls. Injektion von 2 mg Suprarenin® i.v. ohne Zustandsänderung. Anbringen großer Schrittmacherelektroden und transkutane Stimulation, dennoch keine hämodynamische Besserung. Erneut 2 mg Suprarenin® i.v. Bei Abschalten des Schrittmachers im EKG jetzt Asystolie. Fortführen der Thoraxkompression, nach 5 Minuten Injektion von 5 mg Suprarenin®, weiterhin Asystolie. Fortführung der Reanimation über weitere 20 Minuten. Abbruch um 17.25 Uhr.

Die Angehörigen fragen „wie es denn jetzt weitergeht". Der NA erklärt Ihnen, dass zum Abtransport der Leiche durch ein Bestattungsunternehmen ein Totenschein erforderlich sei. Diesen könne der Hausarzt oder der NA ausstellen, sofern kein weiterer Einsatz folge. Auf ausdrücklichen Wunsch der Angehörigen wird die Leichenschau durchgeführt und die Todesbescheinigung ausgefüllt:
Zeitpunkt des Todes: Zeitpunkt des Reanimationsabbruchs = 17.25 Uhr.
Todesart: Natürlicher Tod.

Todesursache:
a) akutes Linksherzversagen (als Folge von:),
b) V.a. Myokardinfarkt (als Folge von:),
c) koronare Herzkrankheit (Grundleiden).

Übergabe des verschlossenen Scheines an die Angehörigen mit der Bitte um Aushändigung an den Bestatter.

Diagnose
Herz-Kreislauf-Stillstand (I46.9)

Ausfüllen des Abrechnungsvordrucks
9601, 9100

Abrechnungsziffern nach GOÄ
50, 100, 260, 261, 272, 429, 2* × 430, 2** × 500, 650, 1532; Wegegeld
(Erläuterungen für den Leser: *Defibrillation und transkutaner Schrittmacher, **O_2 und Suprarenin® endotracheal).

Ca. 2 Wochen nach dem NA-Einsatz (aus Pietätsgründen möglichst nicht vor der Beerdigung) schickt der NA bei Kassenpatienten eine Privatrechnung für die Leichenschau an einen Angehörigen des verstorbenen Patienten:

Notarzteinsatz am: „1.2.04; Patient Konsul, Hugo, geb. am 7. 6. 1931"
Diagnose: „Exitus; erfolglose Reanimation".
„Leichenschau einschließlich Ausstellung des Leichenschauscheins".
War der Patient privatversichert, so schickt der NA erst ca. nach Ablauf einer weiteren Woche eine Rechnung über die von ihm erbrachten Leistungen an die Angehörigen (☞ Abb. 23.1).

Beispiel 3: „Hyperventilationstetanie"

Alarm: Freitag 22.48 Uhr.
Meldebild: „Unklarer Anfall in Diskothek".
Eintreffen am Notfallort: 23.01 Uhr.
Situation: Auf einer Bank in der Diskothek liegt ein jüngeres Mädchen, schreiend, wild gestikulierend, umringt von 4 Personen, die das Mädchen an Händen und Füßen festhalten. Zusätzlich zahlreiche Schaulustige.
Vorgehen: Herantreten an das Mädchen. Aufforderung an die Umstehenden, Arme und Beine loszulassen bzw. an die Schaulustigen, weiterzugehen. Eigene Vorstellung. Frage an das Mädchen nach dem Namen sowie erster Versuch einer Beruhigung. Ausfindigmachen eines Bekannten des Mädchens unter den Umstehenden. Es ist u. a. zu eruieren, dass das Mädchen bereits an gleicher Stelle mehrmals solche Zustandsbilder geboten habe und deswegen auch in ärztlicher Behandlung sei. Dem Mädchen wird angeboten, in ruhiger Atmosphäre im RTW ein Gespräch zu führen. Das Mädchen willigt ein und wird schon spürbar ruhiger. Im RTW erfolgen dann Blutdruck- und Pulskontrolle sowie Auskultation von Herz und Lunge. Das Mädchen erzählt, dass derartige Zustände immer mit Kribbeln in den Fingern begännen. Dann käme Atemnot hinzu, woraufhin sie immer völlig ausraste. Diesen Zustand könne sie dann überhaupt nicht mehr kontrollieren. Die Patientin wird informiert, dass solch ein Zustand eigentlich harmlos sei und psychische, aber keine organischen Ursachen habe. Die Patientin ist jetzt völlig ruhig und möchte auch nicht mit ins Krankenhaus genommen werden. Dieser Wunsch wird respektiert. Anschließend wird für den Transport der Patientin nach Hause durch den Bekannten gesorgt. Abfahrt von der Diskothek um 23.40 Uhr.

> **Diagnose**
> Hyperventilationstetanie mit akutem Erregungszustand (R06.4)
>
> **Ausfüllen des Abrechnungsvordrucks**
> 9602, 9100
> **Abrechnungsziffern nach GOÄ**
> 7, 50G, 56, 812, Wegegeld.

Index

Index

A

ABC-Regel 192
Abdeckung, sterile 90
Abdomen, akutes 588
Abdominale und gastrointestinale Notfälle 585
Abdominalschmerz 586
– bei Peritonealdialyse 628
Abdominaltrauma 388
Abfallentsorgung 91
Ablederungsverletzungen, Kopf 678
Abortblutung 509
Abrissverletzung, Ohr, Nase, Lippen, 661
Absaugen, Neugeborenes 568
Absaugpumpe 48
Absetz-Container-System 72
Absicherung der Unfallstelle 119
Absorbenzien 326
Abszess, MKG 688
Abwehrspannung 587
ACD®-Saugglocke 186
Acetazolamid 709
Acetylcholinesterase-Hemmer
– Intoxikation 346
Acetylcystein (Fluimucil Antidot®) 328, 744
Achillessehnenreflex 270
Actilyse® 738
Actosolv® 742
Adalat® 731
Addison-Krise 276
Adenosin® 709
Adhäsionen 515
Adnexitis 594
Adrekar® 709
Adrenalin 710
AED 464
After-drop 429
AID®-Adapter 190
AION 641
Ajmalin 710
Akinese 368
Akineton® 745
Akkommodation 633
Akrinor® 713
Aktive Kompression-Dekompression 185
Aktivität 425
Aktivkohle 326, 746
Akustikusneurinom 303
Akute Hyperkinesen 310
Akute Lungenembolie 251
Akutes Abdomen
– Schwangerschaft 540
Alarmgrenzen 183
ALE 498
Alkohol, Vergiftung 335

Alkylphosphate, Vergiftung 337
Allergie 702
ALTE 498
Alteplase 232, 738
Altersschätzung, Kind 440
Altersstufen, Kind 439
Alupent® 732
Amaurosis fugax 282, 642
Ambu-Cardio-Pump® 186
Amiodaron (Cordarex®) 711
– Kind 462, 467
Amotio retinae 641
Amputation 132
Amputationsverletzungen 403
Amputatversorgung 404
Amyotrophe Lateralsklerose 317
Analgesie 156
Analgetika, Vergiftung 332
Analgetikadosierung, Kind 470
Anamnese 200
Aneurysmaruptur 246
Anexate® 165, 746
Anfall
– einfach fokaler 287
– epileptischer 286
– epileptischer, beim Kind 485
– komplex fokaler 287
– Neugeborenes 577
– psychomotorischer 287
– Temporallappen 287
Angina pectoris 210, 246
Angioödem 702
Angststörung 362
Angstzustand 164, 362
– Sedierung 164
Anisokorie 266
Anistreplase 232, 711
Anonymapunktion 142
Anpralltrauma 116
Antianginosum, Vergiftung 334
Antiarrhythmika, Vergiftung 333
Anticholium® 748
Antidepressiva, Vergiftung 331
Antidot
 Indikation und Dosierung 328
Aortenisthmusstenose 492
Aortenklappenstenose 492
Aortenruptur 240
APGAR
– -Index 548
– Schema 74
Aphasie 271
Apomorphin 325, 744
Apoplex 282
apparent life threatening event 498
Appendizitis 593
APSAC 711
Äquivalentdosis 425
Äquivalentdosisleistung 425

Arbeiten, rückenschonendes 56
Arbeiter Samariterbund, Funkrufnamen 16
Arbeitsunfälle 803
Armlösung nach Bickenbach 562
Armvorfall 537
Arsenwasserstoffe
– Intoxikation 346
Arterenol® 732
Arteriitis temporalis 300, 640
Arthritis
– Erwachsener 698
– Säugling 699
Arztausweis, elektronischer 94
Ärztlicher Leiter
– Notarztstandort 13
– Rettungsdienst 13
ASD 492
Aspiration 245
– Kind 479
Aspisol® 159, 709
ASR 270
Asthma 245
Asthma bronchiale 247
– Kind 481
Asystolie 196
Atemfrequenz 183
– Kind 449
Ateminsuffizienz, Kind 448
Atemmechanik, Kind 449
Atemminutenvolumen 183
Atemnot
– Kind 474, 481
– Tracheostoma 676
Atemschutz 55
Atemwege
– freihalten 171
– freimachen 170
Atemwegsstenose
– Insektenstich 673
Atemzeitverhältnis 183
Atemzugvolumen 183
Äthanol 744
Atmung
– Leitsymptome 201
– paradoxe 382
Atosil® 165, 736
Atracurium 712
Atraumatische Schmerzen
– Leitsymptome 203
Atropin 328, 712
Atropinsulfat 712
Atrovent® 724
Attacke, transitorisch ischämische 282
Aufklärung 21
Auge
– Fremdkörper 652
– rotes 637
– Verätzung 646

Index

- Verbrennung 646
- Verletzung 649

Augenbewegungen 267
Augendruck 633
Augenmuskelparese 640
Augennotfall 630
Augenschmerz, DD 636
Augenspülung 647
Augenstellung 267
Ausschöpfungszyanose
- Kind 493

Ausschreitungen
- gewalttätige 59

Ausstattung des Notarztes
- persönliche 50

Automatische externe
  Defibrillation, Kind 464
Auxiloson® 328
AV-Kanal 492
Azetylsalizylsäure 709
AZT-Prophylaxe 55

B

Babinski-Zeichen 270
Babynotarzt 437
Bahnlotse 123
Bahnunfall 123
Bandscheibenvorfall 695
Barbiturate, Vergiftung 330
Bartholinitis 514
Basischeck
- neurologisch 199
Bauchaortenaneurysma
- Ruptur 594
Bauchhautreflexe 270
Bauchschmerzen 586
Bauchtrauma 388
Bayerisches Rotes Kreuz
- Funkrufnamen 16
Bayotensin® 731
Beatmung
- druckkontrolliert 44
- Gesichtsmaske 172
- Kind 454
- maschinelle 183
- Monitoring 183
- Neugeborenes 568
- transtracheale, Kind 457
- volumenkontrolliert 44
Beatmungsgerät 43
- Einstellungen 43
- Medumat 47
- Notfall 45
- Oxylog 45
Beatmungsmaske, Kind 452
Beatmungsmuster 43
Beatmungsparameter 183
Beatmungsspitzendruck 183

Beckenendlage 558
Beckentrauma 389
- Schaufeltrage 107
Beclomethason 328, 713
Beförderungspapier 783
Behandlungspflicht 21
Beinahe-Ertrinken 430
Beinahe-Kindstod 498
Beloc® 729
bends 432
Ben-u-ron® 733
Benzodiazepine 165
- Vergiftung 330
Bereitschaftspolizei 814
Bergbauunfall 129
Bergesack 115, 117
Bergrettung 115
Bergung 122, 429
Bergwacht 115, 117
- Funkrufnamen 16
Bergwachttrage 115
Berotec® 721
Berufskrankheit 55
Betäubungsmittel-Verschreibungs-
  verordnung, BtMVV 22
Beugeautomatismus 269
Bewegungssturm 362
Bewertungsmaßstab 800
Bewusstlosigkeit, Kind 490
Bewusstsein/Psyche
- Leitsymptome 202
Bewusstseinslage 264
- Quantifizierung 265
- Zustände, komaähnliche 264
Bewusstseinsstörung
- Kind 490
- nichttraumatische 273
Bewusstseinstrübung
- Kurzuntersuchung 272
Bindehautfremdkörper 652
Binnenschiffe, Gefahrgut 785
Biot-Atmung 263
Biperiden (Akineton®) 320, 328, 745
Bizepssehnenreflex 270
Blasenentleerungsstörungen 608
Blasenkatheter 150
Blasenperforation 618
Blasensprung 537
Blasentamponade 609
Blässe, Neugeborenes 576
Blaulicht 25, 53
Blepharospasmus 646
Blickwendung
- konjugierte 267
Blitzunfall 422, 424
Blutdruckmessgerät 40, 52
Blutdrucknormalwerte
- Kind 459
Bluterbrechen 588

Blutgasanalyse-Gerät 43
Bluthusten 244
Blutung
- anale 588
- gastrointestinale 599
- Leitsymptome 204
- Nase 654
- Ohr 659
- orale 588, 657
- petechiale 131, 382
- postpartale 581
- Schwangerschaft 532
- Tracheostoma 677
- vaginale, DD 505
Blutung nach zahnärztlicher
  Behandlung 687
Blutverlust, Kind 460
Blutzucker 42
Bolusgeschehen 665
BOS-Bereich 14
Botulismus 307
Boxen-System 72
Brachiocephalicapunktion 142
Bracht-Handgriff 561
Bradykardie 218
- Neugeborenes 575
Bradypnoe
- Neugeborenes 574
Brandunfall 125
Brevibloc® 720
Brevimytal® 727
Bricanyl® 740
Bronchialfremdkörper 670
Bronchoparat® 740
Bronchospasmin® 737
Bronchusruptur 384
Bruchpforten 591
Brückengriff 393
Brudzinski-Zeichen 268
Brustwandableitung 41
BSR 270
BtM-Ampullarium 51
BtM-Anforderungsschein 23
BtMG-pflichtige Analgetika 51
BtM-Rezept 23
BtMVV 22
Buchstabiertafel 20
Bülau-Drainage 146
Bulbärhirnsyndrom 264
Bulbi, divergente 267
Bulbusmassage 634
Bulbusmotilität 634
Bulbusstellungen
- pathologische 267
Bulbusverletzung 649
Bündelfunk 19
Bundesanzeiger-
  Verlagsgesellschaft 23
Bundesbahnbeamte 815
Bundesgrenzschutz 814

Bundesministerium der
Verteidigung 82
Bundesopiumstelle 23
Bundesversorgungsgesetz 814
Bundeswehr 82, 814
Bundeswehrkrankenhäuser 82
Burp-Manöver 178
Buscopan® 713
Butylscopolamin 713
BWS-Verletzung
– Immobilisation 105

C

Cafedrin/Theodrenalin 713
Calcium gluconicum
Eifelfango® 746
Calciumgluconat 746
Caput succedaneum 579
Carbo medicinalis 746
Cardioverter/Defibrillator 222
– Fehlfunktion 287, 291
Catapresan® 715
Cavafix® 138
Chemieunfall 127
Chemikalien, Vergiftung 337
Chemikalienschutzanzug 128
Cheyne-Stokes-Atmung 263, 330
Chloralhydrat 165, 714
Chloralhydrat-Rectiole® 714
Chlorprothixen 165
Cholezystitis 596
Cimetidin 714
Cisatracurium 714
Clemastin 715
Clonazepam 715
Clondin 715
Clusterkopfschmerz 300
Coke, Vergiftung 336
Coma hepaticum 276
Coma in graviditate 540
Conjucain-EDO® 733
continuous positive airway
pressure 44
Cormagnesin® 726
Corpus-luteum-Ruptur 516
CPAP 44
Crack, Vergiftung 336
Crash-Rettung 121
Credè-Handgriff 582
Cushing-Reflex 264
Cystofix® 151

D

Dämmerzustand
– postiktaler 288
Dammschutz 546
Datex-J 19

Decadron® 716
Defibrillation 49, 186
– Kind 464
– Neugeborenes 574
– synchronisierte 49
– unsynchronisierte 49
Defibrillator 49
Dehydratation, Kind 461
Dekompressionsunfall 432
Dekontamination 324
Delir 366
– durch Psychopharmaka 372
Dermatome 271
Desinfektion 90
Detoxikation 324
Deutsche Gesellschaft zur Rettung
Schiffbrüchiger 114
Deutsche Lebensrettungs-
gesellschaft
– Funkrufnamen 16
Deutsches Rotes Kreuz
– Funkrufnamen 16
Dexamethason 716
Dextrane 228
DGzRS 114
Diabetes, Ketoazidose 597
Diadochokinese 271
Dialysepatienten, Notfälle 625
Diamox® 709
Diarrhoe 588
– forcierte 327
Diazepam 165, 716
Diazepam®-Lipuro 716
Digimerck® 717
Digitalfunk 19
Digitalis, Vergiftung 333
Digitoxin 717
Digoxin 717
Dihydralazin 718
Dimethoat 337
4-Dimethylaminophenol 745
Dimeticon 745
Dimeticon (Sab-Simplex®) 328
Dimetinden 718
DIN 13232 36
DIN 13233 36
DIN 14940 54
DIN 30177 54
DIN 4841 55
DIN 4843 54
DIN EN 343 54
DIN EN 345 54
DIN EN 443 54
DIN EN 455 54
DIN EN 471 54
DIN EN 533 54
DIN EN 659 55
Diphenhydramin
– Vergiftung 331
Diphenylhydantoin 718

Diphtherie 474
Dipidolor® 735
Diplopie, akute 640
Disoprivan® 736
Divertikulitis 592
DIVI-Notarzteinsatzprotokoll 96
– Datenerfassung 96
4-DMAP 328, 745
– in der Schwangerschaft 745
Dobutamin 719
Dobutrex® 719
Dokumentation 95, 96
– Effektivitätskontrolle 9
– Großschadensfall 71
– Notkompetenz 9
Dolantin® 734
Dopamin 719
Dormicum® 165, 729
Dormutil® N, Vergiftung 331
Douglas-Raum 606
Doxylamin, Vergiftung 331
Drainage 144
– Harnblasenkatheter 150
– Linton-Nachlas-Sonde 149
– Magensonde 149
– Ösophaguskompressions-
sonden 148
– Sengstaken-Blakemore-
Sonde 148
– Thoraxdrainage 144
– Transurethralkatheter 150
– Zystostomie,
suprapubische 151
3-Wege-Hahn 136
Dringende Nothilfe 82
Drogen, Vergiftung 334
Drogenscreening 43
Druckkammern
– stationäre 765
Druckkontrollierte Beatmung 44
Druckverband 135
Ductus Botalli, offener 492
Durchflussrate 136
Dysarthrie 271
Dyshämoglobinämie
– Pulsoxymeter 40
Dyskinesie
– durch Psychopharmaka 370
Dysmenorrhoe 512
Dyspnoe 244
– bei Dialysepatienten 626
– Oberkörperhochlagerung 134

E

E 605 337
EBM 801
Ebrantil® 742
Ebstein-Anomalie 493
Ecstasy, Vergiftung 337

Index

823

ED 314
Effektive Dosis 425
Effektivität 9, 76
– primäre 9
– sekundäre 9
– tertiäre 9
Effektivitätskontrolle 9
Effortil® 720
Eigenreflexe 270
Eigensicherung 54
Einheitshilfsgerätewagen 123
Einklemmung 126, 278
Einmalhandschuhe 90
Einsatzbekleidung 54
Einsatzfahrzeuge 25
– Führen von 25
– Unfall 26
Einsatzhorn 25
Einsatzindikationen 7
Einsatzkiste Großunfall 39
Einsatzleitung
– Feuerwehr 63
– organisatorische 63
– technische 63
Einsatzprotokolle 96
Einsatzstelle 52
– Ausleuchtung 109
– Eigensicherung 54
– Gefahrenerkennung 52
– Grundsätzlich
 Sicherheitsverhalten 57
– Umfelder, problematische 57
– Verhalten, psychologisches 85
– Verhaltensregeln 55
Einsatzstelle sichern 53
2-m-Band-Einsatzstellenfunk 14
Einsatzstellenfunk 14
Einsatzvorbereitung 57
Einwilligungsunfähigkeit 22
Eiseinbruch 130
EKG 41
Eklampsie 530
Ektropionieren 635
Elektrokardiogramm 41
Elektrolytlösung 227
Elektroverbrennung 411
Eltern, Umgang mit 438
Embolien 274
Emergency Medical Service 7
Eminase® 711
Empfindungsstörung
– dissoziierte 270
Endometriose 512
Endotrachealtubus 173
Entbindungsbesteck 541
Entkoppelung
– elektromechanische 196
Entlastungspunktion
– Spannungspneumothorax 258
Entzugssyndrom 366

Entzündungen
– gynäkologische 514
Enzephalitis 274, 292
Enzephalomyelitis
 disseminata 314
Enzephalopathie
– hypertensive 274
Enzephalozele 578
Epididymitis 595
– akute 614
Epiglottitis, Kind 475
Epilepsie 286
Epinephrin 710
Epiphysenlösung am Humerus
– Neugeborenes 579
Episiotomie 546
Erbrechen 588
– induziertes 324
Erfrierung 427
Erhängen 131
Eröffnungsperiode 543
Erregungszustand 361
– durch Psychopharmaka 371
Erregungszustände 164
Ersatzkassen 800
Ertrinken 430
– trockenes 430
Erwürgen 131
Esmarch-Handgriff 170
Esmeron® 738
Esmolol 720
Ethische Überlegungen 24
Etilefrin 720
Etomidat 720
Etomidat®-Lipuro 720
EUG 519
Exitblock 220
Exsikkosezeichen 604
Extrasystolie, ventrikuläre 215
Extrauterinschwangerschaft 519
Extremitätenableitung 41
Extremitätengefäßverschluss
– arterieller 234
Extremitätenverletzungen 394

F

Fachkundenachweis 12
Fahrbahn, glatte 30
Fahrtechnik 25
Fallot-Tetralogie 493
Fangstoßtrauma 116
Fäulnis 92
Faustschlag, präkordialer 184
Fehlbildungen
– Neugeborenes 578
Fehlgeburt 509
Femoralispunktion 140
Fenistil® 718

Fenoterol 721
Fentanyl 157, 721
Fernsehen 22
Feuerlöscher 58, 125
Feuerwehr 80
– Funkrufnamen 16
Feuerwehreinsatzstiefel 54
Feuerwehrgesetze 10
Feuerwehrhelm 54
Fibrinolyse 230
Fieberkrampf 485
Finger-Nase-Versuch 271
Fingerperimetrie 632
FiO_2 44
Flake, Vergiftung 336
Fliegenpilz 351
Fluchtmaske 55
Fluimucil Antidot® 744
Flumazenil 165, 746
Flumazenil (Anexate®) 328
Fluorcarbon-Verbindungen
– Intoxikation 347
Flusssäure-Verätzung 417
Follikel-Ruptur 516
Fortecortin® 716
Fournier-Gangrän 624
Fraktur
– Schienen, pneumatische 107
– Vakuummatratze 107
Frakturen 394
– Repositionstechniken 397
Frauenhaus 521
Fremdkörper
– Auge 652
– HNO 664
Fremdkörperaspiration
– DD 668
– Kind 479
Fremdreflexe 270
Fritsche Lagerung 507
Fruchtwasserembolie 582
Frühgeburt 554
– drohende 539
Führungsstab 173
Fundusstände 527
Funk 14
– Durchführung 14
– Meldungen, lebenswichtige 17
– Störungsursachen 14
– Systeme, spezielle 18
– technische Grundlagen 14
Funkdisziplin 17
Funk-Draht-Aufschaltung 19
Funkgerät 15, 59
Funkmeldesystem 18
Funkschatten 15
Funkstille 17
Furosemid 722
Fußklonus 270
Fußlage 559

Index

G

Gallenkolik 596
Gasembolie, arterielle 432
Gasansbildung 26
Gastroenteritis 597
Gastroenteritis-Syndrom
– Vergiftung 351
Gastroschisis 578
GCS 74
Gebührenordnung für Ärzte 800
Geburt, Leitsymptome 206
Geburtsdauer 541
Geburtsphasen 541
Geburtsstillstand 551
Geburtsverletzungen
– Neugeborenes 579
Gefahrenanalyse 53
Gefahrengut 782
– Seerettung 114
Gefahrgutunfall, Chemie 127
Gefahrnummer 783
Gefahrzettel 783
Gefäßpunktion
– A. femoralis 144
– A. radialis 143
– arterielle 143
– bei Brandverletzten 143
– Kind 441
– periphervenöse 136
– V. anonyma 142
– V. brachiocephalica 142
– V. femoralis 140
– V. jugularis ext. 140
– V. jugularis int. 141
– venöse 136
– zentralvenöse 138
Gefäßverletzung
– Aortenaneurysmaruptur 240
– Aortenruptur 240
– direkte 237
– mediastinale 384
– stumpfe 239
Gefäßverschluss
– arterieller 234
– venöser 235
Gegensprechen 15
Gelatinelösungen 228
Gerätestörung 23
Gesichtsfeld 632
Gesichtsmaske 172
Gewicht, Neugeborenes 573
Giemen, Kind 481
Giftinformationszentralen 759
Gilurytmal® 710
Gittalun®, Vergiftung 331
Glasgow Coma Scale 74, 265
– Kind 472
Glaskörperabhebung 641
Glaskörperblutung 642

Glaubersalz 327, 747
Glaukom akutes 643
Gleichwellenfunk 19
Glukose 722
Glyceroltrinitrat 722
GOÄ 800
GPS-Navigation im
 Notarztdienst 30
Gramoxone®, Vergiftung 338
Grand-mal-Anfall 287
Großraumhubschrauber 35
Großraumrettungs-
 hubschrauber 82
Großschadensfall 63
– Abdominaltrauma 70
– Absetz-Container-System 72
– Anhängekarten mit
 Farbkodierung 71
– Aufstellung von
 Einsatzfahrzeugen 64
– Basismaßnahmen 68
– Behandlungsprinzipien,
 therapeutische 68
– Besonderheiten 65
– Boxen-System 72
– Dokumentation 71
– erste Maßnahmen 65
– Frühphase 64
– Grundsätze, einsatztaktische 64
– Herstellung der
 Transportfähigkeit 70
– Konsolidierungsphase 65
– LNA-Übersichtsprotokoll 71
– Maßnahmen, erweiterte 70
– Materialbevorratung 71
– organisatorische
 Erstmaßnahmen 66
– Patienten-Set 71
– Patienten-Transportmittel 72
– Patientenversorgung 68
– Polytrauma 70
– Rucksack-System 71
– Schnell-Einsatz-Gruppen 73
– Sichtung 68
– Stabilisierung der
 Vitalfunktionen 70
– Transport 70
– Verletztenablagen 67
Grubenklima 129
Grubenrettung 117
Grubenwehr 129
Guedel-Tubus 171
– Kind 451
Gynatresien 513

H

Haftpflichtversicherung 22
Halbseitenlähmung 274

Haldol® 165, 723
Halluzinogene
– Vergiftung 336
Halogenkohlenwasserstoffe
– Vergiftung 339
Haloperidol 165, 723
Halskrawatte 105
Halstrauma 662
Halswirbelsäule 692
Hämatemesis 599
Hämatochezie 599
Hämatom
– Neugeborenes 577
– Ohr 661
Hämatothorax 144, 384
– Thoraxdrainage 144
Hämoglobin 43
Hämoptyse 244
Händedesinfektion 90
Hand-EKG-Geräte 52
Handlungen kriminelle 59
Handschuhe 54
Hängetrauma 116
Harnblasenkatheter 150
Harnleiterkolik 606
Harnröhrenruptur 619
Harnverhalt 592, 608
Hauptrettungsstelle 129
Haushaltsmittel
– Vergiftung 339
Hautdesinfektion 90
Heimlich-Manöver 669
HELLP-Syndrom 530
Helmabnehmen 104
Hemianopsie 632
Hemiparese 281
Heparin 724
Hepatitis B 55
Herbizide der Bipyridyliumgruppe
– Vergiftung 338
Hernie, inkarzerierte 597
Herz/Kreislauf
– Leitsymptome 201
Herzbeschwerden
– funktionelle 213
Herzdruckmassage 184
– Kind 463
– Neugeborenes 571
Herzinfarkt 211
Herzinsuffizienz, Kind 491
Herzrhythmusstörungen 215
Herzschrittmacher 50, 220
Herzschrittmacher-
 fehlfunktion 273
Herztamponade 410
Herzverletzung 383
Hilfsfrist 10
Hilfszug 123
Hinterhauptslage 557
Hirnabszess 274

Index

Hirnblutung 274
Hirndruck 278
Hirndruckzeichen 316
Hirninfarkt 274
Hirnmetastasen 316
Hirnnervenfunktionen 266
Hirnstammblutung 285
Hirnstamminfarkt 285, 303
Hirnstammreflexe 267
Hirntod 93
Hirntumor 274, 316
Hitzeohnmacht 226
Hitzschlag 273
HNO
– Fremdkörper 664
– Trauma 661
Hochspannungsunfall 422
Hodenschmerz 613
Hodenschwellung 613
Hodentorsion 595, 613
Hodenverletzung 621
Hoggar® N, Vergiftung 331
Höhenhirnödem 116
Höhenkrankheit 116
Höhenlungenödem 116
Höhenrettung 118
Höhlenrettung 117
Höhlentrage 117
Horner-Syndrom 266
Hornhautfremdkörper 652
Hubschraubertransport
– Kind 437
Humanalbumin 228
Humerusfraktur
– Neugeborenes 579
Hunde, Bedrohung durch 58
Husten 244
Hustenreflex 267
HWS
– Ausfälle, neurologische 692
HWS/BWS-Syndrom 247
HWS-Verletzung
– Helmabnehmen 104
– Stützkragen 105, 131
Hydroxocobalamin 328, 340
– als Notfallmedikament 746
– bei Inhalationstrauma 413
Hydroxyäthylstärke 228
Hygienemaßnahmen 90
Hyperglykämie 275, 276
Hyperthyreose 276
Hypertonus 224
– in der Schwangerschaft 530
Hyperventilation 263
– Ursachen, neurologische 263
Hyperventilationssyndrom 246, 256
Hypnomidate® 720
Hypnotika, Vergiftung 330

Hypoglykämie 275, 276
– Kind 490
Hypopharynx, Blutung 657
Hypopharynxfremdkörper 665
Hypothermie 427
Hypotonie 226
Hypoventilation 263
– Ursachen, neurologische 263

I

ICAO 35
ICD 222
Ileus
– Mechanischer 596
– Paralytischer 592
Indikationskatalog 7
Infektion, HNO 671
Infektionen
– gynäkologische 514
– Kopf 688
Infektions-Krankentransportwagen 33
Infusionsdruckmanschette 136
Infusionslösung
– kolloidale 228
– Kristalloide 227
Infusionslösungen, Kind 447
Infusionstherapie 227
Infusionswärmebehälter 38
Inhalationsgifte
– Vergiftung 348
Inhalationstrauma
– Vergiftung 348
Injektomat 49
Injury Severity Score 75
Inkubator 437, 550
Innsbrucker Koma Skala 265
Insekten 353
Insektenstich
– Atemwegsstenose 673
Insertio velamentosa 533
Instillagel® 150
Insuffizienz
– respiratorische, Kind 448
Insult, apoplektischer 282
Intensivtransport-hubschrauber 34
Intensivtransportprotokoll 96
Intensivtransportwagen 33
Interhospitaltransfer 153
Interkostalneuralgie 247
intermittend positive pressure ventilation 43
International Civil Avication Organization 35
Intoxikation 273
Intoxikationskoffer 38

Intubation
– endotracheale 173
– Kind 454
– Kombitubus® 180
– Koniotomie 181
– Larynxmaske 179
– Neugeborenes 569
– schwierige 178
Intubationsnarkose 167
Invagination 597
Ipatropium 724
Ipecacuanha-Sirup 325
IPPV 43
Iritis 645
Ischias 694
Ischurie 608
Isolation 273
Isoptin® 743
ISS 75
ITH 34
ITW 33

J

Jackson-Anfall
– motorischer 287
Johanniter Unfallhilfe
– Funkrufnamen 16
Jugularis-externa-Punktion 140
Jugularis-interna-Punktion 141

K

Kabikinase® 739
Kaliumchlorid 724
Kältetrauma 427
Kalziumantagonisten
– Vergiftung 334
Kalziumglukonat 746
Kammerflimmern 193
Kammertachykardie
– pulslose 193
Kampfstoffe
– chemische, Intoxikation 341
Kanülen, gebrauchte 55
Kapnographie 48
Kapnometer 48
Kapnometrie
– Tubuslage 177
Kardiaka, Vergiftung 333
Kardioversion 49
– elektrische 186
– Kind 463
Karotissinusmassage 216
Karzinomblutung 506
Katastrophenschutz 83
– Funkrufnamen 16
Katastrophenschutzbehörde 83

Index

Katatonie 368
– perniziöser 368
Kaudasyndrom 694
KED-System® 105
Kehlkopffraktur 662
Kephalhämatom 579
Keratitis photoelectrica 645
Kernig-Zeichen 268
Ketamin 725
Ketanest® 725
Ketoazidose, diabetische 597
Keuchhusten 244
KFZ-Brand 125
KFZ-Unfall 119
Kiefergelenkfraktur 682
Kiefergelenkluxationen 678, 684
Kind
– Altersschätzung 440
– Altersstufen 439
– Analgetikadosierung 470
– Asthma bronchiale 481
– Atemfrequenz 449
– Atemmechanik 449
– Atemnot 474, 481
– Beatmung 454
– Beatmung, transtracheale 457
– Beatmungsmaske 452
– Beinahe-Tod 498
– Bewusstlosigkeit 490
– Bewusstseinsstörung 490
– Blutdrucknormalwerte 459
– Blutverlust 460
– Defibrillation 464
– Dehydratation 461
– Epiglottitis 475
– Fremdkörperaspiration 479
– Giemen 481
– Glasgow Coma Scale 472
– Guedel-Tubus 451
– Herzdruckmassage 463
– Herzinsuffizienz 491
– Hypoglykämie 490
– Infusionslösungen 447
– Insuffizienz, respiratorische 448
– Intubation 454
– Kardioversion 463
– Körpergewicht 440
– Körpergröße 440
– Krampfanfall 485
– Maskenbeatmung 452, 453
– Maskengrößen 452
– Medikamentengabe, endotracheale 446
– Misshandlung 496
– Notfalltabelle 466
– Polytrauma 468
– Pulsnormalwerte 459
– Punktionskoniotomie 457
– Reanimation 463
– Sauerstoffgabe 451
– Schädelhirntrauma 471
– Schock 459
– Schrittmacher 467
– SHT 471
– Stridor 474
– Tachykardie 462
– Thermoregulation 440
– Thoraxdrainagen 470
– Thoraxkompression 463
– Tibiapunktion 444
– Tod, plötzlicher 499
– Todesfälle 437
– Transport 437
– Umgang mit 438
– Valsalva-Manöver 462
– Venenverweilkanülen 442
– Volumenmangelschock 462
– Wendl-Tubus 451
– Zugang periphervenöser 441
– Zyanose 493
Kindernotarzt 437
Kindesmisshandlung 22
Kindliche Notfälle nach der Geburt
– Leitsymptome 207
Kindstod, Plötzlicher 499
Klavikulafraktur
– Neugeborenes 579
Kleinhirninfarkt 303
Kleinkind 439
Klonus 270
Knie-Hacke-Versuch 271
Knollenblätterpilz
– Vergiftung 352
Koagulationsnekrose 417
Kohlendioxid, Vergiftung 350
Kohlenmonoxid
– Vergiftung 349
Kohle-Pulvis 746
Kokain, Vergiftung 336
Kolik 587
Kollaps 226
Kolliquationsnekrose 417
Kolloide, Kind 448
Koma 273
– hepatisches 276
– psychogenes 278
– Schwangerschaft 540
– thyreotoxisches 276
Kombitubus® 180
Kompartmentsyndrom 402
Kompressionsverband 135
Koniotomie 181
Kontamination 90
Konvergenzreaktion 633
Konvulsive Synkope 290
Koordination 271
Kopfhautvenenpunktion 442
Koplagen, regelwidrige 557
Kopfschmerz, akuter 295
Kopfschutz 54
Koprostase 592
Kornealreflex 267
Körpergewicht, Kind 440
Körpergröße, Kind 440
Kraftfahrzeug 119
Krampfanfall 286
– Kind 485
– Neugeborenes 577
Krankentransportwagen 31
– KTW 31
Krankenversicherungen
– Private 800
Krescendoschmerz 587
Kreuzschmerz 694
Krikoiddruck 168, 173
Krippentod 499
Krise, hypertensive 224
Krisen bei neurologischen Erkrankungen 312
Krisenintervention 84
Kristalloide, Kind 447
Kristeller-Handgriff 546
Krupp-Syndrom 475, 476
KTW 31
Kuhn-System 452
Kussmaul-Atmung 263

L

Labor, Schnelltests 42
Lagerung 133
– Oberkörperhochlagerung 134
– Prinzipien 133
– Seitenlagerung, stabile 133
– Volumenmangelschock-Lagerung 133
Lagerungsschwindel 303
Lähmung
– dyskaliämische 307
– gekreuzte 281
– generalisierte periphere 306
– zerebrale 281
Laienhilfe 5
Lambert-Eaton-Syndrom 307
Lampenöl, Vergiftung 339
Landeplatz 111
Landesrettungsdienstgesetze 10
Laryngitis, Kind 474
Laryngoskop 173
Laryngo-Tracheitis
– stenosierende 672
Larynx, Fremdkörper 666
Larynxmaske 179
– Kind 454
Lasègue-Zeichen 268
Lasix® 722
Laugenverätzung 417

Lawinenverschüttung 116
Lebensmittel, Vergiftung 350
Lehrrettungsassistent 14
Leichenschau 91
– Liquidation 815
Leitender Notarzt 13, 63
– Aufgaben 65
Leiter Rettungsdienst 14
4-m-Band-Leitstellenfunk 14
Lendenwirbelsäule 696
Levomepromazin 165
Lichtreaktion 633
Lidkrampf 646
Lidocain 725
Linksherzinsuffizienz, akute 213
Linton-Nachlas-Sonde 149
Lippen, Abrissverletzung 661
Lippen-Kiefer-Gaumen-
  Spalte 578
Lithium, Vergiftung 331
Livores 92
LNA 13
load and go 6
Locked-in-Syndrom 278
Loste, Intoxikation 344
Lösungsmittel, Vergiftung 339
LSD, Vergiftung 336
Luftembolie 141
Luftfahrzeugunfall 124
Luftrettung 34, 109
Lumbago 694
Lungen-Barotrauma 432
Lungenembolie 245, 246
– Lyse 253
Lungenkontusion 384
Lungenödem 245, 254
Lungenverletzung
– penetrierende 384
Lupovalin®, Vergiftung 331
Luxation
– Kiefergelenk 684
– Schienen, pneumatische 107
Luxationen 399
– Repositionstechniken 400
LWS
– Ausfälle, neurologische 696
LWS-Verletzung
– Immobilisation 105
Lyell-Syndrom 703
Lyse
– Lungenembolie 253
– Myokardinfarkt 230
Lysergsäurediethylamin
– Vergiftung 336

M

Macintosh-Spatel 173
Magensonde 149
Magenspülung 325

Magill-Tubus 173
Magnesiumsulfat-Lösung 726
Mainzer Emergency Evaluation
  Score 76
Malteser Hilfsdienst
– Funkrufnamen 16
Mangelgeburt 554
Marihuana, Vergiftung 336
Maritime Rescue Coordination
  Center 114
Maschinenatmung 263
Maschinenunfall 126
Maskenbeatmung
– Kind 452, 453
– Neugeborenes 569
Maskengrößen
– Kind 452
– Neugeborenes 569
Massenanfall von Verletzten 63
MedGV 23
Mediastinomtomie 386
Medikament
– Neugeborenes 572
Medikamentengabe
– endotracheale, Kind 446
Mediko-Gespräch 114
Medizingeräteverordnung 23
Medizinische Kohle 746
Medizinprodukegesetz 23
Medumat® 47
MEES 76
Megakolon, Toxisches 594
Mehrlinge 556
Meläna 599
Melker-Set® 182
Meningeosis carcinomatosa 274,
  292
Meningismus 268, 292
Meningitis 292
Meningoenzephalitis 274, 292
Meningozele 578
4A1C4E-Merkregel 53
Mescalin, Vergiftung 336
Mesenterialinfarkt 598
Mestinon® 749
Metalyse® 740
Metamizol 157, 727
Methämoglobinämie
– Pulsoxymeter 40
Methohexital 727
Methylenblau 329
Methylprednisolon 728
Metoclopramid 728
Metoprolol 729
Midazolam 165, 729
Migräne 299
Milz- und Leberruptur 594
Mini-Trach® II 182
Miosis 266
Mischungszyanose 493

Misshandlung, Kind 496
Mittelgesichtsfraktur 681
Mittelhirnsyndrom 264
Mivacron® 730
Mivacurium 730
Molimina menstrualia 513
Monaldi-Drainage 145
Monoparese 281
Montgomery-Röhrchen 675
Morbus Horton 640
Morbus Menière 303
Morbus Parkinson
– akinetische Krise 312
Morphin 157, 730
Motorik 269
MPG 23
MRCC Bremen 114
MS 314
Multiple Sklerose 314
Mundbodenphlegmone 689
Mundhöhle, Blutung 657
Muskarin-Syndrom 351
Muskelatrophie, spinale 317
Muskeldystrophie
– progressive 317
Mutismus 368
– akinetischer 278
Mutterpass 524
Myasthenie 306
– myasthene und cholinerge
  Krise 313
Mydriasis 266
Myelozele 578
Myokardinfarkt 211, 246, 595
– Lyse 230
– Nachweis 231
Myositis, Okuläre 646

N

Nabelschnurumschlingung 550
Nabelschnurvorfall 537
Nabelschnurzeichen 549
Nabelvene
– Katheterisierung 571
NACA-Score 74
Nachalarmierung 120
Nachgeburtsperiode 548
Nackenarmschmerz 692
Nackenrigor 269
Nackenschmerz 692
Nackensteife 268, 292
NaCl 0,9% 227
Nadeln, intraossäre 444
Naegele-Regel 524
Nahrungsmittel
– Vergiftung 350
Naloxon 328, 747
Namensschild 59
Narcanti® 747

Narkose
- Atemwege freihalten 171
- Atemwege freimachen 170
- Beatmung, maschinelle 183
- Esmarch-Handgriff 170
- Gesichtsmaske 172
- Intubation, endotracheale 173
- Intubation, schwierige 178
- Kombitubus® 180
- Larynxmaske 179
- präklinische 165
Nase
- Abrissverletzung 661
- Blutung 654
- Fremdkörper 664
Nasensonde 39
Nasentamponade
- pneumatische 656
Nasopharyngealtubus 171
Nasopharynxkatheter 39
Natriumbikarbonat 731
Natriumsulfat 327, 747
Natriumthiosulfat 329, 747
NAW 32
Near miss SIDS 498
NEF 32
Negativismus 368
Nekrolyse
- toxische epidermale 703
Nephritische Zeichen 604
Nepresol® 718
Nervenkampfstoffe
- Intoxikation 346
Nesselstoffe
- Intoxikation 345
Neugeborenentransport 550
Neugeborenes 439
- Absaugen 568
- Anfälle 577
- Beatmung 568
- Blässe 576
- Bradykardie 575
- Bradypnoe 574
- Defibrillation 574
- Fehlbildungen 578
- Geburtsverletzungen 579
- Gewicht 573
- Hämatome 577
- Herzdruckmassage 571
- Intubation 569
- Krämpfe 577
- Medikamente 572
- Reanimation 565
- Tachpnoe 575
- Tachykardie 576
- Thoraxkompression 571
- Venenpunktion 571
- Versorgung 547
- Volumenersatz 572

- Zyanose 576
Neunerregel 413
Neuritis nervi optici 641
Neurocil® 165
Neurologische Störung
- Leitsymptome 204
Neuropathia vestibularis 303
Niederspannungsunfall 422
Nierenkolik 596, 606
Nierenruptur 594
Nierentrauma 616
Nifedipin 731
Nitrendipin 731
Nitrokörper
- Vergiftung 334
Nitrolingual® 722
Nitro-Pohl® 722
NNR-Insuffizienz 276
Noradrenalin 732
Norcuron® 743
Notamputation 127, 132
Notarzt 12
- Aufklärung 21
- Ausrüstung 36
- Einsatzindikationen 7
- Einsatzvorbereitung 57
- Hygienemaßnahmen 90
- Rettungspflicht 21
- Sicherheitsverhalten 57
- Überlegungen, ethische 24
- Verhaltensregeln 3
Notarzt-
Arbeitsgemeinschaften 770
Notarztausrüstung 36
Notarzteinsatzfahrzeug 32
- Fahrtechnik 25
Notarzteinsatzprotokoll 96
Notarztkoffer 36
Notarztkoffer Atmung 36
Notarztkoffer Chirurgische
Zusatzausrüstung 38
Notarztkoffer Kreislauf 36
Notarzt-Rucksack 115
Notarzt-System 6
Notarztwagen 32
Notaufnahme 6
Notfall
- Cardioverter/Defibrillator-System 222
- durch Psychopharmaka 370
- Gefäße 233
- gynäkologischer 503
- Herz-Kreislauf 209
- Herzschrittmacher 220
- HNO 654
- hypertensiver 224
- mund-, kiefer-, gesichtschirurgischer 678
- neurologischer 261

- ophthalmologischer 630
- orthopädischer 691
- pädiatrischer 435
- Schrittmacher 220
- urologisch-nephrologisch 603
- zahnärztlicher 678
Notfall-Arztkoffer 36
Notfall-Arztkoffer für Säuglinge und Kleinkinder 37
Notfallintubation 174
Notfallkoniotomiebesteck 182
Notfallmedizin
- Aspekte, juristische 21
- Effektivitätskontrolle 9
- Grundbegriffe 4
- Notarzt-System 6
- Rettungsdienst 5
- Score-Systeme 74
- Verhaltensregeln 3
Notfallort 52
- Ausleuchtung 109
Notfallseelsorge 84
Notfalltabelle
- Kind 466
Notfalluntersuchung 198
- neurologische 262
- psychiatrische 357
- urologisch-nephrologische 604
Notkompetenz 8
Notrufnummer 5
Notzuchtdelikt 521
Novalgin® 727
Novodigal® 717
NSTEMI 213
Nu-Trake® 182
Nystagmus 268

O

O_2-Applikation 40
O_2-Brille 39
O_2-Gabe 451
Oberband 14
Oberkörperhochlagerung 134
Oberleitung 123
Obidoxim 329, 748
ocular bobbing 267
Ohnmacht 226
Ohr
- Abrissverletzung 661
- Blutung 659
Omphalocele 578
OP-Gebiet
- Abdeckung 90
Opioide
- Äquipotenzdosen 161
- Vergiftung 335
Opisthotonus 269

Index

Optikusneuropathie
- akute ischämische 641
Orbitaphlegmone 645
Orchitis
- akute 615
Orciprenalin 732
Organisatorischer Einsatzleiter Rettungsdienst 63, 67
OrgL 67
Oropharyngealtubus 171
Oropharynx
- Blutung 657
Orthopnoe 244
Osler-splits 276
Ösophagusatresie 578
Ösophagus-Detektor 177
Ösophagusfremdkörper 665
Ösophaguskompressionssonden 148
Ösophagusvarizenblutung 148
Osteomyelitis 699
Ovarialzystenruptur 516
oversensing 220
Oxybuprocain 733
Oxytocin 733

P

Pancuronium 733
Panikattacke 362
Pankreatitis 593
Pantherina-Syndrom 351
Pantherpilz 351
Paracetamol 733
- Vergiftung 332
Paramedic 7
Paraphimose 622, 623
Parathion 337
Partusisten® 721
Paspertin® 728
Patellarklonus 270
Patellarsehnenreflex 270
Patient
- aggressiver 58
- Aufklärung 21
- behandlungswilliger 21
- brennender 125
- eingeklemmter 126
- Einwilligung 21
- Einwilligungsunfähigkeit 22
- mutmaßlicher Wille 22
- Voranmeldung 6
Patientenklassifizierung 74
Patientenrettung 120
Patienten-Set 71
Patientensuche 109
PCP
- Vergiftung 336
PEEP 183

PEEP-Beatmung 44
Pelvic inflammatory disease 514
Penistrauma 620
Perfusor 49
Perikardpunktion 410
Peritonitis 593
Peritonitiszeichen 604
Perlinganit® 722
Persönliche Ausstattung des Notarztes 50
Perthes-Syndrom 382
Pestizide
- Vergiftung 337
Pethidin 734
Petroleum, Vergiftung 339
Pflanzen, Vergiftung 352
Pharynx, Blutung 657
Phencyclidin
- Vergiftung 336
Phenhydan® 718
Phlegmasia coerulea dolens 236
Phlegmone, Mundboden 689
Physostigmin 748
Physostigmin (Anticholium®) 329
PID 514
Pilze
- Vergiftung 351
Pindolol 734
Piritramid 735
Placenta praevia 532
Placentarperiode 548
Plazentalösung
- vorzeitige 532
Pleuritis 246
Pleuropneumonie 595
Plexuslähmung
- Neugeborenes 579
Pneumonie 245, 249
Pneumothorax 245, 246, 384
- Bülau-Drainage 146
- geschlossener 257
- Monaldi-Drainage 145
- Thoraxdrainage 144
Poliomyelitis 307
Polizei 79
- Auskunftswünsche 22
- Funkrufnamen 16
- Zwangseinweisung 359
Polyäthylenglykol 748
Polytoxikomanie 367
Polytrauma 405
- Kind 468
Porphyrie 306
positive endexpiratory pressure 44
Postbeamte 814
Prädelir 366

Präeklampsie 530
Präoxygenierung 168
Praxisbedarf 23
Prednisolon 735
Prednison 735
Presse
- Weitergabe von Informationen 22
Pressluftatmer 55
Presslufthammer 128
Pressperiode 544
Priapismus 623
Primärkassen 800
Privatpatienten 802
Promethazin 165, 736
Propafenon 736
Propofol 736
Prostata 606
Pseudokrupp 697
PSKV 814
PSR 270
Psyche
- Wochenbett 584
Psychokampfstoffe
- Intoxikation 347
Psychopharmaka
- Notfälle 370
Puerperalfieber 583
Pulmonalatresie 493
Pulsnormalwerte
- Kind 459
Pulsoxymeter 40, 52
Pulsoxymetrie
- Tubuslagenkontrolle 177
Punktion
- A. femoralis 144
- A. radialis 143
- arterielle 143
- intraossäre 444
- Kind 441
- Kopfhautvenenpunktion 442
- periphervenöse 136
- V. anonyma 142
- V. brachiocephalica 142
- V. femoralis 140
- V. jugularis ext. 140
- V. jugularis int. 141
- venöse 136
- zentralvenöse 138
Punktionskoniotomie
- Kind 457
Pupille
- Form 632
- Reaktion 633
- Weite 632
- Weite und Lichtreaktion 266
Pupillenveränderungen 632
Pyelonephritis 610
Pyramidenbahnzeichen 270

Index

Pyrazolene
– Vergiftung 332
Pyridostigmin 749

Q

Quadrantenanopsie 632
Qualitätsmanagement
– Ergebnisqualität 100
– Prozessqualität 99
– Strukturqualität 99
Qualitätsmanagement im Rettungsdienst 99
Querlage 563
Querschnittlähmung
– nichttraumatische 309
Quicktrach® 182
Quincke-Ödem 674, 702

R

RA 14
Rachischisis 578
Radioaktivität 424
Radiusperiostreflex 270
Rautek-Griff 105
RD 9
Reaktion
– anaphylaktoide 702
Reanimation 24
– ABC-Regel 192
– Ablaufschema 192
– Aktive Kompression-Dekompression 185
– Asystolie 196
– Atemwege freihalten 171
– Atemwege freimachen 170
– Beatmung, maschinelle 183
– Beendigung 192
– Defibrillation 186
– Entkoppelung, elektromechanische 196
– Esmarch-Handgriff 170
– Faustschlag, präkordialer 184
– Gesichtsmaske 172
– Herzdruckmassage 184
– Intubation, endotracheale 173
– Intubation, schwierige 178
– Kammerflimmern 193
– Kammertachykardie, pulslose 193
– Kardioversion, elektrische 186
– Kind 463
– Kombitubus® 180
– Koniotomie 181
– Larynxmaske 180
– Medikamentenapplikation 189
– Neugeborenes 565
– Schrittmacher, transkutaner 188
– Schrittmacherstimulation 188
– Techniken 170
– Thoraxkompression 184
– Überlegungen, ethische 24
Rechtsherzinsuffizienz
– akute 595
Rectodelt 735
Reglone®
– Vergiftung 338
Reizhusten 244
Reizstoffe
– Intoxikation 343
Reizung
– peritoneale 587
Rektushämatom
– retroperitoneale Blutung 594
Relaisstation 15
Rendez-vous-System 5
Reproterol 737
Resorptionsverringerung bei Vergiftung 324
Reteplase 232, 253
– als Notfallmedikament 737
Retinopathia centralis serosa 642
Rettung
– Gefahrenzone 105
– Halskrawatte 105
– Helmabnehmen 104
– Hilfsmittel 104
– Höhlenrettung 117
– HWS-Stützkragen 105
– KED-System® 105
– Luftrettung 109
– Rautek-Griff 105
– Rettungskorsett/-weste 105
– Rettungstuch 106
– Schaufeltrage 107
– Schienen, pneumatische 107
– Seerettung 114
– Stifneck® 105
– Vakuummatratze 107
Rettungsassistent 14
– Notkompetenz 8
Rettungsdienst 5, 9, 12
– Aufgaben 9
– Bereich 10
– Betäubungsmittel 22
– Effektivitätskontrolle 9
– Einsatzvorbereitung 57
– Gesetze 10
– Hygienemaßnahmen 90
– Kommunikation 14
– Krankentransport 10
– Leistungsträger 9
– Notrufnummer 5
– Organisation 11
– Personal, ärztliches 12
– Personal, nichtärztliches 13
– Qualitätsmanagement 96
– Rettungspflicht 21
– Rettungswache 11
– Sicherheitsverhalten 57
– Überlegungen, ethische 24
– Verhaltensregeln 3
Rettungsdienstgesetze 10
Rettungsdienstprotokoll 96
Rettungsdienstschule 13
Rettungshelfer 13
Rettungshubschrauber 5, 34
Rettungskette 4
Rettungskorsett/-weste 105
Rettungsleitstelle 11
– Voranmeldung 6
Rettungsmittel 25
– bogengebundene 31
– Fahrzeuge der SEG 33
– Großraumhubschrauber 35
– Infektions-Krankentransportwagen 33
– Intensivtransport-hubschrauber 34
– Krankentransportwagen 31
– Luftrettung 34
– Notarzteinsatzfahrzeug 32
– Notarztwagen 32
– Rettungshubschrauber 34
– Rettungswagen 31
– Transport 109
Rettungspflicht 21
Rettungssanitäter 13
Rettungstuch 106
Rettungswache 11
Rettungswagen 31
– RTW 31
Rettungswerkzeug 51
Rettungszug 123
Rettungszweckverbände 10
Revised Trauma Score 75
RH 13
Rhythmusstörungen 215
Riesenzellarteriitis 640
Rigor 269
Ringer-Laktat 227
Ringer-Lösung 227
Rippenfraktur 383
Risikoaufklärung 21
Risspilz
– Vergiftung 351
Rivotril 715
RLSt 11
Rocuronium 738
Röhrling
– Vergiftung 351
Romberg-Test 271
Roticlean® 748
Roxion® 337
RPR 270
RS 13

Index

RTH 5, 34, 109, 112, 131
– Gefahrenzone 112
– Stationen 756
– Transport 144
– Transport, Thoraxdrainage 144
rt-PA 738
RTS 75
RTW 31
Rückenmarkverletzung 391
Rucksack-System 71
Rundfunk 22
Rytmonorm® 736

S

SAB 274, 292
Sab Simplex® 745
Salizylate
– Vergiftung 332
Salzwasseraspiration 430
Samenblase 606
Sanitäts-Einsatzleitung 12
– Unterstützungsgruppe 12
SAR 35
– Einrichtungen 758
– Leitstellen 35
Sauerstoffapplikatoren 39
Sauerstoffgabe
– Kind 451
Säugling 439
Säurenverätzung 417
Schädelhirntrauma 377
– Kind 471
– Vakuummatratze 107
Schadenslage
– Beurteilung 109
Schaufeltrage 107
Schaulustige 88
Scheidentamponade 507
Schiefhals
– akuter 692
Schienen
– Pneumatische 107
Schlaganfall 274, 282
Schlangenbiss 353
Schleimhautreaktionen
– hyperge, HNO 671
Schmerz 586
– Zahn 686
– zyklischer 512
Schmerzen
– gynäkologische, DD 512
Schmerztherapie
– bei Schmerzpumpen/Port 163
– Krise bei chronischen Schmerzen 161
– Tumorschmerz 160
Schneeblindheit 645

Schnell-Einsatz-Gruppen 73
– Aufgabenbereiche 73
– Ausstattung 73
– Einsatzkriterien 74
– Fahrzeuge 33
Schnelltests
– laborchemische 42
Schock 227
– anaphylaktoider 228
– Differenzialdiagnose 228
– hypovolämischer 228
– kardiogener 228
– Kind 459
– neurogener 228
– septischer 228
– spinaler 309
Schrittmacher 220
– Kind 467
– ösophagealer 189
– transkutaner 188
– transvenöser 189
Schrittmacherfehlfunktion 273
Schrittmacherstimulation 188
Schülerunfälle 803
Schulkind 439
Schulterdystokie 551
Schürfung 135
Schussverletzungen 408
Schutzausrüstung 54
Schutzhandschuhe 55
Schwangerschaft
– akutes Abdomen 540
– Blutungen 532
– Koma 540
– Leitsymptome 206
– Unfall in der 527
Schwankschwindel
– phobischer 303
Schweigepflicht 21, 132
Schweigerecht 22
Schwindel
– akuter 301
scoop and run 7
Score-Systeme 74
Search and Rescue 35
Sedaplus®
– Vergiftung 331
Sediat®
– Vergiftung 331
Seerettung 114
SEG 73
Sehschärfe 630
Sehstörungen
– Leitsymptome 636
Seiltänzer-Gang 271
Seilwinde 34, 109
Seitenlagerung
– stabile 133
Sekundäre 9
Sekundärtransport 153

Selbstschutz 54
Selbstverletzung 55
Seldingertechnik 138
Sengstaken-Blakemore-Sonde 148
Sensibilität 270
Shaken baby syndrome 496
SHT 377
– Kind 471
Shuntblutung
– bei Dialysepatienten 627
Shuntdysfunktion 275
SIADH 337
– inadäquaten ADH-Sekretion 337
Sicherheitsverhalten
– grundsätzliches 57
Sichtung 68
SIDS 499
Sikorsky CH-53 35
Silikon-T-Tubes 675
Silounfall 128
Simulation
– transkutane 50
SIMV 44
Sinustachykardie 216
Sinusthrombose 274
Sinusvenenthrombose 274
Sitzeinstellung 26
Skalpelle
– gebrauchte 55
S-Ketamin 725
Skew deviation 267
Skorpionstich 353
Skrotalverletzung 621
Skrotum
– akutes 613
Solu Decortin® H 735
Sonderrechte 25
Sonnenstich 273
Sozialhilfeverwaltung 814
Spaltbildung 578
Spannungskopfschmerz
– chronischer 298
Spannungspneumothorax 144
– Entlastungspunktion 258
– geschlossener 257
– Luftrettung 109
– Thoraxdrainage 144
Spasmus hemifacialis 311
Spastik 269
Spätgestose 530
Spezielle Unfallrettung 119
Spinalis-anterior-Syndrom 309
Spinnenbiss 353
Spontangeburt 541
Spontanpneumothorax 257, 595
– idiopathischer 258
– symptomatischer 258
Sprache 271

Sprechtaste 15
Spritzenpumpe 49
Spüllinse 648
Stabile Seitenlagerung 133
Stationsbedarf 23
Stations-System 5
Status epilepticus 287
Stausituationen 26
stay and play 6
Steißfußlage 559
Steißlage 559
STEMI 213
Stenokardie 210
Sterbeort 93
Sterilgut 90
Sterilitätstherapie 517
Sternumfraktur 383
Sternumspalte 578
Stethoskop 51
Stieldrehung 518
Stifneck® 105
Stirnlage 557
Stoffe
– gefährliche 782
Stoff-Nummer 783
Straftat
– kriminelle 132
Strahlenbelastung
– Grenzwerte 781
Strahlenschutzzentren
– regionale 763
Strahlenunfall 424
Strahlenunfallzentren 763
Strangulation 131
Strangulationstrauma 116
Straßenverkehrsordnung 25
Streckautomatismus 269
Streptokinase 232, 739
Stress, nach Einsätzen 88
Stressbearbeitung 88
Stridor, Kind 474
Stromunfall 421
– Eigensicherung 421
Studenten-Krankenversicherung
– Private 814
Stupor 368
Stupor, durch
 Psychopharmaka 371
Subarachnoidalblutung 274
sudden infant death
 syndrome 499
Suizidalität 360
Suizidrisiko 360
Suprarenin® 710
Süßwasseraspiration 430
synchronized intermittend
 mandatory ventilation 44
Syndrom
– apallisches 278
– malignes neuroleptisches 368

– meningeales 274
Synkope
– orthostatische 226
– vasovagale 226
– zirkulatorische 226
Syntocinon® 733

T

Tachykardie 215
– Kind 462
– Neugeborenes 576
Tachypnoe 244
– Neugeborenes 575
Tagamet® 714
Tankunfall 128
Taschendiagnostik 50
Täubling
– Vergiftung 351
Taucherflöhe 432
Tauchunfall 432
Tavegil® 715
Technische Hilfeleistung 122
Technisches Hilfswerk 81
– Funkrufnamen 16
Teerstuhl 599
Telefax 19
Telefon-Systeme 19
Telematik 94
Telemedizin 94
– Einsatzmöglichkeiten 94
Temporallappenanfall 287
Tenecteplase 740
Terbutalin 740
Terminbestimmung
– Geburt 524
Terroranschläge
– Verhalten bei 59
Tetraparese 281
Theophyllin 740
Therapie
– Schock 227
Thermometer 50
Thermoregulation
– Kind 440
Thiopental 741
Thorax
– instabiler 246, 382
Thoraxdrainage 144
– Kind 470
Thoraxkompression 184, 463
– Neugeborenes 571
Thoraxprellung 383
Thoraxquetschung 383
Thorax-Saugglocke 186
Thoraxschmerzen 244
Thoraxtrauma 144, 382
– Bülau-Drainage 146
– Thoraxdrainage 144

Thoraxverletzung
– Wundversorgung 134
Thrombophob® 724
THW 81
TIA 282
Tibiapunktion 444
Tiegel-Ventil 259
Tiere
– Vergiftung 353
Tod
– natürlicher 93
– nicht natürlicher 93
– vorläufige Bescheinigung 93
Todd-Parese 274
Todesart 93
– ungeklärte 93
Todesbescheinigung 93
Todesfälle
– Kind 437
Todesfeststellung 92
Todesursache 94
Todeszeichen 92
Tokolyse 538
Tolonium 749
Toloniumchlorid 329, 749
Toluidinblau 329, 749
Tonruf 15
Tonsillitis
– Kind 474
Tonus 269
Torsade de pointes 216
Tortikollis 692
Totenflecken 92
Totenstarre 92
Totgeburt 509
Toxic-shock-Syndrom 514
Toxkoffer 38
Toxogonin® 329, 748
Trachealabriss 663
Trachealfremdkörper 667
Trachealkanüle
– Kind 459
Tracheitis
– Kind 474
Tracheobronchialruptur 384
TracheoQuick® 182
Tracheostoma
– Atemnot 676
– Blutung 677
– Kanülenarten 675
– Kind 459
– Notfälle 675
Tracium® 712
Tramadol 158, 742
Tramal® 158, 742
Transport
– Kind 437
Transport-Unfall-Informations-
 und Hilfeleistungssysstem
 (TUIS) 787

Index

Transurethralkatheter 150
Trapanal® 741
Trauma
– Amputationsverletzungen 403
– Bauchtrauma 388
– Beckentrauma 389
– Blitzunfall 424
– Ertrinken 430
– Extremitätenverletzungen 394
– Frakturen 394
– Herztamponade 410
– HNO 661
– Kältetrauma 427
– Kompartmentsyndrom 402
– Kopf 678
– Leitsymptome 205
– Luxationen 399
– Polytrauma 405
– Rückenmarkverletzung 391
– Schädel-Hirn-Trauma 377
– Schussverletzungen 408
– SHT 377
– Strahlenunfall 424
– Stromunfall 421
– Tauchunfälle 432
– Thoraxtrauma 382
– Untersuchung, kraniokaudale 375
– Verätzungen 417
– Verbrennung 411
– Verbrühung 411
– Vorgehen, allgemeines 374
– Wirbelsäulenverletzung 391
Traumaklassifikation 75
Triage 68
Trichterling
– Vergiftung 351
Trigeminusneuralgie 301
Trikuspidalatresie 493
Trizepssehnenreflex 270
Troponin T-Schnelltest 43, 210, 212
Truxal® 165
TSR 270
Tubarabort 519, 597
Tubarruptur 519, 598
Tubus 173
– Fixierung 175
– Lagekontrolle 176
– Obstruktion 176

U

Übelkeit 588
Überempfindlichkeitsreaktion 702
Überholen 26
2-m-4-m-Überleitung 19
Überreichweite 15

Überstimulationssyndrom 517
Ulcus corneae 646
Ulkuspeneration 598
Ulkusperforation 598
undersensing 220
Unfall
– Bahn 123
– Bergbau 129
– Brand 125
– Chemie 127
– Eiseinbruch 130
– Erhängen 131
– Erwürgen 131
– in der Schwangerschaft 527
– KFZ 119
– Maschinen 126
– Silo 128
– Strangulation 131
– Tank 128
– Verschüttung 129
Unfallbereichsbahnhof 123
Unfallmerkblätter 783
Unfallrettung
– Zugang zum Patienten 120
Unfallstelle
– Absicherung 119
– Ausleuchtung 109
Unfallversicherungsträger 803
Unruhezustände 164
Unterband 14
Unterbringungsgesetze 359
Unterkiefergelenkfraktur 682
Untersuchung
– kraniokaudale 375
– neurologische 262
– psychiatrische 357
Urapidil 742
Urbason® 728
Urokinase 232, 742
Urolithiasis 607
Urosepsis 611
Uterusruptur 553

V

Vagusreiz
– Tachykardie 216
Vakuummatratze 107
Valium® 165, 717
Valsalva-Manöver
– Kind 462
Valsalva-Pressdruckversuch 216
Vaskulitis 274, 306
Vecuronium 743
Vena-cava-Kompressionssyndrom 529
Venenkatheter
– zentraler 138

Venenpunktion
– Neugeborenes 571
– periphere 136
– zentrale 138
Venenverweilkanüle 136
Ventilpneumothorax 257
Ventrikelseptumdefekt 492
Verapamil 743
Verätzung
– Auge 646
– kutane 417
– perorale 419
Verblitzung 645
Verbrennung 411
– Auge 646
– Zugang 143
Verbrennungszentren 760
Verbrühung 411
Vereinigungen
– ärztliche 769
Vergewaltigung 521
Vergiftung
– Alkohol 335
– Alkylphosphate 337
– Analgetika 332
– Antianginosa 334
– Antiarrhythmika 333
– Antidepressiva 331
– Antikonvulsiva 287
– Asservation 324
– Augen 327
– Barbiturate 330
– Basismaßnahmen 320
– Benzodiazepine 330
– Chemikalien 337
– Coke 336
– Crack 336
– Dekontamination 321, 324
– Detoxikation 324
– Diagnostik 321
– Diagnostik technische 323
– Digitalis 333
– Drogen 334
– Erbrechen
– – induziertes 324
– Exstasy 337
– Flake 336
– forcierte Diarrhoe 327
– Gastroenteritis-Syndrom 351
– Gramoxone® 338
– Halluzinogene 336
– Halogenkohlenwasserstoffe 339
– Haushaltsmittel 339
– Herbizide 338
– Hypnotika 330
– Inhalationsgifte 348
– Inhalationstrauma 348
– Kalziumantagonisten 334
– Kardiaka 333
– Kohlendioxid 350

– Kohlenmonoxid 349
– Kokain 336
– Lampenöl 339
– Lebensmittel 350
– Leitsymptome 322
– Lithium 331
– Lösungsmittel 339
– LSD 336
– Lysergsäurediethylamin 336
– Magenspülung 325
– Marihuana 336
– Mescalin 336
– Nahrungsmittel 350
– Nitrokörper 334
– Opioide 335
– Paracetamol 332
– PCP 336
– Pestizide 337
– Petroleum 339
– Pflanzen 352
– Phencyclidin 336
– Pilze 351
– Pyrazolene 332
– Reglone® 338
– Resorptionsverringerung 324
– Salizylate 332
– Selbstschutz 320
– Tiere 353
– Weckamine 337
– Zyanide 340
Vergiftungskoffer 38
Verhalten
– Psychologisches 85
Verhalten bei Terroranschlägen 59
Verkehrssicherheit 25
Verletztenablagen 67
Verletzung
– Auge 649
Verletzungen 508
Vernichtungsschmerz 587
Verschüttung 129
Versorgungspriorität 24
Verteidigungsbezirks- kommando 82
Verwirrtheitszustand 364
– durch Psychopharmaka 372
Visken® 734
Visus 630
Visustafel 631
Visusverlust
– mit Schmerzen und rotem Auge 645
– schmerzloser 640, 642
Vitien
– azynotische 492

Volumenersatz 227
– Neugeborenes 572
Volumenkontrollierte Beatmung 44
Volumenmangelschock
– Kind 462
Volumenmangelschock- Lagerung 133
Vorderhauptslage 557
Vorhofflattern 216
Vorhofflimmern 216
Vorhofseptumdefekt 492
Vorhoftachykardie 216
VSD 492

W

Wachleiter RD 14
Warnblinkanlage 53
Warndreieck 53
Warntafel 782
Wasserwacht
– Funkrufnamen 16
Weckamine
– Vergiftung 337
Wegerecht 25
Wegeunfälle 803
Wehenhemmung 538
Wehensturm 553
Wehentätigkeit
– vorzeitige 539
Weichteilverletzungen
– enoral 679
Weisungen
– schriftliche 783
Wendl-Tubus 171
– Kind 451
Wernicke-Enzephalopathie 274
Wiedererwärmungskollaps 429
Wille
– mutmaßlicher 22
Winkelblockglaukom
– akutes 643
Wirbelsäulenprobleme 56
Wirbelsäulentrauma
– Schaufeltrage 107
Wirbelsäulenverletzung 391
– Immobilisation 105
– Vakuummatratze 107
Wochenbettpsychose 584
Wunde
– blutende 135
– nicht blutende 135
Wundversorgung 134
Würgereflex 267

Wurzelkompressionssyndrome
– Lumbale 694

X

Xomed Epistat® 656
Xylocain® 725

Z

Zahn
– luxierter 686
Zahnschmerz 686
Zahntrauma 685
Zeitpunkt des Todes 93
Zeitung 22
Zellatmungsgifte 346
Zentralarterienverschluss 638
Zentralgrubenwehr 129
Zentralvenenverschluss 641
Zeugnisverweigerung 22
Zugang
– A. femoralis 144
– A. radialis 143
– arterieller 143
– bei Brandverletzten 143
– intraossärer 444
– Kind 441
– Kopfhautvenenpunktion 442
– periphervenöser 136
– V. anonyma 142
– V. brachiocephalica 142
– V. femoralis 140
– V. jugularis ext. 140
– V. jugularis int. 141
– venöser 136
– zentralvenöser 138
ZVK 138
– Punktionssysteme 138
Zwangsbelegung 6
Zwangseinweisung 359
Zweiradfahrer
– Helmabnehmen 104
Zwerchfellruptur 384
Zyanide
– Vergiftung 340
Zyanose
– Kind 493
– Neugeborenes 576
Zystostomie
– suprapubische 151
Zytochromoxidase-Hemmer
– Intoxikation 346